PRINCIPIOS DE ÉTICA BIOMÉDICA

PUBLICACIONES
DE LA UNIVERSIDAD PONTIFICIA COMILLAS
MADRID

CÁTEDRA DE BIOÉTICA

N.º 38

DIRECTOR DE LA COLECCIÓN

Rafael Amo Usanos

PEDIDOS:

Publicaciones de la Universidad Pontificia Comillas
Universidad Pontificia Comillas, 3
28049 Madrid.
TEL.: 91 540 61 45 - FAX: 91 734 45 70

TOM L. BEAUCHAMP
JAMES F. CHILDRESS

PRINCIPIOS DE ÉTICA BIOMÉDICA

Traducción al español, estudio introductorio
y notas aclaratorias de la 8ª edición en inglés
de

Erick Valdés
Universidad del Desarrollo, Chile

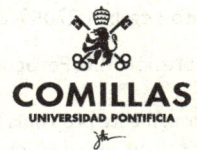

COMILLAS
UNIVERSIDAD PONTIFICIA

2024

Servicio de Biblioteca. Universidad Pontificia Comillas de Madrid

BEAUCHAMP, Tom L. (1939-), autor
Principios de ética biomédica / Tom L. Beauchamp, James F. Childress ; traducción al español, estudio introductorio y notas aclaratorias de la 8ª edición en inglés de Erick Valdés. -- Madrid : Universidad Pontificia Comillas, 2024.
695 p. -- (Cátedra de Bioética ; 38)
Bibliografía.
Título original: Principles of biomedical ethics, eighth edition.
D.L. M 27069-2024. -- ISBN 9788473991629
1. Ética médica. I. Childress, James F. (1940-1977), autor. II. Valdes, Erick, traductor, editor literario. III. Título

Esta editorial es miembro de la Unión de Editoriales Universitarias Españolas (UNE), lo que garantiza la difusión y comercialización de sus publicaciones a nivel nacional e internacional.

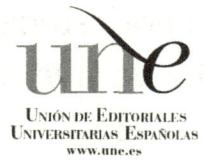

UNIÓN DE EDITORIALES
UNIVERSITARIAS ESPAÑOLAS
www.une.es

Título original:
Principles of Biomedical Ethics, Eighth Edition
© 2019 by OXFORD UNIVERSITY PRESS
© 2019 TOM L. BEAUCHAMP Y JAMES F. CHILDRESS

© 2024 UNIVERSIDAD PONTIFICIA COMILLAS
Universidad Comillas, 3
28049 Madrid
© 2024 ERICK VALDÉS, de la traducción,
estudio introductorio y notas aclaratorias

Diseño de cubierta: BELÉN RECIO GODOY

ISBN: 978-84-7399-162-9
Depósito Legal: M-27069-2024

Maquetación e impresión: R.B. Fotocomposición, S.A.

NOTA DEL TRADUCTOR

Como los propios autores señalan, esta parece ser una traducción necesaria. Veinticinco años han pasado y cuatro nuevas ediciones han aparecido desde la primera versión en español de *Principios de ética biomédica* (cuarta edición en inglés), por lo que una actualización para el público hispanohablante puede revelarse útil y oportuna. He procurado ser lo más fiel posible a la forma y epistemología del libro, aunque, a veces, mi estilo busca favorecer no solo la intelección, sino que también la fluidez del texto. Frente a dudas importantes, he conversado con los propios autores, y consultado la traducción al español de la cuarta edición para cotejar algunos términos y expresiones (cuando ha sido posible, ya que la cuarta y octava edición difieren marcadamente). A sugerencia de Belén Recio, directora de Publicaciones de la Universidad Pontificia Comillas, he agregado notas aclaratorias solo cuando ha sido estrictamente necesario, la mayoría de las veces para clarificar algún término o proporcionar un contexto conceptual importante. También, incluyo un estudio introductorio sobre la teoría del principialismo que puede ayudar a comprender mejor la evolución de este enfoque, así como su metodología y alcances.

Agradezco a la Universidad del Desarrollo, en la persona de su rector, Sr. Federico Valdés Lafontaine, por brindarme un ambiente más que propicio para el desarrollo de la vida universitaria y el despliegue del trabajo intelectual. Del mismo modo, agradezco a la decana de la Facultad de Medicina Clínica Alemana - Universidad del Desarrollo, Dra. Marcela Castillo Franzoy, y al director del Instituto de Ciencias e Innovación en Medicina de la Universidad del Desarrollo, Dr. José Manuel Munita, por el apoyo prestado a mi trabajo durante todo el tiempo que tuve que dedicarle, en medio de otras tareas propias de la academia. A mi colega y amigo, Dr. Juan Alberto Lecaros, por revisar algunos capítulos y hacerme valiosas sugerencias que me permitieron traducir varios términos y pasajes importantes de manera más acertada. A la Dra. Sofía Salas, por revisar el Capítulo 1, aclararme varios términos clínicos y proponer traducciones más precisas para ellos. A la Dra. Bernardita Portales, por leer el Capítulo 1, y hacer algunas acotaciones relevantes. A mis cuatro ayudantes de investigación, los estudiantes de medicina de la Universidad del Desarrollo, Valentina Galindo Flores, José Ignacio Farías Lobo y Matías Carvajal Zubieta, por revisar la traducción del Prólogo y del Capítulo 1, y Javiera Castillo Osorio, por revisar acuciosamente las traducciones del Prólogo y de los Capítulos 1 al 3, y sugerir algunas interesantes modificaciones sintácticas y terminológicas. Agradezco también a Belén Recio y a todo el equipo editorial de la Universidad Pontificia Comillas por el excelente trabajo de edición e impresión, así como también a Oxford University Press —dueña de los derechos de la obra— por su confianza y respaldo a mi labor. Hago una especial mención de agradecimiento a Tom Beauchamp y James "Jim" Childress, los aclamados autores de este libro paradigmático, por su permanente ayuda, generosa confianza e inestimable amistad. Finalmente, doy gracias a mi amada esposa, Claudia Barrios, por su apoyo y paciencia incondicionales durante todo este tiempo de arduo y desafiante trabajo.

E.V.
Santiago de Chile
Junio de 2024

PRÓLOGO A LA PRESENTE EDICIÓN EN ESPAÑOL

Nos sentimos verdaderamente complacidos y honrados por esta traducción al español de la octava edición de nuestro libro *Principios de ética biomédica*. A mediados de la década de 1970, iniciamos una colaboración que culminó con la publicación de la primera edición en 1979. Ambos impartíamos clases de teoría ética en el Curso Intensivo Anual de Bioética, en el Instituto Kennedy de Ética de la Universidad de Georgetown. Este curso representa una experiencia de inmersión total en asuntos bioéticos, diseñada para científicos, médicos, enfermeras, periodistas, filósofos y otros profesionales de las ciencias y las humanidades. El libro surgió de manera bastante orgánica, en virtud de numerosas conversaciones que mantuvimos en aquel entonces sobre teoría ética y ética biomédica, tanto dentro como fuera de dicho curso.

En ocasiones, parecíamos gladiadores, luchando hasta la muerte por determinar cuál teoría ética —si la utilitarista o la deontológica— proporcionaba los fundamentos más sólidos y convincentes para la naciente bioética. No obstante, pronto nos dimos cuenta de que estas divisiones teóricas no eran tan esclarecedoras ni tan fructíferas como muchos pensaban en aquel momento. En su lugar, descubrimos que era mucho más productivo alcanzar un consenso, aunque fuera aproximado, sobre algunos principios éticos de nivel medio, que debatir acerca de las razones para adoptarlos o descifrar sus posibles implicaciones y alcances al abordar casos específicos. Todas estas experiencias de enseñanza compartida, junto con los vigorosos debates que sostuvimos, tanto entre nosotros como con colegas del Instituto Kennedy de Ética y de otras universidades, proporcionaron una base epistemológica y empírica inigualable para escribir *Principios de ética biomédica*. Por ello, cuando Oxford University Press publicó nuestro libro como el primer volumen de su serie sobre bioética, sentimos una gran satisfacción.

9

A lo largo de sus ocho ediciones, nuestro libro ha experimentado numerosos cambios, tanto en su estructura como en su contenido. Como era de esperar, ha ido creciendo en extensión a medida que nuestra comprensión de las ideas examinadas en él también ha evolucionado. De hecho, actualmente sostenemos que nuestro marco, a menudo denominado marco principialista o de cuatro principios, puede fundamentarse tanto en la moral común universal como en la convergencia de varias teorías éticas importantes.

Para construir, perfeccionar y modificar nuestro marco y sus métodos de especificación y ponderación restringida, mediante los cuales conectamos los principios éticos con casos concretos y abordamos conflictos morales específicos, hemos necesitado considerar la pluralidad de culturas globales, así como diversas tradiciones ético-filosóficas, además de la analítica angloamericana. El aprendizaje obtenido de estos intercambios intelectuales ha sido relevante, permitiéndonos someter a prueba nuestro marco, evaluar su tolerancia a minuciosos escrutinios y determinar, en consecuencia, los cambios que necesitamos realizar. Durante muchos años, los diálogos en persona y por escrito con colegas de todo el mundo, han sido fuente de inspiración, y han significado no solo un desafío, sino que un fundamental aporte a la optimización de las diferentes ediciones de nuestra obra. Incluso en la actualidad, este proceso continúa.

Esta es la segunda traducción al español de *Principios de ética biomédica*. La traducción anterior, de 1999, se basó en la cuarta edición en inglés, que se publicó en 1994. Si bien, como ya señalamos, hemos mantenido y perfeccionado su marco general, el libro ha cambiado significativamente desde entonces. En 2022, uno de nosotros (JFC) ofreció una conferencia magistral para conmemorar el trigésimo aniversario de la Comisión Nacional de Bioética de México, en Ciudad de México. Esta conferencia, como se había solicitado, se focalizó en la "Evolución de los principios de ética biomédica". Mientras se discutían y aclaraban las dudas e inquietudes que surgieron después de la charla, un asistente que seguía la conferencia desde una plataforma virtual, preguntó cómo sería posible lograr que la actual octava edición fuera traducida al español. La respuesta fue que una persona o institución debería identificar a un traductor idóneo y obtener permiso de Oxford University Press. Pues bien, habiéndose cumplido estos requisitos, agradecemos al profesor Erick Valdés por realizar meticulosamente la traducción, agregar notas aclaratorias y escribir, especialmente para el público de habla hispana, un estudio introductorio sobre nuestra teoría. Agradecemos también a la editorial Comillas por publicar esta edición en español.

Esperamos con impaciencia las nuevas y enriquecedoras discusiones que esta traducción actualizada seguramente propiciará. Confiamos en que nuestros colegas hispanohablantes encontrarán útil nuestro marco para aplicarlo en una amplia variedad de situaciones y contextos profesionales, desde la enseñanza de la ética biomédica a médicos en formación y en práctica hasta la creación de comités de ética en instituciones de atención sanitaria, la deliberación sobre casos clínicos y políticas bioéticas, y la evaluación de diferentes opciones o cursos de acción en el ámbito de la salud pública.

Tom L. Beauchamp
Washington, DC y Chilmark, MA
Estados Unidos

James F. Childress
Charlottesville, VA
Estados Unidos

16 de febrero de 2024

ESTUDIO INTRODUCTORIO A LA EDICIÓN EN ESPAÑOL

En defensa del principialismo

Erick Valdés

1. INTRODUCCIÓN

Principios de ética biomédica es, probablemente, el libro de bioética más famoso e influyente del mundo. En él, sus autores, Tom L. Beauchamp y James F. Childress, ofrecen un marco epistemológico y procedimental que señala un modelo deliberativo, constituido por cuatro principios con pretensiones de universalidad, pero que sintonizan con la especificidad de la ética biomédica, la cual era un campo naciente a finales de la década de 1970, y carecía por ese entonces de un enfoque reconocible y convincente de razonamiento.

En los 45 años que han trascurrido desde la publicación de su primera edición, el libro ha generado un profuso e intenso debate, y ha impulsado y ayudado a construir el campo de la bioética, así como a reconfigurar y profundizar, no solo conceptos capitales de la ética práctica, sino que enfoques y modelos deliberativos que se aplican en los entornos de la salud pública, atención sanitaria e investigación biomédica. No es posible estar de acuerdo con todo lo que los autores proponen. Sin embargo, más allá de las críticas que ha recibido —unas más sostenibles que otras— existe consenso, tanto entre sus defensores como detractores, de que este libro constituye algo así como "la biblia de la bioética" (Julian Savulescu), "por lejos, la mejor aproxi-

* Instituto de Ciencias e Innovación en Medicina, Universidad del Desarrollo, Chile. Email:erickvaldes@udd.cl.

mación general a la bioética" (Allen Buchanan), "un libro que hace difícil imaginar qué sería la bioética sin él" (Jonathan Moreno), "una obra clásica en su género" (Ruth Macklin), "una contribución duradera e indispensable a la bioética" (Daniel Callahan), "un libro que ha ayudado a dar forma al campo de la ética biomédica" (Bernard Gert), "una obra cuya ausencia haría inimaginable la bioética contemporánea" (H. Tristam Engelhardt), "un tesoro del discurso bioético" (Albert Jonsen), "un libro que más que contribuir al campo de la bioética, ha ayudado a definirlo" (John D. Arras), "un texto canónico para todos los bioeticistas del mundo" (Edmund D. Pellegrino), y "un sinónimo de bioética que se vuelve mejor a medida que pasa el tiempo" (Joseph J. Fins), entre muchas otras opiniones.

La teoría creada por Beauchamp y Childress, que articula y hace converger las tradiciones filosóficas analítica y continental, surge en 1979 con el propósito principal de servir como un modelo deliberativo para abordar conflictos morales que ocurren en los ámbitos clínicos y biomédicos, especialmente en los entornos sanitarios y en la experimentación con sujetos humanos. Sin embargo, con el tiempo colonizó otros contextos disciplinarios (la teoría se aplica en campos como la ética animal, ética medioambiental, bioderecho, filosofía política, ética médica, y ciencias de la vida, en general), influyó en el desarrollo de la bioética y bioderecho europeos (que también asumen un enfoque principialista), inspiró los instrumentos del bioderecho internacional (varios de sus principios forman parte fundamental de muchas convenciones y declaraciones internacionales de la UNESCO y de la Unión Europea), impactó en la construcción y entendimiento del alcance de teorías éticas de nivel medio (principalmente para la investigación cualitativa), y actualmente, incluso sirve de base para la creación de algoritmos (Meier et al., 2022) para la toma de decisiones en ámbitos clínicos y sanitarios, los cuales, basados en los principios *prima facie* (excluyendo la justicia) podrían emplearse para apoyar decisiones sobre una serie de situaciones moralmente dilemáticas que se presentan en las instituciones médicas.

En términos más específicos, *Principios de ética biomédica* ofrece una guía altamente original, práctica y perspicaz para tomar decisiones en los entornos de la investigación biomédica y la atención sanitaria. Sus autores desarrollan y defienden consistentemente cuatro principios que son fundamentales para el razonamiento moral en dichos ámbitos. Basándose en investigaciones contemporáneas de gran vigencia e integrando estudios de caso detallados, así como vívidos ejemplos y escenarios de la vida real, demuestran cómo estos principios *prima facie* pueden aplicarse para resolver diversos conflictos y dilemas, que abarcan temas como la confidencialidad, privacidad, revelación de información sensible, aborto, eutanasia, retención y retiro de tratamientos de soporte vital, poblaciones vulnerables, investiga-

14

ción con sujetos humanos y animales, consentimiento informado, paternalismo, decisión subrogada, capacidad, incompetencia, y estatus moral de los individuos, entre muchos otros.

En este orden de ideas, el enfoque de los cuatro principios pasó de ser una teoría de principios abstractos, con ciertas dificultades para ser aplicados en los casos concretos, a un modelo deliberativo paradigmático, con implicaciones prácticas muy significativas para los ámbitos en que la calidad y oportunidad de la toma de decisiones es crucial.

Al defender el marco de los cuatro principios como un modelo deliberativo que, aplicado correctamente, puede constituir una poderosa herramienta para la toma de decisiones en los campos clínicos y biomédicos, no repetiré ni resumiré lo que los autores exponen en el libro, sino que más bien: (1) describiré el modelo en sus aspectos fundamentales, destacando sus aportes a las teorías éticas de nivel medio, (2) demostraré que sus principales críticos nunca lograron derribar el edificio de los cuatro principios, y (3) probaré que el enfoque principialista evolucionó hasta transformarse en un modelo deliberativo adaptable y eficaz para tomar decisiones difíciles en casos de gran complejidad e incertidumbre moral.

2. DEFINICIÓN Y ALCANCES DEL PRINCIPIALISMO

Los cuatro principios fundamentales —Respeto por la autonomía, No maleficencia, Beneficencia y Justicia— son inicialmente mandatos abstractos, a saber, normas de moral común, de alcance general y contenido normativo más bien vago. Dichos principios funcionan como criterios preliminares para deliberar sobre conflictos morales complejos surgidos en los ámbitos clínico y biomédico. Sin embargo, no constituyen imperativos categóricos o mandatos absolutos. Su aplicación puede ser excepcionada, precisamente porque cada uno de esos referentes morales representa un principio *prima facie*, a saber, posee un peso normativo específico que se iguala teóricamente al de los otros tres. Además, son principios que señalan lo que, con ciertas reservas, podríamos llamar leyes naturales o preceptos universales de la razón. En efecto, es muy improbable que algún ser humano, comprometido con la moral, pueda rechazar en su mente la idea de que una sociedad justa sea mejor que una injusta, y que una persona libre sea más plena y feliz que una esclavizada. En este sentido, los cuatro principios, por representar aquellos preceptos compartidos por la mayoría de los individuos, constituyen mandatos generales autoevidentes a la conciencia y moral humanas.

Este modelo de los cuatro principios, conocido mundialmente como "principialismo" —término otorgado peyorativamente al enfoque por dos de sus críticos más severos (Clouser & Gert, 1990)— se basa en la idea de que es prácticamente imposible para el ser humano evadir esos principios al emitir cualquier juicio de valor o cuando se enfrenta a un dilema moral. La idea de Beauchamp y Childress fue, entonces, proporcionar un sistema de principios que sirvieran como guías deliberativas para la solución de conflictos morales y valorativos. En este sentido, los autores afirman que nunca una teoría ética o un código deontológico ha sido capaz de diseñar un sistema de principios emancipado de conflictos, excepciones o instancias de juicio.

Este modelo ha heredado valiosas categorías a las llamadas teorías de nivel medio, a saber, aquellos enfoques diseñados para tomar decisiones concretas en escenarios específicos. Entre sus principales contribuciones se cuentan la distinción entre la justificación de los requisitos para el consentimiento informado y las diversas funciones que la doctrina, las instituciones y la práctica en general le han conferido a dicho procedimiento; la teoría de la no revelación intencionada de la información, tanto en la práctica médica como en la investigación, y de la definición de las condiciones bajo las cuales estaría o no justificada; la determinación y configuración de las diversas distinciones y reglas que rigen el no tratar; la definición de los requisitos para el uso correcto de la norma del interés superior, tanto en la terapia como en la investigación; la profundización de los criterios para determinar el lugar que ocupa la calidad de vida esperada en las decisiones relativas a los recién nacidos y a los niños gravemente enfermos; la creación de procedimientos para la toma de decisiones sobre la muerte médicamente asistida; la exploración de las políticas de acceso ampliado y continuo a productos de investigación; el examen de la relevancia ética de los análisis de riesgo-beneficio, costo-beneficio, y costo-efectividad, sus limitaciones y otras inquietudes asociadas; la aclaración de muchos problemas relacionados con la cobertura del seguro médico; la definición de criterios para la implementación social del derecho a la atención en salud; la determinación de un mínimo decente de atención sanitaria; un diseño más consistente de la regla de la oportunidad justa, con el propósito de rectificar las disparidades en la atención sanitaria; la aclaración procedimental de los límites de la veracidad y la privacidad; la construcción de argumentos robustos para limitar intencionalmente la comunicación de malas noticias cuando sea moralmente aceptable; y la justificación teórica y práctica de cuándo las decisiones de los médicos de revelar gradualmente la información serían éticamente admisibles, entre muchos otros aportes.

Sin embargo, los autores aclaran que el principialismo no representa *toda* la moral común, sino que solo una parte de ella. Hablar de la universalidad de los principios es, también, un recurso metodológico para construir un marco deliberativo adecuado para la ética biomédica. En este sentido, la teoría principialista no busca establecer un elenco de principios absolutos

16

de la moral, sino que defiende la idea de una moral común universal que incluya los cuatro principios. Al respecto, el propio Beauchamp (2019) ha enfatizado que la teoría no rechaza la existencia de morales particulares, lo cual es apenas evidente y está nítidamente demostrado en su análisis de la moral común. Sin embargo, es claro que el acontecimiento de la diversidad valorativa no inhibe el hecho de que personas provenientes de distintas tradiciones no puedan estar de acuerdo sobre ciertos estándares morales básicos y fundamentales, a saber, interculturales.

Por lo tanto, la moral común no es simplemente *una* moral más entre muchas otras. Que sea *común* significa que es o puede ser *compartida* por muchos o por todos, sin mayores reticencias o contemplaciones. En este sentido, mandatos de moral común como "No matar", "No causar daño o sufrimiento innecesario", o "Ayudar al que está en peligro", pertenecen a lo que Beauchamp (2019) llama "sistema público de normas" que trasciende las barreras valorativas individuales.

Es en el terreno de una moral común universal donde, según los autores, los principios funcionan mejor. El contenido de cada uno de ellos da luces no solo para deliberar sobre dilemas morales generales o específicos, sino que proporciona una constelación de reglas que, incluso, contribuyeron a la edificación de otros modelos principialistas para la bioética y bioderecho europeos. Este elenco de reglas, derivadas de los cuatro principios fundamentales, constituyen junto con ellos, lo que los autores llaman un grupo de principios (*cluster of principles*), a saber, un marco de normas generales y otras especificadas que apoyan y orientan la deliberación moral. Presentado de manera muy breve, este marco es el siguiente:

2.1. Respeto por la autonomía

El mandato de moral común contenido en este principio es respetar y proteger los derechos de las personas a vivir de acuerdo con puntos de vista basados en sus creencias, visiones y valores particulares. Para que una persona actúe autónomamente deben cumplirse ciertas condiciones estructurales y otras procedimentales, a saber, un agente autónomo es aquel que posee la capacidad de actuar racionalmente, pero, a la vez, i) informadamente, ii) comprendiendo lo informado, iii) intencionalmente, iv) voluntariamente, v) conscientemente, vi) sin coacción externa, y vii) con el derecho a ser subrogado en su decisión en caso de que su autonomía disminuya o desaparezca.

El principio contiene dos tipos de obligaciones: una positiva y otra negativa. La positiva implica respetar el derecho que otros tienen a tomar decisiones autónomas, y la negativa ordena no interferir, coartar o restringir las acciones y decisiones de los pacientes y sujetos de experimentación. Sin embargo, estas obligaciones no significan solamente permitir o no interferir, ya que, por ejemplo, en el ámbito clínico o biomédico, respetar la autonomía significa que tanto el médico como el científico deben informar al paciente o sujeto antes de aplicar un tratamiento o llevar a cabo una experimentación. Del mismo modo, deben asegurarse que aquellos hayan comprendido sustancialmente lo informado, así como no ejercer ningún tipo de presión para la toma de decisiones. También, deben asegurarse de la intencionalidad y voluntariedad de los individuos, y de que no exista ningún tipo de coacción externa que los obligue a decidir o hacer algo contrario a sus deseos.

Muchas veces se ha criticado la configuración de este principio, afirmando que es preeminente respecto de los otros tres, y que los autores le otorgan una importancia superior y preponderante. Sin embargo, ellos mismos se han encargado, en cada una de las ocho ediciones del libro, de rechazar esa crítica por considerarla arbitraria y desfondada, ya que, en rigor, jamás han establecido una jerarquía en su modelo principialista. De hecho, en el mismo texto enfatizan que, aunque el primer principio que analizan en todas las ediciones es el de Respeto por la autonomía, aquello no significa prelación moral respecto de los otros tres. Por el contrario, Beauchamp y Childress (2019) intentan demostrar que en una teoría deliberativa, adecuadamente estructurada, el respeto por la autonomía no puede ser excesivamente individualista (descuidando la naturaleza social de los seres humanos y el impacto de las decisiones y elecciones individuales sobre otros), no debe estar desmedidamente focalizado en la razón (pretiriendo así las emociones), y no puede ser exageradamente legalista o jurídico (otorgándole preeminencia a los derechos sobre las prácticas y responsabilidades sociales). Es cierto que, en la práctica, la sociedad estadounidense ha ido otorgando, paulatinamente, más protagonismo a la autonomía, pero esto ha representado, más bien, un fenómeno cultural que no obedece a cómo los autores han configurado dicho principio.

También se ha señalado que este principio es ideológico (Callahan, 2003) y que, fiel a una tradición liberal, busca permitir que el paciente decida cualquier cosa que crea pertinente. Sin embargo, los autores dejan muy en claro que este principio no es absoluto y admite excepciones en su aplicación, y que, por lo mismo, la autodeterminación posee límites que, precisamente proporcionan los otros tres principios. Por ejemplo, no sería plausible ni razonable permitir decisiones de pacientes que pongan en riesgo la salud pública, dañen inocentes o requieran de recursos excesivamente escasos de parte del estado. Por lo tanto, el principio de autonomía, al menos en la propuesta de Beauchamp y Childress, no es arbitrario ni ideológico, ya que es competitivo con los otros tres.

2.2. No maleficencia

La obligación general de este principio es simplemente "No dañar", lo cual refiere a que dicho mandato se impone, en la mayoría de los casos, a "Hacer el bien". La excepción se configura cuando hay evidencia, predictivamente demostrable, de que el daño o detrimento, por oneroso que sea, es menor que el bien a obtener (una quimioterapia o una cirugía radical, por ejemplo). En ese caso, la obligación de beneficencia se impone a la de no maleficencia, ya que el daño causado se justifica en virtud del bien ulterior que se obtiene.

Si bien las obligaciones de no dañar parecen ser más vinculantes o normativamente más estrictas que las obligaciones de ayudar o hacer el bien, muchas veces ocurre lo contrario. Por ejemplo, si en la búsqueda de un diagnóstico más preciso, un médico causa una lesión y dolor muy leve a un paciente con el pinchazo de una aguja para extraerle sangre, se considera que la obligación de beneficencia tiene prioridad sobre la obligación de no maleficencia. Extendiendo analógicamente este criterio a otros escenarios, someter a los pacientes a los riesgos de un daño quirúrgico, gravar costos sociales con el fin de potenciar la salud pública, o imponer ciertas cargas sobre un sujeto de investigación pueden, también, justificarse y legitimarse en virtud de los beneficios que pueden implicar.

El sentido normativo del principio de no maleficencia es exclusivamente negativo, ya que no se trata de una simple abstención de dañar sino de no causar daño y de no imponer siquiera el riesgo de provocarlo. Beauchamp y Childress (2019) identifican este principio en las cuatro obligaciones de beneficencia reconocidas por Frankena (1988): i) No causar mal o daño, ii) Prevenir el mal o daño, iii) Remover el mal o daño, y iv) Hacer o promover el bien. Como la primera obligación se aparta de las tres siguientes debido a su dirección normativa, esto es, a que el mandato precisa una conducta de "no hacer" o "no provocar" a diferencia de las otras obligaciones que requieren de una acción positiva, Beauchamp y Childress la llaman obligación de no maleficencia. De este principio pueden inferirse, con más claridad, reglas de contenido legalmente vinculante: i) no matar, ii) no causar dolor o sufrimiento (innecesario), iii) no incapacitar, iv) no ofender, y v) no privar a los demás de los bienes de la vida, entre otros.

2.3. Beneficencia

El mandato universal contenido en este principio es "Hacer el bien", obligación que parece ser más demandante para la acción que la de no maleficencia, aunque es discutible que, por eso, su densidad moral sea también

19

superior. De hecho, no hay consenso internacional acerca de que el omitir tenga un estatuto moral menos gravoso que el hacer. Importantes autores afirman precisamente lo contrario (Singer 2011, 1996; Rachels, 1986).

La beneficencia en bioética es muy diferente de la benevolencia o caridad. Mientras que estas se encuentran supeditadas a la voluntad o arbitrio del agente, la beneficencia representa una obligación profesional. No se trata de que un médico o científico decida ser beneficente porque se levantó de buen humor o porque le conviene, sino que está obligado a serlo. Sin embargo, y pese a que este principio requiere de la incondicionalidad para su observancia, su naturaleza es, en rigor, utilitarista, ya que una acción beneficente no se constata por su intención o motivación, sino que por sus consecuencias. Si un médico opera con la mejor intención a un paciente con problemas para caminar, pero no logra los resultados esperados y no mejora dicha condición, no se cumple la obligación implicada en el principio, ya que no se produjeron resultados que realmente beneficiaran al paciente.

Por lo tanto, se trata de lo que Beauchamp y Childress (2019) llaman una "beneficencia positiva", a saber, que: i) produzca beneficios concretos y constatables, ii) exista un agente que beneficie y un paciente que es beneficiado, iii) exista un equilibrio razonable y útil entre riesgos y beneficios, y iv) provoque consecuencias útiles para los pacientes o sujetos de experimentación.

Beauchamp y Childress (2019, p. 219) reconocen cinco obligaciones positivas de beneficencia. Cada una de ellas representa una regla: i) proteger y defender los derechos de los demás, ii) prevenir el daño a otros, iii) eliminar las condiciones que puedan causar daño a otros, iv) ayudar a las personas con discapacidades, y v) auxiliar a las personas en peligro. A diferencia de las obligaciones de no maleficencia, las de beneficencia son menos categóricas ya que cada individuo solo las puede cumplir parcialmente; es decir, nadie es capaz de hacer todo el bien que teóricamente es posible realizar. Los autores enfatizan este carácter ambiguo de la beneficencia y reconocen que la línea entre una obligación y un ideal moral a menudo es difusa. Al respecto, la primera regla de beneficencia es elocuente. Proteger y defender los derechos de los demás significa defender su autonomía y voluntad. Esto implica proteger el derecho individual a seguir un proyecto de vida particular basado en lo que cada persona entiende por bien. Sin embargo, en el caso del principialismo, a veces los derechos subjetivos habitan un universo heterónomo, es decir, representan una prerrogativa que las personas no puede cristalizar ni elegir por sí mismas porque la beneficencia, además de una obligación profesional, también señala un derecho que está determinado por otros criterios que no necesariamente coinciden con los deseos individuales. Esta situación está justificada por la doctrina del paternalismo débil (*Soft Paternalism*) ya que, en ciertos casos, cuando un paciente está en evidente riesgo de sufrir daños, podría justificarse restringir su autonomía, por ejemplo, si su decisión está basada en una superstición. De la misma manera, se podría contradecir su comprensión personal de la beneficencia con el fin de privilegiar su salud y observar el deber de hacer el bien. En este sentido, la mayor densidad epistemológica del principio de beneficencia proviene de su estatuto de obligación profesional, por lo que su correcta inteligencia no está relacionada con un máximo moral vinculado exclusivamente a lo que el paciente considere que es el bien.

2.4. Justicia

Este principio ordena una distribución eficiente y equitativa de los beneficios y cargas, tanto en el ámbito de la salud como de la investigación y, por lo mismo, implica abordar ámbitos tan sensibles como el acceso oportuno e igualitario al sistema de salud, acceso a una adecuada y oportuna atención médica, selección equitativa de los sujetos de experimentación, determinar qué sistema de salud es más eficiente y más justo, e identificar criterios de distribución, entre otros. Por lo anterior, más que cualquiera de los otros tres, el principio de justicia posee una vocación pública, lo cual aumenta su importancia en la deliberación.

Es claro que este principio enfatiza, por un lado, el deber de proteger a los seres humanos de cualquier tipo de discriminación y, por otro, el derecho que tiene una persona a ser tratada como un igual, independientemente de su condición u origen. Sin embargo, y debido a la ausencia de consenso social sobre si ese criterio de igualdad puede garantizar mayor eficacia en la distribución, Beauchamp y Childress (2019, pp. 271ss) analizan seis teorías de la justicia que son, la mayoría de las veces, competitivas entre sí: i) utilitarismo, ii) libertarianismo, iii) comunitarismo, iv) igualitarismo, v) teorías de las capacidades, y vi) teorías del bienestar.

Los autores hacen notar que cada una de estas teorías representa un criterio general que no es jerárquico respecto de los otros. El problema, entonces, es determinar cuál de ellos adquiere preeminencia dado el caso, y justificar, con plausibilidad y evidencia, por qué, por ejemplo, en la asignación de órganos para trasplante, se debería dar prioridad a la necesidad (gravedad de la condición clínica) sobre el mérito (tiempo de espera o lugar en la lista de espera).

Entre las teorías de la justicia que los autores examinan, la teoría igualitarista de Rawls (1999) parece jugar un rol bien preponderante. En efecto, el principio de la diferencia de Rawls contiene la idea de que ciertas desigualdades sociales se justifican cuando tienden al mejoramiento de las condiciones de los más postergados, por lo que eventualmente la necesidad debería imponerse sobre todos los demás criterios, adquiriendo el estatuto de regla procedimental y sustancial.

21

3. CRÍTICAS AL PRINCIPIALISMO

Pese a su indiscutible éxito mundial, este modelo deliberativo ha recibido varias críticas importantes. Revisaré las más influyentes, poniendo énfasis en varias fisuras que creo advertir en cada uno de estos reproches al principialismo.

3.1. El principialismo es incompleto y normativamente inflexible

Según Jonsen y Toulmin (1988, p. 5) el enfoque del principialismo como modelo de deliberación moral es incompleto ya que ni los principios ni las reglas deben entenderse como el comienzo y el fin de las decisiones morales. Por lo mismo, los autores nos instan a pensar en la posibilidad de enfrentar los dilemas valorativos desde un enfoque diferente, a saber, el llamado "enfoque casuístico", único capaz de liberarnos de la "tiranía de los principios".

Para comprender sustancialmente la idea de la casuística vs. los principios, los autores presentan un ejemplo. Una mujer joven, con muchos problemas económicos, comenzó a trabajar en un servicio de contestador telefónico. El trabajo le dio la posibilidad de obtener el dinero que necesitaba para pagar sus gastos a fin de mes. Sin embargo, había un problema: la mujer también recibía pagos de la seguridad social, los que eran insuficientes para cubrir todas sus necesidades. Una vez que la Oficina de la Seguridad Social se enteró de dicha actividad laboral, y de que la joven no informó de aquello, cesó todo pago por conceptos de seguridad social e incluso inició un proceso de cobranza para recuperar el dinero que ella recibió indebidamente, clasificándola como un "fraude de asistencia social". Un reportero que estaba cubriendo la historia señaló que "debería haber una regla para evitar que esto suceda". Jonsen y Toulmin enfatizan que el periodista no dijo que debería haber más "discreción", más "equidad" o más "flexibilidad" en la aplicación de las normas y políticas de asistencia social, sino que afirmó rotundamente que debería haber una regla para evitar injusticias y arbitrariedades en ese contexto

Los autores señalan que ese tipo de razonamiento implica creer que la justicia se asegura solo estableciendo un sistema adecuado de reglas para evitar que ocurran inequidades o atropellos en la sociedad. De hecho, afirman que, en general, los principios no pueden hacer mucho por la deliberación moral, como se veía en este ejemplo, donde estaría claro que lo que se necesitaba era más sabiduría y menos reglas. Todos los procesos de toma de decisiones morales necesitarían, más bien, "perspicacia" y "prudencia", y cuanto más problemáticas se vuelvan las situaciones, mayor sería la necesidad de discernimiento. Por lo tanto, los principios en sí mismos no serían suficientes en la toma de decisiones morales prácticas ya que las reglas cubren solo situaciones únicas contempladas expresamente en ellas. En este sentido, cuando los escenarios se apartan del caso paradigmático contenido en la regla, los principios resultan inútiles, ya que es imposible que contengan una solución para un escenario que no han contemplado.

Como respuesta a este supuesto problema, los autores intentan revitalizar una vieja tradición, conocida como "casuística", que ha sufrido un permanente e histórico descrédito durante cientos de años, especialmente desde los tiempos de Pascal, cuando, a mediados del siglo XVII, atacó con vehemencia a los casuistas en sus *Cartas Provinciales*.

La casuística es descrita sucintamente por estos dos filósofos estadounidenses como "un conjunto razonable y efectivo de procedimientos prácticos para resolver los problemas morales que surgen en situaciones particulares de la vida real". El modelo consiste en una metodología que los autores llaman "cuatro cajas" (*Four Boxes*), en las cuales, separadamente, hay que depositar distintos elementos que funcionan como criterios deliberativos para solucionar cada caso en particular. En la primera caja se encuentran el diagnóstico y las indicaciones médicas. En la segunda, la voluntad de los enfermos y de la familia. En la tercera se colocan la calidad de vida, expectativas y metas que sea posible lograr. Y en la cuarta, se considera todo el contexto que rodea a los involucrados.

Por lo tanto, de la primera caja, se extraen criterios deliberativos como los problemas médicos o clínicos que el caso implica, el pronóstico (si es bueno, desalentador o incierto), las probabilidades de éxito de un eventual tratamiento, y los posibles beneficios versus los eventuales daños de la terapia. La segunda caja proporciona referentes deliberativos, tales como la voluntad y deseos del paciente, la cantidad y calidad de la información comunicada y el grado de entendimiento de la misma, la capacidad del enfermo para comprender, las voluntades anticipadas (si es que las hay), y la decisión subrogada, en caso de ser necesaria su aplicación. En la tercera caja se descubren criterios como la expectativa y calidad de vida del paciente, si habrá déficit futuro en su salud, si la condición clínica actual o futura es o será indeseable, si procede una limitación del esfuerzo terapéutico, y si se requieren cuidados paliativos. Finalmente, la cuarta caja provee información como si existen o no ciertas situaciones familiares que puedan influenciar, interferir o provocar una decisión especial respecto del caso (situación económica, creencias religiosas, factores culturales, o problemas de relación entre miembros de la familia), y las implicancias legales que pueda señalar el escenario.

Por lo tanto, la casuística propone deliberar los casos desde los hechos (Cajas 1 y 3), valores (Cajas 2 y 4) y deberes (Cajas 2 y 3). Sin embargo, y reconociendo el esfuerzo de Jonsen y Toulmin por purificar el nombre de la casuística, esta se trata de un modelo deliberativo veleidoso, relativo y, aunque de carácter concreto, muy reduccionista, razón que parece justificar el descrédito, olvido y mala reputación que la ha afectado.

El valor de un modelo deliberativo en bioética se mide por su capacidad de dotar de imparcialidad, racionalidad y objetividad el proceso de toma de decisiones, y la casuística, carece de la habilidad para tolerar esa exigencia. La razón es bien simple. Si lo que debemos considerar en el caso a caso, son los hechos, valores y deberes implicados, todo el proceso se reduce a la moral de los involucrados, ya que ciertos valores de un profesional podrían oponerse tenazmente a los del paciente y su familia, y la casuística, más allá de una consideración parcial de los hechos, no ofrece meta-criterios de jerarquización o especificación de posibilidades y cursos de acción a seguir. Ciertamente, si lo que debemos considerar son los valores implicados, tanto de los profesionales de la salud como de los pacientes, perfectamente una escala axiológica adquirida e internalizada por la vía de la tradición pue-de hacer invisibles otros valores que están en juego pero que no forman parte de la identidad y cultura de los afectados. Los casos de colisión entre los valores de los médicos y de los pacientes son profusos en la literatu-ra bioética, lo cual, en el mejor de los casos, ha paralizado el proceso de deliberación, y en el peor, ha derivado en cursos de acción incorrectos o violatorios de garantías individuales y de obligaciones profesionales. Es cla-ro, entonces, que el proceso de toma de decisiones en la casuística pierde sustantivamente su objetividad e imparcialidad.

En el ámbito de los deberes profesionales, su consideración y ponde-ración también queda sujeta a máximas morales individuales de los inter-vinientes, las cuales son tributarias de sus sistemas de referencia moral y cultural. Por lo tanto, el análisis de los hechos nunca es objetivo en la ca-suística, ya que la mirada crítica siempre está obnubilada por el peso de la tradición moral a la que pertenece quien debe deliberar.

Por otra parte, y pese a que, como dicen Jonsen y Toulmin, "la casuística no está muerta, sino que, solo durmiendo", su naturaleza y conformación normativa carece de referentes objetivos para el razonamiento moral, ya que se delibera desde las inclinaciones, preferencias y como mucho, desde el sentido común. Además, el modelo defendido por estos autores, siendo en esencia inductivo, parece no tener pretensiones de identificar una cons-tante que señale una norma de aceptación general, ni tampoco de acabar con la dispersión categorial de criterios deliberativos e integrarlos en un solo paradigma. Por lo tanto, la casuística ofrece un modelo de razonamien-to tautológico, recursivo e incapaz de sentar precedentes.

Finalmente, la crítica de Jonsen y Toulmin al principialismo parece ba-sarse en tres premisas erradas: i) el principialismo tiene aspiraciones de otorgar solución definitiva a los problemas que aborda, ii) se debe razonar sobre los casos desde el nivel de los principios, y iii) los principios —por su rigidez— colapsan frente a los casos complejos porque no existen criterios para jerarquizarlos.

La primera premisa es definitivamente equivocada, ya que el principialismo no aspira a otorgar una solución definitiva a los problemas, sino que representa —como su etimología lo indica— una etapa inicial de la deliberación que debe derivar en la especificación de las cuatro normas de moral común en reglas más específicas, dotadas de mayor contenido y alcance más acotado. La segunda premisa es, también, errada porque el principialismo no es —o, al menos, no debe ser— una mera colección de normas generales que operen solo como referentes deliberativos teóricos y que requieran ser jerarquizados. La conflictividad moral intrínseca a las prácticas médicas y biomédicas desafía al principialismo a dotar de mayor contenido a la deliberación a través, precisamente, de la especificación de los principios para hacerlos más prácticos y aplicables (Gordon, Raupich & Vollman, 2011; Beauchamp, 2011). Y la tercera premisa de igual forma asume algo incorrecto, ya que, al existir el método de la especificación, mediante el cual la carga de la deliberación se traslada desde los principios (vagos en contenido y de gran abstracción) a las reglas (ricas en contenido y muy concretas), el mal denominado "problema del principialismo" desaparece, ya que, por lo recién señalado, no es conflictivo que ante una colisión de principios estos no puedan jerarquizarse.

Por lo tanto, contrario a lo que piensan Jonsen y Toulmin, el ponderar situaciones y cursos de acción dentro de un proceso de deliberación moral que tenga pretensiones de efectividad, racionalidad, imparcialidad y objetividad, no se relaciona con el sentido común o con la moral de principios *prima facie* que solo son compartidos formalmente, sino que con el peso relativo y fuerza vinculante de las normas especificadas.

3.2. El principialismo es ecléctico y asistemático

Clouser y Gert (1990) señalan que el marco de los cuatro principios confunde la naturaleza de la moral y los fundamentos de la ética. Esto significa que el principialismo, entendido como la práctica de utilizar principios para la deliberación en lugar de una teoría ética o reglas morales particulares, en realidad no funciona como piensan sus defensores. Para estos autores, el principialismo es solo un conjunto de normas muy generales y vagas, relacionadas con consideraciones éticas y problemas morales, pero no es una guía práctica para la acción. Afirman que los principios están siempre en contradicción entre sí y, por lo tanto, no tienen ninguna relación sistemática entre ellos debido al uso ecléctico de diferentes teorías éticas.

Por consiguiente, para Clouser y Gert, el principialismo tampoco representa una teoría ética consistente ni un proceso deliberativo efectivo. Los principios son solo un elenco de valores, rúbricas y consideraciones sobre diversos temas morales, y, en rigor, no proporcionan criterios plausibles para la acción ni contienen una base analógicamente consistente que provenga de una teoría ética claramente definida. Bajo estos argumentos, Clouser y Gert buscaron originalmente eliminar el principialismo, esto es, desacreditarlo, no solo como un método de la bioética, sino que también como un procedimiento deliberativo general, ya que la forma más efectiva de razonar sobre los problemas morales sería a partir de una teoría ética sistemática y unificada, rasgo del cual el marco de los cuatro principios carecería. En este mismo orden de ideas, Gert (2007, p. 4) señala que es imposible proporcionar una descripción acabada de la moral que pueda resolver cada desacuerdo valorativo, y que sea respaldada por toda persona racional. Por lo mismo, la moral común —de la forma en que Beauchamp y Childress la entienden— sería un marco deliberativo que permite respuestas divergentes a las preguntas más complejas.

Pienso que estas críticas son débiles, al menos, por cuatro razones. Primero, si el propósito del principialismo fuera razonar sobre dilemas morales, deliberar sobre posibles soluciones para esos problemas y finalmente tomar decisiones a partir de una teoría ética unificada, dicho procedimiento estaría ignorando el carácter eminentemente particular de los problemas morales. Los principios de ética biomédica fueron concebidos precisamente como una respuesta a las teorías éticas tradicionales, pletóricas de fundamentos, pero con un alcance y efectividad muy limitados en la práctica, es decir, carentes de una dimensión procedimental, muy necesaria, especialmente en el campo de las éticas aplicadas.

En segundo término, la bioética es eminentemente una transdisciplina. Es decir, convergen en ella muchas doctrinas, diversas pero complementarias. Por lo tanto, el principialismo es necesario para relacionar entre sí, no solo las diferentes esferas de conocimiento, sino que también las distintas corrientes teóricas que proporcionan fundamentos para la deliberación que, aunque provienen de tradiciones competitivas, llegan a ser, muchas veces, convergentes y consustanciales. Una teoría ética general implica el riesgo de encapsular a los seres humanos en un único modo de pensamiento y enfrentarlos con la trágica dicotomía de tomar decisiones en virtud de obligaciones categóricas o de consecuencias útiles y beneficiosas, como criterios excluyentes de corrección moral. Sin embargo, en el principialismo la búsqueda de buenas consecuencias y el cumplimiento de obligaciones profesionales representan la expresión normativa concreta de enfoques teóricos complementarios que fortalecen la deliberación y el diálogo racionales, y proporcionan objetividad e imparcialidad al razonamiento moral.

En tercer lugar, el principialismo no es un modelo deliberativo relacionado con el gusto filosófico. Tampoco es una metodología caprichosa y arbitraria. En el complejo campo del razonamiento moral, los principios representan una estructura deliberativa inherente a la razón humana, que siempre está en constante tensión. La conflictividad es consustancial con la moral, y como aquella ha experimentado un dramático potenciamiento debido al desarrollo de las biociencias, los principios de Beauchamp y Childress no solo representan criterios eficientes para abordar nuevos dilemas morales de naturaleza laberíntica, sino que también implican un marco de referencia para cuestionar eventuales decisiones erróneas o incompletas, motivadas, precisamente, por la novedad y complejidad de esos problemas.

Finalmente, y lo más llamativo de este enfoque crítico es que acepta para sí mismo un elenco de respuestas plausibles y divergentes para cuestiones morales controversiales, pero, al mismo tiempo, le niega ese derecho a la teoría del principialismo.

3.3. El principialismo es ideológico

Daniel Callahan (2003) criticó profusamente el principialismo en diferentes momentos de su vida. Sin embargo, uno de sus trabajos, publicado en *Perspectives in Biology and Medicine* es particularmente interesante. En ese artículo, Callahan proporciona, en pocas líneas, un argumento central que resume su posición sobre el principialismo. Siguiendo a Aristóteles y Hume, el autor enfatiza el hecho de que los seres humanos somos animales sociales y que, por lo tanto, compartimos la misma naturaleza que nos hace buscar y preferir la cohesión social sobre el solipsismo y el individualismo. En este sentido, el principialismo habría ignorado la doctrina comunitaria como una alternativa válida para la deliberación sobre problemas biomédicos, los que a menudo involucran no solo a las personas afectadas sino a todo el colectivo social.

Según Callahan, los problemas bioéticos no pueden ni deben reducirse a una cuestión de autonomía individual ni menos a una toma de decisiones circunstancial y casuística. En este sentido, el principialismo habría olvidado el interés público e ignorado, sistemáticamente, el verdadero bien de la vida moral, a saber, el bien común, el único que puede justificarse en términos de nuestra naturaleza, superando el entendimiento reduccionista de nuestra vida como una mera coexistencia de partículas sociales atomizadas.

Callahan cree que el principialismo "es una expresión del individualismo liberal", ya que la autonomía, tal como la interpretan Beauchamp y Childres, consagraría el derecho a tomar las propias decisiones, pero evitaría diligentemente especificar un medio instrumental para evaluar el contenido moral de esas decisiones. Por su parte, continua Callahan, la no maleficencia, con el objetivo de proteger a los pacientes del daño, sería una variante del principio de respeto por la autonomía, enfatizando la libertad negativa, a saber, el derecho a la autodeterminación del propio cuerpo. La beneficencia estaría situada en la misma línea ideológica, ya que se reduciría a respetar los derechos individuales y a ayudar a las personas a vivir sus vidas con autonomía. Y, finalmente, la justicia tendría como objetivo garantizar una distribución lo suficientemente equitativa de los recursos sociales y médicos, de manera que los individuos puedan desarrollar la capacidad de emitir juicios autónomos eficaces para vivir sus vidas, libres de la coacción de las desigualdades sociales. Según Callahan, cada principio admite una traducción comunitaria donde el bien social es el principal criterio de corrección moral y la guía básica para tomar decisiones. Si bien esta afirmación es correcta, no afecta al principialismo.

El autor ofrece como primer supuesto el hecho de que este modelo es una metodología ideologizada, marcada por el individualismo liberal que consagra la autonomía como el núcleo de la deliberación moral. Todos los demás principios estarían sujetos a la autonomía a expensas de lo que Hume denominó "virtudes sociales" que otorgan mayor importancia al bien común y al interés público. Sin embargo, caracterizar el principialismo como una ideología liberal, sustentada en la autodeterminación individual, no impide aceptar que la autonomía, a menudo, está restringida por el entorno social y los agentes externos, en virtud de lo que, precisamente, se ha llamado bien común, realidad que el principialismo parece entender muy bien.

Para terminar, es llamativo que Callahan critique lo que llama la "ideología" del principialismo, ofreciendo como solución una ideología supuestamente contraria, a saber, el comunitarismo. Esto, además de ser metodológicamente inconducente y epistemológicamente irrelevante, no devela ninguna eventual debilidad del marco de los cuatro principios.

3.4. El principialismo le otorga una preminencia arbitraria a la autonomía

Los autores daneses, Jacob Dahl Rendtorff y Peter Kemp, que se cuentan entre los fundadores y referentes de la bioética y bioderecho europeos, critican y rechazan el modelo principialista de Beauchamp y Childress, por estar, a su juicio, influenciado ideológicamente por el principio de respeto por la autonomía. Sin embargo, proponen, a cambio, un modelo marcadamente influenciado y también ideologizado por la dignidad, entendido como un valor y principio de naturaleza categórica.

Rendtorff y Kemp (2000) se equivocan al afirmar que el principialismo estadounidense le otorga preeminencia a la autonomía sobre los otros principios. El mismo Beauchamp (2019, p. 10) ha declarado tajantemente que ni él ni Childress alguna vez han afirmado una prelación del principio de respeto por la autonomía sobre otros principios. De hecho, ambos han señalado que, afirmar que el respeto por la autotomía representa un principio superior a los otros tres, obedece a una interpretación profundamente errónea. En un análisis bien fundamentado de los principios de ética biomédica, el respeto por la autonomía no tiene una base exclusivamente estadounidense ni es excesivamente individualista o preponderante con respecto a otras normas de moral común. De hecho, en ninguna parte del libro los autores enfatizan los derechos individuales a costa de ignorar o excluir las responsabilidades sociales y los objetivos comunitarios. Es más, sostienen que muchas otras posiciones morales pueden prevalecer válidamente sobre este principio en determinadas circunstancias. Por ejemplo, si una decisión en particular pone en peligro la salud pública o es potencialmente perjudicial para otras personas, el ejercicio de la autonomía puede ser justificadamente limitado por otras consideraciones morales y legales. Por lo tanto, es erróneo asignar una primacía *a priori* a cualquier principio fundamental sobre otros principios de la misma naturaleza. La moral no se estructura jerárquicamente ni se debe valorar una norma moral por encima de otra sin considerar circunstancias particulares que hacen necesaria la especificación y ponderación de normas y situaciones.

Por otro lado, en el mismo modelo de Rendtorff y Kemp, se hace evidente que, al momento de aplicar deliberativamente los principios de dignidad, integridad y vulnerabilidad, así como al desplegar el marco de solidaridad y responsabilidad —que son todos los principios que ellos proponen, además de la misma autonomía— nada de aquello sería posible sin presuponer la libertad y voluntad humanas como elemento central de la toma de decisiones, ya que es la autonomía individual la que, finalmente, decreta el respeto y observancia de todos los otros principios. En una sociedad de seres esclavos, la dignidad y la integridad son degradadas, y la vulnerabilidad no es un principio ético sino una condición de la cual hay que tomar ventaja. Por lo tanto, todo el enfoque principialista de Rendtorff y Kemp no podría funcionar sin la autonomía, ya que prescindir de dicho principio haría conceptual y materialmente imposible el entendimiento del alcance y significado de los otros principios en el contexto social.

Rendtorff y Kemp, entonces, construyen gran parte de su aparato crítico basados en una situación irreal que atribuyen, arbitraria y erradamente, al principialismo estadounidense. En efecto, es recurrente en la argumentación de estos autores citar el principio de dignidad como un valor incondicional y, muchas veces, dogmático. De este modo, su propuesta está fundada en argumentos ideológicos más que conceptuales, ya que no ofrecen razones epistemológicas de peso específico para justificar por qué la dignidad, la integridad y la vulnerabilidad deberían ser criterios preeminentes o, en el mejor de los casos, equivalentes a la autonomía. La dignidad, en rigor, no es un principio, sino que, más bien, un relato histórico poco desarrollado y justificado de una condición moral específica que funciona como pretexto para dar a cada ser humano un estatus moral equivalente

Sin embargo, los autores se esfuerzan (sin éxito) por extender analógicamente la condición teórica *prima facie* de los principios, al ámbito de la práctica cuando estos deban ser aplicados. De hecho, no ofrecen ningún enfoque de jerarquización o especificación de sus principios, lo cual es clara evidencia de que intentan también hacerlos equidistantes en la práctica. Esto es incoherente con la articulación teórica de esas normas generales, la cual le otorga clara preeminencia a la dignidad sobre la autonomía.

Por otra parte, la definición de la dignidad que ofrecen Rendtorff y Kemp (2000, pp. 31-38) es ambigua. En efecto, en su teoría, la dignidad se desdobla dicotómicamente, a saber, asume un contenido normativo bipolar, ya que todo lo que se puede prohibir en virtud de ella, también se podría permitir. Además, al considerar la dimensión extremadamente categórica que los autores le otorgan a la dignidad, es posible concluir fácilmente que en virtud de su valor se podría prohibir, por ejemplo, cualquier práctica genética que altere la naturaleza humana, incluso si dicha práctica se lleva a cabo con fines terapéuticos. De este modo, no sería admisible regular la manipulación genética no terapéutica con base en un concepto hipotético de dignidad. En otras palabras, no se podría legislar sobre la dignidad humana a partir de condicionarla a la obtención de resultados deseables o esperables. Por lo tanto, la concepción de la dignidad que ofrecen Rendtorf y Kemp es conservadora y, de algún modo, bastante totalitaria.

Puedo ahondar todavía un poco más, aunque sinópticamente, en otros aspectos deficitarios del principialismo europeo con relación al de Beauchamp y Childress. Al basarse, de modo importante en el principio de dignidad, dicha propuesta es, esencialmente, especista, incluso sugiriendo, en algunos momentos, una extensión del alcance de los principios a las entidades extrahumanas. La dignidad sería el paradigma desde el cual edificar una ética intersubjetiva, pero solo considerando a los humanos como interlocutores válidos, lo cual contradice una supuesta visión holística y biocéntrica de la bioética y bioderecho europeos, ya que no considera a los animales y al medio natural como posibles afectados por las acciones humanas.

Otra importante debilidad de esta crítica y su propuesta alternativa es que sus principios parecen no tener contenido normativo. Representan más bien condiciones ontológicas del ser humano, con lo cual, es evidente que las supuestas normas bioéticas y biojurídicas de la autonomía, dignidad, integridad y vulnerabilidad, carecen de contenido prescriptivo. En efecto, no es claro que los cuatro principios que aparentemente encarnan los valores europeos por definición, sean *principios*. En algunos análisis correctos, como el de Beauchamp (2019, pp. 10-11), por ejemplo, esos "principios" más parecen ser virtudes, especialmente la integridad. En sus representaciones parecen ser propiedades más que principios, y esto puede argumentarse como cierto, también sobre la dignidad y la vulnerabilidad. Otras veces, estos presuntos principios parecen ser presentados como derechos, pero no hay claridad en esta teoría en cómo traducir estos supuestos principios a derechos, e incluso, si hubiese una manera, los derechos correlativos podrían no ser necesariamente, derechos humanos. Los derechos humanos requieren valores universales y, como ha señalado Beauchamp (2019, p. 10) "ningún sistema de valores específicos regionales (que acá significarían valores *especificados* en forma regional) puede alcanzar esa meta".

3.5. Otras críticas

Para Beauchamp y Childress, la justificación y legitimación de los cuatro principios *prima facie* de ética biomédica descansa en los juicios compartidos de todos aquellos comprometidos con la moral. De este modo, la moral común —entendiendo "común" como "universal"— es el punto de partida y, a la vez, la condición de posibilidad para lograr acuerdos en torno a conflictos de valores e interpretaciones en el campo clínico y biomédico. La hipótesis anterior podría recibir algunas críticas adicionales: (1) La moral común no sería realmente universal ya que, en general, las personas comparten principios de modo formal, a saber, no logran acuerdo sobre los contenidos. Así, casi todos aquellos comprometidos con la moral podrán concordar en que los principios de autonomía o justicia son moralmente plausibles y aceptables, pero no compartirán necesariamente su significado; (2) Los principios de moral común son demasiado vagos o abstractos para adaptarse a la especificidad de los problemas y controversias morales que, por lo mismo, requieren normas más concretas para su resolución; (3) La jerarquización de normas específicas y concretas es procedimentalmente más simple y útil para la deliberación que intentar jerarquizar principios de significado difuso y ambiguo; (4) El acuerdo en torno al estatuto de las reglas es explícito ya que requiere un razonamiento al nivel de los contenidos, mientras que el consenso sobre el valor relativo de los principios es tácito, ya que expresa solo una concordancia de intuiciones y conceptos; y (5) Al ser los principios normas de moral común, deberían implicar obligaciones categóricas (absolutas e incondicionales). Sin embargo, hasta las normas aparentemente más vinculantes (a. no matar; b. no causar daño), aceptan excepciones (a. casos moralmente aceptables de eutanasia, b. tratamientos o cirugías radicales que implican convalecencias muy dolorosas). Esto revela que la pretendida universalidad y aplicabilidad de los principios de moral común estaría, al menos, abierta a discusión.

Por su parte, Diego Gracia (2007) ha propuesto un modelo de jerarquización de los principios de ética biomédica para superar las supuestas contradicciones prácticas entre ellos. Si bien su modelo funciona eficazmente en casos menos complejos, no es aplicable en aquellos en que la especificidad y variedad de facetas del conflicto no puede ser abordada desde la perspectiva demasiado general de los esbozos morales, y considerando los principios de ética biomédica divididos en dos niveles, en donde siempre no maleficencia y justicia podrían ser impuestos sobre respeto por la autonomía y beneficencia. Es sabido que en muchos casos estos dos últimos principios adquieren preeminencia sobre los dos primeros, y este hecho irrefutable, ciertamente resta valor a su propuesta.

Parece ser que toda la reflexión de Gracia parte de un supuesto errado: que el gran problema del principialismo sería la tenaz dificultad para jerarquizar los principios, situación tributaria de no saber cómo "la ética formal se convierte en moral material y cuáles son los procedimientos que podemos utilizar para la resolución de conflictos morales" (Gracia 2007, p. 123). Dicho "problema", en rigor, no existe en la propuesta principialista, ya que no es necesario jerarquizar los principios para continuar la deliberación cuando estos colisionan. Es más, pretender tal cosa es un profundo error porque deja la deliberación prisionera de la vaguedad y generalidad de normas *prima facie* que, por definición, no pueden ser jerarquizadas sin recurrir a la arbitrariedad. En ese caso, bastaría con especificarlos en reglas más concretas, a saber, dotarlos de contenido y reducirlos en alcance. Este proceso de especificación, descrito cada vez de manera más precisa por Beauchamp y Childress, no ha sido considerado seriamente por aquellos que deliberan y toman decisiones en bioética y, hasta hoy, muy pocos han reparado en el significativo valor procedimental que pueden tener la especificación y la ponderación para tomar decisiones sobre casos complejos en este campo. De hecho, estos dos procesos, complementarios y consustanciales a los cuatro principios fundamentales de ética biomédica, resuelven la mayoría, si no todos, los problemas planteados por sus críticos.

4. EVOLUCIÓN Y APLICACIÓN DEL PRINCIPIALISMO

De la primera a la octava edición, a saber, durante cuarenta años, el principialismo evolucionó notablemente. Los propios autores dan cuenta de este progreso en su prólogo a la octava edición en inglés. Ahí señalan que, entre otras cosas, han aclarado, extendido y reforzado sus argumentos sobre la moral común y la moral universal, y explicado cómo estas difieren de las morales particulares. Han, también, detallado de manera más precisa las formas en que el marco principialista puede ser entendido como una estructura fundamental de principios normativos prácticos y, por lo tanto, como un método de la bioética. Además, desde la primera edición han intensificado su compromiso con las virtudes y el carácter moral, analizado con mayor profundidad las teorías del estatus moral, y mostrando cómo poner en práctica la especificación y la ponderación. También han mostrado cómo el marco de los cuatro principios puede aplicarse a conflictos morales de reciente existencia, como el uso de quimeras no humanas en la investigación biomédica, así como para determinar y valorar el estatus moral de los animales no humanos, e integrarlos como posibles miembros incompetentes y desfavorecidos de la comunidad moral. Además, han examinado y reconfigurado en varias partes sus principios morales fundamentales; explorado con mucho más detalle las relaciones de los profesionales de la salud con los pacientes; ampliado el entendimiento de la veracidad y privacidad; demostrado la importancia que la teoría, el método y la justificación moral tienen en la toma de decisiones en los ámbitos clínicos y sanitarios; y hecho evidentes las formas en que su teoría está comprometida con una bioética global.

Esta evolución también es elocuente en los aspectos procedimentales de la teoría, a saber, en cómo los autores han profundizado gradualmente el diseño de una metodología de aplicación de los principios a los casos concretos, es decir, cómo han conectado normas generales de moral común con escenarios dilemáticos específicos. El resultado ha impactado positivamente las maneras de refinar los procesos de toma de decisiones en los ámbitos clínicos, sanitarios y biomédicos.

En esta sección, me propongo mostrar detalladamente cuál es la manera de aplicar el principialismo, basado en la metodología general propuesta por sus autores, con lo cual el poder deliberativo y procedimental de la especificación y ponderación se hace más evidente. Para ello, presentaré un caso de estudio. Luego, llevaré a cabo una aplicación sistemática de los principios[1], presentando diferentes especificaciones, para así determinar cuál es el conflicto moral en juego. Posteriormente, mostraré cómo se debe-

---

[1] Para ello, sigo, aunque con algunas fases metodológicas y especificaciones adicionales, el excelente trabajo de Gordon, Raupich & Vollman (2011).

ría aplicar el marco de principios después de descubrir que el caso en cuestión no puede ser resuelto con una simple jerarquización o especificación inicial de normas y situaciones en conflicto. Para ello, llevaré a cabo algunas especificaciones adicionales y aplicaré el método de la ponderación. Finalmente, evaluaré metodológicamente si la moral común, según la entienden los autores, representa un meta-principio capaz de articular la deliberación y resolver conflictos entre reglas competitivas entre sí.

4.1. El caso[2]

Gabriela fue una mujer que falleció a los 85 años. Los últimos tres años de su vida estuvo gravemente incapacitada producto de una artritis, y prácticamente ciega debido a que los tratamientos para su cataratas y glaucoma no fueron exitosos. Al comienzo, Gabriela permaneció en su casa, al cuidado de algunos miembros de su familia, pero su condición empeoró drásticamente cuando sufrió un derrame cerebral grave, por lo que fue ingresada en el hospital, donde cayó en un estado de 'semi-coma'. Allí, recibió nutrición e hidratación por vía artificial mediante una sonda nasogástrica. Según su médico, ese era el tratamiento más adecuado, ya que existían muy pocas probabilidades de que Gabriela pudiera recuperarse.

Los parientes de Gabriela la visitaban regularmente, aunque encontraban estas visitas muy perturbadoras. A Gabriela le resultaba extremadamente difícil hablar, lo que acrecentaba aún más su permanente angustia. Desde que estuvo internada, Gabriela evaluó su situación como intolerable y, durante las primeras seis semanas de hospitalización, expresó repetidamente su deseo de que se le permitiera morir. Lo anterior lo manifestó con mucha dificultad, a través de señas y palabras, a pesar de que el solo acto de hablar le resultaba sumamente difícil y estresante. A medida que su frustración iba en aumento, intentó varias veces quitarse la sonda nasogástrica.

Su familia sabía que Gabriela había experimentado toda la vida una aversión hacia los hospitales y la medicina. También sentían que era un deber respetar su deseo de morir. Después de discutirlo entre ellos, los hijos de Gabriela decidieron hablar con el médico sobre la posibilidad de retirar el tratamiento y permitirle morir. El médico fue muy enfático en aclarar que no pensaba acceder a tal solicitud, ya que esta contravenía sus responsabilidades como médico. Además, argumentó que la petición de Gabriela no debía interpretarse al pie de la letra, ya que recientemente había tenido varios episodios de depresión leve. La familia no estaba conforme con esta decisión ni con el razonamiento del médico, aunque pensaron que su única

---

[2] Adaptado de Parker & Dickenson (2005, pp. 4-5).

opción era aceptarlo. Una semana después, Gabriela cayó en un coma completo e irreversible. Tras una nueva reunión con la familia, el médico accedió a retirar la nutrición, pero se negó a suspender la hidratación. Gabriela no tuvo complicaciones durante las siguientes dos semanas. Poco después murió repentinamente al sufrir un segundo derrame cerebral.

Después de la muerte de Gabriela, su hijo se quejó con el médico por la forma en que había tratado a su madre. Argumentó que su madre habría muerto antes y sufrido mucho menos si el médico hubiera accedido a la petición de la familia de retirar todo tipo de tratamiento. Afirmó que, cuando es claro que la muerte de un paciente es inminente, el deber del médico es aliviar su sufrimiento, lo que significa que, a veces, puede ser incorrecto mantener vivo a un paciente a toda costa.

El médico respondió que la hidratación no era simplemente otra "forma de tratamiento", sino, de hecho, la forma más fundamental de cuidado. Su deber como médico era proporcionar dicho cuidado fundamental a cualquier paciente. Aunque no prolongaría innecesariamente la vida de una paciente terminal, creía firmemente que permitirle morir por falta de hidratación no podía considerarse una muerte digna y pacífica. Esto, de hecho, contravenía su obligación profesional de cuidado. Además, argumentó que tal acción sería contraria a a sus creencias personales.

4.2. Aplicación sistemática del marco principialista

El relato señala controversias particularmente importantes con relación a diferentes normas morales *prima facie*, tales como no maleficencia, beneficencia, y autonomía. Más específicamente, es posible apreciar dos perspectivas opuestas y competitivas que generan dos focos conflictivos: i) el principio de no maleficencia (como lo entienden Gabriela y sus familiares) vs. el principio de beneficencia (como lo interpreta el médico), y ii) las interpretaciones divergentes que Gabriela y el médico tienen del principio de respeto por la autonomía.

i) No maleficencia y beneficencia

El núcleo del conflicto no es la inminente muerte de Gabriela, sino determinar cuál es la forma de cuidado más apropiada en su condición de paciente terminal. Gabriela piensa que lo mejor es suspender todo medio artificial de nutrición e hidratación, lo cual implica aminorar su sufrimiento y otorgarle más dignidad y tranquilidad a su muerte. El médico sostiene que, en este caso, una muerte más digna y pacífica tiene como condición de posibilidad el mantener la sonda nasogástrica, ya que retirarla, no solo implicaría no proporcionar la forma más fundamental de cuidado, sino que atentaría contra la dignidad de la paciente. La controversia puede especificarse de la siguiente manera:

Gabriela

1. Respeta el principio de no maleficencia.
2. Respeta el principio de no maleficencia no dañando a otras personas.
3. No daña a otras personas porque no viola la dignidad de nadie ni de sí misma.
4. No viola la dignidad de nadie ni de sí misma, ya que procura morir de manera pacífica y digna.
5. Procura morir de manera pacífica y digna, retirando las medidas artificiales de soporte vital que prolongarían su sufrimiento.

Médico

1. Respeta el principio de beneficencia.
2. Respeta el principio de beneficencia promoviendo el bien.
3. Promueve el bien permitiendo que la paciente tenga dignidad al final de su vida.
4. Permite que la paciente tenga dignidad al final de su vida proporcionándole cuidados fundamentales.
5. Proporciona cuidados fundamentales manteniendo las medidas artificiales de soporte vital.

ii) Respeto por la autonomía

Dos visiones opuestas de este principio se enfrentan en el caso analizado. Por un lado, Gabriela desea que se respete su autonomía y se la deje morir, retirando la sonda nasogástrica. Por su parte, el médico niega retirar todas las medidas de soporte vital, ya que piensa que ese deseo puede provenir de un estado depresivo de Gabriela y, además, fundamenta su negativa en sus deberes y compromisos profesionales, a saber, su autonomía profesional para juzgar que cumplir con ellos es imperativo en este caso. El conflicto se puede especificar como sigue:

Gabriela

1. Obedece al principio de respeto por la autonomía.
2. Obedece al principio de respeto por la autonomía observando el procedimiento del consentimiento informado.
3. Observa el procedimiento del consentimiento informado respetando su derecho individual a consentir informadamente.

4. Respeta su derecho individual a consentir informadamente respetando su derecho a decidir lo que considera mejor para su interés superior.
5. Respeta su derecho a decidir lo que considera mejor para su interés superior respetando su voluntad de rechazar la nutrición e hidratación artificial.

Médico
1. Obedece al principio de respeto por la autonomía.
2. Obedece al principio de respeto por la autonomía respetando el derecho a la autodeterminación.
3. Respeta el derecho a la autodeterminación respetando su creencia personal y profesional de que la nutrición e hidratación constituyen la forma más fundamental de cuidado para una paciente terminal.
4. Respeta su creencia personal y profesional de que la nutrición e hidratación constituyen la forma más fundamental de cuidado para una paciente terminal, negándose a respetar la decisión de Gabriela.
5. Se niega a respetar la decisión de Gabriela manteniendo la nutrición e hidratación artificial.

4.2.1. Conflicto moral

Se han expuesto dos controversias importantes: i) no maleficencia (Gabriela) vs. beneficencia (médico), y ii) autonomía (Gabriela) vs. autonomía (médico). Sin embargo, ¿dónde reside el principal conflicto moral que debe orientar la deliberación sobre el caso?

Es claro que el médico no necesita negar el derecho de Gabriela a rechazar el tratamiento, aunque puede argumentar que si no lo hiciera estaría infringiendo su dignidad, sin perjuicio del sufrimiento que aquello implica. De esta manera, el médico piensa que retirar la sonda nasogástrica es peor que el sufrimiento que debe enfrentar Gabriela si no se suspende la nutrición e hidratación artificial. En virtud de su evaluación moral, concluye que morir sin dignidad es peor que el sufrimiento físico y psicológico al final de la vida. Gabriela, por su parte, piensa de manera opuesta a todo lo anterior. Se trata entonces de determinar si, en este caso, es moralmente admisible causar daño a la paciente en virtud de un eventual beneficio que supere dicho perjuicio.

Ya detectado el problema central, es necesario visibilizar otros hechos importantes. El primero es que, más allá del dolor y sufrimiento (físico y psicológico) experimentado por Gabriela, su muerte es inminente e inevitable, por lo que parece que adelantarla un poco no implica un perjuicio para ella, pero sí un beneficio. Segundo, parece que la depresión de Gabriela no deriva directamente de su hospitalización, posterior condición médica e inminencia de su muerte, sino que de la negativa del médico de dejarla morir suspendiendo las medidas artificiales de soporte vital. Esto tiene consecuencias importantes para la deliberación, ya que se puede concluir que Gabriela era sustancialmente autónoma al momento de expresar su deseo de morir retirando la sonda nasogástrica. En este sentido, parece inapropiado cuestionar su decisión inicial de que le permitan morir. En tercer lugar, que la nutrición e hidratación en pacientes terminales sea la forma más fundamental de cuidado señala una afirmación absoluta que no encaja adecuadamente en la naturaleza especifica de muchos casos, ya que, en un gran número de ellos, esas medidas de soporte vital pueden considerarse fútiles o incluso, una obstinación terapéutica. El hecho es que, en el caso de Gabriela, parece concurrir la segunda circunstancia. Cuarto, el médico también ha señalado que retirar la sonda nasogástrica va en contra de sus creencias personales, lo que constituye una forma de paternalismo fuerte, difícil de justificar moralmente en la práctica clínica. Este hecho nos conduce a una cuestión importante: ¿deben las creencias del médico imponerse sobre los deseos de la paciente? ¿Deberían sus intereses y preferencias individuales constituir un factor relevante en el proceso de toma de decisiones?

Los hechos antes mencionados son elementos de juicio adicionales en el proceso de toma de decisiones. Nos proporcionan información agregada sobre importantes asuntos relacionados con los principales conflictos del caso en cuestión, y tienen por objeto ampliar nuestra perspectiva para lograr mayor objetividad respecto del caso. Lo que visibilizan estos nuevos datos, permite deducir, al menos, dos maneras diferentes de enriquecer el análisis moral del caso, aplicando el modelo principialista: (i) llevar a cabo especificaciones adicionales, y (ii) utilizar el método de la ponderación.

4.3. Haciendo el principialismo más práctico

El siguiente análisis es un intento por aplicar la estructura principialista, de la forma más imparcial posible, llevando a cabo especificaciones adicionales y aplicando el método de la ponderación, para otorgar más claridad al proceso de deliberación y proporcionar elementos de juicio más definitivos para tomar una decisión final, lo más cercana a la objetividad.

4.3.1. Especificaciones adicionales

El primer paso del principialismo (y de cualquier otro enfoque deliberativo) es detectar y determinar el conflicto moral de un escenario contencioso. En el caso de Gabriela, dos conflictos fundamentales han sido examinados: i) el conflicto entre el principio de no maleficencia y el de beneficencia, con sus respectivas especificaciones, y ii) la colisión entre dos visiones distintas del principio de respeto por la autonomía, especificando el conflicto desde ambas perspectivas.

A primera vista, pareciera que el primer análisis deliberativo es exitoso en sancionar los aspectos morales del conflicto. Sin embargo, aún tengo más que decir al respecto, aunque siempre debería considerarse el hecho de que es muy difícil distinguir, determinar e identificar todos los elementos constitutivos (y de juicio, por cierto) de un conflicto moral utilizando un único método. No obstante, el proceso deliberativo sería inconducente si queda atrapado en un laberinto de choque de principios, por lo que la especificación y la ponderación son fundamentales para superar la barrera de la colisión de principios *prima facie* y continuar exitosamente con la deliberación.

a) Beneficencia

La siguiente especificación adicional del principio de beneficencia puede resolver el conflicto entre el principio de no maleficencia (como lo entienden Gabriela y sus familiares) y el principio de beneficencia (como lo interpreta el médico). El razonamiento debería articularse de la siguiente manera:

i) Morir por causa de la suspensión de la hidratación y nutrición artificial representa una muerte indigna.

ii) Morir por causa de la suspensión de la hidratación y nutrición artificial representa una muerte indigna y, por lo tanto, infringe los principios de no maleficencia y beneficencia.

iii) Morir por causa de la suspensión de la nutrición e hidratación artificial representa una muerte indigna y, por lo tanto, infringe los principios de no maleficencia y beneficencia si y solo si implica irrespetar la condición, decisión y deseos de Gabriela.

iv) Retirar la sonda nasogástrica y, al mismo tiempo, proporcionar adecuados cuidados paliativos a Gabriela, no infringe su dignidad, no la irrespeta como persona, y respeta su decisión y deseos al final de la vida.

v) Por lo tanto, en la colisión entre el principio de no maleficencia y el de beneficencia, desde un punto de vista moral debería imponerse la visión de Gabriela.

b) Autonomía

El propósito aquí es determinar si la depresión de Gabriela representa un factor determinante en su decisión de retirar las medidas de soporte vital. La especificación adicional podría seguir la siguiente línea de razonamiento:

i) Gabriela tiene el derecho de decidir autónomamente sobre su interés superior.

ii) Gabriela tiene el derecho de decidir autónomamente sobre su interés superior si y solo si su decisión está basada en su consentimiento informado.

iii) Al momento de decidir, ella debe ser competente, y su decisión debe ser voluntaria.

iv) Su decisión inicial no debe estar condicionada por factores como una depresión, para así asegurar que es capaz de tomar decisiones sustancialmente autónomas.

v) La decisión inicial de Gabriela fue tomada cuando ella no padecía de depresión, por lo que puede tener el valor de una voluntad anticipada, la que es vinculante en casos de una posterior incompetencia.

vi) Por lo tanto, el médico debe aceptar esta voluntad como jurídicamente vinculante, y comprometerse con respetar el deseo inicial de Gabriela de retirar la nutrición e hidratación artificial.

Estas especificaciones adicionales respaldan la línea general de argumentación que defiende la voluntad de Gabriela de retirar las medidas artificiales de soporte vital, sometiéndose a cuidados paliativos adecuados al final de su vida. En este escenario, es difícil justificar la posición del médico, toda vez que el análisis previo de los principios en conflicto conduce lógicamente a esta conclusión. Por lo tanto, el médico no parece disponer de argumentos convincentes que puedan justificar su punto de vista frente al caso. De este modo, es posible apreciar cómo el análisis del caso está determinado por el análisis principialista del marco de los cuatro principios.

4.3.2. Ponderación

La ponderación es un modelo sistemático que aborda conflictos entre distintas especificaciones para un mismo principio. Este método se relaciona con los pesos y fuerza relativa de los principios o visiones de los principios en conflicto. Al llevar a cabo este proceso, se puede concluir que, en el caso analizado, la autonomía individual se impone sobre la autonomía profesional. Siguiendo este meta-procedimiento se visibilizan razones ciertas para concluir que, en este caso, la autonomía individual de Gabriela tiene más peso y fuerza relativa que la autonomía profesional del médico. El respeto por la autonomía profesional juega un rol muy importante en la práctica médica, pero no debería adquirir un valor absoluto si ese respeto somete a la paciente al daño directo, o al riesgo de daño o sufrimiento. Además, estando el derecho a la autodeterminación y al acceso adecuado y oportuno al sistema de salud, sustentados en dos valores *prima facie* de moral común (autonomía y justicia), equivalentes en teoría y autoevidentes para todos aquellos comprometidos con la moral, la especificación y pon-

40

deración muestran que el supeditar la autonomía individual a la autonomía profesional redunda en consecuencias que violan las obligaciones de no maleficencia y beneficencia.

Sin embargo, como la ponderación también podría ser parcial o arbitraria, Beauchamp y Childress (2019, p. 23) proporcionan seis criterios para reducir la intuición, la parcialidad y la arbitrariedad en dicho proceso. Para justificar la supeditación del principio de autonomía profesional a la autonomía individual, puedo citar tres de las seis condiciones de posibilidad identificadas y definidas por los autores:

1. *El objetivo moral que justifica infringir una norma tiene reales posibilidades de lograrse* (Condición 2). En este caso, el objetivo de otorgarle a Gabriela una muerte digna, tiene grandes posibilidades de lograrse irrespetando la autonomía profesional del médico.
2. *No hay disponibles acciones alternativas que sean moralmente preferibles* (Condición 3). De acuerdo a las especificaciones realizadas, parece no haber mejores alternativas morales que permitirle a Gabriela morir de acuerdo con sus voluntad y deseos.
3. *La mínima afectación ha sido elegida, conmensurable con el propósito de alcanzar el objetivo primordial de la acción* (Condición 4). En este caso, la ponderación entre no respetar la autonomía de Gabriela y someterla a dolores y sufrimientos importantes al final de su vida, muestra un componente residual que desequilibra la ecuación en favor del objetivo de no maleficencia perseguido.

La ponderación, entonces, lleva a concluir que sería moralmente preferible respetar la voluntad original de Gabriela y dejarla morir con dignidad, de acuerdo con sus deseos y puntos de vista.

5. LA MORAL COMÚN COMO META-PRINCIPIO ARTICULADOR DE LA DELIBERACIÓN

Al desplegar su crítica contra el principialismo, Clouser y Gert (1990, pp. 219-236) afirman que no representa un modelo sistemático eficiente para deliberar sobre controversias morales surgidas en el campo clínico o biomédico. Sostienen que este enfoque no ofrece ningún principio guía o meta-principio que resuelva la colisión entre alguno de los cuatro principios de ética biomédica, o entre diferentes especificaciones de un caso particular. Este meta-principio debería funcionar como un criterio de jerarquización de otros principios o especificaciones de reglas más concretas. Así representaría un principio articulador u organizador de la deliberación, como el imperativo categórico kantiano o el principio de utilidad, que podrían iluminar la discusión sobre cuáles principios o especificaciones deberían prevalecer cuando las personas se enfrentan con profundos y complejos conflictos morales.

Gordon, Raupich y Vollman (2011, pp. 256-259) se hacen cargo de esta crítica y proponen la moral común como un meta-principio para superar la dificultad. Para ellos, la moral común sería una suerte de principio guía que podría resolver conflictos entre principios, precisamente, de moral compartida. Como este meta-principio es también una norma de moral común, autoevidente a las conciencias de la mayoría de las personas comprometidas con la moral, responde a la hipótesis fundamental de Beauchamp y Childress (2019: p. 3), de que la moral común está, entre otras maneras, determinada por todas las personas moralmente comprometidas.

La moral común no solo opera como un marco articulador general, dentro del cual se pueden desarrollar las morales particulares y profesionales, sino que puede, ella misma, ser aplicada a situaciones específicas. De esta manera, posee la transversalidad suficiente como para funcionar como un principio guía en casos donde otros principios y reglas pueden colisionar. En efecto, si bien la moral común, como base del modelo principialista, no posee un único principio organizador de la deliberación, como sí lo ostentan el kantismo y el utilitarismo, suele ser más cercana a los casos que estas dos teorías, las cuales frecuentemente muestran cierta incompatibilidad para ajustarse a escenarios dilemáticos concretos y de gran especificidad. La moral común, si bien no representa una panacea deliberativa, funciona como un marco general que permite determinar con más claridad cuáles posibles respuestas a una situación compleja son las correctas e incorrectas, y cuáles de las respuestas que son moralmente justificables sintonizan mejor con el ideal de una moral común universal. Sin embargo, la afirmación de que la moral común representa una noción regulativa que puede interpretarse como un meta-principio articulador y organizador de la deliberación requiere una prueba de suficiencia.

En el caso analizado, apelar a la moral común como meta-principio articulador de la deliberación, implica el siguiente razonamiento:

i) Las personas moralmente comprometidas están de acuerdo en que los deseos de las personas adultas competentes con respecto a los tratamientos médicos deben ser respetados, a menos que no estén alineados con su interés superior.

ii) Gabriela sufre de una condición grave de salud y su muerte es inminente, por lo que se le debería permitir morir cumpliendo su deseo de suspender las medidas artificiales de soporte vital.

iii) El proceso de morir con dolor y sufrimiento, actuando en contra de su deseo, expresado voluntaria y autónomamente, parece contradecir su interés superior.

iv) Hechos los análisis del caso, su solicitud de morir parece razonable y coherente con la moral común.

v) Actuar de otro modo, es decir, continuar el tratamiento médico, sería moralmente injustificado y socavaría su decisión autónoma inicial.

Se puede afirmar, entonces, que el método principialista representa un enfoque convincente para resolver conflictos morales en el campo de la ética biomédica. Los principios, si son aplicados adecuadamente, no representan, como han dicho sus críticos, meros nombres, una rúbrica o una lista de cosas para recordar. Uno de sus elementos metodológicos más relevantes, además de la especificación y ponderación, es el meta-principio guía de la moral común, que opera como una noción articuladora y reguladora para resolver complejas contradicciones entre principios y opciones competitivas. De este modo, el enfoque de los cuatro principios, cuando se aplica correctamente, se convierte en una herramienta poderosa para la toma de decisiones en escenarios bioéticos dilemáticos.

6.   CONCLUSIONES

Principios de ética biomédica ha sido el marco deliberativo más universalmente aceptado para abordar los problemas morales surgidos en los campos biomédico y biocientífico. Los autores construyen su teoría rescatando importantes categorías de la ética occidental. La iniciativa de Beauchamp y Childress de crear un diálogo entre aspectos teleológicos y deontológicos de la ética ha sido una importante contribución a la profundización teórica de la bioética, y ha determinado, con el curso de los años, modelos de toma de decisiones más precisos y eficaces.

Desde su primera versión, el principialismo, recibió una aceptación generalizada en los círculos académicos, clínicos y científicos. Sin embargo, su propuesta no ha estado exenta de críticas, lo que llevó a los autores a realizar diversas modificaciones, redefiniciones y ampliaciones del alcance teórico y metodológico de los principios en ediciones posteriores del libro. De esta manera, el trabajo de Beauchamp y Childress ha devenido en un aporte indiscutible al estudio de los problemas morales inherentes a la práctica médica y científica y ha sido un material de referencia fundamental para pensar en tales problemas y avanzar hacia su solución.

Beauchamp y Childress sistematizan el enfoque de los problemas morales, proporcionan más racionalidad e imparcialidad a la deliberación, e integran la argumentación filosófica en el razonamiento sobre problemas prácticos. En este sentido, su modelo entiende la bioética como una disciplina intersubjetiva y dialógica. Es decir, muestran que la verdad moral no está solo en la conciencia individual sino también en el espacio público, es decir, en el acuerdo generado por un encuentro argumentativo y racional de muchos sujetos dispuestos a consensuar temas multidisciplinarios de interés social.

En este orden de ideas, es posible desmitificar la errada creencia de que el principio de respeto por la autonomía adquiere *a priori* preeminencia sobre los otros principios de ética biomédica. Esta idea es bastante común en Estados Unidos y Europa. De hecho, en el trabajo liderado por Rendtorff y Kemp (2000) para la Comisión Europea, en el cual identifican y definen los principios europeos de bioética y bioderecho, critican repetidamente esta superioridad. Sin embargo, es incorrecto pensar que la autonomía individual tendría una suerte de preminencia ontológica y epistemológica sobre otros mandatos que subyacen las obligaciones profesionales, como, por ejemplo, la no maleficencia o la beneficencia. De hecho, el principio de respeto por la autonomía, nunca ha sido considerado por Beauchamp y Childress en situación de privilegio con respecto a los otros tres. Más bien, es simplemente otro principio en este marco *prima facie* de normas de moral común.

En cuanto a la aplicación del modelo principialista, el análisis del caso de Gabriela demuestra que, aunque el válido rechazo de un tratamiento o atención médica siempre desafía las obligaciones profesionales de beneficencia y no maleficencia, no existe una autoridad absoluta del médico o profesional de la salud para considerar la beneficencia como un valor irrenunciable. En este sentido, no es correcto priorizar sistemáticamente las obligaciones de no maleficencia y justicia sobre los derechos a la autodeterminación. Bien podría ser que dicha priorización significara *per se* un acto maleficente, contrario a lo que el paciente considera como bueno para sus propósitos o proyecto de vida. En muchos casos, existe coincidencia entre no hacer daño y hacer el bien, ya que el acto no maleficente es, comúnmente un acto bueno. Sin embargo, considerar aquello como una constante moral es falaz, ya que no existe una conexión necesaria entre ambas acciones, debido a que su convergencia es contingente al caso. Perfectamente un médico podría estar provocando sufrimiento innecesario a un paciente al respetar su obligación de no hacer daño, como ocurre, por cierto, en casos de futilidad, a saber, en pacientes terminales sometidos a tratamientos estériles para alargarles la vida contra su voluntad. O bien, podría perjudicar a un paciente, considerando que el acto de mantenerlo vivo el mayor tiempo posible le asegura algún bien. En este sentido, habría que dotar los principios de no maleficencia y beneficencia, cada vez, de distinto contenido, dependiendo del caso, lo cual relativizaría la deliberación, restándole objetividad.

Finalmente, el análisis principialista del caso de Gabriela demuestra que la indeterminación y contingencia de la conflictividad moral pueden ser abordadas satisfactoriamente por el marco de los cuatro principios, si este enfoque se entiende y aplica correctamente.

REFERENCIAS

Beauchamp, T. L. & Childress, J. F. (2019). *Principles of Biomedical Ethics*. Eighth Edition. New York: Oxford University Press.

Beauchamp, T. L. (2019). A Defense of Universal Principles in Biomedical Ethics. In E. Valdés & J. A. Lecaros (Eds.). *Biolaw and Policy in the Twenty-First Century: Building Answers for New Questions*. Switzerland: Springer, 3-17.

Beauchamp, T. L. (2011). Making Principlism Practical: A Commentary on Gordon, Raupich, and Vollman, *Bioethics*, 25(6), 301-303.

Callahan, D. (2003). Individual Good and Common Good. A Communitarian Approach to Bioethics. *Perspectives in Biology and Medicine*, 46(4), 496-507.

Clouser, D. & Gert, B. (1990). A Critique of Principlism. *The Journal of Medicine and Philosophy*, 15, 219-236.

Frankena, W. (1988). *Ethics*. Second Edition. London: Pearson.

Gordon, J. S., Raupich, O. & Vollman, J. (2011). Applying the Four-Principle Approach. *Bioethics*, 25(6), 293-300.

Gert, B. (2007). *Common Morality. Deciding What to Do*. Oxford: Oxford University Press.

Gracia, D. (2007). *Procedimientos de decisión en ética clínica*. Segunda Edición. Madrid: Triacastela.

Jonsen, A. & Toulmin, S. (1988). *The Abuse of Casuistry*. Berkeley: University of California Press.

Meier, L. J. et al. (2022). Algorithms for Ethical Decision-making in the Clinic: A Proof of Concept, *AJOB*, 22(7), 1-17.

Parker, M. & Dickenson, D. (2005). *The Cambridge Medical Ethics Workbook: Case Studies, Commentaries and Activities*. Cambridge: Cambridge University Press.

Rachels, J. (1986). *The End of Life: Euthanasia and Morality*. Cambridge MA: Oxford University Press.

Rawls, J. (1999). *A Theory of Justice*. Revised Edition. Cambridge MA: Belknap, Imprint Harvard University Press.

Rendtorff, J. D. & Kemp, P. (2000). *Basic Ethical Principles in European Bioethics and Biolaw* (Vols. 1-2). Copenhagen and Barcelona: Centre for Ethics and Law & Institut Borja de Bioetica.

Singer, P. (2011). *Practical Ethics*. Third Edition. Cambridge MA: Cambridge University Press.

Singer, P. (1996). *Rethinking Life and Death: The Collapse of Our Traditional Ethics* Reprint Edition. New York: St. Martin's Press.

Principios de ética biomédica

Octava edición

Tom L. Beauchamp
James F. Childress

Para
Georgia, Ruth, y Don

No puedo responderos sino gracias,
y gracias, y siempre gracias.

Noche de reyes (*Twelfth Night*)

Prólogo a la octava edición en inglés

La ética biomédica, o bioética, era un territorio joven cuando, ya hace más de cuarenta años, a saber, a finales de 1977, la primera edición de este libro fue a la prensa. De hecho, la palabra *bioética* era un término acuñado recientemente cuando, a mediados de la década de los 70s, comenzamos un trabajo colaborativo, escribiendo en este ámbito disciplinario, y haciendo clases a profesionales de la salud sobre teoría ética y principios morales. En esa época, prácticamente no existía literatura en este campo que relacionara la teoría ética con la metodología. Grandes cambios han ocurrido desde entonces, tanto en la bioética como en nuestro libro. Sin embargo, hemos intentado mantenernos lo más cerca posible de las fronteras de la disciplina, incluso considerando que, en la actualidad, la literatura especializada es muy profusa y se expande rápidamente, lo que dificulta mantenerse completamente al tanto de los nuevos tópicos sobre los que ya se está discutiendo en estos entornos.

Agradecemos a todos aquellos que nos han acompañado a lo largo de todas las anteriores ediciones de los *Principios de ética biomédica*, tanto por sus críticas como por sus constructivas sugerencias, que siempre han sido una permanente fuente de información, conocimiento e inspiración. Cambios sustanciales han aparecido en todas las ediciones posteriores a la primera, y esta octava y, quizás, la última, no es la excepción. Si bien no hemos modificado la estructura fundamental del libro, nuestras revisiones son profundas y exhaustivas en cada uno de sus capítulos. Hemos tratado de agudizar nuestras indagaciones, fortalecer nuestros argumentos, hacernos cargo de las críticas, y referenciar y evaluar nuevo material publicado sobre el tema. Al igual que en las ediciones anteriores, hemos introducido cambios en prácticamente cada sección y subsección de los diez capítulos del libro.

Todo aquello que aclaramos, agregamos, extendemos y respondemos a nuestros críticos, puede ser resumido como sigue:

51

Parte I, Fundamentos morales: En el Capítulo 1, "Normas morales", hemos clarificado, extendido y reforzado nuestros argumentos sobre la moral común y la moral universal, y de cómo estas difieren de las morales particulares. En este capítulo y en el Capítulo 10, abordamos con más detalle las diversas maneras en que el marco de los cuatro principios puede ser entendido como una estructura sustantiva de principios normativos prácticos, y como un método de la bioética. También, desde la publicación de nuestra primera edición, hemos adquirido un mayor compromiso con las virtudes y el carácter moral. En los Capítulos 2 y 9, ilustramos con mayor claridad y extendemos moderadamente nuestra discusión sobre la naturaleza e importancia de las virtudes morales, los ideales morales, y la excelencia moral. Además, mejoramos nuestro análisis sobre los límites que separan lo que es obligatorio, lo que está más allá de la obligación, y lo que es virtuoso. En el Capítulo 3, "Estatus moral", hemos revisado nuestra explicación de las teorías del estatus moral, y refinado nuestra exposición en la sección "Pautas que rigen el estatus moral: poniendo en práctica la especificación". También nos involucramos con algunos problemas morales que han surgido recientemente, tales como el uso de quimeras no humanas en la investigación biomédica, focalizándonos en si la integración funcional de las células neuronales humanas en un cerebro de un primate no humano (y en los cerebros de otras especies) provocaría algún cambio significativo en la mente del animal, y de ser así, cuáles serían las consecuencias para su estatus moral después de su eventual nacimiento.

Parte II, Principios morales: En esta parte, analizamos separadamente los principios fundamentales de la ética biomédica. En el Capítulo 4: "Respeto por la autonomía", hemos ampliado nuestra exposición en varias secciones, agregando un análisis sobre la distinción entre la *justificación* de los requisitos para el consentimiento informado y las diversas *funciones* que la doctrina, las instituciones y la práctica en general le han conferido a dicho procedimiento. Agregamos también, una significativa aclaración de nuestra teoría de la no revelación intencional de información, tanto en la práctica clínica como en la investigación, y de las condiciones bajo las cuales estaría o no justificada. En el Capítulo 5, "No maleficencia", hemos actualizado y profundizado nuestras propuestas constructivas sobre las "Distinciones y reglas que rigen las decisiones de no tratar", el uso correcto e incorrecto de la norma del interés superior, y el lugar que ocupa la calidad de vida esperada en las decisiones relativas a los recién nacidos y a los niños gravemente enfermos. Además, actualizamos las secciones dedicadas a las decisiones sobre la muerte médicamente asistida, y refinamos nuestros argumentos a la luz de los últimos desarrollos globales, especialmente en América del Norte (Canadá y varios estados de los Estados Unidos). En el Capítulo 6, "Beneficencia", profundizamos nuestra exploración de las políticas de acceso ampliado y continuo a productos de investigación, así como nuestro examen de la relevancia ética de los análisis de riesgo-beneficio, costo-beneficio, y costo-efectividad, sus limitaciones y otras inquietudes asociadas. En el Capítulo 7, "Justicia", actualizamos y expandimos las discusiones sobre las teorías de la justicia, con exposiciones reestructuradas de teorías comunitaristas, teorías de la capacidad y teorías del bienestar. También renovamos las secciones sobre los problemas de la cobertura del seguro médico, la implementación social del derecho a la atención en salud, y el derecho a un mínimo decente de atención sanitaria. También, hemos revisado nuestros análisis relativos a si las personas pierden este derecho cuando realizan actividades arriesgadas, y a lo que requiere la regla de la oportunidad justa para rectificar las disparidades en la atención sanitaria. El Capítulo 8, "Relaciones entre profesionales de la salud y pacientes", presenta secciones ampliadas sobre "Veracidad" y "Privacidad". Ambas cuentan con nuevos casos de estudio. Hemos actualizado, además, la sección sobre los argumentos para limitar intencionalmente la comunicación de malas noticias. En particular, hemos profundizado nuestra exposición sobre cuándo las decisiones de los médicos de revelar gradualmente la información estarían éticamente justificadas.

Parte III, Teoría y Método: El Capítulo 9, "Teorías éticas", ofrece una sección más extensa sobre "Teoría de la virtud" que completa nuestro examen de las virtudes presentadas en el Capítulo 2, y proyecta la aplicación de nuestra teoría a la ética biomédica. También hemos ampliado y aclarado la sección sobre la teoría de los derechos. En la sección dedicada a "Los derechos de miembros incompetentes, desfavorecidos y no identificados de la población", agregamos algunas partes significativas. En el capítulo 10, "Método y justificación moral", hemos fortalecido nuestras críticas a las teorías de la justificación en lo que llamamos modelos y casuística deductivos o descendentes. También hemos extendido nuestro análisis de la teoría de la moral común, el cambio moral, el equilibrio reflexivo, los juicios considerados y las formas en que nuestra teoría está comprometida con una bioética global. Cada una de estas secciones ha sido reformulada para aclarar y profundizar nuestra posición.

Finalmente, queremos corregir algunas interpretaciones erróneas de nuestra teoría, muy persistentes y de larga data, que se han repetido durante los cuarenta años de vida de esta obra. Varios críticos han sostenido que nuestro libro está comprometido con un individualismo estadounidense, en el cual el principio de respeto por la autonomía predomina sobre todos los demás principios y consideraciones morales. Esta interpretación es profundamente errónea. En un análisis debidamente estructurado de la ética biomédica, el respeto por la autonomía no tiene una base claramente estadounidense y no es excesivamente individualista ni preponderante. No enfatizamos que los derechos individuales ignoren o excluyan las responsabilidades sociales y objetivos comunitarios. Ni ahora ni nunca hemos entendido el principio de respeto por la autonomía de la manera que alegan algunos de nuestros críticos. Por el contrario, siempre hemos sostenido que muchas consideraciones morales opuestas a este principio prevalecen válidamente sobre él bajo determinadas condiciones. Los ejemplos incluyen el siguiente escenario: si nuestras decisiones ponen en peligro la salud pública, dañan potencialmente a otros inocentes o requieren de recursos escasos y desfinanciados, el ejercicio de la autonomía puede ser justificadamente restringido en virtud de otras consideraciones morales y legales. El principio de respeto por la autonomía no determina por sí mismo lo que, en definitiva, una persona debe ser libre de hacer, ni tampoco lo que constituya una justificación válida para limitar dicha autonomía.

Sostenemos que es un error en la ética biomédica asignar una primacía *a priori* a cualquier principio fundamental sobre otros principios de la misma naturaleza, como si la moral estuviera estructurada jerárquicamente o como si debiéramos valorar una norma moral más que otra, sin considerar circunstancias particulares. La mejor estrategia es valorar los aportes, pero también los límites de diversos principios, virtudes y derechos, que es, precisamente, la posición que hemos adoptado desde la primera edición de este libro, y que, por cierto, defendemos en esta octava entrega. Algunos de nuestros críticos han afirmado erróneamente —sin un fundamento preciso— que nuestro así llamado principialismo pasa por alto o incluso descarta las virtudes. Desde la primera edición, hemos otorgado a las virtudes un lugar relevante en nuestra teoría, y también, destacado su importante papel en la ética biomédica. Mantenemos y, además, acrecentamos este compromiso en la presente edición.

Afortunadamente, siempre hemos contado con un elenco de críticos muy valiosos —y, a menudo, constructivos— de nuestras teorías, especialmente John Arras, Edmund Pellegrino, Raanan Gillon, Al Jonsen, Stephen Toulmin, Michael Yesley, Franklin Miller, David DeGrazia, Ronald Lindsay, Carson Strong, John-Stewart Gordon, Oliver Rauprich, Jochen Vollmann, Rebecca Kukla, Henry Richardson, Peter Herissone-Kelly, Robert Baker, Robert Veatch, Tris Engelhardt, Robert "Skip" Nelson y Neal W. Dickert. Nuestro libro le debe mucho a estos críticos y amigos. En este orden de ideas, queremos recordar, una vez más, con gran cariño y aprecio al ya fallecido Dan Clouser, un hombre sabio que parece haber sido el primero de nuestros críticos, y además uno de los más rigurosos. También reconocemos las penetrantes críticas del amigo de Clouser, y también nuestro, el ya fallecido Bernard Gert, cuyas enérgicas observaciones nos mostraron la necesidad de aclarar o modificar algunos de nuestros puntos de vista. También agradecemos a John Rawls por una larga conversación, poco antes de su repentina muerte en 2002, sobre las teorías comunitaristas e igualitaristas de la justicia, que nos llevó a mejorar significativamente nuestro capítulo sobre la justicia.

Hasta hoy, hemos seguido recibiendo muchas sugerencias valiosas para mejorar nuestro trabajo, tanto de estudiantes, como de colegas, profesionales de la salud y profesores que utilizan este libro. Jim está particularmente agradecido de sus colegas de la Universidad de Virginia: el fallecido John Arras, ya mencionado; Ruth Gaare Bernheim; Richard Bonnie; y el también fallecido John Fletcher, por muchos debates iluminadores, tanto en cursos impartidos conjuntamente como en otros contextos. Las conversaciones con muchos médicos y enfermeras en el Centro Médico de la Universidad de Virginia, con su Comité de Ética, y con los académicos del Centro de Ética Biomédica y Humanidades, también han sido muy fructíferas. Además, Jim agradece a los profesores y estudiantes de posgrado del Centro de Estudios Avanzados de Bioética de la Universidad de Münster, por su amable hospitalidad, y por los enérgicos y provechosos debates sostenidos, en particular sobre paternalismo y autonomía, especialmente durante las prolongadas visitas de 2011 y 2016; Bettina Schöne-Seifert, Thomas Gutmann y Michael Quante merecen un reconocimiento especial. Jim también expresa su profundo agradecimiento a Marcia Day Childress, su esposa durante los últimos veintidós años, por sus valiosas sugerencias y su amoroso e incondicional apoyo durante la preparación de esta octava edición, así como de las tres ediciones anteriores a ella.

Tom desea agradecer a muchos de sus colegas del Departamento de Filosofía de la Universidad de Georgetown y del Instituto Kennedy de Ética, así como a sus colegas de investigación en el Instituto Berman de Bioética de la Universidad Johns Hopkins. Henry Richardson y Rebecca Kukla han sido críticos penetrantes y constructivos. Varias ediciones de este libro han mejorado sustancialmente gracias a ellos. Entre la sexta y la séptima edición, Tom se benefició enormemente de su trabajo con colegas de la Universidad Johns Hopkins, gracias a una beca de los Institutos Nacionales de Salud (NIH, por sus siglas en inglés) para explorar la necesidad de revisar nuestro entendimiento de la distinción entre práctica clínica e investigación: Ruth Faden, Nancy Kass, Peter Pronovost, Steven Goodman y Sean Tunis. Cuando uno tiene colegas así de talentosos y tan actualizados en su conocimiento, el trabajo multidisciplinario es estimulante e instructivo.

Tom también desea expresar su agradecimiento a cinco asistentes de investigación de pregrado: Patrick Connolly, Stacylyn Dewey, Traviss Cassidy, Kekenus Sidik y Patrick Gordon. Su búsqueda de literatura asociada a este trabajo, su edición del borrador, y su ayuda con los índices anteriores, han hecho este libro más comprensible y legible. Del mismo modo, Jim desea agradecer a tres excelentes asistentes de investigación y docencia, Matt Puffer, Travis Pickell y Laura Alexander, por sus útiles contribuciones. Otros asistentes de docencia en un curso de la Universidad de Virginia en el cual se utilizó este libro, hicieron también sugerencias muy valiosas.

Asimismo, reconocemos el apoyo proporcionado por la biblioteca del Instituto Kennedy de Ética y sus sistemas de recuperación de información, que nos mantuvieron en contacto con nueva literatura y redujeron la carga de la investigación bibliotecaria. Tenemos una deuda especial de gratitud con Martina Darragh, que se jubiló cuando estábamos terminando el último capítulo de esta octava edición. Martina nos ayudó cuando pensábamos que ya no podríamos encontrar ayuda.

Retrospectivamente, expresamos nuestra gratitud a Jeffrey House, nuestro editor en Oxford University Press, durante los primeros treinta años de vida de esta obra. Jeff, con una profunda convicción en nuestro libro, nos animó a escribirlo antes de que redactáramos una sola página, y lo conoció desde sus primeras y, todavía, no definitivas versiones. Fue un editor digno de emular. También agradecemos a Robert Miller por facilitar eficientemente la producción de las últimas ediciones de nuestro trabajo.

Dedicamos esta edición, tal como lo hemos hecho en cada una de las siete ediciones anteriores, a Georgia, Ruth y Don. Georgia, la amada esposa de Jim durante treinta y cinco años, murió en 1994, justo después de que apareciera la cuarta edición. Nuestra dedicatoria honra su maravilloso recuerdo y su inquebrantable apoyo a este proyecto desde su inicio. Tom quiere reconocer también el amor, devoción, y contribución intelectual a este libro, de su esposa, Ruth Faden, quien ha influenciado de modo determinante su carrera en la bioética, y saluda a Donald Seldin, médico brillante e inspirador, tanto para él como para la ética biomédica, desde los primeros años de este campo. Don falleció en 2018, a los noventa y siete años, cuando estábamos en plena preparación de esta octava edición. Lo extrañaremos mucho y jamás lo olvidaremos.

Washington DC, y Chilmark, MA   T.L.B.
Charlottesville, VA   J.F.C.
Enero de 2019

ÍNDICE

Parte I

Fundamentos morales

1

Normas morales

En el último tercio del siglo veinte, los grandes desarrollos de las ciencias biológicas y de la salud, así como de la tecnología biomédica, han planteado serios desafíos a la ética profesional tradicional, especialmente en los campos de la medicina clínica, la enfermería, y la investigación biomédica y conductual.[1] A pesar de su destacable presencia de más de dos milenios en la ética médica, la ampliamente venerada tradición hipocrática no fue capaz de abordar adecuadamente cuestiones bioéticas contemporáneas, tales como el consentimiento informado, la privacidad, el acceso a la atención sanitaria,[i] las responsabilidades en la salud pública y comunitaria, y la investigación con sujetos humanos. La ética profesional mostró, además, cierta incompetencia para proporcionar un marco adecuado para la política pública en una sociedad pluralista.

En este libro, reconocemos y extraemos elementos de grandes tradiciones de la ética médica,[2] pero también nos basamos en reflexiones filosóficas sobre la moral. Este enfoque nos ha ayudado a examinar y, cuando ha sido

---

[i] Nota del traductor (N.T.). En lo sucesivo, y en la mayor parte de las secciones de este libro donde aparezca la expresión *health care*, la traduciré como "atención sanitaria", ya que abarca todos los procedimientos, prácticas e instancias que tienen como propósito mejorar la salud mediante la prevención, diagnóstico, tratamiento, mejora o curación de enfermedades, dolencias, lesiones y otros trastornos físicos y mentales de las personas. En este sentido, la atención sanitaria la prestan los médicos y profesionales de otros entornos afines a la medicina propiamente tal, como la odontología, la farmacia, la obstetricia, la enfermería, la psicología, la terapia ocupacional, la fisioterapia, y otras profesiones que, en conjunto, constituyen lo que conocemos como atención sanitaria. *Health care* también puede ser traducido como "atención médica", terminología que también utilizaré en algunas secciones del libro, cuando aquello no entorpezca la intelección más comprehensiva del concepto, ya explicitada al comienzo de esta nota.

PRINCIPIOS DE ÉTICA BIOMÉDICA

necesario, a desafiar supuestos habituales de las ciencias biomédicas, de la atención sanitaria, y de la salud pública.

ÉTICAS NORMATIVAS Y NO NORMATIVAS

El término *ética* requiere de cierta atención especial antes de abordar los significados de la *moral* y de la *ética profesional*.[ii] *Ética* es un término genérico que comprende varias maneras diferentes de examinar e interpretar la vida moral. Algunos enfoques de la ética son normativos, otros son no normativos.

Ética normativa

La *ética normativa general* aborda la siguiente pregunta, "¿Cuáles normas morales generales deberíamos usar para guiar y evaluar las conductas, y por qué?" Las teorías éticas buscan identificar y justificar dichas normas, las cuales, a menudo, refieren a principios, reglas, derechos, o virtudes. En el Capítulo 9 examinamos varios tipos de teorías éticas normativas generales y ofrecemos algunos criterios para evaluarlas.

Muchas cuestiones prácticas quedarían sin respuesta incluso si dispusiésemos de una teoría ética general muy satisfactoria. Entendemos el término *ética práctica*, como un sinónimo de *ética aplicada*, y que como tal, contrasta con la *ética teórica*.[3] La *ética práctica* consiste en el uso de concep-

---

[ii] N.T. *Morality* (moral) y *Ethics* (ética) requieren ser distinguidas, aunque en parte de la historia y tradición filosófica han sido consideradas como sinónimos. En este libro, los autores las entienden como nociones distintas, aunque convergentes. "Ética" refiere a un campo disciplinario, a una reflexión teórica sobre la "moral" (o diferentes "morales"), mientras que esta, es el conjunto de normas, hábitos y costumbres (buenos o malos, correctos o incorrectos) característicos de un individuo, grupo o comunidad. Esta diferencia epistemológica tiene su raíz en la etimología de ambos términos. Aristóteles (Ética *Nicomaquea* II, 1, 1103a) hace notar que los vocablos êthos (ἦθος, con eta) y éthos (ἔθος, con épsilon), aunque relacionados, refieren a distintos rasgos del ser. Êthos, a saber, "carácter" y, también, "habitar", procedería —por una ligera modificación— del término éthos, que significa "hábito", "costumbre" o "modo de vivir". De este modo, el término *ethiké / ethikós* provendría de êthos, término que Aristóteles relaciona subsidiariamente con éthos, al igual que Platón (*Leyes* VII 792e) cuando dice Πᾶν ἦθος δία ἔθος (Toda disposición del carácter proviene de la costumbre). En este sentido, êthos es el carácter, entendido como la naturaleza propia de un ente, y refiere, directamente, a la ética, como el medio para avanzar desde lo que se es (cómo existimos) al cómo se debe ser (cómo debemos existir). Con los términos *mos* y *mores* (costumbres), de donde proviene el término español "moral", los romanos tradujeron solo el vocablo éthos, con lo que implícitamente quedaron superpuestos êthos y éthos, como raíz de "ética" y de "moral", respectivamente.

tos y normas morales para deliberar sobre problemas morales, prácticas y reglas, tanto en el ámbito de las profesiones e instituciones como en el de la política pública. Con frecuencia, no es posible avanzar directamente desde un juicio particular a las normas generales, los precedentes o las teorías. Las normas generales son usualmente solo un punto de partida para el desarrollo de normas de conducta más específicas, aptas para contextos tales como la medicina clínica y la investigación biomédica. En este libro, explicamos cómo transitar desde normas generales a normas específicas y juicios particulares, y también cómo avanzar desde la teoría a la práctica.

Éticas no normativas

Podemos distinguir dos tipos de éticas no normativas. La primera es la *ética descriptiva*, la cual refiere a la investigación fáctica de creencias morales y conductas. Frecuentemente, utiliza técnicas científicas para estudiar cómo las personas razonan y actúan. Por ejemplo, los antropólogos, sociólogos, psicólogos e historiadores determinan cuáles normas morales se manifiestan en la práctica profesional, en los códigos profesionales, en las reglas y declaraciones de misiones institucionales, y en las políticas públicas. Dichos investigadores exploran fenómenos tales como la toma de decisiones subrogadas, el tratamiento de los enfermos terminales, el uso de poblaciones vulnerables en la investigación, cómo se obtiene el consentimiento de los pacientes, y el rechazo al tratamiento por parte de dichos pacientes.

El segundo tipo de ética no normativa es la *metaética*, que implica, tanto el análisis del lenguaje como de los conceptos y métodos de razonamiento de la ética normativa.[4] Por ejemplo, la metaética aborda los significados de términos tales como *derecho, obligación, virtud, justificación, moral,* y *responsabilidad*. Además, estudia la epistemología moral (la teoría del conocimiento moral), la lógica y patrones de razonamiento y justificación moral, y la naturaleza y posibilidad de la verdad moral. Si la moral es objetiva o subjetiva, relativa o no relativa, racional o no racional, son también cuestiones prominentes para la metaética.

La ética descriptiva y la metaética son no normativas porque su objeto es establecer cuál *es*, factual o conceptualmente, el caso, y no lo que éticamente *debe ser* el caso, o lo que es éticamente *valioso* en un determinado escenario. Por ejemplo, en este libro, a menudo nos basamos en la ética descriptiva cuando investigamos la naturaleza de las conductas profesionales y los códigos de ética, las formas actuales de acceso a la atención sanitaria, y las actitudes de los médicos frente al hecho de acelerar la muerte de pacientes que han solicitado asistencia para morir. Lo que nos interesa saber a través de dichas indagaciones, es cómo la información descriptiva nos puede ayudar a determinar cuáles prácticas son moralmente justificables y a resolver otras cuestiones normativas.

LA MORAL COMÚN COMO MORAL UNIVERSAL

En su sentido más familiar, la palabra *moral* (un término más amplio que *moral común*, y que analizamos de inmediato en la siguiente sección sobre "La naturaleza de la moral común", y con más detalle en el Capítulo 10), refiere a normas acerca de conductas humanas correctas o incorrectas que son ampliamente compartidas, y que conforman un pacto social estable. Al ser una institución social, la moral abarca muchos estándares de conducta, incluyendo principios morales, reglas, ideales, derechos, y virtudes. Aprendemos acerca de la moral a medida que crecemos, logrando distinguir entre aquella parte de la moral que es compartida y sostenida por todos, y las normas morales que aplican solo para miembros de comunidades específicas o para grupos particulares de individuos, tales como médicos, enfermeras, o funcionarios públicos.

La naturaleza de la moral común

Algunos principios fundamentales que se encuentran en toda moral particular aceptable, no son relativos a culturas, grupos o individuos. Todas las personas que viven una vida moral conocen y aceptan ciertas reglas, tales como no mentir, no robar la propiedad de otros, no castigar a personas inocentes, no matar o causar daño a los demás, cumplir las promesas, y respetar los derechos de los otros. Las personas comprometidas con la moral no tienen dudas sobre la relevancia e importancia de estas reglas universalmente válidas. Vulnerar dichas normas sería inmoral y generaría remordimiento. Sin embargo, la literatura sobre ética biomédica virtualmente nunca ha discutido el mérito o aceptabilidad de estas normas cardinales. Los debates, más bien, se suscitan al abordar la cuestión del significado, alcance, peso o fortaleza de dichas normas, especialmente con relación a casos morales complejos o prácticas que merecen un escrutinio cuidadoso, como, por ejemplo, si es moralmente justificable que los médicos oculten al paciente ciertos hallazgos surgidos de un procedimiento diagnóstico.

Llamamos *moral común* al conjunto de normas universales, compartidas por todas las personas comprometidas con la moral. Esta moral, a diferencia de otras morales, no es meramente *una* moral.[5] Es aplicable a todas las personas en todos los lugares, por lo que juzgamos apropiadamente toda conducta humana de acuerdo con sus estándares. Las siguientes normas son ejemplos (no se trata, para nada, de una lista exhaustiva) de *estándares de acción* generalmente vinculantes (a saber, reglas de obligación) presentes en la moral común: (1) No matar, (2) No causar dolor o sufrimiento a otros, (3) Evitar que ocurra el mal o el daño, (4) Rescatar a personas en peligro, (5) Decir la verdad, (6) Cuidar a los niños y a las personas dependientes, (7) Cumplir las promesas, (8) No robar, (9) No castigar al inocente, y (10) Obedecer las leyes justas.

La moral común también contiene normas diferentes a las reglas de conducta obligatorias. Aquí ofrecemos diez ejemplos de *rasgos del carácter moral* o virtudes, reconocibles en la moral común (de nuevo, no hablamos de una lista completa): (1) no malevolencia (no albergar malos deseos, mala voluntad o rencor hacia los demás), (2) honestidad, (3) integridad, (4) actuar en conciencia, (5) confiabilidad, (6) fidelidad[iii], (7) gratitud, (8) veracidad, (9) afectuosidad, y (10) amabilidad. Estas virtudes constituyen rasgos del carácter universalmente admirados.[6] Una persona es deficiente en su carácter moral si carece de dichos atributos. A los rasgos negativos, opuestos a dichas virtudes, los llamamos *vicios* (por ejemplo, malevolencia, deshonestidad, falta de integridad, crueldad, etc.), y son universalmente reconocidos como defectos morales sustanciales. Por ahora, no diremos nada más sobre el carácter moral y las virtudes, ya que los analizaremos más profundamente, tanto en el Capítulo 2 como en una importante sección del Capítulo 9.

Además de las obligaciones y virtudes recién mencionadas, la moral común está en sintonía con los *derechos humanos* y promueve *ideales morales*, tales como la caridad y la generosidad. Los filósofos debaten acerca de si una de estas regiones de la vida moral —obligaciones, derechos o virtudes— es más importante o valiosa que otra, pero en la moral común no hay razón para otorgar primacía a ninguna esfera moral o tipo de norma en particular. Por ejemplo, en el ámbito de la moral universal, los derechos

---

[iii] N.T. Traduzco así el término *fidelity*, el cual también puede ser vertido al español como "lealtad". En un comienzo, fui proclive a traducirlo de esta última forma, sin embargo, más adelante en el libro (específicamente, en el Capítulo 8), los autores utilizan *fidelity, faithfulness, loyalty* y *allegiance* de manera intercalada y, siempre, significando lo mismo (todas se pueden traducir indistintamente como "fidelidad" y "lealtad"). Lo anterior, me indicaron ellos, es un recurso estilístico, pero, a la vez, tiene un sentido semántico, ya que *medical fidelity* ("fidelidad médica") sería, de acuerdo con su entendimiento, y aun significando, en general, lo mismo, un vocablo más prístino que *medical loyalty* ("lealtad médica"), que podría ser interpretado como un compromiso solo entre profesionales, que no se extendería a los pacientes, sujetos de investigación u otros individuos involucrados. Por ello, siguiendo la lógica de los autores, traduciré *fidelity* y *faithfulness* como "fidelidad" y *loyalty* y *allegiance* como "lealtad", lo que, por lo demás, no alterará en absoluto el sentido que los cuatro vocablos (sinónimos) tienen en esta obra.

humanos no son más importantes que las virtudes morales, y los ideales morales no deberían ser éticamente degradados solo porque las personas no están obligadas a ajustarse a ellos. Un énfasis injustificado de cualquiera de estas esferas morales o tipos de normas desconoce el alcance más comprehensivo de la moral.[7]

Nuestra exposición de la moral universal, tanto en este capítulo como en el Capítulo 10, no concibe la moral común como ahistórica o *a priori*.[8] Este problema de la teoría ética no puede ser adecuadamente abordado sino hasta nuestra exposición en el Capítulo 10, por lo que ahora solo ofreceremos tres aclaraciones de nuestra posición: primero, la moral común es el resultado de la experiencia humana y de la historia, por lo que representa un producto universalmente compartido. El origen de las normas de moral común no es, en principio, diferente del origen de las normas de moral particular, diseñadas para los médicos o para otras profesiones. Ambas se aprenden y se transmiten en sociedad. La principal diferencia es que la moral común posee una autoridad que se extiende para todas las comunidades, mientras que la soberanía de las morales particulares alcanza solo a grupos específicos. Segundo, y como lo profundizaremos más adelante en este capítulo, aceptamos el pluralismo moral en las morales *particulares*, pero rechazamos el pluralismo moral, entendido como relativismo, en la moral *común*. En efecto, ninguna forma particular de vida califica como moralmente aceptable a menos que se ajuste a los estándares de la moral común (para una mejor compresión de lo anterior, ver la sección sobre "Cambio moral", en el Capítulo 10 de este libro). Tercero, la moral común incluye *creencias* morales que tienen todas las personas moralmente comprometidas, por lo que no consiste en estándares de verdad atemporales o inconexos que existan separados de una historia de creencias morales. Del mismo modo, toda *teoría* de la moral común despliega una historia de su evolución, desarrollada por el autor o autores de la teoría.

Formas de examinar la moral común

Diversas afirmaciones o referencias a la moral común podrían ser entendidas como normativas, no normativas, o posiblemente ambas. Si se apela a lo primero, entonces se sostiene que la moral común posee fuerza normativa, a saber, que establece estándares morales para todos, y que violar dichas normas sería inmoral. Si las referencias son no normativas, consecuentemente se afirma que podemos estudiar empíricamente si la moral común está o no presente en todas las culturas. En este libro, aceptamos como válidos, tanto la fuerza normativa de la moral común como el objetivo de estudiarla empíricamente.

Algunos críticos de nuestra teoría de la moral común (ver el Capítulo 10) han afirmado que hay escasa evidencia antropológica o histórica que respalde la hipótesis empírica de que una moral común universal exista.[9] Por ello, piensan que necesitamos considerar cuan sólida es dicha evidencia, tanto para afirmar como para negar la existencia de una moral común universal. Este problema es multifacético y muy difícil de abordar, pero, en principio, es claro que la investigación científica podría confirmar o rechazar la hipótesis de una moral universal. Sería, por cierto, absurdo sostener que todas las personas aceptan las normas de la moral común, ya que a muchos seres humanos amorales, inmorales o moralmente selectivos, simplemente no les importan o no logran identificarse con ellas. Nuestra hipótesis es, simplemente, que todas las personas *comprometidas con la moral* aceptan las normas de la moral común.

En el Capítulo 10 exploraremos la hipótesis acerca del estudio empírico de la moral común. Por ahora, solo haremos notar que cuando sostenemos que los juicios normativos, que se pueden encontrar en muchas partes de este libro, derivan de la moral común, no estamos afirmando que *nuestra teoría* de la moral común la comprenda de un modo completamente correcto, o que la interprete y extienda su alcance de manera infalible. Existen, sin duda, varias dimensiones de la moral común que no logramos capturar o retratar correctamente, y otras tantas que ni siquiera analizamos en este libro.[10] Debemos aclarar, entonces, que cuando intentamos elaborar argumentos desde la moral común, utilizándola como base para examinar críticamente los problemas de la ética biomédica, no queremos decir que el mero hecho de extender su alcance pueda válidamente proclamar su autoridad en todos los niveles y ámbitos en que la interpretamos.

Morales particulares como no universales

Ahora nos desplazaremos de la moral universal (la moral común) a las morales particulares, que contienen normas morales que no son compartidas por todas las culturas, grupos, e individuos comprometidos con la moral.

La naturaleza de las morales particulares

Mientras que la moral común contiene normas morales abstractas, universales y con poco contenido (tales como, "decir la verdad"), las morales particulares presentan normas concretas, no universales y con mucho contenido (tales como, "revelar oralmente la información de modo cuidadoso, y obtener consentimiento informado por escrito de todos los sujetos humanos de investigación")[iv]. Las morales particulares se distinguen, entonces, por la especificidad de sus normas, aunque estas no se pueden justificar moralmente si violan normas de moral común. Las morales especificas incluyen numerosas obligaciones, ideales, sentimientos, actitudes, y sensibilidades, presentes en diversas tradiciones culturales, religiones, profesiones y reglas institucionales. Explicar los valores que estas morales comprenden, a veces requiere de un conocimiento especial y puede implicar su perfeccionamiento por parte de expertos o académicos a lo largo de siglos, como, por ejemplo, se puede observar en el cuerpo de normas religiosas, legales y morales de la tradición talmúdica; en los bien estructurados sistemas morales que proporcionan métodos para juzgar y resolver conflictos en la casuística católica romana; y en la confianza islámica en los principios basados en la Shari'ah. Actualmente, cada tradición continúa elaborando compromisos más sofisticados, a través de la configuración de detallados y, esperamos, coherentes, sistemas de ética médica. Dichas elaboraciones a menudo derivan de la moral común, y no simplemente de las escrituras o textos bíblicos de una tradición religiosa particular.

Las *morales profesionales*, que incluyen códigos morales y normas de conducta, son también morales particulares. Ellas pueden discrepar legítimamente de otras morales en la forma que manejan los conflictos de interés, los protocolos de investigación, las voluntades anticipadas, y otras materias similares (ver la siguiente sección sobre "Morales profesionales y públicas"). Los *ideales morales*, tales como las aspiraciones y propósitos caritativos de rescatar a las personas que sufren o que se encuentran en peligro, ofrecen otro elocuente ejemplo de las diferentes facetas de las morales particulares. Por definición, los ideales morales, tales como la beneficencia caritativa, no son moralmente exigibles para todas las personas. En rigor, no son exigibles para nadie.[11] Las personas que incluso no son capaces de cumplir sus propios ideales morales no deberían ser por ello, culpadas o criticadas por otros. Estos ideales, sin embargo, pueden ser rasgos muy importantes de las morales personales o comunitarias. Podemos encontrar algunos ejemplos en ciertos compromisos individuales de los médicos, o en los códigos profesionales, que les exigen asumir un nivel significativo de riesgo al tratar una enfermedad contagiosa. Es razonable suponer que toda persona moralmente comprometida apruebe y comparta la admiración por ideales morales, tales como ser generoso y servir al otro, y, en este sentido,

---

[iv] N.T. Ocupo la expresión "normas […] con poco contenido" para traducir *content-thin norms*, que son normas vagas y generales, y "normas […] con mucho contenido" para *content-rich norms*, a saber, normas con alto grado de especificación. Traducir literalmente, "normas de contenido delgado (o pobre)", y "normas de contenido rico" sería forzado y sonaría extraño al hablar cotidiano de nuestro idioma.

dichos ideales forman parte de creencias morales compartidas de una moral común. Ellos son universalmente encomiables, aunque no pueden ser universalmente exigidos, ni tampoco es esperable que sean universalmente practicados. Cuando dichos ideales son observados como si fueran obligaciones (como ocurre en algunas tradiciones monásticas), dichas prescripciones forman parte de una moral particular y no de una moral universal.

Las personas que aceptan una moral particular, a veces asumen que pueden hablar con autoridad suficiente como para imponerla a todos los otros individuos. Ellos actúan animados por la falsa creencia de que sus convicciones particulares tienen la potestad de la moral común. Estas personas pueden tener creencias loables y moralmente aceptables. Sin embargo, sus creencias particulares no obligan ni son necesariamente vinculantes para otras personas o para otras comunidades. Por ejemplo, las personas que creen que los recursos escasos, tales como los órganos trasplantables, deberían ser distribuidos mediante una lotería en vez de considerar necesidades medicamente certificadas, pueden tener buenas razones para sostener aquello, pero no pueden ni deben exigir que sus puntos de vista sean apoyados por la moral común.

Morales profesionales y públicas

Así como la moral común es aceptada por todas las personas moralmente comprometidas, la mayoría de las profesiones tienen, al menos implícitamente, una moral profesional con estándares de conducta que son generalmente reconocidos y recomendados por aquellos profesionales que toman muy en serio sus responsabilidades morales. En medicina, la moral profesional señala normas morales generales para las instituciones y prácticas médicas. Las funciones profesionales y las diversas relaciones especiales que se despliegan en la medicina, derivan de reglas o tradiciones que otras profesiones probablemente no necesitarían o aceptarían. Como argumentaremos en los Capítulos 4 y 8, las reglas del consentimiento informado y de la confidencialidad médica pueden no ser útiles o apropiadas en ámbitos distintos a la medicina, enfermería, investigación biomédica, y salud pública, aunque están justificadas por requerimientos morales generales, tales como respetar la autonomía de las personas y protegerlas del daño.

A menudo, distintos profesionales adhieren a pautas morales, tales como las reglas que prohíben la discriminación de colegas, en virtud de su género, raza, religión o nacionalidad (algunas de estas normas están ahora legalmente amparadas). En los últimos años, las codificaciones formales y la educación en las morales profesionales han aumentado a través de códigos de ética médica y de enfermería, códigos de ética de la investigación, políticas corporativas de bioética, directrices institucionales para regular los conflictos de interés, e informes y recomendaciones de comisiones públicas. Antes de abordar dichas directrices, necesitamos discutir brevemente y en general, la naturaleza de las profesiones.

En un libro clásico sobre el tema, Talcott Parsons define una profesión como "un conjunto de funciones ocupacionales, a saber, roles que se traducen en que los operadores desempeñan ciertas funciones generalmente valoradas por la sociedad, y, en virtud de dichas actividades, normalmente se ganan la vida en un trabajo de tiempo completo".[12] De acuerdo con esta definición, los trabajadores de circo, los exterminadores de plagas y los recolectores de basura son profesionales. No es sorprendente encontrar todas esas actividades caracterizadas como profesiones, ya que la palabra *profesión* ha venido, en su uso común, a significar casi cualquier ocupación mediante la cual una persona se gana la vida. El, alguna vez, honorífico sentido de *profesión* está ahora mejor reflejado en el término *profesión liberal*[v], que implica una extensa educación en las artes, humanidades, derecho, ciencias, y tecnologías.

Los profesionales usualmente se distinguen por su conocimiento y entrenamiento especializado, así como por su compromiso para proporcionar importantes servicios o información a pacientes, clientes, estudiantes, o consumidores. Las profesiones cuentan con organizaciones auto-reguladas que controlan el proceso de incorporación al ejercicio profesional, certificando formalmente que los candidatos hayan adquirido el conocimiento y habilidades necesarias para ejercer. En las profesiones liberales, tales como medicina, enfermería, y salud pública, ocurren comúnmente dos cosas: i) los conocimientos básicos de un profesional se adquieren, en parte, a través de una formación cercanamente supervisada, y ii) el profesional se compromete a proporcionar un servicio a otros.

Las profesiones de la salud especifican y exigen a sus miembros el cumplimiento de ciertas obligaciones. De este modo, buscan asegurar que las personas que interactúan con ellos los consideren, no solo competentes, sino que también confiables.[13] Las obligaciones que las profesiones intentan imponer están determinadas por una función aceptada. Estas obligaciones

---

[v] N.T. Traduzco así la expresión inglesa *learned profession*, que antes refería a tres profesiones —teología, derecho y medicina— tradicionalmente asociadas a un vasto aprendizaje y extensa erudición. Es, en rigor, el sentido en que los autores la ocupan en este pasaje, solo que proyectando su alcance a las nuevas tecnologías. Podría también traducirse como "artes liberales" que hace referencia a un concepto medieval de artes (disciplinas académicas, oficios o profesiones) cultivadas por personas libres, en oposición a las artes serviles (oficios viles y mecánicos) propias de los siervos o esclavos. Sin embargo, en el contexto de este capítulo, dicha expresión, además de un tanto anacrónica, no es suficientemente elocuente de lo que los autores quieren denotar.

comprenden la "ética" de dicha profesión, aunque también pueden existir costumbres asociadas a roles específicos, como la modestia, que no son imperativas. Los problemas de la ética profesional comúnmente emergen de conflictos sobre cuáles normas profesionales son pertinentes, o de otras disyuntivas entre obligaciones eminentemente profesionales y los compromisos que los profesionales tienen fuera del ámbito de su profesión.

Ya que los estándares tradicionales de la moral profesional son, a menudo, vagos, algunas profesiones codifican sus normas con detalladas instrucciones que buscan reducir dicha vaguedad y optimizar su cumplimiento. Dichos códigos, además de pautas éticas, a veces especifican reglas de etiqueta. Por ejemplo, una versión históricamente significativa del código de la Asociación Médica de Estados Unidos (AMA, por sus siglas en inglés), que data de 1847, instruía a los médicos no criticar a colegas que habían estado previamente a cargo de un caso.[14] Dichos códigos profesionales tienden a promover y reforzar la identificación de los miembros con los valores prevalentes de la profesión. Estos códigos son beneficiosos cuando efectivamente incorporan normas morales plausibles. Sin embargo, algunos códigos o simplifican demasiado sus requerimientos morales, convirtiéndolos en injustificablemente rígidos, o reclaman tener excesiva o indebida integridad y autoridad. Como consecuencia, los profesionales pueden equivocadamente suponer que están satisfaciendo todo requerimiento moral relevante solo por seguir escrupulosamente las reglas de su código, de modo análogo a como algunas personas creen que cumplen plenamente sus obligaciones morales por el solo hecho de respetar los deberes que impone la ley.

Podemos y debemos preguntar si los códigos específicos de campos como la ciencia, medicina, enfermería, atención sanitaria, y salud pública, son o no coherentes, justificables y exhaustivos dentro de su ámbito. Históricamente, muy pocos códigos han tenido algo que decir sobre las implicaciones de muchos principios y reglas morales fundamentales, tales como veracidad, respeto por la autonomía y justicia social, las que, ciertamente, han sido objeto de intensa discusión en las atmósferas de la reciente ética biomédica. Desde la medicina antigua hasta el presente, los médicos han generado códigos sin determinar su aceptabilidad para los pacientes y el público en general. Dichos códigos rara vez han apelado a estándares éticos generales o a alguna fuente de autoridad moral, más allá de las tradiciones y los juicios de los mismos médicos.[15] Con frecuencia, la articulación de dichas normas profesionales ha servido más para proteger los intereses de la profesión que para ofrecer un punto de vista moral amplio e imparcial, o abordar asuntos de importancia para los pacientes y la sociedad.[16]

El psiquiatra Jay Katz expresó, de manera incisiva, varias reservas acerca de los principios y códigos tradicionales de la ética médica. Inspirado inicialmente por su indignación sobre el destino de las víctimas del Holocausto en manos de los médicos alemanes, Katz se convenció de que una ética profesional, de alcance superior a los códigos tradicionales, era indispensable:

> A medida que me fui involucrando en el mundo del derecho aprendí, gracias a mis colegas y estudiantes, muchas cosas nuevas acerca de cuestiones tan complejas como el derecho a la autodeterminación y a la privacidad, y sobre el alcance de la autoridad de las instituciones gubernamentales y profesionales para inmiscuirse en mi vida privada...Estos asuntos...habían sido rara vez discutidos durante mi educación médica. En cambio, se había asumido, sin oposición ni crítica, que podían resolverse si éramos fieles a ciertos principios bastante indeterminados, como *primum non nocere* ["Primero, no hacer daño"], o a visionarios códigos de ética.[17]

Regulación y supervisión de la conducta profesional

Algunas veces, los profesionales de la salud y los científicos reciben orientación moral adicional, a través de procesos de creación de políticas públicas, que incluyen reglamentaciones y directrices promulgadas por órganos gubernamentales. El término *política pública* refiere al elenco de directrices normativas exigibles, adoptadas por una entidad pública oficial, tales como una agencia de gobierno o la legislatura, para regular un ámbito particular de conducta. Las normas de corporaciones, hospitales, empresas, y sociedades profesionales, son privadas, no públicas, incluso cuando esos organismos son regulados, hasta cierto grado, por políticas públicas y, a veces, tienen un impacto sobre ellas.

Existe una cercana conexión entre el derecho y la política pública: todas las leyes representan políticas públicas, pero, en su significado convencional, no todas las políticas públicas son leyes. A diferencia de las leyes, las políticas públicas no necesitan ser explícitamente formuladas o codificadas. Por ejemplo, un funcionario público que decide no financiar un recientemente recomendado programa de gobierno, que nunca antes ha sido subvencionado, está formulando una política pública. Las decisiones de no actuar, así como de actuar, pueden constituir políticas públicas.

Políticas tales como las que financian la atención sanitaria para el indigente o que protegen a los sujetos de investigación, generalmente incorporan consideraciones morales. El análisis moral es parte de la conformación de una buena política pública, no es meramente un método para evaluar normas y directrices ya existentes. Los esfuerzos para proteger los derechos de los pacientes y sujetos de investigación son ejemplos ilustrativos de aquello. Durante las últimas décadas, muchos gobiernos han creado comisiones nacionales, comités nacionales de revisión, comités consultivos y consejos para formular directrices para la investigación con sujetos humanos, para la distribución de la atención sanitaria, y para abordar errores morales cometidos en las profesiones de la salud. Políticas moralmente fundamentadas han orientado la toma de decisiones en otras áreas de ejercicio profesional, por lo que la relevancia de la bioética para la política pública es ahora reconocida en la mayoría de los países, algunos de los cuales tienen influyentes comités permanentes de bioética.[18]

Muchos tribunales han creado jurisprudencia que establece normas para la ciencia, medicina y atención sanitaria. Las decisiones legales, frecuentemente expresan normas morales comunitarias y estimulan la reflexión ética que, con el tiempo, modifica dichas normas. Por ejemplo, en muchos países las líneas jurisprudenciales sobre cómo los pacientes terminales pueden o deben ser tratados han constituido tradiciones nacientes de reflexión moral que se han visto influenciadas por, y a su vez, han repercutido en la literatura de la ética biomédica sobre temas referentes a cuándo las medidas artificiales de soporte vital pueden ser retiradas, a si la nutrición e hidratación administradas médicamente son tratamientos que pueden suspenderse, y a si los médicos pueden o no involucrarse activamente en acelerar la muerte de un paciente a petición de este.

La formulación de políticas así como la crítica, generalmente, comprenden juicios morales más específicos que aquellos que se encuentran tanto en las teorías éticas generales como en los principios y reglas.[19] La política pública a menudo se formula en contextos que están marcados por profundos desacuerdos sociales, incertidumbres e interpretaciones divergentes de la historia. Ningún elenco de principios y reglas morales abstractas puede establecer la política pública en tales circunstancias, ya que las normas abstractas no contienen suficiente información específica para proporcionar orientación clara y directa. La implementación de principios y normas morales, mediante la especificación y la ponderación, debe tener en cuenta factores como la viabilidad, la eficiencia, el pluralismo cultural, los procedimientos políticos, los requisitos legales pertinentes, la incertidumbre sobre el riesgo, y la disconformidad de los pacientes. Los principios y normas morales proporcionan una estructura normativa para la formulación y evaluación de políticas públicas, pero dichas políticas también están conformadas por datos empíricos e información generada en campos como la medicina, la enfermería, la salud pública, la veterinaria, la economía, el derecho, la biotecnología y la psicología.

Cuando utilizamos normas morales para formular o criticar políticas públicas, no podemos avanzar deductivamente, y con total seguridad, desde afirmar que un *acto* es moralmente correcto (o incorrecto) a sostener que una correspondiente *ley* o *política* es moralmente correcta (o incorrecta). Consideraciones, tales como el valor simbólico de la ley y los costos y ejecución de un programa financiado con fondos públicos, pueden tener, a menudo, una importancia sustancial para la ley y la política pública. Juzgar un acto como moralmente incorrecto no implica necesariamente deducir que un gobierno debería prohibirlo o negarse a subvencionarlo. Por ejemplo, podemos argumentar, sin caer en ninguna inconsistencia, que la esterilización y el aborto son moralmente incorrectos, pero que la ley no debería prohibirlos, ya que fundamentalmente representan cuestiones de elección personal, que van más allá del alcance legítimo de un gobierno, o alternativamente, porque muchas personas buscarían una solución, recurriendo a procedimientos peligrosos y antihigiénicos, llevados a cabo por médicos clandestinos y sin licencia para ejercer. De modo similar, juzgar un acto como moralmente aceptable no implica que la ley deba permitirlo. Por ejemplo, la creencia de que la eutanasia está moralmente justificada para algunos niños con enfermedades terminales, y que enfrentan dolor y sufrimiento incontrolable, es consistente con la idea de que el gobierno debería prohibir legalmente la eutanasia utilizando el argumento de que, si se legalizara, no sería posible controlar su abuso.

Por cierto, no estamos defendiendo ninguno de estos juicios morales. Solo sostenemos que las conexiones entre normas morales y juicios sobre la política o la ley son complejas, y que valorar la moralidad de acciones particulares no implica un juicio comparable sobre la ley o la política pública.

DILEMAS MORALES

A todas las formas de ética práctica les es común razonar sobre casos complejos, algunos de los cuales representan dilemas morales. Esta es una característica familiar a la toma de decisiones en la moral, el derecho y la política pública. Consideremos un caso clásico[20] en el cual los jueces de la Corte Suprema de California tenían que tomar una decisión sobre la validez jurídica y los límites de la confidencialidad médica. Un hombre había matado a una mujer después de haberle confesado a su psicoterapeuta su intención de hacerlo. El profesional había intentado, sin éxito, internar al paciente en una institución mental, pero al no poder convencerlo, prefirió respetar su deber de confidencialidad médica, y no comunicó la amenaza a la mujer.

La opinión mayoritaria de la corte fue que "cuando un psicoterapeuta determine o debería determinar, siguiendo las normas de su profesión, que su paciente representa un serio peligro para otra persona, tiene la obligación de desplegar todas las medidas razonables para garantizar la seguridad de la posible víctima". Esta obligación incluye, tanto avisar a la policía como advertir a la posible víctima. La mayoría de los jueces argumentaron que los psicoterapeutas deben generalmente respetar la regla de confidencialidad médica, pero que dicha norma no debe cumplirse en el caso de que prevalezca "el interés público de evitar una agresión violenta". Dichos jueces reconocieron que las reglas de la ética profesional tienen un valor público substancial, pero al mismo tiempo, sostuvieron que materias de mayor importancia, como el proteger a las personas de ataques violentos, pueden invalidar esas reglas.

En una opinión minoritaria, un juez discrepó y argumentó que los médicos vulneran los derechos de los pacientes si no cumplen las normas estándar de confidencialidad. Si el romper estas reglas se convirtiera en una práctica común —razonó— la naturaleza fiduciaria de la relación entre médicos y pacientes se erosionaría. Las personas con enfermedades mentales se abstendrían de buscar ayuda o divulgar información importante, debido a la pérdida de confianza que es esencial para un tratamiento eficaz.

Este caso presenta dilemas morales y legales en los que los jueces articulan razones relevantes para apoyar sus decisiones contrapuestas.[21] Los dilemas morales son circunstancias en las que las obligaciones morales exigen o parecen exigir que una persona adopte una de dos (o más) acciones alternativas pero incompatibles, de manera que dicha persona no puede realizar todas las acciones requeridas. Estos dilemas ocurren bajo, al menos, dos circunstancias:[22] (1) Una parte de la evidencia o algún argumento indican que un acto es moralmente permisible, y otra parte de la evidencia u otro argumento señalan que es moralmente incorrecto, pero, en ambos casos, la evidencia o fuerza del argumento no es concluyente. El aborto, por ejemplo, puede presentar un terrible dilema para las mujeres que evalúan la evidencia de esta manera. (2) Un agente cree que, por razones morales, está obligado a realizar dos o más acciones mutuamente excluyentes. En un dilema moral de este tipo, una o más normas morales obligan a un agente a hacer x, y una o más normas morales obligan al agente a hacer y, pero el agente no puede hacer ambas cosas. Las razones detrás de las alternativas x e y son robustas y ningún conjunto de razones es primordial. Si alguien actúa siguiendo cualquiera de esas razones, sus acciones serán moralmente aceptables en algunos aspectos, y moralmente inaceptable en otros. El retiro de las terapias que prolongan la vida de los pacientes que sufren del síndrome de vigilia sin respuesta (anteriormente llamado estado vegetativo persistente, continuo o permanente) a veces se considera un ejemplo de este segundo tipo de dilemas.

La literatura popular, las novelas y las películas, a menudo ilustran cómo principios morales y reglas contradictorias crean dilemas complejos. Por ejemplo, una persona muy pobre que roba comida de una tienda para salvar a su familia de la inanición se enfrenta a tal dilema. La única forma de cumplir una obligación es contraviniendo otra. Alguna obligación debe ser abolida o vulnerada sin importar el curso que se elija. Desde la perspectiva que defendemos, es confuso decir que estamos obligados a realizar ambas acciones en estas circunstancias dilemáticas. En lugar de ello, deberíamos observar la obligación que predomina sobre lo que habríamos estado decididamente obligados a hacer si no hubiera existido tal disyuntiva.

Los conflictos entre las exigencias morales y el interés personal a veces crean un dilema *práctico*, pero estrictamente hablando, no originan un dilema *moral*. Si las razones morales compiten con razones no morales, tales como el interés personal, algunas preguntas sobre cómo priorizar dichas razones todavía podrían surgir, aunque no exista un dilema moral. Cuando una razón moral colisiona con una razón personal, la razón moral no siempre es primordial. Si, por ejemplo, en una situación de extrema escasez de medicamentos, un médico debe elegir entre salvar su propia vida o la de un paciente, la obligación moral de cuidar del paciente no puede ser preponderante.

Algunos filósofos morales y teólogos han argumentado que, aunque existen muchos dilemas prácticos que involucran razones morales, no existen dilemas morales irresolubles. No niegan que los agentes experimenten perplejidad moral o algún conflicto en casos difíciles. Sin embargo, afirman que el propósito de una teoría ética es ofrecer un procedimiento de principios para resolver conflictos más profundos. Algunos filósofos han defendido esta conclusión porque aceptan un valor moral supremo que anula todos los demás valores en conflicto (morales y no morales), y porque consideran que es incoherente permitir obligaciones contradictorias en una teoría ética debidamente estructurada. El único *deber*, sostienen, es el generado por dicho valor supremo[23] (en el Capítulo 9 examinamos dichas teorías, incluyendo tanto la utilitarista como la kantiana).

En contraste con el examen de la obligación moral ofrecido por dichas teorías, en este libro sostenemos que diversos principios morales, reglas y derechos no solo pueden, sino que entran en conflicto en la vida moral. Estos conflictos a veces producen dilemas morales ininteligibles. Cuando estamos obligados a elegir, podemos "resolver" la situación escogiendo una opción en vez de otra, pero también podemos pensar que ninguna opción es moralmente preferible. Un médico, con un limitado suministro de medicamentos, puede tener que decidir salvar la vida de un paciente en lugar de otro, y todavía considerar irresoluble su dilema moral. El reconocimiento explícito de tales aporías ayuda a desalentar las expectativas injustificadas sobre lo que los principios morales y las teorías pueden hacer. Aunque encontremos maneras de razonar sobre lo que debemos hacer, puede que, en muchos casos, no seamos capaces de llegar a una solución suficientemente motivada. En algunos escenarios, el dilema se vuelve más difícil y permanece irresuelto, incluso después de la reflexión más cuidadosa.

UN MARCO DE PRINCIPIOS MORALES

Las normas morales que son esenciales para la ética biomédica se basan en la moral común, pero no por ello, la agotan. En esta sección, abordamos algunos tipos de normas morales fundamentales, especialmente principios, reglas y derechos. Las virtudes son el tema del Capítulo 2, y los principios que consideramos esenciales para la ética biomédica, se examinan individualmente en la Parte II de este libro. La mayoría de las teorías éticas clásicas aceptan estas normas, de una forma u otra, así como los códigos médicos tradicionales incorporan o presuponen, al menos, algunas de ellas.

Principios

El conjunto de principios morales fundamentales que defendemos en este libro funciona como un marco analítico de normas generales, derivadas de la moral común, que constituyen un punto de partida adecuado para la reflexión sobre problemas morales en ética biomédica.[24] Estos principios representan directrices generales para la formulación de normas más específicas. En los Capítulos 4 al 7, defendemos cuatro grupos de principios morales[vi]: (1) *respeto por la autonomía*[vii] (una norma para respetar y apoyar las

---

[vi] N.T. En muchas partes de este libro, los autores definen su marco deliberativo como un *clusters of principles* ("grupos de principios"). Sin embargo, esto no debe inducir a confusión. Como verá el lector, la anatomía de cada uno de los cuatro principios —me refiero a los cuatro principios de ética biomédica: respeto por la autonomía, no maleficencia, beneficencia y justicia— está configurada a partir de una obligación primordial y otras reglas anexas, más específicas, que complementan dicho mandato general. En varias ocasiones, los autores llaman a esas reglas "principios", lo que, en rigor, es correcto, sin perjuicio de que representan normas más acotadas en contenido. Por lo tanto, cada principio, en rigor, representa un conjunto o grupo de principios.

[vii] N.T. Traduzco el principio *Respect for autonomy* como "Respeto por la autonomía". En la literatura bioética, también podemos encontrar las traducciones "Respeto *de* la autonomía" y "Respeto *a* la autonomía" (los traductores de la cuarta edición se inclinan por esta última), aunque no parecen ser las más adecuadas. Si bien, la diferencia en el significado es menor, y cualquiera de las tres traducciones podría funcionar, pensé que debería existir una razón para que los autores eligieran la expresión *Respect for autonomy* en vez de *Respect to autonomy*. En inglés, el uso transitivo del término *respect* permite las preposiciones *for* o *to*, dependiendo del contexto. Así, en español, para *for* traducimos "por", y para *to* traducimos "a". Conversando con los autores, estos me indicaron que, en el contexto de la tradición filosófica en que se sitúa el libro, la expresión *respect for autonomy* es de uso común para expresar la idea de que debemos tener respeto *por* alguien o algo. En este orden de ideas, el contenido normativo del principio en comento, ordena tener respeto por la autonomía del agente, mandato que implica también tener respeto por este último. Además, me señalaron que, si bien, existen otras

decisiones autónomas), (2) *no maleficencia* (una norma para evitar causar daño), (3) *beneficencia* (un grupo de normas relacionadas con el alivio, la reducción o la prevención de daños, la prestación de beneficios y la ponderación de esos beneficios versus riesgos y costos), y (4) *justicia* (un conjunto de normas para distribuir equitativamente los beneficios, riesgos y costos).

No maleficencia y beneficencia han desempeñado papeles protagónicos en la historia de la ética médica. Por el contrario, respeto por la autonomía y justicia fueron, más bien, secundarios para la ética médica tradicional, y su importancia en este campo ha aumentado solo recientemente. En 1803, el médico británico Thomas Percival publicó su trabajo titulado Ética médica, el primer abordaje integral a ese campo en su larga historia. Este libro devino en la columna vertebral de la ética médica británica y, en 1847, fue el prototipo del primer código ético de la Asociación Médica de Estados Unidos. Percival argumentó, usando un lenguaje algo diferente, que no maleficencia y beneficencia establecen las obligaciones primordiales del médico y triunfan sobre las preferencias del paciente y sus derechos para tomar decisiones en circunstancias de conflicto.[25] Percival subestimó la gran importancia que los principios de respeto por la autonomía y justicia distributiva tienen para orientar la conducta médica, pero, para ser justos con él, estos asuntos son recién ahora prominentes en las discusiones sobre ética médica, como ciertamente no lo eran en la época que escribió su libro.

Que estos cuatro grupos de principios morales son fundamentales para la ética biomédica es una conclusión a la que hemos llegado después de examinar los *juicios considerados*[viii] y la *coherencia de las creencias morales*, dos nociones analizadas en el Capítulo 10. La selección de estos cuatro principios, en lugar de otros elencos de principios, no recibe una defensa argumentada en los Capítulos 1 al 3. Sin embargo, en los Capítulos 4 al 7, justificamos el papel esencial que cada principio representa en la ética biomédica.

---

formulaciones del principio que usan la preposición *to*, lo que ellos quieren expresar con esta norma fundamental de moral común queda más claro usando *for*, por lo que estuvieron de acuerdo conmigo en que, en español, es mejor elegir "por" que "a" o "de" al traducir el principio de *Respect for autonomy*.

[viii] N.T. En la teoría de la justicia de Rawls (ver el Capítulo 7), los "juicios considerados" (*considered judgments*) son juicios sobre principios morales generales (de cualquier nivel de generalidad) o sobre casos morales concretos. Si nuestros juicios entran en conflicto, Rawls propone proceder ajustando nuestras distintas creencias hasta que se encuentren en "equilibrio", es decir, hasta que sean estables, no entren en conflicto y proporcionen una orientación práctica coherente. Rawls sostiene que un conjunto de creencias morales en equilibrio reflexivo ideal describe o caracteriza los principios subyacentes al sentido humano de justicia.

Reglas

El marco de normas morales que ofrecemos en este libro incluye varios tipos de orientación normativa, especialmente principios, reglas, derechos y virtudes. Los principios son más comprehensivos y menos específicos que las normas, aunque no trazamos una distinción exhaustiva entre ellos. Ambos son normas de obligación, pero las reglas son más específicas en su contenido y tienen un alcance más restringido. Los principios no funcionan como directrices precisas en cada circunstancia, como sí lo hacen las reglas y juicios más detallados. Los principios y normas de obligación implican derechos correlativos y, a menudo, sus respectivas virtudes (al respecto, consultar la discusión sobre los derechos en el Capítulo 9, y acerca de las virtudes en el Capítulo 2).

Defendemos varios tipos de reglas, siendo más importantes las reglas sustantivas, las reglas de autoridad y las reglas procedimentales.

Reglas sustantivas: Las normas de veracidad, confidencialidad, privacidad, rechazo del tratamiento, consentimiento informado, y racionamiento de la atención sanitaria proporcionan guías de acción más específicas que los principios abstractos. Un ejemplo de una regla que refina los requisitos del principio de respeto por la autonomía en determinados contextos es "Respetar la voluntad anticipada de un paciente incompetente siempre que sea clara y relevante". Para indicar cómo esta regla *especifica* el principio de respeto por la autonomía, debe ser expresada explícitamente como "Respetar la autonomía de pacientes incompetentes siguiendo todas las formulaciones que sean claras y relevantes en sus voluntades anticipadas". Esta especificación muestra cómo la norma inicial de respeto por la autonomía subsiste incluso una vez especificada (ver la subsección "Especificando principios y reglas", en la siguiente sección de este capítulo).

Reglas de autoridad: También defendemos las reglas de autoridad decisional, es decir, las reglas que determinan quién puede y debe tomar decisiones, así como quiénes están facultados para ejecutar los actos. Por ejemplo, las *reglas de autoridad subrogada* determinan quiénes deberían ser los agentes subrogantes al tomar decisiones en representación de personas incompetentes; las *reglas de autoridad profesional* establecen quién, en las distintas jerarquías profesionales, debe resolver aceptar o anular las decisiones de un paciente; y *las reglas de autoridad distributiva* ilustran quién debe tomar decisiones sobre la asignación de recursos médicos escasos, tales como nuevas y costosas tecnologías médicas.

Las reglas de autoridad no definen normas o criterios esenciales para la toma de decisiones. Sin embargo, las normas de autoridad y las normas sustantivas interactúan en algunas situaciones. Por ejemplo, las normas de autoridad se justifican, en parte, por la forma en que se puede esperar que determinadas autoridades respeten y cumplan normas y principios sustantivos.

Reglas procedimentales: También abogamos por reglas que establecen procedimientos a seguir. Los procedimientos para determinar la elegibilidad para el trasplante de órganos, y aquellos diseñados para reportar quejas a las autoridades superiores son típicos ejemplos de estas normas. A menudo recurrimos a reglas procedimentales cuando nos quedamos sin reglas sustantivas y cuando las reglas de autoridad son incompletas o inconclusas. Por ejemplo, si las normas sustantivas o de autoridad no son suficientes para determinar cuáles pacientes deben recibir recursos médicos escasos, recurrir a las normas procedimentales, tales como el lugar en la lista de espera y la lotería, puede ser justificable.[26]

NORMAS MORALES EN CONFLICTO

Obligaciones y derechos *prima facie*

Principios, normas, obligaciones y derechos no son normas rígidas ni absolutas que impidan algún acuerdo moral. Aunque "una persona de principios" a veces se describe como estricta e inflexible, los principios deben ser equilibrados y especificados para que puedan funcionar en la práctica. No es objetable que, en algunas circunstancias, las normas morales puedan ser justificadamente invalidadas por otras normas con las que entran en conflicto. Todas las normas morales generales son legítimamente desautorizadas en algunos casos. Por ejemplo, podríamos no decir la verdad para evitar que alguien mate a otra persona, así como también podríamos divulgar justificadamente información confidencial sobre una persona para proteger los derechos de otra.

Los actos que dañan a las personas, que provocan la insatisfacción de necesidades básicas, o que limitan las libertades, a menudo se definen como incorrectos *prima facie* (es decir, la falta se mantiene a menos que el hecho sea justificable en virtud de la presencia de normas más estrictas en ciertas circunstancias) o incorrectos *pro tanto* (equivocados hasta cierto punto, o erróneos, a menos que exista una justificación convincente), a saber, la acción es moralmente imperfecta en ausencia de otras consideraciones morales que suministren una prueba irresistible de su corrección.[27] A veces, se dispone de justificaciones contundentes. Por ejemplo, en circunstancias de una severa pandemia de gripe porcina, el confinamiento forzado de personas mediante decretos de aislamiento y cuarentena podría ser defendible. En este caso, se produce una infracción justificable a los derechos de libertad individual[ix].

La distinción de W.D. Ross entre obligaciones *prima facie* y obligaciones *reales* aclara esta idea. Una obligación *prima facie* debe cumplirse a menos que entre en conflicto con una obligación equivalente o superior. Asimismo, un derecho *prima facie* (en este punto extendemos la teoría de Ross) debe prevalecer a menos que entre en conflicto con un derecho similar o más vinculante (o colisione con alguna otra alternativa moralmente convincente). Las obligaciones y los derechos siempre nos limitan, a menos que una obligación moral competitiva u otro derecho sean predominantes en una circunstancia particular. Como Ross lo planteó, los agentes pueden determinar sus obligaciones reales en situaciones de conflicto mediante el examen de los respectivos pesos de obligaciones *prima facie* competitivas entre sí. Lo que los sujetos deben hacer está determinado por lo que, precisamente, deben hacer una vez consideradas todas las alternativas.[28]

Imaginemos que un psiquiatra tiene información médica confidencial sobre un paciente que resulta ser un empleado del hospital donde trabaja el profesional. El empleado busca un ascenso a un puesto extremadamente estresante, pero el médico tiene buenas razones para pensar que esta promoción sería perjudicial tanto para el empleado como para el hospital. El psiquiatra enfrenta varios deberes *prima facie* en esta circunstancia, incluyendo confidencialidad, no maleficencia, beneficencia y respeto por la autonomía. ¿Debería, en este caso, vulnerar la confianza para cumplir con esos otros deberes? ¿Podría este médico hacer revelaciones "confidenciales" a una autoridad del hospital y no a la oficina de personal? Para establecer el deber real de un agente frente a un conflicto de deberes *prima facie*, es necesario abordar tales preguntas a través de la deliberación y la justificación moral.

Estos asuntos son más complicados de lo que Ross sugiere, particularmente cuando los derechos colisionan entre sí. En este caso, podríamos tener que desarrollar un sistema moral estructurado o conjunto de directrices en las que: (1) algunos derechos de un determinado tipo (por ejemplo, los derechos de las personas en vida para decidir si donar o no sus tejidos y órganos después de morir) tengan una prioridad preexistente sobre otra clase de derechos (como los derechos de los miembros de la familia a tomar decisiones sobre la donación de los tejidos y órganos de sus parien-

---

[ix] N.T. Este libro salió a la luz el año 2019, poco antes de que, a nivel global, estallará la pandemia del Coronavirus. Ciertamente, el argumento del confinamiento forzado, aislamiento y cuarentena tomó mucha fuerza en dicho escenario, transformando esas medidas en iniciativas comunes de muchos estados para resguardar la salud pública y proteger la vida de la población.

tes fallecidos), y (2) algunos objetivos sociales moralmente convincentes, tales como recopilar información en la investigación biomédica, puedan ser generalmente superados por derechos humanos fundamentales, tales como el derecho a otorgar un consentimiento informado o rechazar un tratamiento.

Ninguna teoría ética o código de ética profesional ha presentado con éxito un sistema de reglas morales, libre de conflictos y excepciones. Sin embargo, esta observación no debe generar escepticismo ni alarma sobre una reflexión, argumentación y teoría ética. La distinción entre obligaciones *prima facie* y obligaciones reales se adapta estrechamente a nuestra experiencia como agentes morales y proporciona categorías indispensables para la ética biomédica. En nuestra vida personal, casi a diario debemos afrontar situaciones que nos obligan a elegir entre valores competitivos. Por ejemplo, una determinada situación financiera puede exigir que elijamos entre comprar libros que necesitamos para estudiar o comprar un boleto de tren para ir a ver a un amigo. No adquirir los libros implicaría un inconveniente y un perjuicio, mientras que no visitar al amigo, quizás lo decepcionaría. Si bien estas elecciones no son fáciles, por lo general, somos capaces de pensar en las alternativas disponibles, deliberar y llegar a una conclusión.

Remordimiento[x] moral y obligación residual

Un agente que determina que un acto particular es el mejor posible para llevar a cabo en una situación donde existen obligaciones en conflicto, podría todavía no ser capaz de cumplir con todos los aspectos de un deber moral al realizar dicha acción. Incluso la mejor acción moral posible puede ser lamentable en una determinada circunstancia, y dejar tras de sí un residuo moral, también llamado, huella o rastro moral.[29] El remordimiento y el consecuente residuo moral por lo que no se hizo pueden surgir incluso si la acción correcta es clara e indiscutible.

Este punto refiere a una obligación permanente, no simplemente a las sensaciones de remordimiento y residuo. El residuo moral acontece porque una obligación *prima facie* no desaparece simplemente cuando se anula.

---

[x] N.T. Traduzco aquí el término *regret*, que significa también "arrepentimiento", y se considera, en general, un sinónimo de *remorse* (remordimiento). Sin embargo, con la expresión *moral regret*, los autores buscan denotar el pesar interno que alguien siente después de realizar lo que considera ser una mala acción o un acto incorrecto. En este sentido, es más preciso traducir *regret* por "remordimiento" en vez de "arrepentimiento", que también puede sugerir el cambiar de opinión o no cumplir con una promesa o compromiso, significado que se aleja del tema específico abordado en este parágrafo.

A menudo tenemos obligaciones residuales porque las obligaciones que no pudimos cumplir crean nuevas obligaciones. Podemos experimentar un profundo remordimiento y sentir el aguijón punzante de la conciencia, pero también nos damos cuenta de que tenemos el deber de clausurar la situación.[30] A veces, podemos compensar de varias maneras el incumplimiento de una obligación. Por ejemplo, podemos notificar a una persona, con antelación, que no seremos capaces de cumplir una promesa; podemos disculparnos de manera tal que una relación pueda sanar; podemos cambiar las circunstancias para que un conflicto no vuelva a ocurrir; y podemos ofrecer una compensación adecuada, dado el caso.

Especificando principios y reglas

Los cuatro grupos de principios que presentamos en este libro no constituyen por sí mismos una teoría ética general. Solo proporcionan un marco de normas inicial para la ética biomédica. Estos principios deben especificarse para alcanzar orientaciones más concretas. La especificación es el proceso de reducir la indeterminación de normas abstractas y generar reglas con contenido orientador de la acción.[31] Por ejemplo, si no es especificada, "no hacer daño" constituye una norma muy vaga y equívoca para razonar sobre problemas, tales como si está o no permitido acelerar la muerte de un paciente terminal.

La especificación no es un proceso de producción o defensa de normas generales como las de la moral común; simplemente asume que un elenco de normas generales relevantes ya está disponible. La especificación de las normas con las que uno comienza el proceso —ya sea aquellas de moral común o normas previamente especificadas— se logra acotando su alcance, y no explicando lo que significan esas normas generales. Reducimos dicho alcance, como afirma Henry Richardson, al "detallar dónde, cuándo, por qué, cómo, por cuáles medios, a quién o por quién se va a realizar o evitar una acción".[32] Por ejemplo, la norma que obliga a "respetar la autonomía de las personas" no puede, a menos que sea especificada, orientar la deliberación de problemas complejos en medicina clínica o en la investigación con seres humanos. Una definición de "respeto por la autonomía" (por ejemplo, "permitir que personas competentes ejerzan sus derechos de libertad") esclarece lo que significa aplicar la norma, pero no reduce su alcance ni tampoco la hace más específica para ilustrar una conducta.

La especificación agrega contenido. Por ejemplo, como indicamos anteriormente, una posible especificación de "Respetar la autonomía de los pacientes" es "Respetar la autonomía de pacientes competentes, siguiendo sus voluntades anticipadas cuando se vuelvan incompetentes". Esta especificación funcionará bien en algunos contextos médicos, pero será limitada en otros ámbitos, donde se necesitarán especificaciones adicionales. Una especificación progresiva puede continuar indefinidamente, pero para calificar como especificación a lo largo de todo el proceso, debe mantener alguna conexión transparente con la norma general inicial que otorga autoridad moral a la cadena de especificaciones resultante. Este proceso facilita de excelente manera que principios generales se conviertan en instrumentos prácticos para el razonamiento moral y, además, ayuda a explicar por qué el enfoque principialista no es simplemente una teoría abstracta encapsulada en dichos cuatro principios generales.[33]

Un ejemplo de especificación surge cuando los psiquiatras realizan evaluaciones forenses de pacientes en un contexto legal. Como los psiquiatras no siempre pueden obtener un consentimiento informado, corren el riesgo de violar su obligación profesional de respetar la autonomía, un imperativo central de la ética médica. Una especificación diseñada para manejar este problema es "Respetar la autonomía de las personas que son objeto de evaluaciones forenses, cuando el consentimiento no se requiera legalmente, revelando al sujeto la naturaleza y el propósito de la evaluación". No afirmamos que esta formulación sea la mejor especificación posible, pero se aproxima a la disposición recomendada en las "Directrices éticas para la práctica de la psiquiatría forense" ("Ethical Guidelines for the Practice of Forensic Psychiatry") de la Academia Estadounidense de Psiquiatría y Derecho (American Academy of Psychiatry and the Law).[34] Esta especificación intenta orientar a los psiquiatras forenses en el cumplimiento de sus diversas obligaciones morales.

Otro ejemplo de especificación se deriva de la regla frecuentemente citada "Los médicos deben privilegiar los intereses de sus pacientes". En algunos países, los pacientes pueden recibir el mejor tratamiento disponible solo si sus doctores falsean información en los formularios de seguro médico. La regla de prioridad del paciente no implica que un médico deba actuar ilegalmente, mintiendo o distorsionando la descripción del problema de un paciente en un formulario de seguro médico. Reglas contra el engaño, por un lado, y a favor de la prioridad del paciente, por otro, no son imperativos categóricos. Cuando entran en conflicto, necesitamos algún tipo de especificación para saber lo que podemos y no podemos hacer.

Una encuesta sobre las actitudes de los médicos hacia el engaño ilustra cómo algunos de ellos reconcilian su doble compromiso con los pacientes y con no cometer fraude. Dennis H. Novack y varios colegas aplicaron un cuestionario para obtener algunas respuestas de los médicos a problemas éticos complejos que potencialmente podían ser resueltos engañando. En uno de los casos, un médico recomienda una mamografía anual para una madre de cincuenta y dos años, que insiste en que su compañía de seguros no cubrirá el examen. La compañía de seguros cubrirá los costos solo si el médico afirma (fraudulentamente en este escenario) que el motivo es "descartar un cáncer" en lugar de que se trata de una "mamografía de detección". La aseguradora entiende que aplicar la expresión "descartar un cáncer" solo se justifica si hay una masa en el seno u otra evidencia clínica objetiva de la posibilidad de cáncer, ninguna de las cuales está presente en este caso. Casi el 70% de los médicos que respondieron a esta encuesta indicaron que afirmarían que estaban buscando "descartar un cáncer", y el 85% de este grupo (85% del 70%) insistió en que su acto no implicaría "engaño".[35]

Las decisiones de estos profesionales son intentos rudimentarios de especificar la regla de que "los médicos deben privilegiar los intereses de sus pacientes". Algunos de ellos parecen pensar que está correctamente especificada de la siguiente manera: "Los médicos deben privilegiar los intereses de los pacientes ocultando información o engañando a otro que no tiene *derecho* a esa información, incluida una compañía de seguros que, a través de políticas de cobertura injustas, pierde su derecho a contar con información más precisa". Además, la mayoría de los médicos que participaron en el estudio, aparentemente no entendieron la definición de "engaño" como lo hacen los investigadores, a saber, que "engañar es hacer creer a otro lo que no es verdad, esto es, inducir a error". Supuestamente, algunos médicos creían que el "engaño" ocurre cuando una persona miente injustificadamente a otra, y que era justificable defraudar a la compañía de seguros en estas circunstancias. Parece que estos médicos no estarían de acuerdo en cómo especificar reglas contra el engaño o reglas que asignan prioridad a los intereses de los pacientes.[xi]

Todas las reglas morales están, en principio, sujetas a especificación. Todas necesitarán contenido adicional, porque, como afirma Richardson "la complejidad de los fenómenos morales siempre supera nuestra capacidad para capturarlos en normas generales".[36] Muchas reglas ya especificadas necesitarán más especificación para abordar nuevas circunstancias conflictivas. Estas conclusiones están conectadas con nuestra discusión anterior

---

[xi] N.T. Este representa un asunto problemático para la dimensión utilitarista del principialismo, y es la razón por la que los autores enfatizan el punto. Existen casos de engaño que son moralmente más complejos. Supongamos que un cirujano promete a su paciente que solo él llevará a cabo la cirugía que aquel necesita, pero durante la operación permite que un residente bien calificado la ejecute parcialmente. Imaginemos que todo resulta bien, y que el paciente nunca descubre lo que realmente ocurrió durante la cirugía. El caso es que las consecuencias para él son las mismas que si el cirujano hubiese cumplido su promesa. Especificar reglas contra el engaño (*deception*) es relevante precisamente por la posibilidad cierta de que ocurran casos como el señalado, donde la mentira parece ser moralmente irrelevante en virtud de que, pese a engañar al paciente, el médico obtuvo la utilidad esperada.

sobre las morales particulares. Diferentes personas y grupos ofrecerán especificaciones contradictorias, creando, potencialmente, múltiples morales particulares. Es probable que, en cualquier escenario problemático, individuos razonables e imparciales ofrezcan especificaciones competitivas entre sí, todas ellas comprometidas con la moral común.

Decir que un problema o conflicto se resuelve o disuelve mediante la especificación implica afirmar que se han construido normas lo suficientemente acotadas en contenido para que cuando se apliquen a un caso, sepamos lo que debemos hacer. Obviamente, algunas especificaciones propuestas no derivarán en la solución más adecuada o justificada. Cuando emergen especificaciones contradictorias, las especificaciones propuestas deben basarse en procesos deliberativos de razonamiento. La especificación como método se puede conectar a un modelo de justificación que respaldará algunas especificaciones y no otras, como argumentaremos en el Capítulo 10.

Algunas normas especificadas son virtualmente absolutas y no necesitan mayor especificación, aunque también son escasas. Algunos ejemplos incluyen prohibir la crueldad que implica infligir dolor y sufrimiento innecesarios.[37] "No violar sexualmente a alguien" es un ejemplo comparable. Más interesantes son las normas que se formulan intencionalmente con el objetivo de incluir todas las excepciones legítimas posibles. Un ejemplo es "Obtenga siempre el consentimiento informado, oral o escrito, para las intervenciones médicas con pacientes competentes, *excepto* en emergencias, en exámenes forenses, en situaciones de bajo riesgo, o cuando los pacientes han renunciado a su derecho a obtener una información adecuada o suficiente". Esta norma necesita una mayor interpretación, incluido un análisis de lo que constituye un consentimiento informado, una emergencia, una renuncia a un derecho, un examen forense y un bajo riesgo. Esta regla sería absoluta si todas las excepciones legítimas se hubieran incorporado con éxito en su formulación, pero tales reglas son poco comunes. Como existe una amplia gama de posibilidades de que se presenten conflictos contingentes entre reglas, es probable que incluso las reglas más sólidas y detalladas se encuentren con casos excepcionales.[xii]

[xii] N.T. La importancia de la especificación es capital en el principialismo de Beauchamp y Childress, y su exposición viene a despejar gruesos errores epistemológicos contenidos en algunas críticas a este modelo deliberativo. Por ejemplo, los principios de ética biomédica no necesitan ser jerarquizados cuando colisionan en la práctica. De hecho, aquello no representa un problema para el principialismo, precisamente, porque existe la especificación. Por otro lado, no es tampoco cierto que debamos priorizar sistemáticamente las obligaciones de no maleficencia y justicia sobre los derechos a la autodeterminación; bien podría ser que dicha priorización significara *per se* un acto maleficente, contrario a lo que el paciente considera beneficioso para sus propósitos o proyecto de vida. Finalmente, es más bien incierto lo que

Balance[xiii] y ponderación

Principios, reglas, obligaciones y derechos deben ser ponderados cuando se presenta algún conflicto contingente entre ellos. ¿La ponderación es distinta de la especificación, o son lo mismo?

El proceso de balance y ponderación. La ponderación se lleva a cabo en el proceso de razonamiento acerca de qué normas morales deben prevalecer cuando dos o más de ellas entran en conflicto. La ponderación se relaciona con los pesos relativos y las fortalezas de las diferentes normas morales, mientras que a la especificación le interesa principalmente su rango y amplitud, esto es, el alcance que tienen esas normas generales preexistentes una vez acotado su rango de acción (cuando ya se les ha agregado contenido). Ponderar consiste en deliberar y juzgar dichos pesos y fortalezas. La ponderación es muy adecuada para tomar decisiones en *casos particulares*,

---

los bioeticistas exactamente hacen cuando aplican o utilizan este enfoque. La interpretación de los principios varía de modo importante entre los profesionales, incluso respecto de un caso particular. De este modo, cuál sea una aplicación más plausible de ellos permanece en el misterio. ¿Qué están haciendo realmente los profesionales de la salud y los investigadores cuando aplican los principios? Los autores examinan lúcidamente los alcances de esta metodología, concluyendo que una deliberación eficaz debe estar sustentada en la correcta especificación de normas generales en normas particulares (y la respectiva ponderación si así se requiere), proceso que conducirá a acotar el alcance demasiado vago de los principios y agregarles contenido, haciendo así, el principialismo más práctico.

[xiii] N.T. Los autores distinguen entre *weighing* y *balancing*. Si bien, en el inglés coloquial casi siempre funcionan como sinónimos (ambos significan "sopesar", "contrapesar", "equilibrar", "valorar", "evaluar", "comparar"), en este libro, apuntan a momentos y niveles distintos de la deliberación. Conversando con Tom y Jim, quienes aceptan que la diferencia es bien delgada y sutil, concluimos que, para traducir los dos términos al español, debía considerar que *weighing* es más cercano a contrapesar, a considerar las ventajas y desventajas de algo, como midiendo su peso en una balanza ("balancear"), antes de tomar una decisión o actuar. Aquel representa un momento inicial de la deliberación. Por su parte, *balancing*, no es meramente sopesar o equilibrar cursos de acción, haciéndolos coincidir en su peso o importancia, sino que deliberar razonadamente sobre esas opciones, analizándolas por separado, en cuanto a sus motivaciones y posibles consecuencias ("ponderar"). *Weighing* denota la acción de contrapesar, de poner en la balanza, de lograr que dos cosas alcancen la misma importancia o valor, o que se distingan, precisamente, por lo contrario, por eso lo traduzco como "balance". En cambio, *balancing* ("ponderación"), aludiendo también al equilibrio, denota, además, la acción de pensar cuidadosamente sobre un asunto moralmente dicotómico, y a no solo equilibrar, sino que a determinar el peso moral relativo de dos normas en conflicto. La ponderación es fundamental en la metodología de aplicación de los principios. Con ella, y en respuesta al escepticismo que suele suscitar el principialismo en los entornos de la ética médica, los autores buscan también demostrar que los juicios inherentes al proceso deliberativo son más que intuitivos. Este escepticismo incluye la afirmación de que el razonamiento moral se paraliza cuando se enfrenta a conflictos entre normas morales en atmósferas laicas y pluralistas, lo que ha provocado importantes errores de interpretación de la teoría.

mientras que la especificación es especialmente útil para desarrollar *políticas más específicas* a partir de normas generales ya aceptadas.

La metáfora de pesos grandes y pequeños moviendo una balanza hacia arriba y abajo se invoca a menudo para representar la ponderación, no obstante, esta metáfora puede oscurecer lo que sucede en dicho proceso. Los actos justificados de ponderación son apoyados por buenas razones. No es necesario que se basen simplemente en la intuición o el sentimiento, aunque el equilibrio intuitivo es una forma de ponderación. Supongamos que una doctora se enfrenta a una emergencia que la obliga a extender un ya largo día, y le impide cumplir la promesa de llevar a su hijo a la biblioteca local. Ella se involucra en un proceso de deliberación que la lleva a considerar con cuánta urgencia su hijo necesita llegar a la biblioteca, si es que podrían visitarla más tarde, si otro médico podría atender la emergencia, y otras posibilidades relacionadas con el caso. Si ella decide quedarse hasta altas horas de la noche con el paciente, entonces ha evaluado que esta obligación es primordial porque encontró una razón buena y suficiente para actuar de ese modo. La razón podría ser que se trata de una vida que pende de un hilo, y solo ella tiene el conocimiento necesario para manejar idóneamente dicha circunstancia. Cancelar la cita con su hijo, por lamentable que sea, podría estar justificado en virtud de lo significativas que son las razones que la llevan a hacer tal cosa.

Existe una forma de aproximarse a la ponderación que la fusiona con la especificación. En nuestro ejemplo, las razones de la doctora pueden ser generalizadas y extendidas a casos similares: "Si la vida de un paciente pende de un hilo y el médico que lo atiende es el único que tiene el conocimiento para lidiar adecuadamente con toda la gama de circunstancias resultantes, entonces sus obligaciones domésticas deben supeditarse a su obligación profesional". Incluso si no siempre expresamos la manera en que ponderamos las razones en la forma de una especificación, ¿podríamos hacer que todos los juicios deliberativos se ajustaran a este modelo? Efectivamente podríamos, pero, de ser así, la ponderación deliberativa no sería más que una especificación deliberativa.

El objetivo de fusionar la especificación y la ponderación es atractivo, pero no es adecuado para manejar todas las situaciones en las que se aplica la ponderación. La especificación requiere que un agente moral extienda la aplicación de las normas, tanto reduciendo su alcance como generalizándolas a circunstancias igualmente relevantes. En consecuencia, "Respetar la autonomía de los pacientes competentes cuando se vuelven incompetentes siguiendo sus voluntades anticipadas" es una regla apropiada para todos los pacientes incompetentes con voluntades anticipadas. Sin embargo, las respuestas de los agentes morales solidarios que trabajan en el área de la salud, como médicos y enfermeras, son a menudo altamente específicas para las necesidades de *este* paciente o *esta* familia en *esta* circunstancia particular. Muchas razones deben balancearse y ponderarse, y cualquier generalización podría no ser sostenible ni siquiera en casos notablemente similares.

Las generalizaciones, concebidas como normas o directivas, pueden incluso ser peligrosas. Un ejemplo de esto son los casos en los que el riesgo de daño y la carga involucrada para un paciente son a menudo circunstancias que muy improbablemente se decidan expresando, por vía de una regla, cuánto riesgo es aceptable o cuán pesada puede ser la carga para asegurar la obtención de un beneficio determinado. Después de haber establecido los niveles de riesgo y carga, estas consideraciones deben ponderarse con la probabilidad de éxito de un procedimiento, con las incertidumbres involucradas, con la posibilidad de obtener un consentimiento informado apropiado, con saber si la familia representa o no un papel importante en la situación, y con otras variables asociadas. De esta manera, la ponderación permite una debida consideración de todos los factores que inciden en una circunstancia particular compleja, incluidas todas las normas morales relevantes.

Consideremos el siguiente diálogo con una mujer joven que recién se ha enterado de que está contagiada de VIH. Transcribimos el texto de acuerdo con la grabación hecha por el médico Timothy Quill y la enfermera Penelope Townsend.[38]

> PACIENTE: Por favor, no me diga eso. Oh, Dios mío. Oh, mis hijos. Señor, ten piedad. Oh, Dios, ¿por qué Él me hace esto?...
>
> DR. QUILL: Lo primero que tenemos que hacer es averiguar lo que más podamos sobre su condición, porque ahora mismo, usted está bien.
>
> PACIENTE: Ya ni siquiera tengo un futuro. Todo lo que sé es que voy a morir en cualquier momento. ¿Qué puedo hacer? ¿Qué?, si soy una bomba de tiempo andante. La gente estará asustada de incluso tocarme o decirme algo.
>
> DR. QUILL: No, eso no es así.
>
> PACIENTE: Sí, ellos harán eso, porque yo siento que será así...
>
> DR. QUILL: Hay un futuro para usted...
>
> PACIENTE: OK, está bien. Estoy muy asustada. No quiero morir. No quiero morir, doctor Quill, no todavía. Sé que voy a morir, pero no quiero morir.
>
> DR. QUILL: Tenemos que pensar en un par de cosas.

Quill y Townsend intentan calmar y tranquilizar a la paciente, al tiempo que buscan empatizar con sus sentimientos y transmitirle confianza como autoridades médicas conocedoras de la enfermedad. Su compromiso emocional con los sentimientos de la paciente es paralelo a una evaluación objetiva de ella. Demasiada compasión y compromiso emocional puede condenar el éxito de su función profesional. Por otra parte, demasiado desapego señala una actitud muy fría y despreocupada, pudiendo destruir la confianza y esperanza de la paciente. Ellos deben lograr, entonces, un equilibrio, en el sentido de fusionar correctamente el compromiso y el desapego.

Quill y Townsend podrían tratar de especificar normas de respeto y beneficencia para indicar cómo los médicos y las enfermeras deberían responder a las necesidades de los pacientes cuando están desesperadamente consternados. Sin embargo, la especificación carecerá de contenido y no será lo suficientemente matizada como para proporcionar una directriz práctica para esta paciente y, ciertamente, para otros pacientes que atraviesen la misma circunstancia. Cada encuentro médico-paciente clama por una respuesta insuficientemente capturada por principios y reglas generales, y sus respectivas especificaciones. Un comportamiento afectuoso con un paciente desesperado puede derivar en una intromisión en su privacidad o irritar a otro paciente desesperado. Un médico puede, por ejemplo, encontrar pertinente tocar o acariciar a un paciente, al mismo tiempo que entiende que tal comportamiento sería evaluado como completamente inapropiado por otro paciente en una situación similar.

La manera en que los médicos y las enfermeras ponderan diferentes razones morales a menudo implica desplegar visión empática, sensibilidad, y prudencia para discernir las circunstancias y necesidades de un paciente en particular.[39] La ponderación generalmente representa un conjunto de actividades más complejas que aquellas involucradas en un caso sencillo de equilibrio moral entre dos principios o reglas en conflicto. Diversas consideraciones sobre la confianza, compasión, evaluación objetiva, respuestas compasivas, y consuelo, entre otras, pueden estar también implicadas en el proceso de ponderación.

En muchos contextos clínicos puede ser desalentadoramente complejo e improductivo comprometerse con la especificación. Por ejemplo, en casos de ponderación de daños asociados al tratamiento versus los beneficios del mismo para pacientes incompetentes, los escenarios son, a menudo, tan excepcionales que resulta peligroso generalizar una conclusión que podría extenderse a otros casos. Estos problemas se hacen, a veces, más complejos debido a desacuerdos familiares sobre qué es realmente un beneficio, a una limitada capacidad decisional o, lisa y llanamente, a la indecisión de un paciente marginalmente competente, junto con la escasez de tiempo y recursos, y otros factores de la misma naturaleza.[40]

No estamos sugiriendo que la ponderación sea inevitablemente intuitiva e irreflexiva. Más bien, proponemos un modelo de deliberación moral que se centra en cómo se despliegan la ponderación y la reflexión a través de una sabiduría práctica, separando de aquellas la inteligencia y la capacidad de respuesta empática, ya que no son reductibles a la especificación de normas. La facultad de ponderar muchas cuestiones morales está conectada con lo que discutiremos en el Capítulo 2, referido a las capacidades del carácter moral. Las capacidades, bajo la forma de virtudes de compasión, atención, discernimiento, cuidado y amabilidad son parte integral de la manera en que los agentes morales prudentes ponderan diversas valoraciones morales, a veces contrapuestas.

El concepto de viabilidad proporciona otra razón para apoyar la conclusión de que el modelo de especificación necesita ser complementado con el modelo de ponderación. La especificación progresiva que cubre todas las áreas de la vida moral, eventualmente se convertiría en un cuerpo de normas tan desmesurado que el sistema normativo se volvería inmanejable. Un esquema de especificación comprehensivo constituiría un elenco de, potencialmente, cientos, miles o millones de reglas, cada una adaptada a una restringida gama de conductas. En el modelo de especificación, todo tipo de acción, en un evento de conflicto circunstancial de normas, estaría cubierta por una regla, pero la formulación de reglas para cada escenario de conflicto circunstancial sería un cuerpo regulatorio tan voluminoso que no prestaría ninguna utilidad.

Condiciones que restringen la ponderación. Para disipar las preocupaciones de que el modelo de ponderación es demasiado intuitivo o abierto, y carece de un compromiso con principios firmes y un razonamiento riguroso, proponemos seis condiciones que deberían ayudar a reducir la intuición, la parcialidad y la arbitrariedad. Estas condiciones deben cumplirse para justificar infringir una norma *prima facie* con el fin de adherir a otra.

1. Se ofrecen buenas razones para actuar, siguiendo la norma predominante en lugar de la norma infringida.

2. El objetivo moral que justifica infringir una norma tiene reales posibilidades de lograrse.

3. No hay disponibles acciones alternativas que sean moralmente preferibles.[41]

4. La mínima afectación[xiv] ha sido elegida, conmensurable con el propósito de alcanzar el objetivo primordial de la acción.

[xiv] N.T. Traduzco, indistintamente, *infringement* como "afectación" o "infracción". Ambos términos aplican aquí como sinónimos.

5. Se han minimizado todos los efectos negativos de la infracción.
6. Todas las partes afectadas han sido tratadas con imparcialidad.

Aunque algunas de estas condiciones son obvias y no señalan controversias, otras, a menudo, se pasan por alto en la deliberación moral y, de ser observadas, llevarían a conclusiones diferentes. Por ejemplo, algunas decisiones de usar tecnologías fútiles para prolongar la vida, sin considerar las objeciones de los pacientes o sus representantes violan la condición 2, al respaldar acciones en las que no existe una perspectiva realista de lograr los objetivos de la intervención propuesta. Por lo general, estas decisiones se toman cuando los profesionales de la salud consideran que la intervención es legalmente necesaria, pero en algunos casos, el estándar invocado es meramente tradicional o profundamente arraigado.

La condición 3 se vulnera de manera más reiterada. En algunos entornos, regularmente las acciones se llevan a cabo sin considerar seriamente acciones alternativas que podrían ser desplegadas. Como resultado, los agentes fallan en identificar una alternativa moralmente preferible. Por ejemplo, en los comités de cuidado y uso de animales, un conflicto común implica, por un lado, la obligación de aprobar un buen protocolo científico y, por otro, la obligación de proteger a los animales contra el sufrimiento. Se puede aprobar un protocolo si este propone una forma estándar de anestesia. Sin embargo, las formas estándar de anestesia no siempre representan la mejor manera de proteger al animal, y se necesitan otras indagaciones para determinar el mejor anestésico posible para las intervenciones específicas que se proponen. En nuestro esquema de condiciones de posibilidad, sería injustificable aprobar el protocolo o realizar el experimento sin esta información adicional, ya que aquello afectaría las condiciones 3, 4 y 5.

Finalmente, consideremos el siguiente ejemplo. El principio de respeto por la autonomía y el principio de beneficencia (que requiere actos destinados a prevenir el daño a otros) a veces colisionan al abordar escenarios que surgen de las respuestas que el gobierno y los profesionales de la salud elaboran para hacer frente a brotes de enfermedades infecciosas graves, como el síndrome respiratorio agudo grave (SARS, por sus siglas en inglés). Las personas expuestas a este síndrome pueden poner en riesgo a otras. El gobierno, atendiendo a sus responsabilidades en el área de la salud pública, y muchos otros profesionales de la salud, tienen una obligación, basada en la beneficencia y la justicia, de proteger a las personas no expuestas siempre que sea posible. Sin embargo, el respeto por la autonomía, a menudo establece una barrera *prima facie* para las violaciones de la libertad y la privacidad, incluso en situaciones que ponen en riesgo la salud pública. Para justificar la anulación de la autonomía, se debe demostrar que la cuarentena obligatoria de los individuos expuestos a la enfermedad es necesaria para prevenir daños a otros y que tiene una posibilidad razonable de evitarlos. Si se cumple con estas condiciones, la cuarentena obligatoria aún debe pasar la prueba de la mínima afectación (condición 4), y los funcionarios públicos de la salud deben tratar de minimizar los efectos negativos de la cuarentena, incluidos la pérdida de ingresos y la incapacidad de cuidar a familiares dependientes (condición 5). En definitiva, la aplicación imparcial de las reglas de la cuarentena es esencial, tanto para la equidad como para la confianza pública (condición 6).[42]

Pensamos que estas seis condiciones restrictivas son moralmente exigentes, al menos, en algunas circunstancias. Por ejemplo, cuando, junto con los requisitos de coherencia que presentaremos en el Capítulo 10, estas condiciones nos protegen contra juicios de ponderación puramente intuitivos, subjetivos o sesgados. Podríamos introducir más criterios o salvaguardas, tales como "los derechos prevalecen sobre los no derechos" y "los principios de libertad anulan los principios de no libertad", pero seguramente estas disposiciones fracasarán en circunstancias en las que las demandas de derechos y los intereses de libertad sean relativamente marginales.

Diversidad moral y desacuerdo moral

A veces, los agentes morales escrupulosos y razonables discrepan comprensiblemente sobre las prioridades morales en circunstancias de un conflicto contingente de normas. Las personas moralmente íntegras pueden estar en desacuerdo, por ejemplo, sobre si la revelación[xv] de una condición que amenaza la vida de un paciente frágil es apropiada, si los valores religiosos sobre la muerte cerebral tienen un lugar en la ética biomédica secular, si los adolescentes maduros deben ser autorizados a rechazar tratamientos de soporte vital, y otras cuestiones similares. El desacuerdo no sugiere necesariamente ignorancia o deficiencia moral. Simplemente carecemos de una forma única y completamente confiable para resolver muchos desacuerdos, a pesar de los métodos de especificación y ponderación.

El desacuerdo moral puede surgir debido a: (1) desacuerdos de hecho (por ejemplo, sobre el nivel de sufrimiento que causará una intervención), (2) desacuerdos resultantes de información o evidencia insuficientes, (3) desacuerdos sobre qué normas son aplicables o relevantes en ciertas

---

[xv] N.T. Traduzco así el término *disclosure* que, en los entornos clínicos y biomédicos, refiere a "revelar", "divulgar", "transmitir" o "desvelar" información al paciente o sujeto de investigación. En lo sucesivo, especialmente en el Capítulo 4, donde se aborda el término con mayor detención, también utilizaré dicha traducción, intercambiándola, cuando así lo amerite el caso, con el vocablo "divulgación" y sus derivados. Para mayor detalle, ver la N.T. xii del Capítulo 4.

circunstancias, (4) desacuerdos sobre los pesos relativos o jerarquías de normas relevantes, (5) desacuerdos sobre las formas más apropiadas de especificar o ponderar, (6) la presencia de un auténtico dilema moral, (7) desacuerdos de alcance y estatus moral sobre quién debería estar protegido por una norma moral (por ejemplo, si los embriones, fetos y animales sintientes están o no protegidos; al respecto, ver el Capítulo 3), y (8) desacuerdos conceptuales sobre una noción moral crucial, como, por ejemplo, si retirar la nutrición y la hidratación a un paciente moribundo a pedido de su familia, constituye o no *asesinato*.

Partes opuestas en conflicto pueden enfatizar principios diferentes y asignarles pesos distintos, incluso cuando están de acuerdo sobre qué principios y conceptos son más relevantes. El desacuerdo puede persistir entre personas moralmente comprometidas que aprecian debidamente las demandas básicas que la moral les impone. Si la evidencia es incompleta, y elementos distintos de dicha evidencia están disponibles para diversas partes en conflicto, un individuo o grupo puede justificadamente llegar a una conclusión que otro individuo o grupo justificadamente rechaza. Incluso, si ambas partes tienen algunas creencias incorrectas, cada una de ellas puede tener buenas razones para mantenerlas. No podemos exigirles a las personas un estándar práctico más riguroso que emitir juicios responsables, a la luz de las normas y evidencias disponibles.

Cuando surgen desacuerdos morales, un agente moral puede —y por lo general debe— defender su decisión sin menospreciar o reprochar a otros que toman decisiones diferentes. El reconocimiento de la legítima diversidad —en contraste con las violaciones morales que justifican su crítica— es vital en la evaluación de las acciones de los demás. Las valoraciones de una persona moralmente responsable acerca de sus obligaciones pueden diferir de las de otra persona cuando se enfrenta al mismo problema moral, y ambas valoraciones pueden fundamentarse adecuadamente en la moral común. Del mismo modo, lo que una institución o gobierno determine hacer en un caso específico, puede diferir de lo que haga otra institución o gobierno después de resolver cuál es el mejor curso de acción a seguir en una circunstancia similar. En tales casos, podemos evaluar una posición como moralmente preferible a otra solo si somos capaces de demostrar que dicho punto de vista se basa en un conjunto más coherente de especificaciones e interpretaciones de la moral común.[43]

Conclusión

En este capítulo hemos presentado lo que a veces se denomina el *enfoque de los cuatro principios* de ética biomédica, ahora comúnmente llamado *principialismo.*[44] En nuestro marco moral, los cuatro grupos de principios descienden de la moral común, pero al especificarlos y ponderarlos en los capítulos posteriores, también nos serviremos de la experiencia histórica para formular obligaciones y virtudes profesionales en la atención sanitaria, salud pública, investigación biomédica y políticas de salud. Aunque varios supuestos de la ética médica tradicional, así como los actuales códigos médicos y de investigación, y otras dimensiones de la bioética contemporánea necesitan ser reformados, tenemos una deuda profunda con la visión y compromiso que todos esos esfuerzos han representado. Nuestro objetivo en los siguientes capítulos es desarrollar, especificar y ponderar el contenido normativo de los cuatro principios, por lo que, con cierta frecuencia, intentaremos que nuestros puntos de vista sean consistentes con las tradiciones, prácticas y códigos profesionales.

El principialismo no es simplemente un repertorio de cuatro principios abstractos. Es una teoría sobre cómo estos principios orientan las prácticas clínica y biomédica, y de cómo se vinculan con ellas. En los nueve capítulos siguientes mostraremos cómo los principios y otras normas morales están conectadas con una variedad de interpretaciones, prácticas y transacciones[xvi], propias de los entornos de la atención médica, de las instituciones de investigación y de las políticas de salud pública.

NOTAS

[1] Ver Albert Jonsen, *The Birth of Bioethics* (New York: Oxford University Press, 1998), pp. 3 y ss; Jonsen, *A Short History of Medical Ethics* (New York: Oxford University Press, 2000); John-Stewart Gordon, "Bioethics", en *Internet Encyclopedia of Philosophy*, especialmente la sección 2, disponible en: https://www.iep.utm.edu/bioethics/ (consultado el 23 de marzo de 2018); y Edmund D. Pellegrino y David C. Thomasma, *The Virtues in Medical Practice* (New York: Oxford University Press, 1993), pp. 184-89.

[2] Un abordaje integral a esta historia, que abarca gran parte del mundo, se encuentra en: Robert B. Baker y Laurence McCullough, eds., *The Cambridge World History of Medical Ethics* (Cambridge: Cambridge University Press, 2009).

[3] El lenguaje de la "ética aplicada" puede ser engañoso en la medida que sugiere un sentido unidireccional desde la teoría ética, principios y reglas a los juicios particulares sobre casos. De hecho, las reflexiones sobre casos particulares interactúan dialécticamente con teorías, principios y reglas, y pueden conducir a su modificación. Al respecto, véase nuestra exposición en el Capítulo 10.

[4] Estas distinciones deben utilizarse con precaución. La metaética frecuentemente da un giro hacia la ética normativa, y esta, a menudo, se basa en aquella. Así como no se debe hacer

---

[xvi] Traducción literal del vocablo *transactions*, con el que los autores apuntan al gran elenco de relaciones, negociaciones, experiencias, usos y rutinas que se materializan en los ámbitos clínicos, biomédicos e institucionales.

una distinción tajante entre la ética práctica y la ética normativa general, no se debería trazar una línea definitiva para distinguir entre ética normativa y metaética.

⁵ Aunque solo hay una moral común universal, existe más de una teoría de la moral común. Para un elenco variado y diverso de teorías, véase Alan Donagan, *The Theory of Morality* (Chicago: Chicago University Press, 1977); Bernard Gert, *Common Morality: Deciding What to Do* (New York: Oxford University Press, 2007); Bernard Gert, Charles M. Culver y K. Danner Clouser, *Bioethics: A Return to Fundamentals*, 2ª ed. (New York: Oxford University Press, 2006); W. D. Ross, *The Foundations of Ethics* (Oxford: Oxford University Press, 1939); y el número especial del *Kennedy Institute of Ethics Journal* 13 (2003), especialmente el artículo introductorio de Robert Veatch, pp. 189-92.

Para conocer algunas obras que desafían estas teorías y su lugar en la bioética, ver John D. Arras, "The Hedgehog and the Borg: Common Morality in Bioethics", *Theoretical Medicine and Bioethics* 30 (2009): 11-30; Arras, "A Common Morality for Hedgehogs: Bernard Gert's Method", en Arras, *Methods in Bioethics: The Way We Reason Now*, ed. James F. Childress and Matthew Adams (New York: Oxford University Press, 2017), pp. 27-44; B. Bautz, "What Is the Common Morality, Really?", *Kennedy Institute of Ethics Journal* 26 (2016): 29-45; Carson Strong, "Is There No Common Morality?", *Medical Humanities Review* 11 (1997): 39-45; y Andrew Alexandra y Seumas Miller, "Ethical Theory, 'Common Morality', and Professional Obligations", *Theoretical Medicine and Bioethics* 30 (2009): 69-80.

⁶ Revisar la tesis de Martha Nussbaum, de que en Aristóteles ciertas "virtudes no relativas" son objetivas y universales: "Non-Relative Virtues: An Aristotelian Approach", en *Ethical Theory, Character, and Virtue*, ed. Peter French et al. (Notre Dame, IN: University of Notre Dame Press, 1988), pp. 32-53, especialmente pp. 33-4, 46-50. En una obra clásica de la ética filosófica, David Hume presenta una teoría de las virtudes como objetivas y universales, aunque la suya es algo diferente de la de Aristóteles. Ver, de Hume, *An Enquiry concerning the Principles of Morals*, ed. Tom L. Beauchamp, en la serie "Oxford Philosophical Texts Editions" (Oxford: Oxford University Press, 1998).

⁷ Para una vasta y atractiva descripción de la moral común, ver Rebecca Kukla, "Living with Pirates: Common Morality and Embodied Practice", *Cambridge Quarterly of Healthcare Ethics* 23 (2014): 75-85. Considerar también la insistencia de Bernard Gert sobre el papel que juega *todo el sistema moral* (no simplemente las reglas de obligación) y los peligros de descuidarlo, un punto que a menudo se pasa por alto y con el que estamos de acuerdo. Ver de Gert: *Morality: Its Nature and Justification* (New York: Oxford University Press, 2005), pp. 3, 159-61, 246-47; y también "The Definition of Morality", en *The Stanford Encyclopedia of Philosophy*; revisión del 8 de febrero de 2016, disponible en: https://plato.stanford.edu/entries/morality-definition/ (consultado el 9 de febrero de 2018).

⁸ Esta errónea interpretación de nuestra teoría se encuentra en Leigh Turner, "Zones of Consensus and Zones of Conflict: Questioning the 'Common Morality' Presumption in Bioethics", *Kennedy Institute of Ethics Journal* 13 (2003): 193-218; y Turner, "An Anthropological Exploration of Contemporary Bioethics: The Varieties of Common Sense", *Journal of Medical Ethics* 24 (1998): 127-33.

⁹ Ver David DeGrazia, "Common Morality, Coherence, and the Principles of Biomedical Ethics", *Kennedy Institute of Ethics Journal* 13 (2003): 219-30; Turner, "Zones of Consensus and Zones of Conflict"; Donald C. Ainslee, "Bioethics and the Problem of Pluralism", *Social Philosophy and Policy* 19 (2002): 1-28; Oliver Rauprich, "Common Morality: Comment on Beauchamp and Childress", *Theoretical Medicine and Bioethics* 29 (2008): 43-71; y Letícia Erig Osório de Azambuja and Volnei Garrafa, "The Common Morality Theory in the Work of Beauchamp and Childress", *Revista Bioética* 23 (2015), disponible en http://www.scielo.br/scielo.php?pid=S1983-80422015

000300634&script=sci_arttext&tlng=en (consultado el 22 de marzo de 2018). Para una crítica, relacionada pero distinta, ver Anna E. Westra, Dick L. Willems, y Bert J. Smit, "Communicating with Muslim Parents: 'The Four Principles' Are not as Culturally Neutral as Suggested", *European Journal of Pediatrics* 168 (2009): 1383-87; este artículo está publicado junto con una espléndidamente correcta interpretación de nuestra posición: Voo Teck Chuan, "Editorial Comment: The Four Principles and Cultural Specification", *European Journal of Pediatrics* 168 (2009): 1389.

[10] Kukla llega a esta conclusión en "Living with Pirates". En respuesta, ver Tom L. Beauchamp, "On Common Morality as Embodied Practice: A Reply to Kukla", *Cambridge Quarterly of Healthcare Ethics* 23 (2014): 86-93; Carson Strong, "Kukla's Argument against Common Morality as a Set of Precepts: On Stranger Tides", *Cambridge Quarterly of Healthcare Ethics* 23 (2014): 93-99; y Kukla, "Response to Strong and Beauchamp—at World's End", *Cambridge Quarterly of Healthcare Ethics* 23 (2014): 99-102.

[11] Ver Richard B. Brandt, "Morality and Its Critics," en su *Morality, Utilitarianism, and Rights* (Cambridge: Cambridge University Press, 1992), Capítulo 5; y Gregory Mellema, "Moral Ideals and Virtue Ethics", *Journal of Ethics* 14 (2010): 173-80. Ver, también, nuestra exposición sobre los ideales morales y la supererogación, en el Capítulo 2 de este libro.

[12] Talcott Parsons, *Essays in Sociological Theory*, edición revisada. (Glencoe, IL: Free Press, 1954), p. 372. Ver además: Jan Nolin, *In Search of a New Theory of Professions* (Borås, Sweden: University of Borås, 2008).

[13] Para una excelente introducción a este tema, ver Edmund D. Pellegrino, "Codes, Virtues, and Professionalism", en *Methods of Bioethics*, ed. Daniel Sulmasy y Jeremy Sugarman, Segunda edición. (Washington, DC: Georgetown University Press, 2010), pp. 91-108. Para un panorama general sobre los códigos de ética médica, ver Robert Baker, "Medical Codes and Oaths", *Bioethics* [Antes llamada *Encyclopedia of Bioethics*], Cuarta edición., ed. Bruce Jennings (Farmington Hills, MI: Gale, Cengage Learning, Macmillan Reference USA, 2014), vol. 4, pp. 1935-46. Para una historia y análisis del Código de Ética para Enfermeras y Enfermeros, de la Asociación Estadounidense de Enfermeras y Enfermeros, ver Beth Epstein y Martha Turner, "The Nursing Code of Ethics: Its Value, Its History", *Online Journal of Issues in Nursing* 20, no. 2 (mayo de 2015), disponible en http://ojin.nursingworld.org/MainMenuCategories/ANAMarketplace/ANAPeriodicals/OJIN/TableofConte nts/Vol-20-2015/No2-May-2015/The-Nursing-Code-of-Ethics-Its-Value-Its-History.html (consultado el 3 de junio de 2018).

[14] El Código de Ética de 1847, de la Asociación Médica de Estados Unidos fue, en gran parte, modificado desde la publicación del texto de Thomas Percival, *Medical Ethics; or a Code of Institutes and Precepts, Adapted to the Professional Conduct of Physicians and Surgeons* (Manchester, UK: S. Russell, 1803). Ver Donald E. Konold, *A History of American Medical Ethics 1847-1912* (Madison, WI: State Historical Society of Wisconsin, 1962), Capítulos 1-3; Chester Burns, "Reciprocity in the Development of Anglo-American Medical Ethics", en *Legacies in Medical Ethics*, ed. Burns (New York: Science History Publications, 1977); y American Medical Association, "History of the Code", disponible en https://www.ama-assn.org/sites/default/files/mediabrowser/ public/ethics/ama-code-ethics-history.pdf (consultado el 23 de marzo de 2018).

[15] Para un análisis riguroso del Código Hipocrático y otros códigos médicos, revisar la influyente exploración de Robert M. Veatch, en su *Hippocratic, Religious, and Secular Medical Ethics: The Points of Conflict* (Washington, DC: Georgetown University Press, 2012).

[16] Cfr. las conclusiones a que se llega sobre la medicina en N. D. Berkman, M. K. Wynia, y L. R. Churchill, "Gaps, Conflicts, and Consensus in the Ethics Statements of Professional Associations, Medical Groups, and Health Plans", *Journal of Medical Ethics* 30 (2004): 395-401; Ryan M. Antiel, Farr A. Curlin, C. Christopher Hook, y Jon C. Tilburt, "The Impact of

Medical School Oaths and Other Professional Codes of Ethics: Results of a National Physician Survey", *Archives of Internal Medicine* 171 (2011): 469-71; Robert D. Orr, Norman Pang, Edmund D. Pellegrino, y Mark Siegler, "Use of the Hippocratic Oath: A Review of Twentieth Century Practice and a Content Analysis of Oaths Administered in Medical Schools in the U.S. and Canada in 1993", *Journal of Clinical Ethics* 8 (1997): 377-88; y A. C. Kao and K. P. Parsi, "Content Analyses of Oaths Administered at U.S. Medical Schools in 2000", *Academic Medicine* 79 (2004): 882-87.

[17] Jay Katz, ed., *Experimentation with Human Beings* (New York: Russell Sage Foundation, 1972), pp. ix-x.

[18] Para un examen de diferentes modelos de bioética pública, ver James F. Childress, "Reflections on the National Bioethics Advisory Commission and Models of Public Bioethics", *Goals and Practice of Public Bioethics: Reflections on National Bioethics Commissions*, informe especial, *Hastings Center Report* 47, no. 3 (2017): S20-S23, y varios otros ensayos en el mismo número. Ver también: *Society's Choices: Social and Ethical Decision Making in Biomedicine*, ed. Ruth Ellen Bulger, Elizabeth Meyer Bobby, y Harvey V. Fineberg, para el Comité sobre los Impactos Sociales y Éticos de los Desarrollos de la Biomedicina, División de Políticas para las Ciencias de la Salud, Instituto de Medicina (Washington, DC: National Academies Press, 1995).

[19] Ver Allen Buchanan, "Philosophy and Public Policy: A Role for Social Moral Epistemology", *Journal of Applied Philosophy* 26 (2009): 276-90; Will Kymlicka, "Moral Philosophy and Public .Policy: The Case of New Reproductive Technologies", en *Philosophical Perspectives on Bioethics*, ed. L. W. Sumner y Joseph Boyle (Toronto: University of Toronto Press, 1996); Dennis Thompson, "Philosophy and Policy", *Philosophy & Public Affairs* 14 (Spring 1985): 205-18; Andrew I. Cohen, *Philosophy, Ethics, and Public Policy* (London: Routledge, 2015); y el simposio sobre "El rol de los filósofos en los procesos de política pública: una mirada desde la Comisión Presidencial", con ensayos de Alan Weisbard y Dan Brock, *Ethics* 97 (julio de 1987): 775-95.

[20] Tarasoff v. Regents of the University of California, 17 Cal. 3d 425, 551 P.2d 334, 131 Cal. Rptr. 14 (Cal. 1976).

[21] Sobre las interacciones de los juicios éticos y jurídicos (y las razones de esas interacciones) sobre asuntos bioéticos, ver Stephen W. Smith, John Coggan, Clark Hobson, et al., eds., *Ethical Judgments: Re-Writing Medical Law* (Oxford: Hart, 2016).

[22] Ver John Lemmon, "Moral Dilemmas", *Philosophical Review* 71 (1962): 139-58; Daniel Statman, "Hard Cases and Moral Dilemmas", *Law and Philosophy* 15 (1996): 117-48; Terrance McConnell, "Moral Dilemmas", *Stanford Encyclopedia of Philosophy* (Edición del otoño de 2014), ed. Edward N. Zalta, disponible en https://plato.stanford.edu/archives/fall2014/entries/moral-dilemmas/ (consultado el 23 de marzo de 2018); H. E. Mason, "Responsibilities and Principles: Reflections on the Sources of Moral Dilemmas", en *Moral Dilemmas and Moral Theory*, ed. H. E. Mason (New York: Oxford University Press, 1996).

[23] Christopher W. Gowans, ed., *Moral Dilemmas* (New York: Oxford University Press, 1987); Walter Sinnott-Armstrong, *Moral Dilemmas* (Oxford: Basil Blackwell, 1988); Edmund N. Santurri, *Perplexity in the Moral Life: Philosophical and Theological Considerations* (Charlottesville: University Press of Virginia, 1987). Para una aproximación a los dilemas ofrecidos como complemento a nuestra explicación en este capítulo, ver Joseph P. DeMarco, "Principlism and Moral Dilemmas: A New Principle", *Journal of Medical Ethics* 31 (2005): 101-5.

[24] Algunos autores en el ámbito de la ética biomédica han expresado ciertas reservas sobre el lugar que ocupan los principios que proponemos en este libro. Al respecto, ver

Pierre Mallia, *The Nature of the Doctor-Patient Relationship: Health Care Principles through the Phenomenology of Relationships with Patients* (Springer Netherlands: Springer Briefs in Ethics, 2013), especialmente, el Capítulo 2, "Critical Overview of Principlist Theories"; K. Danner Clouser and Bernard Gert, "A Critique of Principlism", *Journal of Medicine and Philosophy* 15 (abril de 1990): 219-36; Søren Holm, "Not Just Autonomy—The Principles of American Biomedical Ethics", *Journal of Medical Ethics* 21 (1994): 332-38; Peter Herissone-Kelly, "The Principlist Approach to Bioethics, and Its Stormy Journey Overseas", en *Scratching the Surface of Bioethics*, ed. Matti Häyry y Tuija Takala (Amsterdam: Rodopi, 2003), pp. 65-77; y numerosos ensayos, en *Principles of Health Care Ethics*, ed. Raanan Gillon y Ann Lloyd (London: Wiley, 1994); y *Principles of Health Care Ethics*, Segunda edición., ed. Richard E. Ashcroft et al. (Chichester, UK: Wiley, 2007).

[25] Thomas Percival, *Medical Ethics; or a Code of Institutes and Precepts, Adapted to the Professional Interests of Physicians and Surgeons* (Manchester: S. Russell, 1803 [y numerosas ediciones posteriores]). Para un comentario sobre este texto clásico y su influencia, ver: Edmund D. Pellegrino, "Percival's Medical Ethics: The Moral Philosophy of an 18th-Century English Gentleman", *Archives of Internal Medicine* 146 (1986): 2265-69; Pellegrino, "Thomas Percival's Ethics: The Ethics Beneath the Etiquette" (Washington DC: Georgetown University, Kennedy Institute of Ethics, 1984), disponible en https://repository.library.georgetown.edu/bitstream/handle/10822/712018/Pellegrino_M269.pdf? sequence=1&isAllowed=n (consultado el 24 de marzo de 2018); Robert B. Baker, Arthur L. Caplan, Linda L. Emanuel, y Stephen R. Latham, eds., *The American Medical Ethics Revolution: How the AMA's Code of Ethics Has Transformed Physicians' Relationships to Patients, Professionals, and Society* (Baltimore: Johns Hopkins University Press, 1999).

[26] Las reglas procedimentales también pueden interpretarse como basadas en reglas sustantivas de igualdad. Así interpretadas, podría decirse que las reglas procedimentales encuentran justificación en las reglas sustantivas.

[27] Para una discusión sobre la distinción entre *pro tanto* y *prima facie*, ver: Shelly Kagan, *The Limits of Morality* (Oxford: Clarendon Press, 1989), p. 17. Kagan prefiere *pro tanto*, en vez de *prima facie*, y destaca que Ross utilizaba *prima facie* con el mismo sentido, lo cual, sostienen algunos autores, es un error de Ross. Ver, además, Andrew E. Reisner, "Prima Facie and Pro Tanto Oughts", *International Encyclopedia of Ethics* [online], publicado originalmente el 1 de febrero de 2013, disponible en https://onlinelibrary.wiley.com/doi/full/10.1002/9781444367072.wbiee406 (consultado el 24 de marzo de 2018).

[28] W. D. Ross, *The Right and the Good* (Oxford: Clarendon Press, 1930), especialmente, pp. 19-36, 88. Para algunas precauciones importantes sobre el significado y uso de la noción relacionada de "derechos *prima facie*", ver Joel Feinberg, *Rights, Justice, and the Bounds of Liberty* (Princeton, NJ: Princeton University Press, 1980), pp. 226-29, 232; y Judith Jarvis Thomson, *The Realm of Rights* (Cambridge, MA: Harvard University Press, 1990), pp. 118-29.

[29] Robert Nozick, "Moral Complications and Moral Structures", *Natural Law Forum* 13 (1968): 1-50, disponible en https://scholarship.law.nd.edu/cgi/viewcontent.cgi?article=1136... naturallaw_forum (consultado el 26 de marzo de 2018); James J. Brummer, "Ross and the Ambiguity of Prima Facie Duty", *History of Philosophy Quarterly* 19 (2002): 401-22. Ver, también, Thomas E. Hill, Jr., "Moral Dilemmas, Gaps, and Residues: A Kantian Perspective"; Walter Sinnott-Armstrong, "Moral Dilemmas and Rights"; y Terrance C. McConnell, "Moral Residue and Dilemmas", todo en *Moral Dilemmas and Moral Theory*, ed. Mason.

[30] Para una perspectiva similar, ver Ross, *The Right and the Good*, p. 28.

[31] Henry S. Richardson, "Specifying Norms as a Way to Resolve Concrete Ethical Problems", *Philosophy & Public Affairs* 19 (otoño de 1990): 279-310; y Richardson, "Specifying, Balancing, and Interpreting Bioethical Principles", *Journal of Medicine and Philosophy* 25 (2000): 285-307, también, en *Belmont Revisited: Ethical Principles for Research with Human Subjects*, ed. James F. Childress, Eric M. Meslin, y Harold T. Shapiro (Washington, DC: Georgetown University Press, 2005), pp. 205-27. Ver, también, David DeGrazia, "Moving Forward in Bioethical Theory: Theories, Cases, and Specified Principlism", *Journal of Medicine and Philosophy* 17 (1992): 511-39.

[32] Richardson, "Specifying, Balancing, and Interpreting Bioethical Principles", p. 289.

[33] Para un excelente análisis crítico y estudio de casos sobre cómo el marco y enfoque de los cuatro principios puede y debe ser utilizado en la práctica, ver: John-Stewart Gordon, Oliver Rauprich, y Jochen Vollmann, "Applying the Four-Principle Approach", *Bioethics* 25 (2011): 293-300, con una respuesta de Tom Beauchamp, "Making Principlism Practical: A Commentary on Gordon, Rauprich, and Vollmann", *Bioethics* 25 (2011): 301-3.

[34] American Academy of Psychiatry and the Law, "Ethical Guidelines for the Practice of Forensic Psychiatry", revisado y adoptado en mayo de 2005, apartado III: "El consentimiento informado de la persona sometida a evaluación forense debe obtenerse cuando sea necesario y factible. Si el evaluado no es competente para dar su consentimiento, el evaluador debe seguir las leyes correspondientes a su jurisdicción. ... [L]os psiquiatras deben informar al sujeto que, si se niega a participar en la evaluación, este hecho puede ser incluido en cualquier informe o testimonio. Si el evaluado no parece ser capaz de comprender la información proporcionada en relación con la evaluación, esta situación también debe incluirse en cualquier informe y, cuando sea factible, en el testimonio". Disponible en http://www.aapl.org/ethics.htm (consultado el 19 de febrero de 2018).

[35] Dennis H. Novack et al., "Physicians' Attitudes Toward Using Deception to Resolve Difficult Ethical Problems", *Journal of the American Medical Association* 261 (26 de mayo de 1989): 2980-85. Volveremos a analizar estos problemas en el Capítulo 8.

[36] Richardson, "Specifying Norms", p. 294. Bajo esta formulación, la palabra "siempre" debe entenderse como "en principio, siempre". La especificación puede, en algunos casos, llegar a configurar una norma final.

[37] Otras prohibiciones, como las normas contra el asesinato y la violación, pueden ser absolutas solo debido al significado de sus términos. Por ejemplo, decir "el asesinato es categóricamente incorrecto" puede ser equivalente a solo decir "el asesinato injustificado es injustificado".

[38] Timothy Quill y Penelope Townsend, "Bad News: Delivery, Dialogue, and Dilemmas", *Archives of Internal Medicine* 151 (marzo de 1991): 463-68.

[39] Ver Alisa Carse, "Impartial Principle and Moral Context: Securing a Place for the Particular in Ethical Theory", *Journal of Medicine and Philosophy* 23 (1998): 153-69. Para una defensa de la ponderación como el mejor método para ser aplicado en dichas situaciones, ver Joseph P. DeMarco y Paul J. Ford, "Balancing in Ethical Deliberations: Superior to Specification and Casuistry", *Journal of Medicine and Philosophy* 31 (2006): 483-97, esp. 491-93.

[40] Ver reflexiones similares en Lawrence Blum, *Moral Perception and Particularity* (New York: Cambridge, 1994), p. 204.

[41] En la medida en que estas seis condiciones incorporan normas morales, las normas son *prima facie*, no absolutas. La condición 3 es redundante si no se puede infringir cuando se cumplen todas las demás condiciones; pero es mejor ser claro en este punto, aunque sea repetitivo.

⁴² Ver James F. Childress y Ruth Gaare Bernheim, "Public Health Ethics: Public Justification and Public Trust", Bundesgundheitsblat: Gusundheitsforschung, Gesundheitsschutz 51, no. 2 (febrero de 2008): 158-63; y Ruth Gaare Bernheim, James F. Childress, Richard J. Bonnie, y Alan L. Melnick, *Essentials of Public Health Ethics: Foundations, Tools, and Interventions* (Boston: Jones and Bartlett, 2014), especialmente, los Capítulos 1, 2, y 8.

⁴³ Para una crítica de nuestra conclusion en este parágrafo, ver Marvin J. H. Lee, "The Problem of 'Thick in Status, Thin in Content', in Beauchamp and Childress's Principlism", *Journal of Medical Ethics* 36 (2010): 525-28. Ver, además, Angus Dawson y E. Garrard, "In Defence of Moral Imperialism: Four Equal and Universal Prima Facie Principles", *Journal of Medical Ethics* 32 (2006): 200-204; Walter Sinnott-Armstrong, *Moral Dilemmas*, pp. 216-27; y D. D. Raphael, *Moral Philosophy* (Oxford: Oxford University Press, 1981), pp. 64-65.

⁴⁴ Ver Bernard Gert, Charles M. Culver, y K. Danner Clouser, *Bioethics: A Return to Fundamentals*, Segunda edición, Capítulo 4; Clouser y Gert, "A Critique of Principlism", pp. 219-36; Carson Strong, "Specified Principlism", *Journal of Medicine and Philosophy* 25 (2000): 285-307; John H. Evans, "A Sociological Account of the Growth of Principlism", *Hastings Center Report* 30 (septiembre-octubre de 2000): 31-38; Evans, *Playing God: Human Genetic Engineering and the Rationalization of Public Bioethical Debate* (Chicago: University of Chicago Press, 2002); y Evans, *The History and Future of Bioethics: A Sociological View* (New York: Oxford University Press, 2011). Para un análisis crítico de los argumentos de Evans, particularmente aquellos relacionados con "jugar a ser Dios", ver James F. Childress, "Comments", *Journal of the Society of Christian Ethics* 24, no. 1 (2004): 195-204.

2

Carácter moral

Así como en el Capítulo 1 nos centramos en el análisis de las normas morales, en forma de principios, reglas, obligaciones y derechos, en el presente apartado nos focalizaremos en el carácter moral, especialmente en lo referido a virtudes éticas[i], ideales morales y excelencia moral. Estas categorías complementan aquellas abordadas en el capítulo anterior, donde las normas morales que examinamos regulan, principalmente, los *actos* correctos o incorrectos. En cambio, la ética del carácter y la ética de la virtud se concentran en el *agente* que lleva a cabo la acción, y en las virtudes que convierten a los agentes en personas moralmente valiosas.[1]

Los propósitos y estructura de la medicina, atención sanitaria, salud pública e investigación, exigen un análisis más profundo de las virtudes éticas. Generalmente, lo más importante en las interacciones propias de la atención sanitaria y de la vida moral, no es el apego a reglas morales, sino que poseer un carácter confiable, conciencia moral, y sensibilidad emocional. Incluso principios y reglas cuidadosamente especificadas no transmiten todo lo que ocurre cuando los padres cuidan o juegan amorosamente con sus hijos, o cuando los médicos y enfermeras muestran compasión, paciencia y sensibilidad en sus interacciones con los pacientes y sus familias. Los sentimientos y preocupaciones por los demás, que nos motivan a tomar distintos cursos de acción, muchas veces no pueden reducirse a un mero sentido del deber que impulsa a seguir determinadas reglas. La moral sería una práctica displicente y poco inspiradora si careciéramos de la em-

---

[i] Nota del traductor (N.T.). Aristóteles (Ética Nicomaquea II 1105b y VI 1139a) es quien inaugura esta forma de entender la virtud, cuando distingue entre virtudes éticas (del carácter) y dianoéticas (del intelecto). Las primeras (en inglés, *moral virtues*) son, precisamente, aquellas que se adquieren por el hábito, mediante la práctica, a saber, "por la repetición de actos semejantes".

patía adecuada, de la respuesta emocional correcta, de excelencia del carácter, y de ideales sinceros, que van más allá de los principios y las reglas.

Algunos filósofos han cuestionado el lugar de las virtudes en la teoría ética, ya que las califican como menos importantes que las normas que guían la acción, así como difíciles de unificar en una teoría sistemática, en parte debido a que existen muchas virtudes independientes a considerar. En un célebre pasaje, el utilitarista Jeremy Bentham afirmó que las virtudes y vicios "no pueden ser disciplinados" porque "no son susceptibles de algún tipo de clasificación fija; son un cuerpo rebelde, cuyos miembros frecuentemente despliegan hostilidad entre sí. ... La mayoría de ellos se caracterizan por la vaguedad, que es un instrumento conveniente para el moralista poético, pero peligroso o inútil para el moralista práctico".[2]

Aunque los principios y las virtudes son diferentes y se aprenden de distintas maneras, estas no son menos significativas en la vida moral, y en algunos contextos adquieren, probablemente, superior importancia. En el Capítulo 9, examinaremos la ética de la virtud como un tipo de teoría ética, y abordaremos desafíos y críticas parecidas a las de Bentham. En las primeras secciones del presente capítulo, analizaremos el concepto de virtud; estudiaremos las virtudes en las funciones profesionales; exploraremos las virtudes éticas del cuidar (*care*), proporcionar cuidado (*caregiving*), y cuidado (*caring*) en la atención sanitaria[ii]; y expondremos otras cinco virtudes cardinales, presentes tanto en la atención sanitaria como en la investigación.

EL CONCEPTO DE VIRTUD ÉTICA

Una *virtud* es un rasgo disposicional[iii] del carácter de una persona, que es socialmente valorado, y está presente en ella, de manera confiable. Por su

---

[ii] N.T. En inglés, las tres palabras utilizadas en este pasaje, significan prácticamente lo mismo. Si tuviéramos que diferenciarlas (como es la intención de los autores), se podría decir que *Care* alude al "proceso" de cuidar de alguien o algo; *Caregiving*, apunta fundamentalmente a la "actividad" de cuidar de alguien o algo; y *Caring*, al "compromiso" que el cuidador manifiesta hacia quien está ayudando y atendiendo. En rigor, los autores buscan que el lector comprenda que existe una diferencia entre la actitud, orientación o virtud de cuidar de alguien, con compromiso y convicción, y el mero acto de llevar a cabo dicho cuidado, ya sea por obligación o porque, simplemente, es un trabajo. Para ellos, tanto el cuidar como todos los actos asociados a dicha actividad son igualmente importantes, y no por distinguirse entre sí, alguno debería ser ignorado o separado del resto.

[iii] N.T. Traduzco así el término inglés *dispositional*, el cual no está aceptado por el *Oxford English Dictionary*. Del mismo modo, "disposicional" es una expresión que tampoco figura en el *Diccionario de la Lengua Española*, de la Real Academia de la Lengua Española (RAE). Sin embargo, el vocablo en cuestión es de amplio uso en la psicología y filosofía, encontrándose presente en numerosos textos académicos especializados, incluyendo la mayoría de las traducciones al español de los textos de ética de Aristóteles.

parte, una *virtud ética* es un rasgo disposicional del carácter de una persona, que es moralmente valioso, y también está presente confiablemente en ella. Si las culturas o grupos sociales aceptan un determinado atributo y lo consideran un rasgo moral, tal aprobación no es suficiente para calificar dicha característica como una virtud ética, ya que esta es mucho más que un mero rasgo personal y disposicional, socialmente aprobado por un grupo o cultura en particular.[3] Este enfoque de las virtudes éticas concuerda con nuestra conclusión del Capítulo 1, referida a que la moral común excluye preceptos que solo se encuentran en las llamadas morales culturales e individuales. Las virtudes éticas, al igual que los principios morales, forman parte de la moral común.

Algunos definen el término *virtud ética* como una disposición para actuar o un hábito de actuar de acuerdo con —y con el propósito de seguir— principios morales, obligaciones o ideales.[4] Por ejemplo, entienden la virtud ética de la no malevolencia como la cualidad de abstenerse de causar daño a otros cuando dicha acción es incorrecta. Sin embargo, esta definición considera injustificadamente las virtudes como meramente derivadas y dependientes de principios, y no captura la importancia de las motivaciones morales. Las disposiciones y motivos característicos de la gente, a saber, aquellas estructuras motivacionales incrustadas en el carácter, no nos son indiferentes. Por ejemplo, aquellos que actúan incitados por una empatía imparcial y un afecto personal, tendrán posiblemente nuestra aprobación moral, mientras que los que actúan de manera similar, pero motivados por la mera ambición personal, probablemente no la obtendrán.

Consideremos el caso de alguien que cumple ciertas obligaciones solo porque representan requisitos morales, al tiempo que es intensamente reluctante a anteponer los intereses de los demás a sus propios intereses y proyectos. Esta persona no es particularmente amistosa ni tampoco aprecia especialmente a los demás; de hecho, solo respeta los deseos de otros porque aquello representa una obligación moral. Si la motivación de esta persona es deficiente, falta un ingrediente moral clave en la ecuación, aunque lleve a cabo actos moralmente correctos, de modo consistente, y tenga la disposición para realizarlos. Cuando una persona carece de una estructura motivacional apropiada, significa que una condición necesaria del carácter virtuoso está ausente. El acto puede ser correcto y el actor intachable, pero ni el acto ni el actor son *virtuosos*. La gente puede estar dispuesta a hacer lo correcto, intentar llevarlo a cabo y, de hecho, concretarlo, mientras que, al mismo tiempo, puede anhelar no hacerlo. Las personas cuya característica es realizar acciones moralmente correctas desde dicha estructura motivacional, no son moralmente virtuosas, incluso si invariablemente llevan a cabo la acción que es moralmente correcta.

Dicha persona tiene un carácter moralmente deficiente, por lo que ejecuta acciones moralmente correctas por razones o sentimientos desconectados de la motivación moral. Cuando un filántropo regala una nueva ala a un hospital, dicho acto será reconocido por los funcionarios de la institución y por el público en general como un obsequio generoso, pero si el magnate está únicamente motivado por una sentida necesidad de elogio público, y dona solo para obtener glorificación, existe una discordancia entre esos sentimientos y la realización del acto elogiado. Los sentimientos, intenciones y motivaciones son moralmente importantes en una teoría de la virtud, como también pueden disiparse u ocultarse en una teoría basada en la obligación.[5]

LAS VIRTUDES EN LAS FUNCIONES PROFESIONALES

Las personas tienen rasgos del carácter que son divergentes. La mayoría de los individuos poseen ciertas virtudes y vicios, mientras que, a la vez, carecen de otras virtudes y otros vicios. Sin embargo, todas las personas con capacidades morales normales pueden cultivar rasgos del carácter que son esencialmente importantes para la moral, tales como honestidad, justicia, fidelidad[iv], veracidad y benevolencia. En la vida profesional, desplegada en los ámbitos de la atención sanitaria y de la investigación, los rasgos que justifican el estímulo y la admiración, a menudo se derivan de las responsabilidades asociadas a la función que se cumple. Algunas virtudes son esenciales para el desempeño de estos roles profesionales, así como ciertos vicios son intolerables en la vida profesional. Por consiguiente, analizaremos algunas virtudes que son de importancia determinante para las funciones institucionales y ejercicio profesional en el campo biomédico.

Las virtudes en las funciones y ejercicio profesional

Las funciones profesionales se basan en expectativas institucionales y se rigen por normas de ejercicio profesional, previamente establecidas. Dichos roles internalizan convenciones, costumbres y procedimientos de enseñanza, de prácticas propias de la enfermería y la medicina, y otras actividades relacionadas. El ejercicio profesional implica tradiciones que exigen a los profesionales cultivar ciertas virtudes. Los estándares de virtud incorporan criterios de mérito profesional, y la posesión de estas virtudes dispone a las personas a actuar de acuerdo con los objetivos de la profesión.

[iv] N.T. Ver la N.T. iii del Capítulo 1.

En el ejercicio de la medicina, varios bienes inherentes a la profesión son correctamente asociados con ser un buen médico. Entre ellos se incluyen habilidades morales y no morales específicas en el cuidado de los pacientes, la aplicación de determinados tipos de conocimiento, y la enseñanza de conductas saludables. Dichos bienes son alcanzables solo si alguien está a la altura de los estándares del buen médico, los que en parte definen el ejercicio profesional. Ejercer la profesión no es simplemente desplegar un conjunto de habilidades técnicas, sino que debe entenderse en términos del respeto que los especialistas tienen por los bienes inherentes a ella. Aunque a veces necesitan ser revisadas, el desarrollo histórico de un cuerpo de normas ha establecido muchas prácticas que actualmente se encuentran en el corazón de la medicina, la enfermería y la salud pública.[6]

Las funciones, prácticas y virtudes de la medicina, la enfermería y otras profesiones de la atención sanitaria y de la investigación, reflejan expectativas sociales, así como estándares e ideales inherentes a estas profesiones.[7] Las virtudes que destacamos en este capítulo son el cuidado —una virtud fundamental para las relaciones que se configuran en la atención sanitaria— junto con cinco virtudes cardinales, presentes en todas las profesiones de la salud: compasión, discernimiento, confiablidad, integridad y actuación en conciencia (*conscientiousness*)[v], todas las cuales apoyan y promueven la virtud de cuidar y el acto de proporcionar cuidados. En otra parte de este capítulo y en capítulos posteriores, discutimos otras virtudes, incluyendo respeto, no malevolencia, benevolencia, justicia, veracidad y fidelidad.

Con el objeto de ilustrar la diferencia entre normas de carácter moral y normas de desempeño técnico en una profesión, comenzaremos con un instructivo estudio sobre el error quirúrgico. El influyente libro de Charles L. Bosk, *Forgive and Remember: Managing Medical Failure* (*Perdonar y recordar: gestionando la negligencia* médica) presenta un estudio etnográfico de la forma en que dos servicios de cirugía manejan el error médico, especialmente fallas de residentes quirúrgicos en el "Hospital del Pacífico" (nombre ficticio que se les da a los hospitales realmente estudiados).[8] Bosk descubrió que ambos servicios quirúrgicos distinguen, al menos implícitamente, entre

---

[v] N.T. Este término inglés también puede traducirse como "escrupulosidad", "meticulosidad", "rectitud" y "diligencia", siendo los dos últimos más acertados en el contexto del libro. Sin embargo, ninguno de ellos expresa lo que los autores enfatizan con el vocablo *conscientiousness*, el cual se distingue de *conscience* (consciencia), en el sentido de que no es lo mismo 'tener conciencia de algo' que 'ser consciente de lo que se hace' y, por lo mismo, llevarlo a cabo correctamente, con cuidado, diligencia, y meticulosidad. Personalmente, no soy proclive a traducir un solo término inglés con dos o más palabras del español, pero lo hago solo por esta vez, ya que "actuación en conciencia" es totalmente elocuente de lo que en bioética se entiende por *conscientiousness*, toda vez que no existe ninguna palabra en nuestro idioma que, por sí sola, acredite ese significado.

diferentes tipos de error o equivocación. El primer tipo de error es *técnico*: un profesional cumple meticulosamente las responsabilidades asociadas a su función, pero su entrenamiento o conocimiento aún no está a la altura de lo que la tarea requiere. Todos los cirujanos ocasionalmente cometerán este tipo de error. Un segundo tipo de error es de *juicio*: un profesional minucioso desarrolla y sigue una estrategia incorrecta. Estos errores también son esperables. Los cirujanos a cargo perdonan los errores técnicos y de juicio puntuales o pasajeros, pero los recuerdan en caso de que se desarrolle un patrón que indique que un residente de cirugía carece de las habilidades técnicas y de juicio para ser un cirujano competente. Una tercera categoría de error es *normativa*: un médico viola una norma de conducta o no posee habilidad moral, en especial para cumplir diligentemente con sus obligaciones morales o para adquirir y ejercer virtudes éticas como, por ejemplo, actuar en conciencia. Bosk concluye que los cirujanos consideran los errores técnicos y de juicio menos importantes que los errores morales, ya que se puede esperar que toda persona diligente cometa "errores honestos" o "errores de buena fe", mientras que los errores morales, como la falta de actuación en conciencia, se consideran profundamente graves cuando ciertos patrones indican que se deben a un defecto del carácter moral.

El estudio de Bosk sugiere que las personas de carácter moral elevado merecen un mayor margen de benevolencia cuando otros valoran lo loable o censurable de sus acciones. Si un cirujano meticuloso y otro cirujano que no es suficientemente diligente cometen los mismos errores técnicos o de juicio, el cirujano que actuó en conciencia no estará sujeto al mismo reproche moral que su colega que no lo hizo.

Las virtudes en diferentes modelos profesionales

En los códigos de ética de la atención sanitaria, las virtudes profesionales fueron históricamente integradas a las obligaciones e ideales profesionales. Insistiendo en que el "objetivo primordial" de la profesión médica es servir a la humanidad, un código de la Asociación Médica Estadounidense (AMA, por sus siglas en inglés), vigente desde 1957 hasta 1980, instó al médico a ser "recto" y "puro de carácter, y… diligente y meticuloso en el cuidado de los enfermos". Dicho estatuto reafirmó las virtudes que Hipócrates había encomendado: modestia, sobriedad, paciencia, puntualidad y piedad. Sin embargo, a través de los años, y en contraste con el primero de 1847, la AMA desvalorizó progresivamente las virtudes en sus códigos posteriores. La versión de 1980 eliminó, por primera vez, todo rastro de virtud, excepto la advertencia de exponer a "aquellos médicos deficientes en carácter o competencia". Lamentablemente, dicho patrón de restar importancia a las virtudes aún continúa.

El libro de Thomas Percival, de 1803, *Medical Ethics* (*Ética médica*), es un clásico ejemplo del intento por definir un elenco apropiado de virtudes en medicina. Partiendo de la base de que el verdadero propósito de la medicina es el mejor interés clínico del paciente, Percival llegó a algunas conclusiones sobre los rasgos del carácter del buen médico, los cuales estaban fundamentalmente ligados a la responsabilidad por el bienestar del paciente.[9] Este modelo de ética médica apoyó el paternalismo médico sin prestar atención al respeto por las elecciones autónomas de los pacientes.

En la enfermería tradicional, donde a menudo se consideraba a la enfermera como la "sirvienta" del médico, esta era aconsejada para cultivar virtudes pasivas, como la obediencia y la sumisión. Por el contrario, en modelos contemporáneos de enfermería, las virtudes activas han devenido más prominentes. Actualmente, por ejemplo, la función de la enfermera se considera a menudo vinculada al apoyo y defensa (*advocacy*) de los pacientes.[10] Algunas virtudes relevantes son el respeto, la consideración, la justicia, la perseverancia y la valentía.[11] El prestar más atención a los derechos de los pacientes y a la preservación de la integridad de la enfermera se ha vuelto también cada vez más preponderante en algunos modelos contemporáneos.

Las condiciones bajo las cuales las virtudes comúnmente encomiables se vuelven moralmente indignas presentan un intrincado problema ético. Virtudes como lealtad, valentía, generosidad, amabilidad, respeto y benevolencia, a veces llevan a las personas a actuar de manera inapropiada e inaceptable. Por ejemplo, el médico o la enfermera que, mostrándose amable y leal, no denuncia la incompetencia de un colega, actúa de manera poco ética. Esta falta moral de no informar la mala conducta no sugiere que la lealtad y amabilidad no sean virtudes. Solo indica que las virtudes necesitan ser acompañadas de una comprensión de lo que es correcto y bueno, y de lo que sí es merecedor de lealtad, amabilidad, generosidad, y otras actitudes similares.

LA VIRTUD FUNDAMENTAL DE CUIDAR

Como sugieren las expresiones *atención sanitaria, cuidados médicos* y *cuidados de enfermería*, la virtud de cuidar ocupa un lugar prominente en la ética profesional. Consideramos que esta virtud es fundamental en las relaciones, prácticas y actividades de la atención sanitaria. Para explicar esta familia de virtudes nos basamos en la llamada ética del cuidado, que interpretamos como una forma de ética de las virtudes.[12] La ética del cuidado enfatiza los rasgos más valorados de las relaciones personales íntimas, como la simpatía, la compasión, la fidelidad y el amor. El *cuidar* (*caring*) se refiere a preocuparse por, al compromiso emocional con otro, y a la voluntad de actuar en nombre de las personas con las que se tiene una relación significativa. El *cui-*

dar de (*caring for*) se expresa en acciones tales como "proporcionar cuidado" (*caregiving*), "cuidar de otros" (*taking care of*) y "prestar el debido cuidado" (*due care*). La confiabilidad de la enfermera o el médico, la calidad de sus cuidados y la sensibilidad ante los problemas, necesidades y vulnerabilidades de los pacientes son parte fundamental de sus vidas morales profesionales.

La ética del cuidado resalta lo que hacen los médicos y las enfermeras —por ejemplo, si infringen o respetan la confidencialidad—, y cómo realizan sus acciones, qué motivos y sentimientos subyacen en ellas, y si dichos actos promueven u obstaculizan la posibilidad de establecer relaciones positivas con los pacientes.

Los orígenes de la ética del cuidado

La ética del cuidado, entendida como una forma de ética filosófica, se originó y ha continuado floreciendo en los textos feministas. Los primeros trabajos enfatizaron cómo las mujeres despliegan una ética del cuidado, a diferencia de los hombres, que abrazan predominantemente una ética de derechos y obligaciones. La psicóloga Carol Gilligan adelantó la influyente hipótesis de que "las mujeres hablan con una voz diferente", una voz que la teoría ética tradicional no supo apreciar. Descubrió "la voz del cuidado" a través de una investigación empírica que incluía entrevistas con niñas y mujeres. Esta voz, sostuvo, enfatiza la asociación empática con los demás, sin una base en "la primacía y universalidad de los derechos individuales, sino más bien en...un consistente sentido de responsabilidad".[13]

Gilligan identificó dos modalidades de pensamiento moral: una ética del cuidado y una ética de los derechos y la justicia. Ella no afirmaba que estos dos modos de pensar se correlacionaran estrictamente con el género o que todas las mujeres o todos los hombres hablaran con la misma voz moral.[14] Simplemente sostenía que, mientras los hombres son proclives a adoptar una ética de los derechos y la justicia, que utiliza terminología cuasi-legal y principios imparciales, acompañados de una ponderación y resolución de conflictos desapasionados, las mujeres tienden a desplegar una ética del cuidado, centrada en la sensibilidad, dentro de una red interconectada de necesidades, atención y prevención de daños.[15]

Críticas de los defensores de una ética del cuidado a las teorías tradicionales

Los defensores de la perspectiva del cuidado, a menudo critican las teorías éticas tradicionales que tienden a restar importancia a las virtudes del cuidar. Dos de esas críticas merecen especial consideración en este momento.[16]

Desafiando la imparcialidad. Algunos defensores de este enfoque del cuidado argumentan que las teorías de la obligación reducen indebidamente la moral, ya que favorecen excesivamente una imparcialidad desapegada de los hechos. Esta orientación es adecuada para algunas relaciones morales, especialmente aquellas en que las personas interactúan como iguales en un contexto público de justicia impersonal y restricciones institucionales. Sin embargo, el desapego moral también puede reflejar una falta de sensibilidad y compasión. En el caso extremo, el desapego se convierte en indiferencia indolente. Ahora bien, junto con el *desapego* de la imparcialidad, encontramos el *apego* a lo que nos importa más y está más cerca de nosotros, por ejemplo, nuestra lealtad a la familia, amigos y grupos a los que pertenecemos. En este caso, la parcialidad hacia los demás es moralmente permisible y es una forma esperada de interacción. Este tipo de parcialidad es una característica de la condición humana, sin la cual nuestras relaciones más importantes podrían ser menoscabadas o incluso cercenadas.[17]

Los que abogan por una ética del cuidado no recomiendan el abandono total de los principios, si estos dejan suficiente espacio para el juicio discrecional y contextual. Sin embargo, algunos partidarios de dicha ética piensan que los principios son, en gran medida, irrelevantes, ineficaces o indebidamente constrictivos en la vida moral. Alguien que esté a favor de los principios podría sostener que las normas de cuidado, compasión y amabilidad ilustran nuestras acciones de modo afectuoso, compasivo y amable. Sin embargo, este intento de rescatar los principios parece ser más bien vacío. La experiencia moral confirma que, para encontrar respuestas morales adecuadas, a menudo nos basamos en nuestras emociones, capacidad de empatía, sentido de la amistad y sensibilidad. Podríamos producir generalizaciones aproximadas sobre cómo los médicos deberían tratar a los pacientes, pero dichas generalizaciones no pueden proporcionar una directriz adecuada para todas las interacciones posibles. Cada situación requiere respuestas y justificaciones más complejas que simplemente seguir las reglas, por lo que las acciones que en un determinado contexto son solidarias, en otro ámbito pueden ser ofensivas o incluso dañinas.

Relaciones y emoción. La ética del cuidado enfatiza especialmente la interdependencia mutua y la respuesta emocional. En los contextos de la atención sanitaria y la investigación, muchas relaciones humanas involucran a personas que son vulnerables, dependientes, enfermas y frágiles. Sentir con y estar inmerso en la otra persona son aspectos vitales para construir una relación moral con ellos.[18] Una persona parece ser moralmente deficiente si actúa solo de acuerdo con normas de obligación, sin involucrar sentimientos como preocupación y empatía por un paciente que está sufriendo. Una buena atención sanitaria, a menudo implica conocer las necesidades de los pacientes y ponderar cuidadosamente las circunstancias que están atravesando.[19]

En la historia de la experimentación humana, quienes primero reconocieron que algunos sujetos de investigación eran maltratados, sometidos al sufrimiento o expuestos a riesgos injustificables, fueron personas capaces de sentir empatía, compasión, repugnancia e indignación por la situación de dichos sujetos de investigación. Aquellas personas pudieron percibir y demostrar sensibilidad por los sentimientos de esos sujetos cuando otros carecían de dichas percepciones, sensibilidades y respuestas comparables. Sin embargo, esta sensibilidad emocional no reduce la respuesta moral a la respuesta emocional. El cuidar tiene una dimensión cognitiva y requiere una serie de habilidades morales que implican la percepción y la comprensión de las circunstancias, necesidades y sentimientos del otro.

Uno de los defensores de la ética del cuidado sostiene que, en ocasiones, la acción es gobernada por principios, pero no siempre se rige o se deriva necesariamente de ellos.[20] Esta afirmación va en la dirección correcta para la construcción de un marco moral más integral. No tenemos por qué rechazar principios de obligación en favor de virtudes de cuidado, aunque el juicio moral implica habilidades morales que van más allá de las de especificar y ponderar principios generales. Una ética que resalte las virtudes del cuidado es útil para la atención sanitaria porque es cercana a las relaciones y procesos de toma de decisiones que se dan en los contextos clínicos, así como ofrece una visión de los compromisos básicos del cuidado y de la asistencia en salud. Finalmente, libera también a los trabajadores de la salud de las rígidas concepciones de la responsabilidad en la función profesional que se han definido en algunos códigos deontológicos profesionales.

CINCO VIRTUDES CARDINALES

Ahora revisaremos cinco virtudes cardinales para los profesionales de la salud: compasión, discernimiento, confiabilidad, integridad, y actuación en conciencia. Estas virtudes son importantes para el desarrollo y expresión del cuidado, que constituye, de acuerdo con nuestra exposición, una virtud guía fundamental en la atención sanitaria. Estas cinco virtudes adicionales proporcionan una brújula moral para orientar el carácter de los profesionales de la salud, que se basa en siglos de reflexiones sobre la ética de la atención sanitaria.[21]

114

Compasión

Edmund Pellegrino afirma que la compasión es el "preludio del cuidado".[22] La virtud de la compasión combina una actitud de preocupación activa por el bienestar de los demás con la empatía, la ternura, y el malestar por la desgracia o el sufrimiento ajenos.[23] La compasión presupone empatía, es cercana a la misericordia, y se expresa en actos de beneficencia que intentan aliviar la miseria o el sufrimiento de otra persona.

Las enfermeras y los médicos deben comprender los sentimientos y las experiencias de los pacientes para responder adecuadamente a ellos, así como a sus enfermedades y aflicciones, de ahí la importancia de la empatía, que implica sentir o incluso reconstruir la experiencia mental de otra persona, sea aquella negativa o positiva.[24] Aunque la empatía es importante para sentir compasión y para desarrollar otras virtudes, ambas son diferentes, por lo que no siempre existe una relación causal entre ellas. Algunos estudios recientes sobre el profesionalismo en medicina y en la atención sanitaria se enfocan más en la empatía que en la compasión. Sin embargo, esta literatura corre el riesgo de equivocarse al considerar que la empatía es por sí sola suficiente para humanizar la medicina y la atención sanitaria, al tiempo que ignora sus potenciales peligros.[25]

Por lo general, la compasión se centra en el dolor, el sufrimiento, la discapacidad o la aflicción del otro, situaciones comunes en la atención sanitaria donde típicamente se manifiestan respuestas compasivas. Utilizando el término *empatía*, el filósofo del siglo XVIII, David Hume, expuso una típica circunstancia del ámbito quirúrgico en que se siente compasión, y explicó cómo surge dicho sentimiento:

> Si yo hubiera presenciado alguna de las más terribles cirugías, es seguro que, incluso antes de que esta comenzara, la preparación de los instrumentos, la organización de los vendajes, el calentamiento de los hierros, y todos los signos de ansiedad y preocupación del paciente y de los asistentes, tendrían tal efecto sobre mi mente, que alentarían los más intensos sentimientos de compasión y terror. Ninguna pasión ajena se devela directamente a la mente. Solo percibimos sus causas o sus efectos. De *estos* dos elementos inferimos la pasión. Y, en consecuencia, *estos* despiertan nuestra empatía.[26]

Médicos y enfermeras que expresan poca o nula compasión en su actuar pueden fallar en proporcionar lo que los pacientes más necesitan. El médico, la enfermera o el trabajador social que carecen por completo de un despliegue apropiado de compasión, poseen lo que podríamos llamar, una debilidad moral. Sin embargo, la compasión también puede nublar el juicio e imposibilitar respuestas racionales y eficaces. En el siguiente caso, un hijo largamente distanciado de su padre quería continuar con un tratamiento fútil y doloroso para el anciano, que estaba semicomatoso en una unidad de cuidados intensivos (UCI), para tener tiempo de "hacer las paces" con él. Aunque el hijo comprendía que su ya extraviado padre no tenía capacidad cognitiva, quería expiar sus sentimientos de arrepentimiento, y despedirse como es debido. Algunos miembros del personal del hospital argumentaron que el pronóstico sombrío y el dolor del enfermo, junto con las necesidades de otras personas que esperaban ser atendidas en la UCI, justificaban la interrupción del tratamiento, tal como había solicitado un primo cercano, que era tutor informal del paciente. Otro grupo de la unidad consideraba que continuar con el tratamiento era un acto apropiado de compasión hacia el hijo, que, en su opinión, debía tener tiempo para expresar su adiós y arrepentimiento para sentirse mejor por la muerte de su padre. El primer grupo, en cambio, consideraba que esta expresión de compasión estaba fuera de lugar, debido a la prolongada agonía del anciano. En efecto, creían que la compasión del segundo grupo impedía pensar con claridad sobre cuáles eran, en este caso, las obligaciones primordiales para con el paciente.[27]

Muchos autores en la historia de la teoría ética han propuesto un enfoque cauteloso de la compasión. Sostienen que un compromiso apasionado, o incluso compasivo, con los demás puede cegar la razón e impedir una reflexión imparcial. Los profesionales sanitarios comprenden y advierten este fenómeno. El contacto permanente con el sufrimiento puede abrumar e incluso paralizar a un médico o enfermero compasivo. El juicio imparcial a veces da paso a decisiones apasionadas, escenario donde el agotamiento emocional puede manifestarse. Para contrarrestar este problema, la educación en medicina y en enfermería acierta cuando inculca el desapego junto con la compasión. Los términos *preocupación desprendida* y *desapego compasivo* obtienen más protagonismo en este contexto.

Discernimiento

La virtud del discernimiento aporta mayor perspicacia, juicio agudo y mejor entendimiento para apoyar una acción. El discernimiento implica la capacidad de juzgar correctamente y tomar decisiones, sin dejarse influir indebidamente por consideraciones y temores ajenos, apegos personales o sentimientos similares. Algunos autores asocian estrechamente el discernimiento con la sabiduría práctica, o *phronesis*, para ocupar el término ampliamente utilizado por Aristóteles. Una persona con sabiduría práctica sabe qué fines elegir, cómo cristalizarlos en circunstancias concretas, y elige cuidadosamente entre todas las acciones posibles, manteniendo sus emociones dentro de límites adecuados. Según el modelo de Aristóteles, la persona que es sabia en la práctica no se excede en la intensidad de sus sentimientos, actúa de manera correcta, en el momento justo, y equilibra virtuosamente la razón y el deseo.[28]

Una persona con discernimiento está predispuesta a comprender y percibir lo que las circunstancias exigen en cuanto a su capacidad de respuesta humana. Por ejemplo, un médico prudente comprenderá cuándo un paciente desesperado necesita consuelo en lugar de intimidad, y viceversa. Si el alivio es la elección correcta, el médico prudente encontrará el modo y nivel adecuado de consuelo para ser de ayuda y no parecer excesivamente intrusivo. Si una regla guía la acción en un caso concreto, determinar *cómo* cumplir mejor con la regla implica una forma de discernimiento que es independiente de meramente comprobar *que* la regla se aplique.

En consecuencia, la virtud del discernimiento implica comprender cuáles principios y reglas se aplican y cómo se llevan a la práctica. Los actos de respeto por la autonomía y de beneficencia variarán en los contextos sanitarios, y las maneras en que el personal médico, usando el discernimiento, implemente estos principios en el cuidado de los pacientes serán tan diferentes como lo son las muchas formas en que padres devotos cuidan de sus hijos.

Confiabilidad

Las virtudes, sostiene Annette Baier, "son rasgos personales que contribuyen a crear un buen clima de confianza entre las personas, entendiendo por confianza la aceptación de estar, hasta cierto punto y en algunos aspectos, bajo el poder de otra persona".[29] Confiar es creer y apoyarse en el carácter moral y competencia de otra persona, generalmente de alguien con quien se tiene una relación íntima o consolidada. La confianza conlleva la seguridad de que otra persona actuará de acuerdo con motivos y sentimientos correctos, y respetando normas morales apropiadas.[30] Ser *confiable* es lograr que los otros se fíen de nuestro carácter y conducta.

Las teorías éticas tradicionales rara vez mencionan la confianza o la confiabilidad. Sin embargo, Aristóteles abordó un aspecto importante de ellas. Sostuvo que cuando las relaciones son voluntarias y entre personas cercanas, a diferencia de las relaciones legales entre extraños, es apropiado que la ley prohíba las demandas por daños que se produzcan en dichas interacciones. Aristóteles razonó que, en las relaciones íntimas, las personas se mantienen unidas no tanto por "lazos de justicia", sino que "por tratarse mutuamente como buenas y merecedoras de confianza".[31]

Nada es más valioso en las organizaciones y contextos sanitarios que mantener una cultura de confianza. La confianza y la confiabilidad son esenciales cuando los pacientes son vulnerables y depositan su esperanza en, y confían su seguridad a los profesionales sanitarios. La posibilidad de instalar un verdadero clima de confianza en las instituciones sanitarias contemporáneas está, ciertamente, amenazada. Así lo demuestran el número de demandas por negligencia médica y las frecuentes confrontaciones entre los profesionales sanitarios y el público. Se ha generado una desconfianza manifiesta debido a mecanismos de gestión sanitaria que implican incentivos creados por algunas organizaciones para que sus médicos limiten la cantidad y tipo de atención que prestan a los pacientes. Las demandas que llegan a las defensorías públicas y las denuncias ante organizaciones que abogan por los derechos de los pacientes, por la creación de "directivas" jurídicamente vinculantes para los médicos, y otras iniciativas similares, han aumentado considerablemente en el último tiempo. Entre las causas que contribuyen a la erosión de un clima de confianza en estos entornos se cuentan la pérdida de un contacto más cercano entre médicos y pacientes, la progresiva necesidad de especialistas, la falta de acceso a un seguro médico adecuado, y el crecimiento de enormes, impersonales y burocráticas instituciones médicas.[32]

Integridad

Algunos autores en el campo de la bioética sostienen que la integridad es la principal virtud de la atención sanitaria.[33] Las personas a menudo justifican sus acciones o se niegan a actuar, alegando que, de otro modo, comprometerían o sacrificarían su integridad. Más adelante en este capítulo discutiremos estas apelaciones a la integridad en tanto invocaciones de la *conciencia*, aunque ahora dedicaremos nuestra atención a la virtud de la integridad.

El lugar central de la integridad en la vida moral está fuera de discusión, pero lo que el término signifique es menos claro. En su sentido general, "integridad moral" significa solidez, fiabilidad, entereza e integración del carácter moral. En un sentido más restringido, el término se refiere a la objetividad, imparcialidad y fidelidad en el apego a normas morales. En consecuencia, la virtud de la integridad representa dos dimensiones del carácter de una persona. La primera refiere a una integración coherente de aspectos relativos a las emociones, aspiraciones, conocimientos, y similares, para que cada uno de ellos complemente y no contradiga a los demás. El segundo es el rasgo del carácter de ser fiel a los valores morales y salir en su defensa cuando sea necesario. Una persona puede mostrar falta de integridad moral en varias facetas, por ejemplo, a través de la hipocresía, la falsedad, la mala fe y el autoengaño. Estos vicios representan verdaderas fracturas de las conexiones entre las convicciones morales, emociones y acciones de una persona. La deficiencia más común es probablemente la falta de convicciones morales sinceras y firmemente sostenidas, pero no menos importante es fracasar en actuar consistentemente con las creencias morales que uno tiene.

Las dificultades para mantener la integridad también pueden surgir de un conflicto de normas morales o de demandas morales que exigen a las personas que renuncien o abandonen sus objetivos y proyectos individuales. Las personas pueden experimentar una sensación de pérdida de su autonomía y sentirse violentadas por la exigencia de sacrificar sus compromisos y objetivos personales.[34] Por ejemplo, si una enfermera es la única integrante de su familia que puede manejar adecuadamente la salud de su madre, atenderla y cuidarla, administrarle los medicamentos recetados, hacer los arreglos necesarios para internarla en un hogar de ancianos, dar explicaciones a otros familiares, e interactuar con los médicos, el tiempo que podrá dedicar a sus proyectos y compromisos personales será mínimo. Tales situaciones pueden privar a las personas de la libertad necesaria para estructurar e integrar sus vidas como mejor les parezca. Si alguien ha organizado su vida en torno a objetivos individuales que son devorados por necesidades y asuntos ajenos, se produce una pérdida importante de la integridad personal.

Los problemas de integridad profesional se centran con frecuencia en conductas indebidas de la vida profesional. Cuando las infracciones a la integridad profesional implican violaciones de las normas profesionales, aquellas son vistas como violaciones a las reglas de asociaciones profesionales, de códigos de ética médica o de tradiciones médicas.[35] No obstante, esta visión de la integridad debe ser complementada. Las violaciones a la integridad profesional también ocurren cuando un médico prescribe un medicamento que ya no es recomendado para obtener el resultado que se espera, o cuando se involucra en una relación sexual con un(a) paciente, o respeta un testamento vital que solicita una intervención médicamente improcedente.

A veces surgen conflictos entre el sentido de integridad moral de una persona y lo que se entiende por integridad profesional. Consideremos el caso de los médicos que, debido a sus compromisos religiosos con la santidad de la vida, encuentran muy difícil apoyar decisiones de no hacer todo lo posible para prolongarla. Para ellos, participar en decisiones de desconectar respiradores artificiales y suspender la administración de fluidos intravenosos en los pacientes, incluso en aquellos con claras e inequívocas voluntades anticipadas, vulnera su integridad moral. Dichos compromisos pueden originar situaciones moralmente problemáticas, en las que deben sacrificar sus convicciones fundamentales o bien negarse a atender a un paciente. Bajo este entendimiento, un compromiso parece ser lo que una persona o una organización íntegra no puede llevar a cabo, precisamente porque implica sacrificar profundas convicciones morales.[36]

Los centros de atención sanitaria no pueden eliminar completamente estos problemas, u otros similares, de desacuerdo entre el personal y de compromisos en conflicto, aunque aquellos que hayan desarrollado las virtudes de la paciencia, la humildad y la tolerancia pueden ayudar a reducir dichos focos problemáticos. Las situaciones que comprometen la integridad pueden disminuir si los participantes anticipan el problema antes de que surja, y reconocen los límites y falibilidad de sus visiones morales personales. Además, los involucrados en una controversia también pueden recurrir a instancias o procesos institucionales consultivos, como los comités de ética hospitalaria. Sin embargo, no sería adecuado recomendar que una persona íntegra pudiera y debiera siempre negociar y comprometer sus valores en una confrontación intrainstitucional. Hay algo ennoblecedor y admirable en la persona u organización que se niega a comprometerse más allá de cierto umbral moral cuidadosamente ponderado. Asumir compromisos por debajo del umbral de la integridad es simplemente perderlo.

Actuación en conciencia

El tema de la integridad y el compromiso conduce directamente a un debate sobre la virtud de actuar en conciencia y la conciencia. Un individuo actúa en conciencia si está motivado para hacer lo correcto precisamente porque es correcto, ha trabajado con la debida diligencia para determinar qué es lo apropiado para llevar a cabo, tiene la intención de hacerlo así, y se esfuerza debidamente para ello. Por lo tanto, actuar en conciencia es el rasgo del carácter que consiste en proceder de la manera antes descrita.

Conciencia y actuación en conciencia. Frecuentemente se ha considerado que la *conciencia*[vi] es una facultad mental y una autoridad para la toma de decisiones morales.[37] Eslóganes como "Deja que tu conciencia te guíe" sugieren que la conciencia es la autoridad final en la justificación moral. Sin embargo, este punto de vista no captura la naturaleza de la conciencia ni del actuar en conciencia, como bien ilustra el siguiente caso presentado por Bernard Williams. Habiendo recientemente terminado su doctorado en química, George no ha podido encontrar trabajo, y su fami-

---

vi   N.T. Uso "conciencia" para traducir *conscience* porque, en español, contiene los dos significados que citan los autores: i) facultad mental como capacidad de reconocer y conectarse con la realidad circundante, y ii) autoridad para juzgar moralmente los actos y la realidad. En nuestro idioma "consciencia" solo refiere al primer sentido señalado.

lia sufre las consecuencias de su fracaso. El dinero escasea, su esposa ha tenido que conseguir un trabajo adicional, y sus pequeños hijos han experimentado considerable tensión, incertidumbre e inestabilidad. Un químico reputado puede conseguirle a George un puesto en un laboratorio donde se investiga sobre armas químicas y biológicas. A pesar de sus delicadas circunstancias financieras y familiares, George llega a la conclusión de que no puede aceptar el trabajo, debido a que se opone en conciencia a la guerra química y biológica. El experimentado químico le hace notar a George que la investigación continuará independientemente de lo que él decida. Además, si este no acepta el puesto, se le ofrecerá a otro joven científico que quiere dedicarse enérgicamente a la investigación. De hecho, el químico confiesa que su preocupación por el fervor nacionalista y celo acrítico del otro candidato respecto de la investigación sobre guerra química y biológica, motivó su decisión de recomendar a George para el puesto. La esposa de George está desconcertada y dolida por su reacción. Ella no ve nada de malo en la investigación, y está profundamente preocupada por los problemas de sus hijos y la inestabilidad de su familia. No obstante, George renuncia a esta oportunidad, que implica tanto ayudar a su familia como evitar que un fanático destructivo obtenga el puesto, afirmando que su conciencia se interpuso en el camino.[38]

La conciencia, como sugiere este ejemplo, no es una facultad moral especial ni una autoridad moral justificada por sí misma. Más bien, es una forma de autorreflexión sobre si las acciones de uno son obligatorias o prohibidas, correctas o incorrectas, buenas o malas, virtuosas o viciosas. Implica una sanción interna que entra en juego a través de la reflexión crítica. Cuando los individuos reconocen que sus acciones violan una norma plausible, esta sanción suele aparecer como un cargo de conciencia, en forma de sentimientos de remordimiento, culpa, vergüenza, desunión o desarmonía. Una conciencia que sanciona una conducta de este modo, no implica poseer un carácter moral deficiente. Por el contrario, es más probable que esta experiencia de conciencia ocurra en personas con un fuerte carácter moral, e incluso puede ser una condición necesaria para desarrollar un carácter moralmente valioso.[39] Se sabe que algunos donantes de riñón han dicho: "Tenía que hacerlo. No podría haberme arrepentido. No es que me sintiera atrapado, ya que los médicos me ofrecieron la alternativa de echarme para atrás. La verdad es que tenía que hacerlo".[40] Dichos juicios derivan de estándares éticos que son lo suficientemente poderosos como para que su trasgresión menoscabe la integridad y provoque culpa o vergüenza.[41]

Cuando las personas afirman que actúan en conciencia, a veces se sienten obligadas, precisamente por la conciencia, a rebelarse ante las exigencias autoritarias de los demás. Algunos ejemplos ilustrativos se encuentran en casos de médicos militares que creen que deben responder primero ante su conciencia y no obedecer "órdenes superiores" cuando un oficial de mayor rango les exige que lleven a cabo lo que ellos evalúan como una acción moralmente equivocada. Las personas a veces actúan de modo distinto al habitual, con el fin de llevar a cabo el acto que consideran moralmente correcto. Por ejemplo, un médico normalmente cooperativo y conciliador, puede protestar, indignada pero justificadamente, en contra de la decisión de una compañía de seguros de no cubrir los costos del tratamiento de un paciente. En ese caso, la rabia y la indignación moral pueden ser pertinentes e, incluso, admirables.

Objeción de conciencia[vii]. Las objeciones y negativas de conciencia de médicos, enfermeras, farmacéuticos y otros profesionales sanitarios plantean cuestiones complejas para las políticas públicas, las organizaciones profesionales y las instituciones sanitarias. Ejemplos de ello son cuando un médico rechaza cumplir la voluntad anticipada, legalmente válida, de un paciente para retirarle la alimentación e hidratación artificiales, la negativa de una enfermera a participar en un aborto o esterilización, o la oposición de un farmacéutico a dispensar un anticonceptivo de emergencia. Existen buenas razones para promover la actuación en conciencia y respetar dichas acciones en muchos casos, aunque no en todos.

Respetar las objeciones de conciencia en la atención sanitaria es un valor importante, y deben ser tomadas en cuenta a menos que existan valores contradictorios preponderantes. Prohibir o restringir sustantivamente la objeción de conciencia puede tener varias consecuencias negativas. Por ejemplo, podría afectar negativamente al tipo de personas que eligen la medicina como vocación y a la forma en que los médicos cumplen con sus responsabilidades profesionales. También podría fomentar la "insensibilidad" y alentar la "intolerancia" de los médicos hacia las distintas creencias morales de sus pacientes (y quizá también de sus colegas).[42] Estos posibles efectos negativos son un tanto especulativos, pero merecen ser atendidos a la hora de formular directrices institucionales y políticas públicas.

También hay que considerar que algunas objeciones de conciencia afectan negativamente los intereses legítimos de los pacientes y otras personas en cuanto a: (1) una atención oportuna, (2) una atención segura y eficaz, (3) una atención respetuosa, (4) un trato no discriminatorio, (5) una atención

vii N.T. En el texto en inglés este parágrafo se titula *Conscientious refusals*. Traduzco la expresión como "objeción de conciencia" que es el vocablo común en nuestro idioma para referir a la negativa de los profesionales de la salud a someterse, por razones de conciencia, a un mandato jurídico que prescribe una conducta obligatoria y exigible. Decir en español "negativa de conciencia" es muy poco común en los entornos clínicos y hospitalarios. En todo caso, los autores utilizan indistintamente los términos *conscientious refusals* y *conscientious objections* para referir a objeción de conciencia y negativa de conciencia, expresiones que, en este contexto, significan lo mismo.

que no sea excesivamente onerosa para el paciente, y (6) la privacidad y la confidencialidad. Por lo tanto, las políticas públicas, las asociaciones profesionales y las instituciones sanitarias deben tratar de reconocer y dar cabida a las objeciones de conciencia, siempre que puedan hacerlo sin comprometer gravemente los derechos e intereses de los pacientes. La metáfora de *ponderar* derechos e intereses de los profesionales y los pacientes suele utilizarse para ilustrar los esfuerzos encaminados a resolver dichos conflictos, pero sólo ofrece una orientación limitada, ya que no existe un modelo único de respuestas adecuadas que abarquen todos los casos posibles.[43]

A menudo, instituciones como hospitales y farmacias pueden garantizar la prestación oportuna de servicios necesarios o solicitados y, al mismo tiempo, permitir que los objetores de conciencia no presten esos servicios.[44] Sin embargo, algunos problemas éticos pueden surgir cuando, por ejemplo, un farmacéutico se niega, para no ser cómplice de una conducta inmoral, a derivar la receta de un cliente o a informarle de las farmacias que podrían dispensarla. Según un estudio, solo el 86% de los médicos estadounidenses encuestados se considera obligado a revelar a los pacientes información sobre procedimientos médicos moralmente controversiales, y solo el 71% reconoce la obligación de derivar a los pacientes a otro médico para que acceda a dichos procedimientos.[45] En consecuencia, millones de pacientes en Estados Unidos pueden estar siendo atendidos por médicos que no reconocen estas obligaciones o que se muestran indecisos frente a ellas.

En nuestra opinión, los profesionales sanitarios tienen, como mínimo, el deber ético de informar a sus posibles empleadores, pacientes, clientes y consumidores, de sus objeciones de conciencia personales para prestar servicios, muchas veces fundamentales, en el ámbito clínico. Del mismo modo, tienen el deber ético de revelar las opciones para obtener servicios legales, aun siendo moralmente controvertidos, y, en ocasiones, tienen el deber de derivar a los pacientes a esos servicios. También pueden estar obligados a prestar atención de emergencia, cuando el paciente corre el riesgo de sufrir efectos adversos para su salud y no es posible derivarlo a tiempo a otro lugar.[46]

Determinar el alcance apropiado de las objeciones de conciencia, susceptibles de ser amparadas, es un problema un tanto molesto, especialmente cuando las negativas implican nociones muy generales de lo que se considera ayudar o participar en la realización de una acción personalmente objetable. Estas concepciones excesivamente vastas, a veces incluyen actos que solo están indirectamente relacionados con el procedimiento objetado. Por ejemplo, algunas enfermeras han invocado la objeción de conciencia para evitar toda forma de participación en la atención de pacientes que se someten a un aborto o esterilización, incluyendo rellenar formularios de admisión o proporcionar cuidados posteriores al procedimiento. A menudo, es difícil y, a veces, poco práctico, que las instituciones traten de cumplir con su misión, cuando a la vez, eximen a los objetores de conciencia de formas tan ampliamente delimitadas de participación en un procedimiento.

IDEALES MORALES

En el Capítulo 1 sostuvimos que las normas de obligación en la moral común constituyen un mínimo moral de requisitos que rigen para todos. Estas normas difieren de las normas morales extraordinarias que no son *exigibles* para nadie. Los ideales morales, como la generosidad extraordinaria, son justificadamente admirados y aceptados por todas las personas moralmente comprometidas, y en este sentido forman parte de la moral común. Las normas morales extraordinarias provienen de una moral de aspiración en la que los individuos, las comunidades o las instituciones adoptan ideales muy elevados que no se exigen a los demás. Podemos alabar y admirar a quienes viven de acuerdo con estos ideales, pero no podemos culpar o criticar a quienes no lo hacen.

Un ejemplo claro de ideal moral en ética biomédica son los programas de "acceso ampliado" o "uso compasivo" que, antes de la aprobación de la entidad regulatoria, autorizan el acceso a un fármaco o dispositivo experimental a pacientes con una enfermedad o afección grave, o que pone en peligro su vida de forma inminente. Estos pacientes han agotado las opciones terapéuticas disponibles y se encuentran en una situación que les impide participar en un ensayo clínico de un producto experimental comparable. Aunque es un acto compasivo y está justificado proveer algunos productos experimentales para uso terapéutico, por lo general no es obligatorio hacerlo. Estos programas son compasivos, no obligatorios, y están motivados por el objetivo de proporcionar un bien a dichos pacientes. El compromiso moral autoimpuesto por los patrocinadores del producto en fase de investigación suele surgir de ideales morales de servicio comunitario o de la intención de proporcionar un beneficio a pacientes individuales (para más información sobre los programas de acceso ampliado, véase el Capítulo 6).

Habiendo agregado los ideales morales, tenemos ahora cuatro categorías relativas a la acción moral: (1) acciones que son correctas y obligatorias (por ejemplo, decir la verdad); (2) acciones que son incorrectas y están prohibidas (por ejemplo, el asesinato y la violación); (3) acciones que son opcionales y moralmente neutrales y, por lo tanto, no son ni incorrectas ni obligatorias (por ejemplo, jugar al ajedrez con un amigo); y (4) acciones opcionales, pero moralmente meritorias y dignas de elogio (por ejemplo, enviar flores a una amiga hospitalizada). En el Capítulo 1 nos centramos en las dos primeras, mencionando ocasionalmente la tercera. Ahora nos focalizaremos, exclusivamente, en la cuarta.

Supererogación y virtud

La supererogación es una categoría de ideales morales, que corresponde principalmente a los ideales de acción, pero tiene también importantes vínculos, tanto con las virtudes como con los ideales aristotélicos de excelencia moral.[47] La raíz etimológica de *supererogación* significa pagar o realizar más de lo que es debido o, desde una perspectiva general, hacer más de lo razonablemente exigible. Esta noción tiene cuatro características esenciales. En primer lugar, las acciones supererogatorias son opcionales y no son exigidas ni tampoco prohibidas por las normas de obligación de la moral común. Segundo, los actos supererogatorios exceden lo que la moral común de la obligación exige, aunque algunos ideales morales son *avalados* por todas las personas comprometidas con la moral común. Tercero, las acciones supererogatorias se realizan intencionadamente para promover los intereses de bienestar de los demás. Cuarto, los actos supererogatorios son moralmente buenos y loables en sí mismos, y no representan meras acciones llevadas a cabo con buenas intenciones.

A pesar de la primera característica, los individuos que actúan siguiendo ideales morales no siempre *consideran* que sus acciones sean moralmente opcionales. Muchos héroes y santos describen sus acciones desde un lenguaje del *tener que*, del *deber*, y de la *necesidad*: "Tenía que hacerlo". "No tenía elección". "Era mi deber". El propósito de estas expresiones es declarar un sentido personal de obligación en lugar de una obligación general. El agente acepta, como prenda o cesión de responsabilidad personal, una norma que establece lo que debe hacerse. Al final de *La peste* de Albert Camus, el doctor Rieux decide hacer un registro de los que lucharon contra la pestilencia. Será un registro, dice, de "lo que *había que hacer*... de todos aquellos que, a pesar de sus desgracias personales, sin poder ser santos pero negándose a doblegarse ante la plaga, se esforzaron al máximo en ser médicos".[48] Dichos médicos[viii] aceptan riesgos excepcionales y, por tanto, superan las obligaciones impuestas por la moral común y las buenas costumbres, así como por las asociaciones y tradiciones profesionales.

[viii] N.T. Traduzco así el término inglés *healers*. Explico enseguida por qué. Las traducciones inglesas de *La Peste*, de Camus, traducen la expresión francesa original *médecins* como *healers*, a saber, "sanadores", "curadores", o "curanderos". En la versión española de la novela, *médecins* se traduce como "médicos", vocablo que, en este contexto, expresa con mayor elocuencia lo que el autor francés pone en boca de su protagonista Bernard Rieux, al reconocer la entrega de muchos profesionales de la salud que, sin medir riesgos, cuidaron y ayudaron a los contagiados durante una epidemia de peste bubónica en la ciudad argelina de Orán (esta epidemia nunca ocurrió, y solo fue inventada por Camus para los efectos de su novela).

Muchos actos supererogatorios serían moralmente obligatorios si no fuera por alguna adversidad o riesgo anormal frente al cual el individuo opta por no invocar alguna dispensa o prerrogativa plausible, basado en dicha adversidad o riesgo.[49] Si las personas tienen la fuerza de carácter que les permite resistir una adversidad extrema o asumir un riesgo adicional para cumplir con su propia concepción de obligación, tiene sentido aceptar su posición de que están bajo un deber autoimpuesto. El héroe que dice: "Sólo cumplía con mi deber", habla como alguien que acepta los estándares de la excelencia moral. Este héroe no comete un error al calificar dicha acción como una exigencia personal, y puede considerar el no actuar de ese modo como un motivo de culpa, aunque nadie más tenga la libertad de juzgar su inacción como una falta moral.

A pesar de los términos "excepcional" y "adversidad extrema", no todas las acciones supererogatorias son extraordinariamente arduas, costosas o arriesgadas. Ejemplos de formas menos exigentes de supererogación incluyen hacer regalos generosos, ser voluntario en un servicio público, perdonar un error oneroso de otro y actuar con una bondad excepcional. Muchas acciones cotidianas traspasan las fronteras de la obligación sin alcanzar los niveles más altos de supererogación. Por ejemplo, una enfermera puede trabajar horas extra durante el día y volver al hospital por la noche para visitar a los pacientes. Las acciones de esta enfermera son moralmente admirables, pero no por ello se la puede calificar de santa o heroína.

Generalmente no estamos seguros de cuándo una acción va más allá de la obligación, debido a que sus límites, junto con los de la supererogación, están mal definidos. Puede que en un lugar de trabajo no exista una norma clara de cómo actuar, sino que todo se reduzca al solo despliegue y expresión de virtudes del carácter. Por ejemplo, ¿cuál es la obligación de una enfermera con un paciente terminal desesperado que se aferra a ella para que lo consuele durante los pocos días de vida que le quedan? Si su deber es pasar cuarenta horas a la semana cumpliendo en conciencia con su trabajo, la enfermera rebasa esa obligación con unas pocas visitas a los pacientes fuera de su horario laboral. Si la obligación es simplemente ayudar a los pacientes a superar sus cargas y a afrontar una serie de desafíos asociados con su condición, la enfermera que lo haga, mostrando extraordinaria paciencia, fortaleza y amabilidad, también supera con creces las exigencias asociadas con dicha prescripción. En ocasiones, los profesionales de la salud están a la altura de lo que normalmente sería una obligación propia de su función (como cumplir con las normas básicas de atención sanitaria) y, al mismo tiempo, se sacrifican por otros o asumen un riesgo adicional. Estos casos, ciertamente superan la obligación, pero no cuentan como actos supererogatorios.

Espectro continuo[ix] desde la obligación hasta la supererogación

Nuestro análisis parece indicar que las acciones deben clasificarse en obligatorias y supererogatorias. Sin embargo, una mejor perspectiva sugiere que, a veces, las acciones no encajan con claridad en estas categorías porque se sitúan entre las dos. Las distinciones de la moral común y de la teoría ética no son lo bastante precisas como para determinar si todas las acciones son moralmente exigibles o moralmente opcionales. Este problema se agudiza en la ética profesional, ya que las funciones profesionales generan obligaciones que no interpelan a las personas que no cumplen dichos roles. De ahí que los dos "niveles" de obligatorio y supererogatorio carezcan de límites nítidos tanto en la moral común como en la ética profesional.

Las acciones pueden ser estrictamente obligatorias, más que obligatorias, o situarse entre esas dos clasificaciones. Un espectro continuo abarca desde obligaciones estrictas (como las obligaciones de los principios y normas fundamentales de la moral común) hasta obligaciones menos rigurosas, que siguen estando dentro del ámbito de lo moralmente exigible (como revisar dos veces el trabajo de un profesional para asegurarse de que no se ha producido ningún error médico), hasta llegar al ámbito de lo moralmente inexigible y de lo excepcionalmente virtuoso. Lo inexigible comienza con una supererogación de bajo nivel, como acompañar a un visitante perdido por los pasillos de un hospital hasta la consulta del médico. En este caso, la falta de generosidad o amabilidad para ayudar a alguien puede constituir un pequeño defecto en la vida moral, pero no el incumplimiento de una obligación. El espectro continuo termina con una supererogación de alto nivel, que incluye los actos heroicos de autosacrificio o la autoexperimentación médica de alto riesgo. Como se aprecia en el siguiente diagrama, existe un continuo en cada nivel:

[ix] N.T. Traduzco así el término *continuum*. "Espectro continuo" es una expresión que se utiliza principalmente en física, para indicar algo que no presenta ninguna interrupción en su distribución. En español, "continuum" (escrito igual que en inglés) se usa en lingüística, antropología social, y matemáticas para expresar, precisamente aquello, aunque también para referir a una serie de elementos, en la cual cada uno presenta, sucesivamente, un grado levemente distinto al anterior, pero el último es bastante diferente del primero. El modo en que los autores emplean dicho término en esta sección y en los capítulos siguientes, recoge las dos acepciones explicitadas. Sin embargo, el término "continuum" no está aceptado por la Real Academia de la Lengua Española (RAE). En cambio, la RAE presenta el vocablo "continuo" como una magnitud de valores entrelazados, o como dos o más cosas, unidas entre sí, definiciones que también aplican para *continuum* en inglés. Por lo mismo, cuando el contexto lo amerite, y como no altera el significado de la palabra que se usa en el inglés, ocuparé, de aquí en adelante, tanto "espectro continuo" como "continuo" para referir a lo mismo.

Obligación		Más allá de la obligación (Supererogación)	
Obligaciones estrictas [1]	Obligaciones menos rigurosas [2]	Ideales más allá de lo obligatorio [3]	Ideales santos y heroicos [4]

Este continuo avanza desde la obligación estricta hasta el ideal moral optativo más arduo. La línea horizontal representa un espectro continuo con interrupciones bruscas y poco definidas. La línea vertical central divide las dos categorías generales, pero no pretende indicar una ruptura violenta. En consecuencia, la línea horizontal expresa un continuo a través de las cuatro categorías inferiores, y refleja el alcance de la moral común, tanto en los entornos de las obligaciones morales como de los ideales morales no obligatorios.

Joel Feinberg sostiene que los actos supererogatorios "se sitúan en una escala completamente diferente a la de las obligaciones".[50] El diagrama anterior sugiere que este comentario es correcto en un aspecto, pero incorrecto en otro. La mitad derecha del diagrama no está graduada por la obligación, mientras que la mitad izquierda sí lo está. En este sentido, el comentario de Feinberg es correcto. Sin embargo, toda la línea horizontal está conectada por una única escala de valor moral en la que la parte derecha es continua con la izquierda. Por ejemplo, los actos de beneficencia, tanto obligatorios como supererogatorios, están en la misma escala porque son moralmente del mismo tipo. El terreno de los ideales supererogatorios es continuo con el ámbito de las normas de obligación, *excediendo* esos mandatos, de acuerdo con las diversas condiciones definitorias de la supererogación previamente enumeradas.

El lugar de los ideales en la ética biomédica

Muchas acciones beneficentes[x] de los profesionales de la salud se sitúan en el territorio entre *Obligación* y *Más allá de la obligación*, marcado en

---

[x] N.T. Ahora y en lo sucesivo ocuparé el término "beneficente(s)" para traducir literalmente el vocablo inglés *beneficent*, que señala una obligación profesional que tienen todos aquellos que trabajan en los entornos clínicos y biomédicos (Ver el Capítulo 6). El término deriva del principio de beneficencia (*beneficence*), por lo que no sería adecuado traducirlo como "beneficiosos" (*beneficial*), ya que no guardaría coherencia con lo que los autores buscan enfatizar en su teoría, especialmente las diferencias existentes entre la obligación que encierra el principio de beneficencia y los actos voluntarios de caridad o benevolencia. Por lo

el diagrama anterior (en particular, la región entre [2] y [3]). Las cosas se complican cuando introducimos la distinción que se expone en el Capítulo 1, entre las obligaciones profesionales y aquellas que incumben a todas las personas. Muchos deberes morales establecidos para las funciones propias de la atención sanitaria no representan obligaciones morales para aquellos que no desempeñan esas tareas. Estos deberes en medicina y enfermería están relacionados con la profesión, y algunos son obligaciones asociadas con la función que se lleva a cabo, aunque no se incluyan formalmente en los códigos profesionales. Por ejemplo, la expectativa de que los médicos y las enfermeras animen y alienten a pacientes decaídos es una obligación impuesta por la profesión, aunque no se suele incluir en un código deontológico profesional.

Algunas prácticas de la comunidad médica no están bien definidas como obligaciones, por ejemplo, la creencia de que médicos y enfermeras deben suprimir el interés propio y asumir ciertos riesgos al atender a los pacientes. La naturaleza de las "obligaciones" cuando se atiende a pacientes con SARS[xi] (Síndrome Respiratorio Agudo Grave), Ébola y otras enfermedades con un riesgo importante de transmisión y propagación, y con una tasa de mortalidad significativa, ha sido discutida, y los códigos profesionales, así como los pronunciamientos de las asociaciones médicas, han variado.[51] Una de las declaraciones más enérgicas sobre el deber del médico aparece en el ya mencionado primer Código de Ética Médica de la Asociación Médica Estadounidense (American Medical Association, AMA), de 1847: "cuando reina la peste, es su deber [el de los médicos] afrontar el peligro y continuar su labor para aliviar el sufrimiento, aun a riesgo de sus propias vidas".[52] Esta disposición se mantuvo en las versiones posteriores del código de la AMA hasta la década de 1950, cuando se eliminó, debido, quizás en parte, a una falsa sensación de permanente conquista y control de las enfermedades contagiosas peligrosas.

Por lo general, es difícil resolver las controversias entre el deber y el riesgo, sin determinar el nivel de riesgo —tanto en términos de probabilidad como de gravedad del daño— que se espera que asuman los profesionales sanitarios, y fijar un umbral más allá del cual dicho nivel de riesgo sea tan elevado que convierta una acción en opcional en lugar de obligatoria. La profunda dificultad de trazar esta línea debe ayudarnos a comprender por qué algunas asociaciones médicas han instado a sus miembros a ser valientes y tratar a pacientes con enfermedades infecciosas potencialmente

---

tanto, y si bien el término no está aceptado por la Real Academia de la Lengua Española, en el contexto de este libro y, por lo demás, de toda la bioética como disciplina, sería epistemológicamente incorrecto decir "beneficiosos" en lugar de "beneficentes".

[xi]   N.T. El acrónimo inglés significa *Severe Acute Respiratory Syndrome*.

letales, mientras que otras asociaciones han advertido a sus miembros que, en muchas circunstancias, el tratamiento es opcional.[53] Otros, sin embargo, han asumido la posición de que tanto la virtud como la obligación convergen en la conclusión de que los profesionales de la salud deben, dentro de ciertos límites, dejar de lado el interés propio, y que las profesiones sanitarias deben tomar ciertas medidas para asegurar una adecuada atención a los pacientes.[54]

En ocasiones, existe confusión sobre estos asuntos debido a la indeterminación de los límites de lo exigible en la moral común, de lo que se exige o debería exigirse en las comunidades profesionales, y de qué es, en última instancia, una cuestión de carácter moral, más allá de los requisitos que demandan las obligaciones morales. En muchos casos, es cuestionable que los profesionales sanitarios incumplan sus *obligaciones morales* cuando, al mismo tiempo, no alcanzan los niveles más elevados que la profesión requiere.

EXCELENCIA MORAL

La teoría ética aristotélica vincula estrechamente la excelencia moral tanto con el carácter moral como con las virtudes éticas e ideales morales. Aristóteles presenta sucintamente esta idea: "Una persona verdaderamente buena e inteligente ... utilizando sus recursos, en cualquier momento ejecutará las mejores acciones que pueda, del mismo modo que un buen general hará el mejor uso de sus fuerzas en la guerra, un buen zapatero producirá el mejor zapato que pueda a partir de las pieles que le den, y lo mismo para todos los demás artesanos".[55] Este pasaje captura la exigente naturaleza de la teoría de Aristóteles, en contraste con las teorías éticas que se centran, principal o totalmente, en el mínimo moral de las obligaciones.

El valor de esta visión de la excelencia es destacado por John Rawls, en forma conjunta con lo que él llama el "principio aristotélico":

> La excelencia es una condición para el florecimiento humano; es un bien desde el punto de vista de todos. Este hecho la relaciona con las condiciones del auto-respeto, y explica su conexión con nuestra confianza en nuestro propio valor. ... [L]as virtudes son excelencias [morales]. ... La falta de ellas tenderá a socavar tanto nuestra autoestima como la estima que nos tienen nuestros asociados.[56]

A continuación, para un examen de la excelencia moral, nos basaremos en este trasfondo general de la teoría aristotélica, así como en nuestro análisis previo de los ideales morales y de la supererogación.

La idea de excelencia moral

Comenzamos con cuatro consideraciones que nos motivan a examinar la excelencia moral. En primer lugar, esperamos superar un desequilibrio improcedente en la teoría ética y bioética contemporáneas que resulta de centrarse exclusivamente en los mínimos morales de las obligaciones, ignorando la supererogación y los ideales morales.[57] Esta encapsulación diluye la vida moral, incluidas nuestras expectativas respecto de nosotros mismos, de nuestros colaboradores cercanos y de los profesionales sanitarios. Si solo esperamos cumplir el mínimo moral de las obligaciones, podemos perder el sentido ennoblecedor de la excelencia moral. Una segunda motivación, relacionada con la anterior, es nuestra esperanza de superar el escepticismo, presente en la teoría ética contemporánea, sobre los ideales elevados de la vida moral. Algunos autores influyentes señalan que los altos ideales morales deben competir con otros objetivos y responsabilidades en la vida y, en consecuencia, que estos ideales pueden llevar a las personas a descuidar otros asuntos dignos de atención, incluidos los proyectos personales, las relaciones familiares, las amistades y las experiencias que amplían los propios puntos de vista.[58] Una tercera motivación concierne a lo que llamamos en el Capítulo 9, el *criterio de exhaustividad* [xii] de una teoría ética. Reconocer el valor de la excelencia moral nos permite incorporar una amplia gama de virtudes éticas y formas de supererogación, más allá de las obligaciones, derechos y virtudes que componen la moral común. En cuarto lugar, vale la pena seguir un modelo de excelencia moral, ya que hace visible lo que es digno de ser anhelado. Las vidas moralmente ejemplares nos brindan ideales que nos ayudan a guiarnos e inspirarnos por metas más elevadas y vidas moralmente superiores.

Ideales aristotélicos de carácter moral

Aristóteles sostenía que adquirimos las virtudes del mismo modo que adquirimos habilidades como la carpintería, tocar un instrumento musical o

---

[xii] N.T. Traduzco así el término inglés *comprehensiveness*. En capítulos posteriores (especialmente, el Capítulo 9), para efectos de referir a la cualidad de una teoría ética de ser *comprehensive*, utilizaré, indistintamente, las palabras "comprehensiva" o "exhaustiva". Descarto traducir *comprehensiveness* como "globalidad", ya que el uso que le dan los autores al término no refiere a que una teoría ética debería abarcarlo todo, sino que debería ser exhaustiva o comprehensiva en dar cuenta de todas las normas y juicios morales que pueden ser justificables, y de proporcionar un marco general (no global) lo suficientemente exhaustivo para un ética biomédica, reconociendo que los principios presentados por ellos (respeto por la autonomía, no maleficencia, beneficencia y justicia) "están lejos de ser un sistema completo para una ética normativa general" (p. 386 de la octava edición en inglés).

131

cocinar.[59] Tanto las habilidades morales como las no morales requieren entrenamiento y práctica. Las obligaciones desempeñan un papel menos importante en su teoría. Pensemos, por ejemplo, en una persona que se propone desenmascarar un fraude científico en una institución académica. Es fácil considerar este propósito como una cuestión de obligación, especialmente si la institución tiene una política sobre el fraude. Sin embargo, supongamos que los bien justificados informes sobre el fraude que esta persona entrega a sus superiores son ignorados, y finalmente corre el riesgo de perder su trabajo, y su familia comienza a recibir amenazas. En algún punto, habrá cumplido con sus obligaciones y no estará moralmente obligada a seguir adelante con la denuncia. Sin embargo, si persiste en su empeño, será digna de elogio, y sus esfuerzos por lograr una reforma institucional podrían incluso alcanzar dimensiones heroicas. La teoría aristotélica podría y debería enmarcar esta situación en términos del nivel de compromiso de la persona, la perseverancia y tenacidad mostradas, el ingenio y el discernimiento a la hora de reunir las pruebas, y el valor, decencia y diplomacia demostradas al enfrentarse a sus superiores.

Una analogía con la educación ilustra por qué es importante fijar objetivos que vayan más allá del mínimo moral, especialmente cuando se habla del carácter moral. La mayoría de nosotros hemos sido formados para aspirar a un ideal de educación. Nos enseñan a prepararnos lo mejor posible. Ninguna ambición educativa es demasiado elevada, a menos que supere nuestras capacidades y no podamos alcanzarla. Si rendimos a un nivel inferior a nuestro potencial educativo, podemos considerar nuestro logro como motivo de decepción y arrepentimiento, aunque obtengamos un título universitario. A medida que cumplimos nuestras aspiraciones, a veces ampliamos nuestros objetivos más allá de lo que habíamos planeado en un principio. Pensamos en obtener otro título, aprender otro idioma, o leer mucho más allá de nuestra formación especializada. Sin embargo, en estos casos nunca decimos que tenemos la *obligación* de lograr el nivel educativo más alto que podamos alcanzar.

El modelo aristotélico sugiere que el carácter moral y los logros morales son funciones del cultivo personal y la aspiración. Los objetivos de excelencia moral pueden y deben ampliarse a medida que el desarrollo moral progresa. Cada individuo debe tratar de alcanzar un nivel tan elevado como su capacidad le permita, no por una cuestión de *obligación,* sino que de *aspiración.* Del mismo modo que la calidad de los resultados en atletismo o en medicina varía de una persona a otra, también en la vida moral algunas personas son más capaces que otras y merecen más reconocimiento, alabanza y admiración. Algunas personas son lo suficientemente avanzadas en lo moral como para superar lo que las personas menos desarrolladas son capaces de alcanzar.

Dondequiera que una persona se encuentre en el espectro continuo del desarrollo moral, habrá una meta de excelencia que supere lo que ya ha conseguido. Esta posibilidad de revisar nuestras aspiraciones es fundamental en la vida moral. Pensemos en un investigador clínico que utiliza seres humanos para la experimentación, pero que solo se pregunta: "¿Qué estoy obligado a hacer para proteger a los sujetos de investigación?" El supuesto de este investigador es que una vez que esta pregunta ha sido abordada, con referencia a un elenco de obligaciones (por ejemplo, la normativa gubernamental), puede proceder éticamente con la investigación. En cambio, en el modelo que proponemos, este planteamiento es solo el punto de partida. La pregunta más importante es: "¿Cómo puedo llevar a cabo esta investigación para maximizar la protección y minimizar las molestias a los sujetos participantes, en sintonía con el logro de los objetivos de la investigación?". Eludir esta pregunta indica que uno está moralmente menos comprometido de lo que podría y, probablemente, debería estar al enfrentar este tipo de situaciones.

El modelo aristotélico que hemos esbozado no busca el logro consumado de la perfección, sino más bien, que las personas se esfuercen por alcanzarla. Aunque este objetivo parezca poco funcional, los ideales morales pueden transformarse en instrumentos prácticos. Del mismo modo que lo hacen *nuestros* ideales, otros anhelos nos motivan y nos marcan un camino que podemos recorrer por etapas, con una renovada sensación de progreso y realización.

Excelencia moral excepcional: santos, héroes y otros

Las personas excepcionales suelen ser modelos de excelencia, cuyos ejemplos aspiramos a seguir. Entre los muchos paradigmas que existen, el héroe moral y el santo moral son los más célebres.

El término *santo* tiene una larga historia en las tradiciones religiosas, donde se reconoce a una persona por su santidad excepcional, pero, al igual que *héroe*, el término *santo* tiene un uso moral secular en el que se reconoce a una persona por una acción o virtud extraordinaria. La excelencia con orientación hacia el prójimo, el altruismo y la benevolencia son rasgos destacados del santo moral.[60] Los santos cumplen con su deber y ejecutan ideales morales en situaciones donde la mayoría de la gente no podría hacerlo. Sin embargo, la santidad requiere un cumplimiento regular de deberes y la consecución de ideales a través del tiempo, por lo que, también exige consistencia y constancia. Por lo mismo, es probable que no podamos emitir un juicio adecuado o definitivo sobre la santidad moral de una persona hasta que ese historial esté completo. Por el contrario, una persona puede convertirse en un héroe moral al llevar a cabo una única acción excepcional, como aceptar un riesgo extraordinario en el cumplimiento de su deber o en la realización de sus ideales. Cuando emprende acciones arriesgadas que la mayoría de la gente evitaría, el héroe desafía al miedo y al deseo de autoconservación, aunque también puede carecer de la constancia a lo largo de la vida que distingue al santo.

Muchos individuos que alcanzan el estatus de modelos morales y que son fuente de inspiración moral, no están tan avanzados moralmente como para calificarlos de santos o héroes. Nos enteramos del buen carácter moral de personas con un repertorio limitado de virtudes excepcionales, como los profesionales sanitarios que actúan en conciencia. Pensemos, por ejemplo, en la biografía de John Berger sobre el médico inglés John Sassall (seudónimo que Berger utilizó para el médico John Eskell), que eligió ejercer la medicina en un pueblo pobre y culturalmente desfavorecido de una remota región del norte de Inglaterra. Influenciado por la obra de Joseph Conrad, Sassall eligió este pueblo a partir de un "ideal de servicio" que iba más allá de "la mezquina vida promedio del que busca su propio progreso". Sassall era consciente de que casi no tendría vida social y de que los aldeanos disponían de pocos recursos para pagarle, desarrollar su comunidad y contar con una medicina de mejor calidad, pero se centró en las necesidades del pueblo más que en las suyas. Progresivamente, Sassall aumentó su estatura moral a medida que interactuaba con los miembros de la comunidad. Desarrolló un profundo conocimiento y respeto por los habitantes del lugar. Se convirtió en una persona de excepcional habilidad para el cuidado, y desplegó gran devoción, discernimiento, actuación en conciencia y paciencia a la hora de atender a los lugareños. Su carácter moral se profundizó año tras año. La gente de la comunidad, a su vez, confiaba en él en circunstancias adversas y personalmente difíciles.[61]

De vidas ejemplares como la de John Sassall, así como de nuestro análisis anterior, podemos extraer cuatro criterios de excelencia moral.[62] En primer lugar, Sassall es fiel a un *ideal moral encomiable* que tiene constantemente presente a la hora de emitir juicios y realizar acciones. Dicho ideal es vivir profundamente dedicado a servir a una comunidad pobre y necesitada. En segundo lugar, tiene una *estructura motivacional* que se ajusta estrechamente a nuestra descripción anterior de los patrones motivacionales de las personas virtuosas que están dispuestas a renunciar a ciertas ventajas para perseguir un ideal moral. En tercer lugar, tiene un *carácter moral excepcional*, es decir, posee virtudes éticas que le disponen a realizar acciones supererogatorias de alto nivel y calidad.[63] Cuarto, es una *persona con integridad* —tanto moral como personal— por lo que no se siente abrumado por conflictos, intereses o proyectos personales que le distraigan a la hora de emitir juicios y llevar a cabo sus acciones.

134

Estas cuatro condiciones son, en conjunto, suficientes para garantizar la *excelencia moral*. También son condiciones relevantes, pero no suficientes, tanto para la santidad moral como para el heroísmo moral. John Sassall no se enfrenta a tareas extremadamente complejas ni a un alto nivel de riesgo, o a una gran adversidad (aunque lidia con algunos problemas, como su trastorno bipolar), que son las condiciones típicas que contribuyen a hacer de una persona un santo o un héroe. Por excepcional que sea, Sassall no es ni un santo ni un héroe. Para alcanzar este estatus más elevado, tendría que satisfacer otras condiciones adicionales.

Ejemplos muy admirados (aunque a veces controvertidos) de santos morales que actúan movidos por una diversidad de compromisos religiosos son Mahatma Gandhi, Florence Nightingale, la Madre Teresa, el 14° Dalai Lama (nombre religioso: Tenzin Gyatso) y Albert Schweitzer. También tenemos muchos casos de santos morales en contextos seculares, en los que las personas se dedican a vivir al servicio de los pobres y los oprimidos. Algunos claros ejemplos son las personas dispuestas a correr riesgos excepcionales para rescatar a desconocidos.[64] Entre los casos de prominentes héroes morales se cuentan soldados, presos políticos y embajadores que asumen riesgos considerables para auxiliar a personas en peligro, mediante actos como caer sobre granadas de mano para salvar a sus camaradas y oponer férrea resistencia a tiranos políticos.

Los científicos y médicos que experimentan consigo mismos para generar conocimientos que beneficien a otros, también pueden ser héroes. Hay muchos ejemplos. Daniel Carrión se inyectó en el brazo sangre de un paciente con verruga peruana (una enfermedad inusual, caracterizada por numerosas erupciones vasculares de la piel y las mucosas, así como fiebre y fuertes dolores reumáticos), solo para descubrir que le había provocado una enfermedad mortal (Fiebre de Oroya). Werner Forssman realizó el primer cateterismo cardíaco en sí mismo, caminando hasta la sala de radiología con el catéter literalmente clavado en su corazón.[65] Y Daniel Zagury se inyectó a sí mismo una vacuna experimental contra el SIDA y afirmó que su acto era "la única línea ética de conducta".[66]

Una persona solo puede calificar como héroe o santo moral si cumple alguna combinación de las cuatro condiciones de excelencia moral enumeradas anteriormente. Si bien es demasiado exigente decir que un individuo debe satisfacer las cuatro condiciones para ser considerado un héroe moral, no lo es para ser considerado un santo moral. Esta apreciación no implica que los santos morales sean más valorados o más admirables que los héroes morales. Simplemente proponemos condiciones de excelencia moral más estrictas para los santos morales que para los héroes morales.[67]

Prosigamos y pongamos a prueba este análisis, considerando otros dos casos.[68] En primer lugar, reflexionemos sobre el libro *Not All of Us Are Saints*

135

(*No todos somos santos*), del médico David Hilfiker, quien, en sus esfuerzos por practicar la "medicina de la pobreza" en Washington, DC, ofrece un modelo instructivo de conducta muy excepcional, pero no del todo santa o heroica.[69] Su decisión de abandonar una consulta médica rural en el Medio Oeste para prestar atención médica a los más pobres, incluidos los indigentes, reflejaba tanto una ambición como una muy sentida obligación. Muchos de los problemas de salud que encontró se derivaban de un sistema social injusto, en el que sus pacientes tenían un acceso limitado a la atención sanitaria y a otros bienes sociales básicos que contribuyen a la salud. Experimentó mucha frustración al encontrarse con importantes barreras sociales e institucionales que le impedían ofrecer una atención médica de calidad. Además, sus pacientes eran, a menudo, conflictivos y poco cooperativos. Sus frustraciones le generaron estrés, depresión y desesperanza, junto con sentimientos y actitudes vacilantes como ira, dolor, impaciencia y culpa. Agotado por su sensación de interminables necesidades y limitaciones personales, su enorme caudal de compasión no respondió un día como él creía que debía hacerlo: "Como aquellos a quienes en otro momento criticaría duramente, hoy me endurezco ante la penuria de un vagabundo y lo dejo a merced de la inconsistente misericordia de la policía municipal y del sistema de ambulancias. Sospecho que la insensibilidad y el cinismo son, con mayor frecuencia, el resultado de una compasión frustrada, más que de malas intenciones".

Hilfiker declaró que era "cualquier cosa menos un santo". Consideraba que la etiqueta de "santo" era inapropiada para personas como él, que tienen una red de seguridad que les protege. Culpándose a sí mismo de "egoísta", redobló sus esfuerzos, pero reconoció una "brecha entre lo que soy y lo que me gustaría ser", y consideró esa brecha "demasiado grande como para superarla". Abandonó "frustrado el intento de ser la Madre Teresa", observando que "hay pocas Madres Teresas, pocas Dorothy Days que puedan darlo todo por los pobres con radiante alegría". Hilfiker consideraba héroes a muchas de las personas con las que trabajaba día tras día, en el sentido de que "luchan contra todas las probabilidades y sobreviven; personas a las que se les ha entregado menos que nada y, sin embargo, encuentran la manera de dar".

En segundo lugar, en *What Really Matters: Living a Moral Life Amidst Uncertainty and Danger* (*Lo que de verdad importa: vivir una vida moral en medio de la incertidumbre y el peligro*), el psiquiatra y antropólogo Arthur Kleinman presenta media docena de historias de la vida real de personas que, como sugiere el subtítulo del libro, intentan vivir moralmente en un contexto de imprevisibilidad y peligro.[70] Una historia que proporciona un importante estímulo para este libro retrata a una mujer a la que llama Idi Bosquet-Remarque, una franco-americana que durante más de quince años fue representante en terreno de varias agencias y fundaciones de ayuda internacional, principalmente en el África subsahariana. Su ayuda humanitaria, realizada casi anónimamente, consistía en trabajar con refugiados vulnerables, y con mujeres y niños desplazados, así como con distintos profesionales, funcionarios públicos y otras personas que interactuaban con ellos. Kleinman la presenta como un "ejemplo moral", que expresó "nuestra mejor intención de reconocer el sufrimiento de los demás y dedicar nuestras vidas y carreras a marcar (práctica y éticamente) una diferencia en sus vidas, aunque esa diferencia deba ser limitada y pasajera".

En ocasiones, Bosquet-Remarque se sentía consternada por diversos fracasos, incluidos sus propios errores. Se desesperaba con respecto al valor de su trabajo, dadas las abrumadoras probabilidades en contra de las personas a las que trataba de ayudar, y reconoció algo de verdad en muchas de las críticas a su ayuda humanitaria. Enfrentada a obstáculos de enormes proporciones, persistió en su profundo compromiso, pero acabó agotándose física y emocionalmente, así como insensibilizándose y desmoralizándose. A pesar de ello, regresó a terreno por su profundo compromiso con su trabajo. Bosquet-Remarque reconoció que sus motivaciones podían estar mezcladas. Además de su altruismo y compasión, ella también podía estar resolviendo alguna culpa familiar o liberando su alma. A pesar del riesgo, siempre presente, de sufrir lesiones graves e incluso de morir a causa de la violencia, se sentía incómoda con la imagen de "héroe" del trabajador humanitario.

Tras la muerte de Bosquet-Remarque en un accidente de automóvil, Kleinman informó a su familia de que quería contar su historia. Su madre pidió que no se identificara a su hija por su nombre: "Así se honrará aquello en lo que ella creía. No en santos o héroes, sino en personas corrientes sin nombre que hacen lo que creen que deben hacer, incluso en situaciones extraordinarias. Como familia, nosotros también creemos en eso".

Estas observaciones sobre personas corrientes que actúan de forma extraordinaria también son pertinentes para lo que se ha dado en llamar heroísmo moral en la donación en vida de órganos y tejidos, un tópico al que ahora dedicaremos algunas líneas.

Donación de órganos en vida

A la luz de lo expuesto hasta ahora, ¿cómo deberíamos valorar el ofrecimiento de una persona de donar un riñón a un amigo o a un desconocido?

Los profesionales sanitarios suelen actuar como guardianes morales para determinar quién puede donar en vida órganos y tejidos para trasplantes. La donación de sangre plantea pocas dudas, pero en los casos de donación de médula ósea y de riñones, o partes de hígado o pulmones, los profesionales de la salud deben considerar cuándo y a quién invitar o animar a donar, de quien aceptar, y a quien efectuar la donación. La donación de órganos en vida plantea cuestiones éticas desafiantes, ya que el equipo de trasplantes somete a una persona sana a una intervención quirúrgica de riesgo variable, sin ningún beneficio médico para ella. Por lo tanto, es conveniente que los equipos de trasplante indaguen sobre la competencia de los posibles donantes para tomar tales decisiones, así como acerca de su comprensión, voluntariedad y motivaciones.

Los equipos de trasplante históricamente sospecharon de los donantes vivos no emparentados genéticamente, sobre todo de los extraños y simples conocidos. Sin embargo, durante mucho tiempo, incluso desconfiaron de los donantes, emocionalmente emparentados, como cónyuges y amigos. Esta desconfianza tenía varias causas, entre ellas la preocupación por las motivaciones de los donantes, su competencia para decidir, su comprensión de los riesgos y la voluntariedad de sus decisiones. Dicho recelo aumentó en los casos de donación no dirigida, es decir, la donación a una persona no conocida, sino a cualquier persona que lo necesitase. Estas decisiones, supuestamente altruistas, de donar parecían requerir un mayor escrutinio. Sin embargo, en contraste con la actitud de algunos profesionales,[71] la mayoría de la población estadounidense considera que la donación de un riñón a un desconocido es razonable y correcta, y que, en general, el equipo de trasplantes debería aceptarla.[72] Una de las principales razones es que el ofrecimiento de donar un riñón, ya sea por parte de un amigo, un conocido o un desconocido, no suele entrañar riesgos tan elevados que puedan gatillar serias dudas sobre la competencia, la comprensión, la voluntariedad o la motivación del donante.[73]

Los equipos de trasplantes pueden y deben rechazar algunos ofrecimientos heroicos de órganos por motivos morales, incluso cuando los donantes sean competentes, sus decisiones sean informadas y voluntarias, y su excelencia moral esté fuera de toda duda. Por ejemplo, los equipos de trasplantes tienen motivos fundados para rechazar la propuesta de una madre de donar su corazón para salvar a su hijo moribundo, porque la donación involucraría a otros en la causa directa de su muerte. Un caso problemático se presentó cuando un padre encarcelado de treinta y ocho años, que ya había perdido uno de sus riñones, quiso donar el riñón que le quedaba a su hija de dieciséis años, cuyo cuerpo ya había rechazado un trasplante.[74] La familia insistió en que los profesionales médicos y los comités de ética no tenían derecho a juzgar, y mucho menos a rechazar, el acto de donación del padre. Sin embargo, surgieron algunas preguntas sobre la voluntariedad del ofrecimiento del padre (en parte porque estaba en prisión), sobre los riesgos para él (la mayoría de los pacientes sin riñones no sobreviven mucho tiempo con diálisis), sobre el probable éxito del trasplante (debido a los problemas de su hija con su primer trasplante), y sobre los costos para el sistema penitenciario (entre 40.000 y 50.000 dólares al año en diálisis para el padre si donaba el riñón que le quedaba).

Proponemos que la sociedad y los profesionales sanitarios asuman la premisa de que la donación de órganos en vida es loable pero opcional. Los equipos de trasplante deben someter sus criterios de selección y aceptación de donantes vivos al escrutinio público, para garantizar que no utilicen indebidamente sus propios valores acerca del sacrificio, el riesgo, y otras acciones y circunstancias similares, como base de sus juicios y decisiones.[75] Las políticas y prácticas para incentivar a los posibles donantes en vida son éticamente aceptables siempre que no se conviertan en influencia indebida o coacción. Por ejemplo, es éticamente aceptable eliminar las cargas económicas para los posibles donantes, como los costos del postoperatorio, los gastos de viaje y alojamiento, y la pérdida de días de salario durante el período de recuperación posterior a la donación. También es éticamente aceptable proporcionar una póliza de seguro de vida para reducir los riesgos para la familia del donante vivo.[76] En última instancia, y dependiendo de los riesgos involucrados, los donantes de órganos en vida pueden no ascender hasta el nivel de héroes, pero muchos de ellos encarnan una excelencia moral que merece el elogio de la sociedad, así como la aprobación de los equipos de trasplante de acuerdo con criterios defendibles (en el Capítulo 9, en cada una de las secciones principales, analizamos desde varias perspectivas, el caso de un padre reacio, en parte por falta de coraje, a donar un riñón a su hija moribunda).

CONCLUSIÓN

En este capítulo nos hemos adentrado en un territorio moral distinto de los principios, normas, obligaciones y derechos, abordados en el Capítulo 1. Hemos logrado que los dos ámbitos analizados sean coherentes sin dar prioridad a uno sobre el otro. Examinamos también cómo los estándares de la virtud y el carácter están estrechamente relacionados con otras normas morales, en particular con los ideales y aspiraciones de excelencia moral que enriquecen los derechos, principios y normas analizadas en el Capítulo 1. Un ámbito no es inferior a otro ni se deriva de él, por lo que existen motivos para creer que todas estas categorías ocupan un lugar importante en la moral común.

Quedan por abordar, todavía, otras esferas de la vida moral, que son de gran importancia para la ética biomédica. En el Capítulo 3, nos ocuparemos del principal ámbito que aún no se ha analizado: el estatus moral.

NOTAS

[1] Para una revisión de bibliografía relevante sobre las materias discutidas en el Capítulo 2 y en la última sección del Capítulo 9, ver, Stephen Darwall, ed., *Virtue Ethics* (Oxford: Blackwell, 2003); Roger Crisp y Michael Slote, eds., *Virtue Ethics* (Oxford: Oxford University Press, 1997); Roger Crisp, ed., *How Should One Live? Essays on the Virtues* (Oxford: Oxford University Press, 1996); y Daniel Statman, ed., *Virtue Ethics: A Critical Reader* (Washington, DC: Georgetown University Press, 1997). Muchos debates constructivos sobre la teoría de la virtud están en deuda con Aristóteles. Para una gama de abordajes, véase Julia Annas, *Intelligent Virtue* (New York: Oxford University Press, 2011) y Annas, "Applying Virtue to Ethics", *Journal of Applied Philosophy* 32 (2015): 1-14; Christine Swanton, *Virtue Ethics: A Pluralistic View* (New York: Oxford University Press, 2003); Nancy Sherman, *The Fabric of Character: Aristotle's Theory of Virtue* (Oxford: Clarendon Press, 1989); Alasdair MacIntyre, *After Virtue: A Study in Moral Theory*, 3ª ed. (Notre Dame, IN: University of Notre Dame Press, 2007) y MacIntyre, *Dependent Rational Animals: Why Human Beings Need the Virtues* (Chicago: Open Court, 1999); Timothy Chappell, ed., *Values and Virtues: Aristotelianism in Contemporary Ethics* (Oxford: Clarendon Press, 2006); y Robert Merrihew Adams, *A Theory of Virtue: Excellence in Being for the Good* (Oxford: Clarendon Press, 2006), y Adams, "A Theory of Virtue: Response to Critics", *Philosophical Studies* 148 (2010): 159-65.

[2] Jeremy Bentham, *Deontology or the Science of Morality* (Chestnut Hill, MA: Adamant Media, 2005; reimpreso en la Serie Elibron Classics, de la edición de 1834, originalmente publicado en Londres, por Longman et al., 1834), p. 196.

[3] Este sentido de "virtud" es intencionadamente amplio. No exigimos, como lo hizo Aristóteles, que la virtud implique hábito en lugar de un rasgo natural del carácter. Ver *Nicomachean Ethics*, trad. Terence Irwin (Indianapolis, IN: Hackett, 1985), 1103a18-19. Tampoco seguimos a Santo Tomás de Aquino (basándonos en una formulación de Pedro Lombardo), quien además sostenía que la virtud es una buena cualidad de la mente por la que vivimos correctamente y, por tanto, no se puede hacer un mal uso de ella. Ver *Treatise on the Virtues* (de la *Summa Theologiae*, I-II), Cuestión 55, Arts. 3-4. Abordamos los problemas de la definición de "virtud" con más detalle en el Capítulo 9.

[4] Esta definición representa la principal acepción señalada en el *Oxford English Dictionary* (*OED*). Es defendida filosóficamente por Alan Gewirth, "Rights and Virtues", *Review of Metaphysics* 38 (1985): 751; y Richard B. Brandt, "The Structure of Virtue", *Midwest Studies in Philosophy* 13 (1988): 76. Ver, también, una aproximación consecuencialista en: Julia Driver, *Uneasy Virtue* (Cambridge: Cambridge University Press, 2001), esp. cap. 4, y Driver, "Response to my Critics", *Utilitas* 16 (2004): 33-41. Edmund Pincoffs presenta una definición de virtud en términos de cualidades disposicionales deseables de las personas, en: *Quandaries and Virtues: Against Reductivism in Ethics* (Lawrence: University Press of Kansas, 1986), pp. 9, 73-100. Consultar, también, MacIntyre, *After Virtue*, caps. 10-18; y Raanan Gillon, "Ethics Needs Principles", *Journal of Medical Ethics* 29 (2003): 307-12, esp. 309.

[5] Para un seguimiento de este asunto aristotélico, ver Annas, *Intelligent Virtue*, cap. 5. El artículo de Elizabeth Anscombe "Modern Moral Philosophy" (*Philosophy* 33 [1958]: 1-19) representa un estudio clásico de mediados del siglo XX sobre la importancia para la ética de categorías como el carácter, la virtud, las emociones, y la ética aristotélica, a diferencia de las teorías éticas basadas en la ley moral, el deber y los principios de obligación.

[6] Este análisis del ejercicio profesional está influido por Alasdair MacIntyre, *After Virtue*, esp. cap. 14; y Dorothy Emmet, *Rules, Roles, and Relations* (Nueva York: St. Martin's, 1966).

Ver, también, Justin Oakley y Dean Cocking, *Virtue Ethics and Professional Roles* (Cambridge: Cambridge University Press, 2001); Oakley, "Virtue Ethics and Bioethics", en *The Cambridge Companion to Virtue Ethics*, ed. Daniel C. Russell. (Cambridge: Cambridge University Press, 2013), pp. 197-220; y Tom L. Beauchamp, "Virtue Ethics and Conflict of Interest", en *The Future of Bioethics: International Dialogues*, ed. Akira Akabayashi (Oxford: Oxford University Press, 2014), pp. 688-92.

[7] Una tesis algo similar es defendida, aunque de formas distintas, en Edmund D. Pellegrino, "Toward a Virtue-Based Normative Ethics for the Health Professions", *Kennedy Institute Ethics Journal* 5 (1995): 253-77. Ver, también, John Cottingham, "Medicine, Virtues and Consequences", en *Human Lives: Critical Essays on Consequentialist Bioethics*, ed. David S. Oderberg (New York: Macmillan, 1997); Alan E. Armstrong, *Nursing Ethics: A Virtue-Based Approach* (New York: Palgrave Macmillan, 2007); y Jennifer Radden y John Z. Sadler, *The Virtuous Psychiatrist: Character Ethics in Psychiatric Practice* (New York: Oxford University Press, 2010).

[8] Charles L. Bosk, *Forgive and Remember: Managing Medical Failure*, 2ª ed. (Chicago: University of Chicago Press, 2003). Además de los tres tipos de error que mencionamos, Bosk reconoce un cuarto tipo: los "errores cuasinormativos", basados en los protocolos especiales de atención. En el prefacio de la segunda edición señala que su libro original no hacía tanto hincapié, como debería haberlo hecho, en los problemas que surgían cuando las infracciones normativas y cuasinormativas se trataban de forma unitaria (p. xxi).

[9] Thomas Percival, *Medical Ethics; or a Code of Institutes and Precepts, Adapted to the Professional Conduct of Physicians and Surgeons* (Manchester, UK: S. Russell, 1803), pp. 165-66. Este libro constituyó la base sustancial del primer código de la Asociación Médica Estadounidense, en 1847.

[10] Sobre este cambio, ver Gerald R. Winslow, "From Loyalty to Advocacy: A New Metaphor for Nursing". *Hastings Center Report* 14 (junio de 1984): 32-40; y Helga Kuhse, *Caring: Nurses, Women and Ethics* (Oxford, UK: Blackwell, 1997), esp. caps. 1, 2 y 9.

[11] Revisar el enfoque basado en virtudes de la ética de la enfermería, en Armstrong, *Nursing Ethics: A Virtue Based Approach*.

[12] Contrastar el argumento de Virginia Held a favor de una distinción tajante entre la ética del cuidado y la ética de la virtud, basado en que la primera se centra en las relaciones y la segunda en las disposiciones de los individuos: *The Ethics of Care: Personal, Political, and Global* (New York: Oxford University Press, 2006). Somos escépticos respecto de su argumento, y de la posición similar adoptada por Nel Noddings en "Care Ethics and Virtue Ethics", en *The Routledge Companion to Virtue Ethics*, ed., Lorraine Besser-Jones y Michael Slote (London: Routledge, 2015), pp. 401-14. Basándose en temas relacionados, Ruth Groenhout cuestiona las taxonomías estándar que agrupan una ética feminista del cuidado con la ética de la virtud (desarrollada a partir de una no feminista); véase su "Virtue and a Feminist Ethic of Care", en *Virtues and Their Vices*, ed. Kevin Timpe y Craig A. Boyd (Oxford: Oxford University Press, 2014), pp. 481-501. Para un argumento más cercano al nuestro, véase Raja Halwani, "Care Ethics and Virtue Ethics", *Hypatia* 18 (2003): 161-92.

[13] Carol Gilligan, *In a Different Voice* (Cambridge, MA: Harvard University Press, 1982), esp. p. 21. Véase, también, su "Mapping the Moral Domain: New Images of Self in Relationship", *Cross Currents* 39 (primavera de 1989): 50-63.

[14] Gilligan y otros niegan que las dos voces distintas se correlacionen estrictamente con el género. Ver Gilligan y Susan Pollak, "The Vulnerable and Invulnerable Physician", en *Mapping*

the Moral Domain, ed. C. Gilligan, J. Ward y J. Taylor (Cambridge, MA: Harvard University Press, 1988), pp. 245-62.

[15] Ver Gilligan y G. Wiggins, "The Origins of Morality in Early Childhood Relationships", en *The Emergence of Morality in Young Children*, ed. J. Kagan y S. Lamm (Chicago: University of Chicago Press, 1988). Ver, también, Margaret Olivia Little, "Care: From Theory to Orientation and Back", *Journal of Medicine and Philosophy* 23 (1998): 190-209.

[16] Nuestra formulación de estas críticas está influida por Alisa L. Carse, "The 'Voice of Care': Implications for Bioethical Education", *Journal of Medicine and Philosophy* 16 (1991): 5-28, esp. 8-17. Para una evaluación de dichas críticas, ver: Abraham Rudnick, "A Meta-Ethical Critique of Care Ethics", *Theoretical Medicine* 22 (2001): 505-17.

[17] Alisa L. Carse, "Impartial Principle and Moral Context: Securing a Place for the Particular in Ethical Theory", *Journal of Medicine and Philosophy* 23 (1998): 153-69.

[18] Ver Christine Grady y Anthony S. Fauci, "The Role of the Virtuous Investigator in Protecting Human Research Subjects," *Perspectives in Biology and Medicine* 59 (2016): 122-31; Nel Noddings, *Caring: A Feminine Approach to Ethics and Moral Education*, 2nd ed. (Berkeley: University of California Press, 2003), y el abordaje del trabajo de Noddings en Halwani, "Care Ethics and Virtue Ethics", esp. pp. 162 y ss.

[19] Ver Nancy Sherman, *The Fabric of Character*, pp. 13-55; y Martha Nussbaum, *Love's Knowledge* (Oxford: Oxford University Press, 1990). Sobre la "atención" en medicina, ver Margaret E. Mohrmann, *Attending Children: A Doctor's Education* (Washington, DC: Georgetown University Press, 2005).

[20] Carse, "The 'Voice of Care'", p. 17.

[21] Otras virtudes son igualmente importantes. Trataremos varias de ellas más adelante en este capítulo y en el Capítulo 9. Sobre el papel histórico de un conjunto algo distinto de virtudes centrales en la ética médica y su conexión con los vicios, especialmente desde el siglo XVIII, ver Frank A. Chervenak y Laurence B. McCullough, "The Moral Foundation of Medical Leadership: The Professional Virtues of the Physician as Fiduciary of the Patient", *American Journal of Obstetrics and Gynecology* 184 (2001): 875-80.

[22] Edmund D. Pellegrino, "Toward a Virtue-Based Normative Ethics", p. 269. La compasión suele ser considerada una de las principales características de un profesional sanitario ejemplar. Ver Helen Meldrum, *Characteristics of Compassion: Portraits of Exemplary Physicians* (Sudbury, MA; Jones and Bartlett, 2010).

[23] Ver Lawrence Blum, "Compassion", en *Explaining Emotions*, ed. Amélie Oksenberg Rorty (Berkeley). Amélie Oksenberg Rorty (Berkeley: University of California Press, 1980); y David Hume, *A Dissertation on the Passions*, ed. Tom L. Beauchamp (Oxford: Clarendon Press, 2007), Sect. 3, §§ 4-5.

[24] Martha Nussbaum, *Upheavals of Thought: The Intelligence of Emotions* (Cambridge: Cambridge University Press, 2001), p. 302. La Parte II de este libro está dedicada a la compasión.

[25] Ver Jodi Halpern, *From Detached Concern to Empathy: Humanizing Medical Practice* (New York: Oxford University Press, 2001). Para una variedad de ensayos, en gran parte positivos, sobre la empatía, ver: Howard Spiro et al. eds., *Empathy and the Practice of Medicine* (New Haven, CT: Yale University Press, 1993); y Ellen Singer More y Maureen A. Milligan, eds., *The Empathic Practitioner: Empathy, Gender, and Medicine* (New Brunswick, NJ: Rutgers University Press, 1994). Un valioso elenco de perspectivas filosóficas y psicológicas sobre la empatía aparece en: Amy Coplan y Peter Goldie, eds., *Empathy: Philosophical*

and Psychological Perspectives (Oxford: Oxford University Press, 2011). Jean Decety, ed., *Empathy: From Bench to Bedside* (Cambridge, MA: MIT Press, 2012), la Parte VI incluye varios ensayos sobre "Empathy in Clinical Practice". Sobre los peligros de enfatizar excesivamente la empatía en medicina, ver Jane Mcnaughton, "The Art of Medicine: The Dangerous Practice of Empathy", *Lancet* 373 (2009): 1940-1941. Paul Bloom ofrece un sólido argumento psicológico contra la empatía en favor de la "compasión racional" en la atención sanitaria y en muchos otros ámbitos, en su *Against Empathy: The Case for Rational Compassion* (New York: Ecco Press of HarperCollins, 2016). Algunos comentaristas de su tesis reconocen la legitimidad de sus preocupaciones, por ejemplo, sobre la empatía en la atención sanitaria, pero reclaman una perspectiva más matizada y una mayor apreciación del valor de la empatía. Revisar el debate en respuesta a su ensayo titulado "Contra la empatía" en un Foro en la *Boston Review*, 10 de septiembre de 2014, disponible en http://bostonreview.net/forum/paul-bloom-againstempathy (consultado el 22 de julio de 2018). Gran parte de este debate depende de las diferentes interpretaciones del concepto, criterios y descripciones de la empatía.

[26] David Hume, *A Treatise of Human Nature*, ed. David Fate Norton y Mary Norton (Oxford: Clarendon Press, 2007), 3.3.1.7.

[27] Baruch Brody, "Case N° 25. 'Who Is the Patient, Anyway': The Difficulties of Compassion", en *Life and Death Decision Making* (New York: Oxford University Press, 1988), pp. 185-88.

[28] Aristotle, *Nicomachean Ethics*, trad. Terence Irwin, 2a ed. (Indianapolis: Hackett, 2000), 1106b15-29, 1141a15-1144b17.

[29] Annette Baier, "Trust, Suffering, and the Aesculapian Virtues", en *Working Virtue: Virtue Ethics and Contemporary Moral Problems*, ed. Rebecca L. Walker y Philip J. Ivanhoe (Oxford: Clarendon Press, 2007), p. 137.

[30] Ver "Trust and Antitrust" de Annette Baier, y dos ensayos posteriores sobre la confianza en su *Moral Prejudices* (Cambridge, MA: Harvard University Press, 1994); Nancy N. Potter, *How Can I Be Trusted: A Virtue Theory of Trustworthiness* (Lanham, MD: Rowman & Littlefield, 2002); Philip Pettit, "The Cunning of Trust", *Philosophy & Public Affairs* 24 (1995): 202-25; y Pellegrino y Thomasma, *The Virtues in Medical Practice*, cap. 5.

[31] Aristotle, *Eudemian Ethics*, 1242b23-1243a13, en *The Complete Works of Aristotle*, ed. Jonathan Barnes (Princeton, NJ: Princeton University Press, 1984).

[32] Para más información sobre la erosión de la confianza en medicina, ver Robert J. Blendon, John M. Benson y Joachim O. Hero, "Public Trust in Physicians-U.S. Medicine in International Perspective" (un Proyecto que estudia 29 países industrializados, patrocinado por la Fundación Robert Wood Johnson), *New England Journal of Medicine* 371 (2014): 1570-72; David A. Axelrod y Susan Dorr Goold, "Maintaining Trust in the Surgeon-Patient Relationship: Challenges for the New Millennium", *Archives of Surgery* 135 (enero de 2000), disponible en https://jamanetwork.com/journals/jamasurgery/fullarticle/390488 (consultado el 17 de marzo de 2018); David Mechanic, "Public Trust and Initiatives for New Health Care Partnerships", *Milbank Quarterly* 76 (1998): 281-302; Pellegrino y Thomasma en *The Virtues in Medical Practice*, pp. 71-77; y Mark A. Hall, "The Ethics and Empirics of Trust", en *The Ethics of Managed Care: Professional Integrity and Patient Rights*, ed. W. B. Bondeson y J. W. Jones (Dordrecht, Netherlands: Kluwer, 2002), pp. 109-26. En *Trust and Trustworthiness*, de Russell Hardin, aparecen análisis más amplios de la confiabilidad, la confianza y la desconfianza, Russell Sage Foundation Series on Trust, vol. 4 (New York: Russell Sage Foundation Publications, 2004). Ver además las propuestas de Onora O'Neill para restablecer la confianza en la medicina y otros contextos en los que la desconfianza se debe a factores como las

estructuras burocráticas de rendición de cuentas, la excesiva transparencia y la cultura pública: *A Question of Trust* (Cambridge: Cambridge University Press, 2002) y *Autonomy and Trust in Bioethics* (Cambridge: Cambridge University Press, 2003).

[33] Brody, *Life and Death Decision Making*, p. 35. Sobre la interpretación de la integridad como virtud, ver Damian Cox, Marguerite La Caze y Michael Levine, "Integrity", *The Stanford Encyclopedia of Philosophy* (edición de la primavera de 2017), ed. Edward N. Zalta, disponible en https://plato.stanford.edu/archives/spr2017/entries/integrity/ (consultado el 27 de marzo de 2018).

[34] Sobre las conexiones y distinciones entre autonomía e integridad, ver: Carolyn McLeod, "How to Distinguish Autonomy from Integrity", *Canadian Journal of Philosophy* 35 (2005): 107-33.

[35] Sobre la integridad como virtud en las profesiones médicas, véase Edmund D. Pellegrino, "Codes, Virtue, and Professionalism", en *Methods of Medical Ethics*, ed. Jeremy Sugarman y Daniel P. Sulmasy, 2a ed. revisada. (Washington, DC: Georgetown University Press, 2010), pp. 91-107, esp. 94; y Michael Wreen, "Medical Futility and Physician Discretion", *Journal of Medical Ethics* 30 (2004): 275-78.

[36] Para una útil discusión sobre este tema en enfermería, ver: Martin Benjamin y Joy Curtis, *Ethics in Nursing: Cases, Principles, and Reasoning*, 4ª ed. (New York: Oxford University Press, 2010), pp. 122-26; y Betty J. Winslow y Gerald Winslow, "Integrity and Compromise in Nursing Ethics", *Journal of Medicine and Philosophy* 16 (1991) 307-23. Se puede encontrar un amplio debate sobre el asunto en Martin Benjamin, *Splitting the Difference: Compromise and Integrity in Ethics and Politics* (Lawrence: University Press of Kansas, 1990).

[37] Para una crítica históricamente fundada sobre dichas concepciones, y para una defensa de la conciencia como una virtud, ver Douglas C. Langston, *Conscience and Other Virtues: From Bonaventure to MacIntyre* (University Park: Pennsylvania State University Press, 2001). Para otra perspectiva histórica, ver Richard Sorabji, *Moral Conscience Through the Ages: Fifth Century BCE to the Present* (Chicago: University of Chicago Press, 2014).

[38] Bernard Williams, "A Critique of Utilitarianism", en J.J.C. Smart y Williams, *Utilitarianism: For and Against* (Cambridge: Cambridge University Press, 1973), pp. 97-98.

[39] Aquí nos basamos en dos fuentes: Hannah Arendt, *Crises of the Republic* (New York: Harcourt, Brace, Jovanovich, 1972), p. 62; y John Stuart Mill, *Utilitarianism*, cap. 3, pp. 228-29, y *On Liberty*, cap. 3, p. 263, en *Collected Works of John Stuart Mill*, vols. 10, 18 (Toronto, Canada: University of Toronto Press, 1969, 1977).

[40] Carl H. Fellner, "Organ Donation: For Whose Sake?" *Annals of Internal Medicine* 79 (octubre de 1973): 591.

[41] Ver James F. Childress, "Appeals to Conscience", *Ethics* 89 (1979): 315-35; Larry May, "On Conscience", *American Philosophical Quarterly* 20 (1983): 57-67; y C. D. Broad, "Conscience and Conscientious Action", en *Moral Concepts*, ed. Joel Feinberg (Oxford: Oxford University Press, 1970), pp. 74-79. Ver, también, Daniel P. Sulmasy, "What Is Conscience and Why Is Respect for It So Important?", *Theoretical Medicine and Bioethics* 29 (2008): 135-49; y Damian Cox, Marguerite La Caze, y Michael Levine, "Integrity", *The Stanford Encyclopedia of Philosophy* (edición de primavera de 2017), ed. Edward N. Zalta, disponible en https://plato.stanford.edu/archives/spr2017/entries/integrity/ (consultado el 25 de febrero de 2018).

[42] Douglas B. White y Baruch Brody, "Would Accommodating Some Conscientious Objections by Physicians Promote Quality in Medical Care?", *JAMA* 305 (4 de mayo de 2011): 1804-5.

[43] Para varios modelos, ver Rebecca Dresser, "Professionals, Conformity, and Conscience", *Hastings Center Report* 35 (noviembre-diciembre de 2005): 9-10; Mark R. Wicclair, *Conscientious Objection in Health Care: An Ethical Analysis* (Cambridge: Cambridge University Press, 2011); Alta R. Charo, "The Celestial Fire of Conscience-Refusing to Deliver Medical Care", *New England Journal of Medicine* 352 (2005): 2471-73; y Elizabeth Fenton y Loren Lomasky, "Dispensing with Liberty: Conscientious Refusal and the 'Morning-After Pill'", *Journal of Medicine and Philosophy* 30 (2005): 579-92.

[44] Ver Holly Fernández Lynch, *Conflicts of Conscience: An Institutional Compromise* (Cambridge, MA: MIT Press, 2008).

[45] El resto de los médicos se oponen o están indecisos. Farr A. Curlin et al., "Religion, Conscience, and Controversial Clinical Practices", *New England Journal of Medicine* 356 (8 de febrero de 2007): 593-600.

[46] Dan W. Brock ofrece un marco similar para un análisis ético de lo que llama "compromiso convencional" en "Conscientious Refusal by Physicians and Pharmacists: Who Is Obligated to Do What, and Why?", *Theoretical Medicine and Bioethics* 29 (2008): 187-200. Para el marco legal en los Estados Unidos, ver: Elizabeth Sepper, "Conscientious Refusals of Care", in *The Oxford Handbook of U.S. Health Law*, ed. I. Glenn Cohen, Allison Hoffman, y William M. Sage (New York: Oxford University Press, 2017), cap. 16.

[47] Nuestro análisis está en deuda con David Heyd y su *Supererogation: Its Status in Ethical Theory* (Cambridge: Cambridge University Press, 1982); Heyd, "Tact: Sense, Sensitivity, and Virtue", *Inquiry* 38 (1995): 217-31; Heyd, "Obligation and Supererogation", *Encyclopedia of Bioethics*, 3ª ed. (New York: Thomson Gale, 2004), vol. 4, pp. 1915-20; y Heyd, "Supererogation", *The Stanford Encyclopedia of Philosophy* (edición de primavera de 2016), ed. Edward N. Zalta, disponible en https://plato.stanford.edu/archives/spr2016/entries/supererogation (consultado el 27 de marzo de 2018). También estamos en deuda con J. O. Urmson, "Saints and Heroes", *Essays in Moral Philosophy*, ed. A. I. Melden (Seattle: University of Washington Press, 1958), pp. 198-216; John Rawls, *A Theory of Justice* (Cambridge, MA: Harvard University Press, 1971; rev. ed. 1999), pp. 116-17, 438-39, 479-85 (1999: 100-101, 385-86, 420-25); Joel Feinberg, "Supererogation and Rules", *Ethics* 71 (1961); y Gregory Mellema, *Beyond the Call of Duty: Supererogation, Obligation, and Offence* (Albany: State University of New York Press, 1991). Para las conexiones centrales entre virtud y supererogación, véase Roger Crisp, "Supererogation and Virtue", en *Oxford Studies in Normative Ethics* (vol. 3), ed. Mark Timmons (Oxford: Oxford University Press, 2013), artículo 1.

[48] Albert Camus, *The Plague*, trad. Stuart Gilbert (New York: Knopf, 1988), p. 278. Las cursivas son nuestras.

[49] La formulación de esta frase en parte se basa en Rawls, *A Theory of Justice*, p. 117 (edición de 1999, p. 100).

[50] Feinberg, "Supererogation and Rules", 397.

[51] Ver: Dena Hsin-Chen y Darryl Macer, "Heroes of SARS: Professional Roles and Ethics of Health Care Workers", *Journal of Infection* 49 (2004): 210-15; Joseph J. Fins, "Distinguishing Professionalism and Heroism When Disaster Strikes: Reflections on 9/11, Ebola and Other Emergencies", *Cambridge Quarterly of Healthcare Ethics* 24 (octubre de 2015): 373-84; Angus Dawson, "Professional, Civic, and Personal Obligations in Public Health Emergency Planning and Response", en *Emergency Ethics: Public Health Preparedness and Response*, ed. Bruce Jennings, John D. Arras, Drue H. Barrett, y Barbara A. Ellis (New York: Oxford University Press, 2016), pp. 186-219. Las discusiones tempranas sobre el SIDA, cuando existía gran preocupación por su transmisión en los ambientes clínicos, frecuentemente abordaban la

responsabilidad de los profesionales sanitarios de tratar a los enfermos. Algunos ejemplos incluyen Bernard Lo, "Obligations to Care for Persons with Human Immunodeficiency Virus", *Issues in Law & Medicine* 4 (1988): 367-81; Doran Smolkin, "HIV Infection, Risk Taking, and the Duty to Treat", *Journal of Medicine and Philosophy* 22 (1997): 55-74; y John Arras, "The Fragile Web of Responsibility: AIDS and the Duty to Treat", *Hastings Center Report* 18 (abril-mayo de 1988): S10-20.

[52] American Medical Association (AMA), *Code of Medical Ethics of the American Medical Association*, adoptado en mayo de 1847 (Philadelphia: T.K. and P.G. Collins, 1848), disponible en Medical%20Ethics%20%281847%29.pdf (consultado el 17 de marzo de 2018).

[53] Ver American Medical Association, Council on Ethical and Judicial Affairs, "Ethical Issues Involved in the Growing AIDS Crisis", *Journal of the American Medical Association* 259 (4 de marzo de 1988): 1360-61.

[54] Health and Public Policy Committee, American College of Physicians and Infectious Diseases Society of America, "The Acquired Immunodeficiency Syndrome (AIDS) and Infection with the Human Immunodeficiency Virus (HIV)", *Annals of Internal Medicine* 108 (1988): 460-61. Ver, además, Edmund D. Pellegrino, "Character, Virtue, and Self-Interest in the Ethics of the Professions", *Journal of Contemporary Health Law and Policy* 5 (1989): 53-73, esp. 70-71.

[55] Aristotle, *Nicomachean Ethics*, trad. Irwin, 1101a1-7.

[56] Rawls, *A Theory of Justice*, pp. 443-45 (edición de 1999: 389-91). Sobre el principio aristotélico, ver pp. 424-33 (edición de 1999: 372-80).

[57] Urmson reconoció este problema en "Saints and Heroes", pp. 206, 214. El desequilibrio se encuentra en formas de utilitarismo que plantean fuertes exigencias de obligación. Sin embargo, véase el intento de revisar el consecuencialismo para alinearlo con las intuiciones morales comunes en Douglas W. Portman, "Position-Relative Consequentialism, Agent-Centered Options, and Supererogation", *Ethics* 113 (2003): 303-32.

[58] Un escepticismo razonable es evidente en algunos influyentes textos filosóficos, como los de Susan Wolf (en el artículo citado más abajo), Philippa Foot, Bernard Williams, y Thomas Nagel.

[59] Aristotle, *Nicomachean Ethics*, trad. Irwin, 1103a32-1103b1.

[60] Edith Wyschogrod ofrece una definición de una "vida santa" como "una en la que la compasión por el otro, independientemente del costo para el santo, es el rasgo fundamental". Wyschogrod, *Saints and Postmodernism: Revisioning Moral Philosophy* (Chicago: University of Chicago Press, 1990), pp. xiii, xxii, *et passim*.

[61] John Berger (y Jean Mohr, fotógrafo), *A Fortunate Man: The Story of a Country Doctor* (London: Allen Lane, the Penguin Press, 1967), esp. pp. 48, 74, 82ss, 93ss, 123-25, 135. Lawrence Blum nos habló de este libro e influyó en nuestro punto de vista sobre él. La esposa de Sassall desempeñó un papel decisivo en cómo ejerció su profesión de médico, y le ayudó a lidiar con su enfermedad maníaco-depresiva. La mujer recibe muy poca atención en el libro, el cual, sin embargo, está dedicado a ella, que murió en 1981. Sassall se suicidó al año siguiente. Véase Roger Jones, "Review: *A Fortunate Man*", *British Journal of General Practice*, 9 de febrero de 2015, disponible en http://bjgplife.com/2015/02/09/review-a-fortunate-man/ (consultado el 20 de julio de 2018). Ver, también, Gavin Francis, "John Berger´s *A Fortunate Man*: A Masterpiece of Witness", *Guardian*, 7 de febrero de 2015, disponible en https://www.theguardian.com/books/2015/feb/07/john-sassall-country-doctor-a-fortunateman-john-berger-jean-mohr (consultado el 20 de julio de 2018).

[62] Nuestras condiciones de excelencia moral están en deuda con Lawrence Blum y su "Moral Exemplars", *Midwest Studies in Philosophy* 13 (1988): 204. Ver, también, de Blum, "Community and Virtue", en *How Should One Live?: Essays on the Virtue*, ed. Crisp.

[63] Nuestra segunda y tercera condición están influenciadas por la caracterización de un santo en el texto de Susan Wolf, "Moral Saints", *Journal of Philosophy* 79 (1982): 419-39. Para una crítica pertinente de la interpretación de Wolf, ver Robert Merrihew Adams, "Saints", *Journal of Philosophy* 81 (1984), reimpreso en Adams, *The Virtue of Faith and Other Essays in Philosophical Theology* (New York: Oxford University Press, 1987), pp. 164-73.

[64] Para un examen de algunas figuras del siglo XXI que vivieron bajo condiciones extremas, mostrando un compromiso moral excepcional, ver Larissa MacFarquhar, *Strangers Drowning: Impossible Idealism, Drastic Choices, and the Urge to Help* (New York: Penguin Books, 2016).

[65] Jay Katz, ed., *Experimentation with Human Beings* (New York: Russell Sage Foundation, 1972), pp. 136-40; Lawrence K. Altman, *Who Goes First? The Story of Self-Experimentation in Medicine*, 2a ed., con nuevo prólogo (Berkeley: University of California Press, 1998), pp. 1-5, 39-50, *et passim*.

[66] Philip J. Hilts, "French Doctor Testing AIDS Vaccine on Self", *Washington Post*, 10 de marzo de 1987, p. A7; Altman, *Who Goes First?*, pp. 26-28.

[67] No vamos a discutir si estas condiciones apuntan a una forma aún más elevada de excelencia moral: la combinación de santo y héroe en una sola persona. Han existido personas extraordinarias, y podríamos afirmar que algunas de estas figuras de excepción son más excelentes que otras. Pero a este nivel de ejemplaridad moral, estas distinciones no sirven para nada.

[68] Estos casos pueden interpretarse como sugiriendo que muchas de las personas a las que se suele llamar héroes o santos no son muy diferentes de personas buenas y decentes, pero moralmente corrientes. Aquí no exploramos esta teoría (salvo implícitamente en nuestra explicación del espectro continuo que va de la moral ordinaria a la supererogación), pero sí es examinada en Andrew Michael Flescher, *Heroes, Saints, and Ordinary Morality* (Washington: Georgetown University Press, 2003). Flescher ofrece ejemplos históricos de personas comúnmente consideradas santos o héroes.

[69] David Hilfiker, *Not All of Us Are Saints: A Doctor's Journey with the Poor* (New York: Hill & Wang, 1994). Los resúmenes y citas que siguen proceden de este libro. Su libro anterior, *Healing the Wounds: A Physician Looks at His Work* (New York: Pantheon, 1985) se centra en sus experiencias previas como médico de familia en la zona rural de Minnesota. Los problemas personales a los que él (y otros de los que hablamos) se enfrentaron son subyacentes a un punto crítico de este capítulo: las dificultades que pueden surgir al equilibrar el compromiso con un ideal moral, o la excelencia moral con las necesidades personales.

[70] Arthur Kleinman, *What Really Matters: Living a Moral Life Amidst Uncertainty and Danger* (New York: Oxford University Press, 2006), cap. 3. Las citas son de este trabajo.

[71] Sobre las actitudes de los nefrólogos, nefrólogos especialistas en trasplantes, cirujanos especialistas en trasplantes y similares, véase Carol L. Beasley, Alan R. Hull y J. Thomas Rosenthal, "Living Kidney Donation: A Survey of Professional Attitudes and Practices", *American Journal of Kidney Diseases* 30 (octubre de 1997): 549-57; y Reginald Y. Gohh, Paul E. Morrissey, Peter N. Madras, et al., "Controversies in Organ Donation: The Altruistic Living Donor", *Nephrology Dialysis Transplantation* 16 (2001): 619-21, disponible en https://academic.oup.com/ndt/article/16/3/619/1823109 (consultado el 26 de febrero de 2018). Aunque actualmente existe bastante apoyo a la donación de riñones en vida, la práctica médica real no coincide con ello de manera unánime.

[72] Ver Aaron Spital y Max Spital, "Living Kidney Donation: Attitudes Outside the Transplant Center", *Archives of Internal Medicine* 148 (mayo de 1988): 1077-80; Aaron Spital, "Public Attitudes toward Kidney Donation by Friends and Altruistic Strangers in the United States", *Transplantation* 71 (2001): 1061-64.

[73] Entre 1996 y 2005, mientras la donación en vida de riñones se duplicaba en los Estados Unidos, el porcentaje anual de donantes de riñón genéticamente no emparentados (excluidos los cónyuges) aumentó del 5,9% al 22%.
2006 Annual Report of the U.S. Organ Procurement and Transplantation Network and the Scientific Registry of Transplant Recipients: Transplant Data 1996-2005 (Rockville, MD: Health Resources and Services Administration, Healthcare Systems Bureau, Division of Transplantation, 2006). Durante los años 2001-3, los actos de donación de órganos en vida superaron a los de donación de órganos de fallecidos, pero la donación de órganos en vida, que había aumentado en los cinco años anteriores, disminuyó de forma constante a partir de 2004, tanto en el caso de riñones como de hígados. Ver A. S. Klein, E. E. Messersmith, L. E. Ratner et al., "Organ Donation and Utilization in the United States, 1999-2008", *American Journal of Transplantation* 10 (Parte 2) (2010): 973-86. Esta tendencia decreciente ha continuado. Véase James R. Rodrigue, Jesse D. Schold y Didier A. Mandelbrot, "The Decline in Living Kidney Donation in the United States: Random Variation or Cause for Concern?", *Transplantation* 96 (2013): 767-73.

[74] Evelyn Nieves, "Girl Awaits Father's 2nd Kidney, and Decisions by Medical Ethicists", *New York Times*, 5 de diciembre de 1999, pp. A1, A11.

[75] Ver Linda Wright, Karen Faith, Robert Richardson y David Grant, "Ethical Guidelines for the Evaluation of Living Organ Donors", *Canadian Journal of Surgery* 47 (diciembre de 2004): 408-12. Ver, también, A. Tong, J. R. Chapman, G. Wong et al., "Living Kidney Donor Assessment: Challenges, Uncertainties and Controversies among Transplant Nephrologists and Surgeons", *American Journal of Transplantation* 13 (2013): 2912-23. Para un examen más detallado de las cuestiones éticas en la donación de órganos en vida, ver James F. Childress y Cathryn T. Liverman, eds., *Organ Donation: Opportunities for Action* (Washington, DC: National Academies Press, 2006), cap. 9.

[76] Persiste un vigoroso debate sobre si sería éticamente aceptable añadir incentivos económicos para la donación de órganos en vida, más allá de eliminar los desincentivos. Tales incentivos modificarían las motivaciones de las personas para donar, lo que ya podría incluir factores adicionales a su altruismo.

3

Estatus moral

Los dos capítulos anteriores estuvieron dedicados a los agentes morales, sus obligaciones, derechos y virtudes. Hemos prestado poca atención a temas como con quiénes tenemos obligaciones, por qué las tenemos con algunas entidades y no con otras, y qué individuos tienen derechos y cuáles no. Este capítulo se concentra en estas cuestiones de estatus moral, también denominadas de legitimación moral[i] y consideración moral.[1]

---

[i] Nota del traductor (N.T.). Los autores utilizan el término *moral standing*, que también puede traducirse como "posición moral", refiriendo al lugar que una entidad debería ocupar dentro o fuera de la comunidad moral; "situación moral", apuntando a prácticamente lo mismo (dónde algo está moralmente situado, o comparativamente con respecto a qué); "consideración moral", a saber, el grado de respeto o importancia moral que se le da a algo; y "condición moral", usado para señalar cualquier valor moral que una entidad pueda tener, sea este esencial o instrumental. El problema con estas traducciones de *moral standing* es que decir "posición moral" también puede confundirse con lo que en inglés se dice *moral stance*, esto es, la manera de pensar y juzgar de alguien con relación a un asunto determinado ("posición" como "postura"). A la vez, "situación moral", es claramente tautológico con respecto a "posición moral". Por su parte, "consideración moral" es, en rigor, la traducción literal de *moral considerability*, expresión que los autores explícitamente diferencian respecto de *moral standing*. En cuanto a "condición moral", la expresión presenta cierta ambigüedad, puesto que, además de significar la naturaleza o propiedad de algo, puede también referir a una situación o circunstancia indispensable para que otra ocurra o exista. Ahora bien, en español, *standing*, especialmente en los ámbitos jurídicos, también significa "legitimación", término que, por extensión, alude al reconocimiento moral que pueda o no tener una determinada entidad. Entiendo que la posición, situación, consideración y condición moral de un individuo dependen de su previa legitimación (o carencia de ella) como objeto (o sujeto) moral. Basado en dichos argumentos, les plantee a los autores que pensaba que traducir *moral standing* como "legitimación moral" daba como resultado una expresión que implica e incluye todas las otras, sin traicionar el sentido de la expresión inglesa, con lo cual estuvieron de acuerdo. Por lo tanto, y en sintonía con lo anterior, concluimos en conjunto que, si no la mejor, al menos la traducción más comprensiva de *moral standing* al español es "legitimación moral".

149

Los términos *estatus* y *legitimación* se han trasladado a la ética a partir de la noción de legitimación jurídica[ii]. En un sentido débil, "estatus moral" se refiere a una posición, grado o rango de importancia moral. En un sentido fuerte, "estatus moral" significa tener derechos o el equivalente funcional de esos derechos. Cualquier sujeto posee estatus moral si los agentes tienen obligaciones morales con él, si dicho individuo tiene intereses de bienestar, y si las obligaciones morales que tenemos con él están basadas en sus intereses.[2]

EL PROBLEMA DEL ESTATUS MORAL

El problema del estatus moral surge al preguntarse cuáles entidades, individuos y grupos están protegidos por normas morales. Por ejemplo, ¿qué deberíamos decir acerca del estatus de células madre embrionarias humanas, óvulos humanos, embriones, fetos, recién nacidos, o bebés anencefálicos? ¿O acerca de los discapacitados mentales? ¿O de las personas que son incapaces de distinguir lo correcto de lo incorrecto? ¿O de los dementes? ¿O de aquellos que viven en un permanente estado de pérdida de conciencia? ¿O de aquellos con muerte cerebral? ¿O de los cadáveres? ¿O de los animales no humanos destinados a la investigación médica? ¿O de un animal biológicamente modificado, diseñado para incubar un feto humano hasta su nacimiento? ¿O de quimeras animales, animales transgénicos, o de cualquier otra nueva vida creada a través de la investigación biomédica? ¿Merecen los miembros de cada uno de estos grupos protección moral, o acaso tienen derechos morales? De ser así, ¿merecen el mismo elenco de protecciones y derechos que se les otorga y reconoce a los seres humanos adultos?[3]

A lo largo de gran parte de la historia humana, variedades de seres humanos, tales como grupos raciales, tribus, enemigos de guerra y, de hecho, todos los animales no humanos, han sido tratados como menos que personas. En consecuencia, se les ha asignado nulo estatus moral o un nivel inferior de estatus moral, así como se les han negado todos los derechos morales (como ocurrió con los esclavos en muchas sociedades), o se les han concedido derechos en menor cantidad e intensidad (como históricamente ha ocurrido con las mujeres en muchas sociedades).[4] Todavía es común, aunque controversial, que la ética médica y biomédica asuman que algunos grupos no tienen derechos morales (como los animales sujetos de experimentación), y que otros grupos tengan menos derechos o derechos más limitados (como los embriones humanos utilizados en la investigación).

[ii] N.T. En el sentido de "legitimación procesal", a saber, la facultad que ostenta un determinado sujeto de derecho para actuar en un proceso referido a una materia contenciosa.

La toma de decisiones subrogada también plantea cuestiones sobre el estatus moral. Cuando una persona que antes era competente es considerada incompetente, y necesita un representante para tomar decisiones, dicha persona no pierde todas las garantías morales que tenía antes de volverse incapaz, ni todas las formas de respeto moral que merece. Muchas obligaciones hacia estas personas continúan vigentes, pudiendo incluso surgir algunas nuevas. No obstante, el reconocimiento de un representante como responsable legítimo de la toma de decisiones implica que la persona incompetente ha perdido algunos derechos para tomar decisiones y, en este sentido, su estatus moral es inferior de lo que era antes. Cualquier "decisión" que pueda tomar dicho individuo (por ejemplo, abandonar una residencia para adultos mayores) no tiene la misma autoridad moral que tenía antes de que fuera considerado incompetente. Algunas de nuestras obligaciones con ese individuo, al menos, han cambiado, y otras han cesado. Por ejemplo, es posible que ya no estemos obligados a conseguir el consentimiento informado de esa persona, en cuyo caso debe obtenerse a través de una decisión subrogada. El criterio de incompetencia mental es uno de los muchos que se suelen emplear para evaluar el estatus moral, así como para determinar derechos y obligaciones.

Cuestiones similares se plantean sobre cuáles obligaciones tenemos con los niños cuando participan en investigaciones pediátricas que no prometen ningún beneficio directo para ellos, ya que el objetivo de la investigación es desarrollar nuevos tratamientos en el futuro. A menudo afirmamos que debemos más y no menos protección a las partes vulnerables involucradas. Sin embargo, los niños que participan en investigaciones que no los benefician directamente, a veces son tratados como si tuvieran un estatus moral más precario.

Otro ejemplo de problemas asociados al estatus moral se presenta en casos de mujeres embarazadas con muerte cerebral, pero cuyas capacidades biológicas se mantienen activas artificialmente por varias semanas para permitir que el feto que llevan en su vientre pueda nacer.[5] Generalmente, no consideramos que las personas fallecidas tengan un estatus moral que les otorgue un derecho a ser mantenidas biológicamente funcionales por vía artificial. Además, mantener funcionando el cuerpo de una mujer embarazada con muerte cerebral en contra de sus deseos previamente declarados, implica que se la ha atribuido un estatus moral *inferior* al de otros cadáveres, ya que su cuerpo es sometido a medidas extremas, a veces por meses, para beneficiar al feto, a su pareja, o a su pariente más cercano.[6]

La pegunta central es si un feto tiene derechos superiores a los de una mujer embarazada con muerte cerebral, cuya voluntad anticipada expresó el deseo de evitar el uso de cualquier tecnología en caso de producirse dicha condición. Las creencias sobre el estatus moral del feto son poderosas consideraciones para motivar decisiones en algunos escenarios, pero el feto no es el único individuo con estatus moral y derechos en el caso de una mujer embarazada con muerte cerebral. El debate persiste acerca de si en esta situación una mujer con muerte cerebral tiene derechos que puedan ser legítimamente declarados en un testamento vital, y si mantener vivo su cuerpo para llevar a término su embarazo vulnera o no dichos derechos.[7]

Finalmente, las prácticas llevadas a cabo con un gran número de animales no humanos, que se utilizan en la investigación biomédica, así como las diferentes percepciones que se tienen de ellos, invocan también preguntas sobre el estatus moral. En ocasiones, parece que los tratamos básicamente como medios útiles para los fines de la ciencia, lo que es facilitado por las decisiones de alguna persona o grupo que oficia como su guardián o cuidador. Lo anterior implica que los animales de laboratorio no están moralmente protegidos contra formas de experimentación invasivas, dolorosas y dañinas, y que quizás, carecen por completo de estatus moral. Una negación rotunda de su estatus moral es inverosímil frente al hecho de que prácticamente todas las naciones y asociaciones científicas importantes siguen ciertas directrices para aliviar, disminuir o, de otro modo, limitar lo que se puede hacer a los animales en la investigación biomédica. Hoy en día, generalmente se acepta que los animales utilizados en la investigación poseen cierto estatus moral, aunque a menudo no queda claro qué consideraciones éticas justifican dicha afirmación.

A la raíz de estas cuestiones existe un abundante elenco de aspectos teóricos y problemas prácticos relacionados con el estatus moral.

Teorías sobre el estatus moral

Tener estatus moral significa merecer, al menos algunas de las garantías o protecciones que brindan las normas morales, incluyendo los principios, reglas, obligaciones, y derechos que discutimos en el Capítulo 1. Dichas protecciones son dispensadas solo a entidades que pueden ser moralmente agraviadas u ofendidas por alguna acción. He aquí un simple ejemplo: perjudicamos a una persona, infectando intencionalmente su computador con un virus, pero no afectamos al computador en sí mismo, incluso si lo inutilizamos y le causamos un daño irreparable. Es posible, entonces, tener deberes *con relación a* ciertas entidades, tales como el computador de alguien, sin tener deberes *con* dichas entidades.[8] Por el contrario, si deliberadamente infectamos al perro de una persona con un virus nocivo, hemos dañado tanto al dueño del perro como a este. ¿Por qué son las personas y los perros objetos morales directos y, por lo tanto, distintos de los computadores y las casas, que son simplemente objetos morales indirectos?[iii] La respuesta es que los objetos morales directos valen por sí mismos, son más que meros medios para la producción de beneficios para otros, y tienen intereses básicos,[9] mientras que los objetos morales indirectos no poseen ninguna de estas características. Sin embargo, ¿cuál es la línea que debería ser trazada entre lo que tiene valor en sí mismo y lo que no?

El enfoque dominante ha sido preguntar si un determinado ser es *el tipo de entidad* a la que se puedan y deban aplicar principios y otras categorías morales y, de ser así, resolver en virtud de cuáles *propiedades* de dicho ser se justifica esa aplicación. En algunas teorías, una y solo una propiedad confiere estatus moral. Por ejemplo, algunos afirman que dicha propiedad es la dignidad humana, una noción imprecisa que la teoría ética ha hecho muy poco por clarificar. Otros señalan que otra propiedad o, quizás, varias propiedades son necesarias para adquirir estatus moral, tales como la sintiencia[iv], la racionalidad, o la agencia moral.

En este capítulo, sostenemos que las propiedades identificadas por cinco de las más prominentes teorías éticas sobre el estatus moral, no resuelven por sí solas los principales conflictos sobre dicho estatus, pero sí proporcionan, *en conjunto*, un marco adecuado, aunque poco metódico, para abordarlos. Revisaremos las cinco teorías, analizando por qué cada una de ellas es atractiva, aunque problemática, si se considera la única teoría aceptable.

[iii] N.T. Los autores ocupan el término *objects* para referir tanto a sujetos (personas, animales) y objetos (cosas). Afirmar que un ser humano o un perro son "objetos" en vez de "sujetos" puede denotar cierta apatía moral, pero en este caso es, en rigor, correcto, ya que hacer dicha distinción en español cuando se discute el estatus moral de una entidad, podría inducir a confusiones epistemológicas, como entender que una persona o un animal no humano, al ser "sujeto" moral directo, sería también una agencia moral, lo cual es, ciertamente, discutible. Sostener que un ser humano o un animal no humano son objetos morales directos indica que ambos son individuos merecedores de consideración moral, pero en ningún caso, implica que sean necesariamente agencias morales, a saber, individuos capaces de discernir lo bueno de lo malo, y hacerse cargo de sus propias acciones y consecuencias, como no lo son, por ejemplo, los bebés humanos, los adultos dementes, o un chimpancé o un hipopótamo. Por estas razones, prefiero mantener el término "objeto" indistintamente para seres humanos y animales no humanos.

[iv] N.T. *Sentience*, en español "sintiencia" o, algunas veces, "sentiencia", es la capacidad que tienen los animales humanos y no humanos de sentir dolor, experimentar sufrimiento y percibir subjetivamente su entorno. Más en general, es la capacidad de experimentar sentimientos y sensaciones. El término, derivado del latín *sentiens* (sentimiento), fue acuñado, por primera vez, por los filósofos en la década de 1630, para referir a la capacidad de sentir, y distinguirla de la capacidad de pensar (razón). La palabra y su concepto han adquirido creciente importancia como criterio para otorgar estatus moral a los animales no humanos, especialmente desde la publicación del libro de Peter Singer, *Animal Liberation*, en 1975.

Una teoría basada en propiedades humanas

Esta primera teoría puede considerarse como el relato tradicional del estatus moral. Sostiene que solo las propiedades distintivamente humanas, aquellas del *Homo sapiens*, confieren estatus moral. Estas propiedades distintivas del ser humano delimitan lo que tiene valor moral y definen los seres que constituyen la comunidad moral. Un individuo tiene estatus moral, si y solo si es concebido por padres humanos o, alternativamente, si y solo si es un organismo con un código genético humano. A continuación, mostramos resumidamente cómo dos miembros del Consejo Presidencial de Bioética de Estados Unidos (2001-2009) exponen esta postura:

> La fecundación produce un organismo humano nuevo y completo, aunque inmaduro... Un embrión humano es ... un miembro vivo completo de la especie *Homo sapiens* en su fase más temprana. ... Para negar que seres humanos en fase embrionaria merezcan pleno respeto, hay que suponer que no todo ser humano vivo completo merece dicho respeto. ... [Incluso los embriones] son bastante diferentes de los perros y los gatos. ... Como seres humanos, son miembros de una especie natural: la especie humana. ... Puesto que los seres humanos son intrínsecamente valiosos y merecedores de pleno respeto moral en virtud de lo que son, se sigue que son intrínsecamente valiosos desde el momento de que existen como tales.[10]

Muchos encuentran atractiva esta teoría porque abarca inequívocamente a todos los seres humanos y exige que ninguno sea excluido sobre la base de una propiedad específica, como ser un feto, tener lesiones cerebrales o poseer una anomalía congénita. En general, esperamos que una teoría ética abarque a todos sin hacer excepciones arbitrarias o fraudulentas. Esta teoría cumple esa norma. El estatus moral de los bebés, los discapacitados mentales y las personas con pérdida permanente de conciencia (en estado vegetativo persistente) no se pone en duda ni se cuestiona en esta teoría, la cual también sintoniza, intuitivamente, con la creencia moral de que todos los seres humanos tienen derechos humanos, precisamente porque son humanos.[11]

A pesar de sus atractivas características, esta teoría es problemática cuando se entiende como una teoría general de que una y solo una "especie natural" merece un estatus moral. Si entrenáramos a simios para que conversaran y entablaran relaciones morales con nosotros, como algunos creen que ya ha ocurrido, sería infundado y prejuicioso afirmar que tendrían un estatus inferior, simplemente por una diferencia *biológica* de especie. Si nos encontráramos con un ser dotado de propiedades como inteligencia, memoria y capacidad moral, definiríamos nuestras obligaciones hacia ese ser no solo, y ni siquiera principalmente, preguntándonos si es o no biológicamente humano.[v] Buscaríamos determinar si dicho ser posee capacidades de razonamiento y planificación, si se concibe a sí mismo como sujeto de acción, si es capaz de actuar de forma autónoma, y si puede hablar y emitir juicios morales. Si el individuo tiene una o varias de estas propiedades, su estatus moral (a cierto nivel) está asegurado, mientras que, si no las tiene, su estatus moral puede ser cuestionado, dependiendo de las propiedades concretas que posea. En consecuencia, las propiedades biológicas humanas no son condiciones necesarias del estatus moral.

Utilizar un canon de especie como el criterio concluyente de las propiedades humanas tampoco es tan claro y determinante como algunos partidarios de esta primera teoría parecen creer. Consideremos el caso de una experimentación científica en que una quimera simio-humano es creada con el propósito de llevar a cabo investigación en células madre. Dicha investigación tiene el objetivo de aliviar o curar enfermedades y daños neurológicos, y consiste en insertar una cantidad sustancial de células humanas en el cerebro en desarrollo de un mono. Específicamente, los investigadores implantan células madre neuronales humanas en el cerebro de un mono para ver qué hacen dichas células y dónde se localizan.[12] La pregunta es si la integración funcional de esas células neuronales en el cerebro de un primate causaría o no un cambio moralmente significativo en la mente del animal y, de ser así, qué consecuencias tendría aquello para su estatus moral una vez haya nacido. Hasta ahora, no se ha permitido que ninguna quimera humana-no humana evolucione más allá de un estado fetal; sin embargo, dicha quimera podría nacer y ser reconocida como poseedora de un alto nivel de estatus moral.

En esta quimera hay células que son distintivamente humanas y otras que son propiamente de un simio. El cerebro del mono se desarrolla bajo la influencia de células humanas. Si naciera, sería posible que se comportara de la manera que lo hace un humano. En teoría, mientras más grande la proporción de células humanas insertadas con relación a las células anfitrionas, mayor la posibilidad de que existan rasgos o respuestas humanas. Dicha quimera contaría con un aporte biológico humano sustancial y podría tener capacidades de habla y de comportamiento moral, especialmente

---

[v] N.T. Esta afirmación de los autores puede extenderse analógicamente para discutir el estatus moral de eventuales máquinas superinteligentes que, por vía de la inteligencia artificial, adquieran capacidades cognitivas, intelectuales y morales superiores y más refinadas que nosotros. ¿Cómo deberíamos tratar a un robot o androide, autónomo e inteligente, que pueda experimentar sentimientos de sufrimiento y tener experiencias morales? ¿Qué sería? ¿Una cosa? ¿Un animal? ¿Un ser humano? ¿Otra entidad con estatuto moral propio? Lo mismo es aplicable al momento de determinar el estatus moral de posthumanos, a saber, hipotéticos seres futuros cuyas capacidades básicas excedan tan radicalmente las de los humanos actuales que ya no serían humanos según los estándares del presente.

si la especie no humana seleccionada para la investigación fuera un gran simio.[13] Los animales transgénicos, esto es, los animales que poseen y expresan genes de una especie diferente, nos presentan cuestiones similares. Un ejemplo es el profusamente discutido caso del oncoratón (*oncomouse*) o ratón de Harvard, que tiene solo células de ratón, pero al mismo tiempo posee partes de ADN humano, y desarrolla cáncer de piel humano.

Otra forma de investigación biomédica, relacionada con la anterior, consiste en la inserción de células madre humanas en embriones animales no humanos, con la esperanza de que las quimeras animales que contienen órganos humanos puedan nacer y, de ese modo, sus órganos sean trasplantados en humanos. Dichos estudios científicos comenzaron cuando los biólogos especializados en células madre utilizaron exitosamente inyecciones de células madre pluripotenciales inducidas, provenientes de ratas, en blastocitos de ratones, para crear ratones con páncreas de rata.[14] Esta investigación de alteración de ratones llevó a los científicos a estudiar si los órganos humanos trasplantables podrían o no crecer dentro de una quimera humano-animal. El propósito es cosechar órganos humanos desde el cuerpo de un hospedador cerdo-humano con la esperanza de que el trasplante de órganos pueda estar disponible para cientos o miles de personas que permanecen en las listas de espera en todo el mundo.[15]

El Instituto Nacional de Salud de Estados Unidos (NIH, por sus siglas en inglés) ha manifestado preocupación por estos estudios, ya que inyectar células humanas pluripotenciales en embriones no humanos puede implicar la capacidad de multiplicar y posiblemente afectar causalmente el desarrollo neuronal del embrión. Esto incluye al cerebro, provocando "incertidumbre acerca de los efectos de las células humanas sobre órganos y tejidos de quimeras animales que no constituyen un objetivo de la investigación, particularmente el sistema nervioso, lo cual plantea ciertas cuestiones éticas y de bienestar animal".[16] No podemos decidir sobre el estatus moral de quimeras animales apelando a la mera presencia de un posible desarrollo neuronal, por lo que cuál sea la mejor forma de resolver estas cuestiones es un asunto que aún permanece incierto.[17]

Ha habido poca oposición, aparte de algunas preocupaciones por la seguridad de las personas, a numerosas mezclas de tejidos y de células humanas y animales, tanto en el contexto de la atención médica (v.g., trasplantes de partes animales o inserción de genes o células provenientes de animales) como en el de la investigación biomédica (v.g., varios tipos de inserción de células madre humanas en animales). Sin embargo, estas cuestiones pueden tornarse inquietantes si se crean *híbridos* animales-humanos. En 2004, el Consejo Presidencial de Bioética de Estados Unidos juzgó "especialmente graves" las aprensiones éticas surgidas de la posibilidad de mezclar gametos o blastómeros humanos y no humanos para crear un híbrido. Se opuso a la creación de embriones híbridos animal-humanos mediante fertilización *ex vivo* de un humano utilizando esperma animal, o de un óvulo de un animal usando esperma humano. Una razón para este rechazo fue la dificultad que la sociedad debería enfrentar al momento de determinar tanto la humanidad como el estatus moral de semejante "entidad híbrida ambigua".[18] Este y otros desarrollos en la investigación plantean desafíos a la teoría que sostiene que los límites fijos y establecidos entre las especies son factores determinantes del estatus moral.[19]

Esta primera teoría sobre el estatus moral enfrenta, además, otro problema: desde el sentido común, el concepto de *persona* es, en lenguaje corriente, funcionalmente idéntico al concepto de *ser humano*. Sin embargo, no existe una justificación para afirmar que solo las propiedades distintivas de la especie humana cuentan para ser persona, o que la membresía a la especie humana por sí sola determina el estatus moral. Incluso si ciertas propiedades, fuertemente correlacionadas con la pertenencia a la especie humana, califican a los humanos para merecer estatus moral más fácilmente que los miembros de otras especies, dichas propiedades están conectadas solo de manera contingente con ser un humano. Tales propiedades podrían encontrarse en miembros de especies no humanas o en entidades que escapan a la esfera de una especie natural, tales como Dios, quimeras, robots, y especies genéticamente manipuladas (además, los humanos biológicos podrían, en principio, carecer de dichas propiedades).[20]

Julian Savulescu ha propuesto una manera de resolver los problemas del estatus moral de las ya mencionadas quimeras cerdo-humano apelando a la teoría de la persona:

> Una quimera es una mezcla genética. ... No se trata de un cerdo al que se le ha insertado un páncreas humano, sino de una quimera humano-animal. ... [E]s posible que algunas quimeras futuras desarrollen *cerebros humanos o similares a los humanos ... que tengan relevancia moral*. Si existe alguna duda sobre las *capacidades cognitivas* de esta nueva forma de vida, deberíamos comprobar la funcionalidad de la quimera. ... En ausencia de pruebas concluyentes, la posición por defecto debería ser que les asignamos [a estas quimeras] *un alto estatus moral* hasta que nuevas investigaciones lo confirmen o desmientan ...
>
> Cualquier quimera humano-cerdo *debería, por tanto, ser evaluada según los criterios de la personalidad*. ... [C]ualquier quimera semejante debería recibir el estatus moral más elevado, acorde con su probable naturaleza.[21]

La atención que presta Savulescu al lugar central del estatus moral es pertinente, pero se convertiría en cuestionable si los criterios de la personalidad[vi] fueran los que deben gobernar nuestras valoraciones del estatus moral. El concepto y teoría de la persona es inadecuado para clarificar lo anterior, a menos que se argumente convincentemente de que se trata de un concepto normativo capaz de resolver, con suficiencia, los problemas del estatus moral. La bibliografía asociada a la teoría de la persona no es intrínsecamente moral por naturaleza, aunque tampoco es inútil en la argumentación moral.[22] Sin embargo, la teoría de la persona no ha probado ser la clave para un modelo satisfactorio de estatus moral. El estatus moral no requiere de la condición de persona, y la condición de persona claramente no implica estatus moral, dependiendo de lo que se quiera decir con la, más bien, imprecisa, noción de "persona".[23]

Algunos sostienen que ser persona significa poseer un conjunto de propiedades biológicas humanas; otros afirman que la personalidad no está delineada biológicamente, sino que, en virtud de ciertas capacidades cognitivas, morales, o ambas. Lo que signifique ser persona se expande o contrae en la medida que diversos autores construyen sus teorías, de modo tal que precisamente las entidades por las que ellos abogan sean consideradas personas, y otras entidades no lo sean. En una teoría, los embriones humanos son declarados personas y los grandes simios no, mientras que, en otra teoría, los grandes simios sí son personas y los embriones humanos no lo son.

La teoría del estatus moral que está fundada en las propiedades humanas podría parecer rescatable si incluimos tanto las propiedades biológicas como las propiedades psicológicas distintivamente humanas, a saber, propiedades que exhiben claramente funciones mentales humanas de conciencia, emoción, cognición, motivación, intención, volición, y acción. Sin embargo, este alcance más amplio no redimirá a la teoría. Si la teoría sostiene que los animales no humanos no están moralmente protegidos en un contexto de investigación biomédica porque están privados de características, tales como autodeterminación, motivación moral, uso del lenguaje, y emociones morales, entonces, para dotar este enfoque de consistencia, hay que afirmar que, por la misma razón, aquellos humanos, carentes de dichas particularidades, no califican como objetos de protección moral. Sea cual sea la propiedad psicológica humana que seleccionemos, algunos seres humanos carecerán de ella (o, al menos, no la ostentarán en un grado relevante), mientras que, al mismo tiempo, y con frecuencia, algunos animales

---

[vi] N.T. Los autores, al criticar a Savulescu, aluden a la expresión *personhood*, que significa el conjunto de cualidades que constituyen a la persona, y no a un rasgo individual que distingue a una persona de otra, o al elenco de características o cualidades originales de unas personas respecto de otras, lo cual, en inglés, se dice *personality*. Traduzco, por lo tanto, *personhood* como "personalidad", entendida como la cualidad de ser persona, y no como los varios aspectos del carácter de una persona que, en su conjunto, la diferencian de otras.

sí la poseerán. Los primates, por ejemplo, a menudo despliegan propiedades humanas de las cuales varios humanos carecen, como, por ejemplo, alguna forma específica de rapidez mental, la capacidad de sentir dolor, y la habilidad de entablar relaciones sociales significativas. Por consiguiente, la primera teoría, basada en propiedades humanas, no califica por sí misma como una ilustración comprehensiva del estatus moral.

Aun así, sería moralmente peligroso renunciar a la idea de que las propiedades humanas constituyen un fundamento del estatus moral. Esta posición está arraigada en la moral y representa una base para afirmar que todas las personas tienen derechos humanos. Consecuentemente, la aseveración de que *algún* conjunto de propiedades humanas distintivas *es una condición suficiente pero no necesaria del estatus moral* es, pensamos, un enfoque tan atractivo como aceptable.[24] Sin embargo, dejamos abierta la pregunta de cuál elenco de propiedades es realmente importante para determinar el estatus moral, y reconocemos que se necesita un argumento para demostrar que algunas propiedades sí importan mientras que otras no. También reconocemos que podría resultar que las propiedades que consideramos ser las cualidades humanas más esenciales no sean distintivamente humanas en absoluto.

La aceptación de un criterio de propiedades humanas como condición suficiente para el estatus moral no significa descartar la posibilidad de que propiedades diferentes a las distintivamente humanas también constituyan condiciones suficientes de estatus moral. A continuación, y para probar esta hipótesis, examinamos las otras cuatro teorías.

Una teoría basada en propiedades cognitivas

Una segunda teoría del estatus moral, que va más allá de criterios biológicos y de la pertenencia a una especie, sostiene que las propiedades cognitivas están, a menudo, asociadas con las propiedades de ser una persona. La "cognición" refiere a los procesos de consciencia[vii], como percepción, memoria, entendimiento, y pensamiento. Esta teoría no asume que solo los humanos tengas dichas propiedades, aunque el prototipo de estas pro-

---

[vii]   N.T. Traduzco aquí el término *awareness*, que en inglés refiere, entre otras cosas, a la capacidad que tienen algunos seres vivos de reconocer la realidad circundante y de relacionarse con ella. Como en español, "conciencia" y "consciencia" encierran significados diferentes (aunque también, con algunas reservas, pueden ser considerados, sinónimos), prefiero el término "consciencia", que apunta directamente a un conjunto de procesos cognitivos, y no la expresión "conciencia", que, en varias de sus acepciones, sugiere la capacidad de juzgar moralmente los actos, y de poseer un sentido moral o ético, generalmente atribuido a las personas humanas. Para complementar esta idea, ver la N.T. vi del Capítulo 2.

piedades suele ser el adulto humano competente. Básicamente, la teoría sostiene que los individuos poseen estatus moral debido a su capacidad para reflexionar sobre sus vidas, utilizando sus capacidades cognitivas, y porque se auto-determinan basándose en sus creencias, de una manera que los humanos incompetentes y muchos animales no humanos no pueden.

Entre las propiedades que podemos encontrar en este segundo tipo de teorías, se incluyen: (1) Autoconsciencia (consciencia de sí mismo como existiendo a través del tiempo, con pasado y futuro); (2) libertad de acción y capacidad para involucrarse en diferentes actividades con un propósito; (3) capacidad para dar y comprender razones para actuar; (4) capacidad de creer, desear y pensar; (5) capacidad para comunicarse con otras personas, utilizando un lenguaje; y (6) racionalidad y alto nivel de volición.[25] El propósito de esta clase de teorías es identificar un conjunto de propiedades cognitivas que ostentan únicamente los seres que poseen estatus moral. Dejamos de lado las disputas internas de estas teorías sobre cuáles propiedades cognitivas son, en conjunto, necesarias y/o suficientes para adquirir personalidad y, por lo tanto, poseer estatus moral. Para investigar los problemas relacionados con este tipo de teorías, y de acuerdo con los propósitos que tenemos, no es relevante determinar si solo una o más de una de esas propiedades deben estar presentes en un individuo para ser merecedor de estatus moral.

El modelo de un ser humano autónomo, o persona, se concibe en muchas de estas teorías en términos de propiedades cognitivas, tales como aquellas enumeradas en el párrafo anterior. La teoría de que estas propiedades constituyen el fundamento del estatus moral reconoce que si un animal no humano, un humano híbrido, o un ser humano con daño cerebral es, en todos los aspectos más relevantes, similar a un ser humano cognitivamente capaz, entonces posee un estatuto moral equivalente (o presumiblemente idéntico) a él. Un corolario de lo anterior es que, si alguien no es, considerando los aspectos principales, similar a un ser humano cognitivamente competente, su estatus moral se reduce o anula.

En la medida que el número o nivel de habilidades cognitivas requeridas aumente, la cantidad de individuos que satisfacen las condiciones que exige la teoría se reducirá y, por lo tanto, menos individuos calificarán para que se les atribuya estatus moral o, al menos, para merecer un estatus moral elevado. En efecto, si tuvieran que satisfacerse los seis criterios enumerados anteriormente, muchos humanos serían excluidos de un estatus moral superior. De manera similar, si se redujera la calidad o nivel de las habilidades cognitivas requeridas se redujera, el número de individuos que, según esta teoría calificarían para protección moral aumentaría. Por ejemplo, si solo se exigiera el entendimiento y la acción intencional a un nivel básico, claramente algunos animales no humanos deberían ser considerados como poseedores de estatus moral.

Un rasgo preocupante de esta teoría es que los lactantes, los ancianos seniles, las personas con discapacidad mental severa, y otros individuos que, generalmente, se consideran poseedores de un estatus moral, carecerían de las capacidades cognitivas necesarias para alcanzarlo. La mayoría de los animales no humanos pueden también carecer de dichas capacidades cognitivas. El nivel de habilidades cognitivas requeridas puede además variar de una teoría a otra. Al explicar una idea kantiana, Christine Korsgaard escribe lo siguiente: "los seres humanos se distinguen de los animales por el hecho de que es la razón práctica y no el instinto lo que determina nuestras acciones".[26] Si este criterio de la razón práctica fuera el único posible para alcanzar estatus moral, entonces los "humanos" biológicos que carecen de racionalidad práctica serían meros animales (y ni siquiera verdaderos seres humanos).

Una objeción a esta teoría, frecuentemente dirigida contra teorías basadas principalmente en la dignidad humana o la autonomía, se conoce como "el argumento de los casos marginales". Este sostiene que cada criterio fundamental del estatus moral (inteligencia, agencia, autoconsciencia, etc.) excluye a algunos humanos, como los niños de corta edad, y las personas con serio daño cerebral. Estos casos "marginales" de capacidades cognitivas humanas pueden ser equivalentes a las capacidades cognitivas (y otras) de algunos animales y, por lo tanto, excluir dichos animales implica también excluir a todos los humanos que están en una situación comparable. Si los animales pueden ser justificadamente tratados como meros medios para fines humanos, entonces casos "marginales" comparables de capacidad humana también pueden ser tratados justificadamente como tales, por ejemplo, ser utilizados como sujetos de experimentación.[27] Esta posición impide que muchos humanos débiles, vulnerables e incapacitados alcancen un alto nivel de estatus moral.

A diferencia de la primera, esta teoría no logra asegurar que los seres humanos vulnerables sean moralmente protegidos. Mientras más vulnerables seamos, por causa de una deficiencia cognitiva, más débiles se volverán nuestras demandas por protección moral. El hecho de que los miembros de la especie humana típicamente exhiban mayores niveles de capacidades cognitivas que los miembros de otras especies no resuelve este problema. En principio, bajo esta teoría, un animal no humano puede superar a un humano en cuanto a estatus moral, una vez que ese humano pierda ciertas habilidades mentales por causa de un evento catastrófico o por una disminución importante de sus capacidades. Por ejemplo, de acuerdo con este enfoque, una vez que un primate, entrenado en un laboratorio, excediera, en una escala relevante de capacidades cognitivas, a un paciente muy deteriorado por el Alzheimer, dicho primate alcanzaría un estatus moral más elevado que el humano.[28]

Tanto en los ámbitos científicos como en la ética biomédica, diversos autores han comúnmente asumido que los animales no humanos carecen de habilidades cognitivas relevantes, incluyendo autoconsciencia (incluso a un nivel elemental), autonomía, o racionalidad, y concluyen que, por lo mismo, no merecen un estatus moral significativo.[29] Sin embargo, esta premisa es más una suposición que una evidencia de algo cierto. Los etólogos que investigan la cognición y propiedades mentales de los animales, a través de estudios evolutivos y comparativos, técnicas naturalistas, u otros métodos de observación y experimentación en laboratorio, han logrado demostrar algunas particularidades importantes de la cognición y mentes de los animales no humanos.[30] Estudios comparativos sobre el cerebro muestran abundantes y relevantes similitudes entre la especie humana y otras especies. En varios estudios conductuales, algunos grandes simios parecen ser autorreferentes o, al menos, mostrar autoconsciencia o autoreconocimiento. Además muchos otros animales aprenden del pasado y utilizan ese conocimiento para planificar intencionalmente la caza, almacenar alimentos, y construir sus moradas.[31] En el juego y en la vida social, muchos animales entienden las tareas que se les asignan, así como cumplen funciones previamente designadas o deciden por sí mismos qué roles representar.[32] Además, numerosos animales parecen entender y proponerse fines de maneras que varios seres humanos incapacitados no pueden. Todas estas son propiedades *cognitivamente* significativas y, por lo tanto, en esta segunda teoría, representan propiedades *moralmente* relevantes que otorgan a los animales no humanos, poseedores de dichas cualidades, un estatus moral superior a los humanos que carecen de ellas.

Es necesario que los defensores de esta segunda teoría establezcan la importancia de la declarada conexión que supuestamente existe entre las propiedades cognitivas y la consecuente protección moral de quien las posee. ¿Por qué las propiedades *cognitivas* de los individuos determinan su estatus *moral*? No estamos aseverando que una teoría del estatus moral no pueda estar basada en propiedades no morales. De hecho, sí puede, pero dicha teoría debe demostrar que existe un nexo entre sus propiedades no morales elegidas y la afirmación de que ellas confieren estatus moral. Además, quienes abogan por esta teoría deben explicar por qué la ausencia de una propiedad (por ejemplo, la autoconsciencia) determina una diferencia moral decisiva entre quien la posee y quien no, y cuál es, precisamente, esa diferencia. Si un feto humano o un individuo con demencia avanzada carece de ciertas propiedades cognitivas, de eso no se puede concluir, sin un argumento que lo respalde, que carece de estatus moral y de la consecuente protección moral asociada a este.

Para concluir esta sección, podemos afirmar que la segunda teoría analizada, al igual que la primera, fracasa en demostrar que la capacidad cognitiva sea una *condición necesaria* del estatus moral. Sin embargo, establece satisfactoriamente que cierto elenco de capacidades cognitivas es una *con-

dición suficiente para obtener estatus moral. Algunas capacidades cognitivas, tales como tomar decisiones razonables y razonadas, ocupan un lugar central para determinar qué es lo que respetamos en un individuo cuando invocamos principios morales, tales como el "respeto por la autonomía". El principal problema de esta segunda teoría no es que se base en estas propiedades, sino que considere *exclusivamente* propiedades cognitivas e ignore otras potencialmente relevantes, como la capacidad que tienen los individuos de sufrir o disfrutar del bienestar. Más adelante, cuando analicemos la cuarta teoría, veremos que ciertas propiedades no cognitivas son también suficientes para alcanzar estatus moral.

Una teoría basada en la agencia moral

En esta teoría, el estatus moral deriva de la capacidad de actuar como un agente moral. La categoría de *agencia moral* ha sido objeto de diferentes interpretaciones, pero fundamentalmente, un individuo es un agente moral si satisface dos condiciones: (1) es capaz de elaborar juicios morales acerca de lo correcto o incorrecto de las acciones, y (2) tiene motivaciones que pueden ser juzgadas moralmente. Estos son criterios de capacidad moral, y no representan condiciones para que una acción sea moralmente correcta o para poseer un carácter moralmente elogiable. Alguien podría juzgar de modo inmoral y tener motivaciones inmorales, y aun así ser un agente moral.[33]

Varias teorías caben dentro de esta categoría, y algunas presentan condiciones de agencia moral más estrictas que las dos que acabamos de analizar. Immanuel Kant elaboró la que se ha convertido, históricamente, en la teoría más influyente de la agencia moral. Se focalizó en el valor moral, la autonomía y la dignidad, aunque algunas de sus formulaciones sugieren que también propuso algunas condiciones para el estatus moral. Por ejemplo, la autonomía moral de la voluntad es central para su teoría. Aquella es posible, si y solo si consciente y deliberadamente, nos gobernamos a nosotros mismos de acuerdo con principios morales universalmente válidos. Esta gobernanza dota al individuo de "un valor intrínseco, a saber, la dignidad", y "por lo tanto, la autonomía es el fundamento de la dignidad de la naturaleza humana y de toda criatura racional".[34]

Kant, así como muchos después de él, han sugerido que la capacidad de ser una agente moral concede al individuo un respeto moral y una dignidad que otros individuos incapaces de agencia moral —humanos o no humanos— no alcanzan. Esta forma de exponer el asunto presenta un rasgo claramente atractivo: ser un agente moral es indiscutiblemente una condición *suficiente* de estatus moral. Los agentes morales son los paradigmáticos portadores de estatus moral. Ellos saben que podemos condenar sus motivaciones y acciones, culparlos por sus acciones irresponsables y castigarlos por su conducta inmoral.[35]

En consecuencia, al igual que las dos primeras teorías, esta tercera es exitosa en ofrecer una condición suficiente, pero fracasa en identificar una condición *necesaria* de estatus moral. Si ser un agente moral (o ser moralmente autónomo) fuera una condición necesaria de estatus moral, entonces muchos humanos, a quiénes actualmente se extiende la protección moral, serían despojados de su estatus moral, así como la mayoría, y quizás todos los animales no humanos. De acuerdo con esta teoría, muchos psicópatas, pacientes con severo daño cerebral o con demencia avanzada, y animales sujetos de experimentación, carecerían de estatus moral. Sin embargo, los individuos humanos que califican dentro de dichas categorías son actualmente merecedores de que sus intereses sean atendidos por muchos actores, incluyendo a las instituciones sanitarias. La razón de dicha protección no puede ser, entonces, la capacidad de agencia moral, ya que ellos no poseen dicha propiedad en absoluto.

Interpretar la teoría de la agencia moral como una condición necesaria de estatus moral es altamente contraintuitivo. Una posición moralmente plausible con respecto a individuos vulnerables, tales como los niños, los intelectualmente discapacitados, aquellos pacientes con deterioro cognitivo progresivo[viii], y los muy indefensos animales de investigación, es que ellos merecen *especial* protección, en lugar de no ameritar ningún tipo de consideración. El hecho de que esos individuos sean o no agentes morales no representa la condición primordial para determinar su estatus moral.

Por consiguiente, esta tercera teoría proporciona una condición suficiente pero no necesaria para el estatus moral. Dado que ya hemos identificado otras maneras de adquirir estatus moral, analizaremos ahora una cuarta teoría que respalda esta afirmación.

Una teoría basada en la sintiencia

Animales humanos y no humanos despliegan otras propiedades importantes para adquirir estatus moral que no son ni *cognitivas* ni *morales*. Dichas propiedades incluyen un rango de respuestas emocionales y afectivas, entre las cuales la más relevante es la *sintiencia*, a saber, la capacidad de

---

[viii]   N.T. Los autores utilizan la expresión *senile dementia*. Si bien, "demencia senil" es la traducción literal en español, actualmente esta expresión no es muy utilizada en medicina, ya que se ha demostrado que empobrece el diagnóstico y lleva a concepciones erróneas sobre el envejecimiento. Paulatinamente, ha sido reemplazada por "deterioro cognitivo progresivo", tanto en la literatura especializada como en la práctica clínica.

consciencia, entendida como la habilidad de tener experiencias en forma de sentimientos y sensaciones. Más específicamente, la sintiencia es la capacidad de tener sensaciones, sentimientos, y otras vivencias que pueden ser agradables o desagradables. Ya que los animales sintientes tienen una calidad de vida subjetiva, su bienestar es experiencial, por lo que expresan intereses asociados a dicho bienestar.[36]

En esta cuarta teoría, una línea central de la argumentación moral es la siguiente: el dolor es un mal y el placer es un bien. Causar dolor a cualquier entidad equivale a dañarla. Muchos seres pueden experimentar dolor y sufrimiento, los cuales ya son nefastos en sí mismos, pero pueden ser aún peores cuando se padecen por períodos de tiempo prolongados.[37] Lastimar a dichos individuos es *perjudicarlos*, y tales acciones dañinas están moralmente prohibidas, a menos que existan razones morales suficientes para justificarlas.

Los defensores de esta cuarta teoría aciertan al afirmar que tener la capacidad de sintiencia es una condición suficiente de estatus moral.[38] En este sentido, la propiedad de ser capaz de experimentar dolor y sufrimiento basta por sí sola para conferir dicho estatus en, al menos, algún grado. Uno de los principales objetivos de la moral es minimizar el dolor y el sufrimiento, así como evitar o limitar la indiferencia y apatía hacia aquellos que los padecen. No necesitamos mirar más allá de nosotros mismos para entender este punto: el dolor es un mal para cada uno de nosotros, y causarlo intencionalmente representa una acción con carga moral desde el punto de vista de quien la sufre. Lo importante con respecto al dolor es el mismo dolor, no la pertenencia a una especie o el nivel de complejidad de las capacidades intelectuales o morales. Desde esta perspectiva, toda entidad que pueda experimentar dolor y sufrimiento posee algún nivel de estatus moral.

Esta teoría es de amplio espectro. Abarca desde poblaciones humanas vulnerables hasta muchos animales utilizados en la investigación biomédica. Experimentamos con animales porque son semejantes a los humanos. Sin embargo, todas las similitudes que comparten con nosotros, especialmente en lo referido a cómo vivencian el dolor y el sufrimiento, pueden también configurar un argumento poderoso para no utilizarlos como sujetos de investigación. En particular, en el caso de los primates, sus vidas son indiscutiblemente perjudicadas en la experimentación, y su sufrimiento, a menudo, recuerda al de los humanos, debido a su evidente cercanía física, cognitiva y emocional con nuestra especie.[ix]

[ix] N.T. En 2005, un grupo de 67 científicos de 23 instituciones de investigación de Estados Unidos, Alemania, Italia, Israel y España, secuenciaron el código genético del chimpancé para compararlo con el genoma humano. Los resultados se publicaron en la prestigiosa revista *Nature*, y concluyeron que la secuencia del ADN de las dos especies es casi un 99% idéntica.

Sin embargo, a *quién*, a *qué* y *cuándo* se aplica esta teoría, es una cuestión discutida, en especial en la profusa bibliografía existente sobre la experimentación animal, la investigación fetal y el aborto. Si la sintiencia por sí sola confiere estatus moral, entonces un feto humano conquista dicho estatus solo desde el preciso momento en que es sintiente. El desarrollo de la sintiencia, como un proceso biológico, es gradual a lo largo del tiempo, pero su obtención —o su primera aparición— representa, para esta cuarta teoría, el momento en que se adquiere el estatus moral. Algunos autores sostienen que el desarrollo de un sistema nervioso central funcional, así como del cerebro, es el punto preciso en que un feto humano alcanza estatus moral, ya que representa la condición biológica inicial de la sintiencia.[39] Este enfoque no protege a los blastocitos y embriones humanos, y ha probado ser una base insegura para construir argumentos que permitan o prohíban el aborto, debido al desacuerdo existente sobre cuándo el cerebro está lo suficientemente desarrollado para que un organismo sea sintiente. Sin embargo, de acuerdo con esta teoría, un feto adquiere estatus moral, en algún punto, pasadas varias semanas de desarrollo, por lo que el aborto, tanto en ese momento como después, es (*prima facie*) inadmisible.[40] Al plantear estas observaciones, no estamos objetando la teoría de la sintiencia en ninguna de sus versiones. Solo hacemos notar que estos problemas necesitan ser abordados en una teoría comprehensiva del estatus moral que haga énfasis en la sintiencia.

Los defensores de la teoría de la sintiencia comúnmente citan la célebre frase de Jeremy Bentham: "La pregunta no es ¿pueden ellos *razonar*? Ni tampoco, ¿pueden *hablar*?, sino, ¿pueden *sufrir*?"[41] Los partidarios de este enfoque subrayan que las reivindicaciones morales en nombre de cualquier individuo, humano o no humano, podrían no tener nada que ver con su inteligencia, capacidad de juicio moral, autoconsciencia, racionalidad, personalidad o cualquier otra característica similar. La conclusión es que la sintiencia es una condición *suficiente* de estatus moral, independiente de esas otras propiedades de los individuos.

La teoría de que la sintiencia es una condición suficiente del estatus moral tiene pretensiones más modestas que la teoría que la considera una condición necesaria y suficiente y, por tanto, el único criterio para otorgar estatus moral. Esta última posición ha sido adoptada por algunos filósofos que sostienen que otras propiedades y capacidades distintas de la sintiencia, como la vida biológica humana y las capacidades cognitivas y morales, no son bases defendibles del estatus moral.[42] Los seres no sintientes, como los computadores, los robots y las plantas (y también los animales no sintientes), carecen de lo necesario para tener un estatus moral, precisamente porque no son capaces de sentir dolor y de sufrir; todos los demás seres, en cambio, merecen consideración moral por ser sintientes.

Esta versión más radical de la cuarta teoría es problemática. El principal conflicto surge de la afirmación de que un individuo que carece de la capacidad de sentir también carece de estatus moral. En el ámbito humano, esta teoría niega el estatus moral a los fetos en sus primeras etapas de desarrollo, así como a todos los seres humanos que han perdido irreversiblemente la capacidad de sentir, como los pacientes con grave daño cerebral. No es suficiente afirmar que la ausencia de la capacidad de sentir implique la ausencia de estatus moral. Los partidarios de la teoría de la sintiencia podrían intentar defender lo anterior de varias maneras, probablemente aceptando otro criterio de estatus moral distinto de la sintiencia. Esta maniobra supondría renunciar a la afirmación de que la sintiencia es una condición necesaria y suficiente de estatus moral, lo que implicaría abandonar algunas sólidas variantes de este cuarto tipo de teoría.

Otro problema de las versiones más drásticas de la cuarta teoría es su *impracticabilidad*. No podríamos esperar implementar estas versiones en el trato de todas las especies sintientes, y no podríamos hacerlo sin suponer un grave peligro para los seres humanos. Prácticamente nadie defiende la posición de que no podemos tener políticas de salud pública que controlen enérgicamente las plagas y pestes mediante el exterminio. El argumento más plausible de un partidario de la sintiencia, que sostiene que esta es suficiente para alcanzar estatus moral, es que la teoría concede solo *cierto nivel* de estatus moral a los seres sintientes.

La teoría más defendible de este cuarto tipo sostiene (1) que no todas las criaturas sintientes lo son en el mismo grado y (2) que incluso entre criaturas con el mismo nivel de sintiencia, esta puede no tener la misma importancia, debido a su interacción con otras propiedades. Algunos autores creen que el bienestar y la calidad de vida son acontecimientos graduales, dependiendo del nivel de consciencia, las relaciones sociales, la capacidad de obtener placer, la creatividad, y otros rasgos similares. De esta manera, un continuo[x] de estatus moral que va desde el ser humano adulto autónomo hasta los niveles más bajos de sintiencia puede ser estratificado en esta cuarta teoría. Aunque muchos animales sintientes tengan un estatus moral, de ello no se deduce que los humanos deban ser tratados de forma idéntica a otros animales, incluidos los grandes simios. Pueden existir muchas buenas razones para justificar formas de trato diferenciado.

Una de esas razones es que una vida humana pródiga en consciencia tiene un estatus moral y un valor más elevado que incluso una vida animal ricamente floreciente, como la de un perro o un bonobo. Este juicio no tiene nada que ver con la pertenencia a una especie, sino con

---

[x] N.T. Ver la N.T. ix del Capítulo 2.

"el hecho de que la [rica y consciente] vida humana es más valiosa que la vida animal", en virtud de capacidades como una autonomía real y efectiva. En esta teoría, la vida humana es valiosa y tiene estatus moral solo bajo determinadas condiciones de calidad de vida. La vida humana, por tanto, puede perder gradualmente parte de su valor y estatus moral a medida que disminuyen las condiciones de bienestar y la riqueza de la experiencia.[43] Toda teoría de este tipo presenta problemas que necesitan solución, porque el estatus moral de una vida, así como su protección, declinan gradualmente al menoscabarse las condiciones de bienestar y riqueza de la experiencia. Cuando, por ejemplo, se produzca una pérdida de capacidad, tanto los humanos como los no humanos tendrán un estatus moral reducido, y los individuos más vulnerables serán más susceptibles de sufrir abusos o explotación debido a su menor estatus moral. Ninguna teoría que apoye esta conclusión es, en general, moralmente aceptable.

A la luz de los diversos problemas que rodean a la teoría de que la sintiencia es una condición tanto necesaria como suficiente del estatus moral, concluimos que esta —al igual que las tres primeras— proporciona una condición suficiente, pero no necesaria, de cierto nivel de estatus moral. Este enfoque necesita complementarse con las otras teorías previamente discutidas para brindar una explicación más exhaustiva del estatus moral. La teoría de la sintiencia puede ser utilizada para determinar qué seres tienen dicho estatus, mientras que otras teorías podrían ayudar a determinar su grado. Sin dicha complementación, esta cuarta teoría no determina con precisión el grado de estatus moral ni el alcance adecuado de protección moral que una entidad pueda merecer.

Una teoría basada en las relaciones

Una quinta y última teoría está basada en propiedades relacionales, y sostiene que las relaciones entre las partes involucradas confieren estatus moral, principalmente cuando aquellas establecen roles y obligaciones. Un ejemplo de lo anterior es la relación médico-paciente, que representa una conexión entre la necesidad de atención médica y la prestación de cuidados. Una vez que esta relación comienza, el paciente adquiere el derecho a recibir asistencia de ese médico en particular, prerrogativa de la que carecen las personas que no son sus pacientes. El paciente no ostenta dicho estatus con independencia de la relación establecida, y el médico no tiene las mismas obligaciones con otras personas ajenas a dicho vínculo.

Podemos encontrar otros ejemplos en relaciones que *no* implican un entendimiento formal entre las partes, tales como aquellas con colegas cercanos, y otros vínculos que no suponen ningún tipo de acuerdo mutuo, como actividades en que ciertos humanos establecen relaciones con animales de laboratorio y, por ende, modifican la consideración que se les debe a dichos sujetos. Un ejemplo vastamente discutido es la relación entre el personal de laboratorio y los animales que son altamente dependientes de ellos. En este caso, el papel de cuidador genera obligaciones para los investigadores y otros responsables involucrados.

Esta quinta teoría intenta capturar las condiciones bajo las cuales muchas relaciones en la investigación y en el ejercicio profesional, especialmente aquellas que implican interacción y reciprocidad social, son más fuertes y más influyentes que otros vínculos que puedan surgir con extraños o con terceros. Una de las versiones de este enfoque presenta algunas relaciones significativas como desarrollándose de varias maneras a través del tiempo. Por ejemplo, los pacientes con Alzheimer y los animales de experimentación tienen una historia común, referida a cómo la comunidad moral humana ha evaluado la importancia de las relaciones que construyen con ellos. En cada caso, debemos protección y cuidado a aquellos con los que hemos establecido dichas relaciones, y cuando son vulnerables al daño, surgen obligaciones especiales de protección y cuidado, debido precisamente a esas relaciones.[44]

En algunas versiones de esta teoría, el feto humano y el recién nacido son ejemplos de aquellos seres que gradualmente adquieren un estatus moral significativo, a través de relaciones sociales específicas. Aquí podemos apreciar una explicación de dicho estatus moral del feto humano:

> La función social en cuestión se desarrolla a lo largo del tiempo, desde antes del nacimiento... Una matriz de interacciones sociales entre el feto y los demás suele estar presente mucho antes del parto. Entre los factores que contribuyen a este rol social se incluyen el apego psicológico de los padres al feto, así como los avances en la tecnología obstétrica que permiten controlar el estado de salud del nonato. ... Cuanto menor sea el grado en que se pueda decir que el feto forma parte de una matriz social, más débiles serán los argumentos para considerar que posee el mismo estatus moral que el de las personas. Cerca del límite de la viabilidad, ... el feto podría considerarse parte de una red social, pero en menor grado que cuando ya haya nacido. Si es así, la importancia que debe darse a los intereses del feto varía, siendo mayor al momento de nacer, pero relativamente más débil cuando la viabilidad es cuestionable.[45]

A pesar de sus atractivos, esta quinta teoría no puede hacer más que explicar cómo se establecen *a veces* el estatus moral y las protecciones asociadas al mismo. Si se considerara esta teoría como única base del estatus moral, este sería determinado solo por vínculos sociales y ciertas relaciones especiales entre las partes. Los derechos fundamentales, como el derecho a la vida y a no ser confinado, no tienen fuerza en una teoría de este tipo, a menos que esos derechos se confieran en un contexto de relaciones intersubjetivas. La teoría es insostenible como explicación del estatus moral si rechaza, descuida u omite las ideas de las cuatro teorías anteriores, que reconocen el estatus moral sobre la base de cualidades (cognición y sintiencia, entre otras) que pueden advertirse independientemente de las relaciones. Por ejemplo, en la cuarta teoría, dicho estatus es conferido por la propiedad de la sintiencia. Cuando dañamos injustamente a un sujeto humano de investigación o a una población humana mediante la contaminación medioambiental, es incorrecto afirmar que el daño es impropio por el mero hecho de que tengamos una relación social, clínica o de laboratorio con determinados individuos o poblaciones. Nos comportamos incorrectamente porque causamos un riesgo, dolor o sufrimiento gratuito e innecesario, lo que sería así, tanto si existiera una relación previamente establecida como si no la hubiera.

El problema del estatus moral se refiere fundamentalmente a cuáles seres lo poseen, y esta quinta teoría no aborda directamente ese problema. Se centra más bien en sobre qué base los seres a veces ganan o pierden derechos morales específicos, o generan o interrumpen determinadas obligaciones morales. En consecuencia, esta quinta teoría no proporciona una condición necesaria de estatus moral y, a diferencia de las otras teorías que hemos examinado, no logra proporcionar una condición suficiente de dicho estatus para numerosos casos de relaciones que pueden ser importantes para los involucrados.[46] Muchas relaciones afectivas y de cuidado con diversos tipos de entidades, no les confieren necesariamente estatus moral. Por mucho que queramos a los mejores amigos de nuestros hijos o a la mascota de un vecino, estos no adquieren estatus moral en virtud de nuestra relación con ellos. La falta de tal relación tampoco indica carecer de estatus moral. Un individuo puede adquirir estatus moral de acuerdo con criterios provenientes de una de las cuatro teorías anteriores (humanidad, cognición, agencia moral y sintiencia). Este enfoque es la mejor manera de preservar al máximo las pretensiones de estatus moral de los individuos que ya no son capaces de mantener relaciones interpersonales significativas. Ellos no perderán su estatus moral por el mero hecho de haber disminuido su capacidad para sostener dichos vínculos.

En resumen, el principal aporte de la quinta teoría consiste en demostrar que determinadas relaciones explican cómo muchos individuos adquieren o pierden algunos derechos morales, y otros contraen o suspenden obligaciones. De este modo, la teoría ayuda a explicar los distintos niveles de estatus moral, como lo expondremos en la sección titulada precisamente "Grados de estatus moral".

De las teorías a las directrices[xi] prácticas

Las cinco teorías hasta ahora analizadas poseen elementos aceptables y atractivos. Sin embargo, cada una de ellas corre el riesgo de cometer el error de aislar una propiedad singular o un tipo de propiedad —especie biológica, capacidad cognitiva, agencia moral, sintiencia o relaciones especiales— como único criterio, o al menos como criterio principal, del estatus moral. Cada teoría propone utilizar su propiedad preferida para incluir a ciertos individuos (los que tienen la propiedad) y excluir a otros (los que carecen de ella). De este modo, cada enfoque se vuelve demasiado restringido como para representar una teoría general del estatus moral, a menos que acepte algunos criterios de una o más de las otras cuatro perspectivas.

Desde la antigua época helénica hasta nuestros días, hemos visto cómo diversas justificaciones y teorías entran en acción cuando a ciertos grupos de personas (por ejemplo, esclavos y mujeres) no se les ha legitimado socialmente por carecer de alguna propiedad altamente valorada que les garantizaría un estatus moral pleno. Con el tiempo, las opiniones sobre la aceptabilidad moral de estos supuestos criterios han cambiado y alterado las creencias sobre el estatus moral de los miembros de estos grupos. Por ejemplo, las mujeres y los grupos minoritarios a los que se les negó un estatus moral equivalente al de los hombres o al de la mayoría, recibieron más tarde, en muchas sociedades, la igualdad de estatus que nunca se les debería haber negado. Lo que actualmente sigue preocupando es que algunos grupos, especialmente aquellos vulnerables, incluidos algunos pacientes y sujetos de experimentación, siguen enfrentándose a una situación social discriminatoria: ellos no satisfacen los criterios de estatus moral porque los cánones dominantes se han adaptado específicamente para que no tengan derecho a un pleno —o incluso parcial— estatus moral. El debate en la ética biomédica se ha focalizado principalmente en sí, bajo esta descripción, los siguientes constituyen o no grupos vulnerables: embriones humanos, fetos humanos, niños anencefálicos, sujetos humanos de investigación, sujetos animales de investigación y personas afectadas por el síndrome de vigilia sin respuesta (o estado vegetativo persistente).[47]

Las normas fundamentales de cada teoría —a las que en adelante nos referiremos como *criterios* de estatus moral (en lugar de *teorías* o *condiciones*

[xi] N.T. En esta y las siguientes secciones de este capítulo traduciré el término inglés *guidelines* indistintamente como "directrices" o "pautas". Ambos vocablos son sinónimos en el español, e intercambiarlos en esta traducción no implica superponerlos, ya que aquella acción no altera ni el rigor ni el sentido del texto original inglés. Sin embargo, y como verá el lector, dependiendo del contexto epistemológico en el cual son referidas, a veces funciona una mejor que la otra.

de estatus moral)— funcionan bien para algunos problemas y circunstancias en las que deben tomarse decisiones, pero no para todos los conflictos y situaciones dilemáticas que puedan presentarse.

Adopción de los mejores criterios de las cinco teorías

Idealmente, podemos adoptar lo mejor de cada una de las cinco teorías y fusionar estos elementos en una exposición multicriterio y coherente del estatus moral.[48] Esta estrategia ayudará a dar espacio suficiente a la diversidad de puntos de vista sobre el estatus moral, permitirá equilibrar los intereses de las distintas partes interesadas, como los de los sujetos de investigación, y aquellos de los científicos en obtener nuevo conocimiento, y contribuirá a evitar intratables colisiones de derechos, tales como los conflictos entre el derecho de los científicos a investigar y los derechos de los embriones humanos con los que se realiza dicha experimentación. En lo sucesivo, asumimos que, en principio, el ideal de un relato coherente y multicriterio del estatus moral puede satisfacerse. Sin embargo, una presentación unificada y exhaustiva del estatus moral es un proyecto más exigente y ambicioso que no hemos pretendido acometer en el presente capítulo.

Grados de estatus moral

En muchos enfoques sobre el estatus moral, no todos los individuos que gozan de él lo poseen completamente, de modo categórico y sin reservas. Según algunas teorías, los humanos adultos competentes tienen, debido a sus capacidades de autonomía y agencia moral, una gama más amplia de derechos que otras entidades, especialmente derechos de autodeterminación y libertad. A pesar de la opinión, ya extendida, de que muchas especies de animales que participan en la investigación tienen cierto nivel de estatus moral, es raro encontrar una teoría del estatus moral que asigne a todos los animales sujetos de investigación el mismo grado de estatus moral que a las personas humanas.[49] Incluso los defensores de los derechos de los animales suelen reconocer que es peor exterminar a una persona que a una rata. Otra posición común es que los embriones humanos criopreservados[xii] no tienen el mismo estatus moral que las personas humanas. Pero, ¿son justificables estas afirmaciones sobre un estatus moral superior o inferior? ¿Una teoría defendible reconoce grados de estatus moral?

[xii] En inglés, *frozen embryos*. Literalmente, se puede traducir por "embriones congelados", pero es más preciso, tanto en los contextos clínicos como biomédicos, utilizar las expresiones "embriones criopreservados" o "embriones crioconservados".

Comencemos la búsqueda de una respuesta examinando un caso pionero en política pública que se basa en la idea de grados de estatus moral. Extraemos el caso de la historia del debate y legislación sobre la investigación con embriones humanos en el Reino Unido. Las cuestiones moralmente controvertidas en torno a este tipo de experimentación fueron primeramente examinadas por el Comité de Investigación sobre Fecundación Humana y Embriología (el Comité Warnock, 1984)[50] y, más tarde, se debatieron en el Parlamento, durante la aprobación de la Ley de Fertilización Humana y Embriología de 1990. El Reglamento de 2001 estableció la política reguladora del uso de embriones en investigación. Esta normativa se basó en un informe del año 2000, del Grupo de Expertos del Director Médico del Reino Unido.[51] Según este informe, la regulación británica afirma los siguientes principios morales como fundamentos éticos de la legislación y regulación sobre el uso de embriones en la investigación con células madre:

> La Ley de 1990 refleja la conclusión mayoritaria del Comité Warnock. La utilización de embriones en investigación en el Reino Unido se basa actualmente en los [siguientes] principios expresados en su Informe:
>
> - El embrión humano tiene un estatus especial, pero no el mismo que un niño o adulto vivo.
> - El embrión humano tiene derecho a un grado de respeto superior al concedido a un embrión de otra especie.
> - Este respeto no es absoluto y se puede contrapesar con los beneficios derivados de la investigación propuesta.
> - El embrión de la especie humana debe gozar de cierta protección jurídica. ...
>
> El Grupo de Expertos aceptó el enfoque de "ponderación" que recomendó la mayoría de los miembros del Comité Warnock. Sobre esta base, ampliar los usos permitidos de los embriones con fines de investigación no parece plantear nuevas cuestiones de principio.[52]

Esta posición representa una expresión un tanto vaga, pero común —y, en este caso, muy influyente—, de una relación de grados y niveles de estatus moral, y de protecciones concomitantes.

Cada una de las cinco teorías que hemos abordado puede interpretarse en términos de grados. Por ejemplo, en la cuarta teoría, el estatus moral es proporcional al grado de sintiencia y quizás a la calidad y riqueza de la vida sintiente. Del mismo modo, en la quinta teoría, el estatus moral es expresable en términos de grados de relación: las relaciones se dan en diferentes grados de cercanía, y los vínculos de dependencia pueden ser mucho más significativos en unos casos que en otros.

Podría decirse que, en cada una de estas teorías, todas las propiedades moralmente relevantes están graduadas. Capacidades como el uso del len-

173

guaje, sintiencia, agencia moral, racionalidad, toma de decisiones autónoma y autoconsciencia, tienen grados y puede que no se limiten exclusivamente a los seres humanos.[53] Desde esta perspectiva, existen niveles superiores e inferiores de estatus moral, y podemos concebir un continuo que va desde un estatus moral pleno hasta la ausencia de este.

Ahora bien, ¿es el enfoque que entiende el estatus moral como una cuestión de grados más satisfactorio que la teoría que lo define desde una perspectiva del todo o nada (se posee completamente o no se posee)?[54] La idea de un estatus moral inferior (incluida la noción de ser infrahumano o inhumano) ha sido problemática a lo largo de la historia y sus vestigios perduran en muchas prácticas culturales. Entonces, ¿es mejor negar o afirmar que existen grados de estatus moral?

Estos problemas de grado del estatus moral no deberían ocultar el hecho de que todos los seres que lo poseen, incluso aquellos que inequívocamente se sitúan bajo el umbral de un estatus moral completo, todavía ostentan *algún* estatus moral significativo. El desacuerdo sobre si el concepto de grados es adecuado para el análisis de todas las propiedades que confieren estatus moral es inevitable. Por ejemplo, esta discrepancia aparece en los trabajos de quienes están firmemente comprometidos con la primera teoría, basada en las propiedades de la humanidad. Un caso controvertido es el de la potencialidad de un feto humano para convertirse en un agente moral sintiente y cognitivamente consciente. En algunas teorías, este potencial no es expresable en grados, ya que está presente desde el principio de la vida de un individuo. Por lo tanto, un feto humano tiene pleno estatus moral desde su origen y durante toda su existencia. En otras teorías, los fetos humanos tienen un menor grado de estatus moral porque solo son personas en potencia y no en acto.[xiii]

[xiii]   N.T. La distinción entre "ser en acto" y "ser en potencia" la introduce originalmente Aristóteles (*Metafísica* IX Θ 1046a-1052a; XI K 1059a-1069a, y *Física* 201a10-11, 201a27-29, 201b4-5.). Su teoría del cambio como movimiento (κίνησις, *kínēsis*) señala que todos los entes se desarrollan dentro de un proceso continuo entre "actualidad" (ενέργεια, *enérgeia*) y "potencialidad" [δύναμις, *dúnamis*]. Ser en acto se refiere a la substancia (ente) tal como en un momento determinado se nos presenta y la conocemos. Ser en potencia alude al conjunto de capacidades o posibilidades de la substancia para llegar a ser algo distinto de lo que actualmente es. Este tránsito puede desplegarse de modo necesario o contingente. Por ejemplo, un niño necesariamente irá envejeciendo hasta morir, independiente de sus deseos o de las decisiones que tome. En cambio, un estudiante de derecho no necesariamente llegará a ser un abogado, porque podría decidir cambiarse de carrera, y comenzar a estudiar otra cosa. Sin embargo, en ambos casos, existe el germen de lo que se puede llegar a ser, tanto por necesidad como por contingencia (anciano en potencia o abogado en potencia, respectivamente). La potencia tiene menos categoría ontológica (de ser) que el acto, ya que refiere a un principio del movimiento situado entre algo que no es, pues no es acto todavía, y algo que es, ya que es una posibilidad de ser. Para algunas teorías, esa diferencia ontológica implica una diferencia moral, de ahí la afirmación de que "los fetos humanos tienen un menor grado de estatus moral porque solo son personas en potencia y no en acto".

Algunos autores afirman que el estatus moral de los cigotos, embriones y fetos humanos aumenta gradualmente durante la gestación.[55] Este punto de vista puede utilizarse para hacer de la propia potencialidad una cuestión de grados (grado de potencialidad). Por ejemplo, los defectos cerebrales de un feto o un lactante podrían afectar la potencialidad para adquirir conciencia cognitiva y moral, así como la futura capacidad de entablar relaciones con los demás. Esta teoría también puede expresarse en términos de diferentes conjuntos de derechos —por ejemplo, las mujeres embarazadas pueden tener más derechos que sus fetos, así como un estatus moral superior al de ellos—, al menos en algunas fases del desarrollo fetal.

Una teoría del estatus moral orientada a la práctica tendrá que determinar con precisión cuál es el estatus de un individuo o de un grupo, y no simplemente que ese individuo o grupo poseen algún tipo de estatus. Una teoría exhaustiva explicará si el rango de estatus cambiará y, en caso afirmativo, cómo se modificará, a medida que las propiedades que contribuyen a adquirirlo se ganen o pierdan progresivamente. No deberíamos ser optimistas en cuanto a la posibilidad de que dicha epistemología abarque todos los problemas relacionados con el estatus moral, pero sí es factible que esperemos avanzar hacia una mejor teoría que las disponibles hasta ahora.

La relación entre las normas morales y el estatus moral

Hemos diferenciado las interrogantes sobre el estatus moral de aquellas cuestiones relacionadas con las normas morales abordadas en el Capítulo 1. A continuación desarrollaremos esta distinción con mayor profundidad. Los criterios de estatus moral *son* normas morales en el sentido genérico de "norma moral". Una norma moral en sentido genérico es una norma (*prima facie*) que tiene autoridad para juzgar o dirigir la creencia, el razonamiento o el comportamiento humanos. Las normas guían, exigen o recomiendan, y su incumplimiento merece censura, crítica, desaprobación o cualquier otra valoración negativa. Los criterios de estatus moral satisfacen esta descripción. Aunque no representan el mismo tipo de norma que los principios y las reglas, estos criterios son también estándares normativos.

Los criterios de estatus moral también pueden entenderse en el contexto de los enfoques que analizamos en el Capítulo 1 sobre el conflicto moral, los dilemas morales, las normas *prima facie*, y la especificación y ponderación de las mismas. Los criterios de estatus moral pueden y, a menudo, entran en conflicto. Por ejemplo, el criterio de sintiencia (extraído de la teoría 4) y el criterio de pertenencia a la especie humana (extraído de la teoría 1) colisionan cuando intentan determinar el estatus moral del feto humano en sus primeras etapas. El criterio de sintiencia, expresado en la teoría 4, sugiere que el feto adquiere estatus solo desde el momento en que es sintiente, mientras que el criterio de las propiedades humanas (en la teoría 1) sugiere que el estatus moral se adquiere cuando comienza la vida biológica humana.

Pautas que rigen el estatus moral: poniendo en práctica la especificación

Los conflictos teóricos y de interpretación pueden y deben abordarse utilizando el análisis de la especificación delineado en el Capítulo 1. Las normas se especifican al acotar su alcance, lo que nos permite crear lo que llamaremos *pautas* que rigen el estatus moral. Otros podrían llamarlas reglas en lugar de pautas, pero en nuestro marco conceptual, las reglas especifican principios, mientras que las pautas o directrices especifican criterios de estatus moral. El objetivo es extraer contenido de los criterios encontrados en una o más de las cinco teorías, para mostrar cómo ese contenido puede ser traducido en pautas cada vez más prácticas. Nos referiremos a ellas como un "nivel de estatus moral".

El concepto de nivel debe interpretarse en términos de grados de estatus moral. Este enfoque permite un continuo de estatus moral, que va desde un rango acotado hasta un rango amplio de protección moral. Por ejemplo, los bebés, las personas con discapacidad mental y muchos individuos que son cognitivamente incompetentes tienen algún nivel de estatus moral, pero no lo poseen en el mismo grado que las personas autónomas. De hecho, aquellos que carecen de capacidades cognitivas y de autonomía sustancial no gozarán de diversos derechos de toma de decisiones, como el derecho a dar un consentimiento informado, que sí pueden ejercer aquellos que son sustancialmente autónomos, pero aun así tendrán derecho a la vida y a la atención sanitaria. Decir que tienen un estatus moral inferior no implica menospreciarlos ni degradarlos. Es reconocer que no tienen los mismos derechos que otros. Sin embargo, sus vulnerabilidades también pueden conferirles derechos que otros no tienen, como algunos relacionados con la atención médica y la educación diferencial.

Para mostrar cómo las normas pueden hacerse progresivamente prácticas, abordaremos ahora algunas especificaciones ilustrativas que califican como pautas. No estamos recomendando las cinco pautas que presentamos a continuación. Nuestro objetivo es simplemente aclarar la naturaleza, fundamento y relevancia moral de estas directrices, y mostrar cómo es posible configurarlas al utilizar el método de la especificación.

Consideremos primero una circunstancia en la que el criterio "Todos los seres humanos vivos tienen algún nivel de estatus moral" entra en conflicto con el criterio "Todos los seres sintientes tienen algún nivel de estatus moral". Comenzamos con dos posibles especificaciones (pautas 1 y 2) que abordan los criterios presentados en las teorías 1 (criterio de la vida humana) y 4 (criterio de la sintiencia):

> **Pauta 1.** Todos los seres humanos que son sintientes o tienen el potencial biológico para serlo poseen algún nivel de estatus moral; todos los seres humanos que no son sintientes y no tienen el potencial biológico para serlo no poseen estatus moral.

Esta especificación permite otras especificaciones análogas, aplicables a grupos particulares como personas con muerte cerebral, individuos anencefálicos (aquellos sin cerebro y cerebelo, esenciales para alcanzar niveles significativos de pensamiento y comportamiento) y personas con suficiente daño cerebral como para no ser sintientes y no tener el potencial para serlo. La pauta 1 establece que las personas en tales grupos no tienen estatus moral. En contraste, asigna algún nivel de estatus moral a todos los embriones y fetos humanos saludables cuando son sintientes o tienen la potencialidad de serlo. Esta pauta no puede usarse para defender la investigación con células madre embrionarias humanas o los abortos, por lo que no podría apoyar el trasplante de células madre fetales humanas a un paciente con Parkinson. La pauta 1 se opone a estas prácticas, aunque también podría ser objeto de algunas especificaciones adicionales.

Una pauta diferente y evidentemente *competitiva* con la primera, obtenida mediante la especificación, es la siguiente:

> **Pauta 2.** Todos los seres humanos que son sintientes tienen algún nivel de estatus moral; todos los seres humanos que no son sintientes, incluidos aquellos con el solo potencial para serlo, no tienen estatus moral.

Esta segunda pauta señala implicaciones morales profundamente importantes para definir si los embriones y fetos en etapas tempranas de desarrollo tienen o no estatus moral y, por lo tanto, también es relevante para debates morales sobre la investigación con células madre embrionarias humanas y los abortos tempranos. Establece que, aunque la vida antes de la sintiencia está moralmente desprotegida, el feto está protegido contra el aborto e intervenciones asociadas con la investigación una vez que se vuelve sintiente.[56] A diferencia de la pauta 1, la pauta 2 permitiría el trasplante (después de una investigación adecuada) de células madre fetales humanas en un paciente con Parkinson.

Aclarar las implicaciones exactas de esta segunda pauta requeriría especificaciones adicionales. En el caso del aborto, incluso cuando un feto

177

es sintiente, la continuación de su existencia podría amenazar la vida o la salud de la mujer embarazada. En una posible línea adicional de especificación, los fetos sintientes poseen los *mismos* derechos que todos los seres humanos sintientes, por lo que un aborto es un acto maleficente, tan objetable como el asesinato de una persona inocente. En otra línea de especificación, si su presencia amenaza la vida de una mujer embarazada, los fetos sintientes tienen un conjunto reducido de derechos. De la manera abstracta en que la presentamos aquí, la pauta 2 representa solo un primer paso para lidiar con problemas que afectan a varias clases de individuos.

Una tercera pauta que es posible elaborar utilizando la especificación, apela tanto a la teoría 4 (sintiencia) como a la teoría 2 (capacidad cognitiva):

Pauta 3. Todos los seres sintientes tienen algún nivel de estatus moral; este se eleva de acuerdo con el nivel de sintiencia y de complejidad cognitiva.

De acuerdo con esta pauta, cuanto más consciente sea el individuo y más rica sea su vida cognitiva o mental, mayor será su nivel de estatus moral. Las capacidades de los seres vivos para disfrutar de experiencias valiosas varían. Como resultado, no todas las vidas alcanzan el mismo nivel de percepción, cognición, satisfacción, experiencia estética y vivencias similares. El problema no es si una vida tiene valor; se trata de diferentes niveles de valor, debido a diferencias de capacidad de sintiencia y de calidad de vida mental. Esta pauta es un primer paso hacia la elaboración de una intuición, común en la investigación con animales, de que los grandes simios merecen mayor protección que los cerdos, los que, a su vez, merecen más protección que las ratas, y así sucesivamente. Sin embargo, esta pauta podría no respaldar muchas intuiciones comunes sobre las capacidades mentales de las especies. Por ejemplo, podría ser que los cerdos tengan una vida mental más rica que los perros o babuinos y, por lo tanto, un estatus moral más alto que los miembros de estas especies.[57]

Dependiendo de cómo se especifique aún más esta pauta, podría defender o rechazar el uso de una válvula cardíaca de cerdo lista para ser trasplantada en un corazón humano. El nivel de las capacidades de sintiencia y cognición del cerdo podría marcar una diferencia moral crítica al momento de definir, en primer lugar, si la válvula se puede o no extraer de los cerdos. Bajo esta pauta, las preguntas acerca del valor comparativo de la vida humana salvada y la vida sacrificada del cerdo solo se pueden responder mediante una investigación sobre sus niveles de sintiencia y cognición.

Consideremos ahora una cuarta pauta, proveniente de una especificación del criterio de agencia moral (teoría 3) que entra en conflicto con el criterio de propiedades de la especie humana (teoría 1):

Pauta 4. Todos los seres humanos capaces de agencia moral tienen derechos básicos equivalentes; todos los seres humanos sintientes y animales no humanos incapaces de agencia moral tienen un conjunto reducido de derechos.

Esta pauta eleva drásticamente el estatus de los agentes morales, al tiempo que otorga un estatus menor a todas las demás criaturas sintientes. Defender esta pauta probablemente requeriría un análisis dedicado a determinar si los derechos fundamentales son o no iguales para todos, y a dilucidar cuáles derechos y cuáles no son propios de aquellos incapaces de agencia moral (un tema tratado parcialmente en el Capítulo 4).

Desde una perspectiva, esta pauta es obviamente correcta e indiscutible: los individuos competentes capaces de agencia moral tienen un conjunto de derechos, como el derecho a tomar decisiones, que no poseen otros individuos que no son capaces de agencia moral, ya sean humanos o no humanos. Mucho más controvertida y difícil de abordar mediante la especificación es la premisa subyacente de que los individuos humanos que carecen de capacidad para la agencia moral tienen, por lo tanto, un estatus moral reducido. Los defensores de la teoría 1 presumiblemente rechazarían por completo esta premisa en sus especificaciones. La categorización de un estatus moral reducido podría afectar muchas decisiones en bioética, entre ellas, cómo determinar quién tiene prioridad en el orden de quién recibe trasplantes de órganos (en condiciones de escasez de ellos). Queda pendiente resolver si a los individuos incapaces de agencia moral se les debería otorgar un estatus moral limitado, clasificándolos de manera que no sean competitivos en la carrera por recibir un trasplante.

Consideremos, como último ejemplo, una posible pauta que aborda las demandas de la quinta teoría (del estatus a través de las relaciones) y la cuarta teoría (de la sintiencia). Esta especificación aplica los dos criterios a la situación de los animales de laboratorio. La siguiente formulación asume la proposición moral de que la "relación comunitaria" entre las personas a cargo de un laboratorio y los animales utilizados en dicho lugar es moralmente significativa:

Pauta 5. Todos los animales sintientes de laboratorio tienen un nivel de estatus moral que los hace merecedores de algunas protecciones contra ser víctimas de dolor, angustia o sufrimiento; a medida que aumenta la probabilidad o la magnitud del dolor, angustia o sufrimiento potencial, el nivel de estatus moral se acrecienta y dichas protecciones deben, en consecuencia, incrementarse.

Esta pauta es el primer paso para precisar la idea de que los animales de laboratorio que benefician a las comunidades humanas tienen un estatus moral más alto que el mismo animal que solo posee sintiencia. Las ratas de laboratorio, por ejemplo, obtienen más estatus que las ratas que viven en bosques o en los áticos de los hospitales. Las actividades humanas que establecen relaciones con los animales modifican la idea de cuánta consideración y respeto merecen de nosotros, por lo que adquieren un estatus superior al de los animales salvajes de la misma especie. Las principales condiciones en las que deberíamos focalizar nuestra atención son la vulnerabilidad y dependencia generadas por los animales cuando los humanos establecen relaciones con ellos en los laboratorios. Cuanto más vulnerable se torna un animal al dolor y al sufrimiento, por causa de la investigación, más aumentan las obligaciones de cuidado y protección hacia este.

Por otra parte, esta pauta a veces se ha expresado en términos de custodia y gestión de los humanos con respecto a los animales, es decir, la supervisión y protección esmerada y responsable de las condiciones de un animal que ha sido confiado al cuidado de alguien. No obstante, un mejor modelo —debido a su proximidad con los criterios de estatus moral— se basa en las obligaciones de reciprocidad y no maleficencia: los animales sujetos de investigación adquieren un estatus moral más alto, debido al uso que se hace de sus cuerpos y al daño o riesgo de daño al que están expuestos en la investigación.

Estas cinco pautas podrían ser presentadas bajo formulaciones tan abstractas e indeterminadas que las hagan parecer dudosamente practicables. Si su abstracción no puede reducirse aún más, este sería un resultado desafortunado porque la viabilidad es un estándar importante para la evaluación de toda propuesta en ética práctica. En principio, las pautas pueden especificarse progresivamente hasta el punto de la viabilidad, al igual que se hace con los principios morales (como se demostró en el Capítulo 1). Además, la ponderación restringida (también analizada en el Capítulo 1), a menudo tendrá un papel en la determinación de cursos de acción justificables.

LA IMPORTANCIA MORAL DEL ESTATUS MORAL

Algunos autores cuestionan la necesidad de la categoría de estatus moral. Argumentan que la teoría ética puede y debe avanzar directamente hacia el objetivo de proporcionar orientación sobre cómo se debe tratar a los individuos o qué virtudes éticas deberíamos adoptar. Algunos filósofos sostienen que los exámenes del estatus moral, como los llevados a cabo hasta ahora, ofrecen una imagen superficialmente atractiva pero demasiado simplista de cómo "expandimos el círculo de nuestra preocupación" más allá de los adultos humanos autónomos, hacia los fetos humanos, seres humanos con daño cerebral, animales de laboratorio, y otros individuos similares.

Argumentan que tales teorías nos ciegan ante la variedad de características que son moralmente relevantes en la toma de decisiones. Si una criatura tiene una propiedad como la sintiencia, este hecho no nos dice cómo deberíamos tratar o, dicho de otro modo, cómo corresponder a los miembros de la clase de los seres sintientes, y tampoco da cuenta de sus prioridades morales. En consecuencia, no necesitamos el concepto ni la teoría sobre el estatus moral, de hecho, estaríamos mejor sin ellos.[58]

Este enfoque propone que prestemos especial atención a varios rasgos moralmente relevantes que tienen ciertas situaciones, y de las cuales podemos obtener razones para actuar o abstenernos de actuar con respecto a otros, características que ninguna teoría sobre el estatus moral está bien preparada para abordar. Por ejemplo, a menudo hacemos distinciones que justificadamente nos llevan a dar un trato especial ya sea a individuos o a clases de individuos, tales como preferir a nuestros hijos, nuestros amigos, nuestros animales de compañía, y similares. Debemos analizar cuáles preferencias son justificables y cuáles no, pese a que ninguna teoría general del estatus moral nos orienta adecuadamente en esta tarea.

Estas precauciones nos alertan convenientemente sobre los límites de las teorías sobre el estatus moral. Sin embargo, este continúa siendo un asunto de elevada importancia moral y debe ser cuidadosamente analizado en lugar de ignorado o minimizado. En el Capítulo 9, sostenemos una opinión similar sobre los derechos humanos fundamentales. Sería una pérdida moral catastrófica si no pudiéramos orientarnos por normas básicas de estatus moral o por derechos fundamentales. Prácticas como la esclavitud, y conductas abusivas con los sujetos humanos de investigación, han prosperado históricamente, en parte debido a criterios defectuosos de estatus moral y a la falta de atención a los derechos fundamentales relacionados con el estatus moral. En las últimas décadas y en demasiados lugares, niños institucionalizados como "mentalmente deficientes", pacientes ancianos internados en hospitales de enfermedades crónicas, y diversos grupos étnicos fueron tratados como si tuvieran poco o ningún estatus moral por algunos de los mejores centros de investigación biomédica del mundo y por los patrocinadores de dicha investigación.[59] Es fácil olvidar cómo la legitimación del estatus moral puede generar interés en y favorecer el reconocimiento de protecciones morales capitales.[60]

POBLACIONES E INDIVIDUOS VULNERABLES

La preocupación por el estatus moral a menudo ha surgido de la necesidad de proteger a poblaciones vulnerables. Las normas que exigen protecciones adicionales para ciertas poblaciones son un pilar tanto de la ética clínica

como de la ética de la investigación. Estas protecciones surgieron históricamente, debido a aprehensiones sobre la explotación y la incapacidad de los
miembros de algunos grupos para consentir o rechazar una intervención.[61]
En los contextos biomédicos, las personas vulnerables a veces son incapaces de proteger sus intereses, debido a patologías, debilitamiento progresivo, enfermedad mental, inmadurez, y deterioro cognitivo, entre otras causas
similares. Pueden, además, estar empobrecidas socioeconómicamente, lo
que aumenta el potencial de resultados perjudiciales. Poblaciones, tales
como familias sin hogar, refugiados políticos y extranjeros ilegales también
pueden considerarse vulnerables bajo algunas circunstancias.

Sin embargo, el término *vulnerable* debe ser utilizado con precaución,
ya que también puede aplicarse para estereotipar o sobreproteger a las personas pertenecientes a algunas poblaciones.[62]

Directrices para poblaciones vulnerables

Cuando existen controversias sobre el uso de poblaciones vulnerables en la
investigación biomédica, una de las siguientes tres directrices generales se
puede aplicar a una práctica científica:

1. No permitir la práctica (política de prohibición total).
2. Permitir la práctica sin condiciones (política de plena permisibilidad).
3. Permitir la práctica solo bajo ciertas condiciones (política de permisibilidad parcial).

Como ejemplo, la opinión pública está profundamente dividida sobre
cuál de estas tres directrices debería regir algunos usos de fetos humanos
en la investigación, tanto *in útero* como después de un aborto deliberado.
Muchos prefieren la primera, otros la segunda, y otros la tercera. Las opiniones divergentes también marcan los debates sobre la experimentación con
animales, con niños (no terapéutica) y con individuos incompetentes. Hoy
en día, pocos defienden la prohibición total o la plena permisibilidad de la
investigación que involucre a estos grupos, pero muchos apoyarían la prohibición del uso de algunas clases de individuos en la investigación, incluidos
los grandes simios y niños gravemente enfermos. Rechazar las dos primeras
directrices, como es común para algunas poblaciones vulnerables, es aceptar
la tercera, lo que a su vez requiere que establezcamos un conjunto razonablemente preciso de protecciones morales que fijen las condiciones que nos
permitan o no experimentar con los miembros de una población específica.

Estos argumentos son comúnmente asediados por problemas de coherencia moral. Existe un acuerdo casi universal en que los humanos que
carecen de ciertas capacidades no deben ser utilizados en la investigación

biomédica que conlleva un riesgo significativo y no les ofrece una perspectiva de beneficio directo. La protección para estas poblaciones vulnerables debería cumplir con altos estándares debido a dicha vulnerabilidad. La mayor parte del tiempo, los animales no humanos no son tratados de manera equivalente, toda vez que las razones para este trato diferenciado, en general, no son claras en la política pública. Cuando no es éticamente plausible utilizar sujetos humanos, las capacidades cognitivas y morales limitadas de los animales han, tradicionalmente, proporcionado parte del principal fundamento para permitir, en vez de rechazar, su uso en la investigación biomédica. Si causar daño y muerte prematura a estos animales puede o no ser un acto justificado cuando, al mismo tiempo, no es permisible hacerlo con humanos con capacidades igualmente limitadas, es una cuestión no resuelta en la ética biomédica y amenaza la coherencia de la teoría ética en general.[63]

Las prácticas de aborto, especialmente cuando los fetos humanos tienen la capacidad de sentir, plantean cuestiones relacionadas con la coherencia moral. El largo y continuo debate sobre el aborto se centra principalmente en dos preguntas: (1) ¿Cuál es el estatus moral del feto (en varios puntos de desarrollo)? (2) ¿Qué deberíamos hacer cuando los derechos generados por dicho estatus entran en conflicto con los derechos de las mujeres a controlar y proyectar su futuro? Existe un acuerdo casi universal de que un feto en etapas avanzadas no es sustancialmente diferente de un recién nacido. Un mes antes del nacimiento, el desarrollo del feto indica pocas diferencias moralmente relevantes con un recién nacido, por lo que la incoherencia amenaza la posibilidad de que cualquier punto seleccionado en el proceso continuo de crecimiento se legitime como marcador de estatus moral. Al igual que con los sujetos animales, el estatus de los fetos humanos tiende a ser degradado, debido a su falta de capacidades cognitivas, morales y sintientes, por lo que esta deficiencia juega luego un papel importante en los intentos de justificar el aborto. Preguntas sobre si podemos justificar tal degradación y causar la muerte prematura del feto siguen siendo algunas de las interrogantes de más difícil solución en la ética biomédica.

Empatía[xiv] e imparcialidad

Los problemas asociados al estatus moral y a las poblaciones vulnerables plantean algunas preguntas sobre nuestra capacidad para empatizar con

---

[xiv] N.T. El término inglés *sympathy* puede traducirse como "simpatía" o "empatía". En este caso, la segunda acepción es más correcta, ya que, tanto en esta sección como en el contexto de la obra de David Hume, *sympathy* refiere a la capacidad de identificarse con alguien y compartir lo que siente, y no a una inclinación afectiva cariño o apego por alguien o algo.

la situación de los demás, al tiempo que mantenemos una adecuada imparcialidad en nuestros juicios. En secciones anteriores de este capítulo, conectamos nuestras reflexiones sobre el estatus moral con nuestra discusión sobre las *normas morales* en el Capítulo 1. Ahora vincularemos nuestras reflexiones con el análisis del *carácter moral* en el Capítulo 2. En particular, nos enfocaremos en la empatía moral como un rasgo similar a la compasión y que generalmente involucra la identificación con la condición de los demás.

La capacidad para experimentar empatía nos permite ingresar, aunque imperfectamente, en los pensamientos y sentimientos de otro individuo o grupo. A través de ella, podemos configurar una preocupación por el bienestar del otro. David Hume argumentó con perspicacia que, aunque la mayoría de los seres humanos despliegan solo una empatía *limitada* por las dificultades que atraviesan los demás, también poseen cierta capacidad para superar dichos límites a través de juicios serenos[xv] y reflexivos:

> [...] La generosidad de los hombres es muy limitada y [...] rara vez se extiende más allá de sus amigos y familiares, o, como mucho, más allá de su país natal. [...] Aunque [nuestra] empatía [por los demás] sea mucho más débil que nuestra preocupación por nosotros mismos, y la empatía con personas lejanas a nosotros sea mucho más débil que con personas cercanas y contiguas. Sin embargo, ignoramos todas estas diferencias en nuestros juicios serenos sobre el carácter de los hombres.[64]

Después de preocuparnos de nosotros mismos, nuestra empatía se extiende de manera más natural a nuestros seres queridos, tales como amigos y familiares. Desde allí, la empatía puede alcanzar a un grupo más amplio, pero aun relativamente pequeño, de conocidos, como aquellos con quienes tenemos contacto más frecuente o en cuyas vidas hemos invertido más tiempo y esfuerzo. Nuestra empatía con los verdaderamente lejanos a nosotros, como extraños o personas que viven en otros países, generalmente disminuye en comparación con la empatía que mostramos con aquellos próximos a nosotros, pero puede despertarse por el contacto con esos extraños, así como por juicios serenos y desapasionados sobre las situaciones que ellos atraviesan.

Tanto la *disimilitud con* como la *distancia de* otras personas funcionan como estímulos para limitar nuestra empatía. A menudo, las personas que viven en hogares de ancianos son tan disímiles como distantes de otras personas, al igual que lo son los individuos con enfermedades como Lesch-

---

[xv] N.T. En su *Tratado de la naturaleza humana*, obra que tiene como propósito introducir el método del razonamiento experimental en los asuntos morales, David Hume habla de *calm judgments* para referir a los juicios serenos y desapasionados del entendimiento.

Nyhan, los embriones humanos y los animales utilizados en la investigación. Para muchas personas, es difícil considerar a estos individuos como poseedores de un estatus moral significativo que nos plantee exigencias y nos haga responsables ante ellos. Aunque sabemos que los individuos pertenecientes a poblaciones vulnerables sufren, nuestra empatía y respuesta moral hacia ellos no fluyen con facilidad, en especial cuando están fuera del radar de nuestras preocupaciones o pertenecen a otra especie.

No es sorprendente que muchos "santos morales" y algunos "héroes morales", analizados en el Capítulo 2, muestren una empatía expandida[xvi] y más profunda con la difícil situación de aquellos que sufren. La profundidad de su empatía va más allá de lo que la mayoría de nosotros logramos o incluso consideramos como un ideal moral. Por el contrario, la empatía severamente limitada, junto con la generosidad considerablemente reducida, ayudan a explicar fenómenos sociales, tales como el abuso infantil, el maltrato animal y la negligencia con muchos ancianos que viven sus últimos días en instituciones geriátricas. Es lamentable que extender nuestros afectos —y transitar de la empatía a la simpatía— hacia aquellos que son lejanos a nosotros no sea un lugar común en las interacciones humanas, aunque este hecho es predecible dado lo que ya sabemos sobre la naturaleza de nuestra especie.

Hume propone abordar dicha limitada empatía por aquellos diferentes a nosotros mediante el ejercicio deliberado de la imparcialidad en nuestros juicios serenos: "Es necesario para nosotros, en nuestros discursos y juicios serenos, [...] ignorar todas estas diferencias y hacer que nuestros sentimientos sean más públicos y sociales".[65] Nos pide, además, que busquemos y logremos una empatía más extensa o de mayor alcance. Sus propuestas concuerdan con nuestra discusión en el Capítulo 2 sobre la "excelencia moral" aristotélica. Una persona moralmente excelente trabajará tanto para expandir su empatía por aquellos que sufren como para llegar a juicios serenos e imparciales. Hume caracteriza este ideal como un punto de vista "común" o "general" del juicio moral. Esta perspectiva, que algunos filósofos han llamado "el punto de vista moral", controla las distorsiones y sesgos creados por nuestra cercanía con algunos individuos, a la vez que nos abre la posibilidad de desarrollar una empatía más extensa o de más largo alcance.[66]

Esta perspectiva podría ayudar a abordar varios problemas que han surgido en este capítulo. Sin embargo, no sería razonable insistir en un pun-

---

[xvi] N.T. Los autores utilizan el término *expanded sympathy* para referir a una empatía que va más allá del círculo de nuestros cercanos o conocidos. De allí, opto por traducir la expresión como "empatía expandida", en el sentido de una "empatía que se extiende o expande hacia otros" que no son necesariamente nuestros amigos, próximos o familiares.

to de vista moral que incorpore dicha empatía sustantivamente profunda, así como una imparcialidad más comprehensiva, que se apliquen de igual manera en todas las culturas, poblaciones, geografías y especies. La empatía expandida es un ideal regulativo, pero también arduo, de conducta, al igual que toda la gama de la excelencia moral examinada en el Capítulo 2. Cuando dicho nivel de empatía se logra de manera consistente a lo largo de toda una vida, aquello constituye un hermoso, aunque poco frecuente, ornamento moral del carácter.

Conclusión

En este capítulo, han predominado expresiones como "teorías", "criterios", "directrices" y "grados" del estatus moral, en lugar de vocablos como "principios", "reglas", "virtudes" y "carácter", mayoritarios en los Capítulos 1 y 2. Estas formas de discurso y los territorios que abarcan deben distinguirse cuidadosamente, aunque, como ya hemos señalado, están relacionados de diversas maneras. Por ejemplo, las características asociadas con el estatus moral determinan los tipos de daños y beneficios que un individuo o grupo puede experimentar. Estas características también ayudan a determinar qué principios morales aplicar y cómo hacerlo.

No hemos argumentado que la moral común, como se discutió en los Capítulos 1 y 2, nos brinde un marco adecuado y viable de criterios de estatus moral, y hemos dejado sin resolver varios problemas sobre dicho estatus. Existe una incertidumbre justificada en los argumentos acerca del estatus moral de embriones, fetos, humanos con daño cerebral y animales utilizados en la investigación, así como sobre cuál es la mejor forma de analizar la noción de grados de estatus moral. Podemos esperar, entonces, un desacuerdo fundamentado sobre estos asuntos, aunque aquellos que se ocupan de tales problemas deberían tener claridad sobre los modelos epistemológicos que utilizan, así como de su defensa y fundamentación, temas raramente presentes en la literatura bioética. Si el modelo acepta grados de estatus moral, dicho enfoque debe ser expuesto con precisión. Si, por el contrario, rechaza grados de estatus moral, esa explicación también necesita un análisis más convincente de los que suelen proporcionarse. El objetivo de desarrollar niveles y jerarquías de estatus moral es una tarea exigente, pero su búsqueda es esencial en ciertos ámbitos. Regresaremos a algunos de estos problemas cerca del final del Capítulo 10, donde discutiremos tanto la moral común como la posibilidad de un "cambio moral" en algunas concepciones del estatus moral.

NOTAS

[1] Cfr. Mark H. Bernstein, *On Moral Considerability: An Essay on Who Morally Matters* (New York: Oxford University Press, 1998).

[2] Esta tesis conceptual se la debemos a David DeGrazia, "Moral Status as a Matter of Degree", *Southern Journal of Philosophy* 46 (2008): 181-98, esp. 183. Ver, además, Tom L. Beauchamp and David DeGrazia, *Principles of Animal Research Ethics* (New York: Oxford University Press, 2019).

[3] Para examinar un amplio rango de problemáticas involucradas en la determinación del estatus moral, ver los ensayos en *Is this Cell a Human Being? Exploring the Status of Embryos, Stem Cells and Human-Animal Hybrids*, ed. Antoine Suarez and Joachim Huarte (Germany: Springer, 2011).

[4] Esta historia y su relevancia para la ética biomédica se presentan en Ronald A. Lindsay, "Slaves, Embryos, and Nonhuman Animals: Moral Status and the Limitations of Common Morality Theory", *Kennedy Institute of Ethics Journal* 15 (diciembre de 2005): 323-46. Para la historia de los problemas relacionados con el estatus moral de los animales no humanos, véanse los cuatro capítulos de Stephen R. L. Clark, Aaron Garrett, Michael Tooley, y Sarah Chan y John Harris en *The Oxford Handbook of Animal Ethics*, ed. Tom L. Beauchamp y R. G. Frey (New York: Oxford University Press, 2011), caps. 1-2, 11-12.

[5] D. J. Powner y I. M. Bernstein, "Extended Somatic Support for Pregnant Women after Brain Death", *Critical Care Medicine* 31 (2003): 1241-49; David R. Field et al., "Maternal Brain Death during Pregnancy", *JAMA: Journal of the American Medical Association* 260 (12 de agosto de 1988): 816-22; y Xavier Bosch, "Pregnancy of Brain-Dead Mother to Continue", *Lancet* 354 (18-25 de diciembre de 1999): 2145.

[6] Ver Hilde Lindemann Nelson, "The Architect and the Bee: Some Reflections on Postmortem Pregnancy", *Bioethics* 8 (1994): 247-67; Daniel Sperling, "From the Dead to the Unborn: Is There an Ethical Duty to Save Life?", *Medicine and Law Journal* 23 (2004): 567-86; Christoph Anstotz, "Should a Brain-Dead Pregnant Woman Carry Her Child to Full Term? The Case of the 'Erlanger Baby'", *Bioethics* 7 (1993): 340-50; y Neda Farshbaf, "Young Mother Kept Alive for 123 Days so Her Babies Could Survive", *USA Today*, 11 de julio de 2017, disponible en https://www.usatoday.com/story/news/humankind/2017/07/11/young-mother-kept-alive-123-days-so-herbabies-could-survive/103615364/ (consultado el 1 de abril de 2018).

[7] Daniel Sperling, *Management of Post-Mortem Pregnancy: Legal and Philosophical Aspects* (Aldershot, UK: Ashgate, 2006) (que aborda cuestiones sobre el estatus moral y legal del feto); y Sarah Elliston, "Life after Death? Legal and Ethical Considerations of Maintaining Pregnancy in Brain-Dead Women", en *Intersections: Women on Law, Medicine and Technology*, ed. Kerry Petersen (Aldershot, UK: Ashgate, 1997), pp. 145-65. Nuestro análisis no presupone que las personas fallecidas tengan intereses y derechos legalmente protegidos; nos focalizamos en el caso de una mujer embarazada fallecida que tenía un documento de voluntades anticipadas (testamento vital) en el que solicitaba que se retuviera o retirara toda la tecnología médica de soporte vital bajo ciertas condiciones que incluían su muerte.

[8] Sobre esta distinción, ver Mary Midgley, "Duties Concerning Islands", en *Environmental Ethics*, ed. Robert Elliott (Oxford: Oxford University Press, 1995); Christopher W. Morris, "The Idea of Moral Standing", en *Oxford Handbook of Animal Ethics* (2011), pp. 261-62; y David Copp, "Animals, Fundamental Moral Standing, and Speciesism", en *Oxford Handbook of Animal Ethics* (2011), pp. 276-77.

[9] Sobre por qué algo cuenta "por derecho propio", véase Allen Buchanan, "Moral Status and Human Enhancement", *Philosophy & Public Affairs* 37 (2009): 346-81, esp. 346; Frances M. Kamm, "Moral Status", en *Intricate Ethics: Rights, Responsibilities, and Permissible Harm* (New York: Oxford University Press, 2006), pp. 227-30; y L. Wayne Sumner, "A Third Way", en *The Problem of Abortion*, 3.ª ed., ed., Susan Dwyer y Joel Feinner (Belmont, CA: Wadsworth, 1997), p. 99. Agradecemos a Chris Morris por estas referencias.

[10] Robert P. George y Alfonso Gómez-Lobo, "The Moral Status of the Human Embryo", *Perspectives in Biology and Medicine* 48 (2005): 201-10, la cita abarca desde pp. 201-5.

[11] Cfr. el preámbulo y los artículos de la Declaración Universal de los Derechos Humanos de las Naciones Unidas, disponible en http://www.un.org/Overview/rights.html (consultado el 5 de abril de 2018).

[12] El 7 de septiembre de 2001, V. Ourednik et al. publicaron un artículo titulado "Segregation of Human Neural Stem Cells in the Developing Primate Forebrain", *Science* 293 (2001): 1820-24. Este artículo constituye el primer informe sobre la implantación de células madre neuronales humanas en el cerebro de un primate, creando una quimera mono-humano. El trabajo despertó el interés tanto de la ética biomédica como de las ciencias biomédicas. Para más información, ver National Institutes of Health (NIH), Final "National Institutes of Health Guidelines for Human Stem Cell Research" (2009). Disponible en https://stemcells.nih.gov/policy/2009-guidelines.htm (consultado el 5 de abril de 2018). Estas directrices implementan la Orden Ejecutiva 13505, emitida el 9 de marzo de 2009 por el entonces presidente de Estados Unidos, Barack Obama.

[13] "Quimérico" suele referirse al nivel celular, mientras que "transgénico", alude al nivel genético. Véase el argumento de Mark K. Greene et al., "Moral Issues of Human-Non-Human Primate Neural Grafting", *Science* 309 (15 de julio de 2005): 385-86. Ver también las conclusiones de Julian Savulescu, "Genetically Modified Animals: Should There Be Limits to Engineering the Animal Kingdom?", en *Oxford Handbook of Animal Ethics* (2011), esp. pp. 644-64; Jason Robert y Françoise Baylis, "Crossing Species Boundaries", *American Journal of Bioethics* 3 (2003): 1-13 (con comentarios); Henry T. Greely, "Defining Chimeras ... and Chimeric Concerns", *American Journal of Bioethics* 3 (2003): 17-20; Robert Streiffer, "At the Edge of Humanity: Human Stem Cells, Chimeras, and Moral Status", *Kennedy Institute of Ethics Journal* 15 (2005): 347-70; y Phillip Karpowicz, Cynthia B. Cohen y Derek van der Kooy1, "Is It Ethical to Transplant Human Stem Cells into Nonhuman Embryos?" *Nature Medicine* 10 (2004): 331-35.

[14] Hiromitsu Nakauchi et al., "Generation of Rat Pancreas in Mouse by Interspecific Blastocyst Injection of Pluripotent Stem Cells", *Cell* 142 (2010): 787-99. Los papeles de rata y ratón se invirtieron (es decir, se intercambiaron) en trabajos posteriores de este equipo de científicos. Al respecto, ver T. Yamaguchi, H. Sato, M. Kato-Itoh et al., "Interspecies Organogenesis Generates Autologous Functional Islets", *Nature* 542 (2017): 191-96.

[15] Jun Wu, Aida Platero-Luengo, Masahiro Sakurai, et al., "Interspecies Chimerism with Mammalian Pluripotent Stem Cells", *Cell* 168 (2017): 473-86.

[16] National Institutes of Health (NIH), "NIH Research Involving Introduction of Human Pluripotent Cells into Non-Human Vertebrate Animal Pre-Gastrulation Embryos", Número de notificación: NOT-OD-15-158, fecha de publicación: 23 de septiembre de 2015, disponible en https://grants.nih.gov/grants/guide/notice-files/NOT-OD-15-158.html (accessed March 25, 2018); y National Institutes of Health, Office of Science Policy, "Next Steps on Research Using Animal Embryos Containing Human Cells", 4 de agosto de 2016, disponible en http://osp.od.nih.gov/under-the-poliscope/2016/08/next-steps-research-using-animal-embryos containinghuman-cells (consultado el 1 de abril de 2018).

[17] Véase, además, Tom L. Beauchamp, "Moral Problems in the Quest for Human-Nonhuman Chimeras with Human Organs", *Journal of Medical Ethics*, en proceso de publicación.

[18] Un punto de vista interesante es que permitir la creación de híbridos animales-humanos con fines de investigación es defendible siempre y cuando se destruyan en un plazo determinado. Véase Henry T. Greely, "Human/ Nonhuman Chimeras: Assessing the Issues", en *Oxford Handbook of Animal Ethics* (2011), pp. 671-72, 676, 684-86. Sin embargo, una prohibición federal que impide su creación fue recomendada por el Consejo Presidencial de Bioética, *Reproduction & Responsibility: The Regulation of New Biotechnologies* (Washington, DC: President's Council on Bioethics, 2004), disponible en http://bioethics.georgetown.edu/pcbe/ (consultado el 28 de enero de 2012). Véase también Scottish Council on Human Bioethics, *Embryonic, Fetal and Post-Natal Animal-Human Mixtures: An Ethical Discussion* (Edinburgh, UK: Scottish Council on Human Bioethics, 2010), Tema de la publicación: "Animal-Human Mixtures," disponible en http://www.schb.org.uk/ (consultado el 1 de abril de 2018).

[19] National Research Council, National Academy of Science, Committee on Guidelines for Human Embryonic Stem Cell Research, *Guidelines for Human Embryonic Stem Cell Research* (Washington, DC: National Academies Press, 2005), con modificaciones el 2007, disponible online en https://www.nap.edu/catalog/11871/2007-amendments-to-the-national-academies-guidelines-for-humanembryonic-stem-cell-research; and Mark Greene, "On the Origin of Species Notions and Their Ethical Limitations", en *Oxford Handbook of Animal Ethics* (2011), pp. 577-602.

[20] El vocablo "persona" tiene una larga historia en la teología, especialmente en los esfuerzos teológicos cristianos por explicar las tres individualidades de la Trinidad. Sobre el potencial de las quimeras, ver Greene et al., "Moral Issues of Human-Nonhuman Primate Neural Grafting".

[21] Julian Savulescu, "Should a Human-Pig Chimera Be Treated as a Person?", *Quartz*, Penned Pals, 24 de marzo de 2017, disponible en https://qz.com/940841/should-a-human-pig-chimera-be-treated-as-a-person/ (consultado el 5 de abril de 2017). Las cursivas son nuestras.

[22] Nuestras objeciones no se aplican a las explicaciones metafísicas (que no tienen nada que ver con el estatus moral) de la naturaleza de las personas. Para la literatura metafísica, véase Derek Parfit, "Persons, Bodies, and Human Beings", en *Contemporary Debates in Metaphysics*, ed. Theodore Sider, John Hawthorne y Dean W. Zimmerman (Oxford: Blackwell, 2008), pp. 177-208; y Paul F. Snowdon, *Persons, Animals, Ourselves* (Oxford: Oxford University Press, 2014).

[23] Ver, además, Tom L. Beauchamp, "The Failure of Theories of Personhood", *Kennedy Institute of Ethics Journal* 9 (1999): 309-24; y Lisa Bartolotti, "Disputes over Moral Status: Philosophy and Science in the Future of Bioethics", *Health Care Analysis* 15 (2007): 153-58, esp. 155-57.

[24] Al menos un defensor de la primera teoría alcanza precisamente esta conclusión. Ver Patrick Lee, "Personhood, the Moral Standing of the Unborn, and Abortion", *Linacre Quarterly* (May 1990): 80-89, esp. 87; y Lee, "Soul, Body and Personhood", *American Journal of Jurisprudence* 49 (2004): 87-125.

[25] Para una variedad de abordajes, ver Michael Tooley, "Are Nonhuman Animals Persons?" en *Oxford Handbook of Animal Ethics* (2011), pp. 332-73; Harry G. Frankfurt, *Necessity, Volition, and Love* (Cambridge: Cambridge University Press, 1999), caps. 9, 11; Mary Anne Warren, *Moral Status* (Oxford: Oxford University Press, 1997), cap. 1; H. Tristram Engelhardt, Jr., *The Foundations of Bioethics*, 2a ed. (New York: Oxford University Press, 1996), caps. 4,

6; y Lynne Rudder Baker, *Persons and Bodies* (Cambridge: Cambridge University Press, 2000), caps. 4, 6.

[26] Korsgaard, "Kant's Formula of Humanity", en *Creating the Kingdom of Ends* (Cambridge: Cambridge University Press, 1996), pp. 110-11. Ver, además, su "Interacting with Animals: A Kantian Account", en *Oxford Handbook of Animal Ethics* (2011), pp. 91-118, esp. p. 103.

[27] Ver Tom Regan, *The Case for Animal Rights* (Berkeley: University of California Press, ed. actualizada, 2004), pp. 178, 182-84.

[28] El modo en que deba desarrollarse esta conclusión es discutible. Sería un error tratar a un paciente con Alzheimer, en fase avanzada, de la forma en que los investigadores biomédicos suelen tratar a los animales de experimentación, pero se podría argumentar que deberíamos tratar a los primates sujetos de investigación con el mismo cuidado con el que se trata a los pacientes de Alzheimer en fase avanzada.

[29] Ver el análisis de Korsgaard acerca de lo que los animales carecen, en "Interacting with Animals: A Kantian Account", p. 101.

[30] Colin Allen y Marc Bekoff, *Species of Mind: The Philosophy and Biology of Cognitive Ethology* (Cambridge, MA: MIT Press, 1997); y Colin Allen, "Assessing Animal Cognition: Ethological and Philosophical Perspectives", *Journal of Animal Science* 76 (1998): 42-47.

[31] Ver Donald R. Griffin, *Animal Minds: Beyond Cognition to Consciousness*, 2a ed. (Chicago: University of Chicago Press, 2001); Rosemary Rodd, *Ethics, Biology, and Animals* (Oxford: Clarendon, 1990), esp. caps. 3-4, 10; y Tom L. Beauchamp y Victoria Wobber, "Autonomy in Chimpanzees", *Theoretical Medicine and Bioethics* 35 (abril de 2014): 117-32.

[32] Cfr. Gordon G. Gallup, "Self-Recognition in Primates", *American Psychologist* 32 (1977): 329-38; y David DeGrazia, *Taking Animals Seriously: Mental Life and Moral Status* (New York: Cambridge University Press, 1996), esp. p. 302.

[33] Un examen exhaustivo de estos criterios requeriría una explicación basada en algunas de las condiciones cognitivas que se han discutido anteriormente. Por ejemplo, la capacidad de emitir juicios morales requiere un cierto nivel de capacidad para entender.

[34] Kant, *Grounding for the Metaphysics of Morals*, traducción de James W. Ellington, en Kant, *Ethical Philosophy* (Indianapolis, IN: Hackett, 1983), pp. 38-41, 43-44 (Preussische Akademie, pp. 432, 435, 436, 439-40).

[35] Varios ejemplos de estas teorías, focalizadas en la afirmación de que existe suficiente evidencia para considerar algunos animales no humanos agentes morales, posiblemente personas y, por lo tanto, miembros de la comunidad moral, se encuentran en Marc Bekoff y Jessica Pierce, *Wild Justice: The Moral Lives of Animals* (Chicago: University of Chicago Press, 2009); Steven M. Wise, *Rattling the Cage: Toward Legal Rights for Animals* (Boston: Da Capo Press of Perseus Books, 2014, ed. actualizada); Michael Bradie, "The Moral Life of Animals", en *Oxford Handbook of Animal Ethics* (2011), pp. 547-73, esp. pp. 555-70; y Tom Regan, *The Case for Animal Rights*, esp. pp. 151-56.

[36] Ver Colin Allen and Michael Trestman, "Animal Consciousness", *Stanford Encyclopedia of Philosophy*, con una revisión exhaustiva del 24 de octubre de 2016, especialmente las secciones 6-7, disponible en https://plato.stanford.edu/entries/consciousness-animal/ (consultado el 12 de junio de 2018); y David Edelman, Bernard Baars, y Anil Seth, "Identifying Hallmarks of Consciousness in Non-Mammalian Species", *Consciousness and Cognition* 14 (2005): 169-87.

[37] Los términos *dolor* y *sufrimiento* son, a menudo, utilizados indistintamente, aunque deberíamos distinguirlos sobre la base de que el sufrimiento podría requerir una mayor capacidad cognitiva que la mera experiencia del dolor. El sufrimiento puede derivarse de estados aversivos o nocivos, como la miseria, que no van acompañados de dolor. Para un análisis detallado del sufrimiento y otras nociones relacionadas, véase David DeGrazia, "What Is Suffering and What Kinds of Beings Can Suffer?", en *Suffering and Bioethics*, ed., Ronald Green y Nathan Palpant (New York: Oxford University Press, 2014): 134-53. Véase también Robert Elwood, "¿Pain and Suffering in Invertebrates?" *ILAR Journal* 52 (2011): 175-84; Tom L. Beauchamp y David B. Morton, "The Upper Limits of Pain and Suffering in Animal Research: A Moral Assessment of The European Union's Legislative Framework", *Cambridge Quarterly of Healthcare Ethics* 24 (octubre de 2015): 431-47; y David DeGrazia y Tom L. Beauchamp "Moving Beyond the Three Rs", *ILAR Journal* 61 (otoño de 2019).

[38] Algunos defensores de la teoría parecen también reclamar que esta capacidad es tanto *necesaria* como *suficiente* para adquirir estatus moral, lo cual es difícil de justificar. Para revisar dos teorías opuestas sobre este tema, ver L. Wayne Sumner, *Abortion and Moral Theory* (Princeton, NJ: Princeton University Press, 1981); y Bonnie Steinbock, *Life before Birth: The Moral and Legal Status of Embryos and Fetuses*, 2a ed. (New York: Oxford University Press, 2011).

[39] Baruch Brody, *Abortion and the Sanctity of Life* (Cambridge, MA: MIT Press, 1975). Se dice que el nacimiento del cerebro es análogo a la muerte cerebral en algunos puntos críticos de transición.

[40] Este punto se fundamenta en Stephen Griffith, "Fetal Death, Fetal Pain, and the Moral Standing of a Fetus", *Public Affairs Quarterly* 9 (1995): 117.

[41] Bentham, *An Introduction to the Principles of Morals and Legislation*, ed. J. H. Burns y H. L. A. Hart; con una nueva introducción de F. Rosen; y un estudio preliminar de Hart (Oxford: Clarendon Press, 1996), p. 283.

[42] Ver, por ejemplo, Peter Singer, *Animal Liberation*, 2a ed. (London: Pimlico, 1995), p. 8; y Sumner, *Abortion and Moral Theory*.

[43] Véase R. G. Frey, "Moral Standing, the Value of Lives, and Speciesism", *Between the Species* 4 (verano de 1988): 191-201; "Animals", en *The Oxford Handbook of Practical Ethics* (New York: Oxford University Press, 2003), esp. pp. 163, 178; y su "Autonomy and the Value of Animal Life", *Monist* 70 (enero de 1987): 50-63. Una teoría similar pero fundamentada de modo diferente, aparece en Martha Nussbaum, *Frontiers of Justice: Disability, Nationality, Species Membership* (Cambridge, MA: Harvard University Press, 2006), especialmente p. 361.

[44] Para consultar bibliografía teórica pertinente, véase Ronald M. Green, "Determining Moral Status", *American Journal of Bioethics* 2 (invierno de 2002): 20-30; y Diane Jeske, "Special Obligations", *Stanford Encyclopedia of Philosophy* (edición de primavera de 2014), ed. Edward N. Zalta, disponible en https://plato.stanford.edu/archives/spr2014/entries/special-obligations/ (consultado el 28 de marzo de 2018). Para un relato convincente de cómo puede surgir el vínculo con animales sujetos de investigación y su importancia moral, véase John P. Gluck, *Voracious Science and Vulnerable Animals: A Primate Scientist's Ethical Journey* (Chicago: University of Chicago Press, 2016); y también Lily-Marlene Russow, "Ethical Implications of the Human-Animal Bond in the Laboratory", *ILAR Journal* 43 (2002): 33-37.

[45] Carson Strong y Garland Anderson, "The Moral Status of the Near-Term Fetus", *Journal of Medical Ethics* 15 (1989): 25-26.

[46] Para una conclusión relacionada, ver Nancy Jecker, "The Moral Status of Patients Who Are Not Strict Persons", *Journal of Clinical Ethics* 1 (1990): 35-38.

[47] Para un elenco de pacientes más amplio de lo que sugiere esta lista —especialmente innumerables enfermos terminales— véase Felicia Cohn y Joanne Lynn, "Vulnerable People: Practical Rejoinders to Claims in Favor of Assisted Suicide", en *The Case against Assisted Suicide: For the Right to End-of-Life Care*, ed. Kathleen Foley y Herbert Hendin (Baltimore: Johns Hopkins University Press, 2002), pp. 238-60.

[48] En su *Moral* Status, Warren propone una influyente estrategia general de fusión de diversas teorías, aunque su conjunto de teorías fusionadas difiere del nuestro. Una estrategia similar, con un catálogo diferente de teorías fusionadas, aparece en Lawrence J. Nelson y Michael J. Meyer, "Confronting Deep Moral Disagreements: The President's Council on Bioethics, Moral Status, and Human Embryos", *American Journal of Bioethics* 5 (2005): 33-42 (con una respuesta a los críticos, pp. W14-16).

[49] El problema de la igual o desigual consideración de intereses, y de los diferentes grados de consideración, se aborda en DeGrazia, "Moral Status as a Matter of Degree", esp. pp. 188, 191.

[50] [Mary Warnock], *Report of the Committee of Inquiry into Human Fertilisation and Embryology: Presented to Parliament* (London: HMSO, julio de 1984). [The Warnock Committee Report.]

[51] Chief Medical Officer's Expert Group, *Stem Cell Research: Medical Progress with Responsibility* (London: Department of Health, 2000).

[52] Chief Medical Officer's Expert Group, *Stem Cell Research*, secciones 4.6, 4.12, pp. 38-39.

[53] Ver David DeGrazia, "Great Apes, Dolphins, and the Concept of Personhood", *Southern Journal of Philosophy* 35 (1997): 301-20; y Beauchamp, "The Failure of Theories of Personhood".

[54] Para un enfoque del "todo o nada", que rechaza los grados de estatus moral, véase Elizabeth Harman, "The Potentiality Problem", *Philosophical Studies* 114 (2003): 173-98.

[55] Carson Strong, "The Moral Status of Preembryos, Embryos, Fetuses, and Infants", *Journal of Medicine and Philosophy* 22 (1997): 457-78.

[56] Para una defensa argumentada de la conclusión similar, ver Mary Anne Warren, "Moral Status", en *A Companion to Applied Ethics*, ed. R. G. Frey y Christopher Wellman (Oxford: Blackwell, 2003), p. 163. Véase, además, Elizabeth Harman, "Creation Ethics: The Moral Status of Early Fetuses and the Ethics of Abortion", *Philosophy & Public Affairs* 28 (1999): 310-324.

[57] Para objeciones relacionadas (aunque diferentes) con este análisis, ver, Rebecca L. Walker, "Beyond Primates: Research Protections and Animal Moral Value", *Hastings Center Report* 46 (2016): 28-30.

[58] Ver, Mary Midgley, *Animals and Why They Matter* (Athens: University of Georgia Press, 1983), pp. 28-30, 100; Rosalind Hursthouse, "Virtue Ethics and the Treatment of Animals", in *Oxford Handbook of Animal Ethics* (2011), chap. 4; y Hursthouse, *Ethics, Humans and Other Animals* (London: Routledge, 2000), pp. 127-32.

[59] Algunos casos clásicos en Estados Unidos son el experimento de la sífilis de Tuskegee, la utilización de niños con discapacidad intelectual en la Escuela Estatal de Willowbrook, y la inyección de células cancerosas en pacientes ya muy debilitados en el Hospital Judío de Enfermedades Crónicas de Brooklyn. Para el primero, véase James H. Jones, *Bad Blood: The Tuskegee Syphilis Experiment*, ed. Rev. (New York: Free Press, 1993), y Susan Reverby, ed., *Tuskegee's Truths: Rethinking the Tuskegee Syphilis Study* (Chapel Hill: University of North Carolina Press, 2000). Para los demás, ver Jay Katz et al., eds., *Experimentation with*

Human Beings: The Authority of the Investigator, Subject, Professions, and State in the Human Experimentation Process (NewYork: Russell Sage Foundation, 1972); y National Commission for the Protection of Human Subjects of Biomedical and Behavioral Research, *Research Involving Those Institutionalized as Mentally Infirm* (Washington: Department of Health, Education, and Welfare [DHEW], 1978).

[60] Debates paralelos en ética medioambiental se han focalizado en el estatus moral de las dimensiones de la naturaleza más allá de los animales humanos y no humanos; por ejemplo, si los árboles, las plantas, las otras especies y los ecosistemas individuales tienen o no estatus moral. Ver Paul Taylor, *Respect for Nature: A Theory of Environmental Ethics* (Princeton, NJ: Princeton University Press, 2011); Gary Varner, "Environmental Ethics, Hunting, and the Place of Animals", *Oxford Handbook of Animal Ethics* (2011), pp. 855-76; Andrew Brennan y Y. S. Lo, *Understanding Environmental Philosophy* (New York: Routledge, 2014); Lawrence E. Johnson, *A Morally Deep World: An Essay on Moral Significance and Environmental Ethics* (Cambridge: Cambridge University Press, 1993); Agnieszka Jaworska y Julie Tannenbaum, "The Grounds of Moral Status", *Stanford Encyclopedia of Philosophy* (revisión del 10 de enero de 2018), disponible en https://plato.stanford.edu/entries/grounds-moral-status/ (consultado el 19 de marzo de 2018); y Alasdair Cochrane, "Environmental Ethics," sección 1 ("Moral Standing"), *Internet Encyclopedia of Philosophy*, disponible en https://www.iep.utm.edu/envi-eth/ (consultado el 19 de marzo de 2018).

[61] National Commission for the Protection of Human Subjects of Biomedical and Behavioral Research, *The Belmont Report: Ethical Principles and Guidelines for the Protection of Human Subjects of Research* (Washington, DC: DHEW Publicación OS 78-0012, 1978); Código de regulación federal, Título 45 (Bienestar público), Parte 46 (Protección de sujetos humanos), http://www.hhs.gov/ohrp/humansubjects/guidance/45cfr46.html (consultado el 15 de julio de 2011).

[62] Para un análisis de la vulnerabilidad, ver, Kenneth Kipnis, "Vulnerability in Research Subjects: A Bioethical Taxonomy", en National Bioethics Advisory Commission (NBAC), *Ethical and Policy Issues in Research Involving Human Participants*, vol. 2 (Bethesda, MD: NBAC, 2001), pp. G-1-13.

[63] Ver Rebecca L. Walker, "Human and Animal Subjects of Research: The Moral Significance of Respect versus Welfare", *Theoretical Medicine and Bioethics* 27 (2006): 305-31. Un documento de gran importancia que ilustra el problema es un informe del Instituto de Medicina (ahora Academia Nacional de Medicina): Committee on the Use of Chimpanzees in Biomedical and Behavioral Research, *Chimpanzees in Biomedical and Behavioral Research: Assessing the Necessity* (Washington, DC: National Academies Press, 2011), disponible en https://www.nap.edu/catalog/13257/chimpanzees-in-biomedical-and-behavioralresearch-assessing-the-necessity (recuperado el 16 de agosto de 2017). Ver, también, National Institutes of Health, Office of the Director, "Statement by NIH Director Dr. Francis Collins on the Institute of Medicine Report Addressing the Scientific Need for the Use of Chimpanzees in Research", jueves 15 de diciembre de 2011, disponible en http://www.nih.gov/news/health/dec2011/od-15.htm (consultado el 15 de diciembre de 2011); y el informe de seguimiento, Council of Councils, National Institutes of Health. *Council of Councils Working Group on the Use of Chimpanzees in NIH-Supported Research: Report*, 2013, disponible en https://dpcpsi.nih.gov/council/pdf/FNL_Report_WG_Chimpanzees.pdf (consultado el 16 de agosto 2017); National Institutes of Health, Announcement of Agency Decision: Recommendations on the Use of Chimpanzees in NIH-Supported Research, disponible en dpcpsi.nih.gov/council/pdf/NIHresponse_to_Council_of_Councils_recommendations_62513.pdf (consultado el 28 de julio de 2013).

[64] Hume, *A Treatise of Human Nature*, ed. David Fate Norton y Mary J. Norton (Oxford: Oxford University Press, 2006), 3.3.3.2.

[65] Hume, *An Enquiry Concerning the Principles of Morals*, ed. Tom L. Beauchamp (Oxford: Oxford University Press, 1998), 5.42.

[66] Aquí nos concentramos en el papel que desempeña la imparcialidad en la expansión de la empatía, aunque la imparcialidad también puede ayudar a corregir una empatía mal dirigida y exagerada, muy cercana al sentimentalismo. Para una crítica de un tipo de sentimentalismo que se opone a medidas potencialmente eficaces para obtener órganos trasplantables de personas con muerte cerebral, véase Joel Feinberg, "The Mistreatment of Dead Bodies", *Hastings Center Report* 15 (febrero de 1985): 31-37.

Parte II

Principios morales

4

Respeto por la autonomía

El principio de respeto por las decisiones autónomas de las personas está tan arraigado en la moral como cualquier otro principio, aunque determinar su naturaleza, alcance y fortaleza requiere un análisis cuidadoso. En este capítulo, exploraremos el concepto de autonomía y el principio de respeto por la autonomía, sobre todo para examinar la toma de decisiones de pacientes, sujetos de investigación y representantes o tutores[i] en la atención sanitaria y la investigación.[1]

Comenzaremos nuestro análisis del marco de los cuatro principios de ética biomédica con el respeto por la autonomía. Sin embargo, el orden de nuestros capítulos no implica que este principio tenga alguna prioridad moral o sea más importante y fundamental que los demás. No solo sostenemos que el principio de respeto por la autonomía carece de prioridad sobre los otros principios, sino que, además, afirmamos que no es excesivamente individualista como para descuidar la naturaleza social de las personas, ni está exclusivamente centrado en la razón en detrimento de las emociones, y tampoco es exageradamente legalista, ya que, si bien considera los derechos desde un punto de vista jurídico, no les resta importancia a las prácticas sociales.

---

[i] Nota del traductor (N.T.). Traduzco así el término *surrogates* que, literalmente, significa "sustitutos". Sin embargo, en español, esta palabra no es de uso corriente en los entornos clínicos para señalar a las personas que deben subrogar o tomar decisiones en representación de niños o de aquellos que, temporal o permanentemente, han perdido su capacidad de elegir autónomamente. En la página 69 de las Pautas CIOMS (Consejo de Organizaciones Internacionales de las Ciencias Médicas), así como en la mayoría de los formularios de consentimiento informado y voluntades anticipadas de los países de habla hispana, se utiliza el término "representante" y/o "tutor" para referir a quien está legalmente autorizado para subrogar al que no puede tomar decisiones por sí mismo.

EL CONCEPTO DE AUTONOMÍA Y EL PRINCIPIO DE RESPETO POR LA AUTONOMÍA

La palabra *autonomía*, derivada del griego *autos* ("de sí mismo" o "por sí mismo"[ii]) y *nomos* ("regla", "gobierno" o "ley"), refiere originalmente a la autorregulación o autogobierno de ciudades-estado independientes. Desde entonces, la autonomía ha sido extendida a los individuos. El individuo autónomo actúa libremente de acuerdo con un plan elegido por sí mismo, de manera análoga a como un gobierno autónomo administra sus territorios y establece sus políticas de acción. En cambio, una persona con autonomía reducida, o está sustancialmente controlada por otros o es incapaz de deliberar y actuar de acuerdo con sus deseos y planes. Por ejemplo, las personas cognitivamente discapacitadas y los prisioneros, a menudo, tienen menoscabada su autonomía. De hecho, una severa incapacidad mental limita la autonomía de una persona, así como la cárcel restringe la autonomía de un recluso.

Dos condiciones generales son indispensables para que haya autonomía: *libertad* (actuar con independencia de influencias controladoras o coactivas) y *agencia* (capacidad para actuar intencionalmente). Sin embargo, no existe consenso acerca del significado de estas dos condiciones y sobre si se requiere o no que se configuren otras circunstancias adicionales para que alguien tenga autonomía.[2] Como primer objetivo en este capítulo, utilizaremos dichas condiciones básicas para construir una teoría de la autonomía que consideramos adecuada para la ética biomédica.

Teorías sobre la autonomía

Algunas teorías sobre la autonomía enfatizan las habilidades, destrezas o características de la *persona autónoma*, las cuales incluyen capacidades de autogobierno, tales como comprensión, razonamiento, deliberación, autocuidado y decisión independiente.[3] En este capítulo, y consecuentes con nuestro principal interés en la toma de decisiones, nos concentraremos en la *elección autónoma* en lugar de las capacidades generales de autogobierno y autocuidado. A veces, incluso las personas autónomas, con capacidad de autogobierno y que, habitualmente, cuidan bien de su salud, no logran

---

[ii] N.T. En la cuarta edición en español de esta obra, los traductores utilizan el término "propio" para el vocablo inglés *self*. Si bien, esto no es, en rigor, incorrecto, en inglés, *self* (principalmente, "yo", "uno mismo", "sí mismo") no quiere decir exactamente lo que señala la palabra *own*, mucho más cercana al significado de "propio" en español. Además, si atendemos a la etimología de la palabra "autonomía" parece ser que queda mejor significarla como "gobierno de sí mismo o por sí mismo" que "propio gobierno" o gobierno propio", que resultan ser expresiones un tanto ambiguas y que diluyen un poco el verdadero significado de la capacidad de autogobierno.

tomar decisiones individuales con autodeterminación, debido a limitaciones temporales causadas por enfermedad, depresión, ignorancia, coacción u otras condiciones que limitan su juicio o sus opciones.

Una persona autónoma que firma un formulario de consentimiento para someterse a un procedimiento, sin leer o entender dicho documento, tiene la capacidad de actuar autónomamente, aunque en dicha circunstancia aquello no ha ocurrido. Dependiendo del contexto, una descripción correcta de dicha acción implica entenderla como un acto de depositar confianza en el médico, a saber, como una autorización autónoma para que el galeno proceda con la intervención. Sin embargo, incluso si esta afirmación fuera correcta, el acto en cuestión no representa una autorización autónoma *del procedimiento* porque esta persona carece de información sustancial sobre el mismo. De igual manera, algunas personas que, en general, son incapaces de tomar decisiones autónomas pueden, en ocasiones, elegir autónomamente. Por ejemplo, algunos pacientes de instituciones mentales que no son capaces de cuidar de sí mismos y han sido declarados legalmente incompetentes, aún pueden ser aptos para tomar algunas decisiones autónomas, tales como expresar sus preferencias alimenticias, rechazar algunos medicamentos y llamar por teléfono a sus familiares o conocidos.

Teorías de dos niveles sobre la autonomía. Algunos filósofos han desarrollado una influyente teoría sobre la autonomía que requiere la capacidad de controlar reflexivamente los deseos o preferencias básicas (de primer orden), así como identificarse u oponerse a ellas, a través de deseos o preferencias de nivel superior (de segundo orden).[4] Gerald Dworkin ofrece una definición "sin contenido" de la autonomía, entendiéndola como una "capacidad de segundo orden que permite a las personas reflexionar críticamente sobre sus preferencias, deseos, y anhelos de primer orden, así como ser capaces de aceptarlos o intentar cambiarlos en virtud de preferencias y valores de orden superior".[5] Por ejemplo, un alcohólico que desea beber pero, al mismo tiempo, tiene un anhelo de nivel superior de dejar el vicio. Otro ejemplo es una médica excepcionalmente comprometida que tiene un deseo de primer orden de trabajar largas horas en el hospital, pero también tiene un compromiso de nivel superior de pasar la tarde con su familia. Cada vez que ella quiere trabajar hasta tarde en la noche y lo hace, está queriendo hacer lo que autónomamente no desea y, por lo tanto, actúa de manera no autónoma. La acción que emerge de un deseo de primer orden, pero que no es complementada por una voluntad de segundo orden, no es autónoma y representa un comportamiento "animal". Según esta teoría, una persona autónoma es aquella que tiene la capacidad de aceptar reflexivamente un deseo de orden inferior, así como de identificarse con él o repudiarlo, independientemente de las manipulaciones que otros ejerzan sobre ese deseo.

Esta capacidad de orden superior para aceptar o rechazar preferencias de primer orden *constituye* lo que es la autonomía, por lo que ninguna persona que carezca de dicha capacidad puede ser considerada autónoma.

Esta teoría es problemática ya que nada impide que una aceptación, preferencia o volición de segundo nivel sea provocada por un fuerte deseo de primer orden. Es decir, la aceptación de segundo nivel de un deseo de primer orden puede ser el resultado causal de una estructura ya formada de preferencias de primer orden. Poderosos deseos de primer orden, provenientes de condiciones como la adicción al alcohol o a los opioides, son antitéticos a la autonomía y pueden causar deseos de segundo orden. Si los deseos de segundo orden (decisiones y voliciones, entre otros) son generados por deseos de primer orden, entonces el proceso de identificarse con un deseo en lugar de otro no logra discriminar la acción autónoma de la que no lo es.

Además, esta teoría necesita más que una explicación convincente de las preferencias de segundo orden y de cuáles sean las influencias externas aceptables para todavía considerarse autónomo. Requiere un método por el cual las personas comunes y corrientes califiquen como merecedoras de respeto por sus elecciones autónomas, incluso cuando no han reflexionado sobre sus preferencias de nivel superior. La teoría también corre el riesgo de crear una contradicción entre el criterio de coherencia y el principio de respeto por la autonomía que examinamos a lo largo de este capítulo. Si la identificación reflexiva con los deseos o voliciones de segundo orden es una condición necesaria para la acción autónoma, entonces muchos actos ordinarios que son casi universalmente considerados autónomos, tales como engañar a la pareja (cuando uno realmente no desea ser ese tipo de persona) o elegir alimentos sabrosos en el supermercado (cuando uno nunca ha reflexionado sobre sus bocadillos preferidos), serían, de acuerdo con esta teoría, actos *no* autónomos. Una teoría que exige identificación reflexiva y patrones volitivos estables, acota excesivamente el alcance de las acciones cubiertas por el principio de respeto por la autonomía.

Agnieszka Jaworska argumenta con perspicacia que decidir en contra de valores profesados, aceptados y estables no necesariamente constituye un abandono de la autonomía. Por ejemplo, un paciente agónico podría solicitar un tratamiento altamente invasivo que contradiga sus anteriores convicciones sobre cuál sea su mejor interés, porque ha llegado a una conclusión que lo sorprende: vivir, aunque sea unos pocos días más, le importa mucho más de lo que pensaba. En abierta oposición a su tenaz y rígido punto de vista anterior de que rechazaría cualquier procedimiento invasivo al final de la vida, ocurre que ahora lo acepta. En realidad, la situación que describe Jaworska es bastante común en los entornos médicos.[6]

Si se ajustaran a los estándares de reflexión de orden superior exigidos por esta teoría de dos niveles, muy pocas personas, capaces de tomar decisiones, así como muy escasas elecciones, serían autónomas Semejante enfoque, más bien presenta un ideal de autonomía al que se aspira, en vez de una teoría de la autonomía que sea idónea para la toma de decisiones en contextos de atención sanitaria e investigación. Una teoría no debe ser inconsistente con suposiciones preteóricas implícitas en el principio de respeto por la autonomía, y ninguna epistemología sobre la autonomía es aceptable si defiende un ideal, claramente inalcanzable para las personas que son capaces de tomar decisiones por sí mismas

Nuestra teoría de las tres condiciones. A diferencia de una teoría ideal de la autonomía, nuestro análisis se focaliza en condiciones no ideales. Analizamos la acción autónoma en lo que respecta a personas comunes y corrientes que, al elegir y decidir, actúan: (1) intencionalmente, (2) con entendimiento[iii], y (3) sin influencias controladoras o coactivas que determinen sus acciones. Esta sencilla exposición está diseñada para ser coherente con la premisa de que las decisiones cotidianas de personas generalmente competentes son autónomas, y también para representar una explicación de la autonomía que satisfaga las exigencias de la ética biomédica.

1. *Intencionalidad*. Los actos intencionales requieren planes, entendidos como representaciones de la serie de acontecimientos que se preconciben antes de ejecutar una determinada acción. Para que esta sea intencional, debe coincidir con la concepción que tenga el ejecutante sobre el acto en cuestión, aunque un resultado planificado podría materializarse de manera distinta a como fue originalmente proyectado.[7] Ningún enfoque sobre los actos intencionales excluye acciones que un agente desearía no tener que realizar. Nuestra motivación, a menudo, implica deseos y anhelos *contradictorios*, pero este hecho no convierte una acción en menos intencional o autónoma. Los resultados previstos, pero no deseados, pueden formar parte de un plan coherente de acción intencional.

[iii] N.T. Traduzco así la expresión *with understanding*. En la cuarta edición en español, los traductores se deciden por "con conocimiento". Sin embargo, esta traducción no es completamente precisa, ya que los autores aluden a que una condición de la autonomía es "comprender" o "entender" lo que se nos ha informado y no, necesariamente, el nivel de conocimiento que tengamos del procedimiento al que nos vamos a someter. Es cierto que el entender o comprender lo que se nos informa implica un grado de conocimiento que antes no teníamos sobre un procedimiento o intervención en particular, pero incluso ya habiendo conocido la información que se le comunicó, un paciente todavía podría no haberla entendido sustancialmente. Por último, en el contexto de los cuatro principios que los autores proponen para la ética biomédica, entre afirmar que una condición de la autonomía es decidir "con conocimiento" o decidir "con entendimiento", a saber, habiendo comprendido lo que se nos informó, claramente es más correcto lo segundo.

2. *Entendimiento.*[iv] Esta es la segunda condición de la acción autónoma. Un acto no es autónomo si quien lo ejecuta no entiende claramente lo que está haciendo. Algunas condiciones que limitan el entendimiento son la enfermedad, la irracionalidad, y la inmadurez, aunque las deficiencias en un proceso comunicativo también pueden obstaculizar la comprensión. Una acción autónoma solo necesita un grado sustancial de entendimiento, y no una compresión absoluta de lo que se hace. Reducir un adecuado proceso de toma de decisiones de los pacientes y sujetos de investigación al ideal de una toma de decisiones total o completamente autónoma, impide que sus actos ocupen un lugar significativo en el mundo real, donde las acciones de las personas, rara vez o nunca, son totalmente autónomas.

3. *Ausencia de influencias externas e internas.*[v] La tercera condición para una acción autónoma es que la persona debe estar libre de controles ejercidos por fuentes externas o gatillados por estados interiores que la priven de su autodeterminación[vi]. Tanto la influencia como el resistirse a ella, son aquí conceptos fundamentales. No toda influencia sobre otra persona termina siendo controladora o coercitiva. Más adelante, nuestro análisis de la ausencia de influencias y de la voluntariedad se concentrará en la coacción y manipulación como categorías clave de dicha influencia. En este orden de ideas, nos focalizaremos en influencias controladoras *exter-*

[iv] N.T. Traduzco así *understanding*, aunque también ocuparé, eventualmente, su sinónimo "comprensión", cuando el contexto así lo amerite. De hecho, más adelante en este capítulo, los autores agregan el término *comprehension* ("comprensión") para explicitar el significado de *understanding*. En todo caso, utilizar indistintamente "entendimiento" o "comprensión" no altera el significado del término inglés. La exposición de este vocablo y su consecuente explicación en esta sección, no aparece en la cuarta edición en inglés, lo que pudo haber dificultado la traducción de *with understanding* (ver N.T. iii de este capítulo). Sin embargo, y, dicho sea de paso, la cuenta que los autores ofrecen del término *understanding* deja en claro que el "entender" o "comprender" lo que se hace o lo que se nos ha informado es lo que constituye un requisito de la autonomía, y no necesariamente, el alcanzar cierto "conocimiento" de aquello.

[v] N.T. Traducción del término *noncontrol*, el cual, en este contexto, señala la ausencia de controles o influencias externas o internas que coartan la autonomía de una persona. En español, no es preciso decir "no control" o "sin control" para indicar lo anterior, por ello, considero más apropiado traducir dicha expresión inglesa como "ausencia de influencias externas e internas". Por otra parte, no sería correcto traducir *noncontrol* como "ausencia de influencias externas", ya que, desde la cuarta edición de este libro, los autores hablan solo de *controlling influences* (sin agregar el término *external*), y desde la séptima edición ya no hablan de *without controlling influences* como condición de la autonomía, sino que de *noncontrol*, especificando que este último término refiere también a estados interiores del individuo que pueden coartar su capacidad de autodeterminarse o tomar decisiones autónomas.

[vi] N.T. Los autores utilizan el término *self-directedness*, que en español significa "autodirección" o "autodireccionalidad". Sin embargo, dichas expresiones son poco comunes en nuestro idioma, y menos se usan en los entornos bioéticos. Como ellos aluden a la capacidad de autodirigirse, no es incorrecto traducir *self-directedness* por "autodeterminación".

nas —usualmente aquellas de una persona sobre otra— aunque no menos importantes son las influencias *internas* del individuo, como, por ejemplo, aquellas causadas por una enfermedad mental.

La primera de estas tres condiciones de la autonomía —la intencionalidad— no representa una cuestión de grados. Las acciones o son intencionales o no lo son. Sin embargo, en mayor o menor medida, los actos pueden satisfacer condiciones tanto de entendimiento como de ausencia de influencias coercitivas. Por ejemplo, el entendimiento puede ser más o menos total; las amenazas pueden ser más o menos severas; y una enfermedad mental puede ser más o menos predominante. Los niños nos brindan un buen ejemplo del continuo que va desde tener el control a no tenerlo. En sus primeros meses de vida, los bebés viven bajo mucha influencia externa y despliegan solo una limitada capacidad para ejercer ellos mismos algún tipo de control. A medida que van creciendo, exhiben diferentes grados de resistencia a ser influenciados, y su capacidad para tomar el control de sí mismos y realizar acciones intencionales, así como para entender lo que hacen, aumenta gradualmente.

Los actos, por lo tanto, pueden ser autónomos por grados, en función de satisfacer estas dos condiciones de entendimiento y voluntariedad que se dan en diferentes niveles. Un continuo, tanto de entendimiento como de ausencia de influencias va desde comprender cabalmente lo que se hace y tener pleno control de nuestras acciones y de nosotros mismos hasta la ausencia absoluta de ambas condiciones. Para clasificar una acción como autónoma o no autónoma es necesario determinar ciertos puntos de corte en estos continuos. Los límites entre los grados aceptables e inaceptables de entendimiento y de ausencia de influencias deben establecerse a la luz de los objetivos específicos de la toma de decisiones en un contexto concreto, tales como decidir sobre una cirugía, elegir una universidad en la que estudiar o contratar a un nuevo empleado.

Aunque la línea que separa lo sustancial de lo insustancial puede parecer arbitraria, los umbrales que indican cuáles representan decisiones sustancialmente autónomas y cuáles no, pueden establecerse adecuadamente en virtud de los objetivos específicos de la toma de decisiones. Los pacientes y sujetos de investigación pueden alcanzar una autonomía sustancial para tomar sus decisiones, al igual que ocurre en otros ámbitos de la vida, como, por ejemplo, al elegir una dieta. Por lo anterior, necesitamos formular criterios específicos de autonomía sustancial para contextos particulares.

Autonomía, autoridad, comunidad y relaciones

Algunos autores sostienen que una acción autónoma es incompatible con la autoridad de los gobiernos, organizaciones religiosas y otros tipos de comunidades que prescriben cómo debemos comportarnos. Argumentan que, para ser autónomos, los individuos deben actuar motivados por sus propias razones y, por lo tanto, no sería posible que se sometieran a una autoridad o eligieran ser gobernados por otros sin tener que renunciar a su autonomía.[8] Sin embargo, no existe una inconsistencia fundamental entre la autonomía y la autoridad si los individuos ejercen aquella para aceptar voluntariamente la potestad de una institución, tradición o comunidad que valoran como una legítima fuente de influencia y orientación.

Un ejemplo de lo anterior es cuando alguien sigue estrictamente las recomendaciones de una autoridad médica. Otros ejemplos refieren a situaciones como cuando los Testigos de Jehová aceptan la soberanía moral de su tradición religiosa y rechazan una transfusión de sangre médicamente recomendada, o cuando un católico romano elige estar en contra del aborto en virtud de la autoridad que reconoce en su iglesia. Que las personas compartan el respeto por normas morales con instituciones a las que les reconocen potestad, no impide que acepten autónomamente dichas normas, incluso si estas provienen de la tradición o de dicha autoridad institucional. Si un Testigo de Jehová, que insiste en adherir a las doctrinas de su fe y rechazar una transfusión de sangre, es considerado como no autónomo en virtud de sus convicciones religiosas, muchas de nuestras decisiones, basadas en nuestra confianza en una autoridad institucional, podrían, del mismo modo, ser vistas como no merecedoras de ningún respeto. Una teoría de la autonomía que plantee tal exigencia es, por tanto, moralmente inaceptable.

Es común encontrar muchas limitaciones para decidir autónomamente en los contextos médicos, debido a la condición de dependencia del paciente y a la posición de autoridad de los profesionales de la salud. A veces, la autoridad y la autonomía no son compatibles, pero esto no se debe a que ambos *conceptos* sean antagónicos. El conflicto puede surgir porque la autoridad no ha sido debidamente desplegada o aceptada, como ocurre con ciertas formas de paternalismo médico o cuando se ejerce una influencia indebida sobre el paciente.

Algunos autores que critican el rol prominente que juega la autonomía en la ética biomédica cuestionan lo que consideran ser un modelo de una voluntad racional e independiente, apática respecto de las emociones, la vida en común, el contexto social, la interdependencia, la reciprocidad, y el desarrollo de las personas a lo largo del tiempo. Ellos evalúan dicha concepción de la autonomía como un enfoque demasiado limitado y concentrado en el yo, entendido como una entidad independiente, atomizada y racionalmente controladora. Algunos de estos críticos han tratado de reafirmar la autonomía, al mismo tiempo que la interpretan a través de las relaciones.[9] Esta explicación de la "autonomía relacional" está motivada por la convicción de que la identidad y las elecciones de las personas suelen estar moldeadas, para bien o para mal, por interacciones y determinantes sociales que se intersectan, tales como la raza, la clase social, el género, el origen étnico y las estructuras de autoridad.[10]

Abordaremos los desafíos de la autonomía relacional cuando analicemos los principios de no maleficencia, beneficencia y justicia, desde los Capítulos 5 al 7. Por lo pronto, creemos que una concepción relacional de la autonomía puede ser defendible, siempre y cuando no ignore u obscurezca las tres condiciones que hemos identificado previamente y que examinaremos más adelante en este capítulo.

El principio de respeto por la autonomía

Respetar a los agentes autónomos implica reconocer su derecho a sostener puntos de vista, tomar decisiones y actuar de acuerdo con sus valores y creencias. Para mostrar dicho respeto se requiere de un *acto* respetuoso, y no meramente de una *actitud* respetuosa. En efecto, el principio de respeto por la autonomía requiere algo más que no interferir en los asuntos personales de los otros. En algunos contextos, incluye reforzar o mantener las capacidades de otras personas para tomar decisiones autónomas, así como ayudarlas a disipar miedos y otras condiciones que destruyen o atentan contra la posibilidad de actuar autónomamente. El respeto implica reconocer el valor y el derecho a tomar decisiones de las personas autónomas, permitiéndoles actuar con autodeterminación. A su vez, no respetar la autonomía supone actitudes y acciones que ignoran, ofenden, menosprecian o son displicentes con el derecho de los otros a actuar autónomamente.

El principio de respeto por la autonomía establece una obligación bastante amplia que no contempla cláusulas de excepción como, por ejemplo, "Debemos respetar las opiniones y derechos de las personas, *excepto cuando* sus pensamientos y acciones perjudiquen gravemente a los demás". Las condiciones excepcionales deberían aparecer en las especificaciones del principio, no en el mismo principio. Sin embargo, este debe analizarse considerando que su contenido normativo puede señalar tanto una obligación negativa como una positiva. Como obligación *negativa*, el principio requiere que las acciones autónomas no estén sujetas a restricciones controladoras por parte de otros. Como obligación *positiva*, exige tanto revelar[vii] respetuosamente la información como desplegar otras acciones que fomenten la toma autónoma de decisiones. El respeto por la autonomía obliga a los profesionales sanitarios y de la investigación con sujetos humanos a divulgar información, sondear y asegurar el entendimiento y la voluntariedad, así como promover la autodeterminación en la toma de decisiones. Como algunos kantianos contemporáneos han señalado acertadamente, la

---

[vii] N.T. Ver la N.T. xv del Capítulo 1 y, para mayor explicación, la N.T. xii de este capítulo.

exigencia moral de que tratemos a los demás como fines en sí mismos[viii] no solo implica que evitemos tratarlos como exclusivos medios para nuestros fines, sino que los ayudemos a alcanzar sus propósitos y estimulemos sus capacidades como agentes autónomos.[11]

Estas dimensiones positiva y negativa del respeto por la autonomía señalan normas morales más específicas, algunas de las cuales pueden ser, en parte, justificadas por otros principios morales que examinamos en este libro. Algunas de esas reglas son las siguientes:

1. Decir la verdad.
2. Respetar la privacidad de los demás.
3. Proteger la información confidencial.
4. Obtener el consentimiento antes de cualquier intervención.
5. Ayudar a otros a tomar decisiones importantes cuando así sea solicitado.

El principio de respeto por la autonomía, así como cada una de estas reglas, solo tienen una legitimación *prima facie*, por lo que, eventualmente, otras consideraciones morales contradictorias podrían anularlas. He aquí un par de ejemplos de lo anterior. Primero, si nuestras elecciones autónomas ponen en peligro la salud pública, implican un daño potencial para otras personas inocentes o requieren un recurso escaso para el cual no hay fondos disponibles, diversos actores sociales podrían restringir justificadamente nuestro ejercicio de la autonomía. En general, el principio de respeto por la autonomía no determina lo que, en definitiva, una persona debe saber o hacer libremente, o qué cuenta como una justificación válida para limitar la autonomía. Segundo ejemplo. Un paciente con un carcinoma inoperable e incurable preguntó una vez: "No tengo cáncer, ¿verdad?" El médico mintió, diciendo: "Estás tan bien como hace diez años". Esta men-

---

[viii] N.T. En la segunda formulación de su imperativo categórico, Immanuel Kant (*Fundamentación de la metafísica de las costumbres*, Sección II, 1785) señala que debemos tratar a la humanidad, tanto en nuestra persona como en la de otros, siempre como un fin y no solo como un medio. Esto significa que debemos evitar utilizar, cosificar o mediatizar a los demás con la intención de que sirvan como exclusivos instrumentos para nuestros propósitos. De acuerdo con el filósofo alemán, si bien las relaciones humanas implican que nos tratemos como medios (uno que vende algo y otro que lo compra; un profesor y un estudiante; un conductor de taxi y un pasajero), aquello no es moralmente incompatible con el construir esas relaciones reconociendo la condición de fin en sí mismo (persona con dignidad, derechos y libertad) que tendría todo ser humano racional. De este modo, la esclavitud, el abuso sexual, la estafa, la manipulación, y el engaño, entre otros, serían, según Kant, acciones inmorales de una persona porque se configuran con la única intención de aprovecharse de los demás, desconociendo su valor intrínseco, esto es, su estatuto de fin en sí mismo. Por otra parte, la prostitución y el suicidio, también serían acciones inmorales de acuerdo con Kant, ya que implican tratarse uno mismo como un mero medio para un fin.

tira infringió el principio de respeto por la autonomía al negar al paciente información que podría haber necesitado para definir sus futuros cursos de acción. Aunque el asunto es controvertido, tal mentira podría justificarse en virtud del principio de beneficencia, siempre y cuando sea esperable que el paciente obtenga *grandes* beneficios en el futuro (para la justificación de ciertos actos que ocultan la verdad a los pacientes, recomendamos revisar nuestros análisis sobre el paternalismo, en el Capítulo 6, y la veracidad, en el Capítulo 8).

La obligación de respetar la autonomía no es extensible a individuos que no pueden actuar de manera suficientemente autónoma, ni a aquellos que no son considerados autónomos, tales como personas inmaduras[ix], incapacitadas[x], ignorantes[xi], coaccionadas, explotadas o similares. Los lactantes, infantes o niños de corta edad, así como los individuos con tendencias suicidas y los pacientes drogo-dependientes, son algunos ejemplos de lo anterior. Este enfoque no implica asumir que dichos individuos no merezcan un respeto moral, a menudo llamado respeto por las personas.[12] De hecho, en varios de nuestros capítulos mostramos que estos pacientes poseen un estatus moral significativo (ver el Capítulo 3) que nos obliga a protegerlos de condiciones que puedan causarles daño, así como a proporcionarles beneficios médicos especiales (ver los Capítulos 5 al 7).

El supuesto triunfo y fracaso del respeto por la autonomía

Algunos autores lamentan el "triunfo de la autonomía" en la bioética estadounidense. Sostienen que, a veces, los defensores de la autonomía no respetan a los pacientes, forzándolos a elegir, incluso si estos no quieren recibir información o tomar decisiones. Por ejemplo, Carl Schneider afirma que, los férreos defensores de la autonomía, a los que llama "autonomistas", se interesan más por lo que los pacientes *deberían querer* que por lo que *realmente quieren*. Concluye que "si bien la mayoría de los pacientes desean ser informados acerca de su condición médica, un número considerable de ellos [especialmente los adultos mayores y los gravemente enfermos] no quieren tomar decisiones sobre su propia salud, e incluso ni siquiera participar de ellas de alguna manera significativa".[13]

[ix] Como los niños o, también, los adultos con una edad mental inferior a su edad cronológica.

[x] Fundamentalmente, personas con alguna deficiencia intelectual o mental y, eventualmente, aquellas con serias dificultades físicas o motrices que les impiden concretar materialmente lo que han decidido hacer.

[xi] Refiere a personas con muy poca instrucción o entrenamiento intelectual, cuya condición atenta contra su capacidad de comprender bien lo que se les informa o lo que hacen.

El deber de respetar la autonomía de un profesional de la salud se correlaciona con el *derecho* de un paciente o sujeto de investigación a elegir, pero estos no tienen, al mismo tiempo, un *deber* correlativo de tomar decisiones. Varios estudios empíricos parecen malinterpretar, al igual que Schneider, cómo funciona la decisión autónoma en una teoría epistemológicamente factible, y cómo debería concretarse en la medicina clínica. En uno de sus estudios, investigadores de la UCLA (Universidad de California Los Ángeles) examinaron las diferencias entre las diversas actitudes que sujetos mayores de sesenta y cinco años, y de orígenes étnicos diversos, desplegaron ante (1) la revelación[xii] del diagnóstico y pronóstico de una enfermedad terminal, y (2) la toma de decisiones al final de la vida. Los investigadores resumieron sus principales hallazgos, basados en 800 sujetos (200 de cada grupo étnico) como sigue:

> Los estadounidenses de origen coreano (47%) y los estadounidenses de origen mexicano (65%) fueron significativamente menos propensos que los estadounidenses de origen europeo (87%) y los afroamericanos (88%) a creer que a un paciente se le debería informar el diagnóstico de cáncer metastásico. Los estadounidenses de origen coreano (35%) y los estadounidenses de origen mexicano (48%) fueron menos propensos que los afroamericanos (63%) y los estadounidenses de origen europeo (69%) a creer que a un paciente se le debería informar un pronóstico terminal, y a creer que el paciente debería tomar decisiones sobre el uso de tecnología de soporte vital (28% y 41% frente a 60% y 65%). Los estadounidenses de origen coreano y los estadounidenses de origen mexicano tendieron a creer que la familia debería tomar decisiones sobre el uso de soporte vital.

En este estudio, los investigadores enfatizan que "la creencia del paciente en el *ideal* de la autonomía está lejos de ser universal" (las cursivas son nuestras), y contrastan este ideal con un "modelo centrado en la familia", enfocado en la red de relaciones de un individuo y en "el funcionamiento armónico familiar".[14] No obstante lo anterior, los investigadores concluyen que "los médicos deberían preguntar a sus pacientes si desean recibir infor-

---

[xii] N.T. Sin perjuicio de la N.T. xv del Capítulo 1, aclaro, con más detalles que, traduzco así el término *disclosure*, que, en este contexto, y como se verá más adelante en este capítulo, refiere a "revelar" o "comunicar" información al paciente o sujeto de investigación. También puede traducirse como "divulgación", "exposición" o "difusión", pero ninguno de estos términos captura adecuadamente el verdadero sentido del acto de transmitir información *privada* y *sensible* en los entornos clínicos y biomédicos. "Divulgación" y "difusión", además de "revelar", también aluden a "propagar" y "publicitar" algo, y "exposición" puede ser usado como sinónimo de "exhibición", lo que se aleja del sentido que *disclosure* tiene en los ambientes sanitarios y de investigación. Eventualmente, y en especial en la sección dedicada a la "revelación", ocuparé indistintamente los infinitivos "revelar", "transmitir" y "comunicar", y sus declinaciones, según sea el caso, cuidando de no alterar el significado del acto en cuestión.

mación y tomar decisiones, o si prefieren que sus familias se encarguen de esos temas". Lejos de abandonar o reemplazar la demanda moral de respetar la autonomía individual, su recomendación acepta la posición normativa de que es correcto que la decisión sea tomada por el paciente o por un representante designado. En todo caso, incluso si el paciente delega el derecho de elegir a otra persona, su decisión de delegar puede todavía ser autónoma.

En un segundo estudio, esta vez sobre los valores del pueblo Navajo y la revelación de riesgos y pronósticos médicos, dos investigadores se propusieron determinar cómo los proveedores de atención médica "deberían abordar el proceso de comunicar información negativa a pacientes navajos" para brindar "una atención médica que tomara en consideración sus diferencias culturales". Los investigadores notaron que frecuentemente emergían conflictos entre la autonomía y la concepción navaja tradicional, debido a que "el pensamiento y el lenguaje tienen el poder de dar forma a la realidad y controlar los eventos". En su tradición, revelarle a un paciente navajo, recién diagnosticado con una enfermedad, las posibles complicaciones que esa patología implica, podría realmente producirlas, porque "el lenguaje no solo describe la realidad, sino que le da forma". Los pacientes navajos, en general, procesan la información negativa como peligrosa, por lo que, en cambio, prefieren un "lenguaje ritual positivo" que promueva o restaure la salud.

En otro caso, una enfermera navaja de mediana edad informó que, al explicar los riesgos de una cirugía de *bypass* a su padre, un cirujano lo hizo de tal manera que el anciano se negó a someterse al procedimiento: "El cirujano le dijo que tal vez no se despertaría, ya que ese es un riesgo implícito en todo procedimiento quirúrgico. Si bien transmitir esa información era para el médico algo muy rutinario, la forma en que mi papá la recibió fue casi como una sentencia de muerte, por lo que nunca dio su consentimiento para la operación". A partir de estas y otras observaciones, los investigadores descubrieron que existían métodos éticamente problemáticos que intentaban "exponer a todos los pacientes navajos hospitalizados a la idea, si no a la práctica, de planificar sus cuidados y procedimientos médicos con antelación".[15]

Si bien estos dos estudios optimizan nuestra comprensión de diversas creencias y valores culturales, a veces, malinterpretan lo que exige tanto el principio de respeto por la autonomía como las leyes y directivas relacionadas con él. De hecho, a diferencia de como nosotros interpretamos los rendimientos de esas investigaciones, se considera que los resultados obtenidos erosionan este principio, en lugar de enriquecerlo. Existe una obligación fundamental de garantizar que los pacientes tengan el derecho a elegir, así como a aceptar o rechazar información. La información y decisión forzadas suelen ser inconsistentes con esa obligación.

Es posible apreciar una tensión entre las dos investigaciones recién mencionadas. Mientras que una de ellas recomienda llevar a cabo ciertas indagaciones por adelantado, con el fin de determinar las preferencias de los pacientes sobre la información y la toma de decisiones, la otra sugiere tenuemente que, incluso informar sobre el derecho a decidir, podría causar daño a ciertos pacientes. La pregunta práctica es si es posible informar a los pacientes sobre sus derechos a saber y decidir, sin comprometer sus sistemas de creencias y valores, o, en caso contrario, irrespetarlos, obligándolos a enterarse de su condición médica o a tomar una decisión, pese a que existe una mejor forma de comunicación que podría evitar dicho escenario. Los profesionales de la salud deberían casi siempre preguntar a sus pacientes si desean recibir información y tomar decisiones, y no asumir que, por el hecho de pertenecer a una comunidad o cultura en particular, alguien necesariamente afirma y profesa la cosmovisión y valores habituales de esa colectividad. Un requisito fundamental es acatar las decisiones autónomas de un paciente o sujeto de investigación, sean cuales sean. El respeto por la autonomía no es solo un ideal en la atención sanitaria, sino que representa una obligación profesional.

Complejidades asociadas al respeto por la autonomía

Variedades de consentimiento autónomo. A menudo, el consentimiento otorga autorización para que otros actúen de maneras que, de no contar con él, serían injustificables, como, por ejemplo, involucrarse en relaciones sexuales o realizar cirugías. Sin embargo, cuando en este capítulo examinamos la autonomía y el consentimiento, no presuponemos que este sea necesario ni suficiente para justificar ciertas actuaciones. De hecho, no siempre es necesario en emergencias, intervenciones de salud pública e investigaciones con datos anonimizados, entre otros. Y no siempre es suficiente, ya que otros principios éticos también deben ser satisfechos. Por ejemplo, la investigación con sujetos humanos debe superar una prueba de riesgo-beneficio y otra de imparcialidad en la selección de participantes.[16]

El paradigma básico del ejercicio de la autonomía en la atención sanitaria y en la investigación es el consentimiento (o negativa) *expreso* o *explícito*, generalmente entendido como un consentimiento (o negativa) informado.[17] Sin embargo, dicho paradigma captura solo una forma de consentimiento válido, cuando este también puede ser implícito, tácito o presunto, a la vez que general o específico.

El consentimiento *implícito* (o *inferido*) puede deducirse de los actos. El consentimiento para una intervención médica puede estar implícito en un consentimiento específico, otorgado para otro procedimiento. Del mismo modo, proporcionar un consentimiento general para ser tratado en un hospital universitario puede implicar, además, la autorización para ser atendido por profesionales que desempeñan diversas funciones en dicha institución, tales como médicos, enfermeras e, incluso, estudiantes internos en práctica. Otra forma de consentimiento es el *tácito*, que se otorga de manera silenciosa o pasiva mediante omisiones. Por ejemplo, si el personal de un centro de salud de cuidados prolongados pregunta a los residentes si se oponen a que la hora de la cena se adelante sesenta minutos, la ausencia de objeciones constituirá consentimiento.

El consentimiento *presunto* está sujeto a diversas interpretaciones. Si se presume en función de lo que se sabe sobre las decisiones previas de una persona en particular, entonces es una forma de consentimiento implícito. En ciertos contextos, el consentimiento presunto es tácito, lo que proporciona buenas razones para aceptarlo como válido. Por el contrario, asumir el consentimiento en función de una teoría de bienes humanos deseables, o de lo que una persona racional aceptaría, es moralmente peligroso. El consentimiento debería referir a las elecciones reales o preferencias conocidas de un individuo, no a presunciones sobre las decisiones que tomaría o debería tomar.

Los debates sobre cómo enseñar a los estudiantes de medicina a realizar exámenes íntimos, especialmente pélvicos y rectales, han gatillado el surgimiento de diferentes concepciones del consentimiento.[18] En general, los estudiantes de medicina aprenden dichos procedimientos practicando con pacientes anestesiados, algunos de los cuales no han otorgado un consentimiento informado explícito. Por ejemplo, algunos hospitales universitarios permiten que uno o dos estudiantes de medicina participen en la toma de exámenes a mujeres que, en preparación para la cirugía, ya están bajo anestesia. Se considera que los pacientes anestesiados son ideales para enseñar a los estudiantes de medicina cómo realizar un examen pélvico, porque aquellos están en estado de sopor y no logran percatarse de ninguna falla en el procedimiento. Al ser cuestionados sobre esta práctica, algunos directores de programas de obstetricia y ginecología aluden al consentimiento general del paciente cuando ingresa a un hospital universitario. Típicamente, este consentimiento autoriza a los estudiantes de medicina y residentes a participar en la atención de los pacientes con fines de enseñanza y aprendizaje. Sin embargo, los procedimientos que involucran la participación de estudiantes de medicina o de médicos en formación, a menudo no se declaran explícitamente en ningún documento.

Hay buenas razones éticas para considerar un consentimiento general como insuficiente y, en su lugar, requerir un consentimiento informado específico para dichos exámenes íntimos, realizados con fines de enseñanza o de entrenamiento. En general —y de manera correcta— los profesionales sanitarios buscan obtener un consentimiento informado específico cuando un procedimiento es invasivo y riesgoso, como, por ejemplo, una intervención quirúrgica. Aunque los exámenes pélvicos no son invasivos ni riesgosos en comparación con una cirugía, los pacientes pueden oponerse a dichas intromisiones en sus cuerpos, especialmente si se realizan con propósitos educativos o formativos. De hecho, muchas mujeres dan su consentimiento para que estudiantes de medicina participen en tales exámenes, al tiempo que otras perciben la práctica como una violación a su dignidad y privacidad.[19] Una autora afirma, de manera muy acertada, que "el paciente debe ser tratado como el profesor del estudiante, no como una herramienta de entrenamiento".[20]

Utilizar mujeres anestesiadas que solo han proporcionado un consentimiento general puede resultar un acto eficiente para la formación clínica, pero, desde un punto de vista ético, y dada la importancia del respeto por la autonomía, se debería trabajar exclusivamente con pacientes anestesiados que hayan otorgado un consentimiento informado específico, o con voluntarios sanos, dispuestos a servir como pacientes estandarizados.[xiii] Ambas alternativas respetan la autonomía personal, evitan una forma inadecuada de enseñar la medicina, y son, además, bastante factibles.[21]

La práctica de realizar exámenes pélvicos en pacientes anestesiadas sin su consentimiento informado específico también puede tener un impacto negativo en cómo los profesionales de la salud desarrollan y despliegan actitudes que reconocen o no la importancia del consentimiento informado y, por implicación, del respeto por la autonomía. De acuerdo con una investigación conducida por estudiantes de medicina en la zona de Filadelfia, esta práctica desensibilizó a los médicos sobre la necesidad de que los pacientes den su consentimiento antes de someterse a los ya mencionados procedimientos y, presumiblemente, a otros más. Para los estudiantes que ya habían completado su rotación de obstetricia/ginecología, la cual incluía esta práctica, el consentimiento era significativamente menos importante (51%) que para los estudiantes que no la habían completado (70%). Los autores concluyeron que "para evitar este declive en las actitudes que son positivas hacia la búsqueda del consentimiento, los profesionales a cargo de las rotaciones deberían asegurarse de que los estudiantes solo realicen los exámenes una vez que los pacientes hayan dado su consentimiento de manera explícita".[22]

[xiii] N.T. Un *standardized patient* ("paciente estandarizado"), también llamado *simulated patient* ("paciente simulado"), *sample patient* ("paciente de muestra"), o *patient instructor* ("paciente instructor") es una persona entrenada para actuar como un paciente real, con el fin de simular una serie de síntomas o problemas clínicos. Estos pacientes se han utilizado, con éxito, para la enseñanza de la medicina, la evaluación de profesionales sanitarios y la investigación médica básica, aplicada y traslacional.

Algunas formas no expresas de consentimiento se han considerado y, a veces, adoptado en diferentes contextos clínicos. A fines de 2006, los Centros para el Control y la Prevención de Enfermedades (CDC, por sus siglas en inglés) de Estados Unidos modificaron sus recomendaciones sobre ensayos y pruebas de detección del VIH para pacientes atendidos en entornos sanitarios donde rutinariamente se llevan a cabo varias otras pruebas de diagnóstico y cribado (aquí, "pruebas de diagnóstico" refiere a examinar personas con signos o síntomas clínicos que podrían indicar infección por VIH, mientras que "cribado" señala las pruebas aplicadas a toda una población).[23] En ese entonces, las políticas en vigor, a menudo incorporadas en las leyes estatales, requerían un consentimiento informado específico para la prueba del VIH, generalmente expresado de forma escrita y, a menudo, acompañado de consejería clínica previa y posterior a la prueba. Estas directivas reflejaban las aprehensiones públicas que, desde sus inicios en 1985, rodeaban las pruebas del VIH, especialmente aquellas relacionadas con los riesgos psicosociales de estigmatización y discriminación de las personas que resultaran seropositivas. Debido a estas inquietudes, las pruebas del VIH se trataban de manera diferente a los exámenes que buscaban descubrir otras condiciones médicas, fundamentalmente las que tuvieran repercusiones para la salud pública. En ese tiempo, por lo tanto, las directivas en vigor requerían la revelación específica de información, así como la decisión, expresada en un formulario escrito, de aceptar o rechazar la prueba.

En 2006, las recomendaciones de los CDC dejaron de lado el consentimiento informado escrito específico, así como la consejería clínica. En el contexto de la atención sanitaria, las pruebas de diagnóstico en pacientes, en virtud de signos o síntomas clínicos que presentaban, estaban justificadas bajo el consentimiento implícito para la atención médica, mientras que el cribado de todas las personas de trece a sesenta y cuatro años, sin signos o síntomas clínicos de infección por VIH, se consideraba correcto si antes se les notificaba que se realizaría la prueba y luego se les daba la oportunidad de rechazarla. Este cambio indicaba que el VIH y el SIDA ya no se tratarían como excepciones a la atención médica y a las medidas de salud pública convencionales.[24] Los CDC fundamentaron sus nuevas recomendaciones aludiendo principalmente a dos razones. Primero, debido a que el VIH y el SIDA son condiciones crónicas que pueden tratarse de manera efectiva mediante terapias antirretrovirales (TAR), aunque sin cura en el sentido de erradicar totalmente y permanentemente el virus, el nuevo enfoque de cribado permitiría que más personas infectadas aprovecharan las TAR disponibles, lo que podría extender significativamente sus vidas, dotándolas, además, de una mayor calidad. En segundo lugar, la información obtenida del cribado podría permitir que las personas infectadas con el VIH tomaran medidas para proteger contra la infección a sus parejas sexuales o compa-

213

ñeros de consumo de drogas. Los CDC estimaron que en 2015 más de 1.1 millones de personas en Estados Unidos estaban infectadas por el VIH y que uno de cada siete, o aproximadamente 157.000 individuos, no estaban al tanto de su enfermedad.[25] Estudios posteriores a las recomendaciones de 2006 establecieron que tratar a las personas para disminuir su carga viral (la concentración de VIH en la sangre) hasta niveles indetectables podía reducir drásticamente el riesgo de transmitir la infección por VIH a parejas sexuales o a aquellos con quienes se comparte y se consume drogas.[26] Como consecuencia de lo anterior, surgió el lema: "Tratar el VIH es una forma de prevenirlo".[27]

Las modificaciones a las recomendaciones de los CDC no eliminaron la autonomía del paciente en los ecosistemas de la atención sanitaria —los individuos aún podían rechazar las pruebas—, no obstante, al cambiar el estándar de "optar por participar" a "optar por no participar", los CDC anticipaban que más personas, que antes no eran conscientes de su infección por VIH, serían sometidas a exámenes y, de ese modo, adquirirían ciertos conocimientos que podrían beneficiarlas a ellas y a otros. A pesar de estos posibles beneficios, los críticos advirtieron que, bajo la política de "optar por no participar" y en ausencia de un requisito de consentimiento informado explícito y escrito, la autonomía individual quedaba inevitablemente comprometida. Un activista del SIDA señaló que "esto no es consentimiento informado, y ni siquiera es consentimiento, [sino más bien un intento] de realizar las pruebas del VIH sin el permiso de los pacientes".[28]

En nuestra opinión, este enfoque de "optar por no participar", adoptado en las pautas de los CDC, fue y sigue siendo justificable como una metodología que, además de aumentar el número de pruebas de VIH, no infringe la autonomía personal. De hecho, se alcanzó un sólido consenso en torno a esta perspectiva. A principios de 2018, todos los estados de Estados Unidos habían cambiado sus leyes relacionadas con las pruebas del VIH, de "optar por participar" mediante un consentimiento informado específico y escrito, a "optar por no participar".[29]

Otro contexto en el que un enfoque de "optar por no participar", a veces llamado consentimiento presunto o tácito, podría ser justificado es la donación de órganos de personas fallecidas. En Estados Unidos, bajo el sistema de "optar por participar", la donación de órganos de personas fallecidas requiere un consentimiento expreso y explícito, ya sea por parte del individuo en vida o por parte del familiar más cercano después de su fallecimiento. La información que se transmite para obtener el consentimiento del individuo es generalmente limitada —por ejemplo, como ocurre en un intercambio de palabras rápido y superficial al obtener una licencia de conducir—, por lo que determinar si este tipo de revelación es o no adecuada para la donación de órganos *post mortem* es un asunto debatible.

Dada la gran brecha existente entre el número de órganos donados cada año y el número de pacientes que esperan un trasplante, muchos proponen que Estados Unidos adopte un modelo de "optar por no participar" para la extracción de órganos de personas fallecidas, como ya han hecho, por lo demás, varios países europeos.[xiv] Este modelo modifica el estándar, de modo tal que el silencio de un individuo o el no expresar una objeción sean considerados formas de consentimiento. Sin embargo, ¿es éticamente aceptable semejante modelo de consentimiento presunto o tácito?

Para ser éticamente justificable, tal política requeriría vigorosos esfuerzos para asegurar que la gente comprenda las opciones a las que se enfrenta, así como un mecanismo claro, confiable, simple y poco oneroso para optar por no participar. Aunque ya aceptada en muchos países de Europa, un modelo de "optar por no participar" todavía no ha ganado fuerza en Estados Unidos, debido posiblemente a la fuerte influencia de corrientes relacionadas con los derechos a elegir autónomamente y a desconfiar. Incluso si esta política fuera adoptada en Estados Unidos, aquello probablemente no aumentaría el número total de órganos disponibles para trasplantes ya que, según los datos de algunas encuestas, demasiados ciudadanos optarían por no participar, lo que impediría las donaciones *post mortem* de familiares, que son las que actualmente proporcionan un gran número de órganos trasplantables cuando las personas fallecidas no han expresado previamente su voluntad.[30]

Consentimientos y negativas a lo largo del tiempo. Las creencias y decisiones cambian con el tiempo. Problemas éticos e interpretativos pueden surgir cuando las elecciones presentes de una persona contradicen sus decisiones previas, las cuales, en algunos casos, expresamente diseñó para evitar que cambios de opinión futuros afectaran un resultado esperado. Un caso que ilustra lo anterior es el de un hombre de veintiocho años que decidió interrumpir su programa de diálisis renal crónica debido a que limitaba mucho su estilo de vida e imponía pesadas cargas a su familia. Tenía diabetes, era legalmente ciego y no podía caminar debido a una neuropatía progresiva. Su esposa y médico acordaron con él proporcionarle medicamentos para aliviar su dolor y no volver a someterlo a diálisis, incluso si así llegara a pedirlo por causa del dolor u otros cambios corporales (por ejemplo, el aumento de la urea en la sangre, como resultado de la insufi-

---

[xiv] N.T. No solo algunos países europeos. En Chile, la Ley de Donación de Órganos (Ley 20.413), vigente desde enero de 2010, estableció la presunción de donación —incorporando reglas de "consentimiento presunto" y un principio de "reciprocidad"—, y creó un Comité de Coordinación de Trasplantes y un Registro de no donantes, que debían manifestar esa voluntad ante el Registro Civil, al momento de la obtención o renovación de la cédula de identidad o de la licencia de conducir.

ciencia renal, a veces puede llevar a estados mentales alterados). Mientras agonizaba en el hospital, el paciente despertó quejándose de dolor, por lo que pidió volver a la diálisis. La esposa y el médico decidieron actuar de acuerdo con la solicitud anterior del paciente de no intervenir, lo cual causó su muerte cuatro horas después.[31]

Tal decisión fue comprensible, pero el respeto por la autonomía sugiere que la esposa y el médico deberían haber reanudado el programa de diálisis en el paciente para eliminar la urea de su torrente sanguíneo y luego determinar si este había revocado autónomamente su decisión anterior. Si el paciente indicaba más tarde que no había cambiado de opinión, podría, entonces, rechazar nuevamente la diálisis, otorgando así a sus cuidadores una mayor certeza sobre sus preferencias autónomas.

Cuando ocurren estos cambios a lo largo del tiempo, la pregunta clave es si las personas están revocando *autónomamente* sus decisiones previas. Discernir si las decisiones actuales son autónomas dependerá, en parte, de si son usuales o inusuales, es decir, si se ajustan o no al carácter de la persona. Las acciones que no son habituales pueden encender luces de advertencia que alerten a otros para que inquieran mayores explicaciones sobre ellas y profundicen un poco más en determinar si son o no autónomas, aunque podrían llegar a serlo. Los actos están más cerca de ser sustancialmente autónomos cuando son habituales y compatibles con el carácter de la persona, como cuando un devoto Testigo de Jehová rechaza una transfusión de sangre. Sin embargo, actuar del modo acostumbrado no indica necesariamente que una acción sea autónoma. Por lo tanto, ¿cómo podemos determinar si las decisiones y acciones son o no autónomas?

LA CAPACIDAD PARA TOMAR DECISIONES AUTÓNOMAS

Muchos pacientes y potenciales sujetos de investigación no son competentes para otorgar un consentimiento o negativa válida. Las investigaciones sobre la competencia se focalizan en si estas personas son cognitiva, psicológica y legalmente capaces de tomar decisiones plausibles. Varios autores distinguen entre los juicios sobre la capacidad y los juicios sobre la competencia argumentando que los profesionales de la salud son los que evalúan la capacidad e incapacidad, mientras que los tribunales de justicia determinan la competencia e incompetencia. Sin embargo, esta distinción se desvanece en la práctica y, por ende, no la tomaremos en cuenta. Cuando el personal sanitario determina que los pacientes carecen de capacidad para la toma de decisiones, los efectos prácticos de estas valoraciones en un contexto médico pueden no diferir significativamente de los de una resolución legal de incompetencia.[32]

216

La función de control de acceso de los juicios de competencia

Los juicios de competencia o capacidad en la atención sanitaria cumplen una función de control de acceso al distinguir entre personas cuyas decisiones deben ser solicitadas o aceptadas, y aquellas cuyas decisiones no necesitan o no deben ser solicitadas o aceptadas. Cuando un profesional de la salud juzga a un paciente como incompetente, eso puede llevarlo a invalidar las decisiones de esa persona, recurrir a representantes informales o formales para la toma de decisiones, solicitar a un tribunal que designe un tutor para proteger sus intereses, o procurar la institucionalización involuntaria del individuo. Cuando un tribunal establece la incompetencia legal, designa un representante para la toma de decisiones, con autoridad parcial o plena (total) sobre el individuo incompetente.

Los juicios de competencia tienen distintivamente la función *normativa* de calificar o descalificar a las personas para tomar algunas decisiones o realizar ciertas acciones, aunque, a veces, quienes tienen el control de lo anterior, presentan incorrectamente estos juicios como si fueran *empíricos*. Por ejemplo, una persona que para otros parece irracional o poco razonable podría ser mal evaluada en una prueba psiquiátrica y, en consecuencia, ser declarada incompetente. Dicho examen constituye un dispositivo de medición empírico, mientras los juicios normativos establecen cómo debe utilizarse ese instrumento para clasificar a las personas en las categorías de competentes e incompetentes, según sea el caso, lo que determina cómo se las debe o puede legítimamente tratar.

El concepto de competencia

Algunos autores sostienen que carecemos tanto de una única *definición* aceptable como de un único *criterio*[xv] aceptable de competencia. También sostienen que no existe una *prueba* que no sea arbitraria para distinguir entre personas competentes e incompetentes. Abordaremos estos problemas

---

[xv] N.T. En este capítulo, los autores distinguen entre *criteria* y *standards*, lo que en inglés señala algunas diferencias de significado entre ambos términos, toda vez que también se utilizan como sinónimos. En español, el término "estándar" alude a un patrón, modelo, tipo o referencia de algo y no, necesariamente a un "criterio" para determinar la presencia o ausencia de ese algo, que es, precisamente, el sentido mayoritario que en este capítulo adquiere el término *standard*, el cual también, dependiendo del contexto, puede ser traducido como "norma". Por lo anterior, la mayoría de las veces, traduzco el término *standards* como "criterios", aunque también utilizaré, indistintamente en ciertas partes de este capítulo, el vocablo "estándares" y, en mucha menor medida, el término "normas", cuando aquello no altere el sentido antes descrito y, a la vez, sea más elocuente de lo que en un pasaje específico quieran señalar los autores.

distinguiendo entre definiciones, criterios y pruebas, enfocándonos primero en los problemas de la definición.[33]

Un significado central único de la palabra *competencia* se aplica en todos los contextos de la vida, y la refiere como "la capacidad para realizar una tarea".[34] A diferencia de este significado principal, los *criterios* para validar competencias particulares varían de un contexto a otro, ya que son relativos a tareas específicas. Los criterios para determinar la competencia de una persona para ser juzgada en una corte, criar perros salchichas, responder preguntas de un médico y dar clases a estudiantes de medicina son radicalmente diferentes. Rara vez deberíamos juzgar a una persona como universalmente incompetente, esto es, incapaz en todas las esferas de la vida. Por lo general, solo necesitamos considerar algún tipo de competencia, como aquella para decidir sobre un tratamiento médico o si participar en investigaciones con sujetos humanos. Estos juicios de competencia e incompetencia afectan solo a un rango limitado de la toma de decisiones. Una persona que es incompetente para decidir sobre asuntos financieros puede ser competente para determinar si participa o no en una investigación médica.

La competencia puede variar con el tiempo y puede ser intermitente. Muchas personas son incompetentes para hacer algo en un punto determinado de sus vidas, pero, en otro momento, son competentes para realizar la misma tarea. Los juicios de competencia sobre estas personas pueden complejizarse en virtud de la necesidad de distinguir entre categorías de enfermedades que provocan cambios crónicos del intelecto, el lenguaje o la memoria, y aquellas caracterizadas por la rápida reversibilidad de estas funciones, como en el caso de un ataque isquémico transitorio (AIT) o una amnesia global transitoria (AGT). En algunos de estos últimos casos, la competencia varía hora tras hora, y la determinación de una incompetencia específica puede evitar generalizaciones difusas que excluyan a estas personas de todas las formas de toma de decisiones.

Estas distinciones conceptuales tienen una importancia práctica. Tradicionalmente, la ley ha supuesto que una persona incompetente para administrar su patrimonio también lo es para votar, tomar decisiones médicas, casarse, y otros actos similares. En ocasiones, el alcance global de estas leyes, basado en un juicio total de la persona, se ha extendido desmedidamente. En un caso clásico, un médico argumentó que un paciente era incompetente para tomar decisiones debido a su epilepsia,[35] aunque muchas personas que sufren de esa enfermedad son competentes para tomar decisiones en muchos ámbitos de su vida. Tales juicios desafían gran parte de lo que ahora sabemos sobre la etiología de diversas formas de incompetencia, incluso en casos difíciles que involucran a personas con discapacidades cognitivas, psicosis o aflicciones dolorosas incontrolables. Las personas que son incompetentes debido a su demencia, alcoholismo, inmadurez o discapacidades cognitivas presentan tipos y problemas de incompetencia muy diferentes entre sí.

A veces, una persona competente, que normalmente puede elegir los medios idóneos para alcanzar sus objetivos, actuará de manera incompetente. Consideremos el siguiente caso real de una paciente hospitalizada que tiene un problema discal agudo y cuyo objetivo es controlar el dolor de espalda. Ella ha decidido manejar el problema usando un corsé, método que ya había utilizado con éxito en el pasado, por lo que cree firmemente que debería volver a este tipo de tratamiento. Sin embargo, este enfoque entra en conflicto con la decidida e insistente posición de su médico de llevar a cabo una cirugía. Cuando el profesional, un eminente cirujano, que es el único en su ciudad calificado para tratar a la paciente, le pide que firme el permiso, autorizando el procedimiento quirúrgico, ella se torna psicológicamente incapaz de negarse. Su enfermedad ha aumentado sus esperanzas, pero también sus miedos y, además, tiene una personalidad más bien pusilánime. Desde un punto de vista psicológico, y bajo estas circunstancias, es demasiado arriesgado que ella actúe según sus preferencias. Aunque, en general, es competente para tomar decisiones y ha expresado antes su voluntad, en esta ocasión es claramente incompetente para elegir.

Este caso ilustra la cercanía del concepto de competencia con el concepto de autonomía y con el principio de respeto por la autonomía en la toma de decisiones. Los pacientes o potenciales sujetos de investigación son competentes para tomar decisiones si tienen la capacidad de entender información relevante, de elaborar un juicio sobre dicha información a la luz de sus valores, de tener la intención de obtener un cierto resultado, y de comunicar libremente sus deseos a los médicos o investigadores. Aunque la *autonomía* y la *competencia* difieren en significado (*autonomía* significa autogobierno; *competencia* significa capacidad para realizar una tarea o un conjunto de tareas), los criterios para juzgar a una persona como autónoma y como competente son sorprendentemente similares.

Las personas son más o menos capaces de realizar una tarea específica en la medida que poseen un cierto nivel o rango de habilidades, al igual que las personas son más o menos inteligentes o atléticas. Por ejemplo, es probable que un paciente experimentado y erudito, esté más calificado para consentir o rechazar un procedimiento de urgencia que un paciente asustado e inexperto. Sería confuso ver este continuo de habilidades en términos de grados de *competencia*. Por razones prácticas y normativas, necesitamos establecer ciertos *umbrales* debajo de los cuales una persona, con un cierto nivel de habilidades para desarrollar una tarea específica, sea considerada incompetente. El lugar donde tracemos la línea dependerá de las tareas específicas involucradas en cada caso.[36]

219

Criterios de competencia

Generalmente, en los entornos médicos, las preguntas sobre la competencia se centran en los criterios para determinarla, es decir, en las condiciones que un juicio de competencia —y especialmente de incompetencia— debe satisfacer. Los criterios de competencia caracterizan las habilidades o capacidades mentales como estrechamente vinculadas a los atributos de las personas autónomas, tales como las aptitudes cognitivas y la capacidad de juicio independiente. En el derecho penal, derecho civil y medicina clínica, los criterios de competencia se agrupan en torno a diversas habilidades para comprender y procesar información, así como para razonar sobre las consecuencias de las propias acciones. En los ambientes clínicos, es común que los médicos consideren competente a una persona si esta puede entender un procedimiento, deliberar sobre sus principales riesgos y beneficios, y tomar una decisión a la luz de dicha reflexión.

El siguiente caso ilustra algunas dificultades que surgen cuando se intenta determinar la competencia. Un hombre, que generalmente exhibía patrones normales de comportamiento, fue ingresado involuntariamente a un hospital psiquiátrico debido a que desplegó un comportamiento autodestructivo y bizarro, que lo llevó a arrancarse un ojo y cortarse una mano. Esta conducta se debió a sus singulares creencias religiosas. La institución lo juzgó incompetente, a pesar de su comportamiento habitualmente idóneo y de que sus peculiares acciones mostraban gran coherencia con su credo.[37] Ciertamente, este complicado caso no tiene que ver con la idea de una competencia intermitente. Por su parte, y en principio, un análisis, en términos de competencia limitada, parece plausible, pero, a la vez, sugiere peligrosamente que las personas con creencias religiosas no convencionales o extrañas son menos competentes que otras, incluso si razonan coherentemente a la luz de sus creencias. Esta directiva sería éticamente inaceptable, a menos que explicaciones específicas y cuidadosamente formuladas aclaren las razones bajo las cuales se justifica declarar la incompetencia.

Criterios competitivos[xvi] ***de incompetencia.*** Nos focalizamos preferentemente en los estándares de *incompetencia* y no de *competencia*, siguiendo la presunción legal, médica y práctica de que un adulto es competente y debe ser tratado como tal en ausencia de una determinación de incompetencia o incapacidad. En los contextos sanitarios, una indagación más detenida sobre la competencia de un paciente para tomar decisiones, generalmente ocurre solo cuando la decisión clínica en juego es compleja e implica

---

xvi N.T. El término inglés es *rival*, y se refiere a que pueden ser criterios contradictorios y mutuamente excluyentes, a saber, rivales entre sí.

riesgos significativos, o cuando el paciente no acepta la recomendación del médico.[38] La siguiente enumeración expresa el rango de incapacidades requeridas según los *criterios competitivos* de incompetencia que actualmente es posible encontrar en la literatura especializada.[39]

1. Incapacidad para expresar o comunicar una preferencia o elección.
2. Incapacidad para entender la propia situación y sus consecuencias.
3. Incapacidad para comprender la información relevante.
4. Incapacidad para dar razones.
5. Incapacidad para proporcionar un motivo racional (aun habiendo expuesto otras razones).
6. Incapacidad para ofrecer razones relacionadas con riesgos/beneficios (aun habiendo proporcionado otros motivos racionales).
7. Incapacidad para tomar una decisión razonable (por ejemplo, de acuerdo con un criterio de persona razonable).

Estos criterios se agrupan en torno a tres tipos de habilidades. El criterio 1 busca determinar la capacidad de formular una preferencia, lo que representa un estándar elemental. Los criterios 2 y 3 indagan sobre la habilidad para entender la información y evaluar objetivamente la propia situación. Los criterios 4 al 7 se centran en la capacidad de razonar a través de una decisión trascendental para la vida. Estos criterios han sido ampliamente utilizados para determinar la incompetencia en contextos médicos, tanto de manera individual como combinados unos con otros.

Pruebas de incompetencia. Existe una necesidad clínica de convertir uno o más de estos estándares generales en una prueba operativa de incompetencia que establezca puntajes de aprobación y reprobación de la misma. Las escalas de evaluación de la demencia, los exámenes del estado de salud mental, y otros dispositivos similares evalúan factores como la orientación espacio temporal, la memoria, la comprensión y la coherencia.[40] Aunque estas evaluaciones clínicas son pruebas empíricas, en cada una de ellas subyacen juicios normativos. Los siguientes tres elementos incorporan dichos juicios:[41]

1. Elegir un conjunto relevante de habilidades por competencia.
2. Seleccionar un umbral de habilidades para el punto 1.
3. Elegir pruebas empíricas para el punto 2.

Para cualquier prueba ya aceptada en el punto 3, determinar si alguien posee el nivel requerido de habilidades es una cuestión empírica. Sin embargo, esta pregunta empírica solo puede abordarse si ya se han establecido criterios normativos para los puntos 1 y 2. Las reglas o tradiciones institucionales generalmente establecen esos criterios, los cuales deben estar abiertos a revisiones y modificaciones periódicas.[42]

Estrategia de la escala móvil. Algunos autores ofrecen una estrategia de escala móvil para alcanzar los objetivos implicados en determinar la competencia. Argumentan que a medida que los riesgos de una intervención médica se incrementan, también debería aumentar el nivel de habilidad requerido para evaluar los niveles de competencia al elegir o rechazar el procedimiento. Por su parte, cuando las consecuencias para el bienestar son menos considerables, deberíamos también reducir el nivel de capacidad necesario para ser competente. En este contexto de escala móvil, Grisso y Appelbaum proponen lo que llaman una "balanza de competencia". Un platillo llamado "autonomía" cuelga del extremo de un brazo de una balanza, y un platillo llamado "protección" cuelga del otro; el eje o punto de apoyo se ajusta inicialmente para dar más peso al platillo de autonomía. El cómo ponderemos el peso de cada platillo (juicio de equilibrio) dependerá "del balance entre (1) las capacidades mentales que muestra el paciente ante las exigencias decisionales que enfrenta, sopesadas con (2) la probable situación de ganancia-riesgo, derivada de la elección del paciente sobre su tratamiento".[43] Si existe un riesgo serio, como la muerte, se debe utilizar un criterio estricto de competencia, acorde con el nivel de peligro implicado; y si el riesgo es bajo o insignificante, entonces se puede aplicar un criterio de competencia más laxo o menos exigente. Por lo tanto, la misma persona —por ejemplo, un niño— podría ser competente para decidir si tomar un tranquilizante, pero incompetente para resolver si autorizar una cirugía.[44]

Esta estrategia de escala móvil resulta atractiva. Una decisión sobre qué estándar usar para determinar la competencia depende de varios factores relacionados con el riesgo. La estrategia reconoce acertadamente que nuestros intereses en asegurar la obtención de resultados positivos contribuyen legítimamente a la forma en que creamos y aplicamos los criterios de competencia. Si las consecuencias para el bienestar son graves, la necesidad de certificar que el paciente posee las capacidades necesarias aumenta. Por el contrario, si hay poco en juego en cuanto al bienestar, podemos reducir el nivel de capacidad requerido para la toma de decisiones.

Aunque la estrategia de la escala móvil puede funcionar como un valioso dispositivo de protección de personas incompetentes, genera confusión respecto de cuál sea la naturaleza, tanto de los juicios de competencia como de la misma competencia en cuanto tal, debido a ciertas dificultes morales y conceptuales que es posible apreciar. Esta estrategia sugiere que la *competencia* de una persona para decidir depende de la importancia de la decisión que se debe tomar o del daño potencial que aquella podría implicar. Esta tesis es dudosa. De hecho, la competencia de una persona para decidir si, por ejemplo, participar o no en una investigación sobre el cáncer, claramente no depende de las consecuencias de esa decisión. A medida que el riesgo aumenta o disminuye, podemos legítimamente incrementar o reducir las reglas, procedimientos, o mediciones que utilizamos para *comprobar* si alguien es competente. Sin embargo, a la hora de formular lo que debemos hacer, necesitamos distinguir entre la *competencia* de una persona y las *formas de determinarla*.

Algunos prominentes defensores de la estrategia de la escala móvil sostienen que la competencia en sí varía en función del riesgo. Por ejemplo, según Allen Buchanan y Dan Brock, "...dado que el nivel idóneo de competencia para tomar una decisión concreta debe ajustarse a las consecuencias resultantes de esa decisión, ningún criterio es adecuado para determinar dicha competencia. En cambio, el nivel de competencia necesario para la toma de decisiones varía a lo largo de un rango continuo, que va desde un valor bajo/mínimo a uno alto/máximo".[45]

Esta explicación es conceptual y moralmente peligrosa. Es correcto afirmar que el nivel de capacidad de una persona para decidir se incrementará a medida que se acrecienta la *complejidad* o *dificultad* de una tarea (por ejemplo, decidir si realizar una fusión espinal requiere una capacidad distinta a decidir si tomar un tranquilizante suave). Sin embargo, el grado de competencia para decidir no se eleva a medida que el *riesgo* de las consecuencias aumenta. Es confuso y engañoso mezclar la complejidad o dificultad de una decisión con el riesgo que esta implica. No existen bases plausibles para creer que las elecciones riesgosas requieren una mayor capacidad de toma decisiones que aquellas que entrañan menos peligros.

Podemos eludir estos problemas reconociendo que el nivel de *evidencia* para determinar la competencia debería, a menudo, variar en función del riesgo implicado. Por ejemplo, algunas leyes han exigido mayores estándares de evidencia para formular que para revocar voluntades anticipadas, y la Comisión Asesora Nacional de Bioética (NBAC, por sus siglas en inglés) recomendó estándares más altos de evidencia para determinar la competencia de los individuos para *consentir* participar en investigaciones con sujetos humanos, que para establecer la competencia para *objetar* el ser incluidos en dichos estudios.[46]

En resumen, mientras Buchanan y Brock proponen que el nivel de *competencia* para la toma de decisiones debe ser situado en una escala móvil ascendente, de acuerdo con el riesgo, nosotros recomendamos colocar en esa escala solo los *estándares de evidencia* requeridos para determinar si alguien es o no competente para tomar decisiones.

SIGNIFICADO Y JUSTIFICACIÓN DEL CONSENTIMIENTO INFORMADO

Desde, aproximadamente, los juicios de Núremberg, que expusieron los horribles experimentos médicos de los nazis, la ética médica y de la investigación han situando paulatinamente el consentimiento en el centro de sus preocupaciones. El término "consentimiento informado" no apareció en escena sino hasta una década después de estos juicios (celebrados a fines de los 40s), y solo a principios de la década de 1970 comenzó a ser objeto de un examen más detallado. Con el paso del tiempo, el interés por el deber del médico o investigador de *revelar* información giró significativamente hacia una preocupación por la calidad de la *comprensión* y *consentimiento* del paciente o sujeto de investigación. Las fuerzas detrás de este cambio de énfasis a menudo estaban impulsadas por la autonomía. En esta sección, abordaremos los problemas morales del consentimiento informado, tal como han surgido en la ética clínica, la ética de la investigación, la jurisprudencia, los cambios en la relación médico-paciente, los comités de revisión ética y la teoría ética y jurídica.[47]

Justificación de los requisitos del consentimiento informado

Casi todos los códigos de ética médica y de investigación, así como las normas institucionales que son importantes en la actualidad, establecen que los médicos e investigadores deben obtener el consentimiento informado de los pacientes y sujetos de investigación antes de llevar a cabo una intervención significativa. Cuando el interés por los sujetos de investigación era todavía incipiente, los requisitos del consentimiento fueron, más bien, propuestos para minimizar las probabilidades de daños. Sin embargo, desde mediados de la década de 1970, la justificación principal de los requisitos del consentimiento informado ha sido proteger la decisión autónoma, un objetivo que, a menudo, las instituciones incluyen en declaraciones amplias sobre la protección de los derechos de los pacientes y sujetos de investigación.

Decir que la principal *justificación* de los requisitos de la doctrina e institución del consentimiento informado es proteger y respetar la autonomía, no implica que esta sea su única *función* importante. De hecho, como Neal Dickert y sus coautores han argumentado, puede tener varias otras funciones, incluyendo: (1) proporcionar transparencia; (2) facilitar el control y la autorización; (3) fomentar la concordancia con los valores de los participantes; (4) proteger y promover intereses de bienestar; (5) fomentar la confianza; (6) satisfacer requisitos regulatorios; y (7) promover la integridad en la investigación. Estos autores sostienen que "la visión estándar en ética de la investigación [siendo la "visión estándar" lo que estos autores aparentemente piensan que es nuestra posición] es que la función del consentimiento informado es respetar la autonomía individual", la cual consideran una concepción injustamente restringida. Estamos de acuerdo en que existen múltiples funciones del consentimiento informado, incluyendo las siete incluidas en su listado, aunque este, de modo sorprendente, omite la protección de la autonomía. También afirman que, en la visión estándar —presumiblemente nuestra visión— existe una "suposición de que la autonomía individual puede por sí sola dar cuenta de la importancia ética del consentimiento". Sin embargo, nosotros no sostenemos este punto de vista. Es crucial distinguir cuidadosamente entre *justificación* y *función*, ya que afirmar que la *justificación* de los requisitos de consentimiento informado se basa en el principio de respeto por la autonomía es compatible con reconocer varias *funciones* diferentes de dichos requisitos.[48]

En una serie de libros y artículos sobre el consentimiento informado y la autonomía, Onora O'Neill ha argumentado en contra de la idea de que el consentimiento informado se justifique en términos de respeto por la autonomía individual.[49] O'Neill desconfía de las concepciones contemporáneas de la autonomía y del respeto por la autonomía, ya que las encuentra variables, vagas y difíciles de adaptar a requisitos aceptables de consentimiento informado. Argumenta que las prácticas y rituales de consentimiento informado se comprenden mejor como formas de prevenir el engaño y la coacción, debido a que el proceso de consentimiento informado proporciona una garantía razonable de que un paciente, sujeto o donante de tejidos "no ha sido engañado ni coaccionado".[50] Sin embargo, el respeto por la autonomía (y las normas de consentimiento informado en las relaciones sanitarias) exige algo más que evitar el engaño y la coacción. Requiere un intento de respetar los derechos de las personas a la información, mejorar la comunicación, inculcar un entendimiento relevante y evitar formas de manipulación que no solo se limitan al engaño y a la coacción.

Definición y elementos del consentimiento informado

Algunos autores han intentado analizar la idea del consentimiento informado en términos de una toma de decisión compartida entre el médico y el paciente, convirtiendo así el *consentimiento informado* y la *toma de decisiones conjunta* en sinónimos.[51] Sin embargo, el consentimiento informado no debería equipararse con la toma de decisiones compartida. Los profesionales obtienen y seguirán obteniendo el consentimiento informado en muchos contextos clínicos y de investigación, donde la toma de decisiones compartida se revela como un modelo deficiente. Deberíamos distinguir (1) los intercambios de información y los procesos de comunicación a través de los cuales los pacientes y sujetos de investigación eligen intervenciones, a menudo basados en la consejería médica, de (2) los actos de aprobar y autorizar esas intervenciones. La aprobación y autorización pertenecen al paciente, no a un médico o investigador, incluso cuando se haya producido un extenso diálogo entre ellos. La toma de decisiones compartida puede parecer un ideal valioso en algunas áreas de la medicina, pero el modelo propuesto de compartir decisiones es vago y potencialmente engañoso. No se puede entender como una división de tareas, con el médico decidiendo A y el paciente decidiendo B. Si, alternativamente, se entiende como un esfuerzo por llegar a una "decisión conjunta", esta posición menosprecia el derecho ético y legal fundamental del paciente a conocer y decidir.[52] Aprobar y autorizar no son acciones compartidas en un modelo adecuado de consentimiento informado, por mucho que un paciente o sujeto de investigación pueda ser influenciado por un médico u otros profesionales de la salud. En resumen, este modelo no define ni desplaza el consentimiento informado, ni tampoco implementa apropiadamente el principio de respeto por la autonomía.[53] Si la toma de decisiones compartida se presenta solo como una petición para que se *permita* a los pacientes participar en la toma de decisiones sobre procedimientos diagnósticos y de tratamiento, se perpetúa el legado del paternalismo médico, al ignorar los *derechos* de los pacientes para consentir, autorizar o rechazar esas intervenciones.

Los dos significados del "consentimiento informado". En la actualidad, es posible apreciar dos significados diferentes de "consentimiento informado", tanto en la literatura especializada como en las directivas y prácticas que se han implementado al respecto.[54] En un primer sentido, el consentimiento informado se puede analizar siguiendo la explicación de qué significa una decisión autónoma, presentada anteriormente en este capítulo: el consentimiento informado es la *autorización autónoma* de un individuo para una intervención médica o para participar en una investigación. En este primer sentido, una persona debe hacer algo más que expresar su acuerdo o acceder a lo que se la ha propuesto. Debe *autorizar* algo a través de un acto de consentimiento informado y voluntario. En el clásico y señero caso de *Mohr contra Williams* (1905), un médico obtuvo el consentimiento de Anna Mohr para una operación en su oído derecho. Mientras operaba, el cirujano determinó que, de hecho, el oído que necesitaba la cirugía era el izquierdo. Un tribunal dictaminó que el médico debería haber obtenido el consentimiento de la paciente para llevar a cabo la cirugía en el oído izquierdo: "Si un médico aconseja a una paciente que se someta a una operación en particular, y esta evalúa los peligros y riesgos inherentes a su realización, y finalmente da su consentimiento, la paciente inicia, de esta manera, un contrato, autorizando al médico a operar en virtud del consentimiento dado, y de nada más".[55] En este primer sentido, un consentimiento informado ocurre solo si un paciente o sujeto de investigación, con una comprensión sustancial del procedimiento, y en ausencia de un control externo significativo, autoriza intencionalmente a un profesional a hacer algo específicamente mencionado en el acuerdo de consentimiento.

En un segundo sentido, el consentimiento informado refiere a la *conformidad con las reglas sociales de consentimiento* que exigen que los profesionales obtengan un consentimiento legal o institucionalmente válido de los pacientes o sujetos de investigación antes de llevar a cabo procedimientos diagnósticos, terapéuticos o de investigación. Según estas reglas, el consentimiento informado no es necesariamente un acto autónomo y, a veces, ni siquiera se redacta como una autorización. En este caso, el *consentimiento informado* refiere a un permiso institucional o legalmente efectivo, según las normas sociales predominantes. Por ejemplo, un menor maduro puede autorizar autónomamente una intervención, pero dicha autorización puede no representar un consentimiento efectivo según las reglas legales o institucionales existentes. De este modo, un paciente o sujeto de investigación podría autorizar *autónomamente* una intervención, y así dar un consentimiento informado en el primer sentido, pero sin autorizar *efectivamente* el procedimiento (debido al conjunto operativo de normas prevalecientes) y, por lo tanto, sin haber otorgado un consentimiento informado en el segundo sentido.

Por lo general, tanto en el derecho como en la medicina, las reglas institucionales del consentimiento informado no han sido evaluadas según el exigente estándar de la autorización autónoma. Como resultado de lo anterior, las instituciones, así como las leyes y decisiones judiciales, a veces imponen a los médicos y hospitales nada más que la obligación de advertir sobre los riesgos de las intervenciones que se propone realizar. En estas circunstancias, y de acuerdo con el primer sentido, el "consentimiento" no representa un auténtico acto informado de autorización. El problema surge de la brecha entre los dos significados del consentimiento informado: los médicos que obtienen el consentimiento de acuerdo con criterios institucionales pueden, y a menudo lo hacen, no cumplir con los estándares más rigurosos del modelo basado en la autonomía.

Es fácil criticar estas reglas institucionales, a menudo laxas, tachándolas de superficiales, pero no es razonable esperar que los profesionales de la salud obtengan, en cada circunstancia, un consentimiento que satisfaga las condiciones de reglas de protección de la autonomía altamente exigentes. Las reglas de protección de la autonomía pueden ser excesivamente difíciles o incluso imposibles de implementar en algunas circunstancias. Deberíamos evaluar las reglas institucionales en términos de respeto por la autonomía y de las consecuencias probables de imponer requisitos onerosos a instituciones y profesionales. Las políticas pueden legítimamente tener en cuenta lo que es justo y razonable exigir a los profesionales sanitarios e investigadores. Sin embargo, y esto lo planteamos como un axioma, el modelo de elección autónoma —siguiendo el primer significado de "consentimiento informado"— debe servir como punto de referencia para garantizar la idoneidad moral de las reglas institucionales de consentimiento.

Franklin Miller y Alan Wertheimer desafían nuestra opinión de que el primer significado de "consentimiento informado" sea el referente para juzgar la suficiencia moral del entendimiento institucional del consentimiento informado y sus reglas. Proponen un "modelo de transacción equitativa" de la doctrina del consentimiento informado, en el cual, tanto los investigadores como los sujetos de investigación son tratados de manera justa al considerar debidamente (1) los límites razonables de la responsabilidad de un investigador para garantizar una comprensión adecuada por parte de los sujetos que consienten participar, (2) los modestos niveles de comprensión esperables en algunos sujetos, y (3) los intereses generales de los sujetos cuando participan en una investigación.

Aceptamos este enfoque como una forma razonable de pensar en nuestro segundo significado de consentimiento informado. Sin embargo, la teoría de Miller-Wertheimer se adentra en un territorio inaceptablemente peligroso, al abandonar por completo, y deliberadamente, el primer sentido de autorización autónoma, y sustituirlo por el modelo de "transacción equitativa". Su modelo sería más adecuado si se presentara como una explicación de nuestro segundo significado de "consentimiento informado", y como un análisis basado en la equidad, que aborde los requisitos que deberían ser considerados en muchos de los contextos prácticos en que se obtiene el consentimiento informado. Sin embargo, tal como es posible apreciar en su teoría, estos autores dan prioridad a la equidad, aplicada a todas las partes involucradas, perdiendo de vista el papel central del respeto por la autonomía del paciente o sujeto de investigación. No podemos justificar la afirmación de que su modelo merece ser adoptado "en lugar del modelo de autorización autónoma" y que "el consentimiento es una transacción bilateral", y no un "enfoque unilateral centrado en la calidad del consentimiento del sujeto", con el cual el modelo de autorización autónoma está comprometido. Las transacciones bilaterales de intercambio de información ocurren, a menudo de manera apropiada en contextos de consentimiento. Sin embargo, un *consentimiento* informado auténtico no es reductible a tales transacciones.[56]

Elementos del consentimiento informado. Algunos autores han intentado definir el *consentimiento informado*, especificando los elementos esenciales (es decir, los componentes) del concepto, en particular dividiendo dichos elementos en un conjunto de componentes de información y otro conjunto de componentes de consentimiento, para luego dividirlos en subcomponentes. El primero se refiere a la revelación y, a menudo, a la comprensión de la información. El segundo alude tanto a una decisión voluntaria como a una autorización para proceder. En general, la literatura jurídica, normativa, filosófica, médica y psicológica favorecen los siguientes elementos como componentes del consentimiento informado:[57] (1) competencia (capacidad o habilidad), (2) revelación, (3) entendimiento (comprensión), (4) voluntariedad y (5) consentimiento. Para algunos autores, estos representan los elementos básicos para una definición de *consentimiento informado*, tal como la siguiente: una persona da un consentimiento informado para una intervención si (y tal vez solo si) es competente para actuar, recibe una revelación exhaustiva de la información, comprende lo que se le reveló, actúa voluntariamente y da su consentimiento para la intervención.

Esta definición de cinco elementos es considerablemente mejor que aquella basada en la *revelación* como único elemento del consentimiento, la que, por lo demás, ha resultado ser paradigmática para los tribunales y la literatura médica en general.[58] Sin perjuicio de lo anterior, en este capítulo expondremos y defenderemos cada uno de los siguientes siete elementos como componentes del consentimiento informado:

I. Elementos de umbral (condiciones previas)
   1. Competencia (capacidad para entender y decidir)
   2. Voluntariedad (en la toma de decisiones)

II. Elementos de información
   3. Revelación (de información relevante)
   4. Recomendación (de un plan)
   5. Entendimiento (de 3 y 4)

III. Elementos de consentimiento
   6. Decisión (a favor de un plan)
   7. Autorización (del plan elegido)

Esta lista requiere explicación. En primer lugar, *una negativa informada* implica una modificación de los elementos del punto III, convirtiendo así las categorías en elementos de rechazo, por ejemplo, "6. Decisión (en contra de un plan)". Cada vez que usamos la expresión "consentimiento informado", admitimos la posibilidad de una negativa informada. En segundo lugar, proporcionar información a potenciales participantes en la investigación no implica necesariamente hacerles una recomendación (número 4), aunque, a menudo, este componente es el más importante desde la perspectiva del paciente. En tercer lugar, la competencia se puede definir como un *presupuesto* de la obtención del consentimiento informado, más que como un *elemento* del mismo.

Habiendo previamente abordado la competencia como la capacidad de tomar decisiones, en las siguientes tres secciones nos enfocaremos en los cruciales elementos de revelación, entendimiento y voluntariedad. Estas condiciones clave del consentimiento informado han sido típicamente asumidas como sus condiciones *conceptuales* esenciales (y quizás *definitorias*), pero también pueden representar las condiciones *morales* fundamentales de un consentimiento válido. Como Alexander Capron correctamente señaló, ellas pueden ser consideradas "las características sustantivas de un consentimiento informado [moralmente] válido".[59]

REVELACIÓN[xvii]

La revelación es el tercero de los siete elementos del consentimiento informado. Algunas instituciones y autoridades jurídicas han presentado la obligación de revelar información a los pacientes como si fuera la única condición fundamental del consentimiento informado. Desde un comienzo, la doctrina jurídica del consentimiento informado en los Estados Unidos se centró principal, y a veces exclusivamente, en la revelación, porque parecía evidente que los médicos debían proporcionar suficiente información para que un paciente tomara una decisión, y porque tenían la obligación de ser razonablemente cuidadosos al momento de comunicarla. Se han producido muchos litigios civiles sobre el consentimiento informado, debido a las lesiones, valoradas en términos de daños monetarios, que los médicos han causado, intencional o negligentemente, al no comunicar la debida información a sus pacientes. El término *consentimiento informado* nació en este contexto legal. Sin embargo, en general y desde el punto de vista moral, este procedimiento tiene poco que ver con la obligación de los profesionales de revelar información, a la vez que está muy relacionado con las decisiones informadas de los pacientes y sujetos de experimentación.

Aun así, la revelación generalmente desempeña un papel fundamental en el proceso de consentimiento. En ausencia de información por parte de los profesionales, muchos pacientes y sujetos de investigación carecerán de una base suficiente para la toma de decisiones. Normalmente, se espera que los profesionales revelen, en un lenguaje razonablemente carente de tecnicismos, un conjunto fundamental de información, que incluye: (1) los hechos o especificaciones que los pacientes o sujetos de experimentación consideran relevantes al momento de decidir si rechazar o dar su consentimiento para una intervención o investigación propuesta, (2) la información que el profesional considere relevante, (3) la recomendación del profesional (si la hay), (4) el propósito que tiene el solicitar el consentimiento y (5) la naturaleza y límites del consentimiento como acto de autorización. Si el procedimiento implica también la investigación, usualmente la información

---

[xvii] N.T. Ver la N.T. xii de este capítulo.

transmitida deberá considerar los objetivos y métodos de la investigación, una anticipación de posibles beneficios, riesgos potenciales, y cualquier inconveniente o molestia que pudiera presentarse, así como el derecho que tienen los sujetos a retirarse de la investigación sin exponerse a alguna multa o sanción.

Esta lista de información básica podría ampliarse considerablemente. Por ejemplo, en una controvertida decisión, la Corte Suprema de California sostuvo que, al solicitar un consentimiento informado, "un médico debe comunicar intereses personales no relacionados con la salud del paciente, ya sean de investigación o económicos, que puedan afectar su juicio profesional".[60] Este requisito de revelación ha adquirido una mayor importancia moral a medida que los conflictos de interés se han vuelto más evidentes y problemáticos. Examinaremos este tópico en el Capítulo 8.

Criterios de revelación

Los tribunales han enfrentado dificultades para determinar qué normas deben regir la revelación de información. Dos criterios de revelación, competitivos entre sí, se han vuelto más prominentes en los Estados Unidos: el de la práctica profesional y el de la persona razonable. Un tercero, el criterio subjetivo, ha contado con cierta aceptación, aunque los tribunales generalmente lo han evitado. Estos criterios son tanto legal como moralmente importantes.

Criterio de la práctica profesional. El primer criterio plantea que son las prácticas habituales de una comunidad profesional las que determinan que una revelación de información sea pertinente y adecuada. Es decir, la costumbre profesional establece la cantidad y el tipo de información que se debe comunicar. La revelación, al igual que el tratamiento, es una responsabilidad de los médicos, debido a su experiencia profesional y compromiso con el bienestar del paciente. En consecuencia, solo el testimonio experto de miembros de esta profesión puede considerarse como evidencia de que un médico vulneró el derecho a la información de un paciente.

Varios problemas le restan valor a este criterio, que algunos llaman *estándar del* médico razonable, porque requiere que los doctores revelen lo que cualquier médico razonable comunicaría en casos similares. En primer lugar, en muchas situaciones no se sabe con certeza si realmente existe una norma consuetudinaria para comunicar la información en medicina. En segundo lugar, si solo la costumbre fuera concluyente, la negligencia generalizada podría perpetuarse impunemente, y la mayoría de los profesionales podrían ofrecer el mismo nivel inadecuado de información. En tercer lugar, y según algunos estudios empíricos, es cuestionable afirmar que muchos

231

médicos hayan desarrollado las habilidades necesarias para determinar qué información sirve mejor a los intereses superiores de sus pacientes.[61] El balance y ponderación de riesgos en un contexto de creencias, temores y esperanzas subjetivas de una persona no es una habilidad experta, y la información proporcionada a los pacientes y sujetos de investigación, a veces, debe liberarse de los valores arraigados y de los propósitos personales de los profesionales médicos. Finalmente, el criterio de la práctica profesional ignora y puede socavar los derechos de elección autónoma de los pacientes. Las normas profesionales en medicina están diseñadas para orientar las decisiones clínicas, pero la palabra final, a favor o en contra de las intervenciones médicas, es una decisión no médica que pertenece únicamente al paciente.

Criterio de la persona razonable. A pesar de que el criterio tradicional de la práctica profesional se ha adoptado en numerosas jurisdicciones, el criterio de la persona razonable ha sido aceptado en muchos estados de los Estados Unidos. Según este estándar, la información que se ha de revelar debe determinarse tomando como modelo a una hipotética persona razonable. Que la información sea pertinente o fundamental es algo que debe establecerse en virtud de la importancia que una persona razonable le atribuiría al decidir si someterse o no a un procedimiento. Bajo este criterio, la autoridad para determinar qué información es necesaria emigra del doctor al paciente, por lo que los médicos pueden ser declarados culpables de negligencia al revelar información, incluso si su comportamiento se ajusta a los estándares reconocidos del ejercicio profesional.

Cualesquiera que sean sus méritos, el criterio de la persona razonable presenta dificultades conceptuales, morales y prácticas. Existen ambigüedades en torno a los conceptos de "información sustancial" y "persona razonable", y surgen preguntas sobre si y cómo los médicos y otros profesionales de la salud pueden emplear este criterio en la práctica. Su carácter abstracto y conjetural dificulta su uso por parte de los médicos, ya que deben proyectar hipotéticamente lo que un paciente razonable necesitaría saber.

Criterio subjetivo. El criterio de la persona razonable es ampliamente considerado un *estándar objetivo*. En cambio, el *criterio subjetivo* juzga lo adecuado de la información en virtud de las necesidades informativas específicas de una persona individual concreta, y no de una hipotética persona razonable. Las necesidades individuales pueden diferir: las personas pueden tener creencias no convencionales, problemas de salud inusuales, o historias familiares únicas que requieren un elenco de información diferente de la que necesita una persona razonable objetiva. Por ejemplo, una persona, con antecedentes de problemas reproductivos en su familia, podría desear información que otras personas no necesitarían o no desearía saber antes de participar en investigaciones sobre relaciones sexuales y familiares. Si un médico sabe o tiene motivos para creer que una persona desea esa información, retenerla podría socavar una decisión autónoma. La cuestión clave es resolver si el estándar para la divulgación de información debería adaptarse al paciente individual y, por lo tanto, tornarse subjetivo.[62]

De los tres criterios, el subjetivo es el estándar *moral* preferible de revelación, ya que es el único que toma realmente en serio la idea de respeto por la autonomía y satisface las necesidades informativas específicas de las personas. Sin embargo, depender exclusivamente del criterio subjetivo no sería suficiente ni para el derecho ni para la ética, debido a que, normalmente los pacientes no saben qué información es más importante para sus deliberaciones, y a que no es razonable esperar que un médico realice un análisis exhaustivo del historial y carácter de cada paciente para determinar cuál es la información relevante que debe comunicar. Por lo tanto, y en sintonía con propósitos éticos, es mejor utilizar el criterio de la persona razonable como estándar inicial de revelación, y luego complementarlo, indagando las necesidades de información de pacientes específicos o de potenciales sujetos de investigación.

No revelación[xviii] intencional de información

Numerosos asuntos en bioética implican problemas de no revelación intencional de información. Estos incluyen confidencialidad médica, negativa informada, tratamiento con placebo, ensayos clínicos aleatorios, consejería genética, y el deber de advertir a terceros. En cada una de esas áreas han surgido preguntas sobre si retener información a pacientes o sujetos de investigación está o no justificado, y, de ser así, bajo qué condiciones. Por ejemplo, en el caso de los ensayos clínicos aleatorizados, comúnmente los pacientes no saben si están recibiendo un medicamento experimental o si, en cambio, no están recibiendo tratamiento alguno. Varios argumentan que es éticamente aceptable, y muy deseable en algunas situaciones, asignar los pacientes al azar, sin su conocimiento y consentimiento expreso, en ensayos que comparan intervenciones ampliamente utilizadas y aprobadas que no representan un riesgo adicional.[63] Sin embargo, han surgido algunas controversias éticas importantes, debido a la falta de obtención de un adecuado consentimiento informado para algunos ensayos clínicos que comparan

---

[xviii] N.T. El término inglés es *nondisclosure*, y se diferencia semánticamente de *withholding*, a saber, "retención", "omisión" u "ocultamiento" de información. Por ello, lo traduzco, lteralmente, como "no revelación".

diferentes tratamientos aceptados. Un ejemplo elocuente de lo anterior es el estudio SUPPORT sobre la terapia de oxígeno para bebés prematuros.[64]

En esta sección, comenzamos abordando dos conflictos de no revelación intencional de información en ética clínica, para luego examinar algunos problemas de no revelación de información a sujetos de investigación. En las tres subsecciones nos preguntamos: "¿Son justificables estas no revelaciones intencionales?"

Privilegio terapéutico. Varias de las controversias que se presentan en la práctica clínica están relacionadas con preguntas sobre cuáles son las condiciones para que el derecho de una persona a tomar una decisión autónoma implique exigir que un médico revele información que perjudicaría al paciente o a alguien relacionado con él, como un miembro de la familia o pareja. Según se modifican los escenarios posibles —por ejemplo, a medida que un paciente se torna cada vez más ansioso o agitado— los pesos de las demandas morales competitivas de respeto por la autonomía y beneficencia varían, y no se dispone de una regla de decisión para determinar si y cuándo una obligación supera a la otra. Nadie en bioética ha formulado una regla de jerarquía que exija que el respeto por la autonomía de los pacientes y la revelación total de información siempre prevalezcan sobre las obligaciones del médico de tomar una buena decisión acerca de cómo proteger a los pacientes del daño, así como tampoco existen consideraciones teóricas generales que muestren que los médicos nunca deban retener intencionalmente la información. Mucho depende del peso, en cualquier circunstancia dada, de un beneficio médico específico y de la importancia concreta que tenga algún elemento de la información que se va a revelar al paciente (este problema general lo exploraremos en la sección del Capítulo 6 titulada "Paternalismo: conflictos entre beneficencia y respeto por la autonomía" y en el análisis que presentaremos sobre "Veracidad" en el Capítulo 8).

Normalmente, en casos de emergencia, incompetencia y renuncia, algunas excepciones legales a la regla del consentimiento informado permiten a un profesional de la salud proceder sin haberlo obtenido. Las dos primeras condiciones de excepción son, en general, poco controversiales, aunque la renuncia está rodeada por cierta polémica. Una excepción notablemente controvertida es el privilegio terapéutico, que establece que un médico puede legítimamente retener información basándose en un juicio médico sólido de que revelar la información podría dañar potencialmente a un paciente deprimido, emocionalmente agotado o inestable. Los posibles resultados perjudiciales incluyen poner en peligro la vida, provocar decisiones irracionales y producir ansiedad o estrés.[65]

A pesar del estatus tradicionalmente protegido de esta excepción, el juez de la Corte Suprema de los Estados Unidos, Byron White, criticó enérgicamente la idea de que la posibilidad de aumentar la ansiedad de un paciente sobre un procedimiento aporte una justificación suficiente para una excepción a las reglas del consentimiento informado. White sugirió que el estatus legalmente protegido de la doctrina del privilegio terapéutico carece de la seguridad jurídica que alguna vez tuvo en medicina.[66]

Los intentos de justificar el privilegio terapéutico se basan en la beneficencia —y la no maleficencia— porque la no revelación tiene como objetivo el bienestar del paciente y la prevención del daño. Sin embargo, cuál sea el contenido exacto y la formulación precisa del privilegio terapéutico es una cuestión que varía entre los diversos ordenamientos jurídicos y prácticas institucionales. Algunas formulaciones permiten a los médicos retener información si revelarla puede provocar *cualquier* deterioro en la condición del paciente. Otras enunciaciones permiten al médico retener información solo si conocerla puede causar consecuencias graves para la salud del paciente, como poner en peligro el éxito de su tratamiento o afectar críticamente sus facultades más relevantes para tomar decisiones.

La formulación más estricta del privilegio terapéutico se relaciona con circunstancias de incompetencia: un médico puede invocarlo solo si tiene motivos suficientes para creer que revelar información convertiría al paciente en incompetente para consentir o rechazar el tratamiento. Este criterio no entra en conflicto con el respeto por la autonomía, ya que el paciente sería incapaz de tomar una decisión autónoma en el momento en que esta debería ocurrir. Sin embargo, es éticamente indefendible, incluso si fuera legalmente permisible, invocar el privilegio terapéutico, simplemente por el hecho de que revelar información relevante podría llevar a un paciente competente a rechazar un tratamiento determinado.[67]

Uso terapéutico de placebos. Un problema relacionado con el punto anterior, y que se presenta en el contexto de la ética clínica, es el *uso terapéutico de placebos*, que típicamente, aunque no siempre ni necesariamente, implica transparencia limitada, revelación incompleta o incluso engaño intencional. Un placebo es una sustancia o intervención que el clínico considera que es farmacológicamente o biomédicamente inerte o inactiva para la condición que se está tratando. Mientras los placebos "puros", como una píldora de azúcar, son farmacológicamente inactivos, a veces se utilizan medicamentos activos, como placebos "impuros", con el fin de tratar condiciones para las que no están médicamente indicados, como, por ejemplo, la prescripción de un antibiótico para un resfriado común. Falta evidencia sistemática que pruebe los beneficios clínicamente significativos de la mayoría de los placebos,[68] aunque algunos informes de pacientes y médicos indican que aquellos alivian algunos síntomas subjetivos en hasta un tercio de los pacientes que sufren de condiciones como angina de pecho, tos, ansiedad, depresión, hipertensión, cefalea y resfriado común.[69] También se ha reportado que algunos placebos han ayudado a pacientes con síndrome del intestino irritable, dolor y náuseas.[70] Los beneficios principales de los placebos se producen para síntomas más subjetivos y autoinformados, es decir, para la enfermedad tal como la experimenta el paciente, y no para la enfermedad subyacente. Por ejemplo, un breve estudio de pacientes con asma comparó el albuterol activo, que es un tratamiento estándar, con un placebo, con acupuntura simulada y con ninguna intervención.[71] Solo el albuterol activo mejoró el volumen espiratorio forzado (VEF), una importante medida de la función pulmonar. Sin embargo, según los resultados autoinformados, el albuterol activo no proporcionó beneficios incrementales con relación al placebo y a la acupuntura simulada. Aunque dichos autoinformes subjetivos son clínicamente reconocidos, los críticos se enfocan en el prácticamente nulo efecto que tienen los placebos sobre las enfermedades subyacentes.

A pesar de la evidencia limitada de los beneficios clínicos de los placebos, su administración o prescripción es común en la práctica clínica. En un estudio nacional de internistas y reumatólogos de los Estados Unidos, aproximadamente la mitad de los encuestados informaron que en el año anterior habían recetado tratamientos placebo de manera regular y, con mayor frecuencia, analgésicos de venta libre y vitaminas. Un poco más del 10% había recetado antibióticos o sedantes, y solo unos pocos habían utilizado solución salina o píldoras de azúcar. Más del 60% de los encuestados expresaron la creencia de que la práctica de recetar placebos es éticamente permisible.[72] Una encuesta a pacientes con un problema de salud crónico, por el cual habían consultado a un proveedor de atención primaria al menos una vez en los últimos seis meses, concluyó que la mayoría de ellos era receptivo a la provisión o prescripción de tratamientos placebo por parte de los médicos, dependiendo de las circunstancias, poniendo especial atención en condiciones de transparencia y honestidad. Solo el 21.9% se oponía a los tratamientos placebo bajo cualquier circunstancia.[73]

Más allá de los argumentos en contra del engaño y la falta de respeto por la autonomía, las objeciones a la provisión o prescripción terapéutica de placebos incluyen posibles consecuencias negativas, como el daño a una relación clínica específica o a las relaciones clínicas en general, debido a la disminución de la confianza.[74] Algunos defensores de los placebos sostienen que el consentimiento del paciente para un tratamiento genérico, como "una píldora efectiva" o "un medicamento potente" es suficiente. Una apología de los placebos, relacionada con la anterior, apela al consentimiento previo del paciente a los objetivos del tratamiento. Si bien este consentimiento no es un consentimiento informado, estos argumentos podrían considerarse aceptables si se informara de antemano al paciente de que se utilizaría o podría utilizarse un placebo en algún momento del tratamiento, y este consintiera en ello.[75]

Adoptando un enfoque algo similar, el 2016, la Asociación Médica Estadounidense (AMA, por sus siglas en inglés) actualizó su política sobre el uso terapéutico de placebos. Estableció tres condiciones necesarias que un médico debe observar antes de utilizar un placebo para diagnóstico o tratamiento: (1) contar con la cooperación del paciente, (2) obtener el "consentimiento general del paciente para administrar un placebo", y (3) evitar el uso de un placebo con el solo propósito de manejar a un paciente difícil. Al obtener el "consentimiento general" (segunda condición), el médico "respeta la autonomía del paciente y fomenta una relación de confianza, mientras el paciente aún puede beneficiarse del efecto placebo".[76]

La evidencia indica que, eventualmente, la respuesta al placebo o el efecto placebo se puede producir sin retención de información o engaño. Por ejemplo, la respuesta al placebo o el efecto placebo a veces ocurre, incluso si se informa a los pacientes que una sustancia en particular es farmacológicamente inerte y, de todos modos, dan su consentimiento para su uso.[77] Los mecanismos de respuesta al placebo no son bien conocidos, pero se han propuesto varias hipótesis, centradas fundamentalmente en el contexto de curación, su significado simbólico y rituales asociados (incluido el ritual de tomar medicamentos), y en la atención, compasión y habilidad del profesional para fomentar la confianza y la esperanza.[78] Sin embargo, es importante que, al recetar placebos, los médicos no dejen pasar la oportunidad para establecer una comunicación efectiva con los pacientes. Dicha comunicación, así como un mayor entendimiento por parte del paciente, pueden fomentarse admitiendo su incertidumbre, explorando sus preocupaciones, perspectivas y valores, así como invitándolos a ser unos aliados en la búsqueda de opciones terapéuticas.[79]

Omisión de información a sujetos de investigación. Los problemas de no revelación intencional de información en la práctica clínica tienen sus equivalentes en algunas formas de experimentación, en las que los científicos, a veces, ocultan información a los sujetos de investigación. Ocasionalmente, buenas razones justifican la omisión. De hecho, los científicos no podrían llevar a cabo investigaciones relevantes en campos como la epidemiología si siempre tuvieran que obtener el consentimiento de los sujetos para acceder a su historia clínica, por lo que justifican el uso no consentido de tal información para establecer la prevalencia de una enfermedad en particular. Esta investigación suele ser la primera fase de los estudios destinados a determinar si se deben o no rastrear y contactar a personas específicas que están en riesgo de enfermedad, y de las que podría necesitarse consentimiento para una futura participación en dicha investigación. Sin embargo, a veces, no es necesario que los investigadores se pongan en contacto con los sujetos, como, por ejemplo, cuando los hospitales eliminan los identificadores personales de sus expedientes para que los epidemiólogos no puedan identificar a pacientes individuales. En otras circunstancias, los investigadores solo necesitan notificar previamente a las personas acerca de cómo utilizarán sus datos y ofrecerles la oportunidad de negarse a participar. En resumen, algunas veces, acciones como revelar información, advertir de ciertos riesgos a los sujetos, y darles la oportunidad de rechazar el participar en una investigación, pueden ser legítimamente sustituidas por el consentimiento informado.

Otras formas de no revelación u omisión intencional de información en la investigación son difíciles de justificar. De hecho, se produjo un intenso debate sobre un estudio diseñado y llevado a cabo por dos médicos de la Escuela de Medicina de la Universidad de Emory, para determinar la prevalencia del uso de la cocaína, y la confiabilidad de los autoinformes de consumo de drogas entre pacientes varones, en un hospital clínico en el centro de Atlanta, que atiende a residentes de bajos ingresos, predominantemente afroamericanos. En dicho estudio, aprobado por el comité institucional de investigaciones humanas, los investigadores pidieron a los pacientes ambulatorios del Grady Memorial Hospital que participaran en un estudio sobre la portación asintomática de enfermedades de transmisión sexual (ETS). Los participantes dieron su consentimiento informado para la investigación sobre ETS, pero no para un estudio secundario *no mencionado* sobre el uso reciente de cocaína y la confiabilidad de los autoinformes de dicho consumo. Los investigadores informaron a los pacientes que se analizaría su orina en busca de ETS, pero no revelaron que también se la analizaría para buscar metabolitos de cocaína. De los 415 hombres elegibles que aceptaron participar, el 39% dio positivo para un importante metabolito de cocaína, aunque el 72% de aquellos con ensayos positivos de orina negaron haber consumido drogas ilícitas en los tres días previos a la toma de muestras. Los investigadores concluyeron que "nuestros hallazgos subrayan la magnitud del problema de abuso de cocaína en los hombres jóvenes que buscan atención en clínicas de acceso directo en áreas urbanas. Los proveedores de atención médica deben ser conscientes de la falta de confiabilidad de los autoinformes sobre el uso ilícito de drogas".[80]

El hallazgo fue valioso en su momento, aunque estos investigadores engañaron a sus sujetos de investigación sobre algunos objetivos y propósitos del estudio, y no revelaron los medios que usarían. Los investigadores pensaron que enfrentaban un dilema. Por un lado, necesitaban información precisa sobre el consumo de drogas ilícitas para la atención médica y la formulación de políticas públicas. Por el otro, obtener un consentimiento informado adecuado sería difícil, porque muchos posibles sujetos se negarían a participar o proporcionarían información falsa. El problema moral es que las reglas que exigen el consentimiento informado se han diseñado para proteger a los sujetos de cualquier forma de manipulación y abuso durante el proceso de investigación. Los informes sobre la estrategia utilizada en este estudio de cocaína podrían aumentar la desconfianza hacia las instituciones médicas y los profesionales, y podrían hacer que los autoinformes de los pacientes sobre actividades ilegales sean aún menos confiables.[81] Los investigadores podrían haber resuelto su dilema desarrollando diseños alternativos de investigación, que incluyeran métodos sofisticados para formular preguntas que pudieran reducir o eliminar errores de respuesta, sin violar las normas de consentimiento informado.

En general, la investigación no puede justificarse si existe un peligro significativo, y los sujetos no son informados de que están expuestos a ciertos riesgos. Esta conclusión no implica que los investigadores nunca puedan llevar a cabo estudios que impliquen engaño. La investigación relativamente libre de riesgos, que implica engaño o revelación incompleta de información, ha sido común en campos como la psicología conductual y fisiológica. Sin embargo, los investigadores deben utilizar el engaño solo si es esencial para obtener información imprescindible, no implica un riesgo sustancial para los sujetos y la sociedad, los sujetos son informados de que el engaño o la revelación incompleta son parte del estudio, y dan su consentimiento para participar bajo esas condiciones (discutiremos problemas similares de ética de la investigación en el Capítulo 8, en las secciones tituladas "Veracidad" y "El doble papel de médico e investigador").

ENTENDIMIENTO[xix]

El entendimiento es el quinto elemento del consentimiento informado de nuestra lista. La experiencia clínica y los datos empíricos indican que los pacientes y los sujetos de investigación muestran una amplia variación en su comprensión de la información sobre diagnósticos, procedimientos, riesgos, probables beneficios y pronósticos.[82] En un estudio con participantes en ensayos clínicos de cáncer, el 90% indicó estar satisfecho con el proceso de consentimiento informado, y la mayoría creía que estaba bien informado. Sin embargo, aproximadamente, tres cuartas partes de ellos no entendían que los ensayos incluían tratamientos no convencionales y no testeados, y aproximadamente una cuarta parte no percibía que el propósito principal de los ensayos era beneficiar a futuros pacientes, y que el impacto positivo para ellos era, más bien, incierto.[83]

[xix] N.T. Ver la N.T. iv de este capítulo.

Muchos factores explican la escasa comprensión en el proceso de consentimiento informado. Algunos pacientes y sujetos de investigación están tranquilos, atentos y ansiosos por dialogar, mientras que otros están nerviosos o distraídos, lo que afecta o bloquea su comprensión. La enfermedad, la irracionalidad y la inmadurez también pueden limitar el entendimiento. Entre factores institucionales y situacionales importantes se incluyen presiones de tiempo, limitada o nula remuneración a los profesionales por las horas dedicadas al proceso de comunicación, y conflictos de interés profesionales.

Naturaleza del entendimiento

No existe un consenso general sobre la naturaleza y nivel de entendimiento necesarios para un consentimiento informado. Sin embargo, para nuestros propósitos basta con decir que las personas entienden cuando han adquirido información pertinente y tienen sólidas convicciones sobre la naturaleza y consecuencias de sus acciones. Su comprensión no necesita ser *completa*, porque, en general, tener un entendimiento de los hechos principales es suficiente. Algunos hechos son irrelevantes o triviales; otros son fundamentales, tal vez decisivos.

En algunos casos, la falta de concentración de una persona o, incluso, un solo riesgo o hecho pasado por alto puede privarla de una comprensión adecuada. Un ejemplo clásico es el caso *Bang contra Miller Hospital* (1958), en el que Helmer Bang, un paciente con problemas urinarios, buscaba tratamiento. Aunque los médicos le recomendaron una cirugía de próstata, Bang no tenía la intención de consentir la esterilización que dicha intervención implicaba.[84] Bang, de hecho, dio su consentimiento para la cirugía de próstata, pero sin ser informado explícitamente de que la esterilización era un resultado quirúrgico inevitable. Aunque la esterilización no es necesariamente una consecuencia de la cirugía de próstata, era ineludible en el procedimiento específico recomendado, ya que implicaba cortar el cordón espermático de Bang. La incapacidad de Bang para comprender esta única consecuencia quirúrgica comprometió lo que, de otra manera, hubiera sido un entendimiento adecuado, e invalidó lo que podría haber constituido un consentimiento válido.

Normalmente, los pacientes y sujetos de investigación deberían, al menos, comprender lo que un profesional sanitario o investigador meticuloso cree necesario entender para autorizar una intervención. Diagnósticos, pronósticos, naturaleza y propósito de la intervención, alternativas, riesgos, beneficios, y recomendaciones suelen representar información esencial. Los pacientes o sujetos de investigación también deben coincidir con los profesionales en el entendimiento de los términos de la autorización antes de proceder. A menos que exista un acuerdo sobre las características esenciales de lo autorizado, no hay garantía de que un paciente o sujeto de investigación haya tomado una decisión autónoma y proporcionado un consentimiento válido. Incluso, si el médico y el paciente usan la misma palabra, como *accidente cerebrovascular* o *hernia*, sus interpretaciones pueden diferir si las nociones médicas estandarizadas, utilizadas por el profesional, tienen significados que el paciente no entiende. Algunos argumentan que muchos pacientes y sujetos de investigación no son lo suficientemente capaces de comprender la información o de apreciar adecuadamente su relevancia para tomar decisiones autónomas sobre temas relacionados con la atención médica o la participación en investigaciones. Tales afirmaciones generalizan excesivamente esos argumentos, a menudo debido a un ideal desmesurado de total revelación y total comprensión. Si reemplazamos este utópico estándar por un enfoque más admisible del entendimiento de la información relevante, podemos evitar este escepticismo. Del hecho de que las acciones nunca sean *completamente* informadas, voluntarias o autónomas, no se sigue que jamás sean *suficientemente* informadas, voluntarias o autónomas.[85]

Ahora bien, algunos pacientes poseen conocimientos básicos tan limitados que la comunicación sobre situaciones excepcionales o inéditas es extremadamente difícil, especialmente si los médicos introducen nuevos conceptos y constructos cognitivos. Diversos estudios indican que estos pacientes probablemente tendrán una paupérrima y distorsionada comprensión de los objetivos y procedimientos científicos.[86] No obstante lo anterior, incluso en estas situaciones difíciles, muchas veces se puede lograr un mejor entendimiento y una toma de decisiones adecuada. Los profesionales pueden comunicar información novedosa o especializada a personas legas mediante la elaboración de analogías entre dicha información y eventos más comunes y familiares para el paciente o sujeto de investigación. Del mismo modo, pueden exponer los riesgos, utilizando tanto probabilidades numéricas como no numéricas, a la vez que ayudan al paciente o sujeto a asignar significados a dichas probabilidades, mediante la comparación con experiencias previas y riesgos más familiares, como los peligros que implica conducir automóviles o usar herramientas eléctricas.[87]

Sin embargo, incluso con la ayuda de tales estrategias, permitir que un paciente comprenda y aprecie tanto los riesgos como los beneficios probables de una intervención, puede tornarse una tarea extremadamente difícil. Por ejemplo, los pacientes que se someten a diversos tipos de cirugía comprenden que sufrirán dolor postoperatorio, pero las expectativas que tienen sobre ese dolor, a menudo son improcedentes. Muchos pacientes no pueden apreciar adecuadamente y de antemano la naturaleza y gravedad del dolor, y otros llegan al extremo de que ya no son capaces de ponderar con claridad la amenaza del dolor versus los beneficios de la cirugía. En este punto, es posible que evalúen los beneficios de la cirugía como abrumadoramente atractivos, al mismo tiempo que subestiman sus riesgos.

Estudios sobre la comprensión. Algunos estudios se concentran en las dificultades que presentan los pacientes y sujetos de investigación para comprender los riesgos involucrados, aunque también tienen problemas para comprender los beneficios esperados, su naturaleza, probabilidad y magnitud. Estos problemas fueron evidentes en un estudio realizado sobre el nivel de comprensión de pacientes con enfermedad coronaria crónica, que eligieron someterse a una intervención coronaria percutánea (ICP). En contra de la mejor evidencia disponible y de las opiniones de sus cardiólogos, la abrumadora mayoría de estos pacientes pensaban que la ICP reduciría su riesgo de ataque al corazón (88%) y de muerte por infarto (82%), a pesar de que el beneficio principal esperado de dicho procedimiento es solo sintomático para tales pacientes, es decir, alivio del dolor o del malestar en el pecho. La ICP puede salvar las vidas de personas con angina aguda o inestable, por lo que solo los pacientes que tenían angina estable podrían haber confundido las dos condiciones, ya que ambas se presentan con dolor y malestar en el pecho. Según estos investigadores y otro autor, la comunicación directa sobre estos y otros temas, acompañada de apoyo para la toma de decisiones, podría haber sido útil, especialmente si aquello se hubiese complementado con mejoras en el nivel de comprensión lectora y en la información proporcionada en el formulario de consentimiento.[88]

Malentendido terapéutico.[xx] El "malentendido terapéutico" es un problema importante en el consentimiento informado, y debe abordarse cuando los sujetos son incapaces de distinguir entre la atención clínica y la investigación no terapéutica, y no pueden comprender el propósito y objetivo de dicha investigación, concibiendo erróneamente su participación como terapéutica.[89] El malentendido terapéutico supuestamente invalida el consentimiento de un sujeto porque aquel no está consintiendo su participación, de modo específico, *en la investigación*.[90]

[xx] N.T. Traduzco así la expresión *the therapeutic misconception*. También se ha traducido como "concepto erróneo terapéutico" y "equívoco terapéutico". Considero estas dos últimas expresiones un tanto inadecuadas, no por ser incorrectas (en rigor, son traducciones que pueden juzgarse como acertadas o pertinentes), sino porque son un tanto forzadas. Como *therapeutic misconception* refiere al hecho de cuando el paciente o sujeto de investigación entiende el propósito de un procedimiento que no es terapéutico como si lo fuera, esto señala una mala interpretación de su parte, además de un error en el entendimiento, tanto de su participación en un procedimiento como de los propósitos de este. Por lo tanto, decir "malentendido terapéutico" parece ser más correcto, toda vez que, en inglés, *misunderstanding* es sinónimo de *misconception*, significando ambos, entre otras acepciones, "malentendido".

Sam Horng y Christine Grady distinguen correctamente y en estricto sentido, el malentendido terapéutico, tanto de la apreciación errónea de la terapia como del optimismo terapéutico.[91] Si no se corrige, el malentendido terapéutico invalida el consentimiento de los sujetos, ya que no cuentan con hechos relevantes que sean lo suficientemente claros como para dar su consentimiento para participar en la investigación. Sin embargo, algunos participantes, que entienden que están involucrados en una investigación y no en un procedimiento de atención clínica, todavía sobreestiman las posibilidades terapéuticas, es decir, sobredimensionan las probabilidades de obtener beneficios. Horng y Grady argumentan que dicha errada apreciación de la terapia solo debería tolerarse si "estimaciones erróneas moderadas no comprometen el tener una razonable consciencia de los posibles resultados". En cambio, en el caso del optimismo terapéutico, los participantes entienden las probabilidades de obtener beneficios, con bastante precisión, pero son excesivamente optimistas acerca de las posibilidades que tienen de superar esas probabilidades. Sin embargo, este optimismo terapéutico, generalmente no compromete ni invalida el consentimiento informado del individuo, debido a que se asemeja más a una esperanza legítima que a un sesgo informativo.

Problemas de procesamiento de la información

Con excepción de unos cuantos estudios sobre la comprensión, las investigaciones sobre la toma de decisiones de los pacientes han prestado muy poca atención al procesamiento de la información. Sin embargo, el exceso de información puede impedir una comprensión adecuada, toda vez que los médicos exacerban estos problemas al utilizar términos clínicos poco familiares para los pacientes.

Algunos estudios han hecho visibles las dificultades en el procesamiento de la información sobre los riesgos, indicando que revelar los peligros implicados en la investigación, comúnmente lleva a los sujetos a distorsionar la información, cometer errores inferenciales y crear miedos desproporcionados. Algunas formas de presentar la información son tan engañosas que, regularmente, tanto los profesionales de la salud como los pacientes tergiversan su contenido. Por ejemplo, el acto de elegir entre alternativas riesgosas puede ser influenciado por la misma información sobre los riesgos, ya sea si se presenta como una ganancia u oportunidad, o como una pérdida o reducción de oportunidades para un paciente.[92]

En un estudio se pidió a radiólogos, pacientes ambulatorios con problemas médicos crónicos y a estudiantes de administración y negocios ya graduados, que hicieran una elección hipotética entre dos terapias alternativas

243

para el cáncer de pulmón: cirugía y radioterapia.[93] Los investigadores delimitaron la información de los resultados en términos de (1) supervivencia y (2) muerte. Esta diferencia de enfoque afectó las preferencias en los tres grupos. Cuando se enfrentaron a los resultados, formulados en términos de probabilidad de *supervivencia*, el 25% eligió la radiación en lugar de la cirugía. Sin embargo, cuando los mismos resultados se presentaron expresados en términos de probabilidad de *muerte*, el 42% prefirió la radiación. La forma de presentar el riesgo de muerte inmediata por complicaciones quirúrgicas, que no tiene equivalente en la radioterapia, parece haber marcado una diferencia decisiva en la percepción de los participantes.

Este efecto marco[xxi] reduce el entendimiento, lo que tiene implicaciones directas en la posibilidad de una elección autónoma. Si una percepción errónea impide que una persona entienda adecuadamente el riesgo de muerte, y este riesgo es relevante para su decisión, entonces la elección de un procedimiento en vez de otro no refleja una comprensión sustancial, por lo que su consentimiento no califica como una autorización autónoma. La lección que podemos sacar de todo esto es que los profesionales necesitan un mayor conocimiento sobre técnicas que les permitan comunicar mejor, tanto los aspectos positivos como negativos de la información, por ejemplo, tanto las probabilidades de supervivencia como las de mortalidad.

La ayuda para la toma de decisiones es una práctica cada vez más utilizada en la preparación de las personas para participar en decisiones médicas que implican ponderar los posibles beneficios y riesgos en contextos de incertidumbre científica, donde las decisiones acerca de exámenes de detección (cribado) o intervenciones terapéuticas son difíciles de evaluar. Los estudios muestran que el uso de ayuda para la toma de decisiones puede proporcionar información importante y permitir a los pacientes reflexionar sobre sus propios valores y preferencias en relación con sus circunstancias y opciones. La utilización de estas ayudas para la toma de decisiones se correlaciona con un aumento en el acervo de conocimientos que poseen los pacientes y con su participación más activa en la toma de decisiones.[94]

Problemas de no aceptación y falsa creencia

Cualquier fisura en la capacidad de una persona para *aceptar* la información como verdadera o no contaminada, incluso si la comprende adecuadamente, puede también comprometer la toma de decisiones. En algunas

---

[xxi] N.T. Traduzco la expresión *framing effects*, que refiere a un sesgo cognitivo, en virtud del cual las preferencias de una persona, ante un proceso de toma de decisiones, dependen de cómo se presente la información, a saber, de su "marco".

circunstancias, una sola creencia falsa puede invalidar el consentimiento de un paciente o sujeto de investigación, incluso cuando ha existido una revelación adecuada de información, comprensión y decisión voluntaria por parte del paciente. Por ejemplo, un paciente gravemente enfermo que ha sido debidamente informado sobre la naturaleza de su enfermedad, y se le ha pedido que tome una decisión sobre su tratamiento, podría rechazarlo bajo la falsa creencia de que no está enfermo. Incluso si el médico reconoce la falsa creencia del paciente y aporta pruebas concluyentes para demostrarle que es incorrecta, y este comprende la información que se la ha proporcionado, todavía puede seguir creyendo que todo lo informado es falso.

Si la ignorancia atenta contra una decisión informada, puede ser permisible, y posiblemente obligatorio, promover la autonomía, intentando imponer información no deseada. Consideremos el siguiente caso en el que una falsa creencia jugó un papel importante en el rechazo del tratamiento por parte de un paciente:[95]

> Una mujer de cincuenta y siete años fue ingresada al hospital debido a una fractura de cadera. ... Durante el transcurso de la hospitalización, una prueba de Papanicolaou y una biopsia revelaron un carcinoma de cuello uterino en etapa 1A. ... Se le recomendó encarecidamente una cirugía, ya que el cáncer, casi con certeza, era curable mediante una histerectomía. ... La paciente rechazó el procedimiento. En este punto, sus médicos tratantes pensaron que no era mentalmente competente. Se solicitó someterla a consultas psiquiátricas y neurológicas para determinar una posible demencia y/o discapacidad mental. El psiquiatra consideró que la paciente tenía demencia y no era mentalmente competente para tomar decisiones sobre su propio cuidado. Esta determinación se basó principalmente en la firme e "irracional" negativa de la paciente a someterse a la cirugía. El neurólogo no estuvo de acuerdo, afirmando que no había encontrado evidencias de demencia. Cuando se le preguntó a la paciente, esta señaló que había rechazado la histerectomía porque *no creía* que tuviera cáncer. "Cualquiera sabe", dijo, "que las personas con cáncer están enfermas, se sienten mal y pierden peso", mientras ella se sentía bastante bien. La paciente continuó sosteniendo esta opinión a pesar de los resultados de la biopsia y de los persistentes argumentos de sus médicos para convencerla de lo contrario.

En este caso, el médico consideró invalidar la negativa de la paciente, ya que existía evidencia médica sólida que indicaba que no había ninguna justificación para creer que no tenía cáncer. Mientras esta paciente siga sosteniendo una falsa creencia, que es relevante para su decisión, su rechazo no representa una negativa adecuadamente *informada*, incluso si resulta ser una negativa legalmente válida. El caso ilustra algunas complejidades que implica la comunicación efectiva: la paciente era una mujer blanca de bajos recursos, de los Apalaches, con educación hasta tercer grado. El hecho de que su médico tratante era de raza negra fue lo que gatilló su falsa creencia de que no tenía cáncer. No estaba dispuesta a creer lo que le dijera un médico negro. Sin embargo, intensas y, en ocasiones, fatigosas conversaciones con un médico blanco y con su hija, terminaron por convencerla de que estaba equivocada y, finalmente, la motivaron a dar su consentimiento para una exitosa histerectomía.

Este ejemplo ilustra por qué a veces es necesario que los profesionales de la salud, en vez de simplemente aceptarlas, desafíen enérgicamente las decisiones de los pacientes, que parecen legalmente vinculantes, para mejorar aún más la calidad de las mismas. La prerrogativa de rechazar un tratamiento no deseado tiene la apariencia de un derecho casi absoluto en la ética biomédica. Sin embargo, el caso recién detallado indica que los profesionales de la salud deben determinar cuidadosamente cuándo es necesario desafiar este derecho y, quizás, incluso anularlo.

Problemas de las renuncias al consentimiento informado

También pueden surgir algunos problemas adicionales, relacionados con la comprensión en las renuncias al consentimiento informado. Al renunciar, un paciente competente desiste voluntariamente de su derecho a un consentimiento informado, así como exime al médico de la obligación de obtenerlo.[96] De este modo, el paciente delega la autoridad para la toma de decisiones en el médico o en un tercero, o simplemente solicita no ser informado. Dicho con otras palabras, el paciente decide no tomar una decisión informada. Sin embargo, las renuncias no deben entenderse exclusivamente de esta manera. La normativa reconoce como válidas diversas exenciones a los requisitos de consentimiento cuando los pacientes o sujetos de investigación no autorizan de forma autónoma, mediante una renuncia, en el sentido habitual. Ejemplos de tales renuncias válidas ocurren bajo condiciones de inviabilidad, investigación de emergencia, e investigación de medicamentos y vacunas con personal militar.[97]

Algunos tribunales han sostenido que los médicos no necesitan revelar los riesgos en el caso de un paciente que solicita no ser informado,[98] y algunos autores en el campo de la ética biomédica afirman que los derechos siempre son renunciables.[99] Por lo general, es correcto reconocer las renuncias a derechos, ya que contamos con un rango de discreción sobre si ejercerlos o no. Por ejemplo, si un devoto Testigo de Jehová informara a un médico que desearía que se hiciera todo lo posible por él, pero que no querría saber si el hospital utilizó transfusiones u otros procedimientos similares, es difícil imaginar un argumento moral lo suficientemente convincente como para respaldar la conclusión de que debe dar un consentimiento informado específico para ser transfundido. Sin embargo, la práctica generalizada de permitir las renuncias es peligrosa. Muchos pacientes confían excesivamente en los médicos, y una aceptación generalizada de las renuncias al consentimiento en entornos terapéuticos y de investigación podría hacer que los sujetos y pacientes fueran más vulnerables frente a los profesionales que, por conveniencia, omiten los procedimientos de consentimiento, lo cual ya es un problema grave en la atención sanitaria.

No es muy probable lograr una solución a estos problemas sobre las renuncias al consentimiento informado que sea aplicable a todos los escenarios posibles. Aunque cada caso o situación de renuncia debe considerarse por separado, pueden ser necesarias otras respuestas procedimentales que fomenten esquemas de supervisión que protejan a los pacientes. Por ejemplo, las instituciones pueden establecer normas que prohíban las renuncias, excepto cuando hayan sido aprobadas por cuerpos deliberativos, como comités de revisión institucional o de ética hospitalaria. Si un comité determina que reconocer una renuncia protegería mejor el interés de una persona en un caso particular, esta podría ser justificable.

VOLUNTARIEDAD

La voluntariedad es otro elemento del consentimiento informado y también la tercera de nuestras tres condiciones para actuar autónomamente. Debido a que a menudo fue ignorada en la historia de la investigación, esta condición ha llegado a tener un papel prominente en la ética biomédica. El Código de Nüremberg, por ejemplo, insiste en la voluntariedad. Señala que un sujeto de investigación "debería estar en condiciones de ejercer libremente su poder de elección, sin la intervención de ningún elemento de fuerza, fraude, engaño, apremio, aprovechamiento o cualquier otra forma ulterior de restricción o coerción".[100]

Usamos el término *voluntariedad* de una manera más acotada que otros autores. Algunos han analizado la voluntariedad en función de la presencia de conocimiento apropiado, y la ausencia de compulsión psicológica y de restricciones externas.[101] Si adoptáramos un significado tan amplio, estaríamos equiparando la voluntariedad con la autonomía, mientras que solo afirmamos que la voluntariedad —entendida principalmente como estar libre de influencias controladoras— es una condición necesaria de la autonomía. Una persona actúa voluntariamente cuando lo hace por deseo y sin estar bajo el control de otra persona o de una afección psicológica personal. Aquí solamente consideramos la circunstancia de control externo, pero hacemos notar que otras condiciones internas, tales como enfermedades debilitantes, trastornos psiquiátricos y adicción a las drogas, pueden también disminuir o destruir la voluntariedad, impidiendo así la decisión y acción autónomas.

Tipos de influencia

La condición clave de la voluntariedad es no estar bajo control, aunque no todas las influencias ejercidas sobre otra persona pueden considerarse controladoras. Si un médico ordena a un paciente reluctante someterse a una cateterización cardíaca y lo coacciona para que le obedezca, amenazándolo con no seguir atendiéndolo, entonces, se puede decir que la influencia del médico controla al paciente. Si, por el contrario, un médico persuade racionalmente al paciente para que se someta al procedimiento cuando inicialmente se mostraba reacio a hacerlo, entonces las acciones del médico influyen, pero no controlan al paciente. Muchas influencias son tolerables, y otras, incluso, son bienvenidas en vez de rechazadas.

Una categoría amplia de lo que se entiende por influencia incluye actos de amor, amenazas, educación, mentiras, sugerencias manipuladoras, y recursos emocionales, todos los cuales pueden variar radicalmente en cuanto a su impacto en las personas y a su justificación ética. Nuestro análisis se focaliza en tres categorías de influencia: coacción, persuasión y manipulación. La coacción ocurre solo si una persona utiliza intencionalmente una amenaza grave y creíble de daño o fuerza para controlar a otra.[102] La amenaza de fuerza, utilizada por algunos cuerpos de policía, tribunales, y hospitales al internar pacientes contra su voluntad para un tratamiento psiquiátrico, se considera coercitiva. Algunas amenazas pueden, virtualmente, coaccionar a todas las personas (una amenaza creíble de asesinato), mientras que otras solo coaccionarán a algunas (cuando un empleado amenaza a su empleador con renunciar a su trabajo a menos que le dé un aumento). Que haya coacción, en parte, depende de la respuesta subjetiva de quien está siendo coaccionado. Sin embargo, una respuesta subjetiva, en la cual una persona obedece o es condescendiente porque se *siente* amenazada, incluso no existiendo ninguna intimidación, no califica como coacción. Esta solo se produce si una amenaza intencionada y creíble desplaza el curso de acción autodirigido de una persona, con lo que hasta un comportamiento intencionado y bien informado deja de ser autónomo. Rechazamos una tendencia común en la ética biomédica de utilizar "coacción" como un término amplio de crítica moral que oscurece preocupaciones éticas relevantes y distintivas. Por ejemplo, la coacción no es lo mismo que aprovecharse de una persona en circunstancias extremas. Ambas acciones son incorrectas en la mayoría de los contextos, pero quizás por motivos diferentes.[103]

En el caso de la *persuasión*, una persona llega a creer algo en virtud de las razones que otro le expone. Apelar a la razón se distingue de la influencia que recurre a la emoción. En la atención sanitaria, el problema es cómo distinguir las respuestas emocionales de las cognitivas, y determinar cuáles son las que probablemente se invocarán. Las revelaciones o enfoques que podrían persuadir racionalmente a un paciente pueden abrumar a otro, cuyo miedo o pánico socava a la razón.

Manipulación es un término genérico para señalar muchas formas de influencia que no son ni persuasivas ni coercitivas.[104] La esencia de la manipulación es influir en las personas para que hagan lo que el manipulador quiere, utilizando medios distintos a la coacción o la persuasión. La forma más común de manipulación en la atención sanitaria es la informativa, un acto deliberado de gestión de la información que altera la comprensión de una situación por parte de una persona y la motiva a hacer lo que el agente de influencia pretende. Muchas formas de manipulación informativa son incompatibles con la toma de decisiones autónoma. Por ejemplo, mentir, ocultar información y exagerarla con la intención de hacer creer a las personas lo que es falso, comprometen la elección autónoma. La manera en que un profesional sanitario presenta la información —con un determinado tono de voz, con gestos enérgicos y contextualizándola positivamente ("la mayoría de las veces tenemos éxito con esta terapia") en lugar de negativamente ("fracasamos con esta terapia en el 35% de los casos")— también puede manipular la percepción y la respuesta del paciente.

La obligación de abstenerse de ejercer una influencia controladora

La coacción y la manipulación controladora están, en ocasiones, justificadas muy pocas veces en la medicina, más a menudo en la salud pública, y aún más seguido en la aplicación de la ley. Si un médico que atiende a un paciente disruptivo y desobediente lo amenaza con suspender el tratamiento a menos que modifique algunas conductas, el cometido del médico puede ser tanto coactivo como justificado. Los problemas más complejos de la manipulación no implican amenaza ni castigo, actos que son casi siempre injustificados en la atención sanitaria y en la investigación. Más bien tienen que ver con el efecto de las recompensas, ofertas, estímulos, y otros incentivos.

Un clásico caso de oferta injustificada ocurrió durante el que se conoce como el experimento Tuskegee de la sífilis, que dejó sin tratamiento durante décadas a cerca de cuatrocientos afroamericanos que habían contraído la enfermedad, con el fin de estudiar su evolución natural, a pesar de que la penicilina, un antibiótico eficaz contra esa condición, ya estaba disponible durante esos años. Los investigadores les hicieron varias ofertas a los sujetos para estimular y mantener su interés de continuar participando en el estudio. Estas ofertas incluían servicios funerarios y seguros de vida gratuitos, transporte gratis a y desde los lugares en que eran examinados, y una parada gratis en su pueblo en el viaje de vuelta. La precaria situación económica de los sujetos los hizo vulnerables a estas manifiestas e injustificadas formas de manipulación.[105] A ellas se les sumó el engaño, que ocultaba la naturaleza e intención no terapéutica del estudio.

Las condiciones bajo las cuales una influencia puede ejercer control sobre las personas y, además, ser moralmente injustificable, son suficientemente claras en la teoría, pero, a menudo, opacas en las situaciones concretas. Por ejemplo, varios pacientes han reportado sentir intensas presiones para inscribirse en ensayos clínicos, incluso cuando el enrolamiento es voluntario.[106] Algunos casos complejos que se dan en la atención sanitaria implican situaciones de manipulación en las que los pacientes o sujetos de investigación necesitan desesperadamente un medicamento o una fuente de ingresos. Atractivas ofertas, tales como medicamentos gratis o dinero extra, pueden dejar a la persona sin ninguna posibilidad de elegir autónomamente, así como una situación de amenaza puede condicionarla, incluso en ausencia de alguna otra manipulación intencional. Las influencias que comúnmente las personas encuentran resistibles pueden ejercer control sobre pacientes extremadamente débiles, dependientes, y propensos a no seguir luchando por su recuperación.[107] Las vulnerabilidades de las personas difieren, lo que produce variaciones en lo que se considere una influencia "indebida".[108]

La amenaza de explotación con fines de investigación u otros, es considerable en las instituciones en las que los pacientes están internados contra su voluntad. Sin embargo, las normas, directivas y prácticas imperantes pueden comprometer las decisiones autónomas, incluso si las personas ingresan voluntariamente a las instituciones. Consideremos el caso de los cuidados prolongados, donde las personas mayores que viven en hogares de ancianos pueden ver sus elecciones seriamente limitadas en la vida cotidiana. Debido a sus inhabilidades físicas, muchas de estas personas sufren un deterioro de su capacidad para tomar decisiones personales. Sin embargo, esta disminución de la autonomía *ejecutora* no implica necesariamente un menoscabo de la autonomía *decisional*.[109] El problema radica, por un lado, en que los cuidadores que trabajan en hogares de ancianos pueden ignorar, malinterpretar o invalidar decisiones autónomas de los residentes en cuestiones cotidianas, tales como qué alimentos comer, qué compañeros de habitación elegir, cuáles pertenencias conservar, qué ejercicio hacer, cuánto y cuándo dormir, y qué ropa usar, además de elecciones relativas a duchas, medicamentos y otras restricciones del día a día. Por otro lado, a veces, las necesidades institucionales de estructura, orden, seguridad y eficiencia se invocan legítimamente para anular las aparentes decisiones autónomas de los residentes.

TOMA DE DECISIONES SUBROGADAS EN REPRESENTACIÓN DE PACIENTES NO AUTÓNOMOS

Avancemos ahora desde las condiciones para el consentimiento de personas capaces de tomar decisiones autónomas —y las limitaciones a su autonomía en algunas situaciones— hacia los criterios para la toma de decisiones subrogadas cuando los pacientes no son autónomos o su autonomía es cuestionable. Todos los días, representantes de pacientes incompetentes, esto es, que han tenido accidentes cerebrovasculares, o padecen de Alzheimer, Parkinson, depresión crónica —que afecta la función cognitiva—, senilidad y psicosis, toman decisiones para suspender o continuar sus tratamientos. Si un paciente no es capaz de aceptar o rechazar un tratamiento, un hospital, médico o miembro de la familia puede ejercer justificadamente la función de representante en la toma de decisiones, dependiendo de las normas legales e institucionales, o bien recurrir a un tribunal u otra jurisdicción para resolver cualquier incertidumbre sobre quién tiene la autoridad para tomar la decisión.

Se han propuesto tres criterios generales para autorizar la participación de representantes en la toma de decisiones: el *juicio sustitutivo*, que a veces se presenta como un estándar basado en la autonomía; la *autonomía pura*; y el *interés superior del paciente*. Nuestro objetivo en esta sección es reestructurar e integrar dicho elenco de criterios para la toma de decisiones subrogadas, estableciendo para ello un marco coherente. Evaluamos estos criterios para efectos de ley y política pública, pero nuestro argumento subyacente es moral, y se refiere a proteger las preferencias autónomas previas de los pacientes[xxii], así como sus intereses actuales más relevantes (enseguida, en el Capítulo 5 examinaremos *quién* debería actuar como representante para la toma de decisiones subrogadas).

Criterio del juicio sustitutivo

Este criterio sostiene que las decisiones sobre el tratamiento le corresponden propiamente al paciente incompetente o no autónomo, en virtud de sus derechos a la autonomía y privacidad. Los pacientes tienen el derecho a decidir, y a que sus valores y preferencias sean seriamente consideradas cuando carecen de la capacidad para ejercer esos derechos. Sería injusto privar a un paciente incompetente del derecho a tomar decisiones solo porque ya no es, o nunca ha sido, autónomo.

Este es un criterio más bien débil de autonomía. Requiere que el representante "se vista con el manto mental del incompetente", y como lo

---

[xxii] N.T. Los autores se refieren a las voluntades anticipadas o testamento vital.

expresó un juez en un caso clásico que llegó a su tribunal: el representante debe tomar la decisión que la persona incompetente habría tomado si fuera competente. En este caso, el tribunal invocó el criterio del juicio sustitutivo para concluir que Joseph Saikewicz, un adulto que nunca había sido competente, habría rechazado su tratamiento si hubiera sido competente. Reconociendo que lo que la mayoría de las personas razonables elegirían podría diferir de la elección de una persona incompetente en particular, el tribunal criteriosamente afirmó que "la decisión, en muchos casos como este, debería ser la que tomaría la persona incompetente si fuera competente, pero teniendo en cuenta la incompetencia presente y futura del individuo como uno de los factores que deberían necesariamente contar en el proceso de toma de decisiones de la persona competente".[110]

Este criterio del juicio sustitutivo podría y debería usarse para pacientes que alguna vez fueron competentes, pero solo si hay razones para creer que el representante es capaz de hacer un juicio que el paciente habría hecho.[111] En tales casos, el representante debería tener un conocimiento lo suficientemente profundo del paciente como para que su juicio particular refleje los puntos de vista y valores de quien está siendo subrogado. Conocer meras generalidades sobre los valores personales del paciente no es suficiente. Por lo tanto, si el representante puede responder de manera confiable a la pregunta "¿Qué querría *el paciente* en esta circunstancia?", el juicio sustitutivo es un criterio apropiado que se aproxima a lo que podríamos llamar un consentimiento en primera persona. Sin embargo, si el representante solo puede responder a la pregunta "¿Qué quieres *tú* para el paciente?", entonces la decisión debe basarse en el interés superior del paciente en vez de en un estándar de autonomía. No podemos ocupar un criterio de juicio sustitutivo para pacientes que nunca fueron competentes, porque no existe una base sólida para juzgar sus elecciones autónomas.

Criterio de la autonomía pura

Un segundo criterio elimina la cuestionable idea de la autonomía que subyace al estándar del juicio sustitutivo, reemplazándola por una autonomía efectiva[xxiii]. Este criterio se aplica exclusivamente a pacientes antes autó-

---

[xxiii] N.T. Los autores ocupan la expresión *real autonomy*. Sin embargo, en este contexto y, atendiendo lo que ellos quieren significar, considero que es más acertado traducir dicha expresión como "autonomía efectiva" que como "autonomía real". He aquí mi explicación. Aristóteles (*Física*. II, 3, 194b 17-20; y *Metafísica*. I, 3, 983a 25-983b y V, 2, 1013a 20-1013b), define formalmente el fenómeno de la causa y efecto (cambio y movimiento, Ver la N.T. xiii del Capítulo 3), a través de su teoría de las cuatro causas. A saber, explica, no tanto, el *cómo* de las cosas, sino su *por qué*. Señala que existen cuatro causas de algo: material (la materia

nomos, y ahora incompetentes, que expresaron significativas preferencias sobre su tratamiento cuando todavía eran capaces de autodeterminación. Desde un punto de vista moral, el principio de respeto por la autonomía nos obliga a respetar esas claras preferencias, incluso si la persona ya no puede manifestarlas por sí misma. Ya sea que exista o no una voluntad anticipada formal, este criterio sostiene que los cuidadores deben actuar en función de los juicios autónomos previos del paciente, lo que, a veces se conoce como "autonomía precedente".

Sin embargo, han surgido algunas disputas sobre los estándares apropiados para determinar qué tipo de evidencia puede considerarse satisfactoria para respaldar la toma de decisiones bajo este criterio. En ausencia de instrucciones explícitas, un representante, considerando la historia de vida del paciente, podría únicamente seleccionar valores que concuerden con los suyos, y luego utilizar solo esos valores para tomar decisiones. El representante también podría basar sus conclusiones en algunos valores del paciente que son solo marginalmente relevantes para tomar una decisión inmediata (por ejemplo, una expresada aversión del paciente a los hospitales). Es razonable preguntarse, entonces, qué puede legítimamente inferir un representante del comportamiento previo de un paciente, especialmente de condiciones tales como el miedo o resistencia a los entornos clínicos, y de anteriores negativas a aceptar y consentir recomendaciones médicas.

Existe evidencia de que los representantes de adultos mayores hospitalizados se centran más en el interés superior de los pacientes que en sus preferencias previas, a menos que esas preferencias se hayan formulado explícitamente a través de una voluntad anticipada.[112] Obviamente, incluso cuando el paciente ha expresado una voluntad anticipada oral o escrita, los representantes deben determinar si aquello implica o no una preferencia autónoma que sea directamente pertinente con la decisión en cuestión.[113]

---

que compone el ente), formal (la forma, aspecto o apariencia del ente), eficiente (el agente que construye la cosa o impulsa su creación), y final (el propósito de algo, que incluye su máxima realización o actualización). Quien acciona el cambio de la cosa es el agente, a saber, el que realiza la acción para que algo que era pura idea se transforme en realidad concreta. Así, y por analogía, la autonomía efectiva que subyace al criterio de autonomía pura, refiere a que las preferencias previas de un paciente, ahora incompetente pero antes capaz, deben ser respetadas en virtud de que, en última instancia, él fue el agente o la causa eficiente (o efectiva) de ellas, y de que operan como fundamento de cualquier decisión presente que tome su representante. Por otro lado, la expresión "autonomía real" puede llevar a pensar que existiría una "autonomía irreal", a saber, una "autonomía imaginada" o una "autonomía ideal", lo cual se aleja de la doctrina presentada y defendida por los autores. La autonomía nunca es irreal, menos imaginada. Puede ser sustancial y, gradualmente, ir de menos sustancial hasta inexistente. Por estas razones, y siendo, además, el vocablo "eficiente" sinónimo del término "efectivo" (RAE, https://dle.rae.es/eficiente?m=form), creo que, en español, "autonomía efectiva" es más apropiado que "autonomía real" para traducir *real autonomy*.

Criterio del interés superior

Con frecuencia no es posible determinar las preferencias autónomas relevantes de un paciente. El criterio del interés superior exige que el representante determine el mayor beneficio neto probable entre las opciones disponibles, asignando diferentes pesos a los intereses que el paciente tiene en cada opción, ponderados con sus riesgos, cargas o costos inherentes. El término *superior* se aplica debido a la obligación del representante de actuar de forma beneficente,[xxiv] maximizando la utilidad para el representado, mediante una evaluación comparativa que detecte el mayor beneficio neto probable. El criterio del interés superior protege los intereses de bienestar de una persona incompetente, exigiendo a los representantes evaluar los riesgos y probables beneficios de diversos tratamientos y alternativas al tratamiento. Se trata, por lo tanto, de un ineludible criterio de calidad de vida.

El criterio del interés superior puede justificadamente invalidar los consentimientos o negativas de menores u otros pacientes incompetentes, pero, de forma menos obvia, también puede, en algunas circunstancias, anular justificadamente las voluntades anticipadas, debidamente expresadas por pacientes previamente autónomos. Esta anulación puede producirse, por ejemplo, en un caso en el que una persona, mediante un poder notarial, ha designado a un representante para que tome decisiones médicas en su nombre. Si el representante designado toma una decisión que amenaza el interés superior del paciente, la decisión puede y debe ser anulada moralmente por el equipo médico, a menos que el paciente, cundo era competente, haya suscrito un documento, autorizando expresamente la decisión del representante.

La desconfianza en las voluntades anticipadas suele fundarse en la incapacidad de la persona previamente autónoma para prever las circunstancias que realmente surgieron después que devino incompetente. Algunos ejemplos son los casos de pacientes incompetentes, no sufrientes y aparentemente conformes con su actual situación, que podrían sobrevivir si se les tratara en contra de sus voluntades anticipadas, y que, de otro modo, morirían. En un momento dado, los debates en la literatura especializada se centraron en el caso de "Margo", una paciente con Alzheimer que, según un estudiante de medicina que la visitaba con regularidad, era "una de las personas más felices que he conocido".[114] Algunos autores pidieron conjeturar qué habría que hacer si Margo tuviera un testamento vital, redactado justo al inicio de su enfermedad de Alzheimer, en el que declarara que no deseaba recibir tratamiento de soporte vital si contraía otra enfermedad que pusiera en peligro su vida. En ese caso, los cuidadores tendrían que decidir

---

[xxiv] N.T. Ver la N.T. x del Capítulo 2.

si respetar su voluntad anticipada y, por lo tanto, su autonomía precedente, no utilizando antibióticos para tratar su neumonía, o bien actuar de acuerdo con lo que podría parecer su interés superior actual, en función de su bienestar general.

A medida que las personas se vuelven incompetentes, su condición puede ser muy diferente, y a veces mejor, de lo que ellas mismas habían previsto. En tal caso, parece injusto que la persona incompetente, que ahora se encuentra en una situación cómoda y satisfactoria, quede atada a una decisión anterior que quizás tomó de manera miope y poco informada. En el caso de Margo, no utilizar antibióticos podría afectar lo que, al hablar de su caso, Ronald Dworkin llama sus "intereses experienciales", es decir, su satisfacción con su vida actual. Sin embargo, suministrar antibióticos violaría su testamento vital, que expresa sus valores, su historia de vida, y sus compromisos, entre otros aspectos relacionados. Dworkin sostiene que, por lo tanto, y bajo esas circunstancias Margo no debería ser tratada.[115] Por el contrario, el Consejo Presidencial de Bioética concluyó que "en este caso concreto, la aparente felicidad de Margo parece convertir el argumento a favor de anular el testamento vital en un reclamo moralmente convincente".[116]

En general, y salvo casos excepcionales, como el de Margo, estamos obligados a respetar los deseos autónomos, previamente expresados por la persona ahora no autónoma, debido a que el principio de respeto por la autonomía de quien tomó la decisión ostenta una vigencia continua que no se evapora con el tiempo. Sin embargo, como hemos podido apreciar, las voluntades anticipadas plantean cuestiones complejas y, en ocasiones, pueden ser anuladas justificadamente.

En esta sección, hemos argumentado que los pacientes previamente competentes que autónomamente expresaron preferencias inequívocas a través de una voluntad anticipada, oral o escrita, deben ser tratados según el criterio de la autonomía pura. Hemos sugerido, también, una economía de criterios, al considerar el primero (juicio sustitutivo), y el segundo (autonomía pura), como esencialmente idénticos. Sin embargo, si la persona previamente competente no dejó ningún rastro fiable de sus preferencias —o si nunca fue competente—, los representantes deben actuar de acuerdo con el criterio del interés superior.

CONCLUSIÓN

La íntima conexión entre la autonomía y la toma de decisiones en la atención sanitaria y la investigación, especialmente en circunstancias de consentimiento y negativa, unifica las diversas secciones de este capítulo. Hemos justificado la obligación de solicitar a los pacientes y posibles sujetos de investigación tomar decisiones, apelando al principio de respeto por la autonomía, pero también hemos reconocido que otras exigencias específicas del principio podrían requerir una atenta y, a veces, meticulosa interpretación y especificación.

Hemos criticado diversos enfoques para la obtención del consentimiento, aunque somos conscientes de que la historia del consentimiento informado y el lugar de la autonomía en la ética biomédica son cuestiones que aún están en fase de desarrollo. Las actuales deficiencias de nuestros sistemas y prácticas pueden hacerse evidentes en un futuro próximo, del mismo modo que actualmente reconocemos los fracasos morales del pasado que hacemos notar en este capítulo. Al examinar los estándares que los representantes deben seguir al tratar con pacientes no autónomos, hemos propuesto un conjunto integral de criterios que incluyen: (1) el respeto por las decisiones autónomas previas del paciente cuando estas se conocen de manera confiable, y (2) la consideración del interés superior del paciente cuando sus decisiones autónomas previas no se conocen de manera confiable. En este orden de ideas, hemos argumentado que, en ocasiones, y en circunstancias de conflicto entre ambos, (2) prevalece justificadamente sobre (1).

Finalmente, reiteramos que es indefendible interpretar el respeto por la autonomía como un principio prioritario respecto de todos los demás principios morales. Este es solo uno de los principios en nuestro marco de normas *prima facie* que son compatibles con la ética biomédica. De hecho, la comunidad moral humana —así como la propia moral— está arraigada de manera igualmente profunda en los tres grupos de principios[xxv] que se analizarán en los capítulos siguientes.

Notas

[1] Las personas que se inscriben para participar en una investigación, usualmente se denominan *sujetos*, aunque a veces también *participantes*. La elección de estas palabras puede ser importante desde un punto de vista moral. Ver el análisis sobre esta distinción en National Bioethics Advisory Commission (NBAC), *Ethical and Policy Issues in Research Involving Human Participants*, vol. I, *Report and Recommendations* (Bethesda, MD: NBAC, agosto de 2001), pp. 32-33. Ver también la nota 1 del Capítulo 6.

[2] La idea central de autonomía es abordada por Joel Feinberg, *Harm to Self*, vol. 3, en *The Moral Limits of Criminal Law* (New York: Oxford University Press, 1986), caps. 18-19; otros ensayos en Franklin G. Miller y Alan Wertheimer, eds., *The Ethics of Consent: Theory and Practice* (New York: Oxford University Press, 2010); y más ensayos en James Stacey Taylor, ed., *Personal Autonomy: New Essays on Personal Autonomy and Its Role in Contemporary Moral Philosophy* (Cambridge: Cambridge University Press, 2005).

[xxv] N.T. Ver la N.T. vi del Capítulo 1.

[3] Para un argumento que señala la importancia de desarrollar una teoría de la naturaleza de la autonomía más amplia que la que aquí presentamos, ver Rebecca Kukla, "Conscientious Autonomy: Displacing Decisions in Health Care", *Hastings Center Report* 35 (marzo-abril de 2005): 34-44; y Kukla, "Living with Pirates: Common Morality and Embodied Practice", *Cambridge Quarterly of Healthcare Ethics* 23 (2014): 75-85.

[4] Gerald Dworkin, *The Theory and Practice of Autonomy* (New York: Cambridge University Press, 1988), caps. 1-4; Harry G. Frankfurt, "Freedom of the Will and the Concept of a Person", *Journal of Philosophy* 68 (1971): 5-20, como aparece en *The Importance of What We Care About* (Cambridge: Cambridge University Press, 1988), pp. 11-25. Frankfurt puede estar principalmente focalizado en una teoría de la libertad y no en una de la autonomía. Sin embargo, es recomendable poner atención a cómo utiliza el término "autonomía" en su *Necessity, Volition, and Love* (Cambridge: Cambridge University Press, 1999), caps. 9, 11, especialmente pp. 95-110, 137.

[5] Dworkin, *The Theory and Practice of Autonomy*, p. 20.

[6] Agnieszka Jaworska, "Caring, Minimal Autonomy, and the Limits of Liberalism", en *Naturalized Bioethics: Toward Responsible Knowing and Practice*, ed. Hilde Lindemann, Marian Verkerk, y Margaret Urban Walker (New York: Cambridge University Press, 2009), pp. 80-105, esp. 82.

[7] Para una "teoría de la planificación" y su relación con teorías de la autonomía, ver Michael Bratman, "Planning Agency, Autonomous Agency", en *Personal Autonomy*, ed. Taylor, pp. 33-57.

[8] Ver las cuestiones que se identifican en Arthur Kuflik, "The Inalienability of Autonomy", *Philosophy & Public Affairs* 13 (1984): 271-98; Joseph Raz, "Authority and Justification", *Philosophy & Public Affairs* 14 (1985): 3-29; and Christopher McMahon, "Autonomy and Authority", *Philosophy & Public Affairs* 16 (1987): 303-28.

[9] Ver varios ensayos en *Relational Autonomy: Feminist Perspectives on Autonomy, Agency, and the Social Self*, ed. Catriona Mackenzie y Natalie Stoljar (New York: Oxford University Press, 2000); Natalie Stoljar, "Feminist Perspectives on Autonomy", *Stanford Encyclopedia of Philosophy* (Edición del otoño de 2015), ed. Edward N. Zalta, disponible en https://plato. stanford.edu/archives/fall2015/entries/feminism-autonomy/ (recuperado el 2 de mayo de 2018); Marilyn Friedman, *Autonomy, Gender, and Politics* (New York: Oxford University Press, 2003); Friedman, "Autonomy and Social Relationships: Rethinking the Feminist Critique", en Diana T. Meyers, ed., *Feminists Rethink the Self* (Boulder, CO: Westview Press, 1997), pp. 40-61; Jennifer K. Walter y Lainie Friedman Ross, "Relational Autonomy: Moving beyond the Limits of Isolated Individualism", *Pediatrics* 133, Suplemento 1 (2014): S16-S23; y Alasdair Maclean sobre "consentimiento relacional" en su *Autonomy, Informed Consent and Medical Law: A Relational Challenge* (Cambridge: Cambridge University Press, 2009). Ver también el análisis sobre la autonomía relacional en James F. Childress, "Autonomy" [Apéndice], *Bioethics* (antes *Encyclopedia of Bioethics*), 4a ed., editor en jefe, Bruce Jennings (Farmington Hills, MI: Gale, Cengage Learning-Macmillan Reference USA, 2014), vol. 1, pp. 307-9.

[10] Ver, además, Natalie Stoljar, "Informed Consent and Relational Conceptions of Autonomy", *Journal of Medicine and Philosophy* 36 (2011): 375-84; Carolyn Ells, "Shifting the Autonomy Debate to Theory as Ideology", *Journal of Medicine and Philosophy* 26 (2001): 417-30; Susan Sherwin, "A Relational Approach to Autonomy in Health-Care", en *The Politics of Women's Health: Exploring Agency and Autonomy*, The Feminist Health Care Ethics Research Network (Philadelphia: Temple University Press, 1998); y Anne Donchin, "Understanding Autonomy Relationally", *Journal of Medicine and Philosophy* 23, no. 4 (1998).

[11] Ver Barbara Herman, "Mutual Aid and Respect for Persons", *Ethics* 94 (julio de 1984): 577-602, esp. 600-602; y Onora O Neill, "Universal Laws and Ends-in-Themselves", *Monist* 72 (1989): 341-61.

[12] Este errado entendimiento de nuestro punto de vista se puede encontrar en M. Therese Lysaught, "Respect: or, How Respect for Persons Became Respect for Autonomy", *Journal of Medicine and Philosophy* 29 (2004): 665-80, esp. 676.

[13] Carl E. Schneider, *The Practice of Autonomy: Patients, Doctors, and Medical Decisions* (New York: Oxford University Press, 1998), esp. p. xi. Para revisar varios puntos de vista que apoyan una función limitada del principio de respeto por la autonomía, véase Paul Root Wolpe, "The Triumph of Autonomy in American Bioethics: A Sociological View", en *Bioethics and Society: Constructing the Ethical Enterprise*, ed. Raymond DeVries y Janardan Subedi (Upper Saddle River, NJ: Prentice Hall, 1998), pp. 38-59; Sarah Conly, *Against Autonomy: Justifying Coercive Paternalism* (Cambridge: Cambridge University Press, 2013); Jukka Varelius, "The Value of Autonomy in Medical Ethics", *Medicine, Health Care, and Philosophy* 9 (2006): 377-88; Daniel Callahan, "Autonomy: A Moral Good, Not a Moral Obsession", *Hastings Center Report* 14 (octubre de 1984): 40-42. Contrastar con James F. Childress, "The Place of Autonomy in Bioethics", *Hastings Center Report* 20 (enero-febrero de 1990): 12-16; y Thomas May, "The Concept of Autonomy in Bioethics: An Unwarranted Fall from Grace", en *Personal Autonomy*, ed. Taylor, pp. 299-309.

[14] Leslie J. Blackhall, Sheila T. Murphy, Gelya Frank, et al., "Ethnicity and Attitudes toward Patient Autonomy", *JAMA: Journal of the American Medical Association* 274 (13 de septiembre de 1995): 820-25.

[15] Joseph A. Carrese y Lorna A. Rhodes, "Western Bioethics on the Navajo Reservation: Benefit or Harm?", *JAMA: Journal of the American Medical Association* 274 (13 de septiembre de 1995): 826-29.

[16] Hacemos estas puntualizaciones para evitar malentendidos. Algunos detractores de las teorías que vinculan el respeto por la autonomía con el consentimiento informado, presuponen erróneamente que los defensores de estos puntos de vista, incluidos nosotros, consideran que el consentimiento es necesario y suficiente. Ver, por ejemplo, Neil C. Manson y Onora O'Neill, *Rethinking Informed Consent in Bioethics* (Cambridge: Cambridge University Press, 2007), pp. 19, 185ss.

[17] Para un debate más profundo sobre la relación entre autonomía y consentimiento, ver Tom L. Beauchamp, "Autonomy and Consent", en *The Ethics of Consent*, ed. Miller and Wertheimer, cap. 3.

[18] Ver Avram Goldstein, "Practice vs. Privacy on Pelvic Exams", *Washington Post*, 10 de mayo de 2003, p. A1, disponible en https://www.washingtonpost.com/archive/politics/2003/05/10/practice-vs-privacy-on pelvicexams/ 4e9185c4-4b4c-4d6a-a132-b21b8471da58/?utm_term=.ee1d008b73ce (consultado el 8 de mayo de 2018).

[19] Para algunos estudios sobre los puntos de vista de las mujeres en Canadá e Irlanda, ver S. Wainberg, H. Wrigley, J. Fair, y S. Ross, "Teaching Pelvic Examinations under Anaesthesia: What Do Women Think?", *Journal of Obstetrics and Gynaecology Canada, Journal d'Obstétrique et Gynécologie du Canada* 32, no. 1 (2010): 49-53; y F. Martyn y R. O'Connor, "Written Consent for Intimate Examinations Undertaken by Medical Students in the Operating Theatre-Time for National Guidelines?", *Irish Medical Journal* 102, no. 10 (2009): 336-37. Véase también el debate sobre la evidencia en que se basan los puntos de vistas de las mujeres en Phoebe Friesen, "Educational Pelvic Exams on Anesthetized Women: Why Consent Matters", *Bioethics* 32 (2018): 298-307.

[20] Britt-Ingjerd Nesheim, "Commentary: Respecting the Patient's Integrity Is the Key", *BMJ: British Medical Journal* 326 (11 de enero de 2003): 100. Para un riguroso estudio de las cuestiones éticas y de un argumento que señala que la práctica de exámenes pélvicos no consentidos en la enseñanza de la medicina es "inmoral e indefendible", ver Friesen, "Educational Pelvic Exams on Anesthetized Women: Why Consent Matters".

[21] Ver Shawn S. Barnes, "Practicing Pelvic Examinations by Medical Students on Women under Anesthesia: Why Not Ask First?", *Obstetrics and Gynecology* 120, no. 4 (2012): 941-43; y Arthur L. Caplan, "Pelvic Exams Done on Anesthetized Women without Consent: Still Happening", *Medscape*, 2 de mayo de 2018, disponible en https://www.medscape.com/viewarticle/894693 (consultado el 7 de octubre de 2018).

[22] Peter A. Ubel, Christopher Jepson, y Ari Silver-Isenstadt, "Don't Ask, Don't Tell: A Change in Medical Student Attitudes after Obstetrics/Gynecology Clerkships toward Seeking Consent for Pelvic Examinations on an Anesthetized Patient", *American Journal of Obstetrics and Gynecology* 188 (febrero de 2003): 575-79.

[23] Bernard M. Branson, H. Hunter Handsfield, Margaret A. Lampe, et al., "Revised Recommendations for HIV Testing of Adults, Adolescents, and Pregnant Women in Health-Care Settings", *Morbidity and Mortality Weekly Report, Recommendations and Report* 55 (RR-14) (22 de septiembre de 2006): 1-17. Estas recomendaciones suponen un consentimiento informado específico y explícito en entornos no clínicos.

[24] Ver Ronald Bayer y Amy L. Fairchild, "Changing the Paradigm for HIV Testing—The End of Exceptionalism", *New England Journal of Medicine* 355 (17 de agosto de 2006): 647-49; Lawrence O. Gostin, "HIV Screening in Health Care Settings: Public Health and Civil Liberties in Conflict?", *JAMA: Journal of the American Medical Association* 296 (25 de octubre de 2006): 2023-25; y Thomas R. Frieden et al., "Applying Public Health Principles to the HIV Epidemic", *New England Journal of Medicine* 353 (1 de diciembre de 2005): 2397-402. Para un análisis de costo-efectividad, ver Gillian D. Sanders et al., "Cost- Effectiveness of Screening for HIV in the Era of Highly Active Antiretroviral Therapy", *New England Journal of Medicine* 352 (10 de febrero de 2005): 570-85.

[25] Ver HIVgov, *U.S. Statistics*, disponible en https://www.hiv.gov/hiv-basics/overview/data-andtrends/statistics (consultado el 12 de octubre de 2018).

[26] Ver Centers for Disease Control and Prevention, HIV/AIDS, *HIV Treatment as Prevention*, disponible en https://www.cdc.gov/hiv/risk/art/index.html (consultado el 11 de octubre de 2018); y Myron S. Cohen y Cynthia L. Gay, "Treatment to Prevent Transmission of HIV-1", *Clinical Infectious Diseases* 50 (2010): S85-S95. Ver, también, Carl W. Dieffenbach y Anthony S. Fauci, "Thirty Years of HIV and AIDS: Future Challenges and Opportunities", *Annals of Internal Medicine* 154, no. 11 (junio de 2011): 766-72.

[27] Centers for Disease Control and Prevention, HIV/AIDS, *HIV Treatment as Prevention*.

[28] Citado en Bayer y Fairchild, "Changing the Paradigm for HIV Testing", p. 649.

[29] Para la evolución del consentimiento informado en las pruebas de VIH en Estados Unidos, con especial atención en varios factores que condujeron al fin del consentimiento por escrito, ver Ronald Bayer, Morgan Philbin, y Robert H. Remien, "The End of Written Informed Consent for HIV Testing: Not with a Bang but a Whimper", *American Journal of Public Health* 107, no. 8 (agosto de 2017): 1259-65. Nebraska, el último estado en modificar su ley, lo hizo en 2018, después de que este artículo fuera publicado. Ver Nebraska Legislature, *Legislative Bill 285* (Aprobada por el gobernador el 28 de febrero de 2018), disponible en https://nebraskalegislature.gov/FloorDocs/105/PDF/Slip/LB285.pdf (consultado el 7 de octubre de 2018).

[30] Para un exhaustivo debate sobre los problemas suscitados por las directivas de "optar por no participar", con el fin de aumentar la provisión de órganos trasplantables, ver J. Bradley Segal y Robert D. Truog, "Options for Increasing the Supply of Transplantable Organs", *Harvard Health Policy Review*, 2 de diciembre de 2017, disponible en http://www.hhpronline.org/articles/2017/12/2/options-for-increasing-the-supply-of-transplantable-organs- 2 (consultado el 2 de mayo de 2018); e Institute of Medicine (actualmente, Academy of Medicine), Committee on Increasing Rates of Organ Donation, *Organ Donation: Opportunities for Action*, ed. James F. Childress y Catharyn Liverman (Washington, DC: National Academies Press, 2006), cap. 7. Ver, también, Richard H. Thaler y Cass R. Sunstein, *Nudge: Improving Decisions about Health, Wealth, and Happiness* (New Haven, CT: Yale University Press, 2008), cap. 11, "How to Increase Organ Donations".

[31] Este caso fue elaborado por el doctor Gail Povar.

[32] Ver Thomas Grisso y Paul S. Appelbaum, *Assessing Competence to Consent to Treatment: A Guide for Physicians and Other Health Professionals* (New York: Oxford University Press, 1998), p. 11.

[33] El análisis de esta sección se ha beneficiado de varias conversaciones con Ruth R. Faden, Nancy M. P. King y Dan Brock.

[34] Ver el análisis del significado central en Charles M. Culver y Bernard Gert, *Philosophy in Medicine* (New York: Oxford University Press, 1982), pp. 123-26.

[35] *Pratt v. Davis*, 118 Ill. App. 161 (1905), afirmando 224 Ill. 300, 79 N.E. 562 (1906).

[36] Ver Daniel Wikler, "Paternalism and the Mildly Retarded", *Philosophy & Public Affairs* 8 (1979): 377-92; y Kenneth F. Schaffner, "Competency: A Triaxial Concept", en *Competency*, ed. M. A. G. Cutter y E. E. Shelp (Dordrecht, Netherlands: Kluwer Academic, 1991), pp. 253-81.

[37] Este caso fue preparado por el doctor P. Browning Hoffman para su presentación en el ciclo de conferencias de "Medicina y sociedad", en la Universidad de Virginia.

[38] Laura L. Sessums, Hanna Zembrzuska, y Jeffrey L. Jackson, "Does This Patient Have Medical Decision-Making Capacity?", *JAMA: Journal of the American Medical Association* 306 (27 de julio de 2011): 420-27. Ver, también, J. B. Jourdan y L. Glickman, "Reasons for Requests for Evaluation of Competency in a Municipal General Hospital", *Psychomatics* 32 (1991): 413-16.

[39] Debemos este esquema a Paul S. Appelbaum y Thomas Grisso, "Assessing Patients' Capacities to Consent to Treatment", *New England Journal of Medicine* 319 (22 de diciembre de 1988): 1635-38; Appelbaum y Grisso, "The MacArthur Treatment Competence Study I. Mental Illness and Competence to Consent to Treatment", *Law and Human Behavior* 19 (1995): 105-26; y Jessica W. Berg, Paul S. Appelbaum, Charles W. Lidz, y Lisa S. Parker, *Informed Consent: Legal Theory and Clinical Practice*, 2a ed. (New York: Oxford University Press, 2001).

[40] Para un abordaje más exhaustivo, ver Ian McDowell, *Measuring Health: A Guide to Rating Scales and Questionnaires*, 3a ed. (Oxford: Oxford University Press, 2006).

[41] Para revisar otras formas en que los valores son incorporados, ver Loretta M. Kopelman, "On the Evaluative Nature of Competency and Capacity Judgments", *International Journal of Law and Psychiatry* 13 (1990): 309-29. Para los problemas conceptuales y epistémicos que se presentan en las evaluaciones disponibles, ver E. Haavi Morreim, "Competence: At the Intersection of Law, Medicine, and Philosophy", en *Competency*, ed. Cutter y Shelp, pp. 93-125, esp. pp. 105-8.

[42] Analizar y evaluar las numerosas pruebas e instrumentos que se han desarrollado para determinar la capacidad de decisión en contextos de tratamiento clínico e investigación excede el ámbito de nuestra exploración. Los siguientes tres libros ofrecen orientación sobre las "mejores prácticas" de evaluación de la competencia: Grisso y Appelbaum, *Assessing Competence to Consent to Treatment: A Guide for Physicians and Other Health Professionals*; Scott Y. H. Kim, *Evaluation of Capacity to Consent to Treatment and Research*, Best Practices in Forensic Mental Health Assessment (New York: Oxford University Press, 2010); y Deborah Bowman, John Spicer, y Rehana Iqbal, *Informed Consent: A Primer for Clinical Practice* (Cambridge: Cambridge University Press, 2012), capítulo 2, "On Capacity: Can the Patient Decide?".

[43] Grisso y Appelbaum, *Assessing Competence to Consent to Treatment*, p. 139.

[44] Allen Buchanan y Dan Brock, *Deciding for Others* (Cambridge: Cambridge University Press, 1989), pp. 51-70; Willard Gaylin, "The Competence of Children: No Longer All or None", *Hastings Center Report* 12 (1982): 33-38, esp. 35; y Eric Kodish, "Children's Competence for Assent and Consent: A Review of Empirical Findings", *Ethics & Behavior* 14 (2004): 255-95.

[45] Buchanan y Brock, *Deciding for Others*, pp. 52-55. Para una formulación y defensa, ver Brock, "Decisionmaking Competence and Risk", *Bioethics* 5 (1991): 105-12.

[46] NBAC, *Report and Recommendations of the National Bioethics Advisory Commission, Research Involving Persons with Mental Disorders That May Affect Decision Making Capacity*, vol. 1 (Rockville, MD: National Bioethics Advisory Commission, diciembre de 1998), p. 58.

[47] Para algunos concisos análisis sobre cómo el consentimiento informado evolucionó y se desarrolló en el derecho, la regulación, y en la política pública, principalmente en los Estados Unidos, ver Alexander M. Capron, "Legal and Regulatory Standards of Informed Consent in Research", en *The Oxford Textbook of Clinical Research Ethics*, ed. Ezekiel Emanuel, Christine Grady, Robert Crouch, et al. (New York: Oxford University Press, 2008), pp. 613-32; Presidential Commission for the Study of Bioethical Issues, "Informed Consent Background" (en su versión actualizada del 30 de septiembre de 2016), disponible en https://bioethicsarchive.georgetown.edu/pcsbi/sites/default/files/1%20Informed%20Consent%20Backgrou nd%209.30.16.pdf (consultado el 6 de mayo de 2018); y Faden y Beauchamp, *A History and Theory of Informed Consent*, caps. 2 y 4.

[48] Ver Neal W. Dickert, Nir Eyal, Sara F. Goldkind, et al., "Reframing Consent for Clinical Research: A Function-Based Approach", *American Journal of Bioethics* 17 (2017): 3-11. Ver la respuesta de Tom L. Beauchamp a estos autores, "The Idea of a 'Standard View' of Informed Consent", *American Journal of Bioethics* 17 (2017): 1-2 (editorial). Para un análisis de la justificación del consentimiento informado en la investigación, ver *The Oxford Textbook of Clinical Research Ethics*, ed. Emanuel, Grady, Crouch, et al., pp. 606-12. Brock es el coautor de "Reframing Consent for Clinical Research: A Function-Based Approach", y su trabajo muestra implícitamente la compatibilidad de un enfoque basado en la función con aquel fundado en justificaciones filosóficas normativas.

[49] Onora O'Neill, *Autonomy and Trust in Bioethics* (Cambridge: Cambridge University Press, 2002); O'Neill, "Autonomy: The Emperor's New Clothes", *Proceedings of the Aristotelian Society*, supp. vol. 77 (2003): 1-21; O'Neill, "Some Limits of Informed Consent", *Journal of Medical Ethics* 29 (2003): 4-7; y Manson y O'Neill, *Rethinking Informed Consent in Bioethics*.

[50] O'Neill, "Some Limits of Informed Consent," p. 5.

[51] Ver Jay Katz, *The Silent World of Doctor and Patient* (New York: Free Press, 1984), pp. 86-87 (edición reimpresa, Baltimore, MD: Johns Hopkins University Press, 2002); y President's Commission for the Study of Ethical Problems in Medicine and Biomedical and Behavioral

Research, *Making Health Care Decisions*, vol. 1 (Washington, DC: US Government Printing Office, 1982), p. 15.

[52] Ver James F. Childress, "Needed: A More Rigorous Analysis of Models of Decision Making and a Richer Account of Respect for Autonomy", *American Journal of Bioethics* 17, no. 11 (2017): 52-54, en respuesta a Peter A. Ubel, Karen A. Scherr, y Angela Fagerlin, "Empowerment Failure: How Shortcomings in Physician Communication Unwittingly Undermine Patient Autonomy", *American Journal of Bioethics* 17, no. 11 (2017): 31-39, que pretende combinar un modelo de toma de decisiones compartida con el empoderamiento del paciente. Véase, a su vez, Ubel, Scherr, and Fagerlin, "Autonomy: What's Shared Decision Making Have to Do with It?", *American Journal of Bioethics* 18, no. 2 (febrero de 2018): W11-W12, que reconoce los problemas que plantea la expresión "toma de decisiones compartida", pero aclara que se refiere al "proceso" de toma de decisiones, que podría denominarse "toma de decisiones asistida", a la vez que argumenta, de forma menos convincente, que desafiar la legitimidad de esa, cada vez más aceptada, expresión podría perjudicar la autonomía del paciente.

[53] Para la continuación de esta tesis, ver Simon Whitney, Amy McGuire, y Laurence McCullough, "A Typology of Shared Decision Making, Informed Consent, and Simple Consent", *Annals of Internal Medicine* 140 (2004): 54-59.

[54] El análisis desplegado en esta sección está parcial pero sustancialmente basado en Faden y Beauchamp, *A History and Theory of Informed Consent*, cap. 8.

[55] *Mohr v. Williams*, 95 Minn. 261, 265; 104 N.W. 12, at 15 (1905).

[56] Franklin G. Miller y Alan Wertheimer, "The Fair Transaction Model of Informed Consent: An Alternative to Autonomous Authorization", *Kennedy Institute of Ethics Journal* 21 (2011): 201-18. En las pp. 210-12 estos autores reconocen la importancia de nuestro segundo significado de "consentimiento informado" y de las clasificaciones que permite, pero no confrontan nuestros puntos de vista acerca de la decisiva relevancia de mantener el primer significado como el principal modelo de un consentimiento informado. Ver, además, su "Preface to a Theory of Consent Transactions: Beyond Valid Consent", en *The Ethics of Consent*, ed. Miller y Wertheimer, pp. 79-105. Para una versión extendida y revisada del último ensayo, ver Alan Wertheimer, *Rethinking the Ethics of Clinical Research: Widening the Lens* (New York: Oxford University Press, 2011), cap. 3.

[57] Ver, por ejemplo, National Commission for the Protection of Human Subjects of Biomedical and Behavioral Research, *The Belmont Report* (Washington, DC: DHEW Publication OS 78-0012, 1978), p. 10; Alexander M. Capron, "Legal and Regulatory Standards of Informed Consent in Research", pp. 623-32; Dan W. Brock, "Philosophical Justifications of Informed Consent in Research", pp. 607-11; Alan Meisel y Loren Roth, "What We Do and Do Not Know about Informed Consent", *JAMA: Journal of the American Medical Association* 246 (1981): 2473-77; y President's Commission, *Making Health Care Decisions*, vol. 2, pp. 317-410, esp. p. 318, y vol. 1, cap. 1, esp. pp. 38-39.

[58] Un caso clásico en United States Supreme Court, *Planned Parenthood of Central Missouri v. Danforth*, 428 U.S. 52 at 67 n.8 (1976).

[59] Ver Capron, "Legal and Regulatory Standards of Informed Consent in Research," pp. 623-28.

[60] *Moore v. Regents of the University of California*, 793 P.2d 479 (Cal. 1990) en 483.

[61] Ver, por ejemplo, Clarence H. Braddock et al., "How Doctors and Patients Discuss Routine Clinical Decisions: Informed Decision Making in the Outpatient Setting", *Journal of General Internal Medicine* 12 (1997): 339-45; y John Briguglio et al., "Development of a Model

Angiography Informed Consent Form Based on a Multiinstitutional Survey of Current Forms", *Journal of Vascular and Interventional Radiology* 6 (1995): 971-78.

[62] El criterio subjetivo exige que el médico revele la información que un paciente concreto necesita saber, en la medida en que sea razonable esperar que el profesional sea capaz de determinar las necesidades de información de dicho paciente. La Corte Suprema de Oklahoma respaldó este criterio en *Scott v. Bradford*, 606 P.2d 554 (Okla. 1979) at 559 y *Masquat v. Maguire*, 638 P.2d 1105, Okla. 1981. Para una defensa del criterio subjetivo como un ideal ético normativo, ver Vilius Dranseika, Jan Piasecki, y Marcin Waligora, "Relevant Information and Informed Consent in Research: In Defense of the Subjective Standard of Disclosure", *Science and Engineering Ethics* 23, no. 1 (2017): 215-25.

[63] Robert D. Truog, Walter Robinson, Adrienne Randolph, y Alan Morris, "Is Informed Consent Always Necessary for Randomized, Controlled Trials?", Sounding Board, *New England Journal of Medicine* 340 (11 de marzo de 1999): 804-7; y Ruth R. Faden, Tom L. Beauchamp, y Nancy E. Kass, "Informed Consent, Comparative Effectiveness, and Learning Health Care", *New England Journal of Medicine* 370 (20 de febrero de 2014): 766-68.

[64] La literatura sobre las controversias éticas relacionadas con la obtención del consentimiento informado en el estudio SUPPORT es extensa. Para una introducción a dichos asuntos, ver *American Journal of Bioethics* 13, no. 12 (2013): 1526-61, especialmente David Magnus, "The SUPPORT Controversy and the Debate over Research within the Standard of Care"; David Wendler, "What Should Be Disclosed to Research Participants?"; Ruth Macklin y Lois Shepherd, "Informed Consent and Standard of Care: What Must Be Disclosed"; y Benjamin S. Wilfond, "Quality Improvement Ethics: Lessons from the SUPPORT Study," junto con varios otros trabajos.

[65] *Canterbury v. Spence*, 464 F.2d 772 (1977), en 785-89; y ver Nathan A. Bostick, Robert Sade, John W. McMahon, y Regina Benjamin, "Report of the American Medical Association Council on Ethical and Judicial Affairs: Withholding Information from Patients: Rethinking the Propriety of 'Therapeutic Privilege'", *Journal of Clinical Ethics* 17 (invierno de 2006): 302-6, pdf disponible en https://www.researchgate.net/publication/6475405_Report_of_ the_American_Medical_Association_Coun cil_on_Ethical_and_Judicial_Affairs_withholding_ information_from_patients_rethinking_the_propriety_ of_therapeutic_privilege (consultado el 7 de mayo de 2018). Para revisar algunos estudios sobre los niveles de ansiedad y estrés provocados por problemas asociados a la revelación y al consentimiento informado, ver Jeffrey Goldberger et al., "Effect of Informed Consent on Anxiety in Patients Undergoing Diagnostic Electrophysiology Studies", *American Heart Journal* 134 (1997): 119-26; y Kenneth D. Hopper et al., "The Effect of Informed Consent on the Level of Anxiety in Patients Given IV Contrast Material", *American Journal of Roentgenology* 162 (1994): 531-35.

[66] *Thornburgh v. American College of Obstetricians*, 476 U.S. 747 (1986) (voto disidente de White, J.).

[67] Para un informe que sintoniza con nuestra conclusión, ver Bostick, Sade, McMahon, and Benjamin, "Report of the American Medical Association Council on Ethical and Judicial Affairs: Withholding Information from Patients: Rethinking the Propriety of 'Therapeutic Privilege'", pp. 302-6. La expresión *privilegio terapéutico* no aparece en el actual código de la AMA. Ver *Code of Medical Ethics of the American Medical Association*, Edición de 2016-2017 (Chicago: AMA, 2017), 2.1.3, "Withholding Information from Patients". Este código hace hincapié en dosificar la información de acuerdo con las preferencias de los pacientes y, por lo tanto, con sus elecciones autónomas.

263

[68] Asbjørn Hróbjartsson y Peter C Gøtzsche, "Placebo Interventions for All Clinical Conditions (Review)", The Cochrane Collaboration (Chichester, UK: John Wiley, 2010), disponible en https://nordic.cochrane.org/sites/nordic.cochrane.org/files/public/uploads/ResearchHighlights/Placebo%20 interventions%20for%20all%20clinical%20conditions%20(Cochrane%20review).pdf (consultado el 11 de octubre de 2018).

[69] Howard Brody, *Placebos and the Philosophy of Medicine: Clinical, Conceptual, and Ethical Issues* (Chicago: University of Chicago Press, 1980), pp. 10-11.

[70] Ted J. Kaptchuk, Elizabeth Friedlander, John M. Kelley, et al., "Placebos without Deception: A Randomized Controlled Trial in Irritable Bowel Syndrome", *PLOS One* 5 (2010), disponible en http://www.plosone.org/article/info:doi/10.1371/journal.pone.0015591 (consultado el 11 de octubre de 2018).

[71] Michael E. Wechsler, John M. Kelley, Ingrid O. E. Boyd, et al., "Active Albuterol or Placebo, Sham Acupuncture, or No Intervention in Asthma", *New England Journal of Medicine* 365 (14 de julio de 2011): 119-26.

[72] Jon C. Tilburt, Ezekiel J. Emanuel, Ted J. Kaptchuk, et al., "Prescribing 'Placebo Treatments': Results of National Survey of US Internists and Rheumatologists", *BMJ* 337 (2008): a1938. Resultados similares han sido reportados en estudios desarrollados en otros países. Ver, por ejemplo, Corey S. Harris, Natasha K. J. Campbell, y Amir Raz, "Placebo Trends across the Border: US versus Canada", *PLOS One* 10, no. 11 (2015): e0142804; y J. Howick, F. L. Bishop, C. Heneghan, et al., "Placebo Use in the United Kingdom: Results from a National Survey of Primary Care Practitioners", *PLOS One* 8, no. 3 (2013): e58247.

[73] Sara Chandros Hull, Luana Colloca, Andrew Avins, et al., "Patients' Attitudes about the Use of Placebo Treatments: Telephone Survey", *BMJ* 347 (2013); f3757. La mayoría, además, favorece la transparencia y la honestidad. El lugar y ética de los placebos en medicina han recibido también considerable atención en revistas de acceso público. Ver Michael Specter, "The Power of Nothing: Could Studying the Placebo Effect Change the Way We Think about Medicine?", *New Yorker*, 12 de diciembre de 2011; y Elaine Schattner, "The Placebo Debate: Is It Unethical to Prescribe Them to Patients?", *Atlantic*, 19 de diciembre de 2011.

[74] Sobre el mérito de estos argumentos, ver Anne Barnhill, "What It Takes to Defend Deceptive Placebo Use", *Kennedy Institute of Ethics Journal* 21 (2011): 219-50. Ver, además, Sissela Bok, "Ethical Issues in Use of Placebo in Medical Practice and Clinical Trials", en *The Science of the Placebo: Toward an Interdisciplinary Research Agenda*, ed. Harry A. Guess, Arthur Kleinman, John W. Kusek, y Linda W. Engel (London: BMJ Books, 2002), pp. 53-74.

[75] Para una propuesta similar, ver Armand Lione, "Ethics of Placebo Use in Clinical Care" (Correspondencia), *Lancet* 362 (20 de septiembre de 2003): 999. Para casos que implican diferentes apelaciones al "consentimiento", en conjunto con análisis y evaluación, ver P. Lichtenberg, U. Heresco-Levy, y U. Nitzan, "The Ethics of the Placebo in Clinical Practice", *Journal of Medical Ethics* 30 (2004): 551-54; y "Case Vignette: Placebos and Informed Consent", *Ethics and Behavior* 8 (1998): 89-98, con comentarios de Jeffrey Blustein, Walter Robinson, Gregory S. Loeben, y Benjamin S. Wilfond.

[76] *Code of Medical Ethics of the American Medical Association*, Edición de 2016-2017, 2.1.4, "Use of Placebo in Clinical Practice". Para una crítica de una temprana, pero, de algún modo, similar versión de esta política, ver Bennett Foddy, "A Duty to Deceive: Placebos in Clinical Practice", *American Journal of Bioethics* 9, no. 12 (2009): 4-12 (y su respuesta a los comentarios en el mismo número), W1-2); y Adam Kolber, "A Limited Defense of Clinical Placebo Deception", *Yale Law & Policy Review* 26 (2007): 75-134. Para una defensa de la versión anterior, ver Kavita R. Shah y Susan Door Goold, "The Primacy of Autonomy, Honesty, and Disclosure

Council on Ethical and Judicial Affairs' Placebo Opinions", *American Journal of Bioethics* 9, no. 12 (2009): 15-17. Para un análisis de los aspectos científicos y éticos del tratamiento con placebo, ver Franklin G. Miller y Luana Colloca, "The Legitimacy of Placebo Treatments in Clinical Practice: Evidence and Ethics", *American Journal of Bioethics* 9, no. 12 (2009): 39-47; y Damien G. Finnis, Ted J. Kaptchuk, Franklin G. Miller, y Fabrizio Benedetti, "Biological, Clinical, and Ethical Advances of Placebo Effects", *Lancet* 375, no. 9715 (20 de febrero de 2010): 696-95. Ver, también, N. Biller-Andorno, "The Use of the Placebo Effect in Clinical Medicine—Ethical Blunder or Ethical Imperative?", *Science and Engineering Ethics* 10 (2004): 43-50.

[77] Kaptchuk, Friedlander, Kelley, et al., "Placebos without Deception"; Brody, *Placebos and the Philosophy of Medicine*, pp. 110, 113, et passim; y Brody, "The Placebo Response: Recent Research and Implications for Family Medicine", *Journal of Family Practice* 49 (julio de 2000): 649-54. Para una vasta defensa de los placebos, ver Howard Spiro, *Doctors, Patients, and Placebos* (New Haven, CT: Yale University Press, 1986).

[78] Ver Fabrizio Benedetti, "Mechanisms of Placebo and Placebo-Related Effects across Diseases and Treatments", *Annual Review of Pharmacology and Toxicology* 48 (2008): 33-60, y más profundamente desarrollado en su *Placebo Effects: Understanding the Mechanisms in Health and Disease* (New York: Oxford University Press, 2009). Benedetti se centra en los "cambios bioquímicos inducidos por factores psicosociales en el cerebro y cuerpo de una persona".

[79] Ver Yael Schenker, Alicia Fernandez, y Bernard Lo, "Placebo Prescriptions Are Missed Opportunities for Doctor-Patient Communication", *American Journal of Bioethics* 9 (2009): 48-50; y Howard Brody, "Medicine's Continuing Quest for an Excuse to Avoid Relationships with Patients", *American Journal of Bioethics* 9 (2009): 13-15.

[80] Sally E. McNagy and Ruth M. Parker, "High Prevalence of Recent Cocaine Use and the Unreliability of Patient Self-Report in an Inner-City Walk-in Clinic", *JAMA: Journal of the American Medical Association* 267 (26 de febrero de 1992): 1106-8.

[81] Sissela Bok, "Informed Consent in Tests of Patient Reliability", *JAMA: Journal of the American Medical Association* 267 (26 de febrero de 1992): 1118-19.

[82] Barbara A. Bernhardt et al., "Educating Patients about Cystic Fibrosis Carrier Screening in a Primary Care Setting", *Archives of Family Medicine* 5 (1996): 336-40; Leanne Stunkel, Meredith Benson, Louise McLellan, et al., "Comprehension and Informed Consent: Assessing the Effect of a Short Consent Form", *IRB* 32 (2010): 1-9; y James H. Flory, David Wendler, y Ezekiel J. Emanuel, "Empirical Issues in Informed Consent for Research", en *The Oxford Textbook of Clinical Research Ethics*, ed. Emanuel, Grady, Crouch, et al., pp. 645-60.

[83] Steven Joffe, E. Francis Cook, Paul D. Cleary, et al., "Quality of Informed Consent in Cancer Clinical Trials: A Cross-Sectional Survey", *Lancet* 358 (24 de noviembre de 2001): 1772-77. Ver, además, Joffe, Cook, Cleary, et al., "Quality of Informed Consent: A New Measure of Understanding among Research Subjects", *JNCI: Journal of the National Cancer Institute* 93 (17 de enero de 2001): 139-47; y Michael Jefford y Rosemary Moore, "Improvement of Informed Consent and the Quality of Consent Documents", *Lancet Oncology* 9 (2008): 485-93.

[84] *Bang v. Charles T. Miller Hospital*, 88 N.W. 2d 186, 251 Minn. 427, 1958 Minn

[85] Ver, además, Gopal Sreenivasan, "Does Informed Consent to Research Require Comprehension?", *Lancet* 362 (13 de diciembre de 2003): 2016-18.

[86] C. K. Dougherty et al., "Perceptions of Cancer Patients and Their Physicians Involved in Phase I Clinical Trials", *Journal of Clinical Oncology* 13 (1995): 1062-72; y Paul R. Benson et al., "Information Disclosure, Subject Understanding, and Informed Consent in Psychiatric Research", *Law and Human Behavior* 12 (1988): 455-75.

[87] Ver, además, Edmund G. Howe, "Approaches (and Possible Contraindications) to Enhancing Patients' Autonomy", *Journal of Clinical Ethics* 5 (1994): 179-88.

[88] Ver Michael B. Rothberg, Senthil K. Sivalingam, Javed Ashraf, et al., "Patients' and Cardiologists' Perceptions of the Benefits of Percutaneous Coronary Intervention for Stable Coronary Disease", *Annals of Internal Medicine* 153 (2010): 307-13. Ver también el comentario de Alicia Fernandez, "Improving the Quality of Informed Consent: It Is Not All about the Risks", *Annals of Internal Medicine* 153 (2010): 342-43.

[89] Aparentemente, esta expresión fue acuñada por Paul S. Appelbaum, Loren Roth, y Charles W. Lidz en "The Therapeutic Misconception: Informed Consent in Psychiatric Research", *International Journal of Law and Psychiatry* 5 (1982): 319-29. Ver, además, Appelbaum, Lidz, y Thomas Grisso, "Therapeutic Misconception in Clinical Research: Frequency and Risk Factors", *IRB: Ethics and Human Research* 26 (2004): 1-8; Walter Glannon, "Phase I Oncology Trials: Why the Therapeutic Misconception Will Not Go Away", *Journal of Medical Ethics* 32 (2006): 252-55; Appelbaum y Lidz, "The Therapeutic Misconception", en *The Oxford Textbook of Clinical Research Ethics*, ed. Emanuel, Grady, Crouch, et al.; Rebecca Dresser, "The Ubiquity and Utility of the Therapeutic Misconception", *Social Philosophy and Policy* 19 (2002): 271-94; y Franklin G. Miller, "Consent to Clinical Research," en *The Ethics of Consent: Theory and Practice*, ed. Miller y Wertheimer, cap. 15. Ver, también, Inmaculada de Melo-Martín y Anita Ho, "Beyond Informed Consent: The Therapeutic Misconception and Trust", *Journal of Medical Ethics* 34 (2008): 202-5.

[90] Un problema más amplio y más difícil de abordar es que el marco del discurso en las interacciones entre investigadores y posibles sujetos de investigación puede incorporar el malentendido terapéutico. Ver Philip J. Candilis y Charles W. Lidz, "Advances in Informed Consent Research", en *The Ethics of Consent*, ed., Miller and Wertheimer, p. 334; David E. Ness, Scott Kiesling, y Charles W. Lidz, "Why Does Informed Consent Fail? A Discourse Analytic Approach", *Journal of the American Academy of Psychiatry and the Law* 37 (2009): 349-62.

[91] Sam Horng y Christine Grady, "Misunderstanding in Clinical Research: Distinguishing Therapeutic Misconception, Therapeutic Misestimation, and Therapeutic Optimism", *IRB: Ethics and Human Research* 25 (enero-febrero de 2003): 11-16; y ver, también, Horng, Ezekiel Emanuel, Benjamin Wilfond, et al., "Descriptions of Benefits and Risks in Consent Forms for Phase 1 Oncology Trials", *New England Journal of Medicine* 347 (2002): 2134-40.

[92] PLos trabajos de Amos Tversky y Daniel Kahneman fueron pioneros en este ámbito. Ver "Choices, Values and Frames", *American Psychologist* 39 (1984): 341-50; y "The Framing of Decisions and the Psychology of Choice", *Science* 211 (1981): 453-58. Ver, también, Daniel Kahneman y Amos Tversky, eds., *Choices, Values, and Frames* (Cambridge: Cambridge University Press, 2000). Acerca del consentimiento informado en específico, ver Dennis J. Mazur y Jon F. Merz, "How Age, Outcome Severity, and Scale Influence General Medicine Clinic Patients' Interpretations of Verbal Probability Terms", *Journal of General Internal Medicine* 9 (1994): 268-71.

[93] S. E. Eraker y H. C. Sox, "Assessment of Patients' Preferences for Therapeutic Outcomes", *Medical Decision Making* 1 (1981): 29-39; Barbara McNeil et al., "On the Elicitation of Preferences for Alternative Therapies", *New England Journal of Medicine* 306 (27 de mayo de 1982): 1259-62.

[94] Ver A. M. O'Connor, C. L. Bennett, D. Stacey, et al., "Decision Aids for People Facing Health Treatment or Screening Decisions", *Cochrane Database of Systematic Reviews*, no. 3 (2009), Art. No. CD001431; Philip J. Candilis y Charles W. Lidz, "Advances in Informed Consent Research", cap. 13; y Barton W. Palmer, Nicole M. Lanouette, y Dilip V. Jeste, "Effectiveness

of Multimedia Aids to Enhance Comprehension of Research Consent Information: A Systematic Review", *IRB: Ethics & Human Research* 34 (2012), disponible en https://www. thehastingscenter.org/wp-content/uploads/nov-dec12irbpalmer- tables.pdf (consultado el 8 de mayo de 2018).

[95] Ruth Faden y Alan Faden, "False Belief and the Refusal of Medical Treatment", *Journal of Medical Ethics* 3 (1977): 133-36.

[96] Neil C. Manson y Onora O'Neill interpretan todo consentimiento como una renuncia a ciertos derechos. Esta interpretación es, en algunos aspectos, correcta, pero en la mayoría de los casos es más esclarecedor describir el consentimiento informado como un ejercicio de derechos y no como una renuncia a los mismos. Además, el consentimiento no es una renuncia a todos los derechos. Por ejemplo, un paciente no renuncia a su derecho a demandar a un médico que, por negligencia, le administra un tratamiento perjudicial para él. En un consentimiento verdaderamente informado, debe indicarse claramente a qué derechos se renuncia, si es que se renuncia a alguno. Ver Manson y O'Neill, *Rethinking Informed Consent in Bioethics*, esp. pp. 72-77, 187-89. Para una crítica a la tesis de Manson y O'Neill, ver Emma Bullock, "Informed Consent as Waiver: The Doctrine Rethought?", *Ethical Perspectives* 17 (2010): 529-55, disponible en http://www.ethicalperspectives. be/viewpic. php?LAN=E&TABLE=EP&ID=1277 (consultado el 8 de mayo de 2018).

[97] Sobre los tres últimos ejemplos, en los que no profundizaremos, véase Alexander M. Capron, "Legal and Regulatory Standards of Informed Consent in Research", pp. 620-22.

[98] *Cobbs v. Grant*, 502 P.2d 1, 12 (1972).

[99] Baruch Brody, *Life and Death Decision Making* (New York: Oxford University Press, 1988), p. 22. La afirmación de que los derechos al consentimiento informado son siempre renunciables se cuestiona en Rosemarie D. C. Bernabe et al., "Informed Consent and Phase IV Non-Interventional Drug Research", *Current Medical Research and Opinion* 27 (2011): 513-18.

[100] The Nuremberg Code, en *Trials of War Criminals before the Nuremberg Military Tribunals under Control Council Law* no. 10 (Washington, DC: US Government Printing Office, 1949).

[101] Ver Joel Feinberg, *Social Philosophy* (Englewood Cliffs, NJ: Prentice Hall, 1973), p. 48; *Harm to Self*, pp. 112-18. Para una visión notablemente diferente del concepto de volunta- riedad y su conexión con el consentimiento, muy influida por el derecho, consultar Paul S. Appelbaum, Charles W. Lidz, y Robert Klitzman, "Voluntariness of Consent to Research: A Conceptual Model", *Hastings Center Report* 39 (enero-febrero de 2009): 30-39, esp. 30-31, 33; y una crítica de Appelbaum, Lidz, y Klitzman, en Robert M. Nelson, Tom L. Beauchamp, Victoria A. Miller, et al., "The Concept of Voluntary Consent", *American Journal of Bioethics* 11 (2011): 6-16, esp. 12-13.

[102] Nuestra formulación se la debemos a Robert Nozick, "Coercion", en *Philosophy, Science and Method: Essays in Honor of Ernest Nagel*, ed. Sidney Morgenbesser, Patrick Suppes, y Morton White (New York: St. Martin's, 1969), pp. 440-72; y Bernard Gert, "Coercion and Freedom", en *Coercion: Nomos XIV*, ed. J. Roland Pennock y John W. Chapman (Chicago: Aldine, Atherton, 1972), pp. 36-37. Ver, además, Alan Wertheimer, *Coercion* (Princeton, NJ: Princeton University Press, 1987).

[103] Cfr. Jennifer S. Hawkins y Ezekiel J. Emanuel, "Clarifying Confusions about Coercion", *Hastings Center Report* 35 (septiembre-octubre de 2005): 16-19.

[104] Para diferentes puntos de vista sobre el concepto y aspectos éticos de la manipulación, ver Christian Coons y Michael Weber, eds., *Manipulation: Theory and Practice* (New

York: Oxford University Press, 2014); Mark D. White, *The Manipulation of Choice: Ethics and Libertarian Paternalism* (New York: Palgrave Macmillan, 2013); Robert Noggle, "Manipulation, Salience, and Nudges", *Bioethics* 32, no. 3 (2018): 164-70; y Noggle, "The Ethics of Manipulation", *The Stanford Encyclopedia of Philosophy* (Edición del verano de 2018), ed. Edward N. Zalta, disponible en https://plato.stanford.edu/archives/sum2018/entries/ethics-manipulation/ (consultado el 8 de octubre de 2018).

[105] Ver James H. Jones, *Bad Blood*, ed. rev. (New York: Free Press, 1993); David J. Rothman, "Were Tuskegee & Willowbrook 'Studies in Nature'?", *Hastings Center Report* 12 (abril de 1982): 5-7; Susan M. Reverby, ed., *Tuskegee's Truths: Rethinking the Tuskegee Syphilis Study* (Chapel Hill: University of North Carolina Press, 2000); Reverby, *Examining Tuskegee: The Infamous Syphilis Study and Its Legacy* (Chapel Hill: University of North Carolina Press, 2009); y Ralph V. Katz y Rueben Warren, eds., *The Search for the Legacy of the USPHS Syphilis Study at Tuskegee: Reflective Essays Based upon Findings from the Tuskegee Legacy Project* (Lanham, MD: Lexington Books, 2011).

[106] Ver Sarah E. Hewlett, "Is Consent to Participate in Research Voluntary?", *Arthritis Care and Research* 9 (1996): 400-404; Victoria Miller et al., "Challenges in Measuring a New Construct: Perception of Voluntariness for Research and Treatment Decision Making", *Journal of Empirical Research on Human Research Ethics* 4 (2009): 21-31; y Nancy E. Kass et al., "Trust: The Fragile Foundation of Contemporary Biomedical Research", *Hastings Center Report* 26 (septiembre-octubre de 1996): 25-29.

[107] Ver Charles W. Lidz et al., *Informed Consent: A Study of Decision Making in Psychiatry* (New York: Guilford, 1984), cap. 7, esp. pp. 110-11, 117-23.

[108] La normativa federal estadounidense para la investigación con seres humanos exige 'salvaguardias adicionales... para proteger los derechos y el bienestar' de los sujetos 'que puedan ser vulnerables a la coacción o la influencia indebida, como los niños, los presos, las personas con capacidad de decisión disminuida o las personas en precaria situación económica o educativa', pero los conceptos clave no se analizan adecuadamente y la lista de grupos de sujetos no está exenta de controversia. Ver *Code of Federal Regulations*, títtle 45, Public Welfare, Department of Health and Human Services, Part 46, Protection of Human Subjects, Subpart A ("Common Rule"), de acuerdo con su revisión de 2017, y con implementación total el 21 de enero de 2019. Para algunos estudios sobre posibles tipos de vulnerabilidad en la investigación con sujetos humanos, ver Kenneth Kipnis, "Vulnerability in Research Subjects: A Bioethical Taxonomy", en National Bioethics Advisory Commission, *Ethical and Policy Issues in Research Involving Human Participants*, vol. 2 (Bethesda, MD: National Bioethics Advisory Commission, 2001): G1-13; y James DuBois, "Vulnerability in Research", en *Institutional Review Board: Management and Function*, 2a ed., ed. Robert Amdur y Elizabeth Bankert (Boston: Jones & Bartlett, 2005), pp. 337-40.

[109] Para la distinción entre autonomía decisional y autonomía ejecutora, ver Bart J. Collopy, "Autonomy in Long Term Care", *Gerontologist* 28, Supplementary Issue (junio de 1988): 10-17. Sobre los errores en la apreciación tanto de la capacidad como de la incapacidad, ver C. Dennis Barton et al., "Clinicians' Judgement of Capacity of Nursing Home Patients to Give Informed Consent", *Psychiatric Services* 47 (1996): 956-60; y Meghan B. Gerety et al., "Medical Treatment Preferences of Nursing Home Residents", *Journal of the American Geriatrics Society* 41 (1993): 953-60.

[110] *Superintendent of Belchertown State School v. Saikewicz*, Mass. 370 N.E. 2d 417 (1977).

[111] Para una encuesta relacionada con la investigación sobre el juicio sustitutivo, ver Daniel P. Sulmasy, "Research in Medical Ethics: Scholarship in 'Substituted Judgment'", en

Methods in Medical Ethics, 2a ed., ed. Jeremy Sugarman y Daniel P. Sulmasy (Washington, DC: Georgetown University Press, 2010), pp. 295-314. Para debates recientes sobre las concepciones y aplicación del juicio sustitutivo, véanse varios artículos en the *Journal of Medical Ethics* 41 (septiembre de 2015).

[112] Ver Rohit Devnani, James E. Slaven, Jr., Gabriel T. Bosslet, et al., "How Surrogates Decide: A Secondary Data Analysis of Decision-Making Principles Used by the Surrogates of Hospitalized Older Adults", *Journal of General Internal Medicine* 32 (2017): 1285-93.

[113] Ver, por ejemplo, *In the Matter of the Application of John Evans against Bellevue Hospital*, Supreme Court of the State of New York, Index No. 16536/87 (1987).

[114] A. D. Firlik, "Margo's Logo" (Letter), *JAMA: Journal of the American Medical Association* 265 (1991): 201.

[115] Ronald Dworkin, *Life's Dominion: An Argument about Abortion, Euthanasia, and Individual Freedom* (New York: Knopf, 1993), pp. 221-29.

[116] President's Council on Bioethics, *Taking Care: Ethical Caregiving in Our Aging Society* (Washington, DC: President's Council on Bioethics, septiembre de 2005), p. 84. El Consejo Presidencial se inspira, en parte, en el trabajo de uno de sus miembros, Rebecca Dresser, "Dworkin on Dementia: Elegant Theory, Questionable Policy", *Hastings Center Report* 25 (noviembre-diciembre de 1995): 32-38.

5

No maleficencia

El principio de no maleficencia obliga a abstenerse de causar daño a los demás. En la ética médica, este principio a menudo se ha presentado como idéntico a la célebre máxima *Primum non nocere*: "Ante todo [o primero], no causar daño", y si bien, ha sido frecuentemente proclamado como el principio fundamental de la tradición hipocrática, la verdad es que no aparece en ninguna parte de los escritos de Hipócrates. Además, el venerado precepto "al menos, no causar daño", usualmente confundido con este principio, es, en rigor, una traducción forzada de un solo pasaje de la obra del médico griego.[1] Sin perjuicio de lo anterior, el juramento hipocrático incorpora tanto la obligación de no maleficencia como la de beneficencia: "Utilizaré el tratamiento para ayudar a los enfermos según mi capacidad y entendimiento, pero nunca lo usaré para dañarlos o perjudicarlos".

En este capítulo exploraremos el principio de no maleficencia, así como sus implicaciones para diversas áreas de la ética biomédica en las que el daño puede producirse. Examinaremos las diferencias entre matar y dejar morir, causar y prevenir resultados perjudiciales, no iniciar y retirar tratamientos de soporte vital, y algunas otras controversias, relacionadas con la admisibilidad de que los médicos ayuden a pacientes gravemente enfermos a provocar su muerte. Estos debates a menudo involucran a pacientes terminales, gravemente enfermos o seriamente lesionados. El marco de referencia para la toma de decisiones sobre procedimientos de soporte vital y de asistencia al morir que defenderemos, podría modificar ciertos aspectos centrales de la práctica médica tradicional, tanto para pacientes competentes como incompetentes. En este contexto, un elemento fundamental de nuestro enfoque es el compromiso de elaborar juicios sobre la calidad de vida en lugar de suprimirlos. Además, abordaremos los dilemas éticos que surgen al proteger a los pacientes incompetentes a través de sus voluntades anticipadas o representantes, y discutiremos algunas cuestiones específicas, relacionadas con la toma de decisiones que involucran a niños. Finalmente, analizaremos, tanto la desprotección como sobreprotección de los sujetos de investigación, tal como se sugiere en las directivas públicas e institucionales, y los daños a individuos o a grupos de ellos, que pueden derivarse de la aplicación de formas demasiado amplias de consentimiento, especialmente en el ámbito de la investigación con muestras biológicas almacenadas.

CONCEPTO Y PRINCIPIO DE NO MALEFICENCIA

La distinción entre los principios de no maleficencia y beneficencia

Muchas teorías éticas reconocen un principio de no maleficencia.[2] Algunos filósofos combinan no maleficencia con beneficencia para configurar un solo principio. William Frankena, por ejemplo, divide el principio de beneficencia en cuatro obligaciones generales. En nuestra opinión, la primera de estas obligaciones representa un principio y obligación de no maleficencia, mientras que las tres restantes constituyen principios y obligaciones de beneficencia:

1. No se debe infligir el mal o el daño.
2. Se debe prevenir el mal o el daño.
3. Se debe eliminar el mal o el daño.
4. Se debe hacer o promover el bien.[3]

Si consolidáramos estas ideas de beneficiar a los demás y no perjudicarlos, en un único principio, nos veríamos obligados a señalar, como hizo Frankena, las diversas obligaciones inherentes a este principio general. De acuerdo con nuestro punto de vista, fusionar la no maleficencia y la beneficencia en un único principio oscurece distinciones morales fundamentales, así como diferentes tipos de teoría ética. Las obligaciones de no dañar a otros, tales como no robar, no incapacitar y no matar, difieren de las de ayudar a los demás, entre las que se cuentan prestar beneficios, proteger intereses, y promover el bienestar.

Las obligaciones de no causar daño pueden ser a veces más exigentes que las de prestar ayuda, aunque también puede ocurrir lo contrario. Si en un caso particular, un proveedor de atención médica provoca un daño menor —como, por ejemplo, una inflamación por un pinchazo de aguja—, pero al mismo tiempo logra un beneficio significativo, como salvar la vida de un paciente, es justificable concluir que, en ese caso específico, la obligación de beneficiencia tiene prioridad sobre la de no maleficencia.[4] Muchas veces, acciones como realizar intervenciones quirúrgicas dolorosas para mejorar las posibilidades de supervivencia de un paciente, imponer restricciones sociales para proteger la salud pública y exponer a los sujetos de investigación a ciertos riesgos con el fin de generar conocimiento valioso, pueden considerarse justificables en función de los beneficios esperados de dichas acciones.

Podríamos intentar reformular la noción común (aunque, en última instancia, incorrecta) de que la no maleficencia es un principio más exigente y restrictivo que otros, de la siguiente manera: las obligaciones de no maleficencia pueden anular las de beneficencia, incluso si el mejor resultado utilitarista pudiese ser obtenido actuando de modo beneficente[i]. Por ejemplo, consideremos el caso de un cirujano que podría salvar dos vidas inocentes, matando a un recluso del corredor de la muerte[ii], para extraer su corazón e hígado, y trasplantarlos en aquellas personas. Aunque el resultado de salvar dos vidas implicaría obtener la máxima utilidad neta posible en esa circunstancia específica, el acto del cirujano sería moralmente injustificable.

Aunque esta formulación que resalta la rigurosidad del principio de no maleficencia parece inicialmente plausible, debemos proceder con cautela al establecer axiomas de prioridad. Si bien es cierto que en ocasiones la no maleficencia puede prevalecer sobre otros principios morales, es importante reconocer que la ponderación de estos puede variar según las circunstancias. En ética, no existe una norma universal que siempre privilegie la prevención del daño sobre la generación de beneficios en todas las situaciones posibles. Afirmar que hay un orden de prioridad entre las cuatro obligaciones propuestas por Frankena representa una posición insostenible.

En lugar de establecer una jerarquía, agrupamos los principios de no maleficencia y beneficencia en cuatro normas que, *a priori*, no tienen ningún orden de prelación:

No maleficencia

1. No se debe infligir el mal o el daño.

Beneficencia

2. Se debe prevenir el mal o el daño.
3. Se debe eliminar el mal o el daño.
4. Se debe hacer o promover el bien.

---

[i] Nota del traductor (N.T.). Ver la N.T. x del Capítulo 2.

[ii] N.T. El "corredor de la muerte", en inglés, *death row*, es el nombre que se la da en las cárceles, principalmente de Estados Unidos, al pasillo donde se encuentran las celdas con los prisioneros condenados a muerte que esperan por la ejecución de su sentencia.

Cada uno de los tres principios de beneficencia exige actuar *ayudando* —previniendo o eliminando el daño, y promoviendo el bien— mientras que la no maleficencia solo demanda *evitar intencionalmente* acciones que causen daño. Por lo tanto, las reglas de no maleficencia se expresan bajo la forma de "No hacer X". Algunos filósofos aceptan solo principios o reglas que sigan este formato prescriptivo. Incluso, simplifican las reglas del respeto por la autonomía convirtiéndolas en enunciados normativos del tipo "No interferir en las decisiones autónomas de una persona". Además, rechazan cualquier principio o regla que requiera ayudar, asistir o rescatar a otros, aunque reconocen que dichas normas representan *ideales morales* legítimos.[5] Sin embargo, la corriente principal de la filosofía moral no acepta esta tajante distinción entre *obligaciones* morales de abstenerse e *ideales* morales de ayudar. En cambio, reconoce y preserva otras discrepancias relevantes, distinguiendo las obligaciones de abstenerse de causar daño, de las obligaciones de prestar ayuda. Sostenemos el mismo punto de vista, y en el Capítulo 6 explicaremos, con más detalle, la naturaleza de esta diferenciación.

Surgen desacuerdos legítimos sobre cómo clasificar las acciones bajo las categorías que van de 1 a 4, así como acerca de la naturaleza y rigurosidad de las obligaciones que de aquellas pueden deducirse. Consideremos el siguiente caso. Robert McFall estaba muriendo de anemia aplásica, por lo que sus médicos le recomendaron un trasplante de médula ósea de un donante genéticamente compatible, para aumentar sus probabilidades de vivir un año más desde un 25% a un rango de 40%-60%. El primo del paciente, David Shimp, estuvo de acuerdo con realizarse algunos exámenes para determinar su compatibilidad. Sin embargo, después de completar los estudios histológicos, rechazó someterse a los exámenes genéticos. Había cambiado de opinión con respecto a la donación. El abogado de Robert McFall solicitó al tribunal que obligara a Shimp a someterse al segundo examen y donar su médula ósea si este confirmaba una adecuada compatibilidad.[6]

El debate público se focalizó en si Shimp tenía o no un deber de beneficencia con McFall, entendido como una obligación de prevenir o eliminar el daño, o de promover el bienestar de su primo. Aunque, en definitiva, la estrategia fracasó, el abogado de McFall alegó que, incluso si Shimp no hubiera tenido una obligación legal de beneficencia de rescatar a su primo, sí tenía una obligación legal de no maleficencia, la cual le exigía no empeorar la situación de McFall. El abogado argumentó que cuando Shimp accedió a someterse al primer examen y después se arrepintió, causó una "demora de críticas proporciones", que constituyó una violación de la obligación de no maleficencia. El juez dictaminó que Shimp no violó ninguna obligación legal, pero, también, sostuvo que sus acciones habían sido "moralmente injustificables".[7]

Este caso ilustra las dificultades para identificar obligaciones específicas que subyacen a los principios de beneficencia y no maleficencia, y destaca la importancia de *especificar* dichos principios (un tema que exploramos en nuestros Capítulos 1 y 10) para manejar conflictos que surgen en diversas circunstancias. Estos conflictos pueden abarcar desde la donación de órganos y tejidos, hasta la prolongación de medidas de soporte vital, la consideración de la aceleración de la muerte de un paciente terminal, y la investigación biomédica tanto con sujetos humanos como con animales.

El concepto de daño

El concepto de no maleficencia ha sido, normalmente, abordado y explicado desde los conceptos de *daño* y *agravio*. Sin perjuicio de ello, nosotros limitaremos nuestro análisis al daño. Este término puede tener tanto un uso normativo como no normativo. "X dañó a Y", a veces, significa que X agravió a Y, o lo trató injustamente, mientras que, en otras ocasiones, solo quiere decir que la acción de X tuvo un efecto adverso para los intereses de Y. En la medida que utilizamos estas nociones, *agraviar* implica vulnerar los derechos de alguien, mientras que *dañar* no supone, necesariamente, lo mismo. La gente puede ser dañada sin haber sido agraviada, como ocurre con las enfermedades, los desastres naturales, la mala suerte, y algunas acciones de terceros que han sido consentidas por la persona en que recae el daño.[8] También podemos ser agraviados sin que eso implique daño. Por ejemplo, si una compañía de seguros rechaza injustificadamente pagarle a un paciente la cuenta del hospital, pero esta institución cubre el costo total de los gastos, podemos decir que la aseguradora agravió al paciente sin provocarle ningún daño.

En este orden de ideas, entendemos el daño de la siguiente manera: un daño es la frustración, la derrota o el efecto adverso para los intereses de una de las partes involucradas en un asunto, pero una acción dañosa no siempre es incorrecta o injustificada.[9] Los actos dañosos[iii] que implican un revés o efecto adverso justificable para los intereses de otros no son inco-

---

iii N.T. Los autores entienden *harm* como "daño" y "perjuicio" al mismo tiempo, a saber, como momentos similares de un acto lesivo. Por ello, traduciré *harmful*, indistintamente, como "dañoso" o "perjudicial", según sea el caso. Sin embargo, la doctrina jurídica señala una importante diferencia entre ambos. Esta distinción se fundamenta en la relación de evento y consecuencia. El perjuicio es una consecuencia del daño, el que, a su vez, es un hecho o evento que causa un perjuicio. En este sentido, mientras el daño es único, el perjuicio puede ser múltiple y tan numeroso como las consecuencias que el evento dañoso genere, por lo que sus facetas pueden ser tan variadas como los propios aspectos afectados por el daño. "En otras palabras, los perjuicios son las alteraciones negativas que el hecho dañoso provoca en las diferentes esferas de la persona (a niveles económico, físico y moral)". Para hacer esta distinción me baso en María Isabel Troncoso (2011). "La obligación de tomar medidas razonables para evitar la extensión del daño", *Revista de derecho privado*, 21: 353-391.

rrectos. Por ejemplo, la amputación justificada de una pierna con el consentimiento del paciente, el castigo justificado a médicos por incompetencia o negligencia, el despido justificado de empleados por bajo rendimiento, y algunas formas de investigación con animales. No obstante, la no maleficencia es un principio *prima facie* que requiere una justificación de las acciones perjudiciales. Esta justificación puede provenir de demostrar que las acciones dañosas no infringen obligaciones específicas de no maleficencia o que están compensadas por otros principios y normas éticas.

Algunas definiciones de *daño* son tan amplias que incluyen el menoscabo de intereses de reputación, propiedad, privacidad y libertad o, como señalan algunos textos, el provocar incomodidad, humillación y desagrado. Estas concepciones pueden, sin embargo, distinguir daños triviales de otros más graves, en función de la magnitud de los intereses afectados. Otros enfoques más acotados, entienden el daño, exclusivamente como un perjuicio a los intereses físicos y psicológicos, tales como aquellos vinculados a la salud y a la supervivencia.

Si es preferible una interpretación amplia o restringida del daño, no es una cuestión que debamos decidir aquí. Aunque es un concepto controvertido, los perjuicios corporales significativos y las afectaciones a otros intereses importantes son ejemplos paradigmáticos de daño. Nos concentraremos en los daños físicos y psicológicos, especialmente dolor, incapacidad, sufrimiento, y muerte, a la vez que reconoceremos otros perjuicios que afectan los intereses de los individuos. Buscar, provocar y permitir la muerte, así como exponer al riesgo de muerte, serán cuestiones especialmente importantes en nuestro análisis.

Reglas que especifican el principio de no maleficencia

El principio de no maleficencia admite varias normas morales más específicas (aunque otros principios ayudan a justificar algunas de estas normas).[10] Entre los ejemplos de reglas más específicas se incluyen los siguientes:[11]

1. No matar.
2. No causar daño o sufrimiento a los demás.[iv]
3. No incapacitar a otros.
4. No ofender a otros.
5. No privar a los demás de los bienes de la vida.

[iv] N.T. Implícitamente, los autores ser refieren a no causar daño y sufrimiento *innecesario* a los demás. Como ellos mismo señalan, en ocasiones causar daño está moralmente permitido, en virtud de que aquello puede significar mayores beneficios futuros para el paciente o sujeto de investigación.

Tanto el principio de no maleficencia como estas cinco especificaciones en normas morales más acotadas, son vinculantes *prima facie*, a saber, no representan obligaciones absolutas.

Negligencia y criterio de diligencia debida[v]

Las obligaciones de no maleficencia incluyen no solo el deber de no infligir daño, sino que también la obligación de no imponer el *riesgo* de daño. Una persona puede perjudicar o poner a otra en peligro, sin una intención dañina o maliciosa, así como el agente causante del daño puede ser o no ser, moral o legalmente, responsable por dicho perjuicio. En ocasiones, los agentes son causalmente responsables de un daño del que no tenían conocimiento o que nunca tuvieron la intención de causar. Por ejemplo, si las tasas de cáncer entre los trabajadores de una planta química son elevadas, debido a la exposición a una sustancia carcinógena desconocida, significa que las decisiones o acciones del propietario de la planta han puesto en peligro a sus empleados, aunque este nunca haya conocido las consecuencias que provocaría ni haya tenido la intención de causar daño.

En los casos de personas que se exponen a un riesgo impuesto por terceros, tanto el derecho como la moral reconocen un criterio de *diligencia debida* que determina si el agente, que es causalmente responsable por el riesgo, lo es también desde el punto de vista legal y moral. Este criterio representa una especificación del principio de no maleficencia. La diligencia debida implica tomar las precauciones necesarias para evitar causar daños, tal como se espera de una persona razonable y prudente dadas las circunstancias. Además, este criterio exige que los objetivos perseguidos justifiquen los riesgos involucrados. Los riesgos graves requieren metas de igual relevancia para ser justificados. De hecho, situaciones urgentes y complejas justifican riesgos que en otros escenarios no urgentes serían ciertamente inaceptables. Por ejemplo, el esfuerzo por salvar vidas después de un grave accidente justifica, dentro de ciertos límites, los peligros causados en la vía pública por vehículos de emergencia que se desplazan a gran velocidad. Una persona que, en este contexto, actúa con diligencia

---

[v] N.T. Traduzco así *due care*, que, en español, podría decirse "debido cuidado". Si bien, en el contexto de esta sección del libro, aquello no sería, en rigor, incorrecto (los traductores de la cuarta edición en español, lo vierten como "cuidado debido"), el término español para *due care* más utilizado en la práctica clínica y literatura especializada, así como en la *lex artis* médica, es "diligencia debida". De hecho, el *Diccionario Panhispánico del Español Jurídico* define "diligencia debida" como el "conjunto de precauciones que la ley o el buen sentido aconsejan adoptar en el desarrollo de una actividad para evitar daños previsibles", a saber, refiere a la precisa idea que los autores discuten y desarrollan en esta sección.

debida, no infringe normas morales ni jurídicas, incluso si crea un riesgo significativo para terceros, ya que esto último es inherente a las operaciones de rescate.

La negligencia se define como el incumplimiento de los estándares de diligencia debida, y en el contexto profesional implica desviarse de las normas establecidas que determinan la diligencia debida en circunstancias específicas. El término *negligencia* abarca dos tipos de situaciones: (1) imponer intencionadamente riesgos irrazonables de daño (negligencia consciente o imprudencia temeraria) y (2) la imposición involuntaria pero descuidada de riesgos de daño (negligencia involuntaria). En el primer caso, un agente impone, a sabiendas, un riesgo injustificado. Por ejemplo, una enfermera que deliberadamente no cambia un vendaje de acuerdo con lo programado, aumentando así el riesgo de infección. En el segundo caso, un agente realiza, sin saberlo, una acción que debería haber sido capaz de evitar. Por ejemplo, un médico actúa de modo negligente si sabe, pero olvida que un paciente no desea recibir cierto tipo de información y, de todos modos, se la revela, causándole miedo y vergüenza. Ambos tipos de negligencia son moralmente censurables, aunque algunas circunstancias podrían atenuar la culpabilidad.[12]

Al abordar el tema de la negligencia, nos centraremos en las conductas que se ubican por debajo del estándar de la diligencia debida, el cual tanto el derecho como la moral establecen para proteger a las personas de la imposición imprudente de riesgos. Los tribunales deben determinar las responsabilidades por daños cuando un paciente, cliente o consumidor busca una compensación por perjuicios ocasionados a sus intereses, o exige sanciones contra la parte responsable, o ambas cosas. Aunque no nos enfocaremos exclusivamente en la responsabilidad legal, adaptaremos ciertos aspectos del modelo legal de responsabilidad por acciones perjudiciales para elaborar un marco de responsabilidad moral por daños causados por profesionales de la salud. Los siguientes elementos se consideran esenciales en el modelo profesional de la diligencia debida:

1. El profesional debe haber contraído una obligación con la parte afectada.
2. El profesional debe incumplir esa obligación.
3. La parte afectada debe sufrir algún daño.
4. El daño debe ser causado por el incumplimiento de la obligación contraída.

La mala praxis es una forma de negligencia que involucra no ajustarse a los estándares profesionales de diligencia.[13] En el ámbito de la profesión médica, doctores y doctoras aceptan la responsabilidad de observar los estándares específicamente diseñados para su profesión. Cuando una relación terapéutica resulta perjudicial o inútil, la mala praxis se produce, si y solo si los médicos no cumplen las normas profesionales de cuidado y atención. Por ejemplo, en *Adkins contra Ropp*, la Corte Suprema de Indiana analizó la denuncia de un paciente en la que alegaba que un médico había actuado negligentemente al extraer una materia extraña de su ojo:

> Cuando un médico y cirujano asume el tratamiento y cuidado de un paciente, en ausencia de un acuerdo especial, la ley considera que ha suscrito implícitamente un contrato en el que afirma que posee las calificaciones razonables y habituales de su profesión, y que ejercerá, al menos, habilidad, cuidado y diligencia plausible en el tratamiento del paciente. Este contrato implícito por parte del médico no incluye la promesa de lograr una cura, por lo que no se puede atribuir negligencia en el caso de no conseguirla, aunque el profesional implícitamente promete que utilizará la diligencia debida y usual habilidad en el tratamiento del paciente para que se produzca la curación, en función de dicho cuidado y habilidad. Este nivel de cuidado y habilidad se le exige, no solo al realizar una operación o administrar los primeros auxilios, sino que se le considera obligado al mismo grado de cuidado y habilidad en los tratamientos que sean necesarios con posterioridad, a menos que el propio paciente lo exima de dicho deber, o el médico o cirujano, por medio de un aviso formal, se niegue a seguir tratando el caso.[14]

La línea que separa la diligencia debida de un cuidado inadecuado es, a veces, difícil de trazar. El aumento de las medidas de seguridad en estudios epidemiológicos y toxicológicos, programas educativos y de promoción de la salud, y en otros programas de formación profesional, puede a veces reducir los riesgos para la salud. Sin embargo, queda por resolver una cuestión fundamental: hasta qué punto deben los médicos, empleadores y otros profesionales esforzarse por evitar o mitigar los riesgos de sus actividades. Este enigma señala la dificultad moral de determinar el alcance de las obligaciones de no maleficencia.

DISTINCIONES Y REGLAS QUE RIGEN LAS DECISIONES DE NO TRATAR

Las tradiciones religiosas, el discurso filosófico, los códigos profesionales, las políticas públicas y el derecho han desarrollado muchas pautas para especificar los requisitos de no maleficencia en la atención sanitaria, especialmente en lo que respecta a las decisiones de tratar y no tratar. Algunas de estas pautas son útiles, pero otras necesitan ser revisadas o reemplazadas. Muchas de ellas se basan en, al menos una, de las siguientes distinciones:

1. *Omitir* y *retirar* tratamientos de soporte vital.
2. *Tratamientos médicos* e *hidratación y nutrición artificial*.
3. Efectos *premeditados* y efectos *meramente previsibles*.

279

Aunque en ciertas instancias estas distinciones han sido influyentes en la medicina y el derecho, argumentaremos que son anacrónicas y requieren ser remplazadas. La venerada posición que estas distinciones tradicionales han ocupado en códigos profesionales, políticas institucionales y textos sobre ética biomédica no proporciona ninguna justificación para conservarlas, especialmente considerando que están obsoletas, ya no prestan ninguna utilidad y, en ocasiones, incluso, son moralmente peligrosas.

Omitir y retirar tratamientos

En general, los debates en torno al principio de no maleficencia y la decisión de renunciar a tratamientos de soporte vital han girado en torno a la distinción entre omisión y comisión, focalizándose particularmente en la diferencia entre omitir (no iniciar) y retirar (detener) un tratamiento. Muchos profesionales y familiares se sienten justificados al omitir tratamientos que nunca comenzaron, pero no al retirar aquellos que ya están en curso. Perciben que las decisiones de interrumpir tratamientos son de mayor trascendencia, implican consecuencias más graves y llevan consigo un peso moral superior en comparación con las decisiones de no iniciarlos. Por ejemplo, para muchos individuos, desconectar un respirador se percibe como un acto de causar la muerte de una persona, mientras que la decisión de no activarlo no parece representar el mismo papel causal.[15]

En el siguiente caso, un anciano sufría de varios problemas médicos significativos, con escasas perspectivas de recuperación. En estado comatoso e incapaz de comunicarse, su única conexión con la vida se sostenía mediante el suministro de antibióticos para combatir una infección, y una línea intravenosa (IV) que le proporcionaba hidratación y nutrición artificial. No existían registros de que en el pasado, cuando aún gozaba de plenas facultades, hubiera manifestado cuáles eran sus deseos con respecto a eventuales medidas de soporte vital, y tampoco contaba con un familiar designado para representarlo y tomar decisiones en su nombre. El equipo médico llegó rápidamente a un consenso sobre la implementación de una orden de "no resucitar" o "no reanimar" (ONR), una medida que se materializa a través de un documento firmado que establece no realizar maniobras de reanimación cardiopulmonar en caso de paro cardíaco o respiratorio. En el evento de que se presentara dicho escenario, se optaría por permitir que el paciente falleciera. El personal médico se mostró conforme con esta decisión, basándose en el pronóstico y la condición general del anciano, y considerando que la opción de no reanimarlo equivalía más a una omisión del tratamiento que a una retirada activa del mismo.

En este caso, surgieron varias interrogantes sobre si era o no recomendable mantener las medidas que ya estaban siendo aplicadas al paciente. Algunos integrantes del equipo médico consideraron que debían
suspender todos los tratamientos médicos en curso, incluyendo los antibióticos y la hidratación y nutrición artificial, ya que, según sus propias
palabras, representaban medidas "extraordinarias" o "heroicas".[16] Otros
creían que era incorrecto detener dichos tratamientos una vez iniciados.
Surgió un desacuerdo sobre si sería permisible no volver a insertar la
línea IV si esta se infiltraba, es decir, si se rompía, atravesando la pared
del vaso sanguíneo y comenzaba a filtrar líquido en el tejido circundante.
Algunos de los que se oponían a detener los tratamientos se sintieron
conformes con la decisión de no volver a insertar la línea IV, porque
entendían dicha acción como una omisión en lugar de una retirada. Se
opusieron enérgicamente a la reinserción de la vía si esta requería una
incisión (para acceder a los vasos sanguíneos más grandes y profundos),
o la utilización de una vía central al corazón. Otros consideraron que
proporcionar hidratación y nutrición artificial era un único proceso, por
lo que volver a insertar la línea IV simplemente implicaba continuar con
el tratamiento que se había interrumpido. Para ellos, no reiniciar era
equivalente a retirar y, a diferencia de la omisión, señalaba una acción
moralmente incorrecta.[17]

En muchos casos similares, la incomodidad del equipo médico al retirar las medidas de soporte vital parece implicar que entienden que tales
acciones los vuelven causalmente responsables, así como moral o legalmente culpables de la muerte del paciente, mientras que no sienten lo
mismo en el caso de nunca iniciar dichas medidas o tratamientos. Otra
fuente de incomodidad para los profesionales sanitarios es la convicción
de que iniciar un tratamiento, a menudo, genera demandas o expectativas
válidas para su continuación. Parece que solo sería legítimo no continuar
con el tratamiento si los pacientes renuncian explícitamente al mismo. De
lo contrario, detener cualquier procedimiento parece violar expectativas,
promesas u obligaciones contractuales hacia el paciente, su familia o su
representante. Por otro lado, en el caso de la omisión, los pacientes para
quienes los médicos no han iniciado un tratamiento, parecen no demandar
algo parecido.[18]

La reticencia que provoca el retirar tratamientos es comprensible. Sin
embargo, la distinción entre retirarlos y omitirlos es moralmente irrelevante y potencialmente peligrosa. Dicha distinción es opaca, ya que el
acto de retirar puede ocurrir a través de una omisión (no iniciar), como
no recargar las baterías de los respiradores o no introducir la infusión
necesaria en una sonda de alimentación. En procedimientos que implican
múltiples etapas, las decisiones de no iniciar la siguiente fase de un plan

de tratamiento pueden ser equivalentes a detenerlo, incluso si sus estadios iniciales siguen en curso.[vi]

Tanto la decisión de no iniciar como la de detener un tratamiento pueden ser justificadas, dependiendo de las circunstancias. Ambas pueden constituir tanto formas de dejar morir como de matar. Los tribunales reconocen que las personas pueden cometer un delito por omisión si tienen la obligación de actuar, de la misma manera que los médicos pueden cometer un error por omisión en la práctica médica. Estos juicios dependen de si un médico tiene o no la obligación de actuar en los casos en que no se inicia o se retira un tratamiento. En estas circunstancias, si el profesional tiene el deber de tratar, la omisión del tratamiento transgrede dicha obligación, ya sea en el caso de no iniciar o de detener. Sin embargo, si un médico no tiene la obligación de tratar o tiene el deber de no tratar, la omisión de cualquiera de las dos (no iniciar o detener) no representa una transgresión moral. De hecho, si el médico tiene la obligación de no tratar, sería moralmente incorrecto comenzar el tratamiento o continuar con él si ya ha comenzado.

En un caso clásico (que discutiremos más adelante en este capítulo), un tribunal razonó sobre el siguiente problema legal, relativo a la continuación de la diálisis renal para Earle Spring, un paciente anciano con numerosos problemas médicos: "La pregunta que plantea la tecnología moderna, una vez en curso, es, ¿en qué punto deja de cumplir la función para la cual se supone fue creada?" El tribunal sostuvo que "un médico no tiene la obligación de continuar el tratamiento cuando este se ha demostrado ineficaz", y enfatizó la necesidad de ponderar beneficios y cargas

---

[vi] N.T. Existe relevante epistemología que respalda la posición de los autores. Por ejemplo, en un texto clásico, James Rachels analiza el estatuto moral de la acción y la omisión en el contexto de matar o dejar morir, sirviéndose de un ejemplo para demostrar que no hay diferencia moral entre ambos actos. Nos relata el caso de un sujeto, llamado Smith, el cual entra subrepticiamente al cuarto de baño y ahoga a su sobrino en la bañera para cobrar una cuantiosa herencia. Otro sujeto, llamado Jones, que también puede cobrar una suculenta herencia si su sobrino muere, entra al cuarto de baño con la intención de ahogarlo, pero justo antes de hacerlo, el niño resbala, se golpea la cabeza y comienza a ahogarse. Jones no hace nada, y solo observa la escena hasta que su sobrino muere. El problema radica en discernir si la conducta de Smith es moralmente más reprochable que la de Jones. La mayoría de las personas responderían que sí, que efectivamente, es mucho más grave haber ahogado a un niño que simplemente dejar que se ahogue. Sin embargo, Rachels argumenta que ambas conductas son moralmente equivalentes, debido a que ambas: i) poseen la misma motivación, y ii) persiguen el mismo propósito. Yo agregaría, una tercera razón: iii) Ambas tuvieron la misma consecuencia. Por lo tanto, de acuerdo con Rachels (y otros importantes autores, como Peter Singer, por ejemplo), sería arbitrario e injustificado afirmar que la conducta de Smith fue moralmente peor que la de Jones. Al respecto, ver Rachels, J. (1975). "Active and Passive Euthanasia". *N Engl J Med*, 292: 78-80.

para determinar su eficacia general.[19] Aunque, en tales casos, la responsabilidad legal no puede equipararse con la responsabilidad moral, la resolución del tribunal es consistente con las conclusiones morales sobre el retiro justificado del tratamiento que ahora mismo defendemos. Aproximadamente, una de cada cuatro muertes de pacientes con enfermedad renal en etapa terminal en los Estados Unidos, ocurre después de tomar la decisión de retirar la diálisis.[20] La práctica es común y las decisiones suelen estar justificadas.[21]

Dar prioridad a mantener[vii] en lugar de retirar el tratamiento puede llevar, en algunos casos, a la *obstinación terapéutica*[viii], es decir, a la continuación de un tratamiento que ya no es beneficioso o deseable para el paciente. En menor medida, la distinción puede también conducir a una indebida *limitación del esfuerzo terapéutico*[ix]. Los pacientes y sus familias se muestran, a veces, preocupados por quedar atrapados en el ciclo de la tecnología biomédica, la cual, una vez en curso, podría no detenerse. Esta preocupación puede llevarlos a mostrar reluctancia para autorizar ciertos procedimientos, incluso cuando estos podrían beneficiar al paciente. En ocasiones, los profesionales de la salud también muestran esta misma reticencia. Un ejemplo notable fue el caso de un recién nacido gravemente enfermo que falleció tras varios meses de tratamiento, en su mayoría llevado a cabo en contra de los deseos de los padres. Esto ocurrió porque un médico se negó a desconectar el respirador una vez que había sido activado. Posteriormente, este médico supuestamente se sintió "menos dispuesto a conectar a los bebés a un respirador artificial".[22]

La carga moral de la prueba suele ser más pesada cuando la decisión es omitir, en vez de retirar tratamientos. En la mayoría de los casos, solo después de iniciar un tratamiento será posible realizar un diagnóstico y pronóstico adecuados, así como ponderar los posibles beneficios y cargas de los procedimientos asociados. Este período de ensayo puede reducir la incertidumbre sobre los posibles resultados. Los pacientes y sus representantes, a menudo, se sienten menos estresados y con más control de la situación si pueden revertir o cambiar de alguna manera su decisión después de que

---

[vii] N.T. Los autores ocupan el término *withholding* en dos sentidos: principalmente como "omitir" o "no iniciar", y, eventualmente, como "mantener" un tratamiento ya iniciado. De hecho, para los National Institutes of Health (NIH), de Estados Unidos, *withholding* implica tanto la decisión de no comenzar una terapia como de mantener una ya en curso.

[viii] N.T. Traduzco así el término *overtreatment*, que también se traduce como "ensañamiento" o "encarnizamiento" terapéutico, para señalar la utilización de terapias que no pueden curar al paciente, sino que simplemente prolongan su vida en condiciones, más bien, penosas y muy dolorosas.

[ix] N.T. Traduzco *undertreatment* que, en este contexto, se entiende como un tratamiento insuficiente, o una indebida o inoportuna limitación de la terapia.

un tratamiento haya comenzado. En consecuencia, la atención sanitaria responsable puede implicar un período de prueba con reevaluaciones periódicas. Los equipos médicos tienen entonces tiempo para juzgar la eficacia del tratamiento, y el paciente o representante tiene la oportunidad de evaluar sus beneficios y cargas. No proponer o permitir este ensayo es moralmente peor que no intentarlo, por lo que, en estos casos, omitir un tratamiento puede ser peor que retirarlo.

En gran medida, la distinción entre omitir y retirar ha dado forma a un intenso debate sobre los dispositivos cardiovasculares electrónicos implantables (DCEI), que incluyen marcapasos y desfibriladores cardioversores implantables (DCI). Estos dispositivos son cada vez más comunes y, en muchos casos, resultan útiles y necesarios. Aunque los profesionales de la salud suelen sentirse cómodos al abstenerse de implantarlos cuando los pacientes o sus representantes así lo desean, a menudo reportan incomodidad al interrumpir su funcionamiento, sobre todo en el caso de los marcapasos, a pesar de que ambos tipos de dispositivos pueden detenerse de forma no invasiva, es decir, sin necesidad de cirugía. Existen casos que rayan en lo macabro. En uno de ellos, una mujer describió su lucha para desactivar el marcapasos de su anciano padre, quien padecía de demencia severa y estaba considerablemente incapacitado. El dispositivo había sido implantado porque, de lo contrario, un cardiólogo no habría autorizado una cirugía para corregir una hernia intestinal dolorosa. Posteriormente, la familia se percató de que un marcapasos temporal habría sido suficiente. Cuando la salud de su padre empeoró, y su madre solicitó la desactivación del dispositivo, el médico se negó, argumentando que "sería como poner una almohada sobre [su] cara".[23]

Un estudio[24] mostró que más del 60% de los médicos perciben una diferencia ética entre desactivar un marcapasos y desactivar un DCI. Para algunos, la desactivación del marcapasos equivale a una eutanasia activa. Esta apreciación, éticamente cuestionable, tiene sus raíces en el hecho de que los marcapasos proporcionan tratamiento continuo en lugar de intermitente, y su retirada puede llevar a la muerte inmediata, aumentando así el sentido de responsabilidad causal y moral del profesional.[25] En 2010, una declaración de consenso de expertos, que incluía a varios grupos profesionales, rechazó acertadamente cualquier distinción ética y legal entre los dispositivos cardiovasculares electrónicos implantables, considerándolos a todos como medidas de soporte vital, cuyo retiro podía ser legítimamente solicitado por los pacientes y sus representantes para permitir que la enfermedad subyacente siguiera su curso.[26] La declaración reconoció el derecho de los médicos a no participar en la retirada de los dispositivos, al mismo tiempo que enfatizaba su responsabilidad de remitir a los pacientes a otros profesionales que sí lo hicieran. De hecho, profesionales y técnicos de las empresas que construyen estos aparatos, desactivan marcapasos y DCI con bastante frecuencia: aproximadamente, la mitad del tiempo, en el caso de los primeros, y alrededor del 60% de las veces, cuando se trata de los segundos.[27]

Concluimos que la distinción entre omitir y retirar es moralmente insostenible y puede ser moralmente peligrosa. Si un médico toma decisiones sobre el tratamiento, utilizando esta distinción irrelevante, o permite que un representante (sin intentar disuadirlo) tome tal decisión, el profesional es moralmente responsable por los resultados negativos que se deriven de aquello. La importancia que históricamente se le ha dado a la distinción entre no iniciar y detener procedimientos, sin duda explica, pero no justifica, la rapidez y facilidad con la que, décadas atrás, hospitales y profesionales sanitarios aceptaron implementar las órdenes de no reanimar y crearon directivas hospitalarias con respecto a la reanimación cardiopulmonar (RCP). Las directivas sobre la RCP suelen ser independientes de otras políticas que rigen las tecnologías de soporte vital, como los respiradores, en parte porque muchos profesionales de la salud entienden el no aplicar la RCP como una omisión del tratamiento, y no como retirarlo. Las decisiones médicas de omitir la RCP, mediante órdenes de "no intentar la reanimación" (*do-not-attemp resuscitation* o DNAR, por su siglas en inglés) o "no reanimar" (*do-not-resuscitate* o DNR, por su siglas en inglés), son éticamente problemáticas cuando se toman unilateralmente, sin consulta previa con los pacientes y/o sus familias o, en general, pero no siempre, en contra de sus deseos o solicitudes[28] (al respecto, se puede revisar nuestro análisis sobre las intervenciones fútiles, tanto en la siguiente sección como en el Capítulo 6).

Tratamientos médicos e hidratación y nutrición artificial

Se ha suscitado un amplio debate acerca de si la distinción entre tecnologías[x] *médicas* e *hidratación y nutrición artificial* (H&NA), que podríamos llamar tecnologías de *sustento vital*, puede utilizarse para diferenciar entre la renuncia justificada e injustificada a tratamientos de soporte vital. Algunos argumentan que las técnicas para suministrar H&NA mediante agujas, tubos, catéteres y similares deben distinguirse claramente de las tecnologías médicas de soporte vital, como los respiradores y las máquinas de diálisis.

---

[x] N.T. En esta sección, traduzco el término *technology* indistintamente como "tecnología" y "técnica", aceptadas por el *Diccionario de la lengua española*, de la RAE, como sinónimos, bajo el significado de "conjunto de los instrumentos y procedimientos industriales de un determinado sector o producto" (https://dle.rae.es/tecnolog%C3%ADa).

Otros argumentan en contra de esta distinción, sosteniendo que las técnicas de H&NA son igualmente relevantes que otras tecnologías médicas[29] y, por lo tanto, deberían estar sujetas al mismo marco de análisis y evaluación ética.[30]

Para determinar si esta distinción es defendible y útil, examinaremos algunos escenarios, comenzando con el caso de una viuda de setenta y nueve años que había vivido en un hogar de ancianos durante largo tiempo, y que era visitada con frecuencia por su hija y nietos, quienes la amaban profundamente. En el pasado, había sufrido varios ataques isquémicos transitorios, causados por reducciones o detenciones del flujo sanguíneo al cerebro. Debido a un síndrome orgánico cerebral progresivo, había perdido gran parte de sus capacidades mentales y vivía permanentemente desorientada. También padecía tromboflebitis (inflamación de una vena asociada con la coagulación) e insuficiencia cardíaca congestiva. Un día sufrió un derrame cerebral masivo. Posteriormente, no experimentó ninguna recuperación, permaneció sin hablar, aunque mostró una reacción de rechazo a estímulos dolorosos, y exhibió una gama limitada de conductas intencionadas. Se resistió enérgicamente a que se le colocara una sonda nasogástrica en el estómago, para introducir algunas fórmulas nutricionales y agua. En cada intento, se agitó violentamente y apartó el dispositivo. Cuando finalmente se le pudo colocar la sonda, logró quitársela. Después de varios días, el equipo médico no pudo encontrar nuevos lugares en su cuerpo donde insertar líneas IV, y debatió sobre si era o no factible tomar medidas adicionales para alimentar e hidratar a la anciana, que no mostraba mejoría y permanecía la mayor parte del tiempo inconsciente y sin reacción a estímulos externos. Tras largas conversaciones con las enfermeras del piso y con la familia de la paciente, los médicos a cargo concluyeron que no era prudente utilizar nuevas líneas IV o hacer más incisiones, ni tampoco introducir una sonda de alimentación. La ingesta oral de la paciente era mínima, y falleció tranquilamente una semana después.[31]

En un segundo caso ocurrido en 1976, y en una decisión sin precedentes[xi], la Corte Suprema de Nueva Jersey dictaminó que era permisible que el tutor legal de Karen Ann Quinlan desconectara su respirador artificial y, de ese modo, la dejara morir.[32] Después de que el respirador fue desconectado, Quinlan vivió casi diez años más, con tratamiento antibiótico e H&NA proporcionadas por una sonda nasogástrica. Incapaz de comunicarse, yacía en coma en posición fetal, sufriendo de crecientes problemas respiratorios,

---

[xi] N.T. La decisión de la corte gatilló un largo debate sobre la eutanasia, y una profundización de importantes cuestiones, relacionadas con la bioética y los derechos civiles. Además, a raíz de la sentencia judicial, se constituyeron, por primera vez en la historia, los comités de ética hospitalaria.

escaras y una considerable pérdida de peso, bajando de 52 a 31 kilos. En el transcurso de esos diez años eclosionó una compleja cuestión moral. Si es permisible desconectar el respirador, ¿lo es también quitar la sonda de alimentación? Varios teólogos morales católicos aconsejaron a los padres, indicándoles que no estaban moralmente obligados a continuar con la H&NA o con los antibióticos que combatían las infecciones de Karen. Sin embargo, los Quinlan continuaron con la nutrición e hidratación porque creían que la sonda de alimentación no causaba dolor, mientras que el respirador sí lo hacía.[33]

Generalmente, los tribunales estadounidenses han abordado la H&NA utilizando las mismas normas sustantivas y procedimentales que aplican a otros tratamientos médicos, como el respirador.[34] En el largamente debatido caso de Terri Schiavo, una mujer que se encontraba en un estado vegetativo persistente (EVP), su esposo y sus padres no estaban de acuerdo sobre si era justificable retirar su tubo de alimentación. A pesar de los desafíos legales y conflictos políticos que rodeaban al caso, el tribunal, aplicando las leyes de Florida y señalando que lo que el esposo representaba debía entenderse como los deseos de Terri Schiavo, autorizó retirarle su H&NA para permitirle morir, aproximadamente quince años después de que cayera en un EVP.[35]

Es comprensible que tanto las familias como los equipos médicos y profesionales se enfrenten con barreras culturales, religiosas, simbólicas o emocionales, ya sea para omitir, mantener o retirar la H&NA de los pacientes.[36] A veces, describen la omisión o retiro de dicha medida como provocar "inanición" o dejar que un paciente "muera de hambre".[37] Algunas leyes estatales y políticas públicas e institucionales también expresan este sentimiento, especialmente en casos de pacientes en EVP. Sin embargo, a nuestro juicio, familias, equipos médicos y representantes pueden justificadamente renunciar a la H&NA para los pacientes en algunas circunstancias, al igual que ocurre con otras tecnologías de soporte vital. No existe ninguna diferencia moralmente relevante entre las diversas técnicas de soporte vital, por lo que el derecho a rechazar un procedimiento o dispositivo médico, ya sea para uno mismo o para otros, no depende del tipo de tratamiento. No hay razón para creer que la H&NA sea siempre una parte esencial de los cuidados paliativos o que necesariamente constituya un tratamiento médico beneficioso en todos los casos. La evidencia disponible indica que muchos pacientes terminales, incluidos aquellos con demencia avanzada, tienen muertes más tranquilas e indoloras sin la aplicación de esa medida, la cual, por supuesto, siempre debe proporcionarse cuando sea necesaria para brindar mayor comodidad al paciente.[38]

Efectos premeditados y efectos meramente previsibles: el principio del doble efecto

Otro respetable intento por especificar el principio de no maleficencia aparece en el principio del doble efecto (PDE), también llamado regla o doctrina del doble efecto. Este principio incorpora una influyente distinción entre efectos premeditados y efectos meramente previsibles.

Funciones y condiciones del PDE. Este principio se invoca para justificar afirmaciones de que un solo acto, que tiene uno o más efectos beneficiosos y uno o más efectos perjudiciales (como la muerte), no siempre está moralmente prohibido.[39] Como ejemplo, consideremos a un paciente que experimenta terrible dolor y sufrimiento, y que pide ayuda a un médico para poner fin a su vida. Supongamos que el médico inyecta al paciente una sustancia química para causar intencionalmente su muerte y acabar con su dolor y sufrimiento. Según el PDE, la acción del médico es incorrecta porque implica tanto la intención como el medio directo para causar la muerte del paciente. En contraste, supongamos que el médico pueda proporcionar medicamentos al paciente, para aliviar su dolor y sufrimiento, con un riesgo sustancial de que este muera como resultado de dicha acción. Si el médico se niega a administrar la medicación, el paciente sufrirá dolor y sufrimiento continuos. Si el profesional proporciona el medicamento, podría acelerar la muerte del paciente. Por lo tanto, según la interpretación más aceptada del PDE, si al administrar medicamentos, el médico tenía la intención de aliviar un grave dolor y sufrimiento, pero no pretendía causar la muerte, el acto de acelerarla indirectamente no es moralmente incorrecto.

Las formulaciones clásicas del PDE identifican cuatro elementos o condiciones que deben cumplirse para que un acto con una doble consecuencia esté justificado. Cada una de ellas representa una condición necesaria y, en conjunto, constituyen condiciones suficientes para una acción moralmente permisible:[40]

1. *Naturaleza del acto.* El acto debe ser beneficioso, o al menos moralmente neutral, independientemente de sus consecuencias.
2. *Intención del agente.* El agente debe tener la intención de causar un efecto beneficioso, y no perjudicial. El efecto perjudicial puede ser previsible, tolerado y permitido, pero no debe ser buscado.
3. *Distinción entre medios y efectos.* El efecto perjudicial no debe ser un medio para el efecto beneficioso. Si este fuera el resultado causal del efecto perjudicial, significaría que el agente tuvo la intención de causar el efecto perjudicial en la búsqueda del efecto beneficioso.

4. *Proporcionalidad entre el efecto beneficioso y el efecto perjudicial.* El efecto beneficioso debe superar al efecto perjudicial. Es decir, este último es permisible solo si una razón proporcionada compensa el permitir que se produzca.

Estas cuatro condiciones son controversiales. Comenzaremos por examinar la consistencia del PDE, considerando cuatro casos de lo que muchos denominan aborto terapéutico (en estos ejemplos, limitado a la protección de la vida materna): (1) Una mujer embarazada tiene cáncer de cuello uterino y necesita una histerectomía para salvar su vida, procedimiento que causará la muerte del feto. (2) Una mujer tiene un embarazo ectópico. El feto inviable se encuentra ubicado en la trompa de Falopio, por lo que los médicos deben extirparla para evitar hemorragias, lo que provocará la muerte del feto. (3) Una mujer embarazada sufre de una grave cardiopatía que probablemente causará su muerte si intenta llevar el embarazo a término. (4) Una mujer embarazada, que está en un complicado trabajo de parto, morirá a menos que el médico realice una craneotomía fetal[xii] (aplastando la cabeza del feto que está por nacer). Algunas interpretaciones de las enseñanzas de la Iglesia Católica Romana, donde el PDE ha sido prominente, sostienen que las acciones que producen la muerte fetal en los dos primeros casos, a veces, cumplen con las cuatro condiciones señaladas y, por lo tanto, pueden ser moralmente aceptables, mientras que los actos que producen la muerte fetal en los dos últimos casos, nunca cumplen con dichas condiciones y, por lo tanto, son siempre moralmente inaceptables.[41]

Según los defensores del PDE, en los dos primeros casos, el procedimiento médico se considera legítimo, ya que tiene como objetivo salvar la vida de la mujer embarazada, aunque el resultado previsible, pero no deseado, sea la muerte fetal. Cuando se evalúan estas muertes fetales como efectos secundarios no deseados (en lugar de fines o medios), se argumenta que están justificadas, ya que existe una razón proporcionalmente relevante para salvar la vida de la mujer embarazada. En cambio, en los dos últimos casos, la acción de poner fin a la vida fetal representa un medio para salvar la vida de la mujer embarazada. Como tal, requiere la intención de causar la muerte del feto, incluso si esta no es deseada. Por lo tanto, en estos casos se violan las condiciones 2 y 3, por lo que el acto no puede ser justificado según el criterio de proporcionalidad (criterio 4).

[xii] N.T. La craneotomía fetal busca reducir el volumen de la cabeza del nonato, y consiste en la extracción de un feto, a través de la perforación de su cráneo con la expulsión de la masa encefálica, luego de lo cual hay contracción craneal que facilita su salida utilizando el instrumento de tracción.

No obstante, resulta poco probable establecer una diferencia moralmente relevante entre casos como una histerectomía o una craneotomía, en términos de las condiciones abstractas que conforman el PDE. En ninguno de esos casos, el agente desea la muerte del feto, y las descripciones de los actos no señalan diferencias moralmente significativas entre la intención, por un lado, y la previsión, pero no intención, por el otro. No está claro por qué los defensores de esta regla conceptualizan la craneotomía como el acto de matar al feto en lugar de verlo como el acto de aplastar su cráneo, con el resultado no deseado de su muerte. Asimismo, no queda suficientemente claro por qué, en el caso de la histerectomía, la muerte del feto es previsible pero no deseada. Los defensores del PDE deben contar con un método práctico para distinguir entre lo premeditado y lo meramente previsible, pero enfrentan dificultades significativas para desarrollar una teoría de la intención lo suficientemente precisa como para trazar límites morales defendibles entre casos de histerectomía y craneotomía.

Una concepción problemática de la intención. Los defensores del PDE necesitan una explicación del significado de las acciones intencionales y los efectos premeditados para distinguirlos de los actos no intencionales y los efectos no premeditados. La literatura sobre la acción intencional es en sí misma controvertida, y se centra en diversas condiciones, tales como la volición, la deliberación, la disposición, el razonamiento y la planificación. Una de las pocas posiciones ampliamente compartidas en la bibliografía especializada es que los actos intencionales requieren que un agente tenga un plan, un diseño, mapa o representación de los medios y fines propuestos para la ejecución de una acción.[42] Para que esta sea intencional, debe ser coherente con el plan que tenga el agente para llevarla a cabo.

Alvin Goldman utiliza el siguiente ejemplo, en un intento por demostrar que los efectos meramente previsibles de un agente no son premeditados.[43] Imaginemos que el Sr. G rinde un examen de conducir para demostrar su competencia al volante. Llega a una intersección que requiere un giro a la derecha, y extiende el brazo para señalarlo, aunque sabe que está lloviendo y que se mojará la mano. Según Goldman, la señalización de G es un acto premeditado. En cambio, mojarse la mano es un efecto no deseado o "subproducto incidental" de su señalización. Quienes abogan por el PDE deben aceptar una concepción igualmente restringida de los actos premeditados, para evitar la conclusión de que un agente provoca intencionalmente todas las consecuencias previsibles de un acto. De este modo, los que defienden el principio en cuestión, distinguen entre los actos y sus efectos, y luego entre efectos deseados o buscados y efectos previsibles, pero no deseados o buscados. El PDE considera que estos últimos efectos son previsibles, pero no premeditados.

Sugerimos que es mejor descartar los términos "deseado" o "buscado" y decir que los efectos previsibles, pero no deseados, son "tolerados".[44] Estos efectos no son tan indeseables como para que el actor evite realizar el acto que los causa, por lo que los incluye como parte de su plan de acción intencional. Para dar cuenta de este punto, utilizamos un modelo de intencionalidad basado en lo que se *pretende* en lugar de lo que se *desea*. Según este modelo, las acciones y efectos intencionales incluyen cualquier acción y cualquier efecto que el agente, de acuerdo con un plan, pretende llevar a cabo o causar, respectivamente, incluyendo efectos tolerados y también deseados.[45] Desde esta perspectiva, un médico puede desear no hacer lo que pretende hacer, de la misma manera que uno puede estar dispuesto a hacer algo, pero, al mismo tiempo, mostrarse reluctante o incluso detestar hacerlo.

Desde esta concepción de actos intencionales y efectos premeditados, la distinción entre lo que los agentes pretenden y lo que simplemente prevén en una acción planificada no es viable.[46] Por ejemplo, si un hombre entra en una habitación y pulsa un interruptor sabiendo que encenderá tanto la luz como el ventilador, aunque solo desea encender la luz, no puede decir que activará el ventilador de manera no intencional. Incluso, si el ventilador emite un desagradable zumbido que el hombre percibe y desea evitar, sería un error afirmar que provocó el molesto ruido, sin intención, al accionar el interruptor. Dicho en términos más generales, una persona que, consciente y voluntariamente, hace algo para producir un efecto, causa ese efecto intencionalmente, aunque, pese a provocarlo premeditadamente, no lo desea, no lo busca por sí mismo y no pretende que sea el objetivo de la acción.

La relevancia moral del PDE y sus distinciones, puede evaluarse a la luz de este modelo de intención. ¿Es plausible distinguir moralmente entre causar intencionalmente la muerte de un feto, mediante una craneotomía, y extirpar deliberadamente un útero canceroso, provocando con ello la muerte de dicho feto? En ambos casos, la intención es salvar la vida de la mujer, sabiendo que el feto morirá como resultado de la acción. Ningún agente en ninguno de los escenarios desea el resultado negativo (la muerte del feto) por sí mismo, y ninguno toleraría dicho resultado, si evitarlo fuera moralmente preferible a la consecuencia alternativa. Todas las partes aceptan el efecto perjudicial solo porque no es posible eliminarlo sin sacrificar el efecto beneficioso.

Bajo la interpretación estándar del PDE, la muerte del feto, en el caso inaceptable, es un *medio* para salvar la vida de la mujer, pero, en el caso aceptable, es simplemente un *efecto colateral*. Es decir, un agente tiene la intención de conseguir un medio para sus fines, pero no de producir el efecto colateral. Esta aproximación parece permitir que las personas perciban casi cualquier cosa como un efecto colateral previsible en lugar de como un medio premeditado. Sin embargo, de ello no se deduce que las personas puedan crear o dirigir intenciones a su antojo. Por ejemplo, en el caso de la craneotomía, el cirujano puede no tener la intención de matar al feto, sino solo de sacarlo del canal de parto. El feto morirá, pero ¿es este resultado algo más que una consecuencia no deseada y, en la teoría del doble efecto, no premeditada?[47] Consideramos que el resultado es una consecuencia no deseada, aunque tolerada e intencional.

Podría parecer que el PDE muestra un mejor desempeño al abordar problemas relacionados con el cuidado de pacientes terminales, donde no existe conflicto entre diferentes partes involucradas. A menudo, esta regla se invoca para justificar la administración de medicamentos para aliviar el dolor y el sufrimiento (la intención y el efecto primario), incluso cuando probablemente acelere la muerte del paciente (el efecto secundario no deseado). Una práctica relacionada, la sedación terminal, desafía los límites y uso del principio en cuestión. En la sedación terminal, los médicos inducen un sueño profundo o inconsciencia para aliviar el dolor y el sufrimiento, con la expectativa de que dicho estado se prolongue hasta que el paciente muera. Algunos autores sostienen que hay casos de sedación terminal que pueden justificarse bajo el PDE, mientras que otros argumentan que la sedación terminal mata directa, aunque lentamente, al paciente y, por lo tanto, es una forma de eutanasia.[48] El rumbo que tome la discusión depende, en gran parte, de cómo se describa la sedación terminal en un conjunto particular de circunstancias, incluida la condición general del paciente, la proximidad de la muerte y la disponibilidad de medios alternativos para aliviar el dolor y el sufrimiento, así como la intención del médico y otros terceros involucrados. Diferentes interpretaciones del PDE desde las que se han abordado algunos casos de sedación terminal, permiten actos compasivos para aliviar el dolor, el sufrimiento y la incomodidad, pese a que, previsiblemente, acelerarán la muerte.

A menudo se discute si la muerte es buena o mala para una persona en particular. Frente a esta disputa, el PDE tiene poco que hacer, ya que se aplica solo en casos que implican, a la vez, un efecto perjudicial y otro beneficioso. Determinar la bondad y maldad de diversos efectos representa un tipo de juicio diferente. En consecuencia, lo beneficioso o perjudicial de la muerte para una persona en específico, ya sea que ocurra directa o indirectamente, debe determinarse y justificarse sobre bases independientes.[49]

Eventualmente, los defensores del PDE podrían resolver los enigmas y problemas que críticos como nosotros hemos identificado, pero hasta ahora no lo han logrado. Sin embargo, sugerimos que un esfuerzo constructivo para mantener un énfasis en la intención, sin abandonar por completo el alcance más amplio del PDE, debería centrarse en la forma en que las acciones son elocuentes de los motivos y carácter de una persona.[50] Al realizar una craneotomía para salvar la vida de una mujer embarazada, un médico puede no *querer* o *desear* la muerte del feto, así como lamentar llevarla a cabo, tanto como lo haría al extirpar un útero canceroso. Estos hechos sobre los motivos y el carácter del médico pueden marcar una diferencia decisiva en la evaluación moral de la acción y del agente, aunque esta conclusión moral también se puede alcanzar sin recurrir al PDE.

TRATAMIENTOS OPCIONALES Y OBLIGATORIOS

Hasta el momento, hemos descartado algunas distinciones y normas comúnmente aceptadas en ciertas tradiciones de ética médica, relacionadas con la renuncia al tratamiento de soporte vital y con provocar la muerte. Como alternativa, proponemos una distinción fundamental entre tratamientos obligatorios y opcionales. Esta propuesta se sustenta principalmente en consideraciones relacionadas con la calidad de vida, las cuales son claramente incompatibles con varias de las distinciones y normas que hemos rechazado previamente. Las siguientes categorías son esenciales para respaldar nuestros argumentos:

1. Tratar es obligatorio (no tratar es incorrecto)
2. No tratar es obligatorio (tratar es incorrecto)
3. Tratar es opcional (tratar no es obligatorio ni está prohibido)

En el tercer punto, la incógnita radica en determinar si proporcionar o no un tratamiento es moralmente neutro y, por ende, opcional.

Los principios de no maleficencia y beneficencia han sido comúnmente especificados para establecer una presunción a favor de administrar tratamientos de soporte vital a pacientes enfermos o gravemente heridos. Sin embargo, rara vez se ha considerado que esta presunción implique la obligatoriedad constante de proporcionar dichos tratamientos. El uso de medidas de soporte vital puede, en ocasiones, contravenir los intereses de los pacientes. Por ejemplo, el dolor puede ser tan intenso, y las limitaciones físicas tan abrumadoras, que estos factores superan las expectativas de un beneficio futuro, como una breve prolongación del tiempo de vida. En algunos casos, brindar un tratamiento puede llegar a ser cruel e inhumano. En situaciones que involucran a pacientes gravemente incompetentes y que experimentan niveles significativos de sufrimiento, las cargas pueden ser tan desproporcionadas en comparación con los beneficios, que el tratamiento se torna incorrecto, y no simplemente opcional.

Condiciones necesarias para invalidar la obligación *prima facie* de tratar

Varias condiciones justifican las decisiones de pacientes, representantes o profesionales sanitarios, de no iniciar o retirar un tratamiento. Examinaremos dichas condiciones (además de negativas[xiii] válidas al tratamiento) en esta sección.

Intervenciones fútiles o infructuosas. Los médicos no están obligados a proporcionar tratamientos contraindicados, fútiles o infructuosos. Para ilustrar este principio, consideremos un caso extremo: si una paciente ha fallecido, pero permanece conectada a un respirador artificial, suspender el tratamiento no ocasionaría daño, y, por lo tanto, el médico no está obligado a mantenerlo. Sin embargo, algunas creencias religiosas y personales difieren de los criterios institucionales respecto a cuándo considerar a un paciente como fallecido. Por ejemplo, aunque el corazón y los pulmones puedan estar funcionando con ayuda de soporte tecnológico, algunas tradiciones religiosas sostienen que la persona no ha muerto y que el tratamiento no es fútil, a pesar de que los profesionales de la salud lo consideren vano, inútil o inconducente. Este ejemplo representa la punta del iceberg de las controversias que rodean la noción de futilidad en el ámbito médico.

Generalmente, el término *fútil* refiere a una situación en la que los pacientes terminales han llegado a un punto en el cual un tratamiento adicional no aporta beneficio médico ni esperanza, siendo, por ende, opcional desde un punto de vista tanto científico como moral. Los cuidados paliativos pueden y, en la mayoría de los casos, deben continuar para aliviar el dolor, el sufrimiento y la incomodidad. Este modelo de futilidad aborda solo algunos tratamientos que se han considerado como tales. Aunque menos frecuente en la literatura sobre futilidad, también se ha clasificado como fútil: (1) lo que no produce un efecto fisiológico buscado (por ejemplo, antibióticos para una infección viral), (2) cualquier intervención propuesta que sea completamente especulativa porque es un "tratamiento" no probado, (3) lo que es muy improbable que tenga un efecto beneficioso, (4) lo que probablemente solo producirá un resultado de baja calidad e insignificante (es decir, se espera que los resultados sean extremadamente modestos), (5) lo que es muy probable que cause más perjuicio que beneficio y (6) lo que —después de ponderar la efectividad, el beneficio

---

[xiii] En este capítulo, traduciré el término *refusal*, indistintamente como "negativa" y "rechazo", ya que ambos son utilizados en el español para referir al acto de negarse a recibir o iniciar un tratamiento.

potencial y el riesgo o carga potencial— justifica retirar o no iniciar el tratamiento.[51] En consecuencia, el término *futilidad* se utiliza para abarcar diversas situaciones de efectos y éxitos improbables, así como proporciones inaceptables entre beneficios y cargas. En nuestra opinión, (1), (2) y (3), e, incluso (4), podrían ser plausiblemente etiquetados como juicios de futilidad, mientras que (5) y (6) se comprenden mejor como juicios de utilidad o proporcionalidad, ya que implican ponderar beneficios, cargas y riesgos para el paciente.

La plétora de concepciones contradictorias y significados inciertos que prevalecen en las discusiones sobre *futilidad* sugiere que, en la medida de lo posible, deberíamos evitar el término y optar por un lenguaje más preciso en las deliberaciones y procesos de comunicación entre el equipo médico y los pacientes y sus familias. Los juicios de futilidad presuponen un objetivo aceptado en relación con el cual se determina que una intervención es inútil. Debido a la falta de consenso en torno a la "futilidad médica", las expresiones "inapropiado" o "potencialmente inapropiado" han ganado terreno y mayor aceptación.[52] Recomendaciones de importantes organizaciones de especialistas en cuidados intensivos en Estados Unidos y Europa han desempeñado un papel muy significativo en estos cambios.[53] Una declaración estadounidense propone que se utilice el término "potencialmente inapropiado" en lugar de "fútil" cuando las intervenciones tengan, al menos, alguna posibilidad de lograr el objetivo buscado por el paciente, "pero los médicos crean que consideraciones éticas contradictorias justifican no proporcionarlas". Esta propuesta no elimina completamente el término *fútil*. Más bien, su significado y uso se restringen a "situaciones poco comunes", en las que los pacientes o sus representantes "solicitan intervenciones que simplemente no pueden lograr el objetivo fisiológico buscado". En estas situaciones, los médicos no deben proporcionar intervenciones fútiles, lo que se entiende como una cuestión de ética y buen juicio clínico.[54] Aunque en este caso se utiliza el término *fútil* de manera más restringida que en nuestra perspectiva, esta circunstancia resulta menos problemática que la invocación del vago y poco útil término "inapropiado" para abordar situaciones en las cuales las intervenciones podrían alcanzar algunos objetivos deseados por el paciente pero se ven superadas por consideraciones éticas contradictorias. Sin una mayor claridad y precisión, resulta implausible pensar que se pueda describir con éxito, ya sea en deliberaciones o en procesos de comunicación de información dentro de un equipo médico, o al interactuar con un paciente o su familia, qué hace que una intervención específica sea considerada "inapropiada".[55] Si consideraciones éticas discordantes involucran un balance desfavorable entre beneficios, cargas y daños probables para el paciente, entonces este juicio debe ser articulado y defendido con precisión, ya que no se captura adecuadamente por medio de las vagas expresiones de "inapropiado" o "potencialmente inapropiado". Y si se llega a la conclusión de que estas consideraciones implican demandas opuestas respecto al acceso justo y equitativo a determinados recursos, esta afirmación también debe ser articulada y defendida.

Idealmente, al emitir juicios de futilidad, en el sentido que hemos descrito, los proveedores de atención médica se centrarán en factores médicos objetivos para tomar decisiones que involucren a pacientes fallecidos y terminales. Sin embargo, desde una perspectiva realista, este ideal es difícil de satisfacer. A menudo existen desacuerdos entre los profesionales de la salud, y pueden surgir conflictos debido a la creencia de una familia en un posible milagro, o la insistencia de una tradición religiosa en hacer todo lo posible en tales circunstancias, entre otras situaciones similares. A veces, es difícil determinar si un juicio de futilidad se basa en una predicción probabilística de fracaso o en algo más cercano a la certeza médica. Si un paciente anciano tiene un 1% de posibilidad de sobrevivir a un régimen de tratamiento arduo y doloroso, un médico puede considerar el procedimiento fútil, mientras que otro puede ver la sobrevivencia como poco probable, pero, a la vez, como una posibilidad que merece ser considerada. Lo que está en juego es un juicio de valor, sobre si merece la pena el esfuerzo, y acerca de la calidad del conocimiento científico y evidencia disponibles. El término *futilidad* expresa típicamente un juicio de valor combinado (v.g. "la intervención propuesta es inútil en relación con el objetivo buscado"), y un juicio científico (v.g. "los datos disponibles muestran que...").

Un médico no está moralmente obligado a realizar una intervención que sea indiscutiblemente fútil o contraindicada, y en algunos casos puede estar obligado a *no* llevarla a cabo. Incluso, el profesional puede no estar obligado a mencionar una intervención que sería claramente fútil. Estas circunstancias, a menudo, involucran a pacientes incompetentes, especialmente a aquellos en EVP, donde los médicos o las políticas hospitalarias, a veces imponen a los pacientes o sus representantes, tomar la decisión de renunciar a las medidas de soporte vital. Gradualmente, los hospitales han adoptado políticas destinadas a negar intervenciones que los médicos juzgan científicamente como fútiles, especialmente después de aplicarlas durante un período razonable de tiempo. Sin embargo, la posibilidad de un error de juicio por parte de los médicos, debería llevar a ser precavidos a la hora de formular estas políticas. Las demandas irrazonables de pacientes y sus familias no deben ser prioritarias respecto de directivas y evaluaciones plausibles que realicen las instituciones sanitarias. El respeto por la autonomía de los pacientes o sus representantes autorizados, no constituye una suerte de carta blanca que permita a los pacientes o a sus familias determinar, sin asistencia médica ni consenso, que un tratamiento sea fútil o no. El derecho a rechazar una intervención propuesta por el equipo médico no se traduce en un derecho a solicitar o exigir otra distinta.

Concluimos que una intervención médica que sea manifiestamente fútil —aquella que no tiene ninguna posibilidad de éxito a la luz de objetivos médicos aceptables— es moralmente opcional y en muchos casos no debería ser implementada o prolongada. Sin embargo, llevar a cabo una intervención fútil, como una reanimación cardiopulmonar, podría ser un acto de compasión y cuidado hacia la familia afligida de un paciente críticamente enfermo, y, dentro de ciertos límites, podría justificarse para lograr algunos objetivos, como permitir que más miembros de la familia alcancen a llegar al hospital para pasar un poco más de tiempo con el paciente antes de que fallezca.[56] Las discrepancias legítimas sobre si una intervención médica es fútil en determinadas circunstancias pueden resolverse de mejor forma mediante procedimientos institucionales, como la mediación, la consejería ética, la revisión de un comité de ética, y, ocasionalmente, a través de un recurso judicial.[57]

Las cargas asociadas al tratamiento superan sus beneficios. Tanto los códigos médicos como las políticas institucionales, a menudo asumen erróneamente que los doctores pueden legítimamente suspender tratamientos de soporte vital en personas incapaces de dar o negar su consentimiento, solo si el paciente es un enfermo terminal. Incluso, si el paciente no está terminalmente enfermo, las medidas de soporte vital no serán obligatorias si, en total, las cargas superan a los beneficios. El tratamiento médico para aquellos que no son pacientes terminales es, a veces, opcional, incluso si con él se puede prolongar la vida indefinidamente, el paciente es incompetente o no existe una voluntad anticipada. Los fundamentos morales del principio de no maleficencia no exigen mantener la vida biológica, ni tampoco demandan la iniciación o continuación del tratamiento, sin tener en cuenta el dolor, sufrimiento e incomodidad del paciente.

Como ejemplo, consideremos el caso que mencionamos anteriormente de Earle Spring, un hombre de setenta y ocho años que padecía de numerosos problemas médicos, incluyendo un síndrome orgánico cerebral crónico y una insuficiencia renal. La hemodiálisis se hacía cargo de este último problema. Aunque varios aspectos de este caso nunca se resolvieron —tales como si Spring estaba consciente de su entorno y podía expresar sus deseos—, existía un argumento plausible de que tanto la familia como los profesionales sanitarios no estaban moralmente obligados a continuar con la hemodiálisis, debido a la ponderación entre beneficios y cargas para un paciente, cuya condición mental y función renal comprometidas empeorarían gradualmente, sin importar lo que se hiciera. Sin embargo, en este caso, como en muchos otros, un conflicto de interés familiar complicó la situación: la familia, que atravesaba dificultades financieras, debía cubrir los crecientes costos de atención médica, mientras intentaba tomar decisiones que favorecieran el interés superior del paciente.

Más adelante en este capítulo, específicamente en la subsección "Toma de decisiones subrogadas en ausencia de voluntades anticipadas", nos referiremos a los procedimientos diseñados para proteger a pacientes incompetentes en situaciones complejas.

Juicios sobre la calidad de vida

Controversias acerca de los juicios sobre la calidad de vida. Hasta ahora, nuestros argumentos otorgan considerable peso a los juicios sobre la calidad de vida para determinar si los tratamientos son opcionales u obligatorios. Nos hemos basado en la premisa de que cuando la calidad de vida es significativamente baja y una intervención produce más perjuicio que beneficio para el paciente, sus cuidadores pueden justificadamente no iniciar o retirar el tratamiento. Sin embargo, estos juicios requieren criterios defendibles de beneficios y cargas, con el fin de evitar que la evaluación de la calidad de vida se reduzca a preferencias personales arbitrarias o al valor social del paciente.

En un caso legal y bioético emblemático que involucra juicios sobre la calidad de vida, Joseph Saikewicz, de sesenta y ocho años, con un CI de 10 y una edad mental de aproximadamente dos años y ocho meses, padecía leucemia mieloblástica monocítica aguda. De someterlo a quimioterapia esta le habría causado gran sufrimiento y, posiblemente, efectos secundarios graves. La remisión con quimioterapia ocurre solo en el 30% a 50% de los casos y, generalmente, solo dura entre dos y trece meses. Sin quimioterapia, los médicos esperaban que Saikewicz viviera varias semanas o quizás meses, durante los cuales no experimentaría dolor o sufrimiento severo. Al no ordenar la aplicación del tratamiento, un tribunal de primera instancia consideró "la calidad de vida que es posible alcanzar para él [Saikewicz], incluso si el tratamiento logra la remisión".

La Corte Suprema de Massachusetts rechazó la sentencia del tribunal de primera instancia en lo referido a que el valor de la vida pudiera equipararse con una medida determinada de su calidad, en este caso, la escasa calidad de vida de Saikewicz, debido a su discapacidad mental. En cambio, la alta corte interpretó "el término, vago y quizás mal elegido, 'calidad de vida' ... como una referencia al estado continuo de dolor y desorientación, precipitado por el tratamiento de quimioterapia".[58] Ponderando el beneficio prospectivo versus el dolor y sufrimiento, la Corte Suprema de Massachusetts concluyó que los intereses del paciente respaldaban la decisión de no proporcionar quimioterapia.

Desde un punto de vista moral, estamos de acuerdo con la conclusión de la corte y su fundamento jurídico, pero el concepto de "calidad de vida" necesita un análisis más profundo. Algunos autores han argumentado que, para tomar decisiones sobre un tratamiento, deberíamos rechazar los juicios *morales* o, dicho de otro modo, *valorativos* sobre la calidad de vida, y basarnos exclusivamente en las indicaciones *médicas* que se proporcionen en cada caso. Por ejemplo, Paul Ramsey argumenta que, en el caso de pacientes incompetentes, solo necesitamos determinar cuál tratamiento es médicamente indicado para saber si es obligatorio u opcional. Para pacientes cuya muerte es inminente, las responsabilidades no están determinadas por la obligación de proporcionar tratamiento, que solo prolonga el proceso de morir, sino que por la obligación de brindar cuidados apropiados durante ese transcurso. Ramsey predice que, a menos que utilicemos estas pautas médicas, transitaremos gradualmente hacia una política de eutanasia activa e involuntaria para pacientes inconscientes, o incompetentes y no terminales, fundada en juicios arbitrarios e improcedentes sobre la calidad de vida.[59]

Sin embargo, factores médicos supuestamente objetivos, como los criterios utilizados para determinar las indicaciones médicas para un tratamiento, no proporcionan la objetividad que Ramsey pretende. Estos criterios socavan su distinción fundamental entre lo médico y lo moral (o valorativo). Es imposible determinar qué beneficiará a un paciente sin presuponer algún estándar de calidad de vida y alguna idea de cómo será su vida después de una intervención médica. Un diagnóstico y pronóstico médicos precisos son indispensables. Por lo tanto, la deliberación sobre si utilizar medidas para prolongar la vida se basa inevitablemente en la calidad de vida prevista para el paciente, y no puede reducirse a estándares vagos y refutables de lo que está médicamente indicado.[60]

Ramsey sostiene que un enfoque basado en la calidad de vida desvía incorrectamente la atención de si los tratamientos benefician a los pacientes a si sus vidas son beneficiosas para ellos, un cambio que abre la puerta a la eutanasia activa e involuntaria.[61] La cuestión subyacente es si podemos establecer criterios de calidad de vida con suficiente precisión y fuerza persuasiva para evitar tales peligros. Creemos que, en muchas ocasiones, podemos lograrlo, aunque la vaguedad que rodea términos como *dignidad* y *vida significativa* nos genera preocupación. Además, los casos en los que se ha "dejado morir" a recién nacidos, gravemente enfermos o discapacitados, bajo justificaciones cuestionables, también nos motivan a ser cautelosos.

Deberíamos descartar varias condiciones de los pacientes de nuestra consideración moral de los casos. Por ejemplo, la discapacidad intelectual resulta irrelevante al determinar si el tratamiento está o no alineado con el interés superior del paciente. Además, los representantes o apoderados

299

no deberían confundir la calidad de vida del paciente con el valor que su vida tiene para otros. En su lugar, los criterios enfocados en el mejor interés del paciente incompetente deberían ser decisivos para un representante, incluso si los intereses del paciente entran en conflicto con los intereses familiares o sociales orientados a evitar cargas o costos.

Esta postura contrasta con la de la Comisión Presidencial de los Estados Unidos para el Estudio de Problemas Éticos en Medicina e Investigación Biomédica y Conductual (US President's Commission for the Study of Ethical Problems in Medicine and Biomedical and Behavioral Research), que asumió una concepción más amplia de "interés superior", la cual abarca el bienestar de la familia. En sus palabras: "el impacto de una decisión sobre los seres queridos de un paciente incapacitado puede tenerse en cuenta para determinar el interés superior de alguien, ya que la mayoría de las personas tienen un interés importante en el bienestar de sus familias o personas cercanas".[62] Aunque es cierto que, a menudo, los pacientes tienen interés en el bienestar de sus familias, saltar desde esta premisa hasta una conclusión sobre cuáles intereses deberían predominar, es inapropiado, a menos que un paciente competente lo indique explícitamente. Cuando el paciente incompetente nunca ha sido competente o jamás expresó sus deseos mientras lo era, es erróneo atribuirle altruismo o cualquier otra motivación en contra de su mejor interés médico.

Niños con enfermedades o discapacidades graves. Casos de fetos en peligro, cercanos al término, y recién nacidos o niños de corta edad críticamente enfermos, a menudo generan complejos cuestionamientos en cuanto al tratamiento médico a seguir, especialmente debido a los inciertos pronósticos sobre su sobrevivencia o calidad de vida. La gestión obstétrica prenatal y la atención intensiva neonatal han logrado salvar la vida de muchos fetos con anomalías, bebés prematuros y recién nacidos con condiciones físicas que, décadas atrás, hubieran sido fatales. Aunque se celebra la notable reducción de la mortalidad infantil en los Estados Unidos, de 25 muertes por cada 1.000 nacidos vivos en 1960 a 5.74 muertes por cada 1.000 en 2014,[63] estos logros se ven matizados por serias preocupaciones sobre la calidad de vida que afrontan algunos de los sobrevivientes. Dado que, en ocasiones, la calidad de vida resultante es significativamente baja, en ciertos casos se plantean interrogantes acerca de si la gestión obstétrica agresiva o los cuidados intensivos podrían generar más perjuicios y cargas que beneficios para pacientes muy jóvenes.

Como señalamos al concluir el Capítulo 4, el criterio más adecuado en las decisiones de tratamiento para pacientes que nunca han sido competentes, entre los que se incluyen recién nacidos críticamente enfermos y niños de corta edad, es el del interés superior. Este se evalúa mediante la mejor estimación de lo que personas razonables considerarían como el beneficio neto más alto, teniendo en cuenta los posibles beneficios de diferentes tratamientos y ponderándolos contra los probables perjuicios y cargas que implican para los pacientes. Los padres o representantes de estos pacientes que nunca han sido competentes, tienen el legítimo derecho a utilizar predicciones sobre la supervivencia y la calidad de vida, evaluadas según los intereses de los pacientes, para determinar si los tratamientos son obligatorios, opcionales o incluso, en situaciones extremas, equivocados.

Cuando se proyecta que la calidad de vida de un recién nacido o niño de corta edad será extremadamente baja después de recibir cuidados intensivos, al punto de que el tratamiento pueda razonablemente considerarse más perjudicial que beneficioso, los padres y el equipo médico tienen fundamentos suficientes para no iniciar o retirar el tratamiento. Algunas condiciones que, en términos argumentativos, conducen a una calidad de vida lo suficientemente baja como para cumplir con este estándar, incluyen daño cerebral severo causado por asfixia al nacer; la enfermedad de Tay-Sachs, caracterizada por espasticidad y demencia progresiva que, generalmente, resulta en la muerte a la edad de tres o cuatro años; la enfermedad de Lesch-Nyhan, que provoca espasmos incontrolables, discapacidad mental, automutilación compulsiva y muerte temprana; y epidermólisis ampollosa distrófica severa, donde la piel del niño se desprende inexorablemente, causando un dolor insoportable e infecciones graves que, a menudo, resultan mortales durante el primer año de vida, incluso con tratamientos médicos. En algunos de estos casos, especialmente el último, el tratamiento podría incluso considerarse inapropiado, ya que la expectativa de una vida futura muy corta, unida a su deplorable calidad, podría razonablemente evaluarse como causada por la intervención humana, y juzgarse "intolerable".[64] También es justificable la decisión de no tratar en casos graves de defectos del tubo neural, en los que los recién nacidos carecen de todo o la mayoría del cerebro, y están inevitablemente destinados a morir en corto tiempo. Los bebés prematuros, en diferentes etapas de gestación, plantean dilemas similares. Un libro de ética neonatal mapea estas diversas etapas mediante la combinación del criterio del interés superior con categorías clasificatorias, similares a las nuestras: tratar es obligatorio, tratar es opcional y no tratar es obligatorio.[65]

El criterio del interés superior, como especificación de los principios de no maleficencia y beneficencia, centra la atención de los cuidadores en los intereses de los recién nacidos o niños de cota edad, en contraposición a otros, incluyendo los familiares o sociales. Sin embargo, este enfoque no excluye considerar estos últimos al realizar juicios éticos. En definitiva, los juicios éticos deben tener en cuenta y ponderar toda la gama de consideraciones éticas relevantes, incluyendo, por ejemplo, la justicia en el uso de recursos escasos, así como los intereses generales del paciente. No obstante, el criterio del interés superior sirve como una *directriz* que orienta las decisiones de los padres, quienes supuestamente toman las decisiones, y para los médicos y otros profesionales que deben proporcionar información sobre las posibles opciones y sus probables resultados, así como asesorar y aconsejar a los padres.

El criterio del interés superior no presupone que siempre exista un único plan óptimo para los recién nacidos o niños de corta edad. Cuando existen incertidumbres significativas sobre pronósticos de supervivencia o calidad de vida —o cuando hay diferencias legítimas y razonables en los valores utilizados para determinar, balancear y ponderar los diferentes intereses del paciente, especialmente en relación con la calidad de vida—, distintos padres, enfrentados a la misma situación, pueden tomar decisiones razonablemente diferentes. Los padres suelen tener amplia libertad y discreción para tomar decisiones sobre sus hijos, por ejemplo, en cuanto a cómo educarlos, o si permitirles participar en deportes riesgosos, entre otras cosas. El estándar del interés superior no solo ofrece orientación en términos del objetivo (el niño) y sustancia de la decisión (los intereses del niño), sino que también, en muchos casos, deja espacio para la discreción parental.

Algunos autores en bioética argumentan que se necesita un "estándar de daño" para reemplazar o complementar el criterio del interés superior en la toma de decisiones sobre el tratamiento de pacientes incapaces, tales como recién nacidos o bebés.[66] En nuestra opinión, este debate está fuera de lugar, porque el criterio del interés superior incluye esencialmente el estándar de daño.[67] Si se considera que una intervención se lleva a cabo en pos del interés superior del paciente, se espera que proporcione un beneficio neto, teniendo en cuenta los intereses del paciente en prolongar la vida, evitar el dolor y el sufrimiento, y tener una calidad de vida razonable, entre otros. Este juicio se basa en una predicción probabilística de resultados junto con una evaluación de ellos mediante el equilibrio o ponderación de diferentes intereses. Si la intervención no es coherente con el interés superior del paciente, realizarla no simplemente no le beneficiaría, sino que le causaría daño la mayoría de las veces que se llevase a cabo. Una intervención en contra de los intereses generales del paciente, lo perjudica y, por lo tanto, es dañina. Cuando se argumenta que evitar el daño (incluido el daño iatrogénico[xiv]) es la guía más adecuada para tomar decisiones en representación de fetos cercanos al término y bebés en cuidados neonatales,[68] dicho análisis generalmente debería entenderse en función de evitar un *daño neto*. La mayoría de las intervenciones infligen algunos daños e imponen ciertas cargas al paciente, pero aun así pueden ejecutarse en pos de su interés superior.

[xiv] N.T. Se trata de un daño producido por un medicamento, procedimiento médico o quirúrgico, que se administra o realiza con una indicación correcta y un criterio justo.

El estándar de daño, entendido como un subconjunto del criterio del interés superior, principalmente establece un umbral para la intervención estatal, en lugar de ser una guía deliberativa integral para los equipos médicos y cuidadores. Este estándar se invoca y debe invocarse cuando los padres rechazan tratamientos que los médicos consideran alineados con el interés superior de un bebé, y recurren a la justicia para invalidar dicha negativa. En estos casos, el rechazo parental a autorizar un tratamiento que busca cumplir con el interés superior del bebé representa un perjuicio para los intereses generales del paciente y, por lo tanto, un daño neto. Conclusiones similares se aplican cuando los padres exigen tratamientos que no están en sintonía con el interés superior del paciente. El estándar de daño no reemplaza, sustituye ni complementa el criterio del interés superior. Este, correctamente entendido, contiene a aquél (más adelante, casi al final de este capítulo, examinaremos cuándo es justificable buscar la anulación de las decisiones de los padres u otros representantes).

Los debates sobre el interés superior de un recién nacido o un bebé, a menudo giran en torno a la *negativa* de los padres a recibir tratamientos. El siguiente caso ilustra algunas complejidades, ambigüedades, incertidumbres y dificultades al aplicar el criterio del interés superior.[69] Un diagnóstico prenatal detectó atresia tricuspídea fetal (AT), que se caracteriza por la ausencia de una válvula cardíaca tricúspide o la presencia de una anormal. Ambas condiciones impiden el flujo sanguíneo desde la aurícula derecha hasta el ventrículo derecho. En este caso en particular, el diagnóstico se realizó cuando el embarazo estaba demasiado avanzado, por lo que interrumpirlo no era una opción plausible. La discusión se centró en qué hacer después del parto. El cardiólogo explicó a la pareja la naturaleza de esta condición —que puede aliviarse, pero no curarse, mediante intervenciones quirúrgicas y médicas inmediatas y posteriores— y el pronóstico a largo plazo. El profesional también informó sobre posibles y probables morbilidades, y sus impactos en la calidad de vida. La mujer embarazada y su esposo indicaron que, después del nacimiento, solo deseaban que se administraran cuidados al final de la vida de su bebé. Su decisión se basó, en parte, en lo que habían averiguado en Internet, donde había bastante información que mostraba que muchos padres rechazaban una cirugía para sus bebés en circunstancias similares.

Una condición similar a la AT es el síndrome de hipoplasia del ventrículo izquierdo (SHVI). En ambas situaciones, las intervenciones no son curativas. En la institución donde ocurrió este caso (como pasa en la mayoría de las instituciones en los Estados Unidos), los padres de recién nacidos con SHVI pueden elegir entre la cirugía (el tratamiento también requiere cirugías adicionales subsiguientes) y cuidado al final de la vida (los datos indican que, en los Estados Unidos, los padres están divididos acerca de esta última opción). En consecuencia, el neonatólogo argumentó que, para tratar de manera equitativa a pacientes en situaciones similares, los padres de bebés con AT también deberían poder elegir entre la cirugía y los cuidados paliativos. El debate ético se complicó porque hasta el 50% de los bebés con AT que no reciben cirugía temprana viven más allá del primer año de vida, y algunos incluso pueden sobrevivir durante varios años, con la perspectiva de un proceso de muerte prolongado, junto con significativo malestar y sufrimiento. Este riesgo de daño ha llevado a algunos a considerar justificable conseguir una orden judicial para administrar tratamiento en contra del rechazo de los padres en casos como el descrito.[70] Un enfoque alternativo permite a los padres rechazar la cirugía, con asesoramiento completo sobre los posibles resultados, seguido de una reevaluación de qué hacer si el bebé sobrevive durante seis meses.[71]

Las *solicitudes* de los padres para tratar a sus bebés, también pueden estar en contra de su interés superior si los tratamientos propuestos son (a) fútiles (como se discutió anteriormente) o (b) tienen una baja probabilidad de beneficio y una alta posibilidad de daño, incluido el dolor y el sufrimiento. El caso ampliamente discutido de Charlie Gard en el Reino Unido es un ejemplo de (a) y, según un dictamen judicial, también de (b). Charlie Gard, un niño de once meses, tenía una rara condición, el síndrome de depleción de ADN mitocondrial, que es invariablemente fatal. El bebé sufría convulsiones epilépticas, así como malestar relacionado con los cuidados intensivos, incluyendo ventilación, alimentación por sonda, aspiración, y similares, todo manejado médicamente, a través de tratamientos como sedación y analgesia. No está claro, y quizás es imposible saber, si experimentó dolor, placer o interacciones sociales significativas. Sus padres querían probar un procedimiento altamente experimental —nunca ensayado en la variante particular de la condición de Charlie— en los Estados Unidos, y habían recaudado suficiente dinero para cubrir los costos. Sin embargo, el Tribunal Superior de Londres falló en su contra, sosteniendo que la acción que realmente protegía el interés superior de su hijo, era detener el tratamiento para que pudiera morir.[72]

Al oponerse a esta decisión judicial, Julian Savulescu no argumenta que este tratamiento experimental protegiera el interés superior de Charlie Gard, sino que solo "es suficiente decir que no sabemos si la vida se alineará finalmente con sus intereses y si valdrá la pena que la viva".[73] Aunque las probabilidades de éxito se consideraban bastante bajas, Savulescu no ve razones aceptables para negarle esta oportunidad de tener una vida decente. En cambio, Dominic Wilkinson sostiene que la solicitud de tratamiento de los padres no debería ser aceptada si ningún profesional de la salud, debidamente capacitado, considera que vale la pena seguir el tratamiento experimental. En este caso, incluso el médico que estaba dispuesto a proporcionar el tratamiento experimental en los Estados Unidos, lo consideraba un beneficio "poco probable".[74] Savulescu y Wilkinson coinciden, al igual que nosotros, en que también podrían existir razones de justicia distributiva para negar esta opción de tratamiento si, para administrarlo, se necesitaran recursos públicos.

El hecho de que, en este caso, el tribunal malinterpretara o aplicara excesivamente el criterio del interés superior, no debe tomarse como un argumento en contra del estándar en sí mismo. Algunos críticos interpretan esta mala aplicación o sobreaplicación como una evidencia decisiva de la alta susceptibilidad del criterio del interés superior a los juicios de valor y a la subjetividad.[75] Indiscutiblemente, este criterio implica juicios de valor —nociones de intereses, mejores intereses, perjuicios, cargas y similares, a menudo lo hacen—, y la subjetividad debería ser controlada o contenida imponiendo un requisito de razonabilidad en dichos juicios. Por vago y aparentemente difícil de manejar que a veces parezca, el criterio del interés superior sigue siendo el mejor estándar para enfocar las deliberaciones parentales y clínicas sobre decisiones de tratar, no iniciar o retirar el tratamiento de recién nacidos y niños críticamente enfermos. Este criterio también funciona en algunos conflictos difíciles o irresolubles, para justificar solicitar una orden judicial que anule decisiones parentales que son lo suficientemente contrarias a los intereses generales del recién nacido o del niño, y, por lo mismo, constituyen un perjuicio neto para ellos.

Debido a que el criterio del interés superior captura solo un conjunto *prima facie* de consideraciones morales, conectadas con la no maleficencia y la beneficencia, otros elementos de juicio, tales como la justicia distributiva, también cumplen un papel importante en las deliberaciones sobre el curso correcto de acción a tomar en estos casos. Abordaremos este problema en el Capítulo 7.

MATAR Y DEJAR MORIR

La diferenciación entre matar y dejar (permitir) morir constituye la distinción más compleja e importante de todas las categorizaciones utilizadas para discernir decisiones aceptables en cuanto a tratamiento y formas adecuadas de conducta profesional frente a pacientes gravemente enfermos o heridos. Esta distinción ha sido recurrentemente invocada en el ámbito del discurso público, el derecho, la medicina y la filosofía moral, con el propósito de distinguir entre formas apropiadas e inapropiadas de dar lugar a la muerte. Mientras la percepción de que matar es un acto moralmente incorrecto se ha generalizado, dejar morir suele ser evaluado como una acción moralmente aceptable. Un extenso conjunto de distinciones y normas relacionadas con tratamientos de soporte vital se deriva de la diferenciación entre matar y dejar morir, la cual, a su vez, se fundamenta en las distinciones entre acción y omisión, y entre actos activos y pasivos.[76] Por ejemplo, esta distinción ha influido en la diferenciación entre el suicidio (incluido el suicidio asistido) y la renuncia al tratamiento, así como entre el homicidio y la muerte natural.[77]

Al considerar si esta diferenciación es coherente, defendible y útil para proporcionar una guía moral, en la presente sección abordamos tres tipos de preguntas. (1) *Preguntas conceptuales*: ¿Cuál es la diferencia conceptual entre matar y dejar morir? (2) *Preguntas morales*: ¿Matar es, en sí mismo, moralmente incorrecto, mientras que dejar morir no lo es? (3) *Preguntas conceptuales y causales combinadas*: ¿No iniciar o renunciar a un tratamiento de soporte vital es, en ocasiones, una forma de matar? Y, en caso afirmativo, ¿es, algunas veces, suicidio, y otras, homicidio?

Preguntas conceptuales sobre matar y dejar morir

¿Podemos definir *matar* y *dejar morir* de manera que sean conceptualmente distintos y no se superpongan? Los dos casos siguientes sugieren que no podemos: (1) Un recién nacido con Síndrome de Down necesitaba una cirugía para corregir una fístula traqueoesofágica (una deformidad congénita en la que existe una conexión entre la tráquea y el esófago que provoca que los alimentos y la leche lleguen a los pulmones). Los padres y los médicos juzgaron que la supervivencia no era una opción para proteger el interés superior del bebé, por lo que decidieron dejarlo morir en lugar de someterlo a la operación. Sin embargo, un clamor público se hizo escuchar sobre este caso, y muchos críticos argumentaron que los padres y los médicos habían matado al niño, al permitir negligentemente que este muriera. (2) El Dr. Gregory Messenger, un dermatólogo, fue acusado de homicidio después de tomar la decisión unilateral de desconectar el sistema de soporte vital de su hijo prematuro de quince semanas (que había pesado menos de un kilo al nacer), en una unidad de cuidados intensivos neonatales en Lansing, Michigan. Messenger pensó que simplemente había sido compasivo al permitir que su hijo muriera después de que un neonatólogo no cumplió su promesa de no reanimarlo.[78]

¿Podemos legítimamente describir las acciones intencionadas de no proporcionar tratamiento a un paciente como actos de "permitir morir" o "dejar morir" en lugar de "matar"? ¿Es posible que, al menos en algunos casos, estas acciones involucren tanto el acto de matar como el de permitir morir? ¿Se podría considerar, en determinadas circunstancias, que "permitir morir" es un término eufemístico para referirse a un "asesinato aceptable" o a un "final de vida aceptable"? Todas estas interrogantes conceptuales tienen implicaciones morales. Lamentablemente, tanto en el habla cotidiana como en los términos legales, existe ambigüedad y vaguedad. En el lenguaje coloquial, *matar* se refiere a una acción causal que provoca la muerte, mientras que *dejar morir* implica la intencional omisión de cualquier intervención causal, permitiendo que la enfermedad, la falla del sistema o la lesión causen la muerte. El concepto de matar se extiende a la vida animal y vegetal. Ni en el lenguaje común ni en el ámbito legal, la palabra *matar* implica automáticamente un acto incorrecto o un delito, ni siquiera una acción intencionada. Por ejemplo, podríamos afirmar correctamente que, en un accidente automovilístico, un conductor mató a otro, incluso cuando no hubo conciencia, intención o negligencia involucradas.

Por lo tanto, al tratar de establecer una distinción nítida entre matar y dejar morir las definiciones convencionales resultan insatisfactorias. Estas permiten que numerosas acciones de dejar morir sean catalogadas como actos de matar, contraviniendo así el propósito mismo de la distinción. De acuerdo con estas definiciones, por ejemplo, los profesionales de la salud serían considerados como causantes de la muerte de los pacientes cuando, de manera intencionada, opten por no intervenir en situaciones en las que tengan la responsabilidad de preservar la vida. En la literatura especializada no está claro cómo diferenciar entre matar y dejar morir, para evitar incluso los casos sencillos que cumplan las condiciones tanto de matar como de dejar morir. Los significados de los términos "matar" y "dejar morir" son tan imprecisos e intrínsecamente debatibles que cualquier intento de refinar sus significados probablemente generará controversias irresolubles. A pesar de ello, utilizaremos estos términos debido a su prominencia en la literatura sobre el tema, aunque procuraremos no depender en exceso de ellos en el siguiente análisis.

Conectando los juicios sobre lo correcto e incorrecto con los conceptos de matar y dejar morir

"Dejar morir" es *prima facie* aceptable en el ámbito médico bajo una de dos condiciones: (1) cuando una tecnología médica es *inútil* en el sentido estricto de *futilidad* médica, como se discutió anteriormente en este capítulo, o (2) cuando los pacientes o sus representantes autorizados han *rechazado válidamente* una tecnología médica. En otras palabras, dejar que un paciente muera es aceptable solo si cumple con la condición de futilidad o la condición de un rechazo válido del tratamiento. Si ninguna de estas dos condiciones se satisface, dejar que un paciente muera constituye matar (quizás por negligencia).

En el ámbito de la medicina y la atención sanitaria, "matar" se ha asociado históricamente, tanto conceptual como moralmente, con acciones consideradas inaceptables. Si bien las condiciones de la práctica médica explican esta conexión, la absoluta inaceptabilidad de matar no se presupone más allá de contextos específicos, como los círculos médicos tradicionales. El término *matar* no implica necesariamente un acto incorrecto o un delito, así como la norma "No matar" no constituye un mandato absoluto. Justificaciones comunes para el acto de matar, como la defensa propia, el rescate de una persona en peligro debido a acciones incorrectas de otras personas, y el homicidio por accidente (accidental y no negligente mientras se realiza un acto que es legal), nos impiden emitir juicios precipitados sobre lo incorrecto de una acción solo porque involucre el acto de matar. Por lo tanto, aplicar correctamente la etiqueta "matar" o "dejar morir" a un conjunto de eventos (fuera de los supuestos tradicionales en medicina), no logrará determinar la aceptabilidad o inaceptabilidad de una acción. Existen acciones, tanto aceptables como inaceptables, que ocasionan la muerte, así como actos, tanto aceptables como inaceptables, de dejar morir.[79]

Es posible que, en términos generales, matar sea usualmente considerado incorrecto, mientras que dejar morir sea percibido como equivocado solo en casos excepcionales. De ser así, dicha conclusión está condicionada a las características específicas de cada situación. La aversión general hacia el acto de matar, al considerarse intrínsecamente incorrecto, y la disposición común a aceptar la idea de permitir morir, al entenderse como correcta, no son aspectos sorprendentes del mundo moral. Esto se debe a que la acción de causar la muerte rara vez recibe autorización de las instancias competentes (excepto en contextos como la guerra y la pena de muerte), y los actos de dejar morir suelen estar válidamente permitidos. Sea como sea, la *frecuencia* con la que se justifica uno u otro tipo de acto no puede determinar si ambas clases de acciones están, legal o moralmente, justificadas en casos particulares. La omisión de un tratamiento para permitir que un paciente muera puede ser tan intencional e inmoral como las acciones que, de manera más directa, causan la muerte, y ambas pueden considerarse formas de matar.

En resumen, las etiquetas "matar" y "dejar morir", incluso cuando se aplican con precisión, no determinan la superioridad o inferioridad, ni la justificación relativa de una forma de acción sobre la otra. Un caso específico de matar, como un asesinato brutal, podría ser más grave que un caso específico de dejar morir, como la omisión de tratamiento para un paciente en EVP. No obstante, un caso particular de dejar morir, como la decisión de no reanimar a un paciente que los médicos podrían salvar, también podría ser más grave que algún caso específico de matar, como una eutanasia piadosa a solicitud del paciente. Nada en la distinción entre matar y dejar morir implica juicios sobre su verdadera incorrección o corrección moral. Determinarlo depende del mérito de la justificación subyacente a la acción, no de si se trata de matar o dejar morir. Ninguno de esos actos es intrínsecamente incorrecto, por lo que son diferentes del asesinato, que se considera ilícito por naturaleza.

En consecuencia, evaluar si un acto de matar o dejar morir está o no justificado requiere conocer algo más que las características señaladas. Es imperativo comprender las circunstancias, el propósito del agente causante (v.g., si es benevolente o malicioso), y las preferencias del paciente y las repercusiones del acto. Estos factores adicionales posibilitarán situar la acción en un contexto moral y emitir un juicio normativo informado sobre si es justificable o no.

Omitir un tratamiento de soporte vital: ¿matar o dejar morir?

Muchos autores en los campos de la medicina, el derecho y la ética interpretan la renuncia u omisión[xv] intencional de un médico a aplicar una tecnología clínica como dejar morir, si y solo si una enfermedad o lesión subyacente provoca la muerte. Según esta interpretación, cuando los doctores optan por no iniciar o retirar una tecnología médica, se produce una muerte natural, ya que las condiciones naturales siguen su curso, como lo harían si los médicos nunca iniciaran la aplicación de dicha tecnología. En contraste, la acción de matar ocurre cuando la muerte es causada por las acciones de las personas y no por circunstancias naturales. Desde esta perspectiva, dejar morir se considera una acción no maleficente, mientras que matar se percibe como maleficente (independientemente de los motivos que impulsen dichas acciones).

A pesar de que esta interpretación tiene influencia en los ámbitos legal y médico, presenta ciertas deficiencias. Para ofrecer una explicación satisfactoria, es necesario agregar que la renuncia a la tecnología médica debe contar con una *autorización* válida y, *por ende, justificada*. Si la renuncia del médico a aplicar la tecnología no estuviera justificada, y una persona falleciera por causas "naturales" de una lesión o enfermedad, el resultado sería un acto injustificado de matar, no un acto justificado de permitir morir. *La aceptabilidad moral de la acción se determina* por la validez de la autorización, no por una evaluación independiente de la causalidad de la

---

[xv] N.T. En este capítulo, traduzco el término *forgoing* como "omitir" o "renunciar" dependiendo de cuál expresión aplique mejor al contexto específico en que se menciona el vocablo inglés. De todas maneras, *forgoing* alude al hecho de que un médico "renuncia" a administrar un tratamiento, lo que significa que "omite" iniciarlo.

muerte. Por ejemplo, retirar el tratamiento a una paciente competente no es moralmente justificable a menos que esta haya tomado una decisión informada que autorice dicho acto. Si un médico desconecta un respirador de una paciente competente que lo necesita y desea seguir utilizándolo, la acción es incorrecta, incluso si el profesional simplemente ha retirado el soporte vital artificial y dejado que la naturaleza siga su curso. En este sentido, la consideración relevante para evaluar la acción como inaceptable es la falta de autorización por parte de la paciente, no la distinción entre permitir morir y matar.

Incluso desde una perspectiva legal, podemos ofrecer una justificación causal más satisfactoria que simplemente decir "la enfermedad preexistente causó la muerte". La explicación más adecuada radica en que la responsabilidad legal no debería imponerse a los médicos y representantes del paciente, a menos que estén obligados a proporcionar o continuar el tratamiento. En ausencia de tal obligación, no surgen cuestionamientos sobre causalidad y responsabilidad. Si priorizamos las categorías de tratamiento obligatorio y opcional, disponemos de razones más que suficientes para eludir discusiones sobre matar y dejar morir, enfocándonos en cambio en las obligaciones de los profesionales de la salud y en los dilemas de responsabilidad moral y legal.

En resumen, la distinción entre matar y dejar morir es vaga y moralmente imprecisa. Específicamente, la expresión matar, así como su utilización en gran parte de la literatura de la ética biomédica es, causal, legal y moralmente, tan confusa que representa un escaso o nulo aporte en los debates sobre la asistencia médica al morir. En la próxima sección, reforzaremos un poco más esta conclusión.

MUERTES PROVOCADAS INTENCIONALMENTE: ¿CUÁNDO —SI ES QUE ALGUNA VEZ— ESTÁN JUSTIFICADAS?

Ahora abordaremos un conjunto de preguntas morales sobre la causalidad de la muerte que, en gran medida, evitan la expresión "matar". La pregunta central es: "¿Bajo qué circunstancias, si es que las hay, es permisible que un paciente y un profesional de la salud concierten la asistencia de dicho profesional para poner intencionalmente fin a la vida del paciente?"

No iniciar o retirar un tratamiento acelerará la muerte únicamente en el caso de personas que podrían ser o estén siendo mantenidas con tecnología médica. Muchos otros, incluidos algunos pacientes oncológicos, podrían enfrentar una prolongada agonía sin el respaldo de respiradores u otras formas de soporte vital. El mejoramiento significativo de los cuidados paliativos y su integración más extensa en entornos clínicos podrían atender eficazmente

310

las necesidades de la mayoría de estos pacientes.[80] Sin embargo, para muchas otras personas, los cuidados paliativos y la negativa a tratamientos específicos no dan adecuada respuesta a sus tribulaciones. Durante su prolongado período de agonía, pueden soportar la pérdida de capacidad funcional, dolor y sufrimiento incesantes, incapacidad de experimentar los placeres más simples de la vida, y pasar largas horas conscientes de lo desesperanzadora de su condición. Algunos pacientes encuentran esta expectativa, o su realidad, insoportable y buscan un medio indoloro para acelerar su muerte.

Además de la decisión de no iniciar o retirar tratamientos o tecnologías de soporte vital, así como la prescripción de medicamentos que pueden aliviar el dolor y el sufrimiento mientras aceleran indirectamente la muerte (véase nuestro análisis sobre el principio del doble efecto), en ocasiones, los médicos recurren a lo que se percibe como un método más activo para provocar la muerte de un paciente. Algunos argumentan que el uso de un medio activo en medicina para causar la muerte siempre constituye una forma incorrecta de acabar con la vida. No obstante, existen problemas para defender la idea de que podemos determinar la plausibilidad moral de una conducta simplemente considerando si se utilizó o no un medio activo para causar la muerte.

Un ejemplo claro es la Ley de Muerte Digna de Oregon (LMDO),[81] donde la distinción entre "dejar morir" y "matar" no se utiliza. No obstante, incluso si se aplicara dicha diferenciación, no sería útil para abordar la complejidad presente en muchos casos particulares contemplados en esta ley. Los médicos que actúan bajo los términos de la LMDO no "matan" cuando actúan según lo permitido por la ley. Más bien, recetan medicamentos letales a pedido del paciente. El paciente debe tomar una decisión consciente sobre si usar o no el medicamento. Más o menos un tercio de los pacientes que reciben una receta escrita nunca llegan a ingerir el medicamento letal. Para aquellos que toman el medicamento, la redacción de la receta por parte del médico es un paso necesario en el proceso que los lleva a la muerte, pero no es el paso determinante, ni siquiera el paso final, y, por lo tanto, no es la causa de la muerte del paciente. Bajo cualquier interpretación razonable del término, un médico en Oregon no "mata" al paciente, ni tampoco "lo deja morir". En este contexto, los términos *dejar morir* y *matar* no proporcionan una ilustración precisa ni tampoco contribuyen a la evaluación de lo que sucede cuando un médico asiste a una persona para liberarla de los estragos de una enfermedad fatal.

Algunos textos sobre bioética abordan problemas relacionados con la participación activa del médico en la muerte de un paciente bajo el paraguas de la protección legal de un "derecho a morir".[82] Subyacente a los problemas legales, existe una intensa discusión en los entornos jurídicos, médicos y éticos sobre la naturaleza, alcance y fundamentos del derecho a elegir la manera de morir. A continuación, exploraremos temas vinculados a la legalización, la política pública y la política institucional, aunque nuestro enfoque principal se centra en si los actos de asistencia al morir de los profesionales de la salud están *moralmente justificados*. Comenzaremos con una distinción clave entre actos y políticas, para luego adentrarnos en cuestiones morales fundamentales.

Actos, prácticas y pendientes resbaladizas

Justificar un acto difiere notablemente de justificar una práctica o política que permita, e incluso legitime, la realización de dicha acción. Una normativa profesional, una política pública o una ley que, en el ámbito de la medicina, prohíba ciertas formas de asistencia al morir, puede encontrar justificación, aun cuando excluya acciones que en sí mismas podrían considerarse *moralmente* defendibles. Por ejemplo, existen razones suficientes para respaldar una legislación en una jurisdicción específica que prohíba a los médicos recetar medicamentos con efectos letales. No obstante, en circunstancias particulares, dentro de esa jurisdicción podría ser éticamente aceptable suministrar dicho medicamento a un paciente que sufre un dolor insoportable, con un pronóstico de vida limitado y que solicita una muerte asistida por compasión. En síntesis, una ley válida y éticamente justificada podría prohibir una acción que, en casos individuales concretos, resultaría moralmente aceptable.

El debate en torno al riesgo asociado con la implementación de políticas que faculten a los médicos para intervenir en el proceso de causar muertes o recetar medicamentos letales ha sido objeto de extensa discusión. Existe el temor de que dichas políticas puedan propiciar abusos y generar más perjuicios que beneficios. La preocupación no se centra únicamente en la posibilidad inmediata de abusos graves, sino en su potencial crecimiento progresivo a lo largo del tiempo. Aunque en un principio la sociedad podría imponer estrictos límites sobre el número de pacientes que pueden acceder a una muerte médicamente asistida, existe el riesgo de que estas restricciones se relajen con el tiempo, lo que podría dar lugar a casos de muerte injustificada. Individuos inescrupulosos podrían aprender a aprovecharse del sistema, de manera análoga a como actualmente se valen de métodos de evasión fiscal en los márgenes de la legalidad. En resumen, el argumento plantea que la pendiente hacia la toma injustificada de vidas podría ser tan inclinada y resbaladiza que deberíamos evitar adentrarnos en ese camino.

Muchos desestiman dichos argumentos de pendiente resbaladiza debido a la ausencia de evidencia empírica que respalde las afirmaciones involucradas, y a su carácter fuertemente metafórico ("el comienzo de algo peor", "el primer paso hacia el abismo", "con un pie en la puerta" y "el elefante entrando a la cristalería")[xvi]. Sin embargo, algunos de estos argumentos merecen una seria consideración en contextos específicos,[83] ya que nos instan a reflexionar sobre la posibilidad de que daños o injusticias inaceptables surjan a partir de pasos iniciales que, a simple vista, parecen atractivos e inofensivos. Si la sociedad eliminara ciertas restricciones contra intervenciones que causan la muerte, diversas fuerzas psicológicas y sociales podrían dificultar la preservación de algunas distinciones que son relevantes en la práctica.

Los opositores a la legalización de la muerte médicamente asistida, suelen argumentar que la práctica inevitablemente se extendería para incluir la eutanasia. Además, sostienen que la calidad de los cuidados paliativos para todos los pacientes se deterioraría, que podrían ser manipulados o coaccionados para solicitar ayuda en acelerar la muerte, y que se les permitiría solicitar dicha ayuda a aquellos con facultades mentales alteradas. Asimismo, advierten que integrantes de grupos posiblemente vulnerables (personas con discapacidades, económicamente desfavorecidas, ancianos, inmigrantes, y miembros de minorías raciales y étnicas, entre otros) se verían afectados de manera desproporcionada. Estas afirmaciones de pendiente resbaladiza son creíbles en vista de los efectos de la discriminación social basada en la discapacidad, las medidas de reducción de costos en la financiación de la atención médica y el creciente número de personas mayores con problemas médicos que demandan proporciones cada vez mayores de los recursos financieros y emocionales de las familias y la sociedad. Si las normas que permiten la muerte médicamente asistida se convirtieran en política pública, aumentaría el riesgo de que personas pertenecientes a dichos grupos fueran descuidadas o abusadas de otras maneras. Por ejemplo, se incrementaría el riesgo de que algunas familias y profesionales de la salud abandonaran tratamientos para recién nacidos discapacitados y adultos con daño cerebral grave, para evitar cargas sociales y familiares. Si los responsables de tomar las decisiones llegaran a la conclusión de que algunos recién nacidos y adultos presentan condiciones demasiado onerosas o tienen vidas sin valor, la misma lógica se podría aplicar a poblaciones de pacientes frágiles, debilitados y gravemente enfermos, que representan una carga financiera y emocional para las familias y la sociedad.

Es comprensible que existan estos temores. Las normas de un código moral que, activa o pasivamente, prohíben causar la muerte de otra persona

---

[xvi] N.T. Las traducciones no son literales, ya que las expresiones en inglés, no tienen mucho sentido en el español. Traduzco, respectivamente: *the thin edge of the wedge* ("el comienzo de algo peor"), *the first step on the slippery slope* ("el primer paso hacia el abismo"), *the foot in the door* ("con un pie en la puerta"), y *the camel's nose under the tent* ("el elefante entrando a la cristalería").

no son elementos aislados; más bien, constituyen hilos interconectados en un tejido normativo que sustenta el respeto por la vida humana. Cuantos más hilos eliminemos, más débil podría volverse el tejido. Si nos centramos en la modificación de actitudes y creencias, no solo en las reglas, los cambios en la política pública también podrían socavar la actitud general de respeto por la vida. La importancia de las prohibiciones va más allá de su utilidad instrumental; también tienen un valor simbólico significativo. La eliminación de estas prohibiciones podría no solo debilitar actitudes críticas, sino también desestabilizar prácticas y restricciones fundamentales.

Las normativas que prohíben la acción de causar la muerte de otro no solo establecen límites éticos, sino que también son fundamentales para mantener la confianza mutua entre pacientes y profesionales de la salud. Esperamos que los médicos velen por nuestro bienestar en todas las circunstancias. Si, además de desempeñar su papel como sanadores y cuidadores, los médicos asumen el rol de agentes que provocan deliberadamente la muerte, corremos el riesgo de socavar la confianza pública en su integridad y compromiso ético. Del mismo modo, existe el peligro de minar esa confianza si los pacientes y sus familias perciben que los médicos los abandonan en medio del sufrimiento, por falta de valentía para proporcionar el apoyo necesario en los momentos más difíciles de sus vidas.[84]

Los argumentos de pendiente resbaladiza se sustentan en predicciones especulativas sobre una posible erosión gradual de las restricciones morales. Si en una jurisdicción, la legalización de la asistencia médica al morir conlleva, con alta probabilidad, consecuencias graves, entonces estos argumentos cobran fuerza y sería justificable prohibir dichas prácticas. Sin embargo ¿cuán sólidas son las evidencias que respaldan la idea de que tal legalización resultará en consecuencias perjudiciales? ¿Indican dichas pruebas que las políticas públicas no pueden trazar distinciones claras entre, por ejemplo, la muerte solicitada por el paciente y la eutanasia involuntaria?[85]

Las evidencias que respaldan las diversas respuestas a estas preguntas son limitadas. Aquellos que, como los autores de este libro, toman en serio las precauciones planteadas en algunas versiones del argumento de la pendiente resbaladiza, deben reconocer que este requiere una premisa similar al principio de precaución, fundamentado en el supuesto de "más vale prevenir que lamentar" (al respecto, consultar nuestro análisis de un enfoque precautorio y su proceso en el Capítulo 6). La probabilidad de la proyectada erosión moral no es algo que actualmente podamos evaluar únicamente recurriendo a evidencia sólida. Los argumentos de todas las partes son especulativos y analógicos, y diferentes evaluadores de la misma evidencia pueden llegar a conclusiones divergentes. La continua controversia sobre qué evidencia constituye una base sólida y suficiente es probable que persista. La vigilancia detallada de cómo funcionan o no funcionan las garantías procesales en Oregon seguirá siendo de vital importancia. La experiencia de este estado ha impactado las decisiones tomadas por otros estados y países. Un posible fracaso de la LMDO sería un golpe significativo para los defensores del derecho a morir mediante la ingesta de medicamentos recetados.

Sin embargo, dos décadas después de la promulgación de la ley de Oregon, en dicho estado no se ha producido ninguno de los abusos que muchos habían profetizado.[86] Las restricciones establecidas por la ley no han sido flexibilizadas ni ampliadas. No hay pruebas que indiquen que algún paciente haya fallecido de una manera que no estuviera alineada con sus propios deseos. A pesar del aumento significativo en el número de pacientes que reciben recetas en virtud de esta ley (de 24 en 1998 a 88 en 2008 y a 218 en 2017), el uso de la ley no ha sido predominante entre individuos que podrían considerarse vulnerables a la intimidación o al abuso. Aquellas personas que optan por la muerte asistida presentan, en promedio, un nivel educativo más elevado y una cobertura médica más completa en comparación con los residentes de Oregon con enfermedades terminales que no buscan ayuda para morir. Las mujeres, las personas con discapacidades y los miembros de minorías raciales desfavorecidas no han buscado asistencia para morir de manera desproporcionada. La abrumadora mayoría de las solicitudes de ayuda para morir provienen de individuos caucásicos, y la distribución por género de los solicitantes refleja la composición demográfica general. Paralelamente, los informes señalan mejoras en la calidad de los cuidados paliativos en Oregon. En 2017, alrededor del 20% de los 218 pacientes que recibieron recetas para medicamentos letales optaron por no ingerirlos, al menos durante ese año, y no se confirmaron datos sobre el uso o no uso para otro 20% en el momento de la emisión del informe anual.[87]

La experiencia de Oregon con la muerte médicamente asistida resulta, en muchos aspectos, ilustrativa y tranquilizadora. Sin embargo, es inevitable plantearse preguntas acerca de la viabilidad de extender este modelo a todo Estados Unidos y a otros países. A su vez, surgen cuestionamientos similares en relación con las experiencias de muerte asistida en naciones como los Países Bajos, Bélgica, Canadá y Suiza.[88]

Solicitudes válidas de asistencia para morir

Ahora nos adentramos en la cuestión central de determinar si ciertos actos de asistir a otro en el proceso de morir están o no moralmente justificados. Durante la transición del siglo XX al XXI, la expansión de los derechos sobre el control de la propia muerte avanzó considerablemente, pasando del rechazo al tratamiento a las solicitudes de asistencia para morir.[89] Partiendo del supuesto de que los principios de respeto por la autonomía y no maleficencia justifican la renuncia al tratamiento, esa misma justificación, unida al principio de beneficencia, podría aplicarse a médicos que recetan barbitúricos u ofrecen otras formas de asistencia, solicitadas por pacientes gravemente enfermos. Esta estrategia se basa en la premisa de que la ética profesional y las normas legales deben evitar la aparente inconsistencia entre (1) los sólidos derechos de elección autónoma que permiten a las personas rechazar el tratamiento para provocar su muerte en circunstancias difíciles, y (2) la denegación de un derecho a la autonomía, similar al del punto anterior, en circunstancias igualmente difíciles, para que las personas planifiquen su muerte, de mutuo acuerdo con un médico. El argumento a favor de una reforma es convincente cuando al paciente lo afecta una condición abrumadora, la gestión del dolor no logra reconfortarlo adecuadamente, y solo un médico puede y está dispuesto a brindar alivio. En la actualidad, en la mayoría de las jurisdicciones de los Estados Unidos, la medicina y el derecho se encuentran en la incómoda posición de tener que decir a estos pacientes: "Si estuviera con medidas de soporte vital, tendría derecho a retirar el tratamiento y así podríamos dejarle morir. Pero como no lo está, solo podemos permitirle rechazar la nutrición e hidratación, o brindarle cuidados paliativos hasta que fallezca de manera natural, aunque su muerte sea dolorosa, indigna y costosa".[90]

Los dos tipos de acciones autónomas —el rechazo al tratamiento y la solicitud de asistencia para morir— no son perfectamente análogos. Un profesional de la salud está fuertemente obligado a respetar una negativa autónoma a someterse a una tecnología de prolongación de la vida, pero no está obligado, bajo circunstancias normales, a respetar una solicitud autónoma de asistencia para morir. El asunto clave no radica en si los médicos están moralmente *obligados* a prestar asistencia para morir, sino en si las solicitudes válidas hacen moralmente *permisible* que ellos (o posiblemente otra persona que no sea un médico) brinden dicha ayuda. Por lo general, en los entornos médicos, las negativas alcanzan una fuerza moral que las solicitudes no poseen. No obstante, estas últimas no carecen por completo del poder de conferir a otra persona el derecho de llevar a cabo el acto solicitado.

Las responsabilidades específicas que un médico asume hacia un paciente pueden variar según la naturaleza de la solicitud realizada y la relación preexistente entre ambos. En situaciones donde el médico accede a tales solicitudes, tanto él como el paciente buscan el mejor interés de este último, en virtud de un acuerdo en el cual el médico se compromete a no abandonar al paciente y a servir lo que, de manera conjunta, determinan como su interés superior. En ciertos casos, pacientes que mantienen una relación estrecha con un médico optan por rechazar tanto una tecnología médica como solicitar una muerte acelerada para mitigar su dolor o sufrimiento. Tanto el rechazo como la solicitud pueden considerarse dos elementos de un plan único y comprehensivo. Si el médico acepta dicho plan, surge alguna forma de asistencia de la relación preexistente. Bajo esta perspectiva, una solicitud válida de asistencia para morir exime a la persona que responde de la culpabilidad moral por la muerte, de manera similar a como una negativa válida excluye tal culpabilidad.

Estos argumentos sugieren que provocar la muerte de una persona es moralmente incorrecto cuando una intervención no autorizada frustra o afecta negativamente sus intereses, convirtiéndose en un acto injustificado al privar a la persona de gozar de oportunidades y bienes.[91] Sin embargo, si una persona autoriza libre y autónomamente su propia muerte, al considerar que poner fin a la vida para aliviar el dolor, el sufrimiento, la pérdida de autonomía o dignidad, la incapacidad para participar en actividades placenteras, o convertirse en una carga para la familia, representa un beneficio personal en lugar de un detrimento a sus intereses, entonces la asistencia activa para morir, realizada a petición de la persona, no implica causar daño ni cometer un acto incorrecto.[92] Desde esta perspectiva, ayudar a una persona autónoma en respuesta a su solicitud de asistencia para morir es una muestra de respeto hacia sus decisiones autónomas. De manera análoga, negarle la oportunidad de establecer contacto con individuos dispuestos y calificados para satisfacer su solicitud puede reflejar una capital falta de respeto a sus decisiones autonomas.

Muerte médicamente asistida injustificada

Aunque las solicitudes autónomas de los pacientes para recibir ayuda en poner fin a sus vidas deben ser respetadas en ciertas circunstancias, es esencial subrayar que esto no implica que *todos* los casos de muerte médicamente asistida a solicitud del paciente sean justificables. Las prácticas extensamente documentadas de Jack Kevorkian proporcionan un importante ejemplo histórico de muerte médicamente asistida *injustificada*, que la sociedad debería desalentar e incluso prohibir. En su primer caso de suicidio asistido, Janet Adkins, una abuela de Oregon diagnosticada con enfermedad de Alzheimer, había tomado la decisión de poner fin a su vida para evitar la pérdida progresiva de sus capacidades cognitivas, cuyo deterioro —afirmaba— ya era perceptible para ella. Tras enterarse a través de las noticias de que Kevorkian había inventado una "máquina de la muerte", lo contactó telefónicamente y luego voló desde Oregon a Michigan para encontrarse con él. Tras una breve conversación, ambos se dirigieron a un parque en el norte del condado de Oakland. Kevorkian le insertó una vía intravenosa en el brazo y comenzó a administrar un flujo de solución salina. La máquina estaba diseñada de manera que Adkins pudiera presionar un botón para inyectarse otros fármacos, culminando con cloruro de potasio, lo que causaría físicamente su muerte. Ella, en efecto, presionó el botón.[93]

Este caso plantea diversas interrogantes. Janet Adkins se encontraba en las primeras etapas del Alzheimer, y su salud aún no mostraba signos de deterioro significativo. A sus cincuenta y cuatro años, mantenía la capacidad de disfrutar de una agenda completa de actividades con su esposo, jugar al tenis con su hijo y posiblemente vivir una vida plena durante varios años más. Existe la posibilidad de que el diagnóstico de Alzheimer fuera incorrecto, y su estado psicológico podría haber estado más afectado de lo que Kevorkian percibía. El contacto limitado que tuvo con él antes de colaborar en su muerte no incluyó exámenes para confirmar ni su diagnóstico ni su competencia para llevar a cabo el suicidio. Además, Kevorkian carecía de la experiencia profesional necesaria para evaluarla adecuadamente desde el punto de vista médico o psicológico. La atención mediática que rodeó el caso también suscita dudas sobre si Kevorkian actuó imprudentemente con el objetivo de obtener publicidad, tanto para sus objetivos sociales como para su próximo libro.

Juristas, médicos y expertos en bioética han condenado casi unánimemente las acciones de Kevorkian. Este caso pone de manifiesto todas las preocupaciones previamente mencionadas acerca de la muerte médicamente asistida: falta de control social, conocimientos médicos insuficientes, diagnósticos y pronósticos médicos no confirmados, evaluación superficial y poco calificada del estado mental y emocional de la paciente, ausencia de responsabilidad, y circunstancias no verificables de su muerte. Aunque el enfoque de Kevorkian hacia el suicidio asistido resulta deplorable, algunos de sus "pacientes" plantearon preguntas inquietantes sobre la carencia de un sistema de apoyo en la atención médica para abordar sus problemas. Después de reflexionar durante más de un año sobre su futuro, Janet Adkins llegó a la decisión de que el sufrimiento derivado de una existencia menoscabada superaba sus posibles beneficios. Su familia respaldó su determinación. Enfrentaba un futuro sombrío desde la perspectiva de alguien que había llevado una vida inusualmente activa, tanto desde el punto de vista físico como mental. Creía que su cerebro se deterioraría lentamente, con una pérdida cognitiva y confusión progresivas, y que su memoria se desvanecería gradualmente, experimentando una inmensa frustración y perdiendo toda capacidad para cuidar de sí misma. También creía que toda la responsabilidad de su cuidado recaería en su familia. Desde su punto de vista, la oferta de Kevorkian resultaba más favorable que la respuesta tajante de otros médicos, quienes se negaron a ayudarla a morir de acuerdo con sus deseos.

Muerte médicamente asistida justificada

La estrategia de Kevorkian ejemplifica un caso de suicidio asistido *injustificado*. En contraste, examinemos las acciones del Dr. Timothy Quill al prescribir barbitúricos a petición de una paciente de cuarenta y cinco años que había decidido rechazar un tratamiento arriesgado, doloroso y, en muchas ocasiones, inefectivo para combatir la leucemia. Su vínculo con el Dr. Quill databa de varios años, y, respaldada por sus familiares, llegó a esa determinación después de recibir el consejo del médico. Cabe destacar que la paciente era competente y ya había explorado y descartado todas las alternativas disponibles para aliviar su sufrimiento. Este caso se ajusta a las condiciones generales que consideramos suficientes para justificar la muerte médicamente asistida. Según nuestra propuesta, estas condiciones incluyen:

1. Una solicitud voluntaria por parte de un paciente competente.
2. Una relación médico-paciente prolongada en el tiempo.
3. Una toma de decisiones conjunta e informada entre el paciente y el médico.
4. Un entorno de toma de decisiones favorable, pero crítico e inquisitivo
5. Un rechazo meditado de alternativas por parte del paciente.
6. Consulta estructurada con otros médicos especialistas.
7. Que el paciente haya manifestado, por un tiempo considerable, su preferencia por la muerte.
8. Que el paciente esté experimentando un sufrimiento insoportable.
9. Utilizar el medio menos doloroso y más cómodo posible.

Las acciones de Quill satisfacían todas estas condiciones. Sin embargo, muchos las encontraron inquietantes e injustificadas. Varios críticos invocaron argumentos de pendiente resbaladiza, ya que actos como los de Quill, si se legalizaban, podían afectar potencialmente a muchos pacientes, especialmente a los ancianos. Otros se mostraron preocupados por el hecho de que Quill aparentemente infringió una ley contra el suicidio asistido del estado de Nueva York. Además, para reducir los riesgos de responsabilidad penal, Quill supuestamente mintió al médico forense, informándole que una paciente de cuidados paliativos había muerto de leucemia aguda.[94]

A pesar de estos aspectos controversiales, no cuestionamos las intenciones fundamentales del Dr. Quill al responder a la paciente, la decisión de esta, o la relación entre ambos. El sufrimiento y la pérdida de capacidad cognitiva pueden menoscabar y deshumanizar a los pacientes de manera tan severa, que la muerte se presenta como la mejor alternativa para ellos. En estas situaciones trágicas —o anticipándose a ellas, como en este caso— los médicos como el Dr. Quill no actúan de manera incorrecta al proporcionar apoyo a pacientes competentes que desean poner fin a sus vidas. Los dilemas de política pública, que se centran en cómo evitar abusos y desincentivar o prevenir actos injustificados, deben constituir una parte esencial de nuestra discusión sobre las formas apropiadas de muerte médicamente asistida. Sin embargo, en última instancia, estos problemas no determinan la validez moral del acto del médico de ayudar a morir a una paciente mientras cuida de ella.

La asistencia médica compasiva para acelerar el proceso de muerte se comprende mejor como parte integral de un continuo de cuidado médico. En el tratamiento de un paciente enfermo, un médico debería esforzarse, en la medida de lo posible, por liberar el cuerpo del sufrimiento que experimenta. La recuperación de la salud se convierte en un objetivo moralmente obligatorio cuando existe una perspectiva razonable de éxito y el paciente respalda los medios necesarios para alcanzar ese fin. No obstante, restringir la práctica de la medicina únicamente a medidas destinadas a curar enfermedades o lesiones, constituye una visión demasiado limitada de lo que un médico puede ofrecer al paciente. Cuando, según la evaluación del paciente, las cargas asociadas con intentos continuos de curación superan sus beneficios probables, un médico debería tener la capacidad de redirigir el curso del tratamiento. En este caso, el enfoque principal sería el alivio del dolor y el sufrimiento. Para muchos pacientes, los cuidados paliativos, combinados con el uso agresivo de analgésicos, serán suficientes para alcanzar ese objetivo. Sin embargo, para otros, la liberación de un sufrimiento insoportable solo se logrará con la muerte, que algunos buscarán acelerar.

Una respuesta afirmativa por parte de un médico a la solicitud de facilitar la muerte, *acelerándola* mediante la prescripción de medicamentos letales, no es sustancialmente diferente de *propiciarla* a través de la retirada de tecnología de prolongación de la vida, o del uso de medicamentos inductores del coma. Ambos actos de asistencia médica son moralmente equivalentes, siempre y cuando no existan otras diferencias moralmente relevantes entre los casos. En otras palabras, si las enfermedades, en ambas situaciones, son en gran medida similares, las solicitudes de los pacientes también lo son, y si la desesperación por las circunstancias que enfrentan los pacientes es significativamente análoga, entonces, responder afirmativamente a una solicitud de proporcionar los medios que aceleren la muerte es moralmente equivalente a responder afirmativamente a una solicitud de propiciar la muerte retirando el tratamiento, sedando hasta el coma, u otros actos similares.

Con la debida precaución, deberíamos ser capaces de elaborar políticas sociales y leyes que establezcan de manera clara la diferencia entre la muerte médicamente asistida justificada e injustificada. Los principios fundamentales de respeto por la autonomía y beneficencia, junto con las virtudes del cuidado y la compasión, brindan sólidas razones para reconocer la legitimidad de la muerte médicamente asistida. La principal oposición proviene de interpretaciones del principio de no maleficencia y sus especificaciones en diversas distinciones y reglas. Hemos argumentado que, al examinar más detenidamente estas distinciones y reglas, muchas de ellas se desmoronan. Al abogar por cambios en leyes y políticas que permitan la muerte médicamente asistida en contextos específicos, no afirmamos que estos cambios resuelvan todos los problemas relevantes en la atención de pacientes terminales y gravemente enfermos. Las recomendaciones que proponemos se centran principalmente en situaciones extremas, que a menudo podrían evitarse mediante la implementación de mejores políticas y prácticas sociales. Esto incluye el fortalecimiento de los cuidados paliativos, una medida que también respaldamos enfáticamente.

En un congreso internacional sobre "Temas éticos en discapacidad y rehabilitación", se presentó un caso que involucraba la desconexión de un respirador artificial que sostenía la vida de un paciente con esclerosis lateral amiotrófica (ELA), también conocida como enfermedad de Lou Gehrig. Al describirlo como un "caso de final de la vida", donde el "paciente" optó por desconectar el respirador, algunos de los médicos ponentes se sorprendieron cuando la audiencia, compuesta en su mayoría por personas con discapacidades que habían experimentado el uso prolongado de respiradores, impugnó esta clasificación. Dichas personas argumentaron que este era un "caso de discapacidad", en el cual los médicos deberían haber brindado un cuidado de mejor calidad, así como información más completa y opciones adicionales al "cliente", especialmente, ayudándolo a superar el sentimiento de desolación causado por la reciente pérdida de su cónyuge. De acuerdo con su punto de vista, "lo que para los médicos parecía ser un caso típico de toma de decisiones al 'final de la vida', en realidad era la historia de una vida que llegó a su fin debido a deficiencias en la información y en la asistencia médica proporcionada por los mismos expositores".[95]

Pocos cuestionan la necesidad de mejoras adicionales en el apoyo a personas que enfrentan graves problemas médicos. La gestión efectiva del dolor y el sufrimiento se erige como un imperativo moral innegable. A pesar de los avances significativos en este ámbito, es importante reconocer que un control más efectivo del dolor y el sufrimiento no eliminará completamente las situaciones extremas. En estas circunstancias, es comprensible que las personas busquen, de manera razonable, tener control sobre el final de sus vidas, una opción que con frecuencia se les ha negado a los pacientes.

PROTEGIENDO DEL DAÑO A PACIENTES INCOMPETENTES

Las leyes que permiten la muerte médicamente asistida deberían aplicarse exclusivamente a personas competentes, capaces de tomar decisiones autónomas. Existe un intenso debate sobre si leyes similares deberían extenderse a individuos previamente competentes que hayan expresado una voluntad anticipada clara y pertinente. Además de la muerte médicamente asistida, nos hemos referido a otras decisiones posibles que podrían aplicarse a personas incompetentes, incluyendo recién nacidos y niños. En el Capítulo 4, analizamos los *criterios* para la toma de decisiones subrogadas para pacientes incompetentes. Ahora nos preguntamos *quién* debería ser el responsable de tomar decisiones en nombre de dichos pacientes. El problema central radica en determinar el mejor sistema para proteger a los pacientes contra el daño.[96] En ausencia de voluntades anticipadas, expresadas por individuos previamente competentes, consideramos que los miembros de la familia deben ser los primeros en tomar decisiones, ya que, en general, tienen un mayor interés en proteger a sus parientes incompetentes. No obstante, también necesitamos un método que resguarde a las personas incompetentes de familiares apáticos o atrapados en conflictos de interés, al tiempo que brinde protección a los residentes de hogares de ancianos, hospitales psiquiátricos e instituciones para personas con discapacidades físicas y mentales, muchas de las cuales, rara vez, si acaso, interactúan con un miembro de la familia. Los roles que deben cumplir las familias, los tribunales, los tutores, los curadores, los comités hospitalarios y los profesionales de la salud, merecen ser considerados cuidadosamente.

Voluntades anticipadas

En un procedimiento cada vez más popular, arraigado tanto en el respeto por la autonomía como en las obligaciones de no maleficencia, una persona, mientras es competente, redacta una voluntad anticipada dirigida a los profesionales de la salud o elige un representante para tomar decisiones sobre tratamientos de soporte vital en caso de que, en el futuro, atraviese por períodos de incompetencia.[97] Se distinguen dos categorías de *voluntades anticipadas* que tienen como objetivo gobernar decisiones futuras: (1) *testamentos vitales*, que constituyen directrices sustantivas o instructivas sobre procedimientos médicos en circunstancias específicas, y (2) el *poder notarial permanente* (PNP) para la atención médica, que es un documento legal que permite a las personas designar a un agente específico (un apoderado o representante) para tomar decisiones sobre su salud cuando han perdido la capacidad de hacerlo por sí mismas. El poder es "permanente" porque, a diferencia del poder de representación convencional, se mantiene vigente cuando el firmante se vuelve incompetente.

Sin embargo, estos documentos plantean desafíos tanto prácticos como éticos.[98] En primer lugar, son pocos quienes se toman el tiempo de redactarlos y, entre quienes lo hacen, muchos no proporcionan instrucciones lo suficientemente explícitas. Segundo, la persona designada para tomar decisiones podría no estar disponible cuando se la necesita, o carecer de la capacidad necesaria para tomar decisiones beneficiosas para el paciente, o podría enfrentar conflictos de interés, como recibir una futura herencia u ostentar una posición destacada en un negocio familiar. En tercer lugar, algunos pacientes que ajustan sus preferencias de tratamiento no actualizan sus voluntades, lo que lleva a que algunos pacientes legalmente incompetentes cuestionen las decisiones de sus representantes. Cuarto, las leyes en ciertas jurisdicciones imponen restricciones significativas al uso de las voluntades anticipadas. Un ejemplo de esto es que estas voluntades solo pueden tener validez legal si el paciente está en una fase terminal de su enfermedad y la muerte es inminente. Sin embargo, con frecuencia se presentan circunstancias más complejas cuando el paciente no se encuentra en un estado de muerte inminente o no presenta una condición médica adecuadamente categorizada como una enfermedad terminal. Quinto, los testamentos vitales no proporcionan un fundamento suficiente para que los profesionales de la salud puedan anular las instrucciones de un paciente. No obstante, las decisiones previas del paciente podrían entrar en conflicto con su interés médico primordial. Mientras eran competentes, a menudo los pacientes no podrían haber anticipado de manera razonable las circunstancias exactas que enfrentarían al volverse incompetentes. Además, en ocasiones, los representantes toman decisiones que los médicos rechazan enérgicamente, llegando incluso a solicitar que el o la profesional actúe en contra de su conciencia o de los estándares éticos de la práctica médica.

A pesar de los desafíos que puedan surgir, la voluntad anticipada sigue siendo una vía válida para que las personas competentes ejerzan su autonomía. Asimismo, la aplicación de los procedimientos de consentimiento informado, detallados en el Capítulo 4, puede resolver muchos de los conflictos prácticos que suelen presentarse. Al igual que en situaciones de consentimiento informado, debemos distinguir el *proceso* del *producto* (en este caso, la voluntad anticipada). En la actualidad, se están implementando medidas para perfeccionar integralmente el proceso de planificación anticipada de la atención, mediante la promoción de diálogos más profundos y significativos, una comunicación más efectiva, la elaboración detallada de relatos sobre los valores de los pacientes y la utilización de diversos escenarios y recursos para la toma de decisiones.[99] A diferencia de investigaciones anteriores, que arrojaron resultados que indicaban escaso o nulo impacto de las voluntades anticipadas en las decisiones y cuidados subsiguientes,[100] estudios más recientes sugieren que los pacientes de edad avanzada, que pierden la capacidad de decisión pero cuentan con voluntades anticipadas, suelen recibir cuidados que están estrechamente alineados con sus preferencias expresadas con antelación. Sin embargo, algunos estudios señalan que las voluntades anticipadas no han mejorado de manera significativa la comunicación médico-paciente, ni tampoco la toma de decisiones acerca de asuntos como la reanimación.[101]

Toma de decisiones subrogadas en ausencia de voluntades anticipadas

Ante la ausencia de una voluntad anticipada de un paciente actualmente incompetente, ¿quién debería asumir la toma de decisiones, qué decisiones se deberían tomar, y con quién debería consultarse?

Calificaciones de los representantes. Proponemos la siguiente lista de cualidades que deben tener los que tomen decisiones en representación de pacientes incompetentes (incluidos los recién nacidos):

1. Habilidad para elaborar juicios razonados (competencia)
2. Conocimientos e información adecuados
3. Estabilidad emocional
4. Compromiso con los intereses del paciente incompetente, así como estar libre de conflictos de interés y de influencia indebida por parte de aquellos que podrían no actuar motivados por el interés superior del paciente

Las primeras tres condiciones se desprenden de nuestras reflexiones sobre el consentimiento informado y la competencia, tal como se detalla en el Capítulo 4. La única condición potencialmente controvertida es la cuarta. En este punto, respaldamos un criterio de *parcialidad* —actuar como defensor del interés superior del paciente— en lugar de la *imparcialidad* que requeriría neutralidad al considerar los intereses de las diversas partes afectadas. La consideración imparcial de los intereses de todas las partes no concuerda con el rol que debe desempeñar un defensor del paciente.

Se han propuesto y aplicado cuatro categorías de representantes en situaciones de omisión, retención y cese de tratamientos para pacientes incompetentes: familias, médicos y otros profesionales de la salud, comités institucionales y tribunales. En caso de contar con un tutor designado por el tribunal, esta persona asumirá el papel de principal responsable. En el siguiente análisis, buscamos establecer una estructura sólida para la autoridad en la toma de decisiones, colocando a la familia cuidadora como la autoridad presuntiva cuando el paciente no puede tomar decisiones y no ha designado previamente a un apoderado o tutor.

324

El rol de la familia. Existe un consenso general en que el miembro de la familia más cercano al paciente constituye la elección prioritaria como representante. Muchos pacientes expresan con firmeza la preferencia de que sus familiares sean los interlocutores principales con los médicos, quienes, como autoridades para la toma de decisiones, desempeñan un papel decisivo en lo que respecta al destino que tendrá su atención sanitaria.[102] La función de la familia debería considerarse presumiblemente como primordial, dada su presunta identificación con los intereses del o la paciente, la profunda preocupación que demuestran hacia él/ella, su conocimiento íntimo de sus deseos, así como la comprensión de las tradiciones familiares y su posición en la sociedad.

Desafortunadamente, el término *familia* es impreciso, especialmente cuando se incluye a todos los miembros. Las razones que sustentan la asignación de prioridad presunta al familiar más cercano al paciente también respaldan la asignación de prioridad, relativa a otros miembros de la familia. No obstante, incluso los parientes más cercanos al paciente a veces toman decisiones inaceptables, lo que indica que la autoridad de la familia no es última ni definitiva.[103] El pariente más cercano podría verse afectado por conflictos de interés, podría estar mal informado, en un lugar muy apartado, o incluso podría ser distante y ajeno al paciente.[104]

Consideremos un caso ilustrativo. El Sr. Lázaro, un paciente masculino de cincuenta y siete años, ingresó al hospital tras sufrir un infarto mientras jugaba al fútbol. Cayó en coma y su vida dependía de un respirador artificial. Después de veinticuatro horas, su esposa solicitó que se retirara el respirador y se interrumpiera la diálisis para permitirle morir. El médico a cargo se incomodó con esta solicitud porque pensaba que el Sr. Lázaro tenía altas posibilidades de recuperarse completamente. La Sra. Lázaro insistió en que se retirara el tratamiento y, además, tenía un PNP de atención médica que la designaba como representante de su esposo. Se molestó mucho cuando el equipo médico se mostró reticente a interrumpir el tratamiento, y amenazó con demandar al hospital si su decisión no era acatada. Se solicitó una consulta al comité de ética porque tanto el médico a cargo como el personal clínico se mantenían reacios a cumplir con los deseos de la mujer. El consultor ético revisó el PNP y descubrió que el Sr. Lázaro había designado a su esposa como representante solo si se determinaba que se encontraba en un EVP. Además, en el PNP, el Sr. Lázaro había especificado que, si no estaba en un EVP, deseaba que se aplicaran "todas" las medidas posibles en su favor. Después de despertar tres días después, y al enterarse de la solicitud de su esposa, revocó inmediatamente su PNP.[105]

Los profesionales de la salud deben esforzarse por descartar a cualquier representante que presente significativa incompetencia o falta de conocimiento, actúe de mala fe o tenga un conflicto de intereses. Es importante tener en cuenta que serios conflictos de interés dentro de una familia pueden ser más comunes de lo que generalmente perciben los médicos y tribunales.[106] Los profesionales de la salud también deben estar atentos y colaborar en abordar las cargas asociadas a la toma de decisiones por parte de la familia y otros representantes. De acuerdo con una revisión de los estudios más relevantes sobre este tema, al menos un tercio de los representantes involucrados en decisiones sobre el tratamiento de adultos incapacitados experimentaron cargas emocionales, como estrés, culpa y dudas sobre si tomaron las mejores decisiones en determinadas circunstancias. No obstante, cuando los representantes tenían la certeza de que la decisión sobre el tratamiento se alineaba con las preferencias del paciente, su carga emocional se reducía.[107]

El rol de los profesionales de la salud. Los médicos y otros profesionales de la salud pueden desempeñar un papel crucial al asistir a los miembros de la familia en la toma de decisiones informadas, y al salvaguardar los intereses y preferencias del paciente, siempre que se sepa cuáles son. Esto se logra mediante la supervisión constante de la calidad de las decisiones tomadas por los representantes. En ocasiones, los médicos pueden beneficiar tanto a la familia como al paciente al comunicar con claridad a los representantes que el paciente está experimentando un rápido deterioro funcional y que ha llegado el momento de considerar un cambio de enfoque. Esto implica abandonar medidas de prolongación de la vida para comenzar con cuidados paliativos, cuyo objetivo principal es aumentar la comodidad del paciente y reducir las cargas asociadas a los tratamientos.[108] Dicha reorientación puede resultar desgarradoramente difícil y emocionalmente desafiante tanto para los médicos y enfermeras como para los miembros de la familia.

En la situación, comparativamente poco común, en la que los médicos cuestionan la decisión de un representante, y las discrepancias persisten, se recomienda contar con una fuente independiente de revisión, como un comité de ética hospitalaria o el sistema judicial. En el caso de que un representante, un miembro del equipo de atención médica o un revisor independiente solicite a un cuidador que realice un acto que este considere contraindicado, fútil o inconcebible, el cuidador no está obligado a llevar a cabo el acto, pero aún puede tener el deber de ayudar al representante o paciente en la búsqueda de alternativas para un mejor cuidado médico.

Comités de ética institucionales. Hay veces en que los representantes rechazan tratamientos que beneficiarían a aquellos que deberían proteger, y los médicos, a veces con demasiada facilidad, aceptan sus preferencias. En otros casos, los representantes pueden necesitar asesoramiento o asistencia para tomar decisiones difíciles. Las partes involucradas pueden requerir un mecanismo o procedimiento que facilite la toma de decisiones o rompa un círculo privado de rechazo y aceptación. La necesidad de asistencia en la toma de decisiones también se presenta en casos de pacientes en hogares de ancianos, hospicios, hospitales psiquiátricos y residencias, donde las familias a menudo desempeñan un rol secundario, si es que tienen alguno.

Los comités de ética institucionales pueden representar un papel fudamental en estas situaciones, aunque su composición, función y responsabilidades varían considerablemente. Muchos comités desarrollan o sugieren políticas explícitas para regular acciones, como la omisión y retirada de tratamientos, y muchos cumplen funciones educativas en hospitales u otras instituciones. La controversia se centra en diversas funciones adicionales, tales como si los comités deberían o no participar, facilitar o supervisar decisiones sobre pacientes en casos específicos. En ocasiones, las decisiones de los comités necesitan ser revisadas o criticadas, posiblemente por un auditor o una entidad imparcial.

Sin embargo, los beneficios de una revisión exhaustiva por parte del comité, generalmente superan sus riesgos, y estos organismos desempeñan un papel crucial en situaciones en las que los médicos aceptan, con demasiada facilidad, decisiones de padres, familiares o tutores que contradicen el interés superior del paciente.

El sistema judicial. En ocasiones, los tribunales pueden ser excesivamente intrusivos al ejercer su función como recurso final en la toma de decisiones. Sin embargo, en muchos casos representan la última y, posiblemente, más justa instancia. Cuando existen razones justificadas para designar tutores o descalificar a los representantes de la familia o profesionales de la salud, con el fin de proteger los intereses de un paciente incompetente, los tribunales pueden intervenir legítimamente en el asunto. Otras veces, los tribunales también deben intervenir en decisiones de no tratar a pacientes incompetentes en instituciones mentales, hogares de ancianos y situaciones similares. Si no hay familiares disponibles o dispuestos a involucrarse, y si el paciente está recluido en una institución mental estatal o un hogar de ancianos, puede ser apropiado establecer ciertas salvaguardias adicionales, sin perjuicio del equipo de atención médica y del comité de ética institucional.[109]

¿DE QUIÉN SON LOS RIESGOS Y DE QUIÉN LOS BENEFICIOS? PROBLEMAS DE DESPROTECCIÓN Y SOBREPROTECCIÓN EN LA INVESTIGACIÓN

Hasta el momento, hemos dirigido nuestra atención hacia los daños en la atención clínica. En esta sección, orientaremos nuestro enfoque hacia las cuestiones éticas asociadas con los daños en la investigación.

Problemas históricos de desprotección

Históricamente, se ha observado una preocupante tendencia en la investigación médica: los riesgos de daño a los sujetos humanos se han concentrado con frecuencia en los sectores económicamente desfavorecidos, los enfermos crónicos y las personas vulnerables, debido a la relativa facilidad para obtener su participación en diversos estudios experimentales. Esta sobreexplotación injustificada de ciertos grupos ha generado profundas inquietudes éticas en el campo de la bioética. Aunque existe un consenso general sobre la imperiosa necesidad de establecer un sistema ético de investigación, respaldado por controles internos eficientes que faciliten la protección de los participantes contra la explotación, los desacuerdos se mantienen sobre cuestiones relacionadas con las condiciones necesarias para implementar dichas salvaguardias y la mejor manera de garantizar su eficacia. Durante las últimas tres décadas del siglo XX, la principal inquietud giraba en torno a la falta de protección de los sujetos humanos, especialmente aquellos pertenecientes a grupos vulnerables, tales como niños, personas con discapacidad mental y personas institucionalizadas. Los perjuicios derivados de la desprotección de los participantes en investigaciones han sido exhaustivamente documentados y minuciosamente analizados en la literatura de la ética biomédica. Frecuentemente, estas preocupaciones también han sido abordadas en políticas públicas y marcos normativos.[110] En contraposición a lo anterior, los perjuicios provocados por una eventual sobreprotección de los sujetos han recibido una atención considerablemente menor, a pesar de su capacidad para ocasionar retrasos significativos en el progreso de la investigación. Estos retrasos pueden tener consecuencias negativas para aquellos que no pueden acceder oportunamente a los beneficios médicos derivados de la investigación. Este problema específico se destaca en la siguiente subsección.

Problemas recientes de sobreprotección

Un caso revelador que ejemplifica estos problemas se refiere a una denuncia de investigación indebida con sujetos humanos, relacionada con infecciones del torrente sanguíneo provocadas por el uso de catéteres, una problemática que puede resultar en miles de muertes anuales en unidades de cuidados intensivos (UCIs).[111] En este contexto, el Dr. Peter Pronovost que, por ese entonces trabajaba en la Universidad Johns Hopkins, llevaba a cabo un proyecto en colaboración con 103 UCIs distribuidas en 67 hospitales de Michigan. Su objetivo era implementar y evaluar una medida que, según Johns Hopkins y otras UCIs, se consideraba eficaz para el control de infecciones. Sin embargo, el proyecto fue abruptamente interrumpido por las autoridades federales de la Oficina para la Protección de Sujetos Humanos en la Investigación (OHRP, por sus siglas en inglés). Esta intervención se produjo tras recibir una denuncia que alegaba que Pronovost y los hospitales estaban llevando a cabo investigaciones con seres humanos sin obtener su consentimiento informado.

Las actividades de Pronovost formaban parte de un estudio destinado a mejorar la atención médica, respaldado por la Asociación de Hospitales de Michigan. El propósito central era gestionar las infecciones en las UCIs mediante una rigurosa implementación de procedimientos preventivos ya recomendados por los Centros para el Control y Prevención de Enfermedades. Estos incluían prácticas como el lavado de manos, la aplicación de medidas de control de infecciones y disposiciones similares. El equipo de investigación se enfocó en analizar el impacto de las tasas de infección en aquellos casos en los que se seguía escrupulosamente una lista de verificación, diseñada para garantizar la aplicación de todos los procedimientos recomendados. Los resultados revelaron una disminución significativa en las tasas de infección cada vez que dicha lista se utilizó de manera rigurosa.

La publicación de un informe sobre el estudio generó una queja ante la OHRP, basada en el argumento de que el estudio infringía las regulaciones federales de Estados Unidos. Tras una exhaustiva investigación, la OHRP exigió a la Universidad Johns Hopkins y a los hospitales de Michigan que corrigieran su "error" y llevaran a cabo una completa revisión ética del estudio. Previamente, la Junta de Revisión Institucional (JRI) de Johns Hopkins ya había evaluado el proyecto y determinado que, en este caso específico, *no* se necesitaba una revisión más detallada del mismo, ni tampoco la obtención adicional de consentimiento informado. La JRI mantenía una interpretación diferente de las regulaciones federales y de la ética de la investigación en comparación con la OHRP, una disparidad que posiblemente se debía a la presencia de requisitos regulatorios vagos e imprecisos. Un ejemplo notable es la falta de claridad en torno al concepto de "investigación con seres humanos". Cuando existe discrepancia entre la interpretación de una JRI y la de una oficina reguladora, la investigación y los avances prácticos pueden experimentar demoras e incluso desencadenar sanciones federales desastrosas si se toma una decisión equivocada.

En el caso Pronovost, las acciones emprendidas no involucraban nuevas intervenciones ni tampoco conllevaban riesgos para los pacientes. La investigación estaba plenamente integrada a la práctica médica, y los profesionales seguían los métodos más seguros conocidos, sin introducir procedimientos de investigación adicionales. A pesar de ello, los funcionarios de la OHRP determinaron que, dado que se estudiaban las tasas de infección en los *pacientes*, la investigación exigía una exhaustiva revisión del comité y el consentimiento informado de los *sujetos*. Sin embargo, el estudio representaba, por su diseño, un esfuerzo por mejorar la atención médica. La aplicación de regulaciones destinadas a proteger a los sujetos de investigación provocó un retraso en la implementación de medidas preventivas efectivas en hospitales, situación que podría haber ocasionado múltiples muertes de pacientes y derivado en sanciones injustificadas para las instituciones de investigación médica y los hospitales involucrados.

Finalmente, la OHRP emitió una declaración donde, efectivamente, reconocía su error. y admitía que el trabajo "se estaba aplicando…únicamente con fines clínicos, no para investigación médica o experimentación". La entidad también reconoció que era probable que la actividad, desde el principio, "hubiera sido elegible tanto para una revisión acelerada de la JRI como para una exención del requisito de consentimiento informado".[112] Aunque encomiable, el reconocimiento de este error también resulta desconcertante. El trabajo de Pronovost se categorizaba como un estudio empírico y, por ende, constituía una forma de investigación. Quizás la OHRP quiso expresar que el estudio constituía una investigación, aunque no se clasificara como una "investigación que involucrara a sujetos humanos". Esta interpretación podría ser la adecuada, pero también pone de manifiesto que la noción de investigación con sujetos humanos es sistemáticamente opaca, lo que puede llevar a una sobreprotección con resultados perjudiciales, tal como sucedió en este caso.

Las regulaciones gubernamentales suelen requerir algún nivel de interpretación. Sin embargo, no deberíamos aceptar un sistema en el que se pongan en riesgo vidas debido a una conceptualización obsoleta de la investigación con seres humanos, que obstaculiza estudios que no implican riesgos y están destinados a mejorar la práctica médica. Cuando las investigaciones se ven injustamente limitadas por exigencias regulatorias y de revisión, es imperativo ajustar dichos requisitos. En el caso de la investigación de Pronovost, la evaluación inicial de la JRI fue acertada en determinar que el estudio no requería una revisión más detallada por parte de dicho organismo ni la obtención de consentimiento informado de los pacientes. Sin embargo, posteriormente, el sistema de supervisión se centró más en resaltar los presuntos riesgos para los pacientes actuales y futuros que en protegerlos.

Problemas de daño grupal en la investigación

En el Capítulo 4, desarrollamos una teoría sobre el consentimiento informado válido. Además del caso paradigmático del consentimiento informado específico y explícito, también examinamos otras variedades de consentimiento, incluidos el consentimiento general, implícito, tácito y presunto.

Ahora nos adentraremos en una versión del "consentimiento general", también conocido, en el ámbito de la investigación con muestras biológicas, como "consentimiento amplio", "consentimiento global" o "consentimiento generalizado". Bajo esta modalidad de consentimiento, pueden generarse perjuicios tanto para individuos como para grupos, debido a información o comprensión insuficientes. Los desafíos pueden intensificarse cuando las muestras biológicas son almacenadas y utilizadas posteriormente de maneras no previstas, lo que potencialmente podría afectar a individuos o grupos. Aunque el consentimiento informado válido representa una medida de protección, por sí solo resulta insuficiente. Se requieren también formas optimizadas de gobernanza para los bancos de muestras biológicas.[113]

Investigación con muestras biológicas almacenadas. Los avances científicos han generado confusión sobre cómo podemos promover la investigación de manera eficiente sin comprometer los derechos de los donantes de muestras. Es posible que las muestras recopiladas para investigaciones futuras no estén apropiadamente descritas en un protocolo o formulario de consentimiento durante el proceso de recolección. El contenido del formulario puede ser influenciado por los futuros usos previstos de las muestras, sin proporcionar una explicación adecuada de los posibles resultados perjudiciales. El desafío radica en evitar causar daño a los intereses individuales y grupales, así como en no infringir la privacidad y confidencialidad. La cuestión ética fundamental es determinar si es posible abordar este desafío y, en caso afirmativo, cómo hacerlo de manera eficiente.[114]

Las muestras y datos suelen derivar de fuentes externas al entorno de investigación, como entidades industriales, gubernamentales y universitarias, lo que puede dificultar la determinación tanto de si se obtuvo un consentimiento informado adecuado para el uso de dichas muestras y datos, como de cuáles intereses podrían estar en riesgo. La utilización de muestras o datos con fines distintos a los inicialmente revelados a los sujetos puede anular un proceso de consentimiento que era inicialmente válido y socavar la confianza entre los sujetos e investigadores. Incluso las muestras anonimizadas pueden causar perjuicios a algunos intereses individuales y grupales, y erosionar la relación entre sujeto e investigador. Además, la anonimización segura es notoriamente difícil de lograr, como lo demuestran diversas violaciones a la privacidad que se han presentado.

No nos proponemos resolver todos estos complejos problemas. En su lugar, presentaremos un caso paradigmático que ilustra los peligros y riesgos de daño en la investigación que permite consentimientos amplios.

Investigación sobre la diabetes en los indígenas Havasupai. Este caso involucra investigaciones realizadas en la Universidad Estatal de Arizona, utilizando como sujetos de investigación a los indígenas Havasupai del Gran Cañón. Los investigadores emplearon un consentimiento amplio que no fue objeto de un escrutinio minucioso por parte del comité de ética universitario, en contraste con lo que debería haber ocurrido. La historia se remonta a 1990, cuando miembros de la tribu Havasupai, que atravesaba por un rápido proceso de extinción, colaboraron con investigadores universitarios, proporcionando muestras de su ADN. El objetivo era obtener información genética que arrojara luz sobre la preocupante prevalencia de la diabetes en la tribu. Desde la década de 1960, los Havasupai venían enfrentando una elevada incidencia de diabetes tipo 2, una enfermedad que resultaba en amputaciones, y forzaba a numerosos miembros de la tribu a abandonar su hogar en el Gran Cañón para trasladarse a vivir a lugares más cercanos a los centros de diálisis.

Entre 1990 y 1994, alrededor de cien miembros de la tribu Havasupai otorgaron su consentimiento de manera amplia a la Universidad Estatal de Arizona, bajo la premisa de que la investigación se centraría en "estudiar las causas de trastornos médicos/psicológicos". El formulario de consentimiento fue deliberadamente claro, sencillo y básico, ya que el inglés representaba una segunda lengua para muchos Havasupai, y muy pocos de los 650 miembros restantes de la tribu habían completado la escuela secundaria. Desde la perspectiva de los investigadores, los miembros de la tribu habían otorgado su consentimiento para la recolección de muestras de sangre y su utilización en investigaciones genéticas, con aplicaciones más allá de la esfera de su enfermedad específica. Sin embargo, los sujetos Havasupai sostuvieron lo contrario, negando haber autorizado cualquier investigación adicional no relacionada con la diabetes. Insistieron en que recibieron información insuficiente y argumentaron que, antes de aceptar participar, no comprendían adecuadamente los riesgos asociados a la investigación.

Durante el desarrollo del estudio, este se focalizó en la diabetes, aunque las aproximadamente doscientas muestras de sangre se emplearon también en diversas investigaciones genéticas que no guardaban relación con dicha enfermedad. Uno de estos propósitos consistió en examinar enfermedades mentales, con especial atención en la esquizofrenia, mientras que otro objetivo fue explorar el grado de endogamia en la tribu. Se publicaron aproximadamente dos docenas de artículos académicos sobre los hallazgos obtenidos en esta investigación. Para los Havasupai, esta investigación resultó no solo ofensiva e insultante, sino también estigmatizante y perjudicial, configurando una exploración provocadora de temas considerados tabú. En respuesta, presentaron una demanda contra los investigadores, alegando falta de consentimiento informado, uso no autorizado de datos, imposición de angustia emocional, y transgreción de la confidencialidad médica. Las acusaciones incluían cargos de fraude, no cumplimiento del deber fiduciario, negligencia, violación de derechos civiles y allanamiento.[115]

Parece que, tanto los investigadores como el comité de revisión de la universidad, no repararon en los riesgos sustanciales de daño, irrespeto y abusos inherentes a la investigación que provocaron después de obtener el consentimiento amplio. En un artículo posteriormente publicado por los investigadores, se teorizó que los antepasados de la tribu cruzaron el congelado mar de Bering para llegar a América del Norte. Esta hipótesis contradecía directamente las historias y la cosmología tradicionales de la tribu, las cuales poseen un significado cuasi-religioso para este grupo étnico. Según su tradición, la tribu Havasupai se considera originaria del Gran Cañón y ha sido designada como su guardiana. Les resultó desconcertante y aborrecible que se les dijera que la tribu probablemente tenía origen asiático, y que esta hipótesis se desarrolló a partir de estudios de su sangre, que también tiene un significado especial para los Havasupai. La tesis también activó alarmas legales en la comunidad, porque los Havasupai habían argumentado previamente que su origen en el Gran Cañón constituía la base jurídica de su derecho a la tierra. El Congreso Nacional de los Indios Americanos (The National Congress of American Indians) ha señalado que muchas tribus nativas americanas están en condiciones de vulnerabilidad, similares a las experimentadas por los Havasupai.[116]

Este caso pone de manifiesto problemas paradigmáticos relacionados con el riesgo de daño, el consentimiento insuficiente y las violaciones a los derechos humanos. En especial, resalta la importancia de abordar no solo los perjuicios individuales, sino también los daños grupales, promoviendo así una concepción más completa de las consecuencias negativas en la investigación, algo que a menudo se pasa por alto. La investigación con muestras, especialmente en el ámbito de la investigación genética, puede causar riesgos psicosociales, incluso cuando no existen riesgos físicos evidentes para los individuos que proporcionan las muestras. En este caso, la tribu se vio perjudicada por el menoscabo de su comprensión tradicional de sí misma. En particular, lo sucedido también genera interrogantes sobre si los científicos se aprovecharon de una población vulnerable al explotar el limitado entendimiento de sus miembros.

Finalmente, la universidad efectuó un pago compensatorio de U$700.000 a los miembros afectados de la tribu, asignó fondos para la construcción de una escuela y una clínica, y devolvió las muestras de ADN. La institución reconoció que el paquete completo de compensación se implementaba para "remediar el error cometido".[117] A pesar de los años dedicados por la universidad al establecimiento de sólidas relaciones con las tribus nativas americanas en Arizona, estos acontecimientos causaron un profundo deterioro en el vínculo de confianza que se había logrado construir hasta ese momento.

Conclusión

En este capítulo, hemos enfocado nuestra atención en el principio de no maleficencia y sus implicaciones, especialmente en relación con las decisiones de rechazo al tratamiento y las solicitudes de asistencia para morir. Nos hemos enfocado en situaciones en las que la muerte del paciente es altamente probable o inevitable, o cuando la calidad de vida es sumamente precaria. Además, hemos analizado las implicaciones de este principio para la protección de individuos y grupos contra el daño, tanto en el ámbito de la práctica clínica como en el contexto de la investigación. Del principio fundamental de evitar causar daño a las personas, no se deriva de manera directa una obligación positiva de brindar beneficios, como la atención sanitaria y otras formas de asistencia. En este capítulo dedicado a la no maleficencia, hemos optado por no explorar este terreno, ya que las obligaciones relacionadas con proporcionar beneficios positivos corresponden a la jurisdicción de la beneficencia y la justicia, principios que examinaremos en los Capítulos 6 y 7.

Notas

[1] W. H. S. Jones, Hippocrates, vol. I (Cambridge, MA: Harvard University Press, 1923), p. 165. Ver, también, Albert R. Jonsen, "Do No Harm: Axiom of Medical Ethics", en *Philosophical and Medical Ethics: Its Nature and Significance*, ed. Stuart F. Spicker y H. Tristram Engelhardt, Jr. (Dordrecht, Netherlands: D. Reidel, 1977), pp. 27-41; y Steven H. Miles, *The Hippocratic Oath and the Ethics of Medicine* (New York: Oxford University Press, 2004).

[2] W. D. Ross, *The Right and the Good* (Oxford: Clarendon, 1930), pp. 21-26; John Rawls, *A Theory of Justice* (Cambridge, MA: Harvard University Press, 1971; ed. rev., 1999), p. 114 (1999: p. 98).

[3] William Frankena, *Ethics*, 2a ed. (Englewood Cliffs, NJ: Prentice Hall, 1973), p. 47.

[4] Sobre la idea de que existe una prioridad de evitar el daño, ver las críticas de N. Ann Davis, "The Priority of Avoiding Harm," en *Killing and Letting Die*, 2a ed., ed. Bonnie Steinbock y Alastair Norcross (New York: Fordham University Press, 1999), pp. 298-354.

[5] Bernard Gert presenta una teoría de este tipo. Acepta numerosas obligaciones de no maleficencia, mientras sostiene que la beneficencia pertenece por completo al ámbito de los ideales morales, no al de las obligaciones. Véase nuestra interpretación y crítica de su teoría en el Capítulo 10.

[6] *McFall v. Shimp*, no. 78-1771 en Equity (C. P. Allegheny County, PA, 26 de julio d1978); Barbara J. Culliton, "Court Upholds Refusal to Be Medical Good Samaritan", *Science* 201 (18 de agosto de1978): 596-97; Mark F. Anderson, "Encouraging Bone Marrow Transplants from Unrelated Donors", *University of Pittsburgh Law Review* 54 (1993): 477 y ss.

[7] Alan Meisel y Loren H. Roth, "Must a Man Be His Cousin's Keeper?", *Hastings Center Report* 8 (octubre de 1978): 5-6. Para un análisis más profundo de este caso, ver Guido

Calabresi, "Do We Own Our Bodies?", *Health Matrix* 1 (1991): 5-18, disponible en Faculty Scholarship Series. Paper 2011, Yale Law School Legal Scholarship Repository, disponible en http://digitalcommons.law.yale.edu/fss_papers/2011 (consultado el 4 de septiembre de 2018).

[8] Joel Feinberg, *Harm to Others*, vol. I de *The Moral Limits of the Criminal Law* (New York: Oxford University Press, 1984), pp. 32-36, ver, también, pp. 51-55, 77-78.

[9] Cuál sea la mejor definición de *daño* es un asunto filosóficamente controversial. Para diferentes análisis que podrían modificar nuestra definición (que la debemos a Feinberg), ver Elizabeth Harman, "Harming as Causing Harm", en *Harming Future Persons*, ed. Melinda Roberts and David Wasserman (New York: Springer, 2009), pp. 137-54; Seana Shiffrin, "Wrongful Life, Procreative Responsibility, and the Significance of Harm", *Legal Theory* 5 (1999): 117-48; y Alastair Norcross, "Harming in Context", *Philosophical Studies* 123 (2005): 149-73.

[10] Sobre algunos de los muchos roles del daño y la no maleficencia en bioética, ver Bettina Schöne-Seifert, "Harm", en *Bioethics* (antes titulada *Encyclopedia of Bioethics*), 4a ed., ed. Bruce Jennings (Farmington Hills, MI: Gale, Cengage Learning, 2014), vol. 3, pp. 1381-86.

[11] Para un interesante análisis sobre las reglas fundamentales de no maleficencia y su función en la bioética, ver Bernard Gert, *Morality: Its Nature and Justification* (New York: Oxford University Press, 2005); y Gert, Charles M. Culver, y K. Danner Clouser, *Bioethics: A Systematic Approach* (New York: Oxford University Press, 2006).

[12] H. L. A. Hart, *Punishment and Responsibility* (Oxford: Clarendon, 1968), esp. pp. 136-57; Joel Feinberg, *Doing and Deserving* (Princeton, NJ: Princeton University Press, 1970), esp. pp. 187-221; Eric D'Arcy, *Human Acts: An Essay in Their Moral Evaluation* (Oxford: Clarendon, 1963), esp. p. 121. Para un revelador estudio empírico, útil para la ética biomedica, ver A. Russell Localio, Ann G. Lawthers, Troyen A. Brennan, et al., "Relation between Malpractice Claims and Adverse Events Due to Negligence—Results of the Harvard Medical Practice Study III", *New England Journal of Medicine* 325 (1991): 245-51.

[13] Sobre la negligencia médica, el error médico, el daño causado por médicos, y sus conexiones con la ética médica, ver Virginia A. Sharpe and Alan I. Faden, *Medical Harm: Historical, Conceptual, and Ethical Dimensions of Iatrogenic Illness* (New York: Cambridge University Press, 1998); y Milos Jenicek, *Medical Error and Harm: Understanding, Prevention, and Control* (New York: CRC Press/Productivity Press of Taylor & Francis, 2011). Ver, también, R. C. Solomon, "Ethical Issues in Medical Malpractice", *Emergency Medicine Clinics of North America* 24, no. 3 (2006): 733-47.

[14] Como aparece citado en Angela Roddy Holder, *Medical Malpractice Law* (New York: Wiley, 1975), p. 42.

[15] Cfr. las conclusiones acerca de las dudas y reservas de los médicos con respecto a este asunto, en Arthur R. Derse, "Limitation of Treatment at the End-of-Life: Withholding and Withdrawal", *Clinics in Geriatric Medicine* 21 (2005): 223-38; Neil J. Farber et al., "Physicians' Decisions to Withhold and Withdraw Life-Sustaining Treatments", *Archives of Internal Medicine* 166 (2006): 560-65; y Sharon Reynolds, Andrew B. Cooper, y Martin McKneally, "Withdrawing Life-Sustaining Treatment: Ethical Considerations", *Surgical Clinics of North America* 87 (2007): 919-36, esp. 920-23. Para un comprehensivo análisis de diversas cuestiones de ética médica que han surgido acerca de esta distinción en el ámbito británico, ver Medical Ethics Department, British Medical Association, *Withholding and Withdrawing Life-prolonging Medical Treatment: Guidance for Decision Making*, 3a ed. (Oxford: BMJ Books, Blackwell, John Wiley, 2007).

[16] La vieja distinción entre medios "extraordinarios" o "heroicos", y "ordinarios", a veces todavía aparece en el discurso popular, como ocurre en este caso particular. Dicha diferenciación ha tenido una larga historia, especialmente en la teología moral y filosofía católica romana, donde rechazar el tratamiento "ordinario" representaba un acto de suicidio, y no iniciarlo o retirarlo constituía un homicidio. En contraste, rechazar o no iniciar/retirar el tratamiento "extraordinario" podía estar moralmente justificado en diversas circunstancias. Esta distinción ha sido en gran medida abandonada, debido a la asociación de los términos con tratamientos comunes e inusuales, o habituales e inhabituales, sin considerar adecuadamente el equilibrio entre los beneficios y las cargas para los pacientes sometidos a dichos tratamientos. Además, los defensores de esta distinción han introducido una variedad de criterios, moralmente irrelevantes, como simple y complejo, para explicar estas nociones. Dentro del pensamiento católico romano, los términos comunes de reemplazo son "proporcionado" y "desproporcionado". Ver, por ejemplo, United States Conference of Catholic Bishops (USCB), *Ethical and Religious Directives for Catholic Health Services*, 6a ed. (Washington, DC: USCB, junio de 2018), Parte 5, disponible en http://www.usccb.org/about/doctrine/ethical-and-religious-directives/upload/ethical-religious-directivescatholic- health-service-sixth-edition-2016-06.pdf (consultado el 11 de septiembre de 2018). Sobre la naturaleza y evolución de la doctrina en el pensamiento católico-romano, ver Scott M. Sullivan, "The Development and Nature of the Ordinary/Extraordinary Means Distinction in the Roman Catholic Tradition", *Bioethics* 21 (2007): 386-97; Donald E. Henke, "A History of Ordinary and Extraordinary Means", *National Catholic Bioethics Quarterly* 5 (2005): 555-75; y Kevin W. Wildes, "Ordinary and Extraordinary Means and the Quality of Life", *Theological Studies* 57 (1996): 500-512. Ver, también, Jos V. M. Welie, "When Medical Treatment Is No Longer in Order: Toward a New Interpretation of the Ordinary-Extraordinary Distinction", *National Catholic Bioethics Quarterly* 5 (2005): 517-36.

[17] Esta situación se presentó a uno de los autores durante una sesión de consulta

[18] Para revisar algunas posiciones favorables a la distinción, junto con estas y otras líneas similares, ver Daniel P. Sulmasy y Jeremy Sugarman, "Are Withholding and Withdrawing Therapy Always Morally Equivalent?", *Journal of Medical Ethics* 20 (1994): 218-22 (con comentarios de John Harris, pp. 223-24); y Kenneth V. Iserson, "Withholding and Withdrawing Medical Treatment: An Emergency Medicine Perspective", *Annals of Emergency Medicine* 28 (1996): 51-54. Para posiciones opuestas sobre la equivalencia moral de no iniciar y retirar tratamientos, ver Lars Øystein Ursin, "Withholding and Withdrawing Life-Sustaining Treatment: Ethically Equivalent?", *American Journal of Bioethics* 19 (2019): 10-20; y Dominic Wilkinson, Ella Butcherine, y Julian Savulescu, "Withdrawal Aversion and the Equivalence Test", *American Journal of Bioethics* 19 (2019): 21-28, seguido de varios comentarios.

[19] *In the matter of Spring*, Mass. 405 N.E. 2a 115 (1980), en pp. 488-89.

[20] Lewis Cohen, Michael Germain, y David Poppel, "Practical Considerations in Dialysis Withdrawal", *JAMA: Journal of the American Medical Association* 289 (2003): 2113-19. Un estudio en Francia con un número importante de personas sometidas a diálisis, reveló que el 20.4% de los pacientes "murió después de retirar el tratamiento": Béatrice Birmelé, Maud François, Josette Pengloan, et al., "Death after Withdrawal from Dialysis: The Most Common Cause of Death in a French Dialysis Population", *Nephrology Dialysis Transplantation* 19 (2004): 686-91. Los autores sostienen que discontinuar la diálisis es una causa de muerte más común en Norteamérica y Reino Unido que en "el resto de Europa". Un estudio retrospectivo realizado en Australia y Nueva Zelanda reveló que la suspensión de la diálisis fue la causa de más de una de cada cuatro muertes de pacientes con enfermedad renal terminal en el periodo 1999-2008. Ver Hoi Wong Chan et al., "Risk Factors for Dialysis Withdrawal: An Analysis of the Australia and New Zealand Transplant (ANZDATA) Registry, 1999-2008)", *Clinical Journal of*

the American Society of Nephrology 7, no. 5 (7 de mayo de 2012): 775-81. Algunos estudios, pero no todos, distinguen la muerte causada por retirar la diálisis de la muerte provocada por la enfermedad que llevó a suspender la diálisis. Ver Milagros Ortiz et al., "Dialysis Withdrawal: Cause of Mortality along a Decade (2004-2014)," *Nephrology, Dialysis, Transplantation* 32, suplemento 3 (26 de mayo de 2017): iii358-iii359.

[21] Ver Rebecca J. Schmidt y Alvin H. Moss, "Dying on Dialysis: The Case for a Dignified Withdrawal", *Clinical Journal of the American Society of Nephrology* 9, no. 1 (2014): 174-80.

[22] Robert Stinson y Peggy Stinson, *The Long Dying of Baby Andrew* (Boston: Little, Brown, 1983), p. 355.

[23] Katy Butler, "What Broke My Father's Heart", *New York Times Magazine*, 18 de junio de 2010, disponible en http://www.nytimes.com/2010/06/20/magazine/20pacemaker-t.html?pagewanted=all (consultado el 4 de julio de 2018). Una versión completa de la historia aparece en Butler, *Knocking on Heaven's Door: The Path to a Better Way of Death* (New York: Scribner, 2013). Para la perspectiva de los médicos y análisis éticos, consultar Michael B. Bevins, "The Ethics of Pacemaker Deactivation in Terminally Ill Patients", *Journal of Pain and Symptom Management* 41 (junio 2011): 1106-10; T. C. Braun et al., "Cardiac Pacemakers and Implantable Defibrillators in Terminal Care", *Journal of Pain and Symptom Management* 18 (1999): 126-31; Daniel B. Kramer, Susan L. Mitchell, y Dan W. Brock, "Deactivation of Pacemakers and Implantable Cardioverter-Defibrillators", *Progress in Cardiovascular Diseases* 55, no. 3 (noviembre-diciembre de 2012): 290-99; y K. E. Karches y D. P. Sulmasy, "Ethical Considerations for Turning Off Pacemakers and Defibrillators", *Cardiac Electrophysiology Clinics* 7, no. 3 (septiembre de 2015): 547-55.

[24] Paul Mueller et al., "Deactivating Implanted Cardiac Devices in Terminally Ill Patients: Practices and Attitudes", *Pacing and Clinical Electrophysiology* 31, no. 5 (2008): 560-68. Consultar, además, el estudio de Daniel B. Kramer, Aaron S. Kesselheim, Dan W. Brock, y William H. Maisel, "Ethical and Legal Views of Physicians Regarding Deactivation of Cardiac Implantable Electric Devices: A Quantitative Assessment", *Heart Rhythm* 7, no. 11 (noviembre de 2010): 1537-42; y A. S. Kelley et al., "Implantable Cardioverter-Defibrillator Deactivation at End-of-Life: A Physician Survey", *American Heart Journal* 157 (2009): 702-8. Para conocer las aprehensiones de las enfermeras(os) y otras medidas de apoyo general a la desactivación de dispositivos cardiovasculares electrónicos implantables, ver D. B. Kramer et al., "'Just Because We Can Doesn't Mean We Should': Views of Nurses on Deactivation of Pacemakers and Implantable Cardioverter-Defibrillators", *Journal of Interventional Cardiac Electrophysiology* 32, no. 3 (diciembre de 2011): 243-52.

[25] Rachel Lampert et al., "HRS Expert Consensus Statement on the Management of Cardiovascular Implantable Electronic Devices (CIEDs) in Patients Nearing End of Life or Requesting Withdrawal of Therapy", *Heart Rhythm* 7, no. 7 (julio de 2010): 1008-25, disponible en https://www.heartrhythmjournal.com/article/S1547-5271(10)00408-X/abstract (consultado el 4 de julio de 2018).

[26] Lampert et al., "HRS Expert Consensus Statement on the Management of Cardiovascular Implantable Electronic Devices (CIEDs)".

[27] Mueller et al., "Deactivating Implanted Cardiac Devices in Terminally Ill Patients: Practices and Attitudes", p. 560. Es necesario prestar más atención al papel y responsabilidad que le compete al representante de la industria en la desactivación de estos dispositivos.

[28] Ver Jeffrey P. Burns y Robert D. Truog, "The DNR Order after 40 Years", *New England Journal of Medicine* 375 (11 de agosto de 2016): 504-6; Susanna E. Bedell y Thomas L. Delbanco, "Choices about Cardiopulmonary Resuscitation in the Hospital: When Do

Physicians Talk with Patients?", *New England Journal of Medicine* 310 (26 de abril de 1984): 1089-93; y Marcia Angell, "Respecting the Autonomy of Competent Patients", *New England Journal of Medicine* 310 (26 de abril de 1984): 1115-16. En una encuesta, el 50% de los médicos que respondieron se oponían a las órdenes unilaterales de no reanimar. Los médicos que apoyaban estas órdenes en su mayoría pertenecían al ámbito de la medicina pulmonar o de cuidados intensivos. Ver Michael S. Putnam et al., "Unilateral Do Not Resuscitate Orders: Physician Attitudes and Practices", *Chest* 152, no. 1 (julio de 2017): 224-25.

[29] Ver Evie G. Marcolini, Andrew T. Putnam, y Ani Aydin, "History and Perspectives on Nutrition and Hydration at the End of Life", *Yale Journal of Biology and Medicine* 91, no. 2 (junio de 2018): 173-76. Lo autores señalan: "La H&NA se define como un grupo de tratamientos médicos, proporcionados a pacientes que no pueden satisfacer sus necesidades diarias por vía oral, con la consiguiente desnutrición, y alteraciones electrolíticas y/o metabólicas. Las diversas modalidades de administración de H&NA incluyen la hidratación intravenosa y la nutrición parenteral intravenosa, la nutrición nasogástrica y la colocación de dispositivos quirúrgicos de alimentación para suministrar la hidratación y nutrición necesarias".

[30] Ver Joanne Lynn y James F. Childress, "Must Patients Always Be Given Food and Water?", *Hastings Center Report* 13 (octubre de 1983): 17-21; reimpreso en *By No Extraordinary Means: The Choice to Forgo Life-Sustaining Food and Water*, ed. Joanne Lynn (Bloomington: Indiana University Press, 1986, edición aumentada, 1989), pp. 47-60; y Childress, "When Is It Morally Justifiable to Discontinue Medical Nutrition and Hydration?", en *By No Extraordinary Means*, ed. Lynn, pp. 67-83.

[31] Este caso ha sido adaptado, con autorización, de un escenario presentado por el Dr. Martin P. Albert de Charlottesville, Virginia. Sobre los problemas en las residencias de ancianos, véase Alan Meisel, "Barriers to Forgoing Nutrition and Hydration in Nursing Homes", *American Journal of Law and Medicine* 21 (1995): 335-82; y Sylvia Kuo et al., "Natural History of Feeding-Tube Use in Nursing Home Residents with Advanced Dementia", *Journal of the American Medical Directors Association* 10 (2009): 264-70, que concluye que la mayoría de las sondas de alimentación se insertan durante una hospitalización de cuidados intensivos, y que están asociadas con una baja tasa de sobrevivencia y un subsecuente mayor uso de la asistencia sanitaria. O'Brien y sus colegas determinaron que cerca del 70% de los residentes en asilos de ancianos prefieren que no se les coloque una sonda de alimentación en casos de daño cerebral permanente, y que muchos otros compartían esa preferencia cuando se enteraban de que podrían ser necesarias algunas coerciones físicas: Linda A. O'Brien et al., "Tube Feeding Preferences among Nursing Home Residents", *Journal of General Internal Medicine* 12 (1997): 364-71. En sintonía con las investigaciones que han revelado escasos beneficios además de sufrimiento innecesario, la inserción de sondas de alimentación en residencias de ancianos con demencia avanzada disminuyó sustancialmente en Estados Unidos, de 2000 a 2014: del 12% al 6%, con tasas de uso más altas entre los residentes negros que entre los blancos. Ver Susan L. Mitchell et al., "Tube Feeding in US Nursing Home Residents with Advanced Dementia, 2000-2014", *JAMA: Journal of the American Medical Association* 316, n.° 7 (2016): 769-70.

[32] *In the matter of Quinlan*, 70 N.J. 10, 355 A.2d 647, cert. denied, 429 U.S. 922 (1976). La Corte Suprema de Nueva Jersey sentenció que los Quinlans podían desconectar el respirador mecánico, de modo tal que permitieran al paciente "morir con dignidad".

[33] Ver Joseph Quinlan, Julia Quinlan, y Phyllis Battell, *Karen Ann: The Quinlans Tell Their Story* (Garden City, NY: Doubleday, 1977).

[34] En *Cruzan v. Director, Missouri Dep't of Health*, 497 U.S. 261 (1990), la Corte Suprema de Estados Unidos concluyó que una persona competente tiene un derecho constitucional-

mente protegido a rechazar la hidratación y nutrición. Su dictamen no reflejó distinción alguna entre tratamientos médicos y de soporte vital.

[35] Ver Lois Shepherd, *If That Ever Happens to Me: Making Life and Death Decisions after Terri Schiavo* (Chapel Hill: University of North Carolina Press, 2009); Timothy E. Quill, "Terri Schiavo—A Tragedy Compounded", *New England Journal of Medicine* 352, no. 16 (2005): 1630-33; George J. Annas, "'Culture of Life' Politics at the Bedside—The Case of Terri Schiavo", *New England Journal of Medicine* 352, no. 16 (2005): 1710-15; y Tom Koch, "The Challenge of Terri Schiavo: Lessons for Bioethics", *Journal of Medical Ethics* 31 (2005): 376-78). Ver, además, Thomas S. Shannon, "Nutrition and Hydration: An Analysis of the Recent Papal Statement in the Light of the Roman Catholic Bioethical Tradition", *Christian Bioethics* 12 (2006): 29-41.

[36] M. I. Del Rio et al., "Hydration and Nutrition at the End of Life: A Systematic Review of Emotional Impact, Perceptions, and Decision-Making among Patients, Family, and Health Care Staff", *Psycho-oncology* 21, no. 9 (septiembre de 2012): 913-21.

[37] Ver C. M. Callahan et al., "Decision-making for Percutaneous Endoscopic Gastrotomy among Older Adults in a Community Setting", *Journal of the American Geriatrics Society* 47 (1999): 1105-9.

[38] Para un resumen de la evidencia disponible, ver Howard Brody et al., "Artificial Nutrition and Hydration: The Evolution of Ethics, Evidence, and Policy", *Journal of General Internal Medicine* 26, no. 9 (2011): 1053-58.

[39] El PDE tiene precedentes que son anteriores a los escritos de Santo Tomás de Aquino (por ejemplo, en San Agustín y Abelardo). Sin embargo, la historia fluye principalmente desde Santo Tomás. Ver Anthony Kenny, "The History of Intention in Ethics", en *Anatomy of the Soul* (Oxford: Basil Blackwell, 1973), Appendix; Joseph T. Mangan, "An Historical Analysis of the Principle of Double Effect", *Theological Studies* 10 (1949): 41-61; y T. A. Cavanaugh, *Double-Effect Reasoning: Doing Good and Avoiding Evil* (New York: Oxford University Press, 2006), cap. 1.

[40] Para un panorama general de la doctrina del doble efecto, ver Alison McIntyre, "Doctrine of Double Effect", *The Stanford Encyclopedia of Philosophy* (Edición del invierno de 2014), ed. Edward N. Zalta, disponible en https://plato.stanford.edu/archives/win2014/entries/double-effect/ (consultado el 28 de junio de 2018); Suzanne Uniacke, "The Doctrine of Double Effect", en *Principles of Health Care Ethics*, 2a ed., ed. Richard E. Ashcroft et al. (Chichester, England: John Wiley, 2007), pp. 263-68. Para varias posiciones filosóficas representativas, ver P. A. Woodward, ed., *The Doctrine of Double Effect: Philosophers Debate a Controversial Moral Principle* (Notre Dame, IN: Notre Dame University Press, 2001). En una interpretación muy influyente, Joseph Boyle reduce el PDE a dos condiciones: intención y proporcionalidad. "Who Is Entitled to Double Effect?", *Journal of Medicine and Philosophy* 16 (1991): 475-94; y "Toward Understanding the Principle of Double Effect", *Ethics* 90 (1980): 527-38.
Para las críticas a los puntos de vista que evalúan por la intención, ver Timothy E. Quill, Rebecca Dresser, y Dan Brock, "The Rule of Double Effect—A Critique of Its Role in End-of-Life Decision Making", *New England Journal of Medicine* 337 (1997): 1768-71; Alison MacIntyre, "Doing Away with Double Effect", *Ethics* 111, no. 2 (2001): 219-55; y Sophie Botros, "An Error about the Doctrine of Double Effect", *Philosophy* 74 (1999): 71-83. T. M. Scanlon rechaza el PDE sobre la base de que no es claro cómo las intenciones del agente determinan la permisibilidad de sus acciones, como sostiene la doctrina. Sin embargo, todavía puede ser adecuado para evaluar las razones que un agente consideró que influían en sus acciones. Scanlon, *Moral Dimensions: Permissibility, Meaning, Blame* (Cambridge, MA: Harvard University Press, 2008), especialmente la Introducción y los caps. 1-2.

[41] Para algunas evaluaciones, ver Daniel Sulmasy, "Reinventing the Rule of Double Effect", en *The Oxford Handbook of Bioethics*, ed. Bonnie Steinbock (New York: Oxford University Press, 2010), pp. 114-49; David Granfield, *The Abortion Decision* (Garden City, NY: Image Books, 1971); y Susan Nicholson, *Abortion and the Roman Catholic Church* (Knoxville, TN: Religious Ethics, 1978). Ver también las críticas al PDE en Donald Marquis, "Four Versions of Double Effect", *Journal of Medicine and Philosophy* 16 (1991): 515-44, reimpreso en *The Doctrine of Double Effect*, ed. Woodward, pp. 156-85.

[42] Ver Michael Bratman, *Intention, Plans, and Practical Reason* (Cambridge, MA: Harvard University Press, 1987).

[43] Alvin I. Goldman, *A Theory of Human Action* (Englewood Cliffs, NJ: Prentice Hall, 1970), pp. 49-85.

[44] Ver el análisis en Hector-Neri Castañeda, "Intensionality and Identity in Human Action and Philosophical Method", *Nous* 13 (1979): 235-60, esp. 255.

[45] Aquí nuestro análisis se basa en Ruth R. Faden y Tom L. Beauchamp, *A History and Theory of Informed Consent* (New York: Oxford University Press, 1986), cap. 7.

[46] También seguimos a John Searle al pensar que, en muchas situaciones, no podemos distinguir de manera confiable entre actos, efectos, consecuencias y eventos. Searle, "The Intentionality of Intention and Action", *Cognitive Science* 4 (1980): 65.

[47] Esta interpretación del doble efecto es defendida por Boyle, en "Who Is Entitled to Double Effect?".

[48] Ver los argumentos en Joseph Boyle, "Medical Ethics and Double Effect: The Case of Terminal Sedation", *Theoretical Medicine* 25 (2004): 51-60; Boyle, "The Relevance of Double Effect to Decisions about Sedation at the End of Life", in *Sedation at the End-of-Life: An Interdisciplinary Approach*, ed. Paulina Taboada (Dordrecht: Springer Science+Business Media, 2015), pp. 55-72; Alejandro Miranda, "The Field of Application of the Principle of the Double Effect and the Problem of Palliative Sedation", en *Sedation at the End-of-Life*, ed. Taboada, pp. 73-90; Kasper Raus, Sigrid Sterckx, y Freddy Mortier, "Can the Doctrine of Double Effect Justify Continuous Deep Sedation at the End of Life?", en *Continuous Sedation at the End of Life: Ethical, Clinical and Legal Perspectives*, ed. Sigrid Sterckx y Kasper Raus (Cambridge: Cambridge University Press, 2017), pp. 177-201; Alison McIntyre, "The Double Life of Double Effect", *Theoretical Medicine and Bioethics* 25 (2004): 61-74; Daniel P. Sulmasy y Edmund D. Pellegrino, "The Rule of Double Effect: Clearing Up the Double Talk", *Archives of Internal Medicine* 159 (1999): 545-50; Lynn A. Jansen and Daniel Sulmasy, "Sedation, Alimentation, Hydration, and Equivocation: Careful Conversation about Care at the End of Life", *Annals of Internal Medicine* 136 (4 de junio de 2002): 845-49; y Johannes J. M. van Delden, "Terminal Sedation: Source of a Restless Ethical Debate", *Journal of Medical Ethics* 33 (2007): 187-88.

[49] Ver Quill, Dresser, y Brock, "The Rule of Double Effect"; y McIntyre, "The Double Life of Double Effect".

[50] Lawrence Masek, "Intention, Motives, and the Doctrine of Double Effect", *Philosophical Quarterly* 60, no. 240 (julio de 2010): 567-85, que argumenta que "la permisibilidad moral de una acción depende, al menos en parte, de cómo se forma el carácter de un agente". Ver, además, Masek, *Intention, Character, and Double Effect* (Notre Dame, IN: University of Notre Dame Press, 2018).

[51] Los debates acerca de cuáles sean análisis adecuados del concepto de futilidad médica han sido intensos en las últimas décadas. Ver Dominic James Wilkinson y Julian Savulescu, "Knowing When to Stop: Futility in the Intensive Care Unit", *Current Opinion in Anesthesiology*

24 (abril de 2011): 160-65; Ben White, Lindy Willmott, Eliana Close, et al., "What Does 'Futility' Mean? An Empirical Study of Doctors' Perceptions", *Medical Journal of Australia* 204 (2016), disponible online en https://www.mja.com.au/journal/2016/204/8/what-does-futility-mean-empirical-study-doctors-perceptions (consultado el 29 de junio de 2018); James L. Bernat, "Medical Futility: Definition, Determination, and Disputes in Critical Care", *Neurocritical Care* 2 (2005): 198-205; D. K. Sokol, "The Slipperiness of Futility", *BMJ: British Medical Journal* 338 (5 de junio de 2009); E. Chwang, "Futility Clarified", *Journal of Law, Medicine, & Ethics* 37 (2009): 487-95; Baruch A. Brody y Amir Halevy, "Is Futility a Futile Concept?", *Journal of Medicine and Philosophy* 20 (1995): 123-44; R. Lofmark y T. Nilstun, "Conditions and Consequences of Medical Futility", *Journal of Medical Ethics* 28 (2002): 115-19; y Loretta M. Kopelman, "Conceptual and Moral Disputes about Futile and Useful Treatments", *Journal of Medicine and Philosophy* 20 (1995): 109-21. Entre importantes libros que abordan el debate se incluyen Susan B. Rubin, *When Doctors Say No: The Battleground of Medical Futility* (Bloomington: Indiana University Press, 1998); y Lawrence J. Schneiderman y Nancy S. Jecker, *Wrong Medicine: Doctors, Patients, and Futile Treatment*, 2a ed. (Baltimore: Johns Hopkins University Press, 2011). Una visión transnacional de valores, políticas y prácticas aparece en Alireza Bagheri, ed., *Medical Futility: A Cross-National Study* (London: Imperial College Press, 2013).

[52] Ver Wilkinson y Savulescu, "Knowing When to Stop", donde se propone la expresión "médicamente inapropiado" para destacar que los profesionales médicos están emitiendo juicios de valor y que una intervención es apropiada o inapropiada para alcanzar algún objetivo del tratamiento. Para un análisis sobre los límites de las "intervenciones no beneficiosas" solicitadas, ver Allan S. Brett y Laurence B. McCullough, "Addressing Requests by Patients for Nonbeneficial Interventions", *JAMA: Journal of the American Medical Association* 307 (11 de enero de 2012): 149-50.

[53] G. T. Bosslet et al., "An Official ATS/AACN/ACCP/ESICM/SCCM Policy Statement: Responding to Requests for Potentially Inappropriate Treatments in Intensive Care Units", *American Journal of Respiratory Critical Care Medicine* 191, no. 11 (2015): 1318-30; J. L. Nates et al., "ICU Admission, Discharge, and Triage Guidelines: A Framework to Enhance Clinical Operations, Development of Institutional Policies, and Further Research", *Critical Care Medicine* 44, no. 8 (2016): 1553-1602.

[54] Bosslett et al., "An Official ATS/AACN/ACCP/ESICM/SCCM Policy Statement: Responding to Requests for Potentially Inappropriate Treatments in Intensive Care Units", p. 1318.

[55] En un número especial de *Perspectives in Biology and Medicine* 60, no. 3 (verano de 2017) dedicado a la futilidad, "The Abuse of Futility", de Lawrence J. Schneiderman, Nancy S. Jecker, y Albert R. Jonsen, responde a las críticas sobre futilidad médica y a los esfuerzos por desarrollar concepciones de tratamiento "inapropiado". En respuesta a este importante trabajo, otros veintiún artículos abordan el tema.

[56] Para una defensa de una ocasional intervención fútil compasiva, ver Robert D. Truog, "Is It Always Wrong to Perform Futile CPR?", *New England Journal of Medicine* 362 (2010): 477-79. Un contraargumento, basado en el derecho individual a morir con dignidad, aparece en J. J. Paris, P. Angelos, y M. D. Schreiber, "Does Compassion for a Family Justify Providing Futile CPR?", *Journal of Perinatology* 30 (diciembre de 2010): 770-72.

[57] Ver, además, John Luce, "A History of Resolving Conflicts over End-of-Life Care in Intensive Care Units in the United States", *Critical Care Medicine* 38 (agosto de 2010): 1623-29. Para propuestas constructivas que toman en cuenta el desacuerdo legítimo, ver Amir Halevy y Baruch A. Brody, "A Multi- Institution Collaborative Policy on Medical Futility", *JAMA: Journal of the American Medical Association* 276 (1996): 571-75; y Carolyn Standley y Bryan A. Liang, "Addressing Inappropriate Care Provision at the End-of-Life: A Policy Proposal for

Hospitals", *Michigan State University Journal of Medicine and Law* 15 (invierno de 2011): 137-76. Desde 1999, la Ley de voluntades anticipadas de Texas, a veces erróneamente llamada "Ley de cuidados fútiles de Texas", ha permitido a los médicos, en ciertas circunstancias, discontinuar unilateralmente tratamientos de soporte vital, considerados fútiles, después de dar el correspondiente aviso y haber esperado diez días. Al respecto, revisar Robert L. Fine, "Point: The Texas Advance Directives Act Effectively and Ethically Resolves Disputes about Medical Futility", *Chest* 136 (2009): 963-67; Robert D. Truog, "Counterpoint: The Texas Advance Directives Act Is Ethically Flawed: Medical Futility Disputes Must Be Resolved by a Fair Process", *Chest* 136 (2009): 968-71, seguido de un debate, 971-73; Wilkinson y Savulescu, "Knowing When to Stop"; y Robert M. Veatch, "So-Called Futile Care: The Experience of the United States", en *Medical Futility: A Cross-National Study*, ed. Bagheri, pp. 24-28. Para una propuesta de mantener la opción en casos de "futilidad" de recurrir a los tribunales, debido a sus beneficios a nivel social, ver Douglas B. White y Thaddeus M. Pope, "The Courts, Futility, and the Ends of Medicine", *JAMA: Journal of the American Medical Association* 307 (2012): 151-52.

[58] *Superintendent of Belchertown State School v. Saikewicz*, Mass., 370 N.E. 2d 417 (1977), at 428.

[59] Paul Ramsey, *Ethics at the Edges of Life: Medical and Legal Intersections* (New Haven, CT: Yale University Press, 1978), p. 155.

[60] Ver President's Commission for the Study of Ethical Problems in Medicine and Behavioral Research, *Deciding to Forego Life-Sustaining Treatment: Ethical, Medical, and Legal Issues in Treatment Decisions* (Washington, DC: US Government Printing Office, marzo de 1983), cap. 5; y los artículos sobre "The Persistent Problem of PVS" en *Hastings Center Report* 18 (febrero-marzo de 1988): 26-47.

[61] Ramsey, *Ethics at the Edges of Life*, p. 172.

[62] President's Commission, *Deciding to Forego Life-Sustaining Treatment*.

[63] Ver John D. Lantos y Diane S. Lauderdale, *Preterm Babies, Fetal Patients, and Childbearing Choices* (Cambridge, MA: MIT Press, 2015), p. 150. Para visiones más generales sobre cuestiones éticas que se presentan en cuidados neonatales, ver Lantos, *The Lazarus Case: Life-and-Death Issues in Neonatal Care* (Baltimore, MD: Johns Hopkins University Press, 2001); Lantos y William L. Meadow, *Neonatal Bioethics: The Moral Challenges of Medical Innovation* (Baltimore, MD: Johns Hopkins University Press, 2006); Alan R. Fleischman, *Pediatric Ethics: Protecting the Interests of Children* (New York: Oxford University Press, 2016), cap. 4; y Dominic Wilkinson, *Death or Disability? The 'Carmentis Machine' and Decision-Making for Critically Ill Children* (Oxford: Oxford University Press, 2013).

[64] Para un debate sobre una versión de esta condición, ver E. G. Yan et al., "Treatment Decision-making for Patients with the Herlitz Subtype of Junctional Epidermolysis Bullosa", *Journal of Perinatology* 27 (2007): 307-11. De acuerdo con Julian Savulescu, este es el "mejor ejemplo" de una condición que hace que una vida sea "intolerable y no merezca la pena vivirla". Ver Savulescu, "Is It in Charlie Gard's Best Interest to Die?", *Lancet* 389 (13 de mayo de 2017): 1868-69. El Nuffield Council on Bioethics utiliza el concepto de "intolerabilidad" para describir situaciones en las que el tratamiento de soporte vital no redundaría en el "interés superior" del bebé, debido a las cargas impuestas por un "sufrimiento irremediable". *Critical Care Decisions in Fetal and Neonatal Medicine: Ethical Issues* (London: Nuffield Council on Bioethics, 2006).

[65] Lantos and Meadow, *Neonatal Bioethics*, pp. 16-17.

[66] Gran parte del respaldo al estándar de daño, como sustituto o complemento del criterio del interés superior, se basa en los trabajos de Douglas S. Diekema "Parental Refusals of Medical Treatment: The Harm Principle as Threshold for State Intervention", *Theoretical Medicine and Bioethics* 25, no. 4 (2004): 243-64; y Diekema, "Revisiting the Best Interest Standard: Uses and Misuses", *Journal of Clinical Ethics* 22, no. 2 (2011): 128-33. Sostiene, y estamos de acuerdo, que el estándar de daño funciona principalmente para justificar la intervención del Estado y no para orientar las deliberaciones.

[67] Para varias defensas del criterio del interés superior, en muchos aspectos cercanas a la nuestra, ver los siguientes trabajos en el *American Journal of Bioethics* 18, n.º 8 (2018), dedicado en gran parte al criterio del interés superior, al estándar de daño y otros enfoques competitivos: Johan Christiaan Bester, "The Harm Principle Cannot Replace the Best Interest Standard: Problems with Using the Harm Principle for Medical Decision Making for Children", pp. 9-19; Loretta M. Kopelman, "Why the Best Interest Standard Is Not Self-Defeating, Too Individualistic, Unknowable, Vague or Subjective", pp. 34-37; Thaddeus Mason Pope, "The Best Interest Standard for Health Care Decision Making: Definition and Defense", pp. 36-38; Peta Coulson-Smith, Angela Fenwick, y Anneke Lucassen, "In Defense of Best Interests: When Parents and Clinicians Disagree", pp. 67-69. Entre las varias defensas del estándar de daño en este número, destaca D. Micah Hester, Kellie R. Lang, Nanibaa' A. Garrison, y Douglas S. Diekema, "Agreed: The Harm Principle Cannot Replace the Best Interest Standard … but the Best Interest Standard Cannot Replace the Harm Principle Either", pp. 38-41. Ver, además, los artículos de Diekema, indicados en la nota anterior.

[68] Ver Frank A. Chervenak y Laurence B. McCullough, "Nonaggressive Obstetric Management," *JAMA: Journal of the American Medical Association* 261 (16 de junio de 1989): 3439-40; y su artículo "The Fetus as Patient: Implications for Directive versus Nondirective Counseling for Fetal Benefit", *Fetal Diagnosis and Therapy* 6 (1991): 93-100.

[69] Este caso y comentarios sobre el mismo aparecen en Alexander A. Kon, Angira Patel, Steven Leuthner, y John D. Lantos, "Parental Refusal of Surgery in an Infant with Tricuspid Atresia", *Pediatrics* 138, no. 5 (2016): e20161730.

[70] Ver los comentarios de Kon en Kon, Patel, Leuthner, y Lantos, "Parental Refusal of Surgery in an Infant with Trisucpid Atresia".

[71] Ver los comentarios de Patel en Kon, Patel, Leuthner, y Lantos, "Parental Refusal of Surgery in an Infant with Tricuspid Atresia".

[72] Para una revisión de este caso, ver John D. Lantos, "The Tragic Case of Charlie Gard", *JAMA Pediatrics* 171, no. 10 (2017): 935-36.

[73] Savalescu, "Is It in Charlie Gard's Best Interest to Die?", 1868-69.

[74] Dominic Wilkinson, "Beyond Resources: Denying Parental Requests for Futile Treatment", *Lancet* 389 (13 de mayo de 2017): 1866-67. Wilkinson y Savulescu presentan el caso de Charlie Gard en su libro, *Ethics, Conflict and Medical Treatment for Children: From Disagreement to Dissensus* (London: Elsevier, 2018).

[75] Esta es la táctica adoptada por Seema K. Shah, Abby R. Rosenberg y Douglas S. Diekema, "Charlie Gard and the Limits of Best Interests", *JAMA Pediatrics* 171, nº 10 (octubre de 2017): 937-38. Sin embargo, el estándar de daño, que defienden en lugar del criterio del interés superior, al menos en materia de intervención estatal, no puede escapar a los juicios de valor.

[76] Ver Jeff McMahan, "Killing, Letting Die, and Withdrawing Aid", *Ethics* 103 (1993): 250-79; James Rachels, "Killing, Letting Die, and the Value of Life", en su *Can Ethics Provide*

Answers? And Other Essays in Moral Philosophy (Lanham, MD: Rowman & Littlefield, 1997), pp. 69-79; Tom L. Beauchamp, "When Hastened Death Is Neither Killing nor Letting-Die", en *Physician-Assisted Dying*, ed. Timothy E. Quill y Margaret P. Battin (Baltimore: Johns Hopkins University Press, 2004), pp. 118-29; Joachim Asscher, "The Moral Distinction between Killing and Letting Die in Medical Cases", *Bioethics* 22 (2008): 278-85; David Orentlicher, "The Alleged Distinction between Euthanasia and the Withdrawal of Life- Sustaining Treatment: Conceptually Incoherent and Impossible to Maintain", *University of Illinois Law Review* (1998): 837-59; y varios artículos en Steinbock y Norcross, eds., *Killing and Letting* Die, 2a ed.

[77] Aunque el término *suicidio asistido* se utiliza a menudo, solo lo empleamos cuando es inevitable. Preferimos expresiones más amplias, como "muerte médicamente asistida" o "muerte dispuesta por un médico", no porque queramos utilizar eufemismos, sino porque un lenguaje más amplio proporciona una descripción más precisa. Si bien el término *suicidio* tiene la ventaja de indicar que la persona cuya muerte se provoca, autoriza o ejecuta el acto final, otras condiciones, como la prescripción y el transporte de sustancias mortales, pueden ser tan relevantes desde el punto de vista causal como el propio "acto final". Para problemas conceptuales relacionados, ver Franklin G. Miller, Robert D. Truog, y Dan W. Brock, "Moral Fictions and Medical Ethics", *Bioethics* 24 (2010): 453-60; y Helene Starks, Denise Dudzinski, y Nicole White (del texto original, escrito por Clarence H. Braddock III y Mark R. Tonelli), "Physician Aid-in-Dying", *Ethics in Medicine*, University of Washington School of Medicine (2013), disponible en https://depts.washington.edu/bioethx/topics/pad.html (consultado el 2 de julio de 2018).

[78] Howard Brody, "Messenger Case: Lessons and Reflections", *Ethics-in-Formation* 5 (1995): 8-9; Associated Press, "Father Acquitted in Death of His Premature Baby", *New York Times*, Archives 1995, disponible en https://www.nytimes.com/1995/02/03/us/father-acquitted-in-death-of-his-premature-baby.html (consultado el 3 de julio de 2018); y John Roberts, "Doctor Charged for Switching Off His Baby's Ventilator", *British Medical Journal* 309 (13 de agosto de 1994): 430. Con posterioridad a este caso han surgido otros similares en varios países.

[79] Cfr. la diversidad de argumentos y conclusiones en James Rachels, "Active and Passive Euthanasia", *New England Journal of Medicine* 292 (9 de enero de 1975): 78-80; Miller, Truog, y Brock, "Moral Fictions and Medical Ethics"; Roy W. Perrett, "Killing, Letting Die and the Bare Difference Argument", *Bioethics* 10 (1996): 131-39; Dan W. Brock, "Voluntary Active Euthanasia", *Hastings Center Report* 22 (marzo-abril de 1992): 10-22; y Tom L. Beauchamp, "The Medical Ethics of Physicianassisted Suicide", *Journal of Medical Ethics* 15 (1999): 437-39 (editorial). Muchos, quizás la mayoría, de los libros que se oponen a la legalización de la muerte asistida por un médico parten de la premisa de que dicho acto es incorrecto debido a la inviolabilidad de la vida humana o a la maldad intrínseca de buscar la muerte, entre otros. Ver, por ejemplo, Keown, *Euthanasia, Ethics and Public Policy*; Neal M. Gorsuch, *The Future of Assisted Suicide and Euthanasia* (Princeton, NJ: Princeton University Press, 2006); y Nigel Biggar, *Aiming to Kill: The Ethics of Euthanasia and Assisted Suicide* (Cleveland, OH: Pilgrim Press, 2004). Para argumentos contrarios, ver Kevin Yuill, *Assisted Suicide: The Liberal, Humanist Case against Legalization* (Houndsmills, Basingstoke, Hampshire, UK: Palgrave Macmillan, 2013), que se muestra especialmente preocupado por las "implicaciones coercitivas" de la legalización de la muerte asistida por un médico. Para un debate de pros y contras, ver Emily Jackson y John Keown, *Debating Euthanasia* (Portland, OR: Hart, 2012).

[80] Ver Joseph J. Fins, *A Palliative Ethic of Care: Clinical Wisdom at Life's End* (Sudbury, MA: Jones & Bartlett, 2006); y Joanne Lynn et al., *Improving Care for the End of Life: A Sourcebook for Health Care Managers and Clinicians* (New York: Oxford University Press, 2007).

[81] Oregon Death with Dignity Act, Ore. Rev. Stat. § 127.800, disponible en https://www.oregon.gov/oha/PH/PROVIDERPARTNERRESOURCES/EVALUATIONRESEARCH/DEATHWITHDIGNITYACT/Pages/ors.aspx (consultado el 3 de julio de 2018). Esta ley rechaza explícitamente la expresión "suicidio médicamente asistido". Prefiere hablar del derecho de los pacientes a "solicitar medicamentos para poner fin a su vida de forma humana y digna".

[82] Ver Lawrence O. Gostin, "Deciding Life and Death in the Courtroom: From Quinlan to Cruzan, Glucksberg, and Vacco—A Brief History and Analysis of Constitutional Protection of the 'Right to Die'," *JAMA: Journal of the American Medical Association* 278 (12 de noviembre de 1997): 1523-28; ayYale Kamisar, "When Is There a Constitutional Right to Die? When Is There No Constitutional Right to Live?", *Georgia Law Review* 25 (1991): 1203-42.

[83] Para algunos debates al respecto, ver Douglas Walton, *Slippery Slope Arguments* (Oxford: Clarendon, 1992); Govert den Hartogh, "The Slippery Slope Argument," en *A Companion to Bioethics*, 2a ed., ed. Helga Kuhse y Peter Singer (Malden, MA: Wiley-Blackwell, 2009), pp. 321-31; Christopher James Ryan, "Pulling Up the Runaway: The Effect of New Evidence on Euthanasia's Slippery Slope", *Journal of Medical Ethics* 24 (1998): 341-44; Bernard Williams, "Which Slopes Are Slippery?" en *Moral Dilemmas in Modern Medicine*, ed. Michael Lockwood (Oxford: Oxford University Press, 1985), pp. 126-37; James Rachels, *The End of Life: Euthanasia and Morality* (Oxford: Oxford University Press, 1986), cap. 10; y Penney Lewis, "The Empirical Slippery Slope from Voluntary to Non-Voluntary Euthanasia", *Journal of Law, Medicine & Ethics* 35 (1 de marzo de 2007): 197-210.

[84] Ver Timothy E. Quill y Christine K. Cassel, "Nonabandonment: A Central Obligation for Physicians", en *Physician-Assisted Dying: The Case for Palliative Care and Patient Choice*, ed. Quill y Battin, cap. 2.

[85] Ver Franklin G. Miller, Howard Brody, y Timothy E. Quill, "Can Physician-Assisted Suicide Be Regulated Effectively?", *Journal of Law, Medicine & Ethics* 24 (1996): 225-32. Entre los defensores de argumentos de pendiente resbaladiza en este contexto se incluyen John Keown, *Euthanasia, Ethics and Public Policy: An Argument Against Legislation* (Cambridge: Cambridge University Press, la ed., 2002, 2a ed., 2018), que sostiene que la experiencia de los países que han legalizado la muerte médicamente asistida o la eutanasia voluntaria muestra los efectos de pendientes resbaladizas tanto "lógicas" como "empíricas"; J. Pereira, "Legalizing Euthanasia or Assisted Suicide: The Illusion of Safeguards and Controls", *Current Oncology* 18 (abril de 2011): e38-45; y David Albert Jones, "Is There a Logical Slippery Slope from Voluntary to Nonvoluntary Euthanasia?", *Kennedy Institute of Ethics Journal* 21 (2011): 379-404; B. H. Lerner y A. L. Caplan, "Euthanasia in Belgium and the Netherlands: On a Slippery Slope?", *JAMA Internal Medicine* 175 (2015): 1640-41; William G. Kussmaul III, "The Slippery Slope of Legalization of Physician-Assisted Suicide", *Annals of Internal Medicine* 167, no. 8 (17 de octubre de 2017): 595-96.
Entre los críticos de los argumentos de pendiente resbaladiza se incluyen L. W. Sumner, *Assisted Death: A Study in Ethics and Law* (New York: Oxford University Press, 2011); Stephen W. Smith, "Fallacies of the Logical Slippery Slope in the Debate on Physician-Assisted Suicide and Euthanasia", *Medical Law Review* 13, no. 2 (1 de julio de 2005): 224-43; y Report of the Royal Society of Canada Expert Panel, *End-of-Life Decision Making* (Ottawa, ON: Royal Society of Canada, diciembre de 2011), disponible en http://rsc.ca/en/expert-panels/rscreports/ end-life-decision-making (consultado el 4 de julio de 2018). Después de examinar las leyes y la experiencia práctica de jurisdicciones de todo el mundo que autorizan la muerte asistida en algunos casos, el informe concluye: "A pesar de los temores de los opositores, está... claro que la tan temida pendiente resbaladiza no ha surgido tras la despenalización, al menos no en aquellas jurisdicciones donde se cuenta con suficiente evidencia al respecto" (p. 90).

[86] Ver, por ejemplo, Timothy E. Quill, "Legal Regulation of Physician-Assisted Death—The Latest Report Cards", *New England Journal of Medicine* 356 (10 de mayo de 2007): 1911-13; Susan Okie, "Physician-Assisted Suicide—Oregon and Beyond", *New England Journal of Medicine* 352 (21 de abril de 2005): 1627-30; Courtney Campbell, "Ten Years of 'Death with Dignity'", *New Atlantis* (otoño de 2008): 33-46; y National Academies of Sciences, Engineering, and Medicine, *Physician-Assisted Death: Scanning the Landscape: Proceedings of a Workshop* (Washington, DC: National Academies Press, 2018).

[87] La información de este apartado figura en los informes anuales de la Autoridad Sanitaria de Oregon. La Ley de Muerte Digna de Oregon exige que la Autoridad Sanitaria del estado publique información sobre pacientes y médicos que participan en la ley, incluida la publicación de un informe estadístico anual. Ver Oregon Health Authority, *Oregon Death with Dignity Act 2017 Data Summary*, como se publicó en febrero de 2018, disponible en https://www.oregon.gov/oha/PH/PROVIDERPARTNERRESOURCES/EVALUATIONRESEARCH/DEATHWITHDIGNITYACT/Documents/year20.pdf (accessed June 29, 2018). Ver, además, *The Oregon Death with Dignity Act: A Guidebook for Health Care Professionals Developed by the Task Force to Improve the Care of Terminally-Ill Oregonians*, coodinado por The Center for Ethics in Health Care, Oregon Health & Science University, 1a ed. (impresa), marzo de 1998; edición vigente (2008 online), disponible en http://www.ohsu.edu/xd/education/continuing-education/center-for-ethics/ethics-outreach/upload/Oregon- Death-with-Dignity-Act-Guidebook.pdf (consultado el 29 de junio de 2018). Un buen número de oregoneses se oponen a la ley de Oregon, pero muchos otros creen que no tiene un alcance suficiente porque, en efecto, excluye a muchas personas con Alzheimer, Parkinson, Huntington, esclerosis múltiple y varias otras enfermedades degenerativas, al menos hasta que se prevea que su muerte se producirá en un plazo de seis meses.

[88] Ver Udo Schüklenk et al., "End-of-Life Decision-making in Canada: The Report by the Royal Society of Canada Expert Panel on End-of-life Decision-making", *Bioethics* 25 (2011) Suppl 1:1-73. Este panel de expertos examina la experiencia internacional con leyes que autorizan la muerte asistida; Guenter Lewy, *Assisted Death in Europe and America: Four Regimes and Their Lessons* (New York: Oxford University Press, 2011); y la, a menudo, actualizada información sobre varias políticas públicas nacionales, en el sitio británico, My Death-My Decision, "Assisted Dying in Other Countries," disponible en https://www.mydeathmydecision.org.uk/info/assisted-dying-in-other-countries/ (consultado el 3 de julio de 2018).

[89] Ver Bernard Gert, James L. Bernat, y R. Peter Mogielnicki, "Distinguishing between Patients' Refusals and Requests", *Hastings Center Report* 24 (julio-agosto de 1994): 13-15; Leigh C. Bishop et al., "Refusals Involving Requests" (Letters and Responses), *Hastings Center Report* 25 (julio-agosto de 1995): 4; Diane E. Meier et al., "On the Frequency of Requests for Physician Assisted Suicide in American Medicine", *New England Journal of Medicine* 338 (23 de abril de 1998): 1193-201; y Gerald Dworkin, Raymond G. Frey, y Sissela Bok, *Euthanasia and Physician-Assisted Suicide: For and Against* (New York: Cambridge University Press, 1998).

[90] En julio de 2018, la muerte médicamente asistida se había legalizado en ocho jurisdicciones de Estados Unidos, ya sea mediante legislación, referéndum o decisión de una corte suprema estatal: Oregon, Washington, Montana, Vermont, California, Colorado, Distrito de Columbia, y Hawaii. Para un panorama general, ver Ezekiel J. Emanuel et al., "Attitudes and Practices of Euthanasia and Physician-Assisted Suicide in the United States, Canada, and Europe", *JAMA: Journal of the American Medical Association* 316, no. 1 (2016): 79-90. Para otra sinopsis, que incluye una variedad de perspectivas, ver National Academies of Sciences, Engineering, and Medicine, *Physician-Assisted Death: Scanning the Landscape: Proceedings of a Workshop*.

[91] Cfr. Allen Buchanan, "Intending Death: The Structure of the Problem and Proposed Solutions", en *Intending Death*, ed. Beauchamp, esp. pp. 34-38; Frances M. Kamm, "Physician-Assisted Suicide, the Doctrine of Double Effect, and the Ground of Value", *Ethics* 109 (1999): 586-605; y Matthew Hanser, "Why Are Killing and Letting Die Wrong?", *Philosophy and Public Affairs* 24 (1995): 175-201.

[92] Muchos argumentos morales a favor de una justificada asistencia médica para morir se centran en el alivio del dolor y el sufrimiento. Sin embargo, las "preocupaciones relacionadas con el final de la vida" enumeradas con más frecuencia por las personas de Oregon que utilizaron el medicamento prescrito para poner fin a sus vidas fueron las siguientes: disminución de la capacidad para realizar actividades que permitan disfrutar de la vida (88,1%), pérdida de autonomía (87,4%), pérdida de dignidad (67,1%), carga para la familia, amigos o cuidadores (55,2%), y pérdida de control de las funciones corporales (37,1%). Solo el 21% mencionó un control inadecuado del dolor o preocupación por el mismo. Oregon Health Authority, *Oregon Death with Dignity Act 2017 Data Summary*.

[93] New York Times, June 6, 1990, pp. A1, B6; June 7, 1990, pp. A1, D22; June 9, 1990, p. A6; June 12, 1990, p. C3; Newsweek, June 18, 1990, p. 46. La propia descripción de Kevorkian se encuentra en su *Prescription: Medicide* (Buffalo, NY: Prometheus Books, 1991), pp. 221-31. Más tarde fue sentenciado y cumplió condena en prisión, no por sus más de cien actos de asistencia al suicidio de una persona, sino por un único caso de asesinato activo de un paciente (eutanasia voluntaria). Ver Michael DeCesare, *Death on Demand: Jack Kevorkian and the Right-to-Die Movement* (Lanham, MD: Rowman & Littlefield, 2015).

[94] Timothy E. Quill, "Death and Dignity: A Case of Individualized Decision Making", *New England Journal of Medicine* 324 (7 de marzo de 1991): 691-94, reimpreso, con un análisis adicional, en Quill, *Death and Dignity* (New York: Norton, 1993); y Timothy Quill, *Caring for Patients at the End of Life: Facing an Uncertain Future Together* (Oxford: Oxford University Press, 2001).

[95] J. K. Kaufert y T. Koch, "Disability or End-of-Life: Competing Narratives in Bioethics", *Theoretical Medicine* 24 (2003): 459-69. Ver, además, Kristi L. Kirschner, Carol J. Gill, y Christine K. Cassel, "Physician-Assisted Death in the Context of Disability", en *Physician-Assisted Suicide*, ed. Robert F. Weir (Bloomington: Indiana University Press, 1997), pp. 155-66.

[96] Para un examen de relevante legislación estadounidense, ver, Norman L. Cantor, *Making Medical Decisions for the Profoundly Mentally Disabled* (Cambridge, MA: MIT Press, 2005).

[97] Ver Hans-Martin Sass, Robert M. Veatch, y Rihito Kimura, eds., *Advance Directives and Surrogate Decision Making in Health Care: United States, Germany, and Japan* (Baltimore: Johns Hopkins University Press, 1998); Nancy M. P. King, *Making Sense of Advance Directives* (Dordrecht, Netherlands: Kluwer Academic, 1991; ed. rev. 1996); Peter Lack, Nikola Biller-Andorno, y Susanne Brauer, eds., *Advance Directives* (New York: Springer, 2014); y American Bar Association, "State Health Care Power of Attorney Statutes: Selected Characteristics January 2018", disponible en https://www.americanbar.org/content/dam/aba/administrative/law_aging/state-health-care-power-ofattorney-statutes.authcheckdam.pdf (consultado el 4 de julio de 2018).

[98] Ver, por ejemplo, the President's Council on Bioethics, *Taking Care: Ethical Caregiving in Our Aging Society* (Washington, DC: President's Council on Bioethics, 2005), cap. 2; Alasdair R. MacLean, "Advance Directives, Future Selves and Decision-Making", *Medical Law Review* 14 (2006): 291-320; A. Fagerlin y C. E. Schneider, "Enough: The Failure of the Living Will", *Hastings Center Report* 34, no. 2 (2004): 30-42; Dan W. Brock, "Advance Directives: What Is It Reasonable to Expect from Them?", *Journal of Clinical Ethics* 5 (1994): 57-60;

Mark R. Tonelli, "Pulling the Plug on Living Wills: A Critical Analysis of Advance Directives", *Chest* 110 (1996): 816-22; David I. Shalowitz, Elizabeth Garrett-Mayer, y David Wendler, "The Accuracy of Surrogate Decision Makers: A Systematic Review", *Archives of Internal Medicine* 165 (2006): 493-97; Marcia Sokolowski, *Dementia and the Advance Directive: Lessons from the Bedside* (New York: Springer, 2018); y Lesley S. Castillo, Brie A. Williams, Sarah M. Hooper, et al., "Lost in Translation: The Unintended Consequences of Advance Directive Law on Clinical Care", *Annals of Internal Medicine* 154 (enero de 2011), disponible en http://annals.org/aim/articleabstract/ 746727/lost-translation-unintended-consequences-advance-directive-law-clinical-care (consultado el 4 de julio de 2018).

[99] Ver, por ejemplo, Karen Detering y Maria J. Silveira (y la sección del editor, Robert M. Arnold), "Advance Care Planning and Advance Directives", UpToDate (online), Wolters Kluwer, 2018, disponible en https://www.uptodate.com/contents/advance-care-planning-and-advance-directives (consultado el 4 de julio de 2018); Benjamin H. Levi y Michael J. Green, "Too Soon to Give Up: Re-Examining the Value of Advance Directives", *American Journal of Bioethics* 10 (abril de 2010): 3-22 (y las respuestas posteriores); Bernard Lo y Robert Steinbrook, "Resuscitating Advance Directives", *Archives of Internal Medicine* 164 (2004): 1501-6; Robert S. Olick, *Taking Advance Directives Seriously: Prospective Autonomy and Decisions near the End of Life* (Washington, DC: Georgetown University Press, 2001); y Joanne Lynn and N. E. Goldstein, "Advance Care Planning for Fatal Chronic Illness: Avoiding Commonplace Errors and Unwarranted Suffering", *Annals of Internal Medicine* 138 (2003): 812-18.

[100] Ver, por ejemplo, Joan M. Teno, Joanne Lynn, R. S. Phillips, et al., "Do Formal Advance Directives Affect Resuscitation Decisions and the Use of Resources for Seriously Ill Patients?", SUPPORT Investigators: Study to Understand Prognoses and Preferences for Outcomes and Risks of Treatments, *Journal of Clinical Ethics* 5 (1994): 23-30.

[101] Maria J. Silveira, Scott Y. H. Kim, y Kenneth M. Langa, "Advance Directives and Outcomes of Surrogate Decision Making before Death", *New England Journal of Medicine* 362 (1 de abril de 2010): 1211-18; Joan Teno, Joanne Lynn, Neil Wenger, et al., "Advance Directives for Seriously Ill Hospitalized Patients: Effectiveness with the Patient Self-Determination Act and the SUPPORT Intervention", *Journal of the American Geriatrics Society*, publicado en abril de 2015, disponible en "https://onlinelibrary.wiley.com/doi/abs/10.1111/j.1532-5415.1997.tb05178.x (consultado el 4 de julio de 2018); y Karen M. Detering, Andrew D. Hancock, Michael C. Reade, y William Silvester, "The Impact of Advance Care Planning on End of Life Care in Elderly Patients: Randomised Controlled Trial", *BMJ: British Medical Journal* 340 (2010): c1345, disponible en https://www.ncbi.nlm.nih.gov/pmc/articles/PMC2844949/ (consultado el 30 de junio de 2018). Continúa el debate sobre si las voluntades anticipadas repercuten —o deberían repercutir— en los costos de la asistencia sanitaria. Ver Douglas B. White y Robert M. Arnold, "The Evolution of Advance Directives", *JAMA: Journal of the American Medical Association* 306 (5 de octubre de 2011): 1485-86.

[102] Su Hyun Kim y Diane Kjervik, "Deferred Decision Making: Patients' Reliance on Family and Physicians for CPR Decisions in Critical Care", *Nursing Ethics* 12 (2005): 493-506. Para un análisis más completo del rol de la familia en asuntos bioéticos, ver Hilde Lindemann Nelson y James Lindemann Nelson, *The Patient in the Family: An Ethic of Medicine and Families*, Reflective Bioethics (New York: Routledge, 1995).

[103] Ver Judith Areen, "The Legal Status of Consent Obtained from Families of Adult Patients to Withhold or Withdraw Treatment", *JAMA: Journal of the American Medical Association* 258 (10 de julio de 1987): 229-35; Charles B. Sabatino, "The Evolution of Health Care Advance Planning Law and Policy", *Milbank Quarterly* 88 (2010): 211-38; y American Bar Association, Commission on Law and Aging, "Health Care Decision Making"; revisar algunas publica-

ciones importantes sobre decisiones subrogadas, disponibles en https://www.americanbar.org/groups/law_aging/resources/health_care_decision_making.html (consultado el 4 de julio de 2018).

[104] Patricia King, "The Authority of Families to Make Medical Decisions for Incompetent Patients after the Cruzan Decision", *Law, Medicine & Health Care* 19 (1991): 76-79.

[105] Mark P. Aulisio, "Standards for Ethical Decision Making at the End of Life", en *Advance Directives and Surrogate Decision Making in Illinois*, ed. Thomas May y Paul Tudico (Springfield, IL: Human Services Press, 1999), pp. 25-26.

[106] Para algunas sutilezas significativas, ver Susan P. Shapiro, "Conflict of Interest at the Bedside", en *Conflict of Interest in Global, Public and Corporate Governance*, ed. Anne Peters and Lukas Handschin (Cambridge: Cambridge University Press, 2012), pp. 334-54.

[107] David Wendler, "The Effect on Surrogates of Making Treatment Decisions for Others", *Annals of Internal Medicine* 154 (1 de marzo de 2011): 336-46.

[108] David E. Weissman, "Decision Making at a Time of Crisis Near the End of Life", *JAMA: Journal of the American Medical Association* 292 (2004): 1738-43.

[109] Para un análisis del rol de las cortes y la conexión con el consentimiento válido, ver M. Strätling, V. E. Scharf, y P. Schmucker, "Mental Competence and Surrogate Decision-Making towards the End of Life", *Medicine, Health Care and Philosophy* 7 (2004): 209-15.

[110] Revisar nuestros análisis en los Capítulos 3 y 7.

[111] Los hechos del caso y las observaciones al respecto se encuentran en Peter Pronovost, Dale Needham, Sean Berenholtz, et al., "An Intervention to Decrease Catheter-Related Bloodstream Infections in the ICU", *New England Journal of Medicine* 355 (2006): 2725-32; y Mary Ann Baily, "Harming through Protection?", *New England Journal of Medicine* 358 (2008): 768-69.

[112] US Department of Health and Human Services, Office for Human Research Protections, *OHRP Statement Regarding the New York Times Op-Ed Entitled "A Lifesaving Checklist,"* News, 15 de enero de 2008, disponible en http://www.hhs.gov/ohrp/news/recentnews.html#20080215 (consultado el 5 de diciembre de 2011).

[113] Ver Holly Fernandez Lynch, Barbara E. Bierer, I. Glenn Cohen, y Suzanne M. Rivera, eds., *Specimen Science: Ethics and Policy Implications*, Basic Bioethics (Cambridge, MA: MIT Press, 2017).

[114] Allen Buchanan, "An Ethical Framework for Biological Samples Policy", en National Bioethics Advisory Commission, *Research Involving Human Biological Materials: Ethical Issues and Policy Guidance*, vol. 2 (Rockville, MD: National Bioethics Advisory Commission, January 2000); Christine Grady et al., "Broad Consent for Research with Biological Samples: Workshop Conclusions", *American Journal of Bioethics* 15 (2015): 34-42; Teddy D. Warner et al., "Broad Consent for Research on Biospecimens: The Views of Actual Donors at Four U.S. Medical Centers", *Journal of Empirical Research on Human Research Ethics* (febrero de 2018), disponible en http://journals.sagepub.com/doi/abs/10.1177/1556264617751204 (consultado el 5 de julio de 2018); Karen J. Maschke, "Wanted: Human Biospecimens", *Hastings Center Report* 40, no. 5 (2010): 21-23; y Rebecca D. Pentz, Laurent Billot, and David Wendler, "Research on Stored Biological Samples: Views of African American and White American Cancer Patients", *American Journal of Medical Genetics*, publicado online el 7 de marzo de 2006, http://onlinelibrary.wiley.com/doi/10.1002/ajmg.a.31154/full. Para un riguroso examen multiperspectiva del consentimiento amplio, así como de otras cuestiones éticas que surgen

en la investigación con muestras biológicas, tales como privacidad, justicia, y gobernanza, ver Lynch, Bierer, Cohen, y Rivera, eds., *Specimen Science: Ethics and Policy Implications*, que incluye una versión adaptada de Grady et al., "Broad Consent for Research with Biological Samples," pp. 167-84.

[115] *Havasupai Tribe of Havasupai Reservation v. Arizona Bd. of Regents*, 204 P.3d 1063 (Ariz. Ct. App. 2008); Dan Vorhaus, "The Havasupai Indians and the Challenge of Informed Consent for Genomic Research", *The Privacy Report*, disponible en http://www.genomicslawreport. com/index.php/2010/04/21/the-havasupai-indians-and-the-challenge-ofinformed-consent-for-genomic-research/ (consultado el 30 de junio de 2018); Amy Harmon, "Indian Tribe Wins Fight to Limit Research of Its DNA", *New York Times*, 21 de abril de 2010, p. A1, disponible en http://www.nytimes.com/2010/04/22/us/22dna.html (consultado el 30 de junio de 2018); y Amy Harmon, "Havasupai Case Highlights Risks in DNA Research", *New York Times*, 22 de abril de 2010, disponible en http://www.nytimes.com/2010/04/22/us/22dnaside.html (consultado el 30 de junio de 2018).

[116] Ver Michelle M. Mello y Leslie E. Wolf, "The Havasupai Indian Tribe Case—Lessons for Research Involving Stored Biological Samples", *New England Journal of Medicine* 363 (15 de julio de 2010): 204-7; American Indian and Alaska Native Genetics Resources, National Congress of American Indians, "Havasupai Tribe and the Lawsuit Settlement Aftermath", disponible en http://genetics.ncai.org/casestudy/ havasupai-Tribe.cfm (consultado el 4 de julio de 2018); y Nanibaa' A. Garrison y Mildred K. Cho, "Awareness and Acceptable Practices: IRB and Researcher Reflections on the Havasupai Lawsuit", *AJOB Primary Research* 4 (2013): 55-63.

[117] Amy Harmon, "Where'd You Go with My DNA?", *New York Times*, 25 de abril de 2010, disponible en http://www.nytimes.com/2010/04/25/weekinreview/25harmon.html?ref=us (consultado el 30 de junio de 2018).

6

Beneficencia

En los dos últimos capítulos hemos podido observar cómo la moral nos insta a tratar a las personas como entes autónomos y a evitar causarles daño. No obstante, también nos impone la responsabilidad de contribuir a su bienestar. Los principios de beneficencia plantean una exigencia potencialmente mayor que el principio de no maleficencia, ya que implican que los agentes deben tomar medidas activas para ayudar a los demás, en lugar de simplemente abstenerse de ejecutar acciones perjudiciales. Un supuesto implícito de beneficencia subyace en todas las profesiones relacionadas con la medicina y la atención sanitaria, así como en sus entornos institucionales. Por ejemplo, velar por el bienestar de los pacientes —más allá de simplemente evitarles el daño— constituye el núcleo mismo del propósito de la medicina, así como su justificación y motivo de existencia. Del mismo modo, la medicina preventiva, la salud pública y la investigación biomédica adoptan valores de beneficencia pública.

En este capítulo examinaremos *dos principios de beneficencia*: la beneficencia positiva y la utilidad. El principio de beneficencia positiva requiere que los agentes proporcionen beneficios a otros, mientras que el principio de utilidad implica ponderar beneficios, riesgos y costos para producir los mejores resultados generales. También exploraremos la virtud de la benevolencia, la beneficencia obligatoria y los ideales no obligatorios de beneficencia. Luego, mostraremos cómo manejar los conflictos entre la beneficencia y el respeto por la autonomía, los cuales pueden surgir en situaciones como los rechazos paternalistas para aceptar los deseos de un paciente, y en las políticas públicas diseñadas para proteger o mejorar la salud de los individuos. Más adelante, nos enfocaremos en algunas propuestas para ponderar beneficios, riesgos y costos a través de métodos analíticos diseñados para implementar el principio de utilidad, tanto en la política de salud

351

como en la atención clínica. Concluiremos que estos métodos analíticos desempeñan un papel útil, aunque limitado, como herramientas para la toma de decisiones.

CONCEPTO Y PRINCIPIOS DE BENEFICENCIA

En el inglés coloquial, el término *beneficencia* connota actos o cualidades de misericordia, amabilidad, amistad, generosidad, caridad y otras similares. En este capítulo, empleamos el término para abarcar la acción beneficente[i] en un sentido amplio, que incluye todas las normas, disposiciones y acciones tendientes a beneficiar o promover el bienestar de otras personas. La *benevolencia* se refiere al rasgo del carácter o virtud de estar dispuesto a actuar en beneficio de otros. El *principio de beneficencia* refiere a una declaración de la obligación moral general de actuar en beneficio de otros. Si bien muchos actos moralmente loables de beneficencia no son obligatorios, algunos sí lo son.

La beneficencia y la benevolencia han desempeñado roles centrales en ciertas teorías éticas. Por ejemplo, el utilitarismo se basa en un único principio de beneficencia, conocido como el principio de utilidad. Durante la Ilustración Escocesa, grandes figuras como Francis Hutcheson y David Hume convirtieron la benevolencia en el punto vertebral de sus teorías de moral común. Algunas de estas teorías relacionan estrechamente el beneficiar a los demás con el objetivo mismo de la moral. Estamos de acuerdo en que las obligaciones de conferir beneficios, prevenir y eliminar daños, y sopesar los posibles bienes de una acción frente a sus costos y posibles perjuicios son fundamentales para la vida moral. Sin embargo, los principios de beneficencia no son lo suficientemente primordiales como para sustentar *todos los demás* principios y reglas morales de la manera en que muchos utilitaristas han sostenido (al respecto, ver nuestro análisis sobre la teoría utilitarista en el Capítulo 9).

Por lo tanto, en este capítulo no entendemos el principio de utilidad desde su configuración clásica o tradicional. Mientras que los utilitaristas consideran la utilidad como un principio fundamental y absoluto de la ética, nosotros lo vemos como uno entre varios principios *prima facie*, igualmente importantes. El principio de utilidad que defendemos puede ser legítimamente anulado por otros principios morales en una variedad de circunstancias, y de igual manera puede invalidar otros principios *prima facie* bajo determinadas condiciones.

---

[i] Nota del traductor (N.T.). Ver la N.T. x del Capítulo 2.

Beneficencia obligatoria y beneficencia ideal

Algunos niegan que la moral imponga obligaciones positivas de beneficencia. Sostienen que la beneficencia representa simplemente un ideal virtuoso o un acto de caridad y que, por lo tanto, las personas no violan obligaciones de beneficencia si no actúan de manera beneficente.[1] Estas opiniones muestran nítidamente la necesidad de aclarar, en la medida de lo posible, cuándo la beneficencia es opcional y cuándo es obligatoria.

Un clásico e instructivo ejemplo de este problema aparece en la parábola del Buen Samaritano, en el Nuevo Testamento, que ilustra varios conflictos asociados con la interpretación de la beneficencia. En esta parábola, unos ladrones golpean y abandonan a un hombre que viaja de Jerusalén a Jericó, dejándolo "medio muerto". Después de que dos viajeros pasan junto al hombre herido sin prestar ayuda, un samaritano lo ve, siente compasión, le venda las heridas y lo lleva a una posada para cuidarlo. Al tener compasión y mostrar misericordia, el Buen Samaritano expresó una actitud de preocupación por el hombre herido y también se ocupó de él. Tanto los motivos como las acciones del samaritano fueron beneficentes. Las interpretaciones comunes de la parábola sugieren que la beneficencia positiva se percibe más como un ideal que como una obligación, ya que la acción del samaritano parece ir más allá de la moral ordinaria. No obstante, incluso si la conducta del samaritano se considerara un ideal, aún subsisten ciertas obligaciones de beneficencia a tener en cuenta.

Es ampliamente aceptado que la moral común no incluye un principio de beneficencia que exija sacrificios extremos o un altruismo desmedido, como arriesgar la vida para brindar atención médica o donar ambos riñones para un trasplante. Estas formas de generosidad extrema se asocian más con ideales de beneficencia que con obligaciones morales. Del mismo modo, no estamos moralmente obligados a beneficiar a las personas en todas las circunstancias, incluso cuando tenemos la capacidad para hacerlo. Por ejemplo, no tenemos la obligación moral de llevar a cabo todas las posibles acciones de generosidad o caridad que podrían beneficiar a otros. Gran parte de la conducta beneficente se considera una acción ideal en lugar de una obligación, y la distinción entre una obligación de beneficencia y un ideal moral de beneficencia a menudo resulta confusa (ver nuestro análisis sobre este tema en la sección sobre la supererogación del Capítulo 2).

El principio de beneficencia positiva respalda una serie de reglas obligatorias *prima facie*, incluidas las siguientes:

1. Proteger y defender los derechos de los demás.
2. Prevenir el daño a otros.

3. Eliminar las condiciones que puedan causar daño a otros.

4. Ayudar a las personas con discapacidades.

5. Auxiliar a personas en peligro.

Distinguiendo las reglas de beneficencia de las reglas de no maleficencia

Las reglas de beneficencia difieren en varios aspectos de las reglas de no maleficencia. En el Capítulo 5, argumentamos que estas últimas (1) son prohibiciones negativas de acción, (2) deben cumplirse de manera imparcial, y (3) proporcionan razones morales para prohibir legalmente ciertas formas de conducta. Po su parte, las reglas de beneficencia (1) establecen requisitos positivos de acción, (2) no siempre requieren ser seguidas de manera imparcial, y (3) generalmente no proporcionan razones para sanciones legales cuando no son cumplidas por los agentes.

La segunda condición de la adhesión imparcial dicta que estamos moralmente obligados por las normas de no maleficencia a evitar causar daño a cualquier individuo. Este mandato nos insta a actuar de manera que no perjudiquemos a otros en ningún momento (aunque reconocemos que el principio de no maleficencia puede ser justificadamente invalidado cuando entra en conflicto con otros valores). Por otro lado, las obligaciones de beneficencia suelen brindarnos la libertad de ayudar o beneficiar a aquellos con quienes mantenemos relaciones especiales; sin embargo, no estamos compelidos a hacer lo mismo por personas con las que no tenemos tal vínculo exclusivo. Con familiares, amigos y otros individuos de nuestra elección, la moral suele permitirnos ejercer la beneficencia con parcialidad. No obstante, a continuación, demostraremos que sí estamos obligados a seguir de manera imparcial *algunas* reglas de beneficencia, tales como aquellas que demandan ciertos esfuerzos para auxiliar a desconocidos, especialmente cuando dichos esfuerzos conllevan algún riesgo para quien los realiza.

Beneficencia general y específica

Diferenciar entre beneficencia específica y general ayuda a aclarar parte de la confusión que rodea la distinción entre beneficencia obligatoria e ideales morales no obligatorios de beneficencia. La beneficencia específica suele fundamentarse en relaciones morales, contratos o compromisos especiales, y se dirige a individuos particulares, como niños, amigos, contratantes o pacientes. Por ejemplo, muchas de las obligaciones específicas de beneficencia en el ámbito de la atención sanitaria —a menudo denominadas deberes— surgen de los compromisos asumidos por los profesionales de la salud al comenzar su ejercicio y adoptar roles profesionales. Por el contrario, la beneficencia general se extiende más allá de estas relaciones especiales para abarcar a todas las personas.

Es ampliamente aceptado que todas las personas están moralmente obligadas a actuar en interés de sus hijos, amigos y otros individuos con los que mantienen relaciones especiales. Las responsabilidades inherentes al rol de los profesionales de la salud para cuidar a los pacientes y sujetos de investigación proporcionan numerosos ejemplos de esta dinámica. Sin embargo, la idea de una obligación *general* de beneficencia es más controvertida. W. D. Ross sugiere que las obligaciones de beneficencia general "se fundamentan en el mero hecho de que hay otros seres en el mundo cuya situación podemos mejorar".[2] Desde esta perspectiva, la beneficencia general nos obliga a beneficiar a personas que no conocemos o con cuyas opiniones no simpatizamos. La noción de que tenemos las mismas obligaciones imparciales de beneficencia hacia innumerables personas que no conocemos de modo equivalente a como las tenemos hacia nuestras familias es excesivamente exigente, además de impracticable. Además, esta idea resulta peligrosa, ya que dicho estándar puede desviar nuestra atención de las obligaciones que tenemos hacia las personas con quienes compartimos relaciones morales especiales y responsabilidades claras, en lugar de indefinidas. Cuanto más generalizamos las obligaciones de beneficencia, menos probable será que cumplamos nuestras responsabilidades primordiales. Por esta razón, además de otras, que la moral común reconoce límites significativos en el alcance de las obligaciones generales de beneficencia.

Algunos autores intentan establecer estos límites distinguiendo entre la eliminación del daño, la prevención del daño y la promoción de un beneficio. A lo largo de su carrera, Peter Singer ha explorado cómo reducir, de la manera más efectiva, los flagelos del daño y sufrimiento global, desarrollando un principio de "obligación de ayudar". En este contexto, distingue entre prevenir el mal y promover el bien, y sostiene que "si tenemos el poder de evitar que suceda algo malo, sin sacrificar nada de importancia moralmente comparable, desde un punto de vista ético, deberíamos hacerlo".[3] Su argumento principal radica en que, aunque la grave escasez de alimentos, refugio y atención médica amenazan la vida y el bienestar humanos, son, en rigor, situaciones prevenibles. Si una persona tiene la capacidad de adoptar ciertas medidas para evitar estos males —por ejemplo, a través de la donación a organizaciones de ayuda humanitaria—, sin incurrir en la pérdida de bienes de importancia comparable, estaría actuando de manera inmoral al no contribuir a aliviar dicha escasez. El punto central de Singer es que, ante enfermedades y pobreza prevenibles, tenemos la obligación moral de donar tiempo o recursos para su erradicación, hasta alcanzar un punto en el que, al dar más, nos causemos tanto sufrimiento como el que aliviaríamos con nuestra donación.[ii] Este principio de beneficencia, altamente exigente, implica que todos aquellos que tengan la capacidad de hacerlo, inviertan tiempo, esfuerzo o recursos en auxiliar a personas necesitadas a nivel global.

El criterio de importancia comparable de Singer establece un límite al sacrificio: debemos donar tiempo y recursos hasta llegar a un punto en el que, al dar más, sacrificaríamos algo de igual importancia moral. Solo alcanzando este nivel de sacrificio, podríamos causarnos a nosotros mismos un sufrimiento comparable al alivio que lograríamos para otros a través de nuestra donación. Aunque Singer no define explícitamente qué se considera de igual importancia moral, su argumento sugiere que, en ocasiones, la moral nos insta a realizar grandes sacrificios personales para ayudar a individuos necesitados en todo el mundo. Según los estándares de la moral común, esta perspectiva resulta ser excesivamente exigente, aunque sin duda establece un ideal moral admirable. La exigencia de que las personas interrumpan de manera significativa planes de vida razonables para ayudar a los enfermos, analfabetos o hambrientos, excede los límites de lo que entendemos como obligaciones fundamentales. En conclusión, si bien el principio de Singer representa un encomiable ideal moral de beneficencia, resulta cuestionable considerarlo justificadamente como una obligación general de beneficencia.

Singer se opone a esta valoración. Sostiene que la moral común respalda un exigente principio de prevención del daño. Evalúa la casi universal apatía para contribuir al alivio de la pobreza como una falla a la hora de extraer las verdaderas implicaciones del(los) principio(s) moral(es) de beneficencia que todos los individuos moralmente comprometidos aceptan. En la siguiente sección, abordaremos de manera constructiva este argumento, explorando los límites de las obligaciones de socorro hacia quienes están

---

[ii] N.T. Esta es una de las ideas centrales de la filosofía y movimiento conocido como altruismo efectivo (AE), el cual busca aplicar la evidencia y la razón para encontrar las maneras más efectivas de beneficiar a grandes grupos de individuos, y mitigar escenarios de riesgos locales y globales, generando acción sobre esa base. Su presupuesto epistemológico radica en que, si bien, la ética se enfoca principalmente en descubrir la verdad general sobre la naturaleza de la moral, también puede crear nuevos conceptos morales cuyo uso, si la sociedad lo asumiera abiertamente, haría del mundo un lugar mejor. Esto implica dos momentos: i) *Efectividad*, o el uso de la evidencia y de un razonamiento riguroso para determinar cómo maximizar el bien con una determinada unidad de recursos, entendiendo 'el bien' en términos imparciales de bienestar (este momento implica el campo de investigación del AE, así como su interés intelectual), y ii) *Altruismo*, o el uso de los hallazgos de (i) para llevar a cabo una cantidad de acciones sistemáticas y permanentes que busquen mejorar el mundo (el AE como movimiento social, lo cual señala su interés práctico). Este último punto establece una diferencia radical entre el AE y el tradicional concepto de altruismo, entendido como mera filantropía.

en peligro. Argumentaremos que la afirmación de que la beneficencia, tal como la entiende Singer, es excesivamente demandante se justifica de mejor manera a través de tales casos de auxilio a otros. Presentaremos un análisis de beneficencia, basado en cinco condiciones, que consideramos más satisfactorio que el principio propuesto por el filósofo australiano.

Singer ha respondido a las críticas de que su principio establece un estándar desmedidamente exigente. Aunque todavía defiende su riguroso principio de beneficencia, reconoce que podría ser más productivo *abogar públicamente* por un principio menos rígido. Ha sugerido donar un porcentaje del ingreso, alrededor del 10%, lo que si bien representa más que una pequeña contribución, no implica un sacrificio tan significativo como para equipararse al elevado nivel de un santo.[4] Esta revisión de su tesis establece de manera más adecuada los límites del alcance de la obligación de beneficencia, reduciendo los costos requeridos, así como los impactos en los planes de vida del agente, haciendo que el cumplimiento de las obligaciones sea una posibilidad realista.

Singer también ha ofrecido fórmulas más complejas para determinar cuánto se debería donar, y ha buscado identificar las condiciones sociales que motivan a las personas a dar.[5] Responde a los críticos[6] concediendo que el límite de lo que deberíamos defender públicamente como nivel de donación es la "parte justa" de cada individuo, en relación con lo necesario para aliviar la pobreza y otros problemas. Esta parte justa puede ser mayor o menor que las cantidades sugeridas en sus formulaciones anteriores, aunque Singer parece concebir la idea de la parte justa como un objetivo realista. La atención que le dedica a la motivación para contribuir con los demás arroja luz sobre una dimensión de la naturaleza y límites de la beneficencia. Por supuesto, obligación y motivación son distintos, y, como Singer reconoce, en muchas circunstancias será difícil motivar a las personas para que cumplan con sus obligaciones (tal como él las concibe) de auxiliar a individuos necesitados.

El deber de auxiliar entendido como beneficencia obligatoria

Existen circunstancias que eliminan la posibilidad de elegir discrecionalmente a quiénes favorecer con nuestra beneficencia. Consideremos el ejemplo típico de un transeúnte que ve a alguien ahogándose, pero que no tiene una relación moral especial con dicha persona. La obligación de beneficencia no es lo suficientemente robusta como para exigirle al transeúnte, que es un nadador poco avezado, que arriesgue su vida nadando cien metros para socorrer a alguien que se está ahogando en aguas profundas. Sin embargo, aquel que se encuentra en una posición idónea para auxiliar a la víctima, sin exponerse a un riesgo significativo, tiene la obligación moral de hacerlo. Si no hace nada —por ejemplo, no alerta a un salvavidas cercano o no pide ayuda— su inacción es tan moralmente reprochable como si no cumpliera una obligación explícita. En este caso, la obligación de prestar ayuda, cuando no implica un riesgo o costo significativo para el agente, anula la posibilidad de que este elija discrecionalmente.

Además de las relaciones morales cercanas, como los contratos o los lazos familiares o de amistad, proponemos que una persona X tiene una obligación *prima facie* de beneficencia, en la forma de un deber de socorro hacia otra persona Y, si y solo si se cumplen cada una de las siguientes condiciones (asumiendo que X está al tanto de los hechos relevantes):[7]

1. Y está en riesgo de sufrir una pérdida significativa o daño a su vida, salud u otros intereses fundamentales.

2. La acción de X es necesaria (ya sea solo/a o en conjunto con otros) para evitar dicha pérdida o daño.

3. La acción de X (ya sea solo/a o en concierto con otros) probablemente evitará esa pérdida o daño.[8]

4. La acción de X no representará riesgos, costos o cargas significativas para él/ella.

5. El beneficio que se espera que obtenga Y supera cualquier daño, costo o carga que probablemente X deba asumir.

Aunque en la cuarta condición resulta complicado definir con exactitud qué se entiende por "riesgos, costos o cargas significativas", es todavía factible establecer umbrales razonables. Por consiguiente, esta condición, al igual que las otras cuatro, resulta esencial para convertir la acción en *obligatoria* según el criterio de beneficencia (en contraposición a un acto de beneficencia opcional o no obligatoria).

Podemos evaluar el mérito de estas cinco condiciones de beneficencia obligatoria mediante tres casos prácticos. El primero es un caso límite[iii] de beneficencia obligatoria específica, que implica salvar a alguien, mientras que el segundo presenta un escenario más claro de dicho tipo de beneficencia. El tercero, un caso hipotético, enfoca nuestra atención en las obligaciones de beneficencia en situaciones donde es factible ayudar únicamente a algunos individuos de un grupo en riesgo durante una epidemia. Después de analizar estos escenarios, examinaremos la posibilidad de establecer un deber de salvar a otros en el contexto de la investigación.

En el primer caso, que ya presentamos en el Capítulo 5, Robert McFall fue diagnosticado con anemia aplásica, enfermedad generalmente fatal. Su

---

[iii] N.T. Traduzco así la expresión *borderline case*, ya que, en este contexto, el adjetivo alude a que se trata de un caso "al límite" de ese tipo de beneficencia.

médico, sin embargo, creía que un trasplante de médula ósea de un donante genéticamente compatible podría aumentar sus posibilidades de sobrevivir. David Shimp, primo de McFall, fue el único pariente dispuesto a realizarse el primer examen, que estableció la compatibilidad de tejidos. Luego Shimp, inesperadamente, se negó a someterse al segundo examen de compatibilidad genética. Cuando McFall demandó a su primo para obligarlo a realizarse el segundo examen y a donar médula ósea si resultaba ser compatible, el juez dictaminó que la *ley* no le permitía obligarlo a llevar a cabo tales actos de beneficencia positiva. Sin embargo, el magistrado también expresó su opinión de que la negativa de Shimp era "*moralmente* indefendible".

La evaluación moral del juez es cuestionable porque no está claro que Shimp haya eludido alguna obligación. En este caso, las condiciones 1 y 2, mencionadas anteriormente, se cumplieron para una obligación de beneficencia específica, pero la condición 3 no se satisfizo. La probabilidad de que, en ese momento, McFall sobreviviera un año solo habría aumentado del 25% al 40%-60%. Estas contingencias dificultan determinar si un principio de beneficencia puede especificarse válidamente de manera que exija un curso de acción particular en este caso. Aunque la mayoría de los médicos estuvieron de acuerdo en que los riesgos para el donante eran mínimos, Shimp estaba preocupado por la condición 4. Le dijeron que los trasplantes de médula ósea requerían de 100 a 150 punciones del hueso pélvico. Estas punciones podían realizarse de modo indoloro bajo anestesia, además que en ese momento, el riesgo principal de muerte por anestesia era de 1 en 10.000. Sin embargo, Shimp creía que los riesgos eran mayores ("¿Y si quedo inválido?", preguntó) y que superaban la probabilidad y magnitud del beneficio para McFall. Este escenario, considerando todos los elementos en juego, parece señalar un caso que está al límite de lo que consideramos beneficencia obligatoria.

En el caso *Tarasoff*, expuesto en el Capítulo 1, un psicoterapeuta, al enterarse de la intención de su paciente de matar a una mujer de identidad conocida, informó a la policía, pero no advirtió a la víctima de tal amenaza, debido a las restricciones que le imponía el deber de confidencialidad. Supongamos que modificamos las circunstancias reales del caso *Tarasoff* para crear la siguiente situación hipotética. Un psiquiatra informa a todos sus pacientes que no podrá respetar el deber de confidencialidad si alguno de ellos le revela amenazas graves hacia otras personas. El paciente acepta el tratamiento bajo dichas condiciones y posteriormente le comunica al psiquiatra su clara y positiva intención de matar a una mujer que ambos conocen. El profesional puede mantenerse al margen de la situación y respetar su deber de confidencialidad, o bien tomar medidas para proteger a la mujer, notificándola a ella o a la policía, o a ambas. ¿Qué exige la moral —y específicamente la beneficencia— al psiquiatra en este caso?

Solo una interpretación notablemente restringida de lo que representa una obligación moral podría afirmar que el psiquiatra no está obligado a proteger a la mujer, contactándola a ella o a la policía o a ambas. Al llevar a cabo lo anterior, el médico no corre ningún riesgo significativo, y prácticamente no sufrirá ninguna incomodidad o interferencia con sus planes de vida. Si la moral no exigiera, al menos, ese nivel de beneficencia, entonces sería difícil apreciar cómo podría imponer siquiera alguna obligación positiva. Incluso si existiera una obligación competitiva, como la protección de la confidencialidad, los requisitos de beneficencia, en el caso hipotético que hemos construido, anularían tal obligación. En situaciones similares, los profesionales de la salud pueden tener una obligación moral preponderante de advertir a cónyuges o amantes de pacientes infectados por el VIH que se niegan a revelar su condición a sus parejas y a practicar sexo seguro.

¿Cuál es la diferencia moralmente relevante entre estos casos de auxiliar a otros individuos y los escenarios que discutimos en la sección anterior? Hemos sugerido que rescatar a una persona que se está ahogando implica una obligación específica que no está presente en los casos relacionados con la pobreza global, porque en ese momento el transeúnte se encuentra "en una posición idónea para auxiliar a la víctima". No obstante, muchos de nosotros tenemos la capacidad de ayudar a personas en situación de pobreza mediante la donación de cantidades modestas de dinero. Podemos hacerlo con un riesgo mínimo para nosotros mismos y con la posibilidad de brindar un beneficio limitado a otros. Una respuesta a esto es que, en el caso de alguien que se está ahogando, existe un individuo específico hacia quien tenemos una obligación, mientras que, en los casos de pobreza, la obligación se extiende a poblaciones enteras de personas. Por lo tanto, mediante nuestra donación, podemos esperar ayudar solo a algunas de ellas.

Resulta tentador suponer que nuestra obligación de actuar se limita a situaciones donde podemos brindar ayuda a individuos específicos e identificables, y no cuando podemos auxiliar solo a algunos miembros de un grupo más amplio. Sin embargo, esta línea de argumentación tiene implicaciones poco plausibles, especialmente cuando se trata de grupos de menor tamaño. Consideremos, por ejemplo, una situación en la que se desata una epidemia en una comunidad relativamente pequeña, lo que requiere una cuarentena inmediata. En esta circunstancia, cientos de personas no infectadas se ven imposibilitadas de regresar a sus hogares si en ellos hay individuos infectados. Tampoco se les permite salir más allá de los límites de la ciudad, y todas las habitaciones de hotel están ocupadas. Las autoridades proyectan que una persona podría evitar la muerte de aproximadamente veinte individuos no infectados ofreciéndoles camas portátiles (suministradas por la ciudad) en su casa. Las condiciones se volverían insalubres si más de veinte personas se alojaran en una casa, pero hay suficientes casas para albergar a todas las personas varadas si cada hogar en la comunidad recibe a veinte personas. Parece poco admisible decir que nadie está moralmente obligado a abrir su casa a estas personas durante el tiempo necesario para controlar la epidemia, incluso si ninguna de ellas tiene una obligación específica con los individuos varados en la ciudad. Podría sostenerse la hipótesis de que esta obligación surge solo porque todos son miembros de la comunidad, pero tal conjetura es inverosímil porque excluye arbitrariamente a los visitantes ya mencionados.

Es cuestionable que la teoría ética y la deliberación práctica puedan establecer límites exactos y definidos al alcance de las obligaciones de beneficencia. Los esfuerzos por hacerlo implicarían trazar una línea divisoria que impondría restricciones más rigurosas a nuestras obligaciones de las que la moral común reconoce. Aunque es innegable que los límites de la beneficencia no son precisos, en esta sección hemos argumentado que aún podemos establecer y especificar adecuadamente obligaciones de beneficencia en determinadas circunstancias.

Ahora, vincularemos estas conclusiones sobre la obligación de auxiliar a aquellos que están en peligro con un dilema ético complejo que surge en el contexto de las políticas y programas de investigación.

Acceso ampliado y acceso continuo a la investigación

Una excelente prueba de suficiencia para nuestro análisis de las obligaciones de beneficencia y el deber de auxiliar a otros se encuentra en los programas y políticas de acceso ampliado y continuo a productos en fase experimental, tales como medicamentos y dispositivos médicos.

Acceso ampliado a productos en fase experimental. Ante la falta de métodos efectivos para tratar condiciones médicas graves, muchos pacientes y sus familias muestran un gran interés en acceder a promisorios medicamentos o dispositivos que se encuentran en proceso de ensayo clínico, pero aún no han sido aprobados. La percepción social sobre la investigación clínica ha experimentado cambios significativos en las últimas décadas. A partir de los años 80, especialmente como resultado de los esfuerzos de los activistas del SIDA, el aumento gradual del acceso a los ensayos clínicos se convirtió en un objetivo fundamental.[9] Sin embargo, no todos los individuos con una condición médica específica cumplen con los criterios de elegibilidad para participar en un ensayo clínico que busca evaluar tratamientos para dicha condición. En Estados Unidos, la Administración de Alimentos y Medicamentos (FDA, por sus siglas en inglés) ha

361

implementado varias iniciativas para agilizar el proceso de hacer accesibles nuevos medicamentos destinados a tratar condiciones graves que carecen de tratamientos alternativos efectivos. Dichas iniciativas utilizan denominaciones como "vía rápida, "terapia revolucionaria", "aprobación acelerada", y "revisión prioritaria".[10]

La cuestión moral central radica en determinar si, en ciertas ocasiones, es moralmente aceptable u obligatorio suministrar un producto en fase experimental a pacientes gravemente enfermos, como aquellos que padecen enfermedades que amenazan su vida, y que no tienen la posibilidad de inscribirse en un ensayo clínico ni esperar a que el fármaco prometedor sea aprobado. Las políticas que facilitan lo anteriormente mencionado comúnmente son conocidas como programas de "acceso ampliado" o "uso compasivo". Aunque ambas expresiones no son sinónimas, identifican el mismo tipo de programa, que autoriza el acceso a un producto experimental que aún no ha sido aprobado por la autoridad reguladora, pero que ya ha superado las pruebas básicas de seguridad (Fase I) y continúa en el proceso de aprobación.[11]

En respuesta a las quejas de que su programa de "acceso ampliado" es demasiado engorroso y lento, la FDA ha simplificado sus procedimientos para solicitud y acceso. Las quejas y preocupaciones relacionadas llevaron a la aprobación de una ley federal de "derecho a intentarlo" en 2018 (similar a varias leyes estatales).[12] Se espera que esta legislación, que proporciona una opción más allá de un ensayo clínico o del programa explícito de "acceso ampliado" de la FDA, incremente el número de pacientes terminales que pueden acceder a tratamientos experimentales. Sin embargo, los críticos argumentan que esta normativa, a menudo, crea falsas esperanzas y amenaza con retrasar o socavar el proceso de investigación clínica, necesario para determinar tanto la seguridad como la eficacia de los tratamientos que están en fase de investigación. Otros críticos afirman que esta ley es parte de un esfuerzo más amplio para subvertir la regulación gubernamental de la industria farmacéutica.[13]

El objetivo principal de la investigación clínica es obtener un entendimiento científico que pueda llevar a intervenciones clínicas sólidas. Generalmente, la investigación busca garantizar que los posibles tratamientos sean seguros y eficaces, y no administrarlos de manera inmediata. En consecuencia, la investigación sobre nuevos productos no implica obligaciones clínicas de atención sanitaria, y ni los investigadores clínicos ni los patrocinadores de los estudios están moralmente obligados a proporcionar acceso a un producto en fase experimental fuera de un ensayo clínico. Sin embargo, a veces ocurre que un programa de acceso ampliado, basado en datos disponibles, es razonablemente seguro y podría beneficiar a algunos pacientes; no hay terapias alternativas disponibles; y el uso terapéutico del producto no amenaza la finalización programada o los resultados de un ensayo clínico. En estas circunstancias, es moralmente permisible adoptar un programa de acceso ampliado y, de hecho, en algunos casos, los tratamientos en fase de investigación han funcionado para los pacientes inscritos en estos programas. La utilización del fármaco AZT en el tratamiento del SIDA representa un ejemplo clásico en el que su uso compasivo habría sido justificado si hubiera existido una provisión suficiente del medicamento en ese momento (véase nuestro análisis de este caso en el Capítulo 8).

El uso de la expresión "uso compasivo" –basada en una ética de las virtudes– en parte se debe a que, si bien es claramente compasivo y justificado facilitar algunos productos en fase experimental para uso terapéutico, en general no es obligatorio hacerlo. En ocasiones, incluso es obligatorio no proporcionar acceso, ya sea porque los riesgos para los pacientes son demasiado elevados o porque dicho acceso podría comprometer seriamente los objetivos del ensayo clínico. La gran mayoría de los productos que están en fase de investigación no superan los ensayos clínicos para obtener la aprobación regulatoria, y muchos de ellos presentan efectos secundarios perjudiciales. Si se permite llevar a cabo un programa de "uso compasivo", la justificación probablemente se basará en, tal como se analizó en el Capítulo 2, un ideal moral en lugar de una obligación moral. Sería obligatorio implementar un programa de acceso ampliado solo si la situación cumpliera con las cinco condiciones mencionadas en el análisis del deber de auxiliar a otros, que discutimos en la sección anterior.

En el desarrollo habitual de los productos en fase experimental, es improbable que las cinco condiciones se cumplan en cada nuevo caso que se presente. En la mayoría de los potenciales programas de uso compasivo, es posible que no se satisfagan la condición 3 (evitar una pérdida o daño), la condición 4 (ausencia de riesgos, costos o cargas significativas), o la condición 5 (que los beneficios potenciales superen los posibles daños, costos o cargas). Frecuentemente, las predicciones y expectativas sobre tratamientos innovadores no se materializan. Un ejemplo ilustrativo se observa en el tratamiento experimental del cáncer de mama con quimioterapia de alta dosis, seguida de trasplante de médula ósea. Una mejora inicial perceptible mediante aplicaciones agresivas en ensayos de fase temprana llevó a muchos pacientes a presentar solicitudes para acceso ampliado. Aproximadamente 40.000 mujeres tuvieron acceso ampliado a este enfoque experimental —a pesar de que la evidencia sobre su eficacia era débil— y solo 1.000 mujeres participaron en el ensayo clínico independiente. Al finalizar el ensayo clínico se estableció que esta estrategia experimental no proporcionaba beneficios en comparación con las terapias estándar y que, en realidad, aumentaba el riesgo de mortalidad. En resumen, este programa de acceso ampliado aumentó los riesgos para miles de pacientes sin proporcionar ningún beneficio adicional.[14]

La condición 3 puede implicar una toma de decisiones notablemente compleja. Sin embargo, podemos fácilmente imaginar una circunstancia extraordinaria, como, por ejemplo, una emergencia de salud pública, en la cual todas las condiciones se cumplan y establezcan, mediante un uso ampliado, una obligación ética, y no solamente un ideal moral de auxilio a otros. El caso excepcional del fármaco antiviral ganciclovir representa una situación clínica interesante de uso compasivo, porque satisfacía las cinco condiciones del deber de auxiliar a otros, independientemente de un ensayo clínico y, sin embargo, solo creaba una cuestionable obligación de la empresa farmacológica de proporcionar el producto. Se había demostrado en el laboratorio que el ganciclovir funcionaba adecuadamente contra una infección viral previamente intratable, pero un ensayo clínico estaba aún a años de distancia. Se autorizó el primer uso del medicamento en algunos casos de uso compasivo de urgencia y se demostró su eficacia mediante *evidencia de naturaleza distinta* a la información recopilada en un ensayo clínico. Por ejemplo, las imágenes de retina mostraban cambios en las infecciones oculares después del tratamiento.[15] Aunque la provisión de ganciclovir en este programa de uso compasivo fue controvertida desde el principio, en retrospectiva, el programa claramente estaba justificado, aunque no se pueda afirmar que fuera moralmente obligatorio en su inicio. Syntex, la empresa farmacéutica que desarrolló el medicamento, creó lo que se convertiría en un programa de acceso ampliado de cinco años. La compañía se vio obligada a continuar con el programa, inicialmente planificado como a corto plazo, porque la FDA no aprobaría el uso de ganciclovir en ausencia de un ensayo científico.

En resumen, ampliar el acceso de los pacientes a productos en fase experimental, a veces puede representar una beneficencia permisible, y ocasionalmente obligatoria (cuando se cumplen las cinco condiciones ya señaladas). Por el contrario, como veremos enseguida, el *acceso continuo* a productos en proceso de investigación, una práctica relacionada pero notablemente diferente, es probablemente más cercana a una obligación de beneficencia específica.

Acceso continuo a productos en fase experimental. El dilema ético del acceso continuo radica en determinar las condiciones bajo las cuales es moralmente imperativo seguir proporcionando un producto en fase experimental a los participantes del estudio que mostraron una respuesta favorable durante el ensayo clínico. El acceso continuo puede adoptar varias formas. Los antiguos participantes del ensayo podrían continuar siendo sujetos de investigación, sometiéndose a una extensión de las pruebas con el mismo producto, o simplemente recibiendo el medicamento directamente del patrocinador de la investigación. Cuando los sujetos han respondido favorablemente a un producto experimental durante un ensayo, y su bienestar se verá comprometido si la intervención que se ha mostrado efectiva deja de estar disponible para ellos, dos consideraciones éticas distinguen esta situación de los casos de acceso ampliado. La primera es que nuestro análisis del principio de no maleficencia, en el Capítulo 5, sugiere que los patrocinadores e investigadores causarían un daño a los sujetos de investigación negándoles el acceso al producto que está ayudándolos a lidiar con graves problemas de salud o, incluso, a evitar la muerte. La segunda consiste en que las obligaciones de reciprocidad (una noción moral que abordaremos en la siguiente sección de este capítulo) sugieren que, una vez finalizado el ensayo clínico, los participantes merecen acceder a un tratamiento supuestamente exitoso, ya que asumieron diversos riesgos para posibilitar la generación de conocimiento sobre un producto que beneficiará a muchos pacientes. Este conocimiento también representa un avance científico, y favorece a los patrocinadores e investigadores involucrados en el estudio.

Estas dos consideraciones éticas distinguen el acceso continuo del acceso ampliado, y justifican la conclusión de que pueden existir —y creemos que frecuentemente es así— obligaciones morales de proporcionar acceso continuo a productos en fase experimental a los antiguos participantes del estudio. Estas obligaciones son independientes de aquellas creadas por nuestro análisis de cinco condiciones del deber de auxiliar a otros. Aunque la mayoría de estas cinco condiciones se cumplen en muchos casos de acceso continuo, la condición 3 (evitar una pérdida o daño) a menudo no se satisface. Creemos que, incluso si la condición 3 no se cumple, todavía podemos encontrar razones morales suficientes para establecer la obligación de proporcionar un programa de acceso continuo, con base en las exigencias de reciprocidad y no maleficencia. Estos fundamentos morales son aplicables cuando existe evidencia sólida de que el sujeto de investigación se está beneficiando en el momento presente, aunque no haya evidencia concluyente de que también se beneficiará en el largo plazo.

En contraste con la situación típica de acceso ampliado, es moralmente incorrecto interrumpir el suministro de un producto efectivo en fase de investigación a un participante que sufre una enfermedad grave o enfrenta un riesgo significativo de muerte, y que ha mostrado una respuesta favorable al tratamiento experimental. Antes de iniciar un ensayo clínico, los patrocinadores e investigadores deben realizar diligentes esfuerzos para garantizar la disponibilidad de un programa de acceso continuo para todos los participantes que hayan respondido positivamente a un medicamento en fase de experimentación. También tienen la obligación de especificar las condiciones de acceso continuo en el protocolo de investigación e informar a todos los posibles sujetos, como parte del proceso de consentimiento, lo que ocurrirá si responden favorablemente a los productos experimentales. Deben proporcionarse detalles sobre la naturaleza y la duración del programa de acceso continuo, así como sobre su fuente de financiamiento. Si un protocolo y un formulario de consentimiento carecen de dicha información, el comité de revisión ética debe solicitar a los investigadores que justifiquen la omisión.[16]

Sin embargo, estas conclusiones precisan una salvedad. En ciertos casos, un producto en fase experimental puede estar en una etapa tan temprana de desarrollo que la información sobre su eficacia y seguridad resulta insuficiente para evaluar adecuadamente los riesgos y posibles beneficios. En otras situaciones, podría existir incertidumbre sobre si los sujetos han respondido realmente de forma favorable a las intervenciones. Bajo estas circunstancias, los programas de acceso continuo podrían no ser obligatorios para algunos estudios en sus etapas iniciales. En situaciones complejas, la suspensión total de un medicamento en fase de experimentación, que ha demostrado ser muy peligroso para la mayoría de los pacientes —es decir, que implica un riesgo desproporcionadamente alto—, podría estar justificada, incluso si algunos pacientes han respondido de manera favorable. Sin embargo, dado que los índices de riesgo y seguridad varían considerablemente entre los sujetos, lo que resulta inseguro para un grupo de pacientes puede no ser excesivamente peligroso para otro. Por lo tanto, un alto nivel de riesgo en general podría no ser motivo suficiente para interrumpir la disponibilidad del fármaco para aquellos sujetos que han respondido favorablemente.

Una justificación de las obligaciones de beneficencia basada en la reciprocidad

Las obligaciones de beneficencia general y específica pueden ser justificadas de diversas maneras. Además de nuestras observaciones sobre las obligaciones de beneficencia específica derivadas de relaciones y roles morales especiales, y del deber de asistir a otros en ciertas circunstancias particulares, existe otra justificación basada en la reciprocidad. Como vimos anteriormente en la discusión sobre el acceso ampliado, este enfoque es aplicable en diversas áreas de la ética biomédica. David Hume argumentó que la obligación de beneficiar a otros en la sociedad surge de las interacciones sociales: "Todas nuestras obligaciones de hacer el bien a la sociedad parecen implicar algo recíproco. Recibo los beneficios de la sociedad y, por lo tanto, debo promover sus intereses".[17] La reciprocidad implica responder proporcionalmente a un determinado comportamiento. Por ejemplo, devolver un beneficio con un beneficio equivalente, contrarrestar actividades dañinas con sentencias criminales proporcionales, y responder a acciones amistosas y generosas con gratitud. La teoría de la reciprocidad de Hume sostiene de manera acertada que contraemos obligaciones para ayudar o beneficiar a otros, en parte porque hemos recibido, estamos por recibir o podríamos recibir asistencia o ayuda beneficiosa de ellos.

La reciprocidad impregna la vida social. Es poco plausible sostener que estamos en gran medida libres de, o que podemos liberarnos de, la deuda que tenemos con nuestros padres, los investigadores en medicina y salud pública, y los profesores. La afirmación de que nos abrimos paso independientemente de nuestros benefactores es tan irreal como la idea de que siempre podemos actuar autónomamente sin afectar a otros.[18] Los códigos de ética médica a veces han considerado incorrectamente a los médicos como filántropos independientes y autosuficientes, cuya beneficencia es análoga a actos generosos de dar. El Juramento Hipocrático establece que las obligaciones de los médicos hacia los pacientes representan un servicio filantrópico, mientras que las obligaciones hacia sus maestros representan deudas contraídas en el proceso de convertirse en médicos. Hoy en día, muchos médicos y profesionales de la salud tienen una gran deuda con la sociedad por su educación formal, su práctica en hospitales, y otros beneficios que han recibido. Muchos también están en deuda con sus pacientes, pasados y presentes, por el aprendizaje obtenido tanto de la investigación como del ejercicio profesional. Debido a esta deuda, el papel de la profesión médica en el cuidado beneficente de los pacientes se interpreta erróneamente si se entiende como un acto de filantropía, altruismo o compromiso personal. Este cuidado está arraigado en la reciprocidad moral que existe en la interfaz de recibir y dar algo a cambio.[19]

Un ejemplo convincente de reciprocidad y, por lo demás, con un futuro promisorio en medicina, se presenta en lo que la Academia Nacional de Medicina de los Estados Unidos (ANM) llama "un sistema de atención médica en constante aprendizaje". Un informe de la ANM define este tipo de sistema como "uno en el cual la generación de conocimiento está tan integrada en el núcleo de la práctica médica que representa un desarrollo natural, así como un producto del proceso de prestación de salud, y conduce a una mejora continua en la atención".[20] Un verdadero sistema de salud en constante aprendizaje está estructurado de manera tal que los profesionales tengan obligaciones de cuidado hacia los pacientes, y estos tengan obligaciones específicas de reciprocidad para facilitar el aprendizaje en el sistema de salud, de modo que la atención para todos los pacientes pueda ser optimizada. En esta estructura institucional —que parece destinada en un futuro cercano a convertirse cada vez más en parte integral del diseño de las instituciones de atención sanitaria en todo el mundo— los pacientes son receptores de beneficios informativos en los que la calidad de su atención médica depende de un flujo rápido y regular de información recibida de otros pacientes y de otros sistemas de atención médica. Las obligaciones de reciprocidad exigen que todos los pacientes proporcionen información al participar en el mismo ecosistema de actividades de aprendizaje y cargas que otros han asumido en el pasado para beneficiarlos. Bajo estas condiciones, la investigación y el ejercicio profesional se fusionan en un entorno constantemente actualizado de aprendizaje, diseñado para beneficiar a todos los actores que participan en la institución.

Un enfoque de la beneficencia basado en la reciprocidad también ha emergido como una posible forma de superar la escasez crónica de órganos de donantes fallecidos, destinados a trasplantes. Los llamados a la beneficencia obligatoria o ideal hacia desconocidos han sido claramente insuficientes para generar el número de órganos necesarios para salvar vidas y mejorar la calidad de vida de pacientes con insuficiencia orgánica en etapa terminal, muchos de los cuales fallecen mientras esperan un trasplante. Un sistema basado en la reciprocidad ofrecería acceso preferencial a pacientes necesitados que previamente hayan aceptado, quizás años antes, donar sus órganos después de su fallecimiento. Además, en algunas propuestas se incluirían también a los familiares cercanos de los donantes. En 2012, Israel se convirtió en el primer país en implementar un sistema de este tipo.

Se han propuesto dos modelos para tales programas: (1) un modelo de reciprocidad pura que restringe el grupo de posibles receptores de órganos a los donantes declarados; (2) un modelo de acceso preferencial o estatus preferente que otorga a los donantes declarados méritos adicionales para el acceso en un sistema de asignación de puntos. Ambos modelos enfrentan difíciles preguntas relacionadas con la equidad para las personas necesitadas que no sean elegibles para declarar su condición de donantes, debido a su edad o a condiciones médicas inhabilitantes, aunque el segundo modelo de estatus preferencial, y no excluyente, que adoptó Israel, puede abordar estas cuestiones con menos dificultades. Sin embargo, otras preocupaciones morales, relacionadas con la justicia, se centran en cómo una política de este tipo podría perjudicar a aquellos que carecen de información suficiente sobre la donación de órganos, y en cuánto peso debería otorgarse al estándar del estatus de donante declarado y cuánto al estándar de necesidad médica.[21]

PATERNALISMO: CONFLICTOS ENTRE BENEFICENCIA Y RESPETO POR LA AUTONOMÍA

La tesis de que la beneficencia denota una obligación primordial en la atención médica es antigua. En la obra hipocrática *Epidemias* encontramos una expresión largamente reverenciada: "En cuanto a la enfermedad, adquiere el hábito de dos cosas: ayudar, o al menos no causar daño".[22] Tradicionalmente, los médicos confiaban casi exclusivamente en sus propios juicios sobre las necesidades de información y tratamiento de sus pacientes. Sin embargo, en la era moderna, la medicina ha presenciado un aumento en las demandas de los pacientes por recibir información y participar activamente en la toma de decisiones relacionadas con su atención médica. A medida que se han fortalecido las demandas de los pacientes en torno a su derecho a la autonomía, los dilemas éticos asociados con el paternalismo han adquirido mayor claridad y prominencia.

Si debemos o no priorizar el respeto por la autonomía de los pacientes sobre la beneficencia profesional, a saber, la beneficencia paternalista, sigue siendo un problema central en la ética clínica. A continuación, nos enfocaremos en este dilema, explorando sus aspectos conceptuales más relevantes.

La naturaleza del paternalismo

En la ética biomédica reciente, el paternalismo ha sido tanto defendido como criticado al abordar problemas en medicina clínica, salud pública, y políticas de salud y de gobierno. En gran parte de la literatura especializada, no queda claro qué entienden los autores por paternalismo. La razón, sugerimos, es que la noción de paternalismo es un concepto complejo e inherentemente discutible. Según el *Diccionario Oxford de la Lengua Inglesa* (*OED*, por sus siglas en inglés), el término *paternalismo* se remonta a la década de 1880, definiéndolo como "el principio y la práctica de la administración paternal; gobierno, en la forma en que un padre lo hace con sus hijos; la pretensión o intento de satisfacer las necesidades o regular la vida de una nación o comunidad de la misma manera que un padre lo hace con sus hijos". Esta definición se basa en una analogía con el padre y presupone dos características del rol paternal: que el padre actúa beneficentemente (es decir, de acuerdo con su concepción de los intereses de bienestar de sus hijos), y que él toma todas o, al menos, algunas de las decisiones relacionadas con el bienestar de sus hijos, en lugar de dejar que ellos las tomen por sí mismos. En las relaciones que se dan en los entornos médicos, esta analogía se traslada a la idea de que el profesional posee una formación, conocimiento y discernimiento superiores y, por lo tanto, ocupa una posición de autoridad para determinar los mejores intereses del paciente.

Algunos ejemplos de paternalismo médico incluyen la realización de transfusiones de sangre contra la voluntad de los pacientes, el ingreso forzoso a una institución para tratamiento, la intervención para evitar suicidios, la resucitación de pacientes que han pedido no ser reanimados, la omisión de información médica solicitada por los pacientes, la negación de una terapia innovadora a alguien que desea probarla, y algunas iniciativas gubernamentales dirigidas a promover la salud.

Los actos paternalistas a menudo implican diversas formas de influencia, como el engaño, la mentira, la manipulación u omisión de información, y la coerción. Sin embargo, también pueden manifestarse simplemente como el rechazo a cumplir los deseos de otra persona. De acuerdo con algunas definiciones de la literatura especializada, los actos paternalistas solo restringen las elecciones *autónomas*, lo que sugiere que limitar conductas no autónomas por razones beneficentes no constituye necesariamente un acto paternalista. Aunque uno de los autores de este libro prefiere esta concepción restringida de autonomía,[23] aquí aceptamos y refinamos la definición más amplia sugerida por el *OED*: el paternalismo implica la no aceptación deliberada de, o la intervención en las preferencias, deseos o acciones de otra persona, con el propósito de prevenir o reducir el daño, o beneficiar a dicho individuo. Incluso si los deseos y las acciones intencionales de alguien no son sustancialmente autónomas, anularlas puede considerarse paternalista según esta definición.[24] Por ejemplo, si un hombre desconoce su frágil y grave condición de salud, y víctima de una intensa fiebre trata de salir de un hospital, resulta paternalista detenerlo, aun cuando su intento de huir no se derive de una elección sustancialmente autónoma.

En consecuencia, definimos "paternalismo" como "la anulación intencional de las preferencias o acciones de una persona por parte de otra, donde quien anula justifica la acción en función de beneficiar, prevenir o mitigar el daño a la persona cuyas preferencias o acciones son anuladas". Esta definición es neutral desde el punto de vista normativo, ya que no asume que el paternalismo esté justificado o injustificado. Aunque la definición presupone un acto de beneficencia análogo a la beneficencia parental, no prejuzga si dicho acto beneficente está justificado, es obligatorio, inapropiado o incorrecto.

Problemas del paternalismo médico

A lo largo de la historia de la ética médica, los principios de no maleficencia y beneficencia han sido frecuentemente esgrimidos para justificar actitudes paternalistas. Por ejemplo, los médicos han argumentado tradicionalmente que la revelación de información puede perjudicar a los pacientes bajo su cuidado, y que la ética médica les obliga a evitar causar tal daño. Un caso paradigmático ilustra esta situación: un hombre acompaña a su padre, de casi setenta años, a la consulta médica debido a sospechas de que sus dificultades para interpretar y responder a situaciones cotidianas podrían ser indicativas de la enfermedad de Alzheimer. El hombre ruega fervientemente al médico que no revele a su progenitor cualquier indicio de Alzheimer que pudiera surgir de las pruebas realizadas. Posteriormente, los resultados de dichas pruebas confirman la probabilidad de que el padre sufra esta enfermedad, que es un trastorno cerebral progresivo que afecta gradualmente la memoria, el pensamiento y la capacidad para llevar a cabo incluso las tareas más simples. El médico se enfrenta a un dilema, debido al conflicto entre las exigencias del respeto por la autonomía, asumiendo que el padre aún tiene una autonomía sustancial y es competente al menos parte del tiempo, y las demandas de beneficencia. En primer lugar, el médico considera la obligación, actualmente reconocida en el ámbito clínico, de informar a los pacientes sobre un diagnóstico de cáncer. Esta obligación comúnmente presupone condiciones como la precisión en el diagnóstico, una evolución relativamente clara de la enfermedad, y un paciente competente, ninguna de las cuales está manifiestamente presente en este caso. El profesional también considera que la revelación del diagnóstico de la enfermedad de Alzheimer a veces afecta negativamente los mecanismos de afrontamiento de los pacientes, lo que podría perjudicar al suyo, especialmente al provocar un deterioro adicional, depresión, agitación y paranoia[25] (véase también nuestro análisis sobre la veracidad en el Capítulo 8).

Es improbable que otros pacientes —por ejemplo, aquellos que sufren depresión o son adictos a drogas potencialmente dañinas— tomen decisiones adecuadamente razonadas. Incluso pacientes que son competentes y reflexivos pueden tomar decisiones erróneas, según lo que juzguen sus médicos. Cuando los pacientes, en cualquiera de estos casos, eligen cursos de acción perjudiciales, algunos profesionales de la salud optan por respetar la autonomía, sin interferir más allá de algunos intentos de persuasión, mientras que otros actúan de manera beneficente al intentar proteger a los pacientes contra las potencialmente nocivas consecuencias de sus declaradas preferencias y acciones. Los debates sobre el paternalismo médico se centran en cómo especificar o ponderar estos principios, cuál principio seguir y bajo qué condiciones, y cómo intervenir en las decisiones y asuntos de tales pacientes cuando dicha intervención está justificada.

Paternalismo débil y fuerte[iv]

Existe una distinción crucial entre paternalismo débil y fuerte.[26] En el paternalismo débil, un agente interviene en la vida de otra persona basándose en la beneficencia o la no maleficencia, con el propósito de prevenir una conducta sustancialmente no voluntaria. Las acciones sustancialmente no voluntarias incluyen el consentimiento o negativa insuficientemente informados, así como la depresión severa, que limita la deliberación racional, y la adicción, que obstaculiza la libre elección y la acción autónoma. En contraste, el paternalismo fuerte implica intervenciones dirigidas a prevenir o mitigar el daño, o a beneficiar a una persona, a pesar de que sus decisiones y acciones riesgosas sean realizadas de manera informada, voluntaria y autónoma.

El paternalismo fuerte usurpa la autonomía, al restringir la información disponible para una persona o al invalidar sus decisiones informadas y voluntarias. Por ejemplo, se considera un acto de paternalismo fuerte negarse a dar el alta a un paciente competente de un hospital, que probablemente fallecerá fuera del establecimiento, pero solicita salir con plena consciencia de las posibles consecuencias de esa decisión. Otro ejemplo de paternalismo fuerte es la acción de impedir que un paciente capaz de tomar decisiones razonadas reciba información diagnóstica si se cree que esta podría causarle depresión. Para que las intervenciones de terceros califiquen como paternalismo fuerte, las decisiones del beneficiario no necesitan ser completamente informadas o voluntarias, pero sí deben ser sustancialmente autónomas.

Los actos de paternalismo débil a veces presentan ciertas complejidades morales, debido a la dificultad que implica determinar si las acciones de una persona son sustancialmente no autónomas, y definir los medios adecuados para su protección. La noción de que debemos proteger a las personas de daños causados por circunstancias ajenas a su control generalmente no es objeto de debate. Por lo tanto, el paternalismo débil no genera

---

[iv] N.T. Traduzco *soft and hard paternalism*. Originalmente, en inglés, se utilizó *weak paternalism* y *strong paternalism* (Joel Feinberg (1971), "Legal Paternalism," *Canadian Journal of Philosophy* 1: 105-24, esp. pp. 113, 116), aunque la *Stanford Encyclopedia of Philosophy*, los considera conceptualmente distintos de *soft* y *hard paternalism*. También se han utilizado en español, las expresiones "paternalismo suave" o "blando", y "paternalismo duro" (que traducen literalmente *soft* y *hard paternalism*). Sin embargo, los términos "paternalismo débil" y "paternalismo fuerte" son más comunes y aceptados en la literatura bioética en nuestro idioma, por lo que prefiero traducirlos así, a saber, siguiendo la nomenclatura inglesa original. Para "paternalismo débil" y "paternalismo fuerte", se puede consultar: Vélez Puyada, J. (2011). "Paternalismo", en Romeo Casabona, C. (Dir.). *Enciclopedia de bioderecho y bioética*. Granada: Comares.

un conflicto significativo entre los principios de respeto por la autonomía y beneficencia, dado que su objetivo principal es prevenir las consecuencias perjudiciales de las acciones que un paciente no realizó con un grado sustancial de autonomía.

Esta conclusión no es inconsistente con nuestra anterior definición de paternalismo como la invalidación intencional de las preferencias y acciones conocidas de una persona por parte de otra. La cuestión fundamental es que algunos comportamientos que expresan preferencias no son autónomos. Por ejemplo, ciertos pacientes medicados o que se están recuperando de una cirugía insisten en que no quieren que un determinado médico los toque o examine. Es posible que hayan estado experimentando alucinaciones temporales justo en el momento en que declararon aquello, y al día siguiente podrían no tener idea de por qué tomaron esa decisión. Por ende, las preferencias de una persona pueden estar motivadas por muchos estados y deseos.

Políticas paternalistas. Los debates sobre el paternalismo han surgido tanto en el ámbito de las políticas de salud como en los entornos de la ética clínica. A menudo, las políticas de salud —por ejemplo, exigir una receta médica para que una persona pueda adquirir algún tipo de dispositivo clínico— tienen como objetivo prevenir daños o proporcionar beneficios a una población en la que la mayoría de las partes afectadas no son consultadas sobre su conformidad con dicha política. Los responsables de elaborar las políticas entienden que un cierto porcentaje de la población se opondrá a algunas de ellas, argumentando que les privan de su autonomía (al no ofrecerles la opción de elegir), mientras que otros las apoyarán. En efecto, una política tiene como objetivo beneficiar a todos los miembros de una población sin consultar las preferencias autónomas de todos ellos, teniendo en cuenta que algunos rechazarán el control que esa política ejerce sobre sus vidas.

Los denominados neopaternalistas o paternalistas libertarios, en particular los coautores Cass Sunstein y Richard Thaler, han abogado por políticas gubernamentales e institucionales privadas destinadas a proteger o beneficiar a los individuos, influenciando, orientando o estimulando sus decisiones, pero sin llegar a prohibirlas o coaccionarlas.[27] En el ámbito de la atención clínica, planteamientos análogos han respaldado la manipulación por parte del médico hacia algunos pacientes, con el fin de guiar su elección hacia los objetivos de atención más apropiados.[28] Paternalistas moderados sugieren políticas y acciones que buscan promover valores que el beneficiario ya posee, aunque sea de manera implícita, pero que no puede concretar debido a capacidades limitadas o falta de autocontrol.[29] Las preferencias, elecciones y acciones *expresadas* por el individuo no son consideradas razonables según *otros* estándares que la persona también acepta.

Por el contrario, en el paternalismo fuerte, el beneficiario no acepta los valores que los paternalistas utilizan para determinar su interés superior. Este tipo de paternalismo requiere que la concepción del benefactor sobre el interés superior prevalezca, y puede llegar a prohibir, prescribir o regular la conducta de maneras que manipulen las acciones de los individuos para lograr el resultado deseado por el benefactor. En contraposición, el paternalismo débil refleja la concepción del beneficiario sobre su propio interés superior, incluso si este no logra entenderlo o reconocerlo adecuadamente, o perseguirlo plenamente, debido a una voluntariedad, compromiso o autocontrol insuficientes.

Esta concepción del paternalismo débil enfrenta ciertas dificultades. Por lo general, nuestro conocimiento sobre las elecciones de una persona informada y competente es la *mejor evidencia* que tenemos de cuáles son sus valores. Por ejemplo, si un hombre profundamente religioso no sigue las restricciones dietéticas de su religión, a pesar de, en teoría, estar firmemente comprometido con todos sus aspectos, sus desviaciones de las leyes dietéticas pueden ser la mejor evidencia de sus verdaderos valores en relación con esa materia específica. Dado que —en ausencia de evidencia contraria en casos individuales— la elección competente e informada parece ser la mejor evidencia de los valores de una persona, un paternalismo justificado debe contar con pruebas convincentes de que esta suposición es errónea en un caso particular.

Algunos prominentes defensores del paternalismo débil concluyen que este es compatible con la elección autónoma, y no contrario a ella. Sunstein y Thaler sostienen que, aunque la idea de "paternalismo libertario" pueda parecer un oxímoron, "es posible y deseable que tanto instituciones públicas como privadas influyan en el comportamiento, mientras también respeten la libertad de elección".[30] Si bien el "paternalismo libertario" es, de hecho, contraintuitivo, aún podría tener algo de sentido. Supongamos que la evidencia disponible llegara a establecer que los fumadores descartan psicológicamente los riesgos del tabaquismo debido a un "sesgo optimista" (entre otros factores). Sin embargo, esto no implica necesariamente que un gobierno esté violando su autonomía al implementar programas destinados a corregir estos sesgos, como, por ejemplo, mediante anuncios televisivos que presenten de manera gráfica el sufrimiento asociado al tabaquismo.[31]

El paternalismo libertario se basa en evidencia proveniente de las ciencias cognitivas que indican que las personas tienen racionalidad limitada o autocontrol restringido, lo que reduce su capacidad para elegir y actuar autónomamente. Un supuesto clave es que todas las personas autónomas valorarían la salud sobre la enfermedad causada por fumar, y en este sentido, el compromiso autónomo más profundo de una persona es ser no fumador. La tesis es que, en términos de autonomía, estamos justificados para estructurar las opciones de elección disponibles para otros, de manera que probablemente corrijamos sus sesgos cognitivos y su limitada racionalidad. Sin embargo, si esta postura en efecto implica que debemos utilizar nuestro conocimiento de los sesgos cognitivos no solo para corregir los fallos de racionalidad, sino también para manipular sustancialmente a personas autónomas para que actúen de acuerdo con lo que consideramos beneficioso para ellas, estaríamos frente a un paternalismo *fuerte*. En resumen, dependiendo de la naturaleza de la manipulación y de las elecciones afectadas, el resultado podría ser un paternalismo fuerte o uno débil.

Existe una buena razón para ser cautelosos con el paternalismo libertario,[32] ya que su supuesta ventaja teórica podría, en realidad, representar una desventaja ética. Este tipo de paternalismo se fundamenta principalmente en la premisa de que existen numerosos valores que las personas reconocerían o seguirían por sí mismas si no estuvieran limitadas por restricciones internas de racionalidad y control. Los medios empleados, ya sea por profesionales de la salud o por instituciones privadas o gubernamentales, buscan influir en las decisiones individuales sin menoscabar la libertad de elección. Aunque estas políticas y prácticas paternalistas pueden parecer inicialmente atractivas, existe el riesgo de que sean implementadas sin la transparencia y publicidad necesarias para su evaluación por parte del público. Las políticas gubernamentales o prácticas de atención médica paternalistas pueden derivar en abusos si no cuentan con la suficiente transparencia y visibilidad, o no se someten a un escrutinio público riguroso.

Normas sociales y estigmatización. En ocasiones, las políticas basadas en el paternalismo débil estigmatizan ciertas conductas como fumar. Aunque, en ciertos contextos, la estigmatización puede modificar comportamientos perjudiciales, suele implicar costos psicosociales. Si bien sus defensores argumentan que estas políticas apuntan a los *actos* y no a las *personas*, en la práctica, la estigmatización de conductas puede derivar en la estigmatización de las personas que las adoptan. Por ejemplo, las medidas antitabaco, como los prohibitivos "impuestos al pecado" aplicados a los cigarrillos, a menudo persiguen objetivos paternalistas para inducir cambios de comportamientos poco saludables. Sin embargo, en algunas ocasiones, estas medidas trascienden la estigmatización de los actos (fumar) para estigmatizar a las personas (los fumadores), lo que genera hostilidad y antipatía hacia ciertos segmentos de la población.[33] Dado que en algunos países el hábito de fumar es más prevalente en los estratos socioeconómicos más bajos, la estigmatización impacta de manera desproporcionada a los miembros más vulnerables de la sociedad, y puede desembocar en actos discriminatorios. Esto plantea una cuestión de interés moral, tanto desde la perspectiva de la beneficencia como de la justicia.[34]

Las intervenciones paternalistas débiles pueden fomentar valores sociales que eventualmente pavimentan el camino para intervenciones paternalistas más fuertes. La historia de la campaña contra el cigarrillo es nuevamente ilustrativa. Esta evolucionó gradualmente desde la divulgación de información hasta advertencias más enérgicas, y luego hacia medidas paternalistas suaves para reducir el comportamiento no saludable controlado por la adicción, para finalmente desembocar en medidas paternalistas más severas, como el significativo aumento de impuestos sobre los cigarrillos.[35] En este ejemplo, las intervenciones paternalistas continúan siendo beneficentes, pero se alejan progresivamente del principio de respeto por la autonomía, e incluso pueden llegar a infringirlo.

Justificación del paternalismo y del antipaternalismo

En la literatura dedicada a justificar el paternalismo, se identifican tres posiciones generales: (1) el antipaternalismo, (2) el paternalismo que apela al principio de respeto por la autonomía, expresado a través de alguna forma de consentimiento, y (3) el paternalismo que invoca el principio de beneficencia. Las tres posiciones coinciden en que algunos actos de paternalismo débil están justificados, como, por ejemplo, impedir que un hombre, bajo la influencia de una droga alucinógena, se suicide. Los antipaternalistas no se oponen a tales intervenciones porque no están en juego acciones sustancialmente autónomas.

El antipaternalismo. Los antipaternalistas se oponen a las intervenciones paternalistas fuertes por varias razones. Uno de sus motivos de preocupación se centra en las posibles consecuencias adversas de otorgar autoridad paternalista al estado o a un grupo como los médicos. Los antipaternalistas consideran que la autoridad legítima reside en el individuo. El argumento para esta posición se basa en el principio de respeto por la autonomía, tal como se presentó en el Capítulo 4. Las intervenciones paternalistas más extremas reflejan una falta de respeto hacia los agentes autónomos, al tratarlos no como iguales morales, sino como seres incapaces de decidir plenamente sobre su propio bienestar. Cuando otros imponen su propia visión del bien sobre nosotros, nos privan del respeto que merecemos, aun cuando comprendan mejor nuestras necesidades que nosotros mismos.[36]

Los antipaternalistas también sostienen que los estándares paternalistas son demasiado amplios y autorizan e institucionalizan una excesiva intervención cuando se convierten en la base de una política. Si esta acusación es correcta, el paternalismo permite una latitud[v] de juicio inaceptable. Consideremos el ejemplo de un hombre de sesenta y cinco años que ha donado un riñón a uno de sus hijos, y ahora se ofrece como voluntario para donar su segundo riñón a su otro hijo que también necesita un trasplante, un acto que la mayoría consideraría inconsistente con su interés superior, aunque él sostenga que podría sobrevivir con diálisis. ¿Deberíamos elogiarlo, ignorarlo o negar su solicitud? El paternalismo fuerte sugiere que sería permisible y quizás obligatorio detenerlo, o al menos negarse a llevar a cabo su petición, una decisión que fácilmente podría convertirse en una cuestión de política institucional o pública. Si es así, argumentan los antipaternalistas, se permite, en principio, que el estado o una institución evite que sus ciudadanos moralmente heroicos actúen de manera "perjudicial" para sí mismos.

Sin embargo, algunos antipaternalistas pueden aceptar ciertas intervenciones que se consideran paternalistas (según nuestra comprensión amplia del paternalismo). Un ejemplo en medicina, con una extensa literatura antipaternalista, es la hospitalización forzosa de personas que no han sido dañadas por otros ni se han autolesionado, pero que han sido evaluadas como en riesgo de hacerlo, debido a un trastorno documentado que compromete sustancialmente su capacidad para tomar decisiones autónomas. En este escenario, es común encontrar una doble justificación paternalista: una para la hospitalización y otra para la terapia forzada. Los antipaternalistas podrían considerar justificada este tipo de intervención, debido a la intención de beneficiar, argumentando que en este caso la beneficencia no entra en conflicto con el respeto por la autonomía, ya que el beneficiario carece de autonomía sustancial.

Paternalismo justificado por el consentimiento. Algunos recurren al consentimiento para justificar intervenciones paternalistas, ya sea basado en un consentimiento racional, posterior, hipotético o de otro tipo. Como lo expresa Gerald Dworkin, "la noción fundamental del consentimiento es crucial y, en mi opinión, la única forma aceptable de intentar delinear un ámbito de paternalismo justificado". Sostiene, además, que el paternalismo

---

[v] N.T. La expresión *latitude of judgment* refiere a la libertad de juicio, pero en términos más técnicos, asociados a la teoría del juicio social. Dicho enfoque plantea que las personas no evalúan una posición o perspectiva únicamente por el valor de sus argumentos, sino que confrontan dicha posición con su propia actitud para luego determinar si deben aceptarla o no. En este sentido, lo que la persona percibe como tolerable representa su latitud de aceptación (*latitude of acceptance*), lo que considera inaceptable representa su latitud de rechazo (*latitude of rejection*), y frente a lo que es neutral señala sus latitudes de no compromiso (*latitudes of non commitment*). Al respecto, se puede consultar Perloff, R. (2017). *The Dynamics of Persuasion: Communication and Attitudes in the Twenty-First Century*. 6a edición. London: Routledge.

es una suerte de "póliza de seguro social" que las personas completamente racionales suscribirían para protegerse.[37] Estas personas sabrían, por ejemplo, que en ocasiones podrían sentirse tentadas a tomar decisiones con consecuencias importantes, potencialmente peligrosas e irreversibles. Otras veces, las personas podrían encontrarse bajo presiones psicológicas o sociales irresistibles que las lleven a emprender acciones que resultan ser irrazonablemente arriesgadas. Y, en otros casos, podrían carecer de una comprensión completa de los riesgos asociados con sus acciones, como ocurre con las pruebas médicas sobre los efectos del tabaquismo, a pesar de creer que poseen un entendimiento suficiente sobre el tema. Aquellos que defienden el uso del consentimiento como justificación concluyen que, como individuos completamente racionales, estaríamos dispuestos a otorgar un consentimiento limitado para que otros controlen nuestras acciones en caso de que nuestra autonomía se vea afectada o no podamos tomar la decisión prudente que de otro modo tomaríamos.[38]

Una teoría que se base en el consentimiento racional para justificar intervenciones paternalistas puede resultar atractiva debido a su intento de conciliar los principios de beneficencia y respeto por la autonomía. Sin embargo, este enfoque no toma en cuenta el consentimiento real del individuo y, por lo tanto, no se fundamenta verdaderamente en el consentimiento. Es preferible mantener las justificaciones basadas en la autonomía a cierta distancia, tanto del paternalismo como de los argumentos hipotéticos de personas racionales. La beneficencia por si sola justifica acciones verdaderamente paternalistas, de la misma manera que justifica acciones parentales que anulan las preferencias de los niños.[39] Los niños son controlados no porque creamos que luego consentirán o aprobarán racionalmente nuestras intervenciones, sino porque creemos que tendrán vidas mejores, o al menos, no tan peligrosas.

Paternalismo justificado por el beneficio prospectivo. En consecuencia, la justificación de acciones paternalistas que proponemos equilibra el beneficio con los intereses de autonomía, ponderando ambas dimensiones. A medida que los intereses de una persona en mantener su autonomía aumentan y los beneficios para esa persona disminuyen, la plausibilidad de la acción paternalista se ve menoscabada. Por el contrario, cuando los beneficios para una persona aumentan y sus intereses en la autonomía disminuyen, la justificación de la acción paternalista se vuelve más sólida. Prevenir daños menores o brindar beneficios menores mientras se ignora por completo la autonomía, es una empresa que carece de justificación plausible. Sin embargo, las acciones que previenen daños mayores o proporcionan beneficios significativos, aun cuando afecten (o "irrespeten") negativamente la autonomía de manera leve, pueden contar con un fundamento paternalista plausible. Como explicaremos a continuación, bajo ciertas condiciones específicas, incluso las acciones paternalistas más enérgicas pueden ser defendidas con base en estas premisas.[40]

Paternalismo fuerte justificado. Un ejemplo concreto (y real) proporciona un excelente punto de partida para reflexionar sobre las condiciones de un paternalismo fuerte justificado. Imaginemos a una médica que recibe los resultados de un mielograma (un estudio de la médula espinal) después de examinar a un paciente. Si bien la prueba no arroja conclusiones definitivas y se requiere repetirla, también sugiere la presencia de una patología grave. Ante la pregunta del paciente sobre los resultados, la médica decide, por razones de beneficencia, retener la información potencialmente desfavorable, reconociendo que, al revelarla, el paciente experimentará angustia y ansiedad. Basándose en su experiencia clínica anterior con otros pacientes, y en los diez años que ha tratado a este paciente en particular, la profesional está convencida de que la información no influirá en la decisión del paciente de someterse a otro mielograma. Su única motivación para retener la información es evitarle la angustia emocional de enfrentarse a datos negativos, pero no del todo confirmados, que en ese momento parecen prematuros e innecesarios. Sin embargo, la doctora tiene la intención de ser completamente honesta con el paciente respecto a los resultados de la segunda prueba y de revelarle la información mucho antes de que este necesite tomar alguna decisión sobre la cirugía. Dicha acción transitoria de retener la información se justifica moralmente porque la profesional ha determinado que, en este caso, la beneficencia tiene una prioridad temporal o provisional sobre el respeto por la autonomía.[41] Tales actos menores de paternalismo fuerte son frecuentes en la práctica médica y, en nuestra opinión, a veces están justificados.

Para reforzar el análisis que hemos presentado hasta ahora, el paternalismo fuerte, que implica la intervención de un profesional de la salud, solo está justificado si se satisfacen las siguientes condiciones (ver, además, en el Capítulo 1, nuestras condiciones que restringen la ponderación):

1. El paciente está en riesgo de sufrir un daño significativo y evitable, o de no recibir un beneficio.
2. Probablemente, la acción paternalista evitará el daño o asegurará el beneficio.
3. Es probable que la intervención destinada a prevenir el daño o garantizar un beneficio para el paciente supere los riesgos asociados con la acción emprendida.
4. No existe una alternativa moralmente superior a la limitación de la autonomía que inevitablemente ocurrirá.
5. Se elige la alternativa que menos restrinja la autonomía, la cual prevendrá el daño o garantizará el beneficio.

379

Podría agregarse una sexta condición que exija que una acción paternalista no dañe intereses *sustanciales* de autonomía, como sucedería al anular la decisión de un paciente Testigo de Jehová que, motivado por una convicción profunda, rechazara una transfusión de sangre. Intervenir de manera forzosa para llevar a cabo la transfusión infringiría gravemente la autonomía del paciente y no podría justificarse bajo esta condición adicional. Sin embargo, algunos casos de paternalismo fuerte justificado sobrepasan el umbral de mínima afectación. En general, a medida que aumenta el riesgo para el bienestar del paciente o la probabilidad de un daño irreversible, también aumenta la probabilidad de una intervención paternalista justificada.

El siguiente caso respalda de manera plausible una intervención paternalista fuerte, a pesar de que implica más que una mínima afectación al respeto por la autonomía. Un psiquiatra está tratando a un paciente que, aunque está en pleno uso de sus facultades mentales, exhibe un comportamiento aparentemente bizarro. Este paciente actúa de manera consciente, pero sus acciones se basan exclusivamente en sus creencias religiosas. Le pregunta al psiquiatra sobre su condición. Esta pregunta tiene una respuesta clara, pero responderla llevaría al paciente a desplegar un comportamiento gravemente autolesivo, como arrancarse el ojo derecho para cumplir lo que él cree que son las demandas de su religión. En este caso, el médico actúa de manera paternalista y justificada al ocultar información al paciente, quien es racional y está debidamente informado. Dado que, en este caso, la vulneración del principio de respeto por la autonomía es más que mínima (las opiniones religiosas expresadas son fundamentales para el plan de vida del paciente), no es necesario establecer una sexta condición que requiera no infringir sustancialmente la autonomía para todos los casos de paternalismo fuerte justificado.

Problemas de la intervención en casos de suicidio

Al momento de la publicación de este libro, el suicidio es la décima causa de muerte en los Estados Unidos. En 2016, cerca de 45.000 personas se quitaron la vida, lo que representa un aumento de aproximadamente el 30% desde 1999. Los datos disponibles de alrededor de la mitad de los estados de Estados Unidos indican que en más del 50% de las personas que fallecieron por suicidio, no se tenía conocimiento de que tuvieran problemas de salud mental.[42] Estas cifras sorprendentes sugieren que las mejoras en los programas de prevención del suicidio, basados en la beneficencia, no han sido tan efectivas como se anticipaba por parte de quienes planificaron estos programas.

Nos enfocaremos en las intervenciones en casos de suicidio, es decir, en las acciones que tienen la intención de prevenirlos. Históricamente, tanto el estado, las instituciones religiosas como los profesionales de la salud han ejercido jurisdicción para intervenir en casos de intentos de suicidio. Aunque quienes intervienen no siempre explican sus acciones desde un punto de vista paternalista, esta ha sido una justificación recurrente.

No obstante, diversas interrogantes conceptuales en torno al término *suicidio* dificultan categorizar algunos actos bajo esa denominación.[43] Un ejemplo emblemático de estas dificultades lo encontramos en el caso de Barney Clark, quien se convirtió en el primer ser humano en recibir un corazón artificial. Una vez realizado el procedimiento, se le proporcionó una llave para desactivar el compresor en caso de que decidiera poner fin a su vida. Como apuntó el Dr. Willem Kolff, posiblemente desde una perspectiva antipaternalista, si el paciente "sufre y considera que su vida ya no tiene valor, tiene una llave que puede emplear... Creo que es completamente legítimo que este hombre, cuya vida ha sido prolongada artificialmente, tenga el derecho de ponerle fin si así lo desea, y si su existencia deja de ser gratificante".[44]

¿Constituiría un acto de suicidio por parte de Clark utilizar la llave para desconectar el corazón artificial? Si hubiera rechazado recibir el corazón artificial desde un principio, pocos habrían considerado su acción como un suicidio. Dado su estado general, extremadamente precario, la naturaleza experimental del corazón artificial y la ausencia de cualquier indicio de intención suicida, aquello resulta improbable. Sin embargo, de haberse disparado intencionalmente con una pistola mientras tenía el corazón artificial, su acción habría sido categorizada como suicidio.

Nuestra principal preocupación radica en la intervención paternalista en casos de intento de suicidio. El dilema moral fundamental surge cuando se considera que, si el suicidio autónomo es un derecho moral protegido, entonces el estado, los profesionales de la salud y otros actores carecen de fundamentos legítimos para intervenir en intentos de suicidio autónomos. La necesidad de intervenir para prevenir el suicidio en personas que carecen de niveles sustanciales de autonomía es indiscutible, y pocos desean regresar a los días en que el suicidio era un acto criminal. Sin embargo, si existe un derecho a la autonomía para cometer suicidio, el intento de impedir que un individuo autónomo pero imprudente se suicide no sería legítimo.

Un claro y relevante ejemplo de intento de suicidio se presenta en el siguiente caso, protagonizado por John K., un abogado de treinta y dos años. Dos neurólogos confirmaron de manera independiente que los espasmos faciales que había experimentado durante tres meses eran un signo temprano de la enfermedad de Huntington, un trastorno neurológico progresivo

381

que conduce a una demencia irreversible y resulta fatal en un lapso de aproximadamente diez años. La madre de John K. había sufrido una muerte espantosa debido a la misma enfermedad, y él había expresado en repetidas ocasiones que preferiría morir antes que sufrir de la misma manera que su madre había sufrido. Durante varios años experimentó ansiedad, consumió alcohol en exceso y buscó ayuda psiquiátrica para lidiar con episodios de depresión intermitente. Después de recibir este diagnóstico, compartió su situación con su psiquiatra y solicitó ayuda para llevar a cabo un suicidio asistido. Ante la negativa del psiquiatra de brindarle apoyo, John K. intentó quitarse la vida ingiriendo su medicamento antidepresivo, dejando una nota de explicación dirigida a su esposa e hijo.[45]

Varias intervenciones ocurrieron o podrían haber ocurrido en este caso. Primero, el psiquiatra rechazó la solicitud de suicidio asistido de John K., y habría intentado internarlo contra su voluntad si este no hubiera afirmado, convincentemente, de que ya no planeaba quitarse la vida en un futuro cercano. Parece que el psiquiatra consideraba que, con el tiempo, podría ofrecerle una psicoterapia adecuada. En segundo lugar, la esposa de John K. al encontrarlo inconsciente, lo llevó a urgencias de inmediato. Tercero, el personal de la sala de emergencias decidió tratarlo a pesar de su nota de suicidio. La pregunta que surge es cuál de estas intervenciones —se hayan producido o no— es justificable (si es que alguna lo es).

Una explicación ampliamente aceptada sobre nuestras obligaciones se fundamenta en una estrategia de intervención *temporal* propuesta por John Stuart Mill. Según esta explicación, la intervención provisional está justificada cuando se trata de determinar si una persona está actuando de manera autónoma, pero ya no lo está cuando es indudable que sus acciones son sustancialmente autónomas. Glanville Williams aplicó esta estrategia en una exposición clásica de dicho enfoque:

> Si uno se encuentra de repente con otra persona que intenta suicidarse, lo natural y humano es tratar de detenerla, para averiguar la causa de su angustia e intentar remediarla, o bien para intentar disuadirla moralmente si parece que el acto de suicidio muestra falta de consideración por los demás, o también con el fin de persuadirla para que acepte ayuda psiquiátrica si parece necesario. ... Pero no se podría justificar nada más que una coerción temporal. Dudo seriamente si un intento de suicidio debería ser un factor que conduzca a un diagnóstico de psicosis o a la internación involuntaria en un hospital. Los psiquiatras están demasiado dispuestos a asumir que un intento de suicidio es un acto propio de personas mentalmente enfermas.[46]

Esta firme postura antipaternalista podría ser objeto de crítica por dos razones principales. En primer lugar, la ausencia de una intervención más enérgica que la permitida por Williams transmite simbólicamente a las personas potencialmente suicidas, tanto una falta de preocupación como de responsabilidad de la comunidad para con ellos. En segundo lugar, muchas personas que cometen o intentan cometer suicidio están mentalmente enfermas, clínicamente deprimidas, o desestabilizadas por una crisis, lo que significa que no están actuando de manera autónoma. Muchos profesionales de la salud mental sostienen que los suicidios suelen ser el resultado de actitudes inadaptadas o enfermedades que requieren atención terapéutica y apoyo social. En circunstancias típicas, la persona suicida planifica cómo poner fin a su vida, al mismo tiempo que fantasea sobre cómo será rescatada, incluyendo la posibilidad de ser salvada de las circunstancias negativas que la llevaron al suicidio, y de la propia acción suicida. Si el suicidio es el resultado de una depresión clínica, para la cual el paciente ha buscado tratamiento, o constituye un llamado de auxilio, cualquier falta de intervención muestra irrespeto por los deseos autónomos más profundos de la persona, incluidas sus esperanzas para el futuro.

Sin embargo, es necesario ser precavido al justificar este tipo de beneficencia comunitaria, ya que podría manifestarse de manera paternalista a través de intervenciones injustificadamente enérgicas. Aunque el suicidio ha sido despenalizado en la mayoría de los países, un intento de suicidio, sin importar el motivo, suele brindar una base legal para la intervención de funcionarios públicos, así como fundamentos para al menos una hospitalización involuntaria temporal.[47] No obstante, la carga de la prueba recae en aquellos que sostienen que el juicio del paciente es insuficientemente autónomo.

Consideremos el siguiente ejemplo ilustrativo que involucra a Ida Rollin, una mujer de setenta y cuatro años que padecía cáncer de ovarios. Sus médicos le hablaron sinceramente, comunicándole que le quedaban solo unos meses de vida y que su muerte sería dolorosa y angustiante. Rollin expresó a su hija su deseo de poner fin a su vida y solicitó ayuda. La hija consiguió algunas pastillas y le transmitió las instrucciones de un médico sobre cómo debían ser ingeridas. Más tarde, cuando la hija expresó ciertas reservas sobre estos planes, su esposo le recordó que ellos "no estaban al timón, que eran solo "navegantes", y que ella [Ida Rollin] comandaba el buque".[48]

Esta alusión metafórica a la autoridad legítima nos recuerda que aquellos que abogan por intervenir en casos de suicidio para evitar que esas personas mantengan ese control sobre sus vidas, necesitan una justificación moral que se adapte al contexto. Se presentan situaciones, tanto en el ámbito de la atención médica como en otros contextos, en las que es apropiado apartarse y permitir que una persona decida poner fin a su vida. Incluso puede ser adecuado ayudar a facilitar esa muerte, al igual que hay momentos en los que la intervención es pertinente (ver nuestro Capítulo 5 sobre distintas formas de muerte médicamente asistida).

Denegación de solicitudes de procedimientos no beneficiosos

En ocasiones, pacientes y representantes autorizados solicitan procedimientos médicos que el profesional de la salud no considera beneficiosos y que, tal vez, incluso puedan resultar perjudiciales. En algunas situaciones, la negativa a tales solicitudes puede interpretarse como un acto de paternalismo.

Paternalismo pasivo. Un acto de paternalismo pasivo se produce cuando, por razones de beneficencia, los profesionales se niegan a respetar las preferencias claramente expresadas por un paciente con respecto a una intervención.[49] A continuación, se presenta un ejemplo ilustrativo de lo anterior. Elizabeth Stanley, una becaria de veintiséis años, sexualmente activa, solicita una ligadura de trompas, insistiendo en que ha considerado esta decisión durante meses, no le agradan los anticonceptivos disponibles en el mercado, no desea tener hijos, y comprende que se trata de un procedimiento irreversible. Cuando el ginecólogo sugiere que en el futuro podría querer casarse y tener hijos, ella responde que buscaría un esposo que no deseara tener hijos o, que, en su defecto, optaría por la adopción. Está convencida de que no cambiará de opinión y desea que la ligadura de trompas asegure que no haya posibilidad de reconsiderar su decisión. Ha programado sus vacaciones dentro de dos semanas y espera que la cirugía se realice para entonces.[50]

Si un médico se niega a realizar la ligadura de trompas por razones relacionadas con el beneficio del paciente, la decisión se considera paternalista. Sin embargo, si la negativa se debe únicamente a motivos de conciencia ("No realizaré tales procedimientos por convicciones morales personales"), es posible que no esté fundada en ningún motivo paternalista.

Por lo general, es más fácil justificar el paternalismo pasivo que el paternalismo activo,[vi] dado que los médicos no suelen tener la obligación moral de seguir los deseos de sus pacientes cuando estos entran en conflicto con los estándares aceptados de la práctica médica, contradicen el juicio del profesional sobre el beneficio o el daño médico, o van en contra de la con-

---

[vi] N.T. La literatura especializada distingue paternalismo pasivo de paternalismo activo en que el primero se basa, en general, en razones médicas (o que el médico considera científicamente plausibles) para rechazar la voluntad de un paciente, y el segundo se fundamenta en visiones o puntos de vista más subjetivos (creencias, convicciones, valores) del profesional de la salud, que no están necesariamente relacionadas con razones médicas o científicas. Por ello, desde un punto de vista moral, es más fácil aceptar en los entornos clínicos, el primer tipo de paternalismo mencionado. Esta distinción ha sido sostenida por uno de los autores de este libro (Childress, J.F. (1985). *Who Should Decide?: Paternalism in Health Care*. New York: Oxford University Press).

ciencia del galeno. Cada forma de paternalismo pasivo puede ser justificada en ciertos casos, pero no en todos.

Futilidad médica. El paternalismo pasivo se evidencia en decisiones de no llevar a cabo procedimientos solicitados por el paciente que se consideran médicamente fútiles (abordamos el tema de la futilidad médica en el Capítulo 5). Consideremos el caso clásico de Helga Wanglie, una mujer de ochenta y cinco años en estado vegetativo persistente, y conectada a un respirador. El hospital buscaba desconectar el respirador argumentando que no era beneficioso, ya que no podía sanar sus pulmones, aliviar su sufrimiento ni permitirle experimentar los beneficios de la vida. Sus representantes legales —su esposo, un hijo y una hija— abogaban por mantener el soporte vital en curso. Argumentaban que la Sra. Wanglie no estaría mejor muerta, que aún podría ocurrir un milagro, que los médicos no debían actuar como si fueran Dios, y que retirar el soporte vital representaba "la decadencia moral de nuestra civilización".[51] Dado que la solicitud de continuar el tratamiento provenía de la familia en lugar del paciente, este caso puede ser considerado como un ejemplo de paternalismo pasivo solo si se asume que sus parientes más cercanos están expresando lo que creen que son los deseos de la Sra. Wanglie.

Si el soporte vital para estos pacientes es realmente fútil, resulta justificado denegar sus solicitudes de tratamiento o las de sus representantes legales. En tales situaciones, la expresión "intervenciones clínicamente no beneficiosas" puede ser preferible al término *futilidad*.[52] Por lo general, hablar de futilidad no implica que una intervención dañará al paciente, vulnerando el principio de no maleficencia, sino que no producirá el beneficio que el paciente o el representante legal buscan. Una convicción justificada sobre la futilidad elimina la obligación del profesional de llevar a cabo un procedimiento médico. No obstante, no resulta evidente que todo el debate en torno a la futilidad aclare la amplia gama de problemas éticos relevantes del paternalismo pasivo, en parte debido a su uso más bien vago, como discutimos en el Capítulo 5. En ese apartado, defendemos que, a pesar de sus inconvenientes, "fútil" sigue siendo un término superior a "inapropiado", una alternativa aún más ambigua que ha sido recientemente propuesta en la literatura especializada.[53]

PONDERACIÓN DE BENEFICIOS, COSTOS Y RIESGOS

Hasta ahora nos hemos concentrado en el papel del principio de beneficencia en la medicina clínica, la atención médica y las políticas públicas. A continuación, consideraremos cómo los principios de beneficencia, particularmente el principio de utilidad, de acuerdo con el sentido que nosotros le damos al comienzo de este capítulo, pueden aplicarse a las políticas de salud mediante herramientas que analizan y evalúan los beneficios en relación con los costos y riesgos. Dado que el análisis formal ha adquirido un papel crítico en la toma de decisiones políticas, la importancia de evaluar éticamente estos métodos ha aumentado. A menudo, estas herramientas son moralmente inobjetables e incluso, en ciertas circunstancias, pueden ser necesarias desde un punto de vista ético. Sin embargo, su uso plantea ciertos problemas.

Los médicos habitualmente basan sus decisiones sobre los tratamientos más adecuados en la ponderación de los probables beneficios y daños para los pacientes. Este mismo criterio se emplea en los juicios sobre la aceptabilidad ética de la investigación que involucra a sujetos humanos. Dichos juicios evalúan si los posibles beneficios, tanto para la sociedad como para los sujetos, superan los riesgos a los que estos últimos se exponen. Al presentar para su aprobación un protocolo de investigación con sujetos humanos ante una junta de revisión institucional (JRI), se espera que un investigador tenga en cuenta los riesgos para los sujetos y los posibles beneficios tanto para ellos como para la sociedad, y luego explique por qué los probables beneficios superan los riesgos. Cuando la JRI analiza los riesgos y beneficios, determina sus respectivos pesos, y toma decisiones, generalmente utiliza métodos informales, como juicios de expertos respaldados por datos confiables, y razonamiento analógico basado en precedentes. En este contexto, nos enfocaremos en técnicas que utilizan análisis formal y cuantitativo de costos, riesgos y beneficios, y ofreceremos una evaluación ética de su uso como formas de aplicar los principios de beneficencia.

Naturaleza de los costos, riesgos y beneficios

Iniciamos con algunas cuestiones conceptuales básicas sobre costos, riesgos y beneficios. Los *costos* incluyen los recursos necesarios para obtener un beneficio, así como los efectos negativos de perseguirlo y realizarlo. Nos centramos en los costos expresados en términos monetarios, que constituyen la interpretación principal en los análisis de costo-beneficio y de costo-efectividad. Por otro lado, el término *riesgo* hace referencia a un posible daño futuro, donde dicho daño se define como un retroceso en los intereses de un individuo, particularmente en lo relacionado con la vida, la salud o el bienestar. Expresiones como *riesgo mínimo*, *riesgo razonable* y *alto riesgo* suelen referirse a la posibilidad de que ocurra un daño, esto es, su probabilidad, pero también a la gravedad del mismo en caso de que suceda, es decir, su magnitud.[54]

Las afirmaciones sobre el riesgo son *descriptivas*, en la medida en que señalan la probabilidad de que ocurran eventos perjudiciales. Son *evaluativas* cuando asignan un valor a la ocurrencia o prevención de estos eventos. Dichas afirmaciones presuponen una evaluación negativa previa de alguna condición. En su esencia, una circunstancia de riesgo implica la posibilidad de que acontezca algo evaluado como perjudicial, acompañado de una incertidumbre sobre su ocurrencia real, que puede expresarse en términos de su probabilidad. Existen varios tipos de riesgo, incluidos los físicos, psicológicos, financieros y legales.

El término *beneficio* a veces se utiliza para referirse a la evitación de costos y la reducción de riesgos, pero en el ámbito de la biomedicina, con mayor frecuencia denota algo de valor positivo, como la preservación de la vida o la mejora de la salud. A diferencia del *riesgo*, el *beneficio* no es en sí mismo un término probabilístico. El *beneficio probable* representa el contrapunto adecuado al riesgo, y los beneficios son comparables a los perjuicios más que a los riesgos de daño. Por ende, las relaciones entre riesgo y beneficio se comprenden mejor en términos de un coeficiente entre la probabilidad y magnitud de un beneficio anticipado y la probabilidad y magnitud de un perjuicio anticipado.

Evaluación de riesgos y valores en conflicto

La *valoración* del riesgo implica el análisis y evaluación[vii] de las probabilidades de resultados negativos, especialmente los daños. La *identificación* del riesgo busca localizar un peligro particular. La *estimación* del riesgo determina la probabilidad y magnitud del daño asociado con ese peligro. La *evaluación* del riesgo determina si los riesgos identificados y estimados son aceptables, a menudo en relación con otros objetivos. La evaluación del riesgo en relación con los beneficios probables a menudo se denomina *análisis riesgo-beneficio* (ARB), que puede formularse en términos de una proporción entre los beneficios esperados y los riesgos, y puede conducir a crear un juicio sobre la aceptabilidad del riesgo evaluado. La identificación, estimación y evaluación del riesgo son etapas de su valoración. La siguiente fase del proceso es la *gestión* del riesgo, que consiste en las respuestas in-

---

[vii] N.T. Los autores utilizan los términos *assessment* y *evaluation* —que en el inglés coloquial generalmente se entienden como sinónimos— con significados ligeramente diferentes, donde el primero es más comprehensivo e implica al segundo. Por ello, los traduzco como "valoración" y "evaluación", respectivamente. Aunque esta delgada distinción pudiera parecer retórica, tiene sentido en el contexto de esta sección. Sin embargo, en español, podríamos incluso utilizar ambos términos indistintamente, lo que no afectaría una comprensión adecuada del texto original.

dividuales, institucionales o políticas a su análisis y evaluación, incluidas las decisiones para mitigar o controlar los riesgos.[55] Por ejemplo, en el ámbito hospitalario, la gestión del riesgo incluye establecer políticas destinadas a reducir tanto la posibilidad de demandas por negligencia médica como el riesgo de accidentes, lesiones y errores médicos.

La valoración del riesgo sirve de base para la evaluación de tecnologías, informes de impacto ambiental y políticas públicas que protegen la salud y la seguridad.[viii] El siguiente esquema de magnitud y probabilidad del daño captura características importantes de la valoración del riesgo:

		Magnitud del daño	
		Mayor	*Menor*
	Alta	1	2
Probabilidad de daño			
	Baja	3	4

Bajo la categoría 4, se plantean interrogantes acerca de la insignificancia de ciertos riesgos, ya sea por su baja probabilidad de ocurrencia, la magnitud limitada del daño que pueden ocasionar, o ambos aspectos combinados. Estos riesgos, conocidos como *de minimis*, son considerados aceptables dado que su impacto puede interpretarse prácticamente como nulo.[ix] Según la FDA un riesgo de menos de un cáncer por millón de personas expuestas se clasifica como *de minimis*. Sin embargo, el uso de este umbral cuantitativo o punto de corte en un enfoque *de minimis* puede ser problemático. Por ejemplo, consideremos un riesgo anual de un caso de cáncer

---

[viii] N.T. El principialismo de los autores representa, en este contexto, un enfoque deliberativo bastante eficiente para analizar escenarios de riesgo global bajo incertidumbre moral y normativa, especialmente porque dicho tipo de riesgo posee el potencial de infligir serios daños a la vida humana, animal y natural a una escala global. El cambio climático y la pandemia del Coronavirus son ejemplos de riesgos globales, los cuales implican diversas dificultades pragmáticas a la hora de abordarlos y pensar modelos regulatorios o políticas públicas para su mitigación.

[ix] N.T. En el sentido de que se trata de un nivel de riesgo que es demasiado marginal como para preocuparse por él. De este modo, en una ecuación de evaluación de riesgos bajo incertidumbre, se considera que la probabilidad de daño de su eventual impacto, tiende a cero. Por tanto, se entiende que solo deben abordarse y gestionarse los niveles de riesgo superiores a este nivel *de minimis*. Se ha denominado también nivel de riesgo "virtualmente seguro", y tiene aplicaciones en los campos de la auditoría, la modelación de futuros prospectivos y la ingeniería, entre otros.

por cada millón de personas para la población estadounidense. Este escenario generaría el mismo número de muertes (es decir, 300) que un riesgo de uno por cada cien en una ciudad con una población de 30.000 habitantes. Al concentrarse únicamente en el riesgo anual de cáncer o muerte por cada millón de individuos, el enfoque *de minimis* podría descuidar el nivel acumulativo general de riesgo creado para las personas a lo largo de sus vidas, debido a la adición de varios riesgos de uno por millón.[56]

La evaluación de riesgos también se enfoca en determinar su aceptabilidad en relación con los beneficios buscados. Con la posible excepción de los riesgos *de minimis*, la mayoría de los riesgos serán considerados aceptables o inaceptables en función de los posibles beneficios derivados de las acciones que los implican. Por ejemplo, se analizan los beneficios de la radiación, la terapia hormonal o de un procedimiento quirúrgico en el tratamiento del cáncer de próstata, así como los beneficios de la energía nuclear o de productos químicos tóxicos en el entorno laboral.[57] A veces, se desencadenan acaloradas controversias en torno a análisis competitivos de riesgo-beneficio. Por ejemplo, examinemos las posturas respecto a la circuncisión neonatal masculina por parte de dos destacadas sociedades médicas. La Sociedad Canadiense de Pediatría concluyó que, en la mayoría de los casos, los beneficios de la circuncisión no compensan los riesgos asociados, mientras que la Sociedad Americana de Pediatría (junto con los Centros para el Control de Enfermedades de Estados Unidos) mantuvo que los beneficios superan los riesgos. Lo anterior ha resultado en recomendaciones contradictorias para los padres que consideran este procedimiento para sus hijos.[58]

Análisis de riesgos y beneficios en la regulación de fármacos y dispositivos médicos. Algunas de las complejidades conceptuales, normativas y empíricas inherentes a la evaluación de riesgos y al ARB se manifiestan claramente en la regulación gubernamental de fármacos y dispositivos médicos.

La FDA exige tres fases de ensayos clínicos en humanos para la aprobación regulatoria de fármacos. Cada fase implica un ARB para determinar si se avanza a la siguiente etapa y si se aprueba el medicamento para un uso más amplio. Como se mencionó previamente, pacientes, médicos y otros profesionales de la salud a menudo han expresado críticas hacia el proceso de aprobación de medicamentos, debido a la prolongada duración del mismo. Algunos críticos plantean que el umbral de evidencia requerido para establecer una relación riesgo-beneficio favorable es demasiado elevado, lo que genera una limitación significativa del acceso de los pacientes a medicamentos nuevos y promisorios, especialmente en momentos de necesidad extrema, causada por condiciones médicas graves o incluso fatales (consúltese nuestro análisis previo sobre el acceso ampliado en este mismo capítulo). Otros críticos argumentan que el proceso de aprobación no es lo suficientemente riguroso, ya que no siempre aborda de manera adecuada los problemas que pueden surgir después de que un medicamento ha sido aprobado.[59] Una crítica relacionada y de gran importancia moral es que, en ocasiones, los medicamentos aprobados que resultan ser ineficaces o inseguros para un uso más amplio, no son retirados del mercado con la celeridad necesaria, en caso de que esto suceda. La política de la FDA establece que los medicamentos deben ser retirados del mercado siempre que sus riesgos superen a sus beneficios. Por ejemplo, un medicamento podría ser retirado debido a un problema de seguridad irremediable que no se conocía al momento de su aprobación. Sin embargo, es posible que la retirada del mercado no se produzca hasta muchos años después de haberse establecido, con razonable certeza, que los riesgos superan a los beneficios.

Un ejemplo relacionado con dispositivos médicos presenta un caso emblemático de ARB y de evaluaciones complejas y controvertidas realizadas por la FDA antes de tomar sus decisiones regulatorias. Durante más de tres décadas, miles de mujeres recurrieron a implantes mamarios rellenos de gel de silicona para aumentar, remodelar o reconstruir sus senos tras una mastectomía por cáncer u otras cirugías. También se utilizaron implantes rellenos de solución salina. Ambos tipos poseen una cubierta externa de silicona, aunque los rellenos de gel de silicona suscitaron mayores preocupaciones. Estos implantes ya estaban en el mercado cuando, en 1976, la ley demandó que los fabricantes proporcionaran datos sobre la seguridad y eficacia de ciertos dispositivos médicos. No se exigía que los fabricantes de implantes presentaran estos datos a menos que surgieran cuestionamientos. Las preocupaciones posteriores respecto a la salud y la seguridad se centraron en la durabilidad de los implantes rellenos de gel de silicona, su tasa de ruptura y su posible relación con diversas enfermedades.

Los defensores de una total prohibición de estos implantes argumentaron que ninguna mujer debería estar expuesta a un riesgo de magnitud desconocida pero potencialmente grave, debido a la posibilidad de que su consentimiento no estuviera debidamente informado. El Comisionado de la FDA, David Kessler, y otros personeros, respaldaron una política restrictiva que se implementó en 1992. Kessler afirmó que, para "pacientes con cáncer y otras mujeres que requieren una reconstrucción mamaria", podría existir una relación riesgo-beneficio favorable en circunstancias rigurosamente controladas.[60] Al diferenciar claramente entre las candidatas para una reconstrucción mamaria tras una cirugía y aquellas que solicitaban un aumento del tamaño de sus senos, sostuvo que una relación riesgo-beneficio favorable existía únicamente en el caso de las candidatas para la reconstrucción.

Dado que las candidatas para el aumento aún conservaban tejido mamario, se consideraba que estaban expuestas a un "mayor riesgo" con estos implantes. Según el argumento, en presencia de un implante, la mamografía podría no detectar el cáncer de mama, y su uso podría implicar un riesgo de exposición a la radiación en mujeres jóvenes y saludables con tejido mamario que presentaran rupturas silenciosas asintomáticas del implante relleno de gel de silicona. Kessler escribió: "desde nuestro punto de vista, en este momento la relación riesgo-beneficio no favorece el uso irrestricto de implantes mamarios de gel de silicona en mujeres sanas".

A pesar de la negativa de Kessler a que esta decisión involucrara "algún juicio sobre valores", los críticos argumentaron acertadamente que, de hecho, se fundamentaba en valores controvertidos y tenía un matiz inapropiadamente paternalista. Existe evidencia que sugiere que la FDA otorgó un peso desproporcionadamente alto a los riesgos desconocidos, en gran medida debido a que la agencia menospreció los beneficios percibidos por las mujeres respecto a los implantes mamarios, salvo en casos de reconstrucción. En consecuencia, la agencia mantuvo un alto estándar de seguridad para estos implantes, en lugar de permitir que las mujeres decidieran por sí mismas si aceptaban o no los riesgos, en virtud de sus propios beneficios subjetivos.[61]

Si la evidencia hubiera indicado un alto riesgo en relación con el beneficio, así como una irrazonable exposición a ciertos peligros por parte de las mujeres, una conclusión diferente podría haber sido justificada, pero la evidencia disponible en ese momento y desde entonces apunta en otra dirección. La política de la FDA era injustificadamente paternalista, especialmente cuando se compara con las decisiones públicas menos restrictivas adoptadas en países europeos.[62] Una política más defendible y no paternalista habría permitido el uso continuado de implantes mamarios rellenos de gel de silicona, independientemente de las condiciones biológicas y objetivos de las usuarias, siempre y cuando se exigiera una divulgación adecuada de la información sobre los riesgos. Elevar el nivel de los estándares de divulgación, como lo ha hecho la FDA en algunos casos, habría sido más apropiado que restringir la elección.

En 2006, respaldada por nuevos datos proporcionados por los fabricantes, así como por evaluaciones llevadas a cabo por sus comités asesores, la FDA aprobó la comercialización de implantes mamarios rellenos de gel de silicona de dos compañías para su uso en mujeres de todas las edades en casos de reconstrucción mamaria, y para mujeres de veintidós años en adelante en el caso de aumento mamario.[63] A pesar de las "frecuentes complicaciones locales y resultados adversos" asociados con estos implantes mamarios, la FDA determinó que sus beneficios y riesgos son lo "suficientemente conocidos como para que las mujeres tomen decisiones informadas sobre su uso",[64] lo que le permitió a la agencia evitar los problemas de paternalismo que afectaron a políticas anteriores. Desde entonces, la FDA ha mantenido una supervisión constante de los datos sobre los implantes y ha difundido nueva información relevante sobre su seguridad. Además, ha exhortado a los fabricantes y médicos a ofrecer información actualizada y objetiva, con el fin de ayudar a las mujeres a tomar sus decisiones.

Otra inquietud radica en que el ARB utilizado en la aprobación y regulación de medicamentos o dispositivos, a veces es demasiado restringido o limitado. Por ejemplo, mientras esta edición de nuestro libro se está imprimiendo, Estados Unidos enfrenta una devastadora epidemia de opioides que supera con creces la situación que se vive en la mayoría de los otros países del mundo. Al menos dos millones de personas en Estados Unidos padecen un trastorno por uso de opioides (TUO), que incluye la dependencia y el abuso, y está vinculado a medicamentos recetados. Además, se estima que otras seiscientas mil personas tienen un TUO relacionado con la heroína. Aproximadamente noventa personas mueren cada día debido a una sobredosis de opioides. Esta epidemia ha sido, en parte, el resultado de esfuerzos beneficentes importantes y muy necesarios, aunque tardíos, para manejar el dolor de los pacientes de manera más efectiva. Dado los daños generalizados y los costos individuales y sociales de esta crisis, un comité de consenso de las Academias Nacionales de Estados Unidos (US National Academies) instó a la FDA a adoptar un análisis más riguroso de los riesgos y beneficios en la aprobación y monitoreo de opioides recetados para el manejo del dolor.[65] Este enfoque analítico es más completo de lo habitual en al menos dos aspectos: implica una evaluación sistemática y exhaustiva de la salud pública, así como un monitoreo y supervisión posterior a la aprobación más minuciosa, teniendo en cuenta los patrones de prescripción y uso de dichos medicamentos.

El enfoque de la FDA para la aprobación de medicamentos se centra habitualmente en el producto específico, es decir, el fármaco, a partir de los datos generados y proporcionados por el fabricante. Posteriormente, la FDA pondera los posibles beneficios indicados por dicha información con los riesgos conocidos o desconocidos en el momento del análisis. Sin embargo, este enfoque podría no considerar de manera adecuada los beneficios y riesgos individuales y sociales de los opioides tal como se prescriben y utilizan en la práctica, lo cual puede generar una serie de efectos en los hogares y en la sociedad en general. Es esencial, aunque insuficiente, evaluar los posibles beneficios (tales como el alivio del dolor y la mejora de diversas funciones) y los riesgos (como la depresión respiratoria, la muerte y el trastorno por uso de opioides) para los pacientes individuales. También se debe considerar la evaluación de los beneficios y riesgos para terceros en el hogar del paciente y en la comunidad, incluyendo los efectos en la criminalidad y el desempleo, así como el posible impacto del medicamento en los mercados legales e ilegales de opioides, la desviación de opioides recetados, la transición a opioides ilícitos y los daños relacionados con las inyecciones, como ocurre con la transmisión del VIH y del virus de la hepatitis C. Además, el informe del comité de consenso destacó la importancia de analizar los perfiles de beneficio-riesgo específicos de diversas subpoblaciones y regiones geográficas, haciendo hincapié en la necesidad de equidad.[66] En resumen, es imprescindible integrar de manera exhaustiva y sistemática consideraciones más amplias de salud pública en las decisiones regulatorias sobre la aprobación de opioides.

Dada la amplitud de esta tarea, que abarca una multitud de factores y variables, y requiere datos de alta calidad difíciles de obtener, es probable que resulte complicado, e incluso imposible, llevar a cabo un ARB formal, completo y sistemático. En lugar de ello, para determinar políticas apropiadas, es probable que la FDA, en colaboración con otros organismos públicos y privados pertinentes, deba sopesar los beneficios y riesgos tanto para los pacientes que necesitan alivio del dolor como para aquellos expuestos a riesgos de amplio alcance, de manera tanto formal como informal. Este proceso de ponderación debe llevarse a cabo en un contexto transparente, público y deliberativo, con la participación activa de todas las partes interesadas y potencialmente afectadas.

En este punto, llegamos a dos conclusiones generales. En primer lugar, consideramos que es moralmente legítimo y, en muchas ocasiones, obligatorio que la sociedad actúe de manera beneficente, a través del gobierno y sus agencias para proteger a los ciudadanos de medicamentos y dispositivos médicos que puedan ser perjudiciales o cuya seguridad y eficacia no estén bien determinadas. Por consiguiente, consideramos que la FDA y otras agencias similares desempeñan un papel regulatorio justificado. Nuestra conclusión de que la FDA no debería haber impuesto restricciones severas o prohibido el uso de implantes mamarios rellenos de gel de silicona no debe interpretarse como un argumento en contra del papel social indispensable de dicha agencia. La epidemia de opioides ilustra que tanto la aplicación como el alcance del ARB en la aprobación y supervisión de medicamentos y dispositivos pueden requerir ser más amplios de lo que comúnmente se cree, aunque inevitablemente puedan resultar menos formales y sistemáticos de lo deseado, debido a la amplia gama de factores potencialmente relevantes que deben considerarse. En segundo lugar, es importante destacar que los ARB no están exentos de la influencia de valores. Estos valores se hacen evidentes en diversas decisiones basadas en el ARB, como las relacionadas con los implantes mamarios y la evaluación de los medicamentos opioides.

393

Percepción del riesgo. Las percepciones del riesgo varían entre distintas comunidades humanas, y la forma en que un individuo percibe los riesgos en cualquiera de estas comunidades puede diferir de la evaluación realizada por un experto. Estas variaciones pueden reflejar distintos objetivos y "presupuestos de riesgo", así como diferentes evaluaciones cualitativas de riesgos específicos, incluyendo si dichos riesgos son voluntarios, controlables, altamente relevantes, novedosos o temidos.[67]

Las diferencias en dichas percepciones sugieren ciertos límites en los intentos de utilizar enunciados cuantitativos de probabilidad y magnitud para llegar a conclusiones sobre la aceptabilidad de diversos riesgos. La percepción informada, aunque subjetivamente interpretada por el público, acerca de un daño posible o probable, debe ser tomada en cuenta y recibir una consideración significativa al formular políticas públicas, si bien la ponderación apropiada variará en cada situación específica. En ocasiones, el público sostiene percepciones factualmente equivocadas o parcialmente informadas sobre los riesgos que los expertos pueden identificar. Estas concepciones erróneas o insuficientemente informadas del público pueden y deben ser corregidas mediante un proceso de políticas públicas equitativo.[68]

Precaución: ¿principio o proceso? En ocasiones, un nuevo desarrollo de la ciencia aplicada como la nanotecnología, o una práctica innovadora como la administración de hormonas de crecimiento bovino en vacas lecheras, parece plantear una amenaza para la salud o generar un riesgo, lo que suscita preocupación pública. Los científicos pueden carecer de evidencia para determinar la magnitud del posible resultado negativo o las probabilidades de que ocurra, quizás debido a relaciones causa-efecto inciertas. En tales casos, los riesgos no pueden ser cuantificados y resulta imposible realizar un análisis de riesgo-costo-beneficio adecuado. En el mejor de los casos, la beneficencia puede implementarse a través de medidas *precautorias*. ¿Qué acciones, si las hay, son justificables ante riesgos inciertos?

Vienen a la mente varios adagios comunes: más vale prevenir que lamentar; mirar antes de saltar; y un gramo de prevención vale más que un kilo de curación. Estas máximas sirven como guías generales para la toma de decisiones y no son cuestionables. El llamado principio de precaución ha sido implementado en algunos tratados internacionales, así como en leyes y regulaciones en varios países, con el fin proteger el medio ambiente y la salud pública.[69] Hablar sobre *el* principio de precaución, como hacen algunos autores y documentos internacionales, resulta engañoso, ya que existen diversas versiones de este concepto en la ley y en la política pública, así como otros principios normativos propuestos que muestran diferentes fortalezas y debilidades. Un análisis ha identificado hasta diecinueve formulaciones distintas,[70] y las opiniones sobre medidas de precaución específicas rara vez se expresan de manera que constituyan verdaderamente un *principio*.

Un principio de precaución, en sus versiones más rigurosas, podría convertirse en una receta para la parálisis; podría ser demasiado abstracto para ofrecer orientación práctica y sustancial, y recurrir a él podría llevar a las partes a examinar minuciosamente solo un conjunto limitado de riesgos, dejando de lado otros riesgos y potenciales beneficios.[71] Por ejemplo, si se invoca este principio para evitar la investigación científica que implica el uso de células humanas y quimeras animales debido a un riesgo percibido pero difuso de consecuencias adversas, podrían pasarse por alto importantes beneficios potenciales para la salud que eventualmente se derivarían de dicha investigación. La precaución a menudo tiene un precio.[72] Los peligros asociados con algunas formulaciones y aplicaciones del principio de precaución incluyen la distorsión de la política pública a causa de amenazas especulativas y teóricas que desvían la atención de amenazas reales, aunque menos dramáticas.

Si se formulan adecuadamente, ciertas aproximaciones, procesos y medidas precautorias pueden resultar significativas y justificadas.[73] Según lo que se considere valioso y lo que esté en juego, podría ser éticamente justificable e incluso imperativo tomar acciones, en ausencia de evidencia científica concluyente, para prevenir un peligro cuando el daño potencial sea grave e irreversible, es decir, una catástrofe.[74] Las condiciones que activan estas medidas incluyen la existencia de evidencia plausible de un posible daño relevante, donde no es factible caracterizar y cuantificar adecuadamente el riesgo, debido a la incertidumbre científica y la falta de conocimiento.[x] El proceso de establecer normas precautorias no debe considerarse como una alternativa al análisis de riesgos y la investigación científica. En cambio, debe entenderse como un medio para complementar dichas evaluaciones cuando la evidencia científica disponible no permite realizar caracterizaciones sólidas sobre la probabilidad o magnitud de riesgos plausibles.

El uso prudente de la precaución es más un enfoque o un proceso que una acción basada en un principio genuino, y requiere ser fundamentado

---

[x] N.T. Sin embargo, el principio de precaución no es completamente efectivo en este ámbito, ya que ninguna de las varias formas que adopta considera la incertidumbre como un elemento clave para calcular potenciales riesgos futuros. En efecto, la incertidumbre moral y normativa puede ser compleja, especialmente en entornos de rápida modificación tecnológica o situaciones novedosas donde las normas tradicionales pueden no ser suficientes. Tomar decisiones bajo incertidumbre moral y normativa es complejo y desafiante, ya que implica lidiar con situaciones donde existe falta de claridad o consenso respecto de los principios éticos y estándares normativos que deberían ser aplicados. En tales casos, quienes toman las decisiones pueden enfrentar dificultades para determinar el curso de acción moralmente correcto o el marco normativo apropiado para guiar sus elecciones.

mediante una interpretación rigurosa de los principios de beneficencia y no maleficencia. "No necesitamos un principio de precaución", escribe Christian Munthe, "necesitamos una política que exprese un grado adecuado de precaución".[75] Las medidas comúnmente asociadas con un proceso precautorio incluyen la transparencia, la participación del público y la consulta con expertos sobre posibles respuestas a amenazas marcadas por la ignorancia o la incertidumbre sobre probabilidades y magnitudes. Aunque, en ocasiones, la transparencia puede exacerbar los temores, el interés general se beneficia más con políticas que eviten o reduzcan riesgos, las cuales deben ser coherentes con los valores fundamentales de la sociedad y las preferencias reflexivas del público. La aceptación o rechazo de cualquier enfoque precautorio específico dependerá de un análisis minucioso de consideraciones éticas, sociales, culturales y psicológicas.[76]

Es fácil simplificar en exceso y exagerar injustificadamente las diferencias culturales al sugerir, por ejemplo, que Europa está más orientada a la precaución que los Estados Unidos. Aunque los enfoques precautorios pueden tener más aceptación en leyes, regulaciones y discursos en Europa que en los Estados Unidos, ambos adoptan una variedad de medidas precautorias en respuesta a amenazas o peligros percibidos, ya sean similares o diferentes.[77]

Análisis de costo-efectividad y costo-beneficio

El análisis de costo-efectividad (ACE) y el análisis de costo-beneficio (ACB) son herramientas ampliamente utilizadas, pero a veces controvertidas, de análisis formal, que subyacen a las políticas públicas relacionadas con la salud, la seguridad y las tecnologías médicas.[78] Existen políticas específicas dirigidas a abordar las crecientes demandas de atención médica de alto costo y la necesidad imperante de controlar estos gastos. Al evaluar este tipo de políticas, tanto el ACE como el ACB emergen como herramientas precisas y útiles, ya que presentan dichas complejidades de manera cuantitativa.[79] No obstante, es importante tener en cuenta que no están exentas de problemas.

Los defensores de estas técnicas las reconocen como formas de reducir la ponderación intuitiva de opciones y de evitar decisiones subjetivas y marcadamente políticas. Sus críticos afirman que estos métodos de análisis no son lo suficientemente exhaustivos, que no incluyen todos los valores y opciones relevantes, que frecuentemente entran en conflicto con los principios de justicia, y que a menudo son ellos mismos subjetivos y sesgados. Estos críticos también acusan a dichas herramientas de concentrar la autoridad de toma de decisiones en manos de profesionales de marcado perfil técnico (por ejemplo, algunos economistas de la salud) que a menudo no comprenden las restricciones morales, sociales, legales y políticas que legítimamente limitan el uso de estos métodos.

El ACE y el ACB utilizan diferentes modelos para expresar el valor de los resultados obtenidos. Mientras que el ACB evalúa tanto los beneficios como los costos en términos monetarios, el ACE cuantifica los beneficios en unidades no monetarias, como años de vida, años de vida ajustados por calidad o casos de enfermedad. El ACE ofrece un resultado final como "costo por año de vida ganado", al tiempo que el ACB ofrece un balance final de una relación costo-beneficio enunciada en cifras monetarias que expresan una medida estándar. Aunque el ACB a menudo comienza midiendo diferentes unidades cuantitativas (como el número de accidentes, estadísticas de muertes y número de personas tratadas), busca convertir y expresar estas unidades de medida, aparentemente inconmensurables, en una cifra común.

Al utilizar la métrica estándar del dinero, el ACB teóricamente permite comparar programas que salvan vidas con otros que buscan la reducción de la discapacidad o que tienen propósitos distintos, como el avance de la educación pública. Por su parte, el ACE no facilita una evaluación del valor inherente de los programas ni una comparación entre aquellos con distintos objetivos. Su función más valiosa radica en comparar y evaluar programas que comparten una aspiración idéntica, como prolongar la vida.

Muchos ACE requieren comparar diferentes cursos de acción alternativos que ofrecen beneficios de salud similares, con el fin de determinar cuál resulta más eficiente en términos de costos. Un ejemplo sencillo y bien conocido es el uso de la prueba de guayacol, un examen de bajo costo diseñado para detectar mínimas cantidades de sangre en las heces. Esta sangre puede ser indicativa de diversos problemas, como hemorroides, pólipos intestinales benignos o cáncer de colon. Una prueba de guayacol no puede identificar la causa del sangrado, pero si el examen es positivo y no existe otra causa evidente para justificar la presencia de sangre en la materia fecal, los médicos proceden a realizar otros exámenes. A mediados de la década de 1970, la Sociedad Estadounidense contra el Cáncer (American Cancer Society) propuso utilizar seis pruebas secuenciales de guayacol en las heces para detectar cánceres colorrectales. Dos analistas prepararon un detallado ACE de las seis pruebas de guayacol en las heces. Asumieron que la prueba inicial cuesta cuatro dólares, que cada prueba adicional cuesta un dólar y que cada prueba sucesiva detecta muchos menos casos de cáncer. Luego determinaron que el costo marginal *por caso de cáncer detectado* aumentaba drásticamente: $1.175 para una prueba; $5.492 para dos pruebas; $49.150 para tres pruebas; $469.534 para cuatro pruebas; $4.7 millones para cinco pruebas; y $47 millones para un escaneo completo de seis pruebas.[80] Tales hallazgos no dictan una conclusión definitiva, pero el análisis ofrece datos relevantes para una sociedad que necesita asignar sus recursos, para compañías de seguros y hospitales que deben definir sus políticas, para médicos que aconsejan a sus pacientes, y para los mismos pacientes que consideran procedimientos de diagnóstico.

Sin embargo, la confusión puede afectar la ejecución y las aplicaciones del ACE. En ocasiones, al comparar dos programas, el ahorro de costos de uno puede parecer suficiente para calificarlo como más rentable que el otro. Sin embargo, es importante no asociar el ACE exclusivamente con la reducción de costos o el aumento de la efectividad, ya que las conclusiones más acertadas suelen depender de ambos aspectos en conjunto. Un programa puede resultar más rentable que otro incluso si (1) su costo es mayor, debido a que podría aumentar la eficacia médica, o (2) si conlleva a una disminución general en la eficacia médica, pero reduce considerablemente los costos. Ninguna metodología de análisis tiene la autoridad moral para imponer el uso de un procedimiento médico específico solo porque este presente una relación de costo-efectividad más baja. Priorizar la alternativa con la proporción de costo-efectividad más baja equivale a limitar injustificadamente el enfoque del diagnóstico y la terapia médica.

VALOR Y CALIDAD DE VIDA

Ahora nos focalizaremos en las controversias acerca de cómo asignar valor a la vida humana, las cuales se han centrado en los ACB, y en las polémicas sobre el valor de los años de vida ajustados por calidad (AVAC), que han sido el punto focal de los ACE.

Otorgando un valor a las vidas

Comenzaremos revisando algunos indicadores de beneficencia social que implican asignar un valor económico a la vida humana. Una sociedad puede invertir una cantidad x para preservar una vida en un escenario particular (v.g., reduciendo el riesgo de muerte por cáncer), pero solo destinar una cantidad y para salvar una vida en otro contexto (v.g., reduciendo el riesgo de muerte por accidentes mineros). Un objetivo fundamental al determinar el valor de una vida es lograr coherencia entre prácticas y políticas.

Los analistas han desarrollado varios métodos para determinar el valor de la vida humana. Estos incluyen los ingresos futuros descontados (IFD) y la disposición a pagar (DAP). Según los IFD, podemos calcular el valor monetario de las vidas considerando los ingresos que podrían obtener las personas en riesgo de sufrir alguna enfermedad o accidente si lograran sobrevivir. Aunque este enfoque puede ser útil para evaluar los costos asociados con enfermedades, accidentes y fallecimientos, existe el riesgo de reducir el valor de las personas a su potencial mérito económico, y de otorgar una prioridad injusta a aquellos que se espera que tengan mayores ingresos futuros.

La DAP, cada vez más utilizada, calcula cuánto estarían *dispuestas a pagar* las personas para reducir los riesgos de muerte, ya sea a través de sus *preferencias demostradas* —es decir, las decisiones reales que toman en su vida, como las relacionadas con su trabajo o planes de jubilación— o a través de sus *preferencias expresadas*, es decir, lo que responden a preguntas hipotéticas sobre sus preferencias. Para que las preferencias demostradas sean significativas, los individuos deben comprender los riesgos en su vida y asumirlos de manera voluntaria, dos condiciones de elección autónoma que a menudo no se cumplen. En cuanto a las preferencias expresadas, las respuestas de los individuos a preguntas hipotéticas pueden no reflejar con precisión cuánto estarían dispuestos a invertir en programas reales para reducir su (y el de otros) riesgo de muerte. La situación financiera de los individuos (incluidos sus ingresos familiares, bienes raíces y solvencia económica) también es probable que influya en su disposición expresa a pagar.[81]

Aunque rara vez asignamos un valor monetario explícito a la vida humana, los partidarios del ACB a menudo promueven esta estrategia, especialmente en el contexto de "una vida estadística".[82] Sin embargo, factores cualitativos, como las circunstancias de las muertes, suelen ser más importantes para las personas que las consideraciones puramente económicas. Además, la beneficencia se expresa a menudo en políticas como el rescate de mineros atrapados, que simbolizan la benevolencia social y afirman el valor de las víctimas, incluso cuando dichas políticas no son respaldadas por un ACB centrado en el valor económico de la vida, determinado por la DAP.

En nuestra perspectiva, los datos derivados del ACB y otras metodologías analíticas pueden ser pertinentes para la formulación y evaluación de políticas públicas, y también pueden ofrecer información e ideas valiosas si se establecen límites y condiciones adecuadas. Sin embargo, estos métodos solo proporcionan un conjunto de indicadores de cuál puede ser la beneficencia social adecuada. A menudo, no es necesario asignar un valor económico específico a la vida humana para evaluar distintas políticas de reducción de riesgos y comparar sus costos. Es razonable que la evaluación se centre en las vidas o los años de vida salvados, sin necesidad de intentar expresarlos en términos monetarios. En el ámbito de la salud, es apropiado observar que el uso e importancia del ACB ha disminuido en comparación con el ACE, que a menudo persigue el objetivo de maximizar los AVAC. Este será el tema al que nos referiremos ahora.[83]

Valorizando los años de vida ajustados por calidad

Calidad de vida y AVAC. La calidad de vida es tan relevante como salvar vidas y ganar (o, en algunos casos, sacrificar) años de vida en diversos ámbitos de la política de salud y la atención médica. Muchas personas, al contemplar distintos tratamientos para una condición específica, están dispuestas a sacrificar algunos años de vida a cambio de que esta tenga una mejor calidad durante el tiempo que les queda. Por ende, tanto investigadores como responsables de políticas públicas han desarrollado medidas, conocidas como años de vida ajustados por salud (AVAS), que combinan la esperanza de vida con la calidad de salud esperada. Los AVAC son el tipo de AVAS más utilizado.[84] El Instituto Nacional de Salud y Excelencia Clínica (NICE, por sus siglas en inglés), un organismo público del Departamento de Salud del Reino Unido, emplea los AVAC en evaluaciones diseñadas para el sistema británico de asignación de recursos. El NICE define un AVAC como "una medida de los resultados en salud que considera tanto la duración como la calidad de vida. Los AVAC se calculan estimando los años de vida restantes para un paciente que recibe un determinado tipo de atención, y ponderando cada año con una puntuación de calidad de vida".[85] En resumen, un AVAC es un cálculo que evalúa tanto la cantidad como la calidad de vida resultantes de diversas intervenciones médicas.

Una premisa influyente que subyace al uso de los AVAC es que "si un año adicional de esperanza de vida saludable (es decir, de buena calidad) vale uno, entonces un año adicional de esperanza de vida no saludable (es decir, de mala calidad) debe tener un valor inferior a uno (pues, de lo contrario, ¿por qué las personas buscarían estar saludables?)".[86] En esta escala, el valor atribuido a la condición de muerte es cero. Existen diversos estados de enfermedad o discapacidad que son preferibles a la muerte, pero no llegan a la plena salud, los cuales reciben un valor comprendido entre cero y uno. Por otro lado, las condiciones de salud evaluadas como peores que la muerte son asignadas con un valor negativo. El valor de resultados de salud específicos se determina en función del incremento en la utilidad del estado de salud y la duración en años del mismo.[87]

El objetivo del análisis de AVAC es integrar la duración de la vida y la calidad de vida en un solo marco de evaluación.[88] Los AVAC pueden ser utilizados para monitorear los efectos de los tratamientos, tanto en la práctica médica como en ensayos clínicos, para determinar qué recomendar a los pacientes, para brindarles información sobre los efectos de diferentes tratamientos, y para optimizar la asignación de recursos en la atención sanitaria. El objetivo es garantizar que esta base para la toma de decisiones entre diversas opciones sea lo más clara y racional posible.

En un influyente estudio de caso, el economista de la salud británico Alan Williams utilizó los AVAC para examinar la relación costo-efectividad de la cirugía de *bypass* de arteria coronaria. En su análisis, el *bypass* coronario resultó más favorable que los marcapasos para el bloqueo cardíaco y demostró ser superior al trasplante de corazón y al tratamiento de la insuficiencia renal en etapa terminal. Asimismo, descubrió que el injerto de *bypass* resulta más rentable para la angina grave y la arteriopatía coronaria extensa que para casos menos graves. La tasa de supervivencia por sí sola puede ser engañosa tanto para el injerto de *bypass* coronario como para muchos otros procedimientos terapéuticos que también tienen un impacto significativo en la calidad de vida. En última instancia, Williams recomendó que los recursos "sean redistribuidos considerando el margen[xi] para los procedimientos en que los beneficios para los pacientes son significativamente mayores en relación con los costos asociados".[89]

Sin embargo, los métodos para determinar la calidad de vida presentan muchas dificultades. Los analistas suelen comenzar con medidas aproximadas, tales como la movilidad física, la ausencia de dolor y angustia, así como la capacidad para realizar actividades cotidianas e interactuar socialmente. Si bien las medidas de calidad de vida resultan teóricamente atractivas como medio para ofrecer información sobre los componentes de una vida satisfactoria, en la práctica suelen ser difíciles de implementar. No obstante, algunos instrumentos pueden y deben ser desarrollados y refinados para proporcionar medidas significativas y precisas de la calidad de vida vinculada a la salud. Sin tales herramientas, es probable que basemos nuestras decisiones en puntos de vista implícitos y no examinados sobre las disyuntivas que surgen al evaluar la cantidad y calidad de vida en relación con el costo.

Sin perjuicio de lo anterior, estos instrumentos pueden resultar engañosos, debido a los supuestos éticos que ya están integrados en ellos, un problema al que nos referiremos a continuación.

Supuestos éticos de los AVAC. Muchos supuestos éticos están incorporados en el ACE que se basa en los AVAC. El utilitarismo es el padre filosófico del ACE, y algunos de sus problemas se han heredado a su descendencia, aunque con ciertas distinciones.[90] Implícita en el ACE basado en los AVAC está la premisa de que la maximización de la salud es el único objetivo relevante de los servicios de salud. No obstante, algunos beneficios que no están directamente relacionados con la salud, o sus utilidades prácticas,

---

[xi] N.T. La expresión original es *at the margin*, y en economía se refiere al proceso de tomar decisiones considerando los cambios incrementales o adicionales que resultan de un cambio pequeño e incremental en una sola variable. Este concepto es fundamental para entender cómo los individuos, las empresas y los gobiernos toman decisiones y asignan recursos.

también juegan un papel importante en la calidad de vida. Como menciona-mos anteriormente en este capítulo, al hablar sobre los implantes mamarios de gel de silicona, condiciones como la asimetría mamaria pueden influir en la percepción subjetiva de calidad de vida de una persona y pueden ser motivo de preocupación. El inconveniente radica en que los ACE basados en los AVAC asignan utilidad únicamente a ciertos resultados seleccionados, descuidando aspectos como la manera en que se brinda la atención (por ejemplo, si es personalizada) y cómo se distribuye (por ejemplo, si se ofrece acceso universal).[91]

Surgen también cuestiones relacionadas con si el uso de los AVAC en el ACE es suficientemente equitativo. Los defensores del ACE basado en los AVAC argumentan que cada año de vida saludable tiene el mismo valor para todos. Un AVAC es un AVAC, sin importar quién lo posea.[92] No obstante, el ACE basado en los AVAC podría, en realidad, discriminar a las personas mayores, ya que, en circunstancias similares, salvar la vida de una persona más joven probablemente generará más AVAC que salvar la vida de una persona mayor.[93]

El análisis de costo-efectividad basado en los AVAC también adolece de no abordar adecuadamente otras cuestiones de justicia, como las necesi-dades de las personas con discapacidades y las de los más desfavorecidos, en términos de la gravedad de su enfermedad actual y su salud a lo largo de toda su vida.[94] No tiene en cuenta cómo se distribuyen los años de vida entre los pacientes, y es posible que no incluya esfuerzos para reducir el número de víctimas individuales en sus intentos de aumentar el número de años de vida. Desde esta perspectiva, no hay distinción entre salvar a una persona que se espera tenga cuarenta AVAC y salvar a dos personas que se espera tengan veinte AVAC cada una. En principio, el ACE dará prioridad a salvar a una persona con cuarenta AVAC esperados sobre salvar a dos per-sonas con solo diecinueve AVAC esperados cada una. Por lo tanto, el ACE basado en los AVAC favorece los años de vida sobre las vidas individuales, y el número de años de vida sobre el número de vidas individuales, sin reconocer que las obligaciones sociales y profesionales de beneficencia a veces requieren rescatar vidas individuales en peligro.[95]

Una tensión entre el ACE basado en los AVAC y el deber de rescate pue-de surgir fácilmente, a pesar de que ambos están arraigados en obligacio-nes de beneficencia. Este dilema se evidenció en un esfuerzo clásico em-prendido por la Comisión de Servicios de Salud de Oregon (Oregon Health Services Commission) para desarrollar una lista priorizada de servicios de salud, con el propósito de ampliar la cobertura de Medicaid[xii] a todos sus

---

[xii] N.T. En Estados Unidos, Medicaid es un programa gubernamental que proporciona seguro médico a adultos y niños con ingresos y recursos limitados. El programa está par-

ciudadanos pobres (para más detalles, consúltese nuestro análisis de esta política en el Capítulo 7). En esta lista preliminar de prioridades, algunos procedimientos destinados a salvar vidas, como la apendicectomía para casos de apendicitis aguda, fueron clasificados por debajo de procedimientos más rutinarios, como las obturaciones dentales. Sobre este tipo de listado prioritario, David Hadorn observó: "El enfoque de análisis de costo-efectividad utilizado para crear la lista inicial entró en conflicto directamente con la poderosa 'Regla de rescate', a saber, el deber percibido de salvar vidas en peligro siempre que sea posible".[96] Sin embargo, si no se complementa con consideraciones éticas adicionales, el enfoque metodológico del ACE basado en los AVAC, que otorga prioridad a los años de vida sobre las vidas individuales, implica que el rescate basado en la beneficencia (especialmente el salvar vidas) es menos significativo que la utilidad del costo; que la distribución de los años de vida no es importante; que salvar más vidas es menos relevante que maximizar el número de años de vida; y que la calidad de vida es prioritaria respecto de la cantidad de vida. Cada una de estas prioridades requiere un escrutinio cuidadoso en cada contexto en el que se utilicen los AVAC.

Cuestiones importantes de justicia, equidad y beneficencia desafían tanto la *elaboración* como el *uso* de los ACE basados en los AVAC. Algunos de estos desafíos pueden abordarse modificando supuestos subyacentes, como los relacionados con la discapacidad y la edad. Sin embargo, en ausencia de tales modificaciones, no está claro hasta qué punto los ACE basados en los AVAC pueden incorporar preocupaciones relevantes de justicia, equidad y beneficencia que reflejen valores sociales, más allá de la disposición de los individuos a pagar. Se han propuesto ACE ponderados por equidad que parecen prometedores,[97] pero la combinación de AVAC y equidad en un solo ACE plantea problemas, tanto en términos de viabilidad como de posibles distorsiones. Parece más razonable que los responsables de tomar las decisiones acepten los ACE basados en los AVAC, siempre y cuando sus supuestos sean examinados, modificados o corregidos de manera adecuada, como una de las principales fuentes de información para las deliberaciones. El uso de este insumo, aceptado provisionalmente, puede luego ser limitado o condicionado por consideraciones de justicia, un tema importante que exploraremos más a fondo en el Capítulo 7.

---

cialmente financiado y principalmente gestionado por los gobiernos estatales, que también tienen amplia libertad para determinar la elegibilidad y los beneficios, aunque el gobierno federal establece normas de referencia para los programas estatales y provee una parte significativa de su financiación.

CONCLUSIÓN

En este capítulo hemos distinguido dos principios de beneficencia: la beneficencia positiva y la utilidad, y hemos defendido la importancia teórica y práctica de diferenciar la beneficencia obligatoria de la beneficencia ideal. Asimismo, hemos elaborado una explicación del paternalismo que permite justificar un conjunto acotado de acciones paternalistas débiles y fuertes. No obstante, hemos reconocido que, además de su capacidad para socavar la autonomía personal, una *política o norma* legal e institucional que permita acciones paternalistas severas en la práctica profesional será peligrosa debido al riesgo de abuso que conlleva. El hecho de que los médicos estén en condiciones de tomar decisiones sensatas y cuidadosas, basados en su experiencia profesional, debería ser un factor, pero solo uno, al ponderarse si las intervenciones paternalistas en medicina están moralmente justificadas.

Por último, exploramos técnicas de análisis formales —ARB, ACB y ACE— y llegamos a la conclusión de que, bajo ciertas condiciones, son formas moralmente inobjetables de ilustrar el principio de utilidad como un principio de beneficencia. Sin embargo, consideramos que los principios de respeto por la autonomía y justicia a menudo deberían aplicarse para establecer límites al uso de estas técnicas. El Capítulo 7 profundiza en la explicación de algunos principios de justicia que comenzaron a esbozarse en las últimas secciones de este capítulo.

NOTAS

[1] Bernard Gert presenta una enérgica e impresionante teoría de este tipo. Considera que la beneficencia pertenece al ámbito de los ideales morales, no al de las obligaciones morales. Véase nuestra exégesis y evaluación crítica de su teoría en el Capítulo 10.

[2] W. D. Ross, *The Right and the Good* (Oxford: Clarendon, 1930), p. 21.

[3] Peter Singer, "Famine, Affluence, and Morality", *Philosophy & Public Affairs* 1 (1972): 229-43. Richard Arneson, en general, coincide con Singer, pero sostiene que, si bien la distancia no cambia la rectitud o incorrección de la acción o la inacción, sí puede afectar, en un marco consecuencialista, a la culpabilidad de un agente y a la culpa moralmente aceptable. Ver Arneson, "Moral Limits on the Demands of Beneficence?", en *The Ethics of Assistance: Morality and the Distant Needy*, ed. Deen K. Chatterjee (Cambridge: Cambridge University Press, 2004), pp. 33-58.

[4] Peter Singer, *Practical Ethics*, 3a ed. (Cambridge: Cambridge University Press, 2011), cap. 8.

[5] Peter Singer, *The Life You Can Save: Acting Now to End World Poverty* (New York: Random House, 2009), especialmente los caps. 9-10.

[6] Para evaluaciones de teorías demasiado exigentes, ver, entre otros, Liam B. Murphy, "The Demands of Beneficence", *Philosophy & Public Affairs* 22 (1993): 267-92; Murphy, *Moral Demands in Nonideal Theory* (New York: Oxford University Press, 2000); Richard W. Miller, "Beneficence, Duty and Distance", *Philosophy & Public Affairs* 32 (2004): 357-83; Miller, *Globalizing Justice: The Ethics of Poverty and Power* (Oxford: Oxford University Press, 2010); y Brad Hooker, "The Demandingness Objection", en *The Problem of Moral Demandingness*, ed. Timothy Chappell (Basingstoke, UK: Palgrave Macmillan 2009), pp. 148-62.

[7] Nuestras formulaciones están en deuda con Eric D'Arcy, *Human Acts: An Essay in Their Moral Evaluation* (Oxford: Clarendon, 1963), pp. 56-57. Hemos agregado la cuarta condición y alterado otras en su formulación. Nuestra reconstrucción se benefició de Joel Feinberg, *Harm to Others*, vol. 1 de *The Moral Limits of the Criminal Law* (New York: Oxford University Press, 1984), cap. 4.

[8] Esta tercera condición requiere un análisis más detallado para evitar ciertos problemas respecto de lo que se espera si existe una pequeña (aunque no insignificante) probabilidad de salvar millones de vidas a un costo mínimo para una persona. No resulta plausible afirmar que una persona *no está obligada* a actuar en tal situación. Esta condición podría ser refinada para evidenciar que debe existir una proporcionalidad adecuada entre la probabilidad de éxito, el valor del resultado a alcanzar y el sacrificio en el que el agente estaría dispuesto a incurrir. Quizás la formulación más apropiada sería "una alta proporción de beneficio probable en comparación con el sacrificio realizado".

[9] Sobre el importante rol que han cumplido los activistas del SIDA, ver Steven Epstein, *Impure Science: AIDS, Activism, and the Politics of Knowledge* (Berkeley: University of California Press, 1996); y Robert J. Levine, "The Impact of HIV Infection on Society's Perception of Clinical Trials", *Kennedy Institute of Ethics Journal* 4 (1994): 93-98. Para algunas controversias que se presentaron en ese tiempo, relacionadas con los propósitos que tenían los activistas del SIDA, ver Institute of Medicine (más tarde National Academy of Medicine), *Expanding Access to Investigational Therapies for HIV Infection and AIDS* (Washington, DC: National Academies Press, 1991).

[10] US Food and Drug Administration, "Fast Track, Breakthrough Therapy, Accelerated Approval, and Priority Review" (información actualizada al 23 de febrero de 2018), disponible en https://www.fda.gov/forpatients/approvals/fast/ucm20041766.htm (consultado el 9 de junio de 2018).

[11] Nuestro análisis pretende abarcar una variedad de programas de acceso ampliado, tanto reales como posibles. No se limita a los programas enmarcados dentro de las políticas de la Administración de Alimentos y Medicamentos de Estados Unidos (FDA, por sus siglas en inglés). Para estos últimos programas, ver, "Learn about Expanded Access and Other Treatment Options", actualizado al 4 de enero de 2018, disponible en http://www.fda.gov/ForConsumers/ByAudience/ForPatientAdvocates/AccesstoInvestigationalDrugs/ucm1 76098.htm (consultado el 7 de junio de 2018). Además, la FDA cuenta con una política de "vía paralela" que "permite un acceso más amplio a nuevos y promisorios medicamentos para enfermedades relacionadas con el SIDA/VIH, en el marco de un protocolo independiente de 'acceso ampliado' que es 'paralelo' a los ensayos clínicos controlados, esenciales para establecer la seguridad y eficacia de los nuevos medicamentos". Ver US Food and Drug Administration, "Treatment Use of Investigational Drugs— Information Sheet", disponible en https://www.fda.gov/RegulatoryInformation/Guidances/ucm126495.htm, actualizado al 29 de marzo de 2018 (consultado el 10 de junio de 2018).

[12] Ver Laurie McGinley, "Are Right-to-Try Laws a Last Hope for Dying Patients—or a False Hope?", *Washington Post*, 26 de marzo de 2017, disponible en https://www.washing

tonpost.com/national/healthscience/ are-right-to-try-laws-a-last-hope-for-dying-patients-or-a-cruel-sham/2017/03/26/1aa49c7c-10a2-11e7-ab07-07d9f521f6b5_story.html?utm_term=.061a38dbb205 (consultado el 4 de junio 2018).

[13] Lisa Kearns y Alison Bateman-House, "Who Stands to Benefit? Right to Try Law Provisions and Implications", *Therapeutic Innovation & Regulatory Science* 51, no. 2 (2017): 170-76, disponible en https://med.nyu.edu/pophealth/sites/default/files/pophealth/Kearns%20BatemanHouse%20RTT%20variati ons%20in%20TIRS.pdf (consultado el 4 de junio de 2018); y Elena Fountzilas, Rabih Said, y Apostolia M. Tsimberidou, "Expanded Access to Investigational Drugs: Balancing Patient Safety with Potential Therapeutic Benefits", *Expert Opinion on Investigational Drugs* 27, no. 2 (2018): 155-62, disponible en https://www.tandfonline.com/doi/full/10.1080/13543784.2018.1430137 (consultado el 4 de junio de 2018).

[14] Michelle M. Mello y Troyen A. Brennan, "The Controversy over High-Dose Chemotherapy with Autologous Bone Marrow Transplant for Breast Cancer", *Health Affairs* 20 (2001): 101-17; Edward A. Stadtmauer et al., "Conventional-Dose Chemotherapy Compared with High-Dose Chemotherapy Plus Autologous Hematopoietic Stem-Cell Transplantation for Metastatic Breast Cancer", *New England Journal of Medicine* 342 (2000): 1069-76; y Rabiya A. Tuma, "Expanded-Access Programs: Little Heard Views from Industry", *Oncology Times* 30 (10 de agosto de 2008): 19, 22-23. Para una detallada revisión de esta historia, ver Richard A. Rettig, Peter D. Jacobson, Cynthia M. Faquhar, y Wade M. Aubry, *False Hope: Bone Marrow Transplantation for Breast Cancer* (New York: Oxford University Press, 2007).

[15] William C. Buhles, "Compassionate Use: A Story of Ethics and Science in the Development of a NewDrug", *Perspectives in Biology and Medicine* 54 (2011): 304-15. El caso es bastante más complicado de como lo presentamos aquí.

[16] Cfr. las conclusiones acerca del acceso post ensayo clínico en National Bioethics Advisory Commission (NBAC), *Ethical and Policy Issues in International Research: Clinical Trials in Developing Countries* (Bethesda, MD: NBAC, abril de 2001), vol. 1, pp. 64-65, 74, especialmente la Recomendación 4.1, disponible en https://bioethicsarchive.georgetown.edu/nbac/clinical/Vol1.pdf (consultado el 23 de agosto de 2018). Ver, además, Nuffield Council on Bioethics, *The Ethics of Research Related to Healthcare in Developing Countries* (London: Nuffield Council on Bioethics, 2002), cap. 9, "What Happens Once Research Is Over?", secciones. 9.21-31, disponible en http://nuffieldbioethics.org/wp-content/uploads/2014/07/Ethics-of-research-relatedto-healthcare-in-developing-countries-I.pdf (consultado el 7 de junio de 2018).

[17] David Hume, "Of Suicide," en *Essays Moral, Political, and Literary*, ed. Eugene Miller (Indianapolis, IN: Liberty Classics, 1985), pp. 577-89.

[18] Ver David A. J. Richards, *A Theory of Reasons for Action* (Oxford: Clarendon, 1971), p. 186; Allen Buchanan, "Justice as Reciprocity vs. Subject-Centered Justice", *Philosophy & Public Affairs* 19 (1990): 227-52; Lawrence Becker, *Reciprocity* (Chicago: University of Chicago Press, 1990); y Aristóteles, *Nicomachean Ethics*, libros 8-9.

[19] Ver William F. May, "Code and Covenant or Philanthropy and Contract?", en *Ethics in Medicine*, ed. Stanley Reiser, Arthur Dyck, y William Curran (Cambridge, MA: MIT Press, 1977), pp. 65-76; y May, *The Healer's Covenant: Images of the Healer in Medical Ethics*, 2a ed. (Louisville, KY: Westminster-John Knox Press, 2000).

[20] Institute of Medicine (más tarde, National Academy of Medicine) of the National Academies, Roundtable on Evidence-Based Medicine, *The Learning Healthcare System: Workshop Summary*, ed. LeighAnne Olsen, Dara Aisner, y J. Michael McGinnis (Washington, DC: National Academies Press, 2007), esp. cap. 3, disponible en http://www.nap.edu/catalog/11903.html (consultado el 7 de junio de 2018); Ruth R. Faden, Nancy E. Kass, Steven

N. Goodman, Peter Pronovost, Sean Tunis, y Tom L. Beauchamp, "An Ethics Framework for a Learning Healthcare System", *Hastings Center Report* (Informe especial) 43 (2013): S16-S27; y Committee on the Learning Health Care System in America, Institute of Medicine (ahora National Academy of Medicine) de las National Academies, *Best Care at Lower Cost: The Path to Continuously Learning Health Care in America*, ed. Mark Smith, Robert Saunders, Leigh Stuckhardt, y J. Michael McGinnis (Washington, DC: National Academies Press, 2013), disponible en https://www.nap.edu/read/13444/chapter/1 (consultado el 25 de junio de 2018).

[21] Para una evaluación ética de la política de Israel, ver Jacob Lavee y Dan W. Brock, "Prioritizing Registered Donors in Organ Allocation: An Ethical Appraisal of the Israeli Organ Transplant Law", *Current Opinion in Critical Care* 18, no. 6 (2012): 707-11. Los autores consideran que la ley es básicamente sólida, pero que necesita modificaciones (especialmente en lo referido a la prioridad para los familiares de primer grado). Una defensa de la prioridad de los donantes registrados para la asignación aparece en Gil Siegal y Richard Bonnie, "Closing the Organ Donation Gap: A Reciprocity-Based Social Contract Approach", *Journal of Law, Medicine & Ethics* 34 (2006): 415-23. Para un análisis y evaluación de los dos modelos que hemos identificado, ver James F. Childress y Catharyn T. Liverman, eds., *Organ Donation: Opportunities for Action* (Washington, DC: National Academies Press, 2006), pp. 253-59, donde ser argumenta contra los dos modelos "debido a los insuperables problemas prácticos que se presentan al intentar implementarlos equitativamente" (p. 253).

[22] *Epidemics*, 1:11, en *Hippocrates*, vol. 1, ed. W. H. S. Jones (Cambridge, MA: Harvard University Press, 1923), p. 165.

[23] Ver Tom L. Beauchamp, "The Concept of Paternalism in Biomedical Ethics", *Jahrbuch für Wissenschaft und Ethik* 14 (2010): 77-92, que presenta la siguiente definición alternativa: "El paternalismo es la anulación intencionada de las elecciones o acciones autónomas de una persona por parte de otra persona, cuando quien anula justifica la acción apelando al objetivo de beneficiar, o de prevenir o mitigar el daño a la persona cuyas elecciones o acciones se invalidan". Según esta definición, para que una intervención pueda calificarse de paternalista, las decisiones o acciones de una persona deben ser sustancialmente autónomas.

[24] Ver Donald VanDeVeer, *Paternalistic Intervention: The Moral Bounds on Benevolence* (Princeton, NJ: Princeton University Press, 1986), pp. 16-40; John Kleinig, *Paternalism* (Totowa, NJ: Rowman & Allanheld, 1983), pp. 6-14; y James F. Childress, *Who Should Decide? Paternalism in Health Care* (New York: Oxford University Press, 1982). Ver, además, Childress, "Paternalism and Autonomy in Medical Decision-Making", en *Frontiers in Medical Ethics: Applications in a Medical Setting*, ed. Virginia Abernethy (Cambridge, MA: Ballinger, 1980), pp. 27-41; y Childress, "Paternalism in Health Care and Public Policy", en *Principles of Health Care Ethics*, a ed., ed., Richard E. Ashcroft, Angus Dawson, Heather Draper, y John McMillan (Chichester, UK: John Wiley, 2007), pp. 223-31.

[25] Este caso está formulado con base en, e incorpora terminología de Margaret A. Drickamer y Mark S. Lachs, "Should Patients with Alzheimer's Be Told Their Diagnosis?", *New England Journal of Medicine* 326 (2 de abril de 1992): 947-51. Sobre directrices diagnósticas para la enfermedad de Alzheimer (actualizado a enero de 2011), ver la información proporcionada por el National Institute of Aging en https://www.nia.nih.gov/health/alzheimers-disease-diagnostic-guidelines (consultado el 7 de junio de 7, 2018). Solo una autopsia tras la muerte del paciente puede brindar un diagnóstico definitivo de la enfermedad de Alzheimer.

[26] Introducida originalmente como la distinción entre paternalismo fuerte y débil (N.T. literal del inglés *strong and weak paternalism*. Ver la N.T. iv de este capítulo) por Joel Feinberg, "Legal Paternalism", *Canadian Journal of Philosophy* 1 (1971): 105-24, esp. pp. 113, 116. Ver,

además, Feinberg, *Harm to Self*, vol. 3 de *The Moral Limits of the Criminal Law* (New York: Oxford University Press, 1986), esp. pp. 12ss.

[27] Ver Cass R. Sunstein y Richard H. Thaler, "Libertarian Paternalism Is Not an Oxymoron", *University of Chicago Law Review* 70 (otoño de 2003): 1159-202; Thaler y Sunstein, *Nudge: Improving Decisions about Health, Wealth, and Happiness* (New Haven, CT: Yale University Press, 2008); y Sunstein, *Why Nudge? The Politics of Libertarian Paternalism* (New Haven, CT: Yale University Press, 2014).

[28] Erich H. Loewy, "In Defense of Paternalism", *Theoretical Medicine and Bioethics* 26 (2005): 445-68.

[29] Childress, *Who Should Decide? Paternalism in Health Care*, p. 18.

[30] Sunstein y Thaler, "Libertarian Paternalism Is Not an Oxymoron", p. 1159. Ver, además, Thaler y Sunstein, "Libertarian Paternalism", *American Economics Review* 93 (2003): 175-79.

[31] Christine Jolls y Cass R. Sunstein, "Debiasing through Law", *Journal of Legal Studies* 33 (enero de 2006): 232.

[32] Ver Edward L. Glaeser, "Symposium: Homo Economicus, Homo Myopicus, and the Law and Economics of Consumer Choice: Paternalism and Autonomy", *University of Chicago Law Review* 73 (invierno de 2006): 133-57. El trabajo de Thaler y Sunstein ha generado una gran cantidad de literatura, tanto crítica como favorable. Para una crítica libertaria de sus opiniones sobre el paternalismo libertario, ver Richard A. Epstein, "Libertarian Paternalism Is a Nice Phrase for Controlling People", *Federalist*, 2018, disponible en http://thefederalist.com/2018/04/26/libertarian-paternalism-nice-phrase-controlling-people/ (consultado el 18 de agosto de 2018). Para distintas críticas al paternalismo, tanto débil como fuerte, ver Christopher Snowdon, *Killjoys: A Critique of Paternalism* (London: Institute of Economic Affairs, 2017); Mark D. White, *The Manipulation of Choice: Ethics and Libertarian Paternalism* (London: Palgrave Macmillan, 2013), que argumenta "vehementemente" contra el paternalismo libertario y los incentivos indirectos; y Sherzod Abdukadirov, ed., *Nudge Theory in Action: Behavioral Design in Policy and Markets* (London: Palgrave Macmillan, 2016), que incluye varios ensayos críticos. Además de la bibliografía citada en otras notas, entre los defensores se cuentan Sigal R. Ben-Porath, *Tough Choices: Structured Paternalism and the Landscape of Choice* (Princeton, NJ: Princeton University Press, 2010); y Sarah Conly, *Against Autonomy: Justifying Coercive Paternalism* (Cambridge: Cambridge University Press, 2013). Algunas recopilaciones de ensayos incluyen tanto a críticos como defensores. Al respecto, ver Christian Coons y Michael Weber, eds., *Paternalism: Theory and Practice* (Cambridge: Cambridge University Press, 2013); y I. Glenn Cohen, Holly Fernandez Lynch, y Christopher T. Robertson, eds., *Nudging Health: Health Law and Behavioral Economics* (Baltimore, MD: Johns Hopkins University Press, 2016).

[33] Ronald Bayer y Jennifer Stuber, "Tobacco Control, Stigma, and Public Health: Rethinking the Relations", *American Journal of Public Health* 96 (enero de 2006): 47-50; y Glaeser, "Symposium: Homo Economicus, Homo Myopicus, and the Law and Economics of Consumer Choice", pp. 152-53. La estigmatización ha surgido en los esfuerzos por reducir la obesidad, el abuso de opiáceos y otros comportamientos nocivos. Para un reconocimiento del papel legítimo, dentro de ciertos límites, de la estigmatización en la salud pública, véase A. Courtwright, "Stigmatization and Public Health Ethics", *Bioethics* 27 (2013): 74-80; y Daniel Callahan, "Obesity: Chasing an Elusive Epidemic", *Hastings Center Report* 43, no. 1 (enero-febrero de 2013): 34-40. Para un rechazo de la estigmatización en las campañas contra la obesidad, debido a sus diversas repercusiones negativas, ver C. J. Pausé, "Borderline: The Ethics of Fat Stigma in Public Health", *Journal of Law, Medicine & Ethics* 45 (2017): 510-17.

[34] Bayer and Stuber, "Tobacco Control, Stigma, and Public Health: Rethinking the Relations", p. 49. 35. 35.

[35] W. Kip Vicusi, "The New Cigarette Paternalism", *Regulation* (invierno de 2002-3): 58-64.

[36] Para algunas interpretaciones del paternalismo (fuerte) como un insulto, irrespeto o forma de tratar a los individuos como desiguales, ver Ronald Dworkin, *Taking Rights Seriously* (Cambridge, MA: Harvard University Press, 1978), pp. 262-63; y Childress, *Who Should Decide?* cap. 3.

[37] Gerald Dworkin, "Paternalism", *Monist* 56 (1972): 65. Ver, además, Gerald Dworkin, "Paternalism", en *The Stanford Encyclopedia of Philosophy* (edición de invierno de 2017), ed. Edward N. Zalta, disponible en https://plato.stanford.edu/archives/win2017/entries/paternalism/ (consultado el 9 de junio de 2018).

[38] Ver Gerald Dworkin, "Paternalism", *Monist* 56 (1972); y John Rawls, *A Theory of Justice* (Cambridge, MA: Harvard University Press, 1971; ed. rev., 1999), pp. 209, 248-49 (1999: pp. 183-84, 218-20).

[39] Gerald Dworkin dice, "Las razones que apoyan el paternalismo son las mismas que respaldan cualquier acción altruista, a saber, el bienestar de otra persona". "Paternalism", en *Encyclopedia of Ethics*, ed. Lawrence Becker (New York: Garland, 1992), p. 940. Para una variedad de defensas de consentir o no consentir el paternalismo, ver Kleinig, *Paternalism*, pp. 38-73; y John Kultgen, *Autonomy and Intervention: Paternalism in the Caring Life* (New York: Oxford University Press, 1995), esp. caps. 9, 11, 15.

[40] Adoptamos un enfoque de ponderación restringida frente al conflicto entre el respeto por la autonomía y la beneficencia hacia una persona en particular. Otro enfoque podría desarrollar una especificación de la beneficencia y el respeto por la autonomía que descartaría todas las intervenciones paternalistas fuertes. La especificación podría adoptar la siguiente forma: "Cuando las acciones de una persona son sustancialmente autónomas y crean el riesgo de dañarse a sí misma, sin imponer daños o cargas significativas a otros o a la sociedad, no deberíamos actuar paternalistamente más allá del uso de medios moderados como la persuasión". Determinar si tal especificación podría ser coherente con nuestro enfoque general requeriría más atención de la que podemos dedicar aquí.

[41] Revisar, más adelante, el análisis de la revelación escalonada de información en el Capítulo 8.

[42] Deborah M. Stone, Thomas R. Simon, Katherine A. Fowler, et al., "Vital Signs: Trends in State Suicide Rates —United States, 1999-2016 and Circumstances Contributing to Suicide— 27 States, 2015", *Morbidity and Mortality Weekly Report* 67 (2018): 617-24, disponible en http://dx.doi.org/10.15585/mmwr.mm6722a1 (consultado el 6 de junio de 2018).

[43] No abordamos aquí los problemas filosóficos que rodean la definición de suicidio. Sobre esta materia, ver Tom L. Beauchamp, "Suicide", in *Matters of Life and Death*, 3a ed., ed. Tom Regan (New York: Random House, 1993), esp. la parte 1; John Donnelly, ed., *Suicide: Right or Wrong?* (Buffalo, NY: Prometheus Books, 1991), parte 1; y Michael Cholbi, *Suicide: The Philosophical Dimensions* (Toronto: Broadview Press, 2011), cap. 1. En el Capítulo 5 examinamos las razones para no etiquetar la muerte médicamente asistida, en la que el paciente lleva a cabo el acto final, como "suicidio" médicamente asistido.

[44] Ver James Rachels, "Barney Clark's Key", *Hastings Center Report* 13 (abril de 1983): 17-19, esp. 17.

[45] Este caso se presenta en Marc Basson, ed., *Rights and Responsibilities in Modern Medicine* (New York: Alan R. Liss, 1981), pp. 183-84.

[46] Glanville Williams, "Euthanasia", *Medico-Legal Journal* 41 (1973): 27.

[47] Ver President's Commission for the Study of Ethical Problems in Medicine and Biomedical and Behavioral Research, *Deciding to Forego Life-Sustaining Treatment: Ethical, Medical, and Legal Issues in Treatment Decisions* (Washington, DC: US Government Printing Office, marzo de 1983), p. 37.

[48] Betty Rollin, *Last Wish* (New York: Linden Press Simon & Schuster, 1985).

[49] Childress, *Who Should Decide?* cap. 1. Ver, también, Timothy E. Quill y Howard Brody, "Physician Recommendations and Patient Autonomy: Finding a Balance between Physician Power and Patient Choice", *Annals of Internal Medicine* 125 (1996): 763-69; Allan S. Brett y Laurence B. McCullough, "When Patients Request Specific Interventions: Defining the Limits of the Physician's Obligation", *New England Journal of Medicine* 315 (20 de noviembre de 1986): 1347-51; y Brett and McCullough, "Addressing Requests by Patients for Nonbeneficial Interventions", *JAMA: Journal of the American Medical Association* 307 (11 de enero de 2012): 149-50.

[50] Hemos adaptado este caso de "The Refusal to Sterilize: A Paternalistic Decision", en *Rights and Responsibilities in Modern Medicine*, ed. Basson, pp. 135-36.

[51] Ver Steven H. Miles, "Informed Demand for Non-Beneficial Medical Treatment", *New England Journal of Medicine* 325 (15 de agosto de 1991): 512-15; y Ronald E. Cranford, "Helga Wanglie's Ventilator", *Hastings Center Report* 21 (julio-agosto 1991): 23-24.

[52] Catherine A. Marco y Gregory L. Larkin, "Case Studies in 'Futility'—Challenges for Academic Emergency Medicine", *Academic Emergency Medicine* 7 (2000): 1147-51.

[53] Ver, también, Lawrence J. Schneiderman, Nancy S. Jecker, y Albert R. Jonsen, "The Abuse of Futility", *Perspectives in Biology and Medicine* 60 (2017): 295-313. Para una amplia exploración internacional de conceptos y prácticas relacionados con la futilidad médica, ver Alireza Bagheri, ed., *Medical Futility: A Cross-National Study* (London: Imperial College Press, 2013).

[54] Para una útil introducción al concepto de riesgo, ver Baruch Fischhoff y John Kadvany, *Risk: A Very Short Introduction* (Oxford: Oxford University Press, 2011).

[55] Ver, por ejemplo, Charles Yoe, *Primer on Risk Analysis: Decision Making under Uncertainty* (Boca Raton, FL: CRC Press, 2012). Un análisis más completo aparece en Yoe, *Principles of Risk Analysis: Decision Making under Uncertainty* (Boca Raton, FL: CRC Press, 2012).

[56] Ver Sheila Jasanoff, "Acceptable Evidence in a Pluralistic Society", en *Acceptable Evidence: Science and Values in Risk Management*, ed. Deborah G. Mayo y Rachelle D. Hollander (New York: Oxford University Press, 1991).

[57] Ver Richard Wilson y E. A. C. Crouch, "Risk Assessment and Comparisons: An Introduction", *Science* 236 (17 de abril de 1987): 267-70; Wilson y Crouch, *Risk-Benefit Analysis* (Cambridge, MA: Harvard University Center for Risk Analysis, 2001); y Baruch Fischhoff, "The Realities of Risk-Cost-Benefit Analysis", *Science* 350 (6260) (octubre de 2015): 527, aaa6516-aaa651, disponible en https://www.researchgate.net/publication/283330070_The_realities_of_risk-cost-benefit_analysis (consultado el 14 de julio de 2018).

[58] Para un resumen de esta disputa —y un sólidamente fundamentado argumento a favor de la posición de la Sociedad Americana de Pediatría— ver Brian J. Morris, Jeffrey D. Klausner, John N. Krieger, et al., "Canadian Pediatrics Society Position Statement on New-

born Circumcision: A Risk-Benefit Analysis Revisited", *Canadian Journal of Urology* 23, no. 5 (octubre de 2016): 8495-502. Este estudio realiza su propio análisis de riesgo-beneficio y afirma ser "más inclusivo" que el de la Sociedad Canadiense, de 2015, que se evalúa como "en desacuerdo con la evidencia" y que sufre de graves "errores en su análisis de riesgo-beneficio". De los seis autores de este artículo, dos son de Canadá y tres de los Estados Unidos. El primer autor es de Australia.

[59] Curt D. Burberg, Arthur A. Levin, Peter A. Gross, et al., "The FDA and Drug Safety", *Archives of Internal Medicine* 166 (9 de octubre de 2006): 1938-42; y Alina Baciu, Kathleen Stratton, y Sheila P. Burke, eds., *The Future of Drug Safety: Promoting and Protecting the Health of the Public* (Washington, DC: National Academies Press, 2006).

[60] David A. Kessler, "Special Report: The Basis of the FDA's Decision on Breast Implants", *New England Journal of Medicine* 326 (18 de junio de 1992): 1713-15. Todas las referencias a las opiniones de Kessler remiten a este artículo.

[61] Ver Marcia Angell, "Breast Implants—Protection or Paternalism?", *New England Journal of Medicine* 326 (18 de junio de 1992): 1695-96. Las críticas de Angell también aparecen en su *Science on Trial: The Clash of Medical Evidence and the Law in the Breast Implant Case* (New York: Norton, 1996). Ver, además, Jack C. Fisher, *Silicone on Trial: Breast Implants and the Politics of Risk* (New York: Sager Group LLC, 2015), que critica duramente las primeras decisiones de la FDA.

[62] Para revisiones y evaluaciones de los datos científicos, ver E. C. Janowsky, L. L. Kupper, y B. S. Hulka, "Meta-Analyses of the Relation between Silicone Breast Implants and the Risk of Connective Tissue Diseases", *New England Journal of Medicine* 342 (2000): 781-90; *Silicone Gel Breast Implants: Report of the Independent Review Group* (Cambridge, MA: Jill Rogers Associates, 1998); y S. Bondurant, V. Ernster, y R. Herdman, eds., *Safety of Silicone Breast Implants* (Washington, DC: National Academies Press, 2000).

[63] FDA Approves Silicone Gel-Filled Breast Implants after In-Depth Evaluation," *FDA News*, 17 de noviembre de 2006. Desde entonces, la FDA ha aprobado cinco implantes de seno rellenos con silicona. Ver US Food and Drug Administration, *Silicone Gel-Filled Breast Implants* (con varios links), actualizado al 26 de marzo de 2018, disponible en https://www.fda.gov/MedicalDevices/ProductsandMedicalProcedures/ImplantsandProsthetics/BreastImplants/ucm063871.htm (consultado el 4 de junio de 2018).

[64] Center for Devices and Radiological Health, US Food and Drug Administration, *FDA Update on the Safety of Silicone Gel-Filled Breast Implants* (junio de 2011), disponible en http://www.fda.gov/downloads/MedicalDevices/ProductsandMedicalProcedures/ImplantsandProsthetics/B reastImplants/UCM260090.pdf (consultado el 4 de junio de 2018). A finales de 2018 estalló una nueva polémica, cuando un estudio sobre los resultados a largo plazo en cerca de 100.000 mujeres con implantes mamarios descubrió que existía una relación entre los implantes y cuatro patologías (melanoma y tres trastornos autoinmunes). Ver Christopher J. Coroneos, Jesse C. Selber, Anaeze C. Offodile et al., "US FDA Breast Implant Postapproval Studies: Long-term Outcomes in 99,993 Patients", *Annals of Surgery* 269, no. 1 (enero de 2019). Ver, también, Binita S. Ashar, "Assessing the Risks of Breast Implants and FDA's Vision for the National Breast Implant Registry", *Annals of Surgery* 269, no. 1 (enero de 2019). Aunque hizo notar las limitaciones metodológicas del estudio, la FDA decidió convocar una reunión pública de su Comité Asesor de Dispositivos Médicos para abordar dichas cuestiones. Tras esta reunión, celebrada en marzo de 2019, la FDA decidió no prohibir ningún implante mamario, pero sí garantizar que las posibles usuarias dispusieran de más información sobre los posibles riesgos, incluido el mayor riesgo de linfoma anaplásico de células grandes, asociado a implantes mamarios, especialmente en usuarias de implantes

texturizados. *Statement from FDA Principal Deputy Commissioner Amy Abernethy, M.D., Ph.D., and Jeff Shuren, M.D., J.D., director of the FDA's Center for Devices and Radiological Health on FDA's new efforts to protect women's health and help to ensure the safety of breast implants*, 2 de mayo de 2019. Disponible en https://www.fda.gov/news-events/press-announcements/statement-fda-principaldeputy-commissioner-amy-abernethy-md-phd-and-jeff-shuren-md-jd-director-fdas (consultado el 15 de mayo de 2019).

[65] National Academies of Sciences, Engineering, and Medicine, *Pain Management and the Opioid Epidemic: Balancing Societal and Individual Benefits and Risks of Prescription Opioid Use* (Washington, DC: National Academies Press, 2017). Nuestros pasajes sobre este tema se basan en gran medida en este informe. Ver, además, National Institute on Drug Abuse, "Opioid Overdose Crisis", revisión de marzo de 2018, disponible en https://www.drugabuse.gov/drugs-abuse/opioids/opioid-overdose-crisis (consultado el 14 de julio de 2018); y Owen Amos, "Why Opioids Are Such an American Problem", *BBC News*, Washington DC, 25 de octubre de 2017, disponible en https://www.bbc.com/news/world-us-canada-41701718 (consultado el 14 de julio de 2018).

[66] National Academies of Sciences, Engineering, and Medicine, *Pain Management and the Opioid Epidemic*, esp. cap. 6.

[67] Ver Paul Slovic, "Perception of Risk", *Science* 236 (17 de abril de 1987): 280-85; y Slovic, *The Perception of Risk* (London: Earthscan, 2000).

[68] Ver Cass Sunstein, *Laws of Fear: Beyond the Precautionary Principle* (Cambridge: Cambridge University Press, 2005) y su *Risk and Reason* (Cambridge: Cambridge University Press, 2002).

[69] Para algunas defensas del principio de precaución, ver United Nations Educational, Scientific and Cultural Organization (UNESCO), *The Precautionary Principle* (2005), disponible en http://unesdoc.unesco.org/images/0013/001395/139578e.pdf (consultado el 4 de junio de 2018); Poul Harremoës, David Gee, Malcolm MacGarvin, et al., *The Precautionary Principle in the 20th Century: Late Lessons from Early Warnings* (London: Earthscan, 2002); Tim O'Riordan, James Cameron, y Andrew Jordan, eds., *Reinterpreting the Precautionary Principle* (London: Earthscan, 2001); Carl Cranor, "Toward Understanding Aspects of the Precautionary Principle", *Journal of Medicine and Philosophy* 29 (junio de 2004): 259-79; y Elizabeth Fisher, Judith Jones, y René von Schomberg, eds., *Implementing the Precautionary Principle: Perspectives and Prospects* (Northampton, MA: Edward Elgar, 2006). Para algunas perspectivas críticas sobre el principio de precaución, ver Sunstein, *Laws of Fear: Beyond the Precautionary Principle*; H. Tristram Engelhardt, Jr., y Fabrice Jotterand, "The Precautionary Principle: A Dialectical Reconsideration", *Journal of Medicine and Philosophy* 29 (junio de 2004): 301-12; y Russell Powell, "What's the Harm? An Evolutionary Theoretical Critique of the Precautionary Principle", *Kennedy Institute of Ethics Journal* 20 (2010): 181-206.

[70] Ver P. Sandin, "Dimensions of the Precautionary Principle", *Human and Ecological Risk Assessment* 5 (1999): 889-907.

[71] Sunstein, *Laws of Fear: Beyond the Precautionary Principle*. Vwer, además, Engelhardt y Jotterand, "The Precautionary Principle: A Dialectical Reconsideration"; y Søren Holm y John Harris, "Precautionary Principle Stifles Discovery" (correspondencia), *Nature* 400 (julio de 1999): 398.

[72] Ver Christian Munthe, *The Price of Precaution and the Ethics of Risk* (New York: Springer, 2011).

[73] Lauren Hartzell-Nichols propone una variedad de principios de precaución en lugar del principio de precaución. Ver "From 'the' Precautionary Principle to Precautionary Principles", *Ethics, Policy & Environment* 16 (2013): 308-20. Nos parecen más promisorias las expresiones enfoque de precaución o proceso de precaución.

[74] Cfr. Cass Sunstein, *Laws of Fear: Beyond the Precautionary Principle*; y Richard A. Posner, *Catastrophe: Risk and Response* (New York: Oxford University Press, 2004).

[75] Christian Munthe, *The Price of Precaution and the Ethics of Risk*, p. 164. Ver, también, la reseña de este libro, de Lauren Hartzell-Nichols, "The Price of Precaution and the Ethics of Risk", *Ethics, Policy & Environment* 17 (2014): 116-18. A la vez que mantiene el principio de precaución como principio normativo para amenazas desproporcionadas (en contraste con los riesgos gestionables), Alan Randall incorpora el principio a una estrategia responsable de gestión de riesgos. Ver Randall, *Risk and Precaution* (Cambridge: Cambridge University Press, 2011), esp. caps. 12 y 13.

[76] Ver varios capítulos en O'Riordan, Cameron, y Jordan, eds., *Reinterpreting the Precautionary Principle*. Ver, también, el reciente debate sobre los riesgos asociados a las transfusiones de sangre, en el *American Journal of Bioethics (AJOB)* 17, no. 3 (marzo de 2017): 32-59. El artículo analizado es de Koen Kramer, Hans L. Zaaijer, y Marcel F. Verweij, "The Precautionary Principle and the Tolerability of Blood Transfusion Risks" (pp. 32-43), y propone tres tipos de limitaciones para cualquier principio de precaución: coherencia, evitar que sea contraproducente y proporcionalidad. Entre las diversas respuestas, Anthony Vernillo's "The Precautionary Petard: Who Should Tolerate Blood Transfusion Risks?" (pp. 54-55) defiende una perspectiva similar a la nuestra.

[77] Ver Jonathan Zander, *The Application of the Precautionary Principle in Practice: Comparative Dimensions* (New York: Cambridge University Press, 2010), que nota las diferencias en la aplicación del principio de precaución, tanto en Europa como en Estados Unidos. *The Reality of Precaution: Comparing Risk Regulation in the United States and Europe*, ed. Jonathan B. Wiener et al. (New York: Routledge, 2010) también desafía el argumento de que Europa es más proclive a la precaución que Estados Unidos.

[78] Algunas revisiones de los métodos analíticos incluyen análisis costo-utilidad (ACU), distinguiéndolos de los ACE, mientras que otros enfoques, particularmente en Estados Unidos, consideran, al igual que nosotros, el ACU como una variante del ACE. Los dos siguientes trabajos apoyan este último enfoque: Michael F. Drummond, Mark J. Sculpher, Karl Claxton, Greg L. Stoddart, y George W. Torrance, *Methods for the Economic Evaluation of Health Care Programmes*, 4a ed. (New York: Oxford University Press, 2015); y Peter J. Neumann, Gillian D. Sanders, Louise B. Russell, Joanna E. Siegel, y Theodore G. Ganiats, eds., *Cost-Effectiveness in Health and Medicine*, 2a ed. (New York: Oxford University Press, 2017).

[79] Nuestra descripción de estas técnicas analíticas se basa en Neumann, Sanders, Russell, Siegel, y Ganiats, eds., *Cost-Effectiveness in Health and Medicine*, 2a ed. (y, también, la primera edición); y Wilhelmine Miller, Lisa A. Robinson, y Robert S. Lawrence, eds., *Valuing Health for Regulatory Effectiveness Analysis* (Washington, DC: National Academies Press, 2006). Ver, además, Peter J. Neumann, *Using Cost-Effectiveness Analysis to Improve Health Care: Opportunities and Barriers* (New York: Oxford University Press, 2005). La atención prestada al análisis comparativo de la eficacia en Estados Unidos parece ser, en parte, un intento de evitar enfrentarse a las disyuntivas entre costos, por un lado, y eficacia y beneficios, por el otro. Ver Uwe E. Reinhardt, "'Cost-Effectiveness Analysis' and U.S. Health Care", *New York Times*, 13 de marzo de 2009, disponible en https://economix.blogs.nytimes.com/2009/03/13/cost-effectiveness-analysis-and-ushealth- care/ (consultado el 14 de julio de 2018).

[80] Sobre este, ahora, clásico ejemplo, ver Duncan Neuhauser y Ann M. Lewicki, "What Do We Gain from the Sixth Stool Guaiac?", *New England Journal of Medicine* 293 (31 de julio de 1975): 226-28. Ver, también, "American Cancer Society Report on the Cancer-Related Checkup", *CA—A Cancer Journal for Clinicians* 30 (1980): 193-240, que recomendó el escaneo completo de seis pruebas de guayacol.

[81] Ver Emma McIntosh et al., "Applied Cost-Benefit Analysis in Health Care: An Empirical Application in Spinal Surgery", en *Applied Methods of Cost-Benefit Analysis in Health Care*, ed. Emma McIntosh et al. (New York: Oxford University Press, 2010), pp. 139-57, esp. 153-54, el cual se focaliza en un tipo de disposición a pagar, en el contexto de la cirugía espinal.

[82] Para un esclarecedor análisis y defensa de asignar valor a la vida (o a la vida estadística), debidamente cualificada, en la regulación pública, ver Cass R. Sunstein, *Valuing Life: Humanizing the Regulatory State* (Chicago: University of Chicago Press, 2014), esp. caps. 4 y 5.

[83] Para una crítica filosófica del ACB, ver Elizabeth Anderson, *Values in Ethics and Economics* (Cambridge, MA: Harvard University Press, 1993), esp. cap. 9; Matthew D. Adler, *Well-Being and Fair Distribution: Beyond Cost-Benefit Analysis* (New York: Oxford University Press, 2012), esp. pp. 88-114; y Peter A. Ubel, *Pricing Life: Why It's Time for Health Care Rationing* (Cambridge, MA: MIT Press, 2000), esp. p. 68.

[84] Ver Miller, Robinson, y Lawrence, eds., *Valuing Health for Regulatory Cost-Effectiveness Analysis*. Para un examen y una mayor clarificación de los distintos tipos de medidas, véase Marthe R. Gold, David Stevenson, y Dennis G. Fryback, "HALYs and QALYs and DALYs, Oh My: Similarities and Differences in Summary Measures of Population Health", *Annual Review of Public Health* 23 (2002): 115-34. Para un análisis crítico de los años de vida ajustados por la discapacidad (DALYs, por sus siglas en inglés), ver Sudhir Anand y Kara Hanson, "Disability-Adjusted Life Years: A Critical Review", en *Public Health, Ethics, and Equity*, ed. Sudhir Anand, Fabienne Peter, y Amartya Sen (Oxford: Oxford University Press, 2004), cap. 9.

[85] National Institute for Health and Clinical Excellence, *Social Value Judgements: Principles for the Development of NICE Guidance*, 2a ed. (2008), p. 35, disponible en https://www.nice.org.uk/media/default/about/what-we-do/research-and-development/social-valuejudgements-principles-for-the-development-of-nice-guidance.pdf (consultado el 7 de junio de 2018).

[86] Alan Williams, "The Importance of Quality of Life in Policy Decisions", en *Quality of Life: Assessment and Application*, ed. Stuart R. Walker y Rachel M. Rosser (Boston: MTP Press, 1988), p. 285.

[87] Ver Erik Nord, *Cost-Value Analysis in Health Care: Making Sense out of QALYs* (Cambridge: Cambridge University Press, 1999), *passim*; y Neumann, Sanders, Russell, Siegel, y Ganiats, eds., *Cost-Effectiveness in Health and Medicine*, 2a ed., *passim*.

[88] Ver David Eddy, "Cost-Effectiveness Analysis: Is It Up to the Task?", *Journal of the American Medical Association* 267 (24 de junio de 1992): 3344. Sobre el AVAC "convencional", ver Milton C. Weinstein, George Torrance, y Alastair McGuire, "QALYs: The Basics," *Value in Health* 12, Suplemento 1 (2009): S5-S9.

[89] Alan Williams, "Economics of Coronary Artery Bypass Grafting", *British Medical Journal* 291 (3 de agosto de 1985): 326-29. Ver, además, M. C. Weinstein y W. B. Stason, "Cost-Effectiveness of Coronary Artery Bypass Surgery", *Circulation* 66, Supl. 5, pto. 2 (1982): III, 56-66. Sobre la naturaleza y directivas para la cirugía de bypass coronario, ver Kim A. Eagle, Robert A. Guyton, Ravin Davidoff, et al., "ACC/AHA 2004 Guideline Update for Coronary Artery Bypass Graft Surgery: A Report of the American College of Cardiology/American Heart Association Task

Force on Practice Guidelines", *Circulation* 110 (2004), disponible en http://circ.ahajournals.org/content/circulationaha/110/14/e340.full.pdf (consultado el 13 de julio de 2018).

[90] Ver Paul Menzel, Marthe R. Gold, Erik Nord, et al., "Toward a Broader View of Values in Cost-Effectiveness Analysis of Health", *Hastings Center Report* 29 (mayo-junio de 1999): 7-15. Para una defensa de la perspectiva utilitarista del ACE y de los AVAC, ver John McKie, Jeff Richardson, y Helga Kuhse, *The Allocation of Health Care Resources: An Ethical Evaluation of the 'QALY' Approach* (Aldershot, England: Ashgate, 1998). Ver, también, Joshua Cohen, "Preferences, Needs and QALYs", *Journal of Medical Ethics* 22 (1996): 267-72; Dan W. Brock, "Ethical Issues in the Use of Cost Effectiveness Analysis for the Prioritisation of Health Care Resources", en *Public Health, Ethics, and Equity*, ed. Peter Anand y Amartya Sen, cap. 10; Madison Powers y Ruth Faden, *Social Justice: The Moral Foundations of Public Health and Health Policy* (New York: Oxford University Press, 2006), cap. 6; y Powers y Faden, *Structural Injustice: Power, Advantage, and Human Rights* (New York: Oxford University Press, 2019).

[91] Gavin Mooney, "QALYs: Are They Enough? A Health Economist's Perspective", *Journal of Medical Ethics* 15 (1989): 148-52.

[92] Alan Williams, "The Importance of Quality of Life in Policy Decisions", en *Quality of Life*, ed. Walker y Rosser, p. 286; y Williams, "Economics, QALYs and Medical Ethics—A Health Economist's Perspective", *Health Care Analysis* 3 (1995): 221-26.

[93] Algunas propuestas para modificar o limitar el ACE basado en los AVAC por valores sociales requerirían una ponderación aún menor para las personas mayores, en consonancia con los valores sociales críticos dominantes. Ver, por ejemplo, *Nord, Cost-Value Analysis in Health Care*; Menzel et al., "Toward a Broader View of Values in Cost-Effectiveness Analysis of Health"; y Ubel, *Pricing Life*.

[94] Para estas y otras cuestiones de equidad, ver Dan W. Brock, Norman Daniels, Peter J. Neumann, y Joanna E. Siegel, "Ethical and Distributive Considerations", en *Cost-Effectiveness in Health and Medicine*, 2a ed., ed. Neumann, Sanders, Russell, Siegel, y Ganiats, pp. 319-341; Erik Nord, Norman Daniels, y Mark Kamlet, "QALYs: Some Challenges," *Value in Health* 12, Suplemento 1 (2009): S10-15; Erik Nord, "Some Ethical Corrections to Valuing Health Programs in Terms of Quality-Adjusted Life Years (QALYs)", *AMA Journal of Ethics*, Virtual Mentor, 7, no. 2 (febrero de 2005). Para un esfuerzo por calibrar los AVAC a fin de garantizar la igualdad de las personas con discapacidad, véase Donald Franklin, "Calibrating QALYs to Respect Equality of Persons", *Utilitas* 29, no. 1 (marzo de 2017): 65-87.

[95] Véase el marco cuidadoso y calificado del NICE en torno al uso de los AVAC, *Social Value Judgements*, secciones 3-4, 7-8, esp. 4.2. John Harris argumenta que los AVAC son un "dispositivo que amenaza la vida", porque sugieren que lo valioso son los años de vida y no las vidas individuales. "QALYfying the Value of Life", *Journal of Medical Ethics* 13 (1987): 117-23. Ver, además, Peter Singer, John McKie, Helga Kuhse, y Jeff Richardson, "Double Jeopardy and the Use of QALYs in Health Care Allocation", *Journal of Medical Ethics* 21 (1995): 144-50; John Harris, "Double Jeopardy and the Veil of Ignorance—A Reply", *Journal of Medical Ethics* 21 (1995): 151-57; John McKie, Helga Kuhse, Jeff Richardson, y Peter Singer, "Double Jeopardy, the Equal Value of Lives and the Veil of Ignorance: A Rejoinder to Harris", *Journal of Medical Ethics* 22 (1996): 204-8.

[96] David C. Hadorn, "Setting Health Care Priorities in Oregon: Cost-Effectiveness Meets the Rule of Rescue", *Journal of the American Medical Association* 265 (1 de mayo de 1991): 2218; y David C. Hadorn, "The Oregon Priority-setting Exercise: Cost-Effectiveness and the Rule of Rescue, Revisited", *Medical Decision Making* 16 (1996): 117-19. Ver, además, Peter Ubel, George Loewenstein, Dennis Scanlon, y Mark Kamlet, "Individual Utilities Are Inconsistent

with Rationing Choices: A Partial Explanation of Why Oregon's Cost-Effectiveness List Failed", *Medical Decision Making* 16 (1996): 108-16; y John McKie y Jeff Richardson, "The Rule of Rescue", *Social Science & Medicine* 56 (2003): 2407-19. Volveremos a la experiencia de Oregon en el Capítulo 7.

[97] Ver Erik Nord, "Cost-Value Analysis of Health Interventions: Introduction and Update on Methods and Preference Data", *PharmacoEconomics* 33 (2015): 89-95; y Brock, Daniels, Neumann, y Siegel, "Ethical and Distributive Considerations".

7

Justicia

En "La lotería en Babilonia", Jorge Luis Borges nos presenta una sociedad en la que todos los beneficios y cargas se distribuyen exclusivamente mediante una lotería periódica. A cada individuo se le asigna un rol social, ya sea esclavo, dueño de fábrica, sacerdote o verdugo, únicamente en función de esta lotería. Dicho método de selección aleatoria omite otros criterios de distribución, tales como logros, educación, mérito, experiencia, contribución, necesidad, privación y esfuerzo. La peculiaridad ética y política del sistema descrito en el relato de Borges puede resultar sorprendente, ya que asignar roles y posiciones de esta manera no es familiar a las concepciones y principios convencionales de justicia que solemos tener. El método de distribución que Borges nos describe parece ser arbitrario e injusto, ya que habitualmente esperamos que sean principios morales válidos los que determinen la distribución equitativa de cargas, beneficios, oportunidades y posiciones sociales.[1]

Sin embargo, los esfuerzos por definir principios de justicia para los múltiples contextos de la distribución de la atención sanitaria,[i] así como para implementar medidas de salud pública, se han mostrado tan infructuosos como arbitrario puede parecer el método de la lotería mencionado anteriormente. La elaboración de una teoría unificada de la justicia que capture nuestras diversas concepciones y principios de justicia en ética biomédica continúa siendo un asunto controvertido y difícil de precisar.

Comenzaremos abordando estos problemas mediante un análisis de los términos *justicia* y *justicia distributiva*. Luego, analizaremos diversas teorías generales de la justicia, relevantes para la distribución de la atención

---

[i] Nota del traductor (N.T.). Ver la N.T. i del Capítulo 1.

sanitaria. Posteriormente, examinaremos los desafíos y complejidades de las políticas de salud, tanto a nivel nacional como internacional, y exploraremos tenaces problemas de justicia social, incluyendo la naturaleza de la oportunidad justa y la discriminación injusta en la atención en salud. Además, indagaremos en aspectos relacionados con la vulnerabilidad y la explotación de sujetos humanos en la investigación, la viabilidad de argumentar que poseemos tanto un derecho a la atención médica como a la salud, varios otros desafíos de justicia a nivel global, el papel de la asignación y establecimiento de prioridades en la política de salud, y los criterios apropiados para la distribución equitativa de la atención sanitaria en situaciones de escasez de recursos.

Concepto y principios de justicia

Los términos *equidad, merecimiento*[ii] y *titularidad*[iii] han sido utilizados por los filósofos como fundamentos para clarificar el concepto de *justicia*. Estos enfoques conciben la justicia como un trato justo, equitativo y adecuado en función de lo que es obligado o debido hacia los individuos y grupos implicados. El término *justicia distributiva* se refiere a la distribución justa, equitativa y adecuada de beneficios y cargas, determinada por normas que estructuran las condiciones de la cooperación social.[2] Su ámbito comprende políticas que asignan tanto beneficios como cargas, a saber, propiedad, recursos, impuestos, privilegios, oportunidades, distribución de alimentos, oficiar como jurado,[iv] y participar como sujeto de investigación.

Un ejemplo revelador de las dificultades para delimitar el alcance de la justicia distributiva se encuentra en la historia reciente de la investigación con sujetos humanos. Hasta la década de 1990, el dilema por antonomasia en la evaluación ética de la investigación se relacionaba con sus riesgos y cargas asociadas, así como con la necesidad de proteger a los sujetos contra daños, abusos y explotación, especialmente cuando la investigación no ofrecía perspectivas de beneficio terapéutico directo para ellos, y las cargas

---

[ii] N.T. En inglés, el término que ocupan los autores es *desert*, el cual alude a un criterio de distribución que se utiliza para señalar que cada cual debe recibir "lo que se merece".

[iii] N.T. Los autores emplean el término *entitlement*, que en inglés significa "a lo que alguien tiene derecho", el "derecho oficial" de alguien a tener o hacer algo, o la "facultad" que tiene una persona de hacer o exigir todo aquello que la ley o la autoridad establece en su favor.

[iv] N.T. En los países donde los sistemas jurídicos tienen una base realista (la mayoría de los países de tradición anglosajona), también conocidos como sistemas del *Common Law*, servir como jurado en un juicio es una obligación que cualquier ciudadano debe asumir en caso de ser convocado a ejercer como tal.

del estudio recaían injustamente en una clase específica de individuos. Sin embargo, en esa década se produjo un cambio paradigmático, impulsado en parte por el interés de los pacientes con VIH/SIDA en obtener un acceso ampliado a nuevos medicamentos experimentales, tanto dentro como fuera de los ensayos clínicos. El enfoque se desplazó hacia los posibles beneficios de dichos ensayos. Como resultado, la justicia, concebida como el acceso justo y equitativo a la investigación —tanto en la participación en la investigación como en el acceso a sus resultados— se convirtió en un tema tan relevante como lo eran la protección contra los daños y la explotación[3] (para más detalle, se puede consultar nuestro análisis en el Capítulo 6 sobre programas y políticas de acceso ampliado y continuo a productos experimentales, como medicamentos y dispositivos médicos).

Ningún principio moral por sí solo es capaz de abordar todos los problemas relacionados con la justicia. Por ello, en este capítulo analizamos varios principios de justicia y examinamos cómo pueden ponderarse y especificarse en los ámbitos de la atención sanitaria y de la salud pública. Sostenemos que en situaciones de escasez, la sociedad se ve a veces forzada a tomar decisiones trágicas, y que, en ese proceso, incluso principios de justicia válidos pueden ser infringidos, comprometidos o sacrificados de manera justificada.[4]

Primero analizaremos un principio *formal* básico, y luego abordaremos los principios que se han propuesto como principios *materiales*, es decir, principios sustantivos de justicia.

Principio formal de justicia

Un requisito mínimo, tradicionalmente atribuido a Aristóteles, es común a todas las teorías de justicia: los iguales deben ser tratados igualmente, y los desiguales deben ser tratados desigualmente. Este principio de justicia formal —a veces llamado principio de igualdad formal— es "formal" porque no identifica ningún aspecto particular por el cual los iguales deban recibir el mismo trato, ni proporciona criterios para determinar si dos o más individuos son, de hecho, iguales. Simplemente establece que las personas que comparten aspectos relevantes deben ser tratadas de manera similar.

Este principio formal carece de todo contenido. Que los iguales deban ser tratados igualmente no provoca debate alguno, pero surgen problemas significativos en torno a los juicios sobre qué constituye una igualdad y qué diferencias son relevantes al comparar individuos o grupos. Según los derechos humanos (véase nuestra exposición sobre los derechos en el Capítulo 9), todos los ciudadanos miembros de un estado deberían gozar de los mismos derechos políticos, tener acceso equitativo a los servicios públicos y ser tratados como iguales ante la ley. Sin embargo, ¿cuál es el alcance de tales principios de igualdad? Para ilustrar este punto, consideremos la siguiente situación. Prácticamente todos los enfoques de justicia en el ámbito de la atención sanitaria argumentan que los programas de distribución y los servicios diseñados para asistir a personas que forman parte de cierta clase, como los pobres, los ancianos, las mujeres embarazadas, los niños y los discapacitados, deberían estar disponibles para todos los miembros de ese grupo. Negar beneficios a algunos cuando otros, incluidos en la misma categoría, los reciben es injusto. Sin embargo, ¿es también injusto denegar el acceso a personas igualmente necesitadas que no pertenecen a un grupo determinado, como los trabajadores sin seguro médico? ¿Cómo establecemos qué clases, grupos o categorías, en caso de existir, deben ser seleccionadas? Para responder a estas interrogantes, se necesitan *principios materiales de justicia*.

Principios materiales de justicia y propiedades moralmente relevantes de las personas

Los principios que especifican las características relevantes que justifican un trato igualitario son *materiales* porque identifican las propiedades que son fundamentales para la distribución. Un ejemplo relativamente simple es el principio de necesidad, que establece que los recursos sociales esenciales, como la atención sanitaria, deben distribuirse según la necesidad de quien los reciba. Decir que una persona necesita algo implica que, sin ello, sufrirá un daño o, al menos, un detrimento importante. Sin embargo, no estamos obligados a distribuir todos los bienes y servicios para satisfacer cada necesidad, como aquellas relacionadas con equipamiento deportivo o teléfonos celulares. Se presume que nuestras obligaciones se limitan a las necesidades fundamentales de recursos esenciales. Afirmar que alguien tiene una necesidad fundamental equivale a decir que la persona sufrirá un daño o se verá perjudicada de manera muy significativa si esa necesidad no se satisface. Por ejemplo, podría sufrir daño por desnutrición, lesión corporal o falta de acceso a información esencial (ver nuestra exposición sobre el daño en el Capítulo 5).

Si profundizáramos en la noción de necesidades fundamentales, podríamos detallar y desarrollar gradualmente el principio material de necesidad en forma de política pública para la distribución. Por ejemplo, podríamos establecer una política sobre quién tiene derecho a acceder a las salas de urgencia en los hospitales, quiénes pueden ser incluidos en una lista de espera para un trasplante de órganos, y otras situaciones similares. Sin embargo, por ahora, solo queremos resaltar la importancia de reconocer el principio de necesidad como un principio material válido de justicia. Este

principio es solo uno entre varios principios materiales plausibles de justicia. En cambio, si solo se aceptara como válido el principio de distribución
de libre mercado, entonces nos opondríamos a utilizar la necesidad como
base para la política pública. Todas las políticas públicas e institucionales
que se fundamentan en la justicia distributiva derivan, en última instancia,
de la aceptación o rechazo de algún conjunto de principios materiales y
de algunos procedimientos para especificarlos, refinarlos o ponderarlos.
No obstante, determinar con exactitud qué principios son válidos y en qué
contextos continúa siendo un desafío importante, tanto para las teorías de
la justicia como para la formulación de políticas públicas.

Los principios materiales identifican propiedades moralmente relevantes
que las personas deben poseer para calificar para distribuciones específicas,
pero se enfrentan a dificultades teóricas y prácticas al justificar algunas características supuestamente importantes. La tradición, la convención, y los
principios morales y jurídicos señalan algunas propiedades relevantes en
ciertos escenarios. Sin embargo, a menudo resulta pertinente implementar
nuevas políticas que definan tales propiedades en casos donde no estaban
especificadas previamente, o revisar criterios arraigados. Por ejemplo, los
estados-nación deben establecer una política respecto a si los residentes
que no son ciudadanos pueden acceder a las listas de espera para trasplantes de órganos de donantes fallecidos. En este sentido, el gobierno debe determinar si la ciudadanía es una propiedad relevante y, en caso afirmativo,
bajo qué criterios, de qué manera y con qué excepciones.

En ocasiones, los tribunales han determinado la formulación de políticas para reconsiderar conceptos arraigados sobre propiedades moralmente
relevantes. Por ejemplo, la Corte Suprema de los Estados Unidos decidió
en el caso *Auto Workers v. Johnson Controls, Inc.*[5] que no era legal que los
empleadores implementaran "políticas de protección fetal" que excluyeran
específicamente a mujeres en edad fértil de lugares de trabajo peligrosos,
debido a que dichas políticas eran discriminatorias e injustas, al estar basadas en la propiedad moralmente irrelevante del género. En virtud de la
política impugnada, los hombres fértiles podían decidir si deseaban asumir
riesgos reproductivos, mientras que las mujeres fértiles no tenían esa opción. La mayoría de los jueces consideraron que esta política discriminaba
injustamente, al basarse en la propiedad irrelevante del género, ya que las
sustancias mutagénicas afectan tanto al esperma como a los óvulos.

Principios materiales en las teorías de la justicia

Los principios materiales son componentes esenciales de las teorías generales de la justicia. Introduciremos problemas de justicia distributiva utilizando

este enfoque, comenzando por lo que llamamos cuatro teorías tradicionales. Posteriormente, analizaremos dos corrientes que otorgan especial énfasis al valor de la salud y la atención sanitaria dentro de una teoría de la justicia. Nuestro interés principal al examinar estas seis teorías es resaltar diversos principios generales que nos permiten reflexionar sobre problemas de justicia en diferentes contextos de la ética biomédica.

Las cuatro teorías tradicionales comprenden: (1) las teorías *utilitaristas*, que priorizan una combinación de criterios con el fin de incrementar o maximizar el bienestar humano y la utilidad pública; (2) las teorías *libertarias*, que destacan los derechos individuales a la libertad social y económica, mientras defienden procedimientos justos como base de la justicia, en lugar de resultados concretos como aumentos en el bienestar; (3) las teorías *comunitaristas*, que resaltan los principios de justicia derivados de concepciones del bien, desarrollados en comunidades morales; y (4) las teorías *igualitaristas*, que enfatizan el acceso equitativo a los bienes de la vida que toda persona racional valora, a menudo invocando criterios materiales de necesidad e igualdad. Por otro lado, las dos teorías específicamente enfocadas en el valor de la salud dentro del ámbito de la justicia son: (5) las teorías de las *capacidades*, que identifican las habilidades esenciales para una vida próspera, incluida la capacidad de disfrutar de una buena salud, y proponen formas en que las instituciones sociales pueden y deben proteger y promover dichas habilidades; y (6) las teorías del *bienestar*, que resaltan las dimensiones fundamentales del bienestar humano y lo que se requiere a nivel nacional y global para alcanzar su realización.

Cada una de estas seis teorías articula un principio material general de justicia distributiva, el cual suele ser especialmente abstracto:

1. A cada persona según reglas y acciones que maximicen la utilidad social (utilitarismo).
2. A cada persona un máximo de libertad y propiedad, resultante del ejercicio de los derechos a la libertad y a la participación en intercambios justos de libre mercado (libertarianismo).
3. A cada persona según principios de distribución justa, derivados de concepciones del bien, desarrolladas en comunidades morales (comunitarismo).
4. A cada persona una medida igual de libertad y acceso equitativo a los bienes de la vida que todo individuo racional valora (igualitarismo).
5. A cada persona los medios necesarios para el ejercicio de capacidades esenciales que conducen a una vida floreciente (teorías de las capacidades).
6. A cada persona los medios necesarios para la realización de los elementos fundamentales del bienestar (teorías del bienestar).

No existe una barrera evidente que impida aceptar más de uno de estos principios como válidos —quizás los seis— en una teoría pluralista de la justicia. Sin embargo, estos principios son considerados competitivos en gran parte de la literatura dedicada a las teorías generales de la justicia. Para mantener los seis, sería necesario argumentar que cada uno de estos principios materiales identifica una obligación *prima facie* cuyo peso no puede ser evaluado independientemente de ciertos bienes y de los contextos en los que son aplicables, y luego demostrar cómo estos principios pueden ser coherentes en una teoría pluralista de la justicia.

Muchas y quizás la mayoría de las sociedades invocan más de uno de estos principios materiales al diseñar políticas públicas para diferentes contextos. Por ejemplo, los recursos destinados a programas de salud pública y de atención médica para mujeres y niños se distribuyen a menudo en función tanto de la utilidad social como de la necesidad individual de preservar o restaurar la salud. Asimismo, los sueldos e ingresos más altos de ciertas personas son ocasionalmente permitidos e incluso promovidos debido a los intercambios salariales y la competencia en el libre mercado. Frecuentemente, los recursos indispensables para garantizar una educación básica, combatir la pobreza y acceder a una atención sanitaria adecuada se asignan de manera equitativa entre todos los ciudadanos, o conforme a las necesidades individuales para asegurar un nivel mínimo de bienestar. Además, en diversos sectores laborales, los empleos y ascensos se otorgan basándose en los logros y méritos demostrados, evaluados según los criterios particulares de cada comunidad.

TEORÍAS TRADICIONALES DE LA JUSTICIA

Las teorías de la justicia distributiva establecen una conexión entre las propiedades moralmente relevantes de las personas y las distribuciones socialmente justificables de beneficios y cargas. Hacia el último cuarto del siglo XX, era evidente que las cuatro teorías tradicionales de la justicia que exploraremos a continuación habían surgido como las más ampliamente debatidas en el ámbito internacional. No insinuamos que estas teorías posean igual importancia, ni nos esforzamos por priorizar una sobre las otras. Al referirnos a ellas como "tradicionales", no pretendemos sugerir que tengan un estatus inferior, como si simplemente fueran una cuestión de tradición y no merecieran ser consideradas ni defendidas en la actualidad. La tercera teoría —el igualitarismo— ha sido objeto de amplio debate y probablemente se ha erigido como la corriente teórica más influyente en la filosofía durante las últimas décadas. De hecho, sigue siendo el punto de partida para muchos autores que se adentran en el estudio de la justicia distributiva. Además, el igualitarismo representa un punto de transición lógico desde las teorías "tradicionales" hacia las más recientes que abordaremos en la siguiente sección. Esto se debe a que el compromiso de estas teorías más contemporáneas con una adecuada distribución de la atención sanitaria y los programas de salud, evidencia una marcada influencia del enfoque igualitarista.

Teorías utilitaristas

Las teorías utilitaristas, que alcanzaron prominencia en el siglo XIX, de la mano de John Stuart Mill y Jeremy Bentham, son tratadas en el Capítulo 9 como teorías éticas generales. En estas teorías, los principios de justicia distributiva se presentan como parte de un conjunto de principios y reglas destinados a maximizar la utilidad o el bienestar. Según esta perspectiva, cualquier estándar o regla de justicia debe descansar en el principio de utilidad, el cual exige que busquemos generar el máximo equilibrio de valor positivo sobre desvalor, o el mínimo desvalor posible en caso de que solo se puedan alcanzar resultados indeseables.

Mill argumentaba que la justicia representa las formas de obligación primordiales y más rigurosas establecidas por el principio de utilidad.[6] No obstante, la noción de maximizar la utilidad es imprecisa y ha generado interrogantes sobre cuáles dimensiones del bienestar deben ser maximizadas. En realidad, todos los beneficios para la salud contribuyen a mejorar el bienestar, tales como alimentos nutritivos, agua limpia, prácticas de higiene, exámenes físicos médicos anuales y medidas de salud pública. Un utilitarista que adopte un enfoque práctico de la justicia se esforzará por explicar cómo se debe entender el bienestar y cómo se deben ponderar sus condiciones de posibilidad en el sistema.

Por lo general, las obligaciones utilitaristas de justicia establecen derechos correlativos para los individuos, los cuales deben ser garantizados por ley (para más detalles, consultar nuestro análisis sobre la correlación entre derechos y obligaciones en el Capítulo 9). Estos derechos están directamente vinculados a estructuras sociales diseñadas para maximizar la utilidad social neta. En esta teoría, los derechos humanos y los principios de obligación encuentran su único fundamento en la maximización de la utilidad. Aunque entre los utilitaristas existen controversias sobre si los derechos tienen un lugar relevante en su teoría, no presentan una objeción clara frente a quienes abogan por un sistema de derechos, como un eventual código internacional de derechos para los sujetos de investigación, cuya justificación sea únicamente la maximización de la utilidad social.

Sin embargo, como señalan incluso muchos partidarios de esta teoría, el uso de principios utilitaristas para justificar ciertos derechos, como el derecho a la atención sanitaria y los derechos de los sujetos humanos de investigación, plantea ciertos problemas morales. Los derechos fundamentados en la justicia podrían considerarse insuficientemente justificados cuando se sustentan en la maximización general de la utilidad, ya que el equilibrio de la utilidad social podría mutar en cualquier momento, lo que implicaría que los derechos también cambiarían. Una perspectiva utilitarista coherente es que a medida que cambian las condiciones de utilidad social, también podría modificarse el conjunto de derechos protegidos. Por ejemplo, en los Estados Unidos, los derechos legales a la atención médica se han restringido a ciertas poblaciones, especialmente los pobres, los ancianos y los veteranos de guerra. Sin embargo, las condiciones de utilidad social podrían evolucionar de tal manera que la sociedad adquiera la obligación —derivada del principio de utilidad— de garantizar a cada ciudadano un nivel adecuado de atención sanitaria, lo que equivaldría a reconocer un derecho a esa atención por razones utilitaristas.

A pesar de los desafíos significativos que enfrentan las teorías utilitaristas como marcos generales de justicia, su objetivo de maximizar la utilidad social puede ayudar a la formulación de políticas de salud equitativas en instituciones públicas. Esto se vuelve especialmente evidente cuando dichas políticas se elaboran mediante un análisis meticuloso de costo-beneficio o riesgo-beneficio, como se discute más adelante en este capítulo y como también se abordó en el Capítulo 6.

Teorías libertarias[v]

Como teorías éticas, las teorías libertarias se remontan al menos a las concepciones de derechos naturales de la época moderna temprana, quizás más notablemente a pasajes de la filosofía de John Locke, que reconoce "derechos justos y naturales" a la libertad.[7] Estas teorías representan tanto enfoques morales generales como de justicia. Establecen los deberes fundamentales que todos los miembros de la sociedad tienen entre sí, concebidos comúnmente como obligaciones de respetar la libertad y de garantizar los derechos individuales a través del uso del poder coercitivo cuando sea necesario. En una interpretación libertaria de la justicia, el foco no reside en la utilidad pública ni en la satisfacción de las necesidades de salud y bienestar de los ciudadanos, sino en el funcionamiento sin restricciones de procesos y transacciones justas bajo condiciones de ley y orden.

---

[v] N.T. Los autores distinguen entre *libertarian theories* (teorías libertarias) y *liberal theories* (teorías liberales).

Durante varias décadas, el trabajo de Robert Nozick ha representado la teoría filosófica libertaria más sofisticada e influyente. Nozick defiende una teoría de la justicia en la que la intervención del gobierno solo está justificada si protege la libertad y los derechos de propiedad de los ciudadanos.[8] Esta teoría defiende los derechos individuales a la libertad, en contraposición a un sistema que establece patrones de distribución a través de la recaudación de impuestos y la redistribución de la riqueza originada en el libre mercado. Por ende, los gobiernos se comportan de manera coercitiva e injusta cuando imponen impuestos progresivos a los ricos a una tasa más alta que a los menos ricos, y luego utilizan esos ingresos para respaldar programas estatales de ayuda a los necesitados, como subsidios de asistencia social y compensaciones por desempleo.

Nozick postula únicamente tres principios de justicia, todos ellos centrados en los derechos de propiedad privada: justicia en la adquisición, justicia en la transferencia y justicia en la rectificación. No existe ningún patrón de distribución justa que sea independiente de los procedimientos del libre mercado para adquirir propiedad, transferir legítimamente esa propiedad y proporcionar rectificación para aquellos cuya propiedad fue tomada ilegalmente o fueron obstaculizados ilegítimamente en el libre mercado. Según esta teoría, la justicia radica en la aplicación de *procedimientos* justos, no en la consecución de *resultados* justos como una distribución igualitaria de recursos de salud. La teoría no reconoce derechos fundamentales de bienestar, y, por lo tanto, ningún derecho o demanda justificada a la salud o a la atención médica puede basarse en la justicia. Sin embargo, los libertarios no se oponen a patrones de distribución utilitaristas o igualitarios si estos son elegidos libremente por todos los participantes involucrados. Cualquier distribución de bienes, incluidas las medidas de salud pública y la atención sanitaria, es justa y justificada, si y solo si los individuos pertenecientes a una determinada comunidad la eligen libremente como política pública.

La política pública de Estados Unidos ha aceptado tradicionalmente un sistema que se acerca a un ideal libertario, donde las distribuciones de seguros de salud y atención sanitaria descansan preferiblemente en un principio de capacidad de pago, complementado por actos voluntarios de caridad, instituciones como hospitales benéficos, y seguros de salud financiados por empleadores. Bajo esta concepción, una sociedad justa protege los derechos de propiedad y libertad, otorgando a todas las personas la autonomía necesaria para mejorar sus circunstancias y cuidar de su salud por iniciativa propia. La atención sanitaria no se considera un derecho, el sistema ideal de seguros de salud es privatizado, y las instituciones benéficas que brindan atención médica son sin fines de lucro y están exentas de impuestos.

Teorías igualitaristas

Las teorías igualitaristas tienen una historia que se remonta al menos a las tradiciones religiosas que sostienen que todos los seres humanos deben ser tratados como iguales porque son creados como iguales y poseen un estatus moral equivalente. En el ámbito de la filosofía moral y política, al menos desde los tiempos de Locke y otros autores del siglo XVII, el pensamiento igualitarista ha tenido una notable presencia. Estas teorías desarrollan la idea de igualdad en términos de tratar a las personas como iguales en *ciertos aspectos*. Ninguna teoría igualitarista prominente ha propuesto un principio distributivo que exija un reparto igualitario de *todos* los beneficios y cargas sociales para todas las personas. Las teorías igualitaristas dominantes identifican igualdades básicas para todos los individuos,[vi] al mismo tiempo que permiten algunas desigualdades.

La célebre teoría igualitarista de Rawls sostiene que "lo que justifica una concepción de justicia no es su fidelidad a un orden preexistente y dado, sino su congruencia con nuestra comprensión más profunda de nosotros mismos y nuestras aspiraciones".[9] En el análisis de Rawls, una teoría de la justicia comienza con juicios considerados[vii] de igual respeto por las personas y la equidad, los cuales se especifican en la teoría para establecer principios de justicia. Este autor argumenta que personas imparciales estarían de acuerdo en dos principios fundamentales. El primer principio requiere que a cada persona se le permita la máxima cantidad de libertad básica compatible con una medida similar de libertad para los demás. El segundo principio requiere que las desigualdades sociales permitidas en una teoría cumplan dos condiciones: (1) la primera estipula que las desigualdades en los bienes sociales primarios (como ingresos, derechos y oportunidades) solo sean permitidas si al hacerlo se beneficia a todos ("principio de la diferencia"); (2) la segunda condición requiere que los cargos y posiciones sociales estén abiertos para todos en circunstancias de justa igualdad de oportunidades (principio o regla de la oportunidad justa, como lo llamamos más adelante en este capítulo).[10] Rawls sostiene que las naciones e instituciones sociales son justas (especialmente en los estados nación liberales), si y solo si se adhieren estrictamente a cada uno de estos principios básicos. Sin embargo, no proporciona detalles sobre la magnitud de las desigualdades permitidas en ingresos, derechos y oportunidades, ni especula sobre cuánto mejor deben estar los menos favorecidos bajo el principio de la diferencia.

[vi] N.T. Léase "individuos humanos". Es epistemológicamente complejo fundamentar y justificar teorías igualitaristas que incluyan a los animales no humanos.

[vii] N.T. Ver la N.T. viii del Capítulo 1.

Esta postura genera incertidumbre sobre hasta qué punto el principio de la diferencia puede tolerar desigualdades, lo cual representa un desafío complicado para los rawlsianos.

Aunque Rawls nunca exploró las implicaciones de su teoría para la política de salud en particular, otros sí lo han hecho. En una interpretación y ampliación influyente de la teoría, Norman Daniels aboga por un sistema justo de atención sanitaria, basado principalmente en estos principios, con especial énfasis en lo que Rawls denominó "justa igualdad de oportunidades". Daniels considera las necesidades de atención médica como una prioridad especial, y sostiene que la justa igualdad de oportunidades es fundamental para cualquier teoría aceptable de justicia. Las instituciones sociales que influyen en la distribución de la atención sanitaria deben organizarse, en la medida de lo posible, para garantizar que cada persona tenga acceso a una porción equitativa del abanico normal de oportunidades disponibles en la sociedad.

La teoría de Daniels, al igual que la de Rawls, reconoce una obligación social positiva de reducir o eliminar barreras que obstaculizan o disminuyen la justa igualdad de oportunidades, una obligación que se extiende a programas diseñados para corregir o compensar desventajas. Daniels considera la enfermedad y la discapacidad como limitaciones no merecidas que menoscaban las oportunidades de las personas para alcanzar metas fundamentales. La atención médica es necesaria para lograr, mantener o restaurar niveles adecuados —o "típicos de la especie"[viii]— de funcionamiento, permitiendo así que los individuos alcancen sus objetivos esenciales. Un sistema de atención médica diseñado para satisfacer estas necesidades debería estar configurado para prevenir que una enfermedad, dolencia o lesión reduzcan el rango de oportunidades disponibles para las personas. De manera similar, la asignación de recursos en la atención sanitaria debería estructurarse para garantizar la equidad a través de una justa igualdad de oportunidades.[11]

Esta teoría inspirada en Rawls tiene implicaciones igualitaristas de gran alcance, no solo para las políticas nacionales de salud, sino también, posiblemente, para las internacionales. Cada miembro de la sociedad, independientemente de su riqueza o posición, tiene acceso equitativo a un nivel adecuado, aunque no necesariamente máximo, de atención sanitaria. El nivel exacto de acceso dependerá de los recursos sociales disponibles y de los procesos públicos de toma de decisiones.

[viii] N.T. La expresión inglesa es *species-typical* y, en este caso, alude a niveles o grados de funcionamiento propios o apropiados del contexto sanitario que no se cumplen necesariamente en la práctica.

Teorías comunitaristas

Las denominadas teorías comunitaristas de la justicia pueden reivindicar y, de hecho, han rehabilitado tradiciones que se remontan a Aristóteles y posiblemente a filósofos tan diversos como Georg Wilhelm Friedrich Hegel y David Hume. Sin embargo, solo un pequeño número de filósofos se han identificado a sí mismos como "comunitaristas", una etiqueta que engloba una variedad de teorías centradas en la relación entre los individuos y su inserción social en las comunidades, especialmente en la forma en que estas moldean a sus integrantes y configuran sus roles. Lo que une estas teorías bajo el rótulo algo artificial de "comunitarismo" (artificial ya que varios "defensores" destacados de esta teoría generalmente no utilizan, e incluso rechazan, dicho sello en sus escritos[12]) es el respeto y alto valor otorgado a los compromisos morales y políticos presentes en las comunidades, sus tradiciones y prácticas. El individualismo y los derechos individuales que perturban los objetivos comunitarios no tienen lugar —o, en el mejor de los casos, representan un papel radicalmente reducido— en estas teorías.

En sus formas recientes, estas teorías reaccionan críticamente a las "teorías liberales de la justicia" como las de Mill y Rawls, y, en cierta medida secundariamente, a las teorías libertarias de Nozick y otros. El llamado liberalismo político de Rawls ha sido un objetivo especial de los autores comunitaristas, quienes conciben las sociedades edificadas sobre estas bases liberales como marginalmente comprometidas con el bienestar general, con los propósitos comunes de un cuerpo social, y con la educación ciudadana. Las convenciones sociales, las tradiciones, las lealtades y la naturaleza social de la vida y las instituciones tienen un papel destacado en muchas teorías comunitaristas.[13] Estas rechazan especialmente las afirmaciones de la prioridad del individuo sobre el bien común. La interpelación de Charles Taylor es tan simple como directa: argumenta que los enfoques que defienden la prioridad de los derechos individuales sobre la toma de decisiones comunitaristas se basan en una concepción del bien humano (v.g., el bien de la agencia moral autónoma) que representa a los individuos como átomos aislados que existen independientemente de las comunidades. Taylor afirma que cualquier teoría sobre la autonomía que sugiera un fuerte sentido de independencia, es inaceptable si se despliega en ausencia de la familia y otras estructuras e intereses comunitarios.[14]

Los comunitaristas consideran que los principios de justicia son pluralistas, y que provienen de tantas concepciones diferentes del bien como comunidades morales diversas existen. Lo que se debe a individuos y grupos depende de estándares derivados de la comunidad.[15] Como ejemplo de la promoción del bien común por parte de los comunitaristas en ética biomédica, consideremos su diferencia con los libertarios y otras posiciones afines sobre las políticas diseñadas para obtener órganos para trasplantes de personas fallecidas. Basados en principios tributarios de derechos individuales, todos los estados de Estados Unidos adoptaron la Ley de Donación Anatómica Uniforme (Uniform Anatomical Gift Act) a finales de los años sesenta y principios de los setenta. Esta ley otorga a las personas el derecho a donar sus órganos después de la muerte o a oponerse a la donación, bloqueando así cualquier posible decisión familiar al respecto. Sin embargo, si el fallecido no dijo explícitamente "no" a la donación, entonces el familiar más cercano tiene el derecho a donar sus órganos.

Algunos comunitaristas cuestionan si el derecho del individuo a donar voluntariamente es el elemento de juicio primordial a considerar. Una política comunitarista robusta aboga por la *extracción rutinaria* de órganos en ausencia de objeciones ya manifestadas por parte del donante. Los argumentos a favor de esta política destacan la obligación del individuo de donar para ayudar a otros, o la propiedad de la sociedad sobre los órganos de las personas fallecidas. Algunos comunitaristas partidarios de esta política señalan que los miembros de una sociedad deberían estar dispuestos a proporcionar a otros individuos bienes de valor vital cuando puedan hacerlo, sin que eso signifique un costo para ellos. Otros enfoques aún más contundentes recomiendan políticas de extracción rutinaria que asumen la propiedad comunitaria, en lugar de individual o familiar, de las partes del cuerpo de las personas fallecidas.[16]

Otro marcado énfasis en la comunidad y el bien común se refleja en las políticas recomendadas para la asignación de la atención sanitaria. Según el enfoque declaradamente comunitarista de Daniel Callahan, debemos promulgar políticas públicas a partir de un consenso compartido sobre el bien de la sociedad, en lugar de basarnos en los derechos individuales. Los supuestos liberales sobre la neutralidad del gobierno deberían reducirse, y la sociedad debería ser libre de implementar un concepto sustantivo del bien. Para Callahan, la pregunta fundamental es "¿Qué es lo más conducente a una buena sociedad?", en contraposición a la interrogante que él piensa que muchos en bioética asumen, "¿Es esto perjudicial o viola la autonomía?"[17]

DOS TEORÍAS ESTRECHAMENTE CONECTADAS CON EL VALOR DE LA SALUD

Desde aproximadamente finales del siglo XX, dos teorías innovadoras han reorientado las discusiones sobre justicia en políticas de salud y ética biomédica. Ambas teorías están inspiradas en Rawls, y pueden ser descritas como igualitaristas, aunque no deberían ser catalogadas como fundamentalmente rawlsianas. Además, han sido profundamente influenciadas por la teoría ética de Aristóteles, especialmente por sus concepciones sobre el rol e importancia de los estados del florecimiento humano.[18] En esta sección examinaremos ambas teorías.

Teorías de las capacidades

Un enfoque conocido como teoría de las capacidades presenta una concepción de la justicia que parte del supuesto de que la oportunidad para que los individuos alcancen estados de bienestar y de rendimiento adecuado, es de importancia fundamental, y que la libertad para lograr estos estados debe analizarse en términos de las capacidades de los individuos, es decir, los poderes o habilidades de las personas para actuar y convertirse en lo que valoran. En esta teoría, la calidad de vida de las personas depende de lo que son capaces de lograr, y las vidas bien vividas son aquellas en las que los individuos mantienen y ejercen un conjunto identificable de capacidades fundamentales.[19]

Esta teoría fue primeramente desarrollada por Amartya Sen, como una manera de abordar problemas relacionados con el bienestar, la justicia y los derechos humanos. Para él, el bienestar de un individuo no está determinado por tradiciones que persiguen bienes intrínsecos o primarios, como en la teoría utilitarista y en la teoría de bienes primarios sociales de Rawls, que sostiene que estos bienes son los que cualquier persona racional desearía, independientemente de cualquier otra cosa a la que pudiera aspirar.[20] Más bien, Sen busca oportunidades reales para el buen vivir, de manera que los individuos puedan llevar a cabo o ser lo que valoran. "En contraste con las líneas de pensamiento basadas en la utilidad o en los recursos", escribe Sen, "en el enfoque de las capacidades, el beneficio individual se juzga por la capacidad de una persona para hacer cosas que tiene razones para valorar". Desde esta perspectiva, la principal forma en que evaluamos el progreso moral agregado de las comunidades es mediante la expansión de las capacidades humanas y la reducción de las desigualdades, a través del desarrollo de capacidades en dichas sociedades.[21]

Este enfoque de las capacidades ha sido desarrollado con un toque aristotélico —y a menudo con relevancia directa para la ética biomédica— por Martha Nussbaum.[22] Ella utiliza la teoría para abordar la "justicia social" y lo que llama las "fronteras de la justicia", que incluye la justicia para las personas discapacitadas, los pobres a nivel global, y los animales no humanos. La teoría de Nussbaum sostiene que un nivel mínimo de justicia social requiere poner a disposición "de todos los ciudadanos … las siguientes diez 'capacidades' humanas esenciales", las cuales denomina "las capacidades humanas centrales".[23]

1. *Vida*. Ser capaz de vivir una vida normal sin morir prematuramente o existiendo en un estado disminuido que haga que la vida no valga la pena.

2. *Salud corporal*. Tener la capacidad de contar con buena salud, nutrición y refugio.

3. *Integridad corporal*. Ser capaz de moverse libremente, estar protegido contra la violencia, y tener oportunidades para la satisfacción sexual y la elección reproductiva.

4. *Sentidos, imaginación y pensamiento*. Tener la capacidad de usar estas facultades de manera informada y humana, apoyado por una educación adecuada y diversa, en un contexto de libertad de expresión.

5. *Emociones*. Ser capaz de establecer vínculos emocionales con personas y cosas, de modo tal que podamos amar, sufrir y sentir gratitud, sin que el desarrollo emocional se vea debilitado por el miedo, la ansiedad y otros estados similares.

6. *Razón práctica*. Tener la capacidad de formar una concepción del bien y reflexionar críticamente al planificar nuestra vida.

7. *Afiliación*. Tener la capacidad de vivir con sentido, en compañía de otros, con autorrespeto y sin humillación.

8. *Otras especies*. Ser capaz de vivir expresando preocupación por los animales, las plantas y la naturaleza en general.

9. *Juego*. Tener la capacidad de jugar y disfrutar de actividades recreativas.

10. *Control sobre nuestro entorno*. Poder participar como un activo en las elecciones políticas, relacionadas con nuestra vida y la propiedad.

Cada capacidad es esencial para que la vida humana no se empobrezca por debajo del nivel de dignidad de una persona, y representa la base de un derecho humano o una prerrogativa. De acuerdo con esta teoría, nuestras capacidades *básicas* naturales deben ser desarrolladas, de manera que generen capacidades *entrenadas*. Por ejemplo, tenemos capacidades innatas para el habla, el aprendizaje y la libre acción, que luego pueden transformarse en capacidades más evolucionadas, como la alfabetización, las habilidades laborales y el conocimiento sobre cómo evitar la pobreza y la enfermedad.

En el enfoque de Nussbaum, estas capacidades son esenciales para el florecimiento y deben, por una cuestión de justicia, ser socialmente sustentadas y protegidas. Ella afirma que *"los diez fines plurales y diversos son requisitos mínimos de justicia*, al menos hasta [un] determinado umbral".[24] La justicia requiere que, como sociedad, nos aseguremos de que las diez capacidades sean garantizadas para todos los ciudadanos hasta el nivel de umbral designado. Además, debemos asegurarnos de que los actores y condicionantes del mundo no interfieran con el desarrollo de las capacidades fundamentales de los individuos, ni bloqueen su participación política de una manera que los estanque o les cause daño.

A veces, la sociedad también debe dotar a las personas de capacidades que incluyan la provisión de los recursos necesarios para vivir adecuadamente, como alimentos, educación, instituciones no discriminatorias y atención sanitaria. Este enfoque se centra en situar a las personas en circunstancias en las que puedan establecer sus propios objetivos y vivir como elijan, acercándose así a las teorías de la libertad individual, social y política. Nussbaum también aporta una dimensión igualitaria a su concepción de justicia, al insistir en que "los derechos políticos de todos los ciudadanos son iguales y los mismos".[25]

Al abordar lo que Nussbaum llama las "fronteras de la justicia", su teoría es notablemente amplia, abarcando no solo las capacidades y rendimiento humanos para personas discapacitadas y socialmente oprimidas, sino también para los animales no humanos. Tratar a un individuo —humano o no humano— de manera justa requiere, negativamente, *no obstaculizar* los intentos del individuo por florecer a través de actos de coerción, violencia o crueldad, y, positivamente, apoyar sus esfuerzos para prosperar en la vida.[26] La inclusión de los no humanos convierte esta teoría de la justicia en un enfoque extremadamente exigente, quizás tan audaz y ambicioso como ninguna otra teoría de la justicia jamás ideada. Igualmente ambiciosa es aquella que presentaremos más adelante como una teoría global que extiende "la justicia a todos los ciudadanos del planeta, mostrando teóricamente cómo podríamos lograr un mundo que sea justo en su totalidad", al proporcionar las "condiciones necesarias para una sociedad dignamente justa".[27]

Teorías del bienestar

Las teorías de las capacidades se centran en las habilidades, oportunidades y formas de libertad necesarias para el bienestar. Sin embargo, una teoría general reciente, que está estrechamente alineada con la ética biomédica, se enfoca en el *bienestar en sí mismo*, y no en las *capacidades* para lograrlo. En esta teoría, el énfasis no está puesto en que los individuos sean capaces de perseguir distintos estados de cosas si así lo desean. Lo central es asegurar que todos experimenten el bienestar de formas compatibles con una vida decente. De hecho, el utilitarismo podría interpretarse como este tipo de teoría de bienestar, aunque en esta subsección nos concentramos en el inusual caso de una teoría —originalmente ideada por Madison Powers y Ruth Faden— que está explícitamente dirigida a la salud pública y a la política de salud.

Los autores despliegan su propuesta desde una premisa fundamental: "La justicia social se preocupa por el bienestar humano", y no únicamente por las capacidades para lograrlo, o por una sola forma de bienestar, como la salud. Argumentan que una teoría de la justicia social debe centrarse principalmente en seis elementos fundamentales del bienestar:[28]

1. Salud
2. Seguridad personal
3. Conocimiento y comprensión
4. Igual respeto
5. Vínculos personales
6. Autodeterminación

Este catálogo de elementos fundamentales o dimensiones del bienestar puede parecer similar a la lista de capacidades de Nussbaum, (por ejemplo, la noción "vínculos personales" se asemeja al concepto de "afiliación"). No obstante, Powers y Faden rechazan enfáticamente la terminología de *capacidades* como la mejor manera de expresar las nociones básicas en una teoría de la justicia.[29] Consideran que estar sano, estar seguro y ser respetado son *estados de existencia* deseables. No deseamos simplemente la *capacidad* de estar seguros y sanos, sino *estar* seguros y sanos. La justicia en esta teoría se preocupa por el logro del bienestar para los miembros de la sociedad, y no solo por *asegurar capacidades básicas* que nos permitan perseguir estados de bienestar. En el caso del elemento central de la salud, el objetivo principal es la realización tanto del derecho a la *salud* como del derecho a la *atención sanitaria*.

La "tarea de la justicia"[30] es asegurar los elementos fundamentales del bienestar, en las seis dimensiones, para cada persona en todas las sociedades, incluida la sociedad global. Cada una de las seis dimensiones representa una preocupación independiente de la justicia, aunque también interactúan entre sí. La justicia de las políticas de salud, tanto en sociedades específicas como en el orden global, puede ser juzgada no solo por su utilidad para asegurar la salud, sino también por sus efectos en los otros elementos centrales del bienestar.

Powers y Faden consideran que el objetivo de la justicia es garantizar el bienestar y los derechos humanos, así como también propiciar la ausencia de relaciones de poder y ventaja que sean injustas. Se trata de una teoría estructural de la justicia, una noción que especifican en su segundo libro, *Structural Injustice: Power, Advantage and Human Rights* (*Injusticia estructural: poder, ventaja y derechos humanos*). Su enfoque en la relación entre el bienestar y las normas de derechos humanos y de equidad resalta el papel que la pobreza y las disparidades injustas de poder y ventaja juegan en causar y perpetuar la baja calidad de la salud y la injusticia en países de todo el mundo.

Los autores consideran que el objetivo de la justicia igualitarista es la reducción de la desigualdad en el mundo tal como lo encontramos, un mundo caracterizado por profundas inequidades en el bienestar, los recursos, el poder y la ventaja de unos sobre otros. Aunque la salud es solo el primero de los seis elementos fundamentales del bienestar, Powers y Faden argumentan que la justificación moral de las políticas de salud depende tanto de las otras cinco dimensiones del bienestar como de la salud, lo que representa un aspecto crítico de su teoría. Argumentan que la ausencia de cualquiera de los otros cinco elementos centrales puede ser devastadora para la salud. Una constelación de desigualdades puede exacerbar y reforzar sistemáticamente las condiciones iniciales de una salud precaria, creando efectos secundarios que impactan negativamente a otras dimensiones del bienestar. Los efectos interactivos incluyen una educación deficiente y el irrespeto, que pueden afectar formas básicas de razonamiento, así como la situación sanitaria general. Las estructuras sociales pueden agravar estas consecuencias adversas, donde el resultado es una mezcla de efectos interactivos y en cascada que requiere atención urgente desde el punto de vista de la justicia.[31] El trabajo de la justicia es corregir estos defectos logrando que los seis elementos centrales del bienestar sean valores incorporados en la política social.

Conclusión

Las seis teorías de la justicia que hemos examinado pueden tener solo éxito parcial en lograr coherencia y exhaustividad en nuestras multiformes y, a veces, fragmentadas concepciones de justicia social. Las políticas que rigen el acceso y distribución de la atención sanitaria en muchas naciones proporcionan excelentes ejemplos de los problemas que enfrentan estas teorías. Muchos países se esfuerzan por garantizar atención médica de alta calidad para todos los ciudadanos, al mismo tiempo que protegen los recursos públicos mediante programas de contención de costos, y respetan las decisiones de los pacientes y los profesionales de la salud. Sus políticas promueven el ideal de garantizar igual acceso a la atención sanitaria y salud óptima para todos, incluso para los más desfavorecidos, a la vez que conservan ciertos aspectos de un entorno competitivo y de libre mercado. Estos objetivos de ofrecer atención sanitaria de calidad, acceso equitativo, libre elección, eficiencia social y bienestar general, son todos encomiables (suponemos este punto sin respaldo argumentativo), pero también son difíciles de conciliar en un sistema social y en una teoría de la justicia. De hecho, la búsqueda de un objetivo puede socavar a otro.

Es improbable que haya existido alguna vez un estado político o un orden mundial configurado *exclusivamente* sobre alguna de las seis teorías de la justicia que hemos examinado hasta ahora. Ciertos autores ven en estas teorías las mismas debilidades del estado ideal de Platón en *La República*: ofrecen modelos, pero carecen de instrumentos verdaderamente prácticos. Si bien esta cautela escéptica es prudente, podría llevar a una subestimación de las implicaciones y fuerza moral de las seis teorías de la justicia que hemos analizado. Como demostraremos en las siguientes secciones de este capítulo, el uso inteligente de los principios de justicia en estas teorías tiene una relevancia práctica considerable, no solo para la ética biomédica, sino que, para el ámbito de la salud y la atención sanitaria, tanto a nivel estatal como global. No nos dedicaremos a evaluar los méritos relativos de estas teorías. En su lugar, las emplearemos como herramientas, prestando especial atención al pensamiento igualitarista reciente y a las propuestas relacionadas con la distribución de la atención sanitaria y los recursos de la salud pública.

OPORTUNIDAD JUSTA Y DISCRIMINACIÓN INJUSTA

La regla de la oportunidad justa constituye uno de los elementos más influyentes del pensamiento igualitarista en bioética. Comenzaremos esta sección preguntándonos: "¿Qué tipo de oportunidad justa exige la justicia?" En primer lugar, analizamos las propiedades que a menudo han sido utilizadas, *injustamente*, como bases para la distribución social. Estas características incluyen género, raza, coeficiente intelectual (CI), acento, etnia, nacionalidad y estatus social. En algunos contextos particulares, como la selección de actores para cine o teatro, estas propiedades típicamente irrelevantes pueden tornarse importantes y aceptables, aunque aún son cuestionables, incluso en estos ámbitos. Sin embargo, reglas generales como "A cada uno según su género" y "A cada uno según su CI" son inaceptables como principios materiales *prima facie* de justicia. Estas características son irrelevantes y se fundamentan en diferencias por las cuales el individuo afectado no puede ser responsabilizado. Basar acciones o políticas en ellas es enfáticamente discriminatorio.

La regla de la oportunidad justa

La regla de la oportunidad justa se deriva de las condiciones de la justa igualdad de oportunidades de Rawls. Esta regla establece que los individuos no deben recibir beneficios sociales basados en propiedades ventajosas no merecidas, ni se les debe negar dichos beneficios debido a propiedades desventajosas no merecidas, ya que no son responsables por ellas. Las propiedades distribuidas por las loterías de la vida social, psicológica y biológica no constituyen motivos para una discriminación moralmente aceptable entre personas, en lo que respecta a las asignaciones sociales, si no tienen una oportunidad justa de alcanzar propiedades ventajosas o superar propiedades desventajosas.

El objetivo de proporcionar a todos los ciudadanos una *educación* básica plantea problemas morales análogos a estas cuestiones de *justicia en la atención sanitaria*. Imaginemos una comunidad que ofrece una educación de alta calidad a todos los estudiantes con habilidades básicas, independientemente de su género o raza, pero no brinda una oportunidad educativa comparable a los estudiantes con dificultades de lectura o deficiencias mentales. Este sistema es injusto. Los estudiantes con discapacidades carecen de habilidades elementales y necesitan entrenamiento especial para superar sus problemas en la medida de lo posible. Deberían recibir una educación adecuada a sus necesidades y oportunidades, incluso si es más costosa. La regla de la oportunidad justa exige que reciban beneficios que mitiguen los efectos desafortunados de la lotería de la vida. Por analogía, las personas con discapacidades funcionales carecen de habilidades fundamentales, y necesitan atención médica para alcanzar un nivel funcional adecuado y tener una oportunidad justa en la vida. Cuando las personas no son responsables de sus discapacidades, la regla de la oportunidad justa exige que reciban ayuda para reducir o superar los efectos desafortunados de la lotería de la salud.

La oportunidad justa como regla de compensación:[ix] mitigando los efectos negativos de las loterías de la vida

Numerosas propiedades podrían ser desventajosas y no merecidas, como, por ejemplo, una voz estridente, un rostro feo, un habla inarticulada o entrecortada, una educación primaria insuficiente, o condiciones de desnutrición y enfermedad, entre otras. Pero ¿qué propiedades no merecidas generan un derecho *en justicia* a alguna forma de asistencia para mejorar sus condiciones desventajosas?

[ix] N.T. En esta subsección traduciré *redress* y sus declinaciones (v.g., *redressing*) principalmente como "compensación", que es, en rigor, el significado que Rawls busca transmitir. Aunque en el inglés coloquial, *redress* significa primariamente "reparación" o "corrección", en el contexto de la justicia distributiva y las loterías de la vida, "compensación" representa un término que implica dichos conceptos.

Una afirmación contundente es que prácticamente todas las habilidades y discapacidades son consecuencias de lo que Rawls llama lotería natural y lotería social. La "lotería natural" se refiere a la distribución de propiedades genéticas ventajosas y desventajosas, y la "lotería social" implica la distribución de activos o déficits a través de la propiedad familiar, los sistemas escolares, la afiliación tribal, las agencias gubernamentales y similares. Es posible que todos los talentos, discapacidades y propiedades desventajosas provengan de una variedad de fuentes como los factores hereditarios, el entorno natural, la crianza familiar, la educación y la sucesión patrimonial. Incluso la habilidad para trabajar largas horas, para competir y para esbozar una sonrisa cálida pueden ser el resultado de influencias biológicas, ambientales y sociales. Si es así, los talentos, habilidades y éxitos no son mérito nuestro, ya que al igual que una enfermedad genética, se adquieren sin culpa o responsabilidad de la persona afectada.

Rawls, al igual que nosotros, utiliza la oportunidad justa como una *regla de compensación*. Para superar condiciones desventajosas no merecidas, ya sea que provengan de la lotería natural o social, la regla de la oportunidad justa exige una compensación por las desventajas. Aunque el conjunto completo de implicaciones de esta teoría nunca ha sido del todo claro, las conclusiones de Rawls son exigentes:

> [Un acuerdo de libre mercado] permite que la distribución de la riqueza y el ingreso sea determinada por la distribución natural de capacidades y talentos. Dentro de los límites permitidos por los acuerdos de fondo, las porciones distributivas son decididas por el resultado de la lotería natural, lo que, desde una perspectiva moral, implica una consecuencia arbitraria. No hay más razón para permitir que la distribución de ingresos y riqueza sea determinada por la distribución de activos o bienes naturales que por la fortuna histórica y social. Más aún, el principio de la oportunidad justa solo puede ser realizado de manera imperfecta, al menos mientras exista la institución de la familia. El grado en que las capacidades naturales se desarrollan y alcanzan su plenitud está afectado por todo tipo de condiciones sociales y actitudes de clase. Incluso la buena disposición para hacer un esfuerzo, para intentarlo y, por tanto, hacerse merecedor de lograrlo en el sentido ordinario, depende de la felicidad en la familia y de circunstancias sociales favorables.[32]

Los actuales sistemas sociales de distribución de beneficios y cargas sufrirían una revisión masiva si este enfoque fuera aceptado y aplicado en la política social. En lugar de permitir amplias desigualdades en el acceso a la atención médica y en la calidad de la misma —basadas en contribuciones del empleador, riqueza, estatus de celebridad y similares— la justicia se lograría solo si se abordan primero las desigualdades que reducen las oportunidades. En algún momento, los procesos de reducción de desigualdades, creadas por las loterías de la vida, deben terminar en función de los límites sociales de los recursos.[33] Desde esta perspectiva, una regla estricta de oportunidad justa sería demasiado exigente a menos que sea cuidadosamente caracterizada.

Compensando las disparidades raciales, étnicas, de género y de estatus social en la atención sanitaria

Muchas desigualdades en la atención sanitaria y en la investigación se basan en la raza, etnia, género y estatus social, y por lo tanto socavan la oportunidad justa. Los bienes de la atención sanitaria y los riesgos asociados a la investigación a menudo se han distribuido de forma encubierta en función de estas características, lo que en muchos países ha provocado un impacto diferencial en la salud de minorías raciales y étnicas, mujeres y personas en situación de pobreza.[34] Varios estudios en Estados Unidos indican que los afroamericanos, otras minorías, mujeres y personas económicamente desfavorecidas tienen menor acceso a diversas formas de atención sanitaria y a investigaciones clínicamente valiosas en comparación con los hombres blancos. Por ejemplo, en los entornos laborales, las desigualdades de género y raciales tienen un impacto significativo en el seguro por enfermedad en el trabajo, así como la investigación con sujetos humanos a menudo recae desproporcionadamente en individuos social y económicamente desfavorecidos, que tienen bajos ingresos o son indigentes. Del mismo modo, algunos tipos de atención sanitaria e investigación benefician desproporcionadamente a pacientes que ya están social y económicamente favorecidos.

Se han realizado numerosos esfuerzos para identificar y abordar las disparidades raciales, étnicas, de género y de estatus social.[35] Una controversia relevante se centra en las disparidades en las tasas de cirugía de *bypass* de la arteria coronaria (CBAC) entre pacientes blancos y negros de Medicare,[x] así como entre pacientes hombres y mujeres, cubiertos por el mismo programa. Las diferencias en el uso del seguro, que han sido evidentes desde la década de 1980, no pueden ser únicamente explicadas por la necesidad diferencial, y aún no está claro en qué medida dichas tasas pueden ser justificadas por factores como la disponibilidad de médicos, la pobreza, el conocimiento sobre las opciones de atención médica, la reticencia entre las personas negras y las mujeres a someterse a cirugías, y el prejuicio racial. Un estudio concluyó que, incluso después de verificar la edad, el pagador y la idoneidad y necesidad de la CBAC, los pacientes afroamericanos en el

---

[x] N.T. Medicare es un programa federal de seguro médico en Estados Unidos, para personas mayores de 65 años y otras más jóvenes con discapacidad, incluidas las que padecen enfermedad renal terminal y esclerosis lateral amiotrófica (ELA o enfermedad de Lou Gehrig).

estado de Nueva York aún enfrentaban problemas significativos de acceso, no vinculados a la negativa de los pacientes.[36] Además, persisten las disparidades raciales en los resultados de la CBAC, lo que probablemente sugiere la presencia de factores complejos que pueden ser difíciles de identificar y corregir.[37]

Las disparidades también han persistido en otras áreas, incluyendo el manejo del infarto agudo de miocardio y los síndromes coronarios agudos,[38] el control del colesterol entre pacientes con enfermedades cardiovasculares, la detección precoz del cáncer,[39] el diagnóstico y tratamiento de condiciones como el cáncer colorrectal, el control de la glucosa en pacientes con diabetes,[40] y el manejo del dolor.[41] Estas disparidades fueron identificadas en el informe del Instituto de Medicina (actualmente Academia Nacional de Medicina) sobre acceso desigual a la salud *Unequal Treatment: Confronting Racial and Ethnic Disparities in Health Care* (*Trato Desigual: enfrentando las disparidades raciales y étnicas en la atención médica*),[42] y se reflejan en diferencias raciales y étnicas inaceptables que es posible apreciar en una variedad de circunstancias médicas y servicios de atención sanitaria, que conducen a peores resultados de salud. Las disparidades en el uso y acceso al sistema de salud no siempre equivalen a injusticias, pero requieren un escrutinio cuidadoso para determinar sus causas y evitar inequidades.[43]

Varios factores complejos se vinculan con las desigualdades en la atención sanitaria, las cuales abren un amplio abanico de interrogantes sobre sus causas subyacentes y las medidas correctivas necesarias, especialmente en términos de acceso y calidad de la salud. Algunas de estas disparidades pueden estar relacionadas con prejuicios implícitos, aunque los vínculos causales no siempre son tan directos como se podría asumir inicialmente. Tomemos, por ejemplo, las disparidades en el manejo y tratamiento del dolor. La historia del tratamiento diferencial del dolor en los Estados Unidos ejemplifica una multiplicidad de creencias y valores sociales y culturales, algunos de los cuales han señalado un trato sistemáticamente deficiente del dolor en la comunidad afroamericana.[44] Un estudio reveló que existen falsas creencias acerca de las diferencias biológicas entre personas de raza blanca y negra (como, por ejemplo, respecto del grosor de la piel de los individuos afroamericanos). Estas nociones erróneas se relacionan con las evaluaciones del nivel de dolor experimentado por ambos grupos raciales. Cabe destacar que estas creencias no solo son compartidas por personas comunes, sino que también por la mitad de una muestra de estudiantes y residentes de medicina en un importante centro médico. Este último grupo tendió a subestimar el dolor en pacientes negros en comparación con pacientes blancos, lo que condujo a propuestas de tratamiento incorrectas o inadecuadas.[45] Este estudio, así como otros, subraya la importancia de considerar no solo los prejuicios explícitos, sino que también los implícitos, como posibles causas de las disparidades en la atención sanitaria. Estos aspectos deben ser abordados conjuntamente con factores culturales, así como con las estructuras sociales y políticas subyacentes. Por ejemplo, un estudio de viñetas[xi] evidenció que el sesgo racial implícito (medido a través de Pruebas de Asociación Implícita) influía en las evaluaciones y recomendaciones de los médicos para pacientes blancos y negros que padecían infarto agudo de miocardio y requerían trombólisis.[xii] [46]

El trasplante renal ofrece un caso revelador de las disparidades raciales y los incansables esfuerzos, aunque solo parcialmente exitosos, por promover políticas y prácticas más equitativas. En el contexto de la política pública en Estados Unidos, las barreras financieras juegan un papel menos determinante en el trasplante renal, en comparación con la mayoría de las áreas de atención sanitaria. Esto se debe a la existencia del Programa Federal de Enfermedad Renal en Etapa Terminal (ESRD, por sus siglas en inglés), que garantiza la cobertura para la diálisis y el trasplante renal prácticamente a todos los ciudadanos que las necesiten, en caso de que su seguro privado no proporcione la cobertura requerida. No obstante, las preocupaciones sobre los costos continúan siendo un factor relevante debido a que los medicamentos inmunosupresores, necesarios para mantener un riñón trasplantado durante toda la vida del receptor, están cubiertos por el programa ESRD solo durante tres años. La evidencia sugiere que la discriminación persiste contra afroamericanos, otras minorías, mujeres y personas de bajos recursos, desde el momento de la derivación hasta la inclusión en los centros de trasplante, donde los criterios para la admisión en las listas de espera pueden variar considerablemente. Por ejemplo, los afroamericanos tienen muchas menos probabilidades que los blancos de ser derivados para evaluación en los centros de trasplante, así como de ser incluidos en una lista de espera o de recibir un trasplante.[47] Esta brecha se atribuye a diversos factores, que incluyen el acceso tardío o restringido a la atención sanitaria, la falta de orientación adecuada por parte de los profesionales de la salud, y la arraigada desconfianza de las minorías hacia dicho sistema.

Una vez que los pacientes ingresan en la lista de espera, los criterios para la selección de receptores de órganos de donantes fallecidos son públicos y se representan a través de sistemas de puntos. Persisten algunos debates sobre la ponderación adecuada de diferentes factores en la distribución de

---

[xi] N.T. Los estudios de viñetas representan un método de investigación basado en la recolección de datos, que utiliza descripciones breves de situaciones o personas (viñetas) a las que se les presenta un escenario hipotético, frente al cual responden revelando sus percepciones, valores, preferencias, tendencias e impresiones de dicho evento.

[xii] N.T. La trombólisis, también llamada terapia fibrinolítica, consiste en un tratamiento mínimamente invasivo para deshacer coágulos de sangre anormales en los vasos sanguíneos, y de ese modo mejorar el flujo de sangre y prevenir daños en tejidos y órganos.

riñones para trasplante, con un enfoque particular en compatibilidad de antígenos leucocitarios humanos (HLA, por sus siglas en inglés). La concordancia de HLA entre un donante y un receptor influye significativamente en la supervivencia a largo plazo del riñón trasplantado. Sin embargo, dar prioridad a la compatibilidad de tejidos —y otorgar menos importancia al tiempo transcurrido desde que se ingresó a la lista de espera, junto con otros factores— ha generado resultados desiguales para las minorías. La mayoría de los donantes de órganos son de raza blanca, y los fenotipos de HLA presentan diferencias entre las poblaciones blanca, negra e hispana. Además, la identificación de estos fenotipos es menos completa en pacientes negros e hispanos. A pesar de ello, las personas que no son de raza blanca tienen una mayor incidencia de enfermedad renal en etapa terminal y están desproporcionadamente representadas en las listas de diálisis. De hecho, los afroamericanos en lista de espera, aguardan en promedio más tiempo que los blancos para recibir un trasplante renal, en caso de que lo reciban.

Después de un exhaustivo proceso de discusión y deliberación, que incluyó la contribución de expertos y del público en general, en 2003 la Red Unida para Compartir Órganos (United Network for Organ Sharing) modificó sus criterios de asignación de riñones. Esto implicó la eliminación de la prioridad otorgada compatibilidad de antígenos leucocitarios humanos de clase II (HLA-B), un subconjunto específico de fenotipos de HLA, con el objetivo de reducir las disparidades en los trasplantes renales de donantes fallecidos entre afroamericanos y blancos. La política revisada se justificó argumentando que resolvería "la tensión inherente a las directrices actuales de asignación, al mejorar la equidad sin sacrificar la utilidad".[48] Este cambio logró reducir la disparidad notablemente: antes de la modificación de la política, los afroamericanos experimentaban tasas de trasplantes renales de donantes fallecidos un 37% más bajas en comparación con los blancos. Sin embargo, después de la implementación de la nueva política, esta brecha se redujo al 23%.[49] Aunque se logró un avance significativo en la reducción de la disparidad, esta no fue completamente eliminada, posiblemente debido a factores no abordados o desconocidos.

Estudios adicionales sobre trasplantes renales han observado una disminución en la disparidad racial en los resultados de los trasplantes de riñón en los Estados Unidos, particularmente en lo que respecta a la pérdida del injerto a los tres y cinco años después del trasplante en la población afroamericana.[50] Sin embargo, algunos advierten que las disparidades raciales persisten en el trasplante de riñón. Estos estudios enfatizan que, aunque se han centrado en los resultados del trasplante, aún existen brechas significativas en el acceso a la atención médica. Específicamente, se señalan retrasos en la derivación para la evaluación de trasplante, limitaciones en el acceso a la lista de espera nacional y dificultades para recibir un trasplante de riñón. Una iniciativa política pública reciente que podría resultar beneficiosa es una regla que establece que el tiempo en la lista de espera comienza cuando la función renal del paciente alcanza cierto nivel de deterioro, incluso antes de que este inicie la diálisis o sea derivado para un trasplante.[51]

No está claro si, o en qué medida, el cambio de política en compatibilidad de HLA-B disminuyó el número de años de la función del trasplante renal. Sin embargo, desde una perspectiva normativa, la habitual tensión entre maximizar la utilidad y garantizar una oportunidad equitativa persiste en esta área, al igual que en muchas otras. Los críticos argumentan que las directivas para la asignación de órganos deberían focalizarse en maximizar el número de años de vida ajustados por calidad por cada órgano trasplantado, en lugar de basarse en pruebas de impacto desigual de políticas para intentar mejorar el acceso de grupos raciales o étnicos al trasplante.[52]

Concluimos que el desarrollo de una política equitativa de distribución y asignación de órganos representa un desafío importante que requiere atender y monitorear constantemente las disparidades existentes. Es crucial considerar el impacto desigual de diferentes políticas, así como su utilidad clínica general, buscando maximizar el bienestar integral del paciente. En este sentido, es fundamental determinar cuáles son las mejores prácticas disponibles para garantizar un equilibrio adecuado entre la utilidad clínica y una oportunidad justa para todos los afectados.

VULNERABILIDAD, EXPLOTACIÓN Y DISCRIMINACIÓN EN LA INVESTIGACIÓN

A continuación, exploraremos un conjunto distinto pero interconectado de dilemas morales y sociales relacionados con la oportunidad justa, que surgen de la vulnerabilidad de los sujetos humanos de investigación que corren el riesgo de ser explotados. Nos centraremos en el reclutamiento e inclusión en estudios clínicos —especialmente en ensayos farmacéuticos— de individuos económicamente desfavorecidos.

Con "económicamente desfavorecidos", nos referimos a sujetos que se encuentran en situación de pobreza, pueden carecer de acceso significativo a la atención sanitaria, ser personas sin hogar o desnutridas, y, aun así, tienen la capacidad mental para ofrecerse como voluntarios en, por ejemplo, estudios de seguridad y toxicidad de medicamentos (fase 1). En esta sección, nos centramos únicamente en individuos que poseen competencia básica para razonar, deliberar, decidir y otorgar su consentimiento. Se estima que entre el 50% y el 100% de los sujetos de investigación que son voluntarios sanos mencionan que la necesidad económica o la recompensa financiera es su principal motivación para participar.[53] Sin embargo, tenemos poca información sobre el verdadero grado de su participación en los estudios, así como sobre el alcance que tiene el utilizar personas en situación de pobreza como sujetos de investigación.[54]

Vulnerabilidad y grupos vulnerables

La literatura especializada a menudo ha adoptado una visión equívoca del grupo de personas económicamente desfavorecidas y vulnerables, a veces limitándolo y otras veces ampliándolo. El rango de personas que coinciden con esta clasificación puede abarcar desde individuos que viven en situación de calle, hasta aquellos de bajos ingresos que son el único sostén económico de una familia numerosa, o quienes carecen de acceso a la atención sanitaria, o cuyos ingresos caen por debajo de cierto umbral, entre otros casos.

La noción de "grupo vulnerable" fue de gran importancia en la bioética y la política de salud entre los años 1970 y 1990.[55] Sin embargo, en las décadas siguientes, esta categoría expandió su alcance, ya que se designó como vulnerables a una amplia gama de grupos, desde ancianos enfermos hasta personas con educación insuficiente, individuos de escasos recursos, e incluso a países enteros, cuyos ciudadanos carecen de derechos o son objeto de explotación.[56] La terminología "grupos vulnerables" sugiere que todos los miembros de un grupo designado como vulnerable —v.g. todos los prisioneros o todas las personas pobres— son vulnerables por definición. Sin embargo, esta etiqueta tiende a sobreproteger, estereotipar e incluso descalificar a aquellos integrantes que son capaces de tomar sus propias decisiones.[57] "Vulnerable" es un rótulo inapropiado para cualquier grupo de personas cuando algunos de sus miembros no presentan vulnerabilidad en ciertos aspectos relevantes. Por ejemplo, mientras que algunas mujeres embarazadas son vulnerables, no se puede generalizar que todas lo sean. Por tanto, evitaremos referirnos a las personas económicamente desfavorecidas como un grupo vulnerable. En su lugar, nos centraremos en las *vulnerabilidades*.[58]

Una estrategia tentadora para proteger los intereses de las personas económicamente desfavorecidas es excluirlas completamente de la participación en la investigación, incluso si no son manifiestamente vulnerables. Si bien este enfoque resolvería el problema de la explotación injusta, también privaría a estas personas de su libertad de elección y, en muchas ocasiones, sería perjudicial para sus intereses financieros. No existe justificación alguna para excluir a las personas económicamente desfavorecidas, como grupo, de participar en la investigación, así como su situación de desventaja no implica que deban ser excluidas de cualquier actividad legal que deseen emprender. A pesar de los mayores riesgos de explotación que enfrentan, excluirlos de manera categórica constituiría una forma injusta y paternalista de discriminación, que podría contribuir a marginarlos, privarlos o estigmatizarlos aún más.

Incentivo indebido, ganancia indebida y explotación

Existen otros dilemas éticos asociados con la participación de personas económicamente desfavorecidas en la investigación, como el incentivo indebido, la ganancia indebida y la explotación. Muchos individuos experimentan una presión significativa para participar en ensayos clínicos, incluso cuando se supone que dicha participación es voluntaria.[59] Estos potenciales sujetos de investigación pueden encontrarse en una situación de necesidad económica desesperada. Ofertas tentadoras de dinero u otros recursos les pueden generar la sensación de estar siendo coaccionados, provocándoles la falsa percepción de que su única opción viable es aceptar participar en la investigación.

Situaciones limitantes. Estas *situaciones limitantes* a veces son erróneamente denominadas *situaciones coercitivas*.[60] En este escenario, una persona se ve influenciada por las circunstancias limitantes en las que se encuentra, como una enfermedad grave o la escasez de alimentos o refugio, en lugar de ser coaccionada por la voluntad o la amenaza directa de otra persona. Por lo tanto, no se puede hablar estrictamente de coacción, ya que nadie la ha amenazado deliberadamente para obtener su consentimiento o la ha obligado a expresar su conformidad respecto de algo. Sin embargo, las personas se enfrentan a diversas situaciones que pueden percibir como "amenazantes", y a veces se ven compelidas a evitar o mitigar los daños derivados de la enfermedad, la indefensión o la escasez de recursos. La perspectiva de pasar otra noche en la calle o de enfrentar otro día sin comida puede llevar a una persona a aceptar una oferta para participar en una investigación, al igual que dichas condiciones podrían forzarla a aceptar un trabajo desagradable o riesgoso que en otras circunstancias rechazaría.

Incentivo indebido. En situaciones coercitivas, los pagos monetarios y otras ofertas relacionadas, como alojamiento o comida, plantean dilemas de justicia, comúnmente denominados *incentivo indebido*, por un lado, y *ganancia indebida*, por otro. La normativa estadounidense, bajo la denomi-

445

nada "Regla Común",[xiii] exige a los investigadores que "minimicen el riesgo de coacción o influencia indebida", aunque no proporciona una definición exhaustiva ni un análisis detallado de estos conceptos.[61] Asimismo, la literatura especializada en bioética y política pública tampoco aborda adecuadamente los problemas señalados.

Los pagos monetarios tienden a generar menos controversia cuando son bien recibidos por las personas y no tienen intención de rechazarlos, especialmente si los riesgos involucrados no superan el estándar de las actividades cotidianas.[62] Sin embargo, los incentivos se vuelven cada vez más problemáticos cuando (1) los riesgos aumentan, (2) se ofrecen estímulos altamente atractivos y (3) la desventaja económica de los sujetos aumenta. El problema de la explotación radica en la situación de desventaja en la que se encuentran los posibles participantes, quienes carecen de alternativas viables, se ven obligados o compelidos a aceptar ofertas que, bajo otras circunstancias, rechazarían, y asumen un mayor riesgo en sus vidas. A medida que estas condiciones se atenúan, los problemas de explotación tienden a disminuir e incluso pueden desaparecer por completo. Por el contrario, a medida que estas condiciones se incrementan, los problemas de explotación se agudizan.

La existencia de una oferta irresistiblemente atractiva es un elemento fundamental para identificar un "incentivo indebido", aunque esta condición por sí sola no determina que dicho incentivo sea considerado indebido. Es necesario que además exista una situación de coacción inaceptable, la cual implica que una persona se vea obligada a asumir un riesgo significativo de daño que, bajo circunstancias normales, no estaría dispuesta a asumir. Precisar con exactitud un determinado nivel de riesgo es difícil. Sin embargo, dicho nivel debería superar el umbral de riesgos laborales comunes, como los del trabajo de construcción no calificado. Los incentivos no pueden considerarse indebidos a menos que excedan el nivel de riesgo estándar (es decir, representen un riesgo excesivo) y sean irresistiblemente atractivos (a saber, impliquen un pago desproporcionadamente elevado), especialmente para aquellas personas en situación de necesidad.

Ganancia indebida. Es crucial diferenciar entre los incentivos indebidos y las *ganancias indebidas*, las cuales resultan de una distribución inequitativa, caracterizada por un pago injustamente modesto a los sujetos de inves-

---

[xiii] N.T. La Regla Común (*The Common Rule*) es una norma ética de 1991 (revisada en 2018) en Estados Unidos, relativa a la investigación biomédica y conductual en seres humanos, y representa la norma ética básica por la que se rige cualquier investigación financiada por el gobierno de ese país. En el contexto de una investigación que involucre sujetos humanos, la Regla Común requiere: aprobación previa del comité de ética, consentimiento informado por escrito, reclutamiento equitativo de los participantes, protección especial para los grupos vulnerables, y revisión continua del estudio durante su transcurso.

tigación, en contraste con un beneficio considerablemente superior para el patrocinador del estudio. En el caso de las ganancias indebidas, los sujetos de investigación reciben una compensación insuficiente en comparación con lo que deberían recibir, mientras que el patrocinador obtiene un beneficio que excede lo justificable. Los críticos de la investigación farmacéutica sostienen que la siguiente dinámica ocurre frecuentemente: los investigadores se acercan a potenciales participantes que se encuentran en una posición de debilidad o falta de opciones, debido a su situación de pobreza, y les ofrecen una compensación injustamente reducida y una participación desproporcionadamente baja en los beneficios, mientras que las empresas obtienen ganancias desmesuradas. Si esta descripción refleja la principal preocupación ética en este contexto, el dilema moral subyacente consiste en establecer un pago justo y no abusivo por la participación como sujeto de investigación. Esto podría involucrar beneficios adicionales en caso de que la investigación tenga éxito, como la provisión gratuita de un medicamento experimental después de la finalización de un ensayo clínico.

¿Cómo podemos abordar los dos dilemas morales de explotación: el incentivo indebido (que implica pagos excesivamente cuantiosos e irresistibles) y la ganancia indebida (caracterizada por pagos indebidamente modestos e injustos)? Un posible enfoque consiste en prohibir la investigación que involucre un riesgo excesivo, incluso si se cuenta con un sólido sistema de supervisión. Esta opción resulta atractiva, pero aún enfrentamos el desafío de determinar, en cada caso, qué constituye un riesgo excesivo, un pago irresistiblemente atractivo, un pago injustamente bajo, y una situación coercitiva, que son problemas complejos aún por resolver.

Estos problemas no admiten una solución sencilla. Para prevenir el incentivo indebido, los programas de compensación deben mantenerse en un nivel razonablemente bajo, posiblemente equiparable al salario de trabajos no especializados. Incluso en este nivel reducido, la remuneración aún podría resultar lo suficientemente atractiva como para constituir un incentivo indebido para algunos sujetos de investigación. A medida que se reducen los pagos para evitar este tipo de incentivos, es probable que los participantes de la investigación, en algunas ocasiones, sean reclutados principalmente o en su totalidad entre las personas económicamente desfavorecidas. En algún punto a lo largo de este continuo, el monto de la compensación se vuelve tan insignificante que el estudio se convierte en explotación, debido a los beneficios indebidos que se obtienen aprovechándose de la desgracia de una persona. Si las escalas de pago se incrementaran para evitar este abuso, eventualmente alcanzarían un nivel lo suficientemente alto como para atraer a personas de clase media. En o alrededor de este punto, las ofertas se volverían excesivamente atractivas, representando incentivos indebidos para aquellos en situación de pobreza interesados en los pagos.[63]

Abordar este dilema plantea una profunda injusticia social si el grupo de sujetos de investigación consiste, mayoritaria o exclusivamente, en personas económicamente desfavorecidas.

Por último, es crucial ser cautelosos antes de prohibir la investigación o alentar a las compañías farmacéuticas a abandonar las comunidades que cuenten con una proporción significativa de población empobrecida, ya que los pagos por participación en estudios pueden constituir una fuente vital de ingresos para aquellos en situación de desventaja económica. Además, estos pagos pueden servir como un medio para desarrollar infraestructuras y generar oportunidades laborales en las comunidades afectadas. Para muchas personas, económicamente desfavorecidas, una de las pocas fuentes de ingresos fácilmente accesibles son trabajos a jornal que pueden conllevar más riesgos y significar menos dinero que los pagos ofrecidos por la participación en ensayos clínicos de fase 1.[64] Denegarles a estas personas el derecho a participar en investigaciones clínicas por temor a una posible explotación podría ser considerado paternalista y denigrante, además de resultar económicamente perjudicial. En muchas situaciones, tal enfoque sería inadecuado, aunque en otras no necesariamente implicaría prácticas injustas.

POLÍTICA SANITARIA NACIONAL Y DERECHO A LA ATENCIÓN EN SALUD

Los problemas de justicia en el acceso a la atención sanitaria difieren significativamente en diversas partes del mundo, pero las preguntas sobre quién debiera recibir qué parte de los recursos de una sociedad están en el centro del debate en casi todos los lugares de nuestro planeta. En esta y en secciones posteriores, analizaremos algunas controversias relacionadas con políticas nacionales de salud, desigualdades en la distribución de la atención sanitaria, racionamiento de bienes y servicios de salud, y problemas de justicia a nivel global.

En muchos países, la principal barrera económica para acceder a la atención sanitaria radica en la insuficiencia de seguros adecuados o financiamiento para la atención. En los Estados Unidos, en 2016, el 8.8% de la población, es decir, 28.1 millones de personas, *carecían* de cobertura de seguro de salud durante todo el año calendario, mientras que el 91.2% contaba con algún tipo de cobertura durante *todo* o *parte* del año.[65] La falta de un seguro médico adecuado puede tener un impacto significativo en las personas no aseguradas, las que no califican para un seguro, las que tienen cobertura insuficiente o las que solo están aseguradas de manera ocasional. En los Estados Unidos, existen varios problemas de inequidad, debido a que el sistema de salud depende de los empleadores para financiar una parte significativa del seguro médico. Aquellos contratados por medianas o grandes empresas, generalmente disfrutan de una cobertura más amplia y pueden recibir subsidios a través de beneficios fiscales. Cuando los trabajadores que no están cubiertos por el seguro médico se enferman, los costos podrían recaer en los contribuyentes, en lugar de las empresas que se benefician del sistema. Además, el financiamiento de la atención sanitaria tiende a ser regresivo, ya que las familias de bajos ingresos, a menudo pagan primas comparables o incluso superiores a las de las familias de altos ingresos. Esto, junto con la disparidad en las tarifas entre aquellos que califican para la cobertura grupal y los que no, arroja una sombra de injusticia sobre estas situaciones.

En los Estados Unidos parece existir un consenso social de que todos los ciudadanos deberían poder gozar de un acceso equitativo a la atención sanitaria, incluida la cobertura del seguro. Sin embargo, este consenso carece de contenido en lo que respecta al rol del gobierno, los métodos de financiamiento del seguro y la atención sanitaria, la cantidad o cuantía necesaria del seguro, y el significado de "acceso equitativo". Surge la incógnita sobre si un consenso tan frágil podría generar un acuerdo secundario sobre cómo implementar un sistema de acceso equitativo. Problemas similares se presentan en muchas otras naciones.

Argumentos que respaldan el derecho a la atención sanitaria

La cuestión de si existe un derecho a la atención sanitaria ha sido objeto de debate en el espacio público a nivel mundial durante mucho tiempo. Algunos países mantienen la visión más o menos libertaria, según la cual los ciudadanos tienen derecho a adquirir seguros de salud, mientras que el gobierno no mantiene ninguna obligación de proporcionar atención sanitaria. Por el contrario, otros países, con compromisos más o menos utilitaristas, igualitaristas o comunitaristas, sostienen que los ciudadanos tienen derecho a recibir dicha atención, garantizada por el gobierno. Muchos países adoptan elementos relacionados con el derecho a la atención sanitaria, basados en algunos planteamientos de diversas teorías de la justicia. En esta sección, exploramos cuál posición resulta ser la más defendible en términos morales.

Dos argumentos influyentes respaldan un derecho moral a la atención sanitaria financiada por el gobierno (aunque podrían existir otras buenas razones): (1) un argumento de protección social colectiva y (2) un argumento de oportunidad justa. Aunque consideramos que estos son argumentos sólidos, surge la pregunta sobre cuánto, en términos de atención sanitaria y salud pública, debería financiar el gobierno. Esta cuestión sobre el alcance del apoyo gubernamental puede ser la pregunta práctica más importante en toda la ética biomédica.

El primer argumento se enfoca en las similitudes entre las necesidades de salud individuales y otras necesidades que tradicionalmente han sido abordadas por los gobiernos. Las amenazas a la salud suelen ser comparables a las amenazas planteadas por el crimen, los incendios y la contaminación. A lo largo de la historia, las comunidades han respondido a estas amenazas mediante acciones conjuntas y el aprovechamiento de recursos sociales. Prácticamente todas las sociedades cuentan con estructuras colectivas destinadas a la salud pública y programas orientados a la protección ambiental. Un pensamiento consistente sugiere que la asistencia crítica en atención sanitaria, en respuesta a amenazas a la salud, también debería ser una responsabilidad colectiva. Esta premisa, por analogía, apela a la coherencia: si el gobierno tiene la obligación de proporcionar un tipo de servicio esencial, entonces debe tener la obligación de proporcionar otro servicio fundamental igualmente relevante.

Este argumento ha sido objeto de críticas debido a la percepción de que las responsabilidades del gobierno no son necesarias ni esenciales. Sin embargo, tal perspectiva cuenta con pocos defensores, más allá de aquellos que se adhieren firmemente al libertarianismo. De acuerdo con las teorías no libertarias de la justicia previamente presentadas, el argumento en favor de otros servicios gubernamentales similares genera la expectativa pública de proveer cierto nivel de bienes y servicios para garantizar la protección de la salud. Aun así, se observan diferencias significativas entre el beneficio de la atención sanitaria individual y los programas destinados a proteger al público en general, mediante bienes sociales, como las medidas de salud pública. Por lo tanto, el argumento a favor de la protección social colectiva podría parecer imperfecto o, al menos, incompleto.

Sin embargo, existen premisas adicionales que respaldan el derecho a la atención sanitaria, basadas en el derecho de la sociedad a esperar un retorno digno de la inversión realizada en la educación de los médicos, la financiación de la investigación biomédica y otros diversos aspectos del sistema de salud, relacionados con dicha atención. Este argumento adicional apela a la reciprocidad: la sociedad debería otorgar un retorno proporcional a los beneficios recibidos de los individuos, quienes, a su vez, comparten equitativamente las cargas impositivas necesarias para generar dichos beneficios. La protección de la salud personal es un retorno esperado de las inversiones individuales en un sistema de salud bien financiado, basado en impuestos. El alcance de este nivel de protección abarca no solo las medidas de salud pública, sino también el acceso a médicos y productos de investigación.

Este argumento basado en la reciprocidad es válido, aunque no es realista esperar un retorno individual directo por todas nuestras inversiones colectivas en un sistema de salud. Algunas inversiones se destinan únicamente a descubrir tratamientos, no a su provisión o distribución una vez desarrollados. Por más que un gobierno financie la investigación de medicamentos y regule la industria farmacéutica, estas actividades pueden no justificar la expectativa de que dicha administración subvencione o reembolse las compras de medicamentos para todos los individuos. Por lo tanto, este primer argumento a favor de un derecho moral a la atención sanitaria no puede asegurar a las personas un retorno completo, sino simplemente un retorno justo por su contribución a la inversión social.

Un segundo argumento refuerza el anterior al hacer referencia a la regla de la oportunidad justa, previamente discutida, la cual establece que la justicia de las instituciones sociales debe ser evaluada por su capacidad para contrarrestar la falta de oportunidades generada por infortunios impredecibles, sobre los cuales la persona no tiene un control significativo. La necesidad de atención sanitaria es especialmente apremiante entre aquellos que sufren enfermedades o lesiones graves, ya que los costos asociados pueden volverse incontrolables y abrumadores, incrementándose a medida que su estado de salud empeora. Dado que las lesiones, enfermedades o discapacidades generan desventajas significativas y disminuyen la capacidad de los individuos para realizar sus actividades adecuadamente, la justicia, en términos de proporcionar igualdad de oportunidades, demanda que empleemos los recursos de atención sanitaria de la sociedad para contrarrestar estos efectos y brindar a las personas una oportunidad justa para desarrollar, mantener, recuperar y utilizar sus capacidades.[66]

El derecho a un mínimo decente de atención sanitaria

Un dilema concerniente al derecho a los bienes y servicios de salud radica en la especificación de las prerrogativas que este nos obliga a reconocer. Un enfoque igualitario propone un derecho de *acceso equitativo* a los recursos de salud. En esencia, esto significa que todas las personas tienen, al menos, el derecho a buscar atención sanitaria sin ningún impedimento. Sin embargo, este derecho, más bien vaporoso, no necesariamente implica que otros individuos deban proveer bienes, servicios o recursos. Algunos libertarios abogan por no proveer ningún tipo de financiamiento público, pero su postura carece de respaldo en las otras teorías generales de la justicia que hemos analizado. Un derecho significativo de acceso a la atención sanitaria implica el derecho a obtener bienes y servicios que cada individuo puede demandar en igualdad de condiciones con los demás. Una interpretación rigurosa de este derecho se refleja en la afirmación de la justicia global, que sostiene que todos, en cualquier lugar, deberían tener acceso equitativo a todos los bienes y servicios disponibles para cualquier individuo. A menos

451

que se realicen cambios radicales en los sistemas económicos mundiales, y los recursos estén ampliamente disponibles, la concepción de un derecho humano aplicable a nivel global seguirá siendo un ideal utópico e improbable. Puede ser que los derechos a los recursos relacionados con la salud siempre tengan límites severos (ver, más adelante, nuestra exposición sobre "Establecimiento de prioridades" y "Racionamiento"). Sin embargo, esta conclusión no disminuye la importancia de la búsqueda práctica de un derecho humano para las diversas áreas de la salud pública y de la atención sanitaria.

El establecimiento de un mínimo decente de atención sanitaria emerge como un objetivo más atractivo y, en términos realistas, probablemente sea el único que pueda alcanzarse en la mayoría de las sociedades que buscan implementar un derecho a dicha atención.[67] Este objetivo igualitario consiste en garantizar, en una comunidad política, la accesibilidad universal a la atención sanitaria fundamental y a los recursos básicos relacionados con la salud. La concepción estándar implica un sistema de atención sanitaria de dos niveles: cobertura social obligatoria para necesidades básicas y catastróficas de salud (nivel 1), junto con cobertura privada voluntaria para otras necesidades y deseos relacionados con la salud (nivel 2). En este segundo nivel, se proporcionan servicios de mayor calidad, como habitaciones de lujo en hospitales y tratamientos dentales cosméticos opcionales, disponibles a través de seguros privados de salud o pago directo. El primer nivel se encarga de satisfacer las necesidades a través del acceso universal a servicios básicos. Se asume que este nivel incluye, al menos, prestaciones de salud pública, atención preventiva, atención primaria, cuidados intensivos y servicios sociales especiales para personas con discapacidades. Este modelo, representado por una red de seguridad que protege a todos, reconoce que las obligaciones de la sociedad son exigentes, pero no ilimitadas.

El concepto de un mínimo decente ofrece un posible compromiso entre las teorías de la justicia discutidas anteriormente, ya que incorpora ciertos supuestos morales que la mayoría de las teorías enfatizan o al menos encuentran aceptables. Garantiza atención médica básica para todos, sobre la premisa de acceso igualitario, al mismo tiempo que permite pagar por otras prestaciones adicionales desiguales por iniciativa individual, lo que combina formas tanto privadas como públicas de distribución. Un igualitarista podría identificar la oportunidad de emplear un principio de acceso igualitario e integrar una oportunidad justa en el sistema de distribución. Los utilitaristas, por su parte, podrían ver con agrado la propuesta del mínimo decente, ya que contribuye a minimizar la insatisfacción pública, fomentar la utilidad social y facilitar decisiones de asignación de beneficios basadas en análisis de costo-efectividad. Asimismo, los defensores de una teoría de las capacidades o una teoría del bienestar pueden reconocer la posibilidad de mejorar la capacidad de muchas personas para acceder a una atención de mayor calidad y alcanzar estándares más altos de salud. Aunque los libertarios pueden rechazar estos enfoques orientados a los resultados, aún deberían ser capaces de distinguir una oportunidad significativa para la producción y distribución en el libre mercado, dado que el segundo nivel depende completamente de la libre elección y de los seguros privados de salud.

Un sistema de atención sanitaria, respaldado por cada una de estas perspectivas, también podría ser considerado el enfoque más justo para la reforma democrática de un modelo de distribución de la atención en salud.[68] Dado que actualmente no contamos, y es poco probable que alguna vez contemos, con una única teoría viable de justicia, compromisos de este tipo deberían ser atractivos como posibles insumos para la política pública.

La propuesta del mínimo decente resulta atractiva desde un punto de vista teórico, pero su especificación en la política social y su implementación política serán desafiantes. Este plan plantea interrogantes sobre si la sociedad puede desarrollar una política pública que reconozca de manera justa, coherente y sin ambigüedades, un derecho a la atención sanitaria para necesidades primarias, sin generar un derecho a formas de tratamiento amplias y costosas, como los trasplantes de hígado, que podrían agotar los recursos que quizás deberían ser utilizados de manera más general en otros ámbitos. Sin embargo, dada la actual volatilidad de los sistemas de salud nacionales, la creación de sistemas viables se presenta como la principal tarea que enfrenta la ética de la política sanitaria en muchos, y quizás en todos, los países. Esto incluye el desafío del *establecimiento de prioridades* en la distribución y utilización de los recursos de salud, un problema que abordaremos en una sección posterior de este capítulo.

La participación pública equitativa es fundamental para el proceso de establecimiento del umbral de un mínimo decente y en la determinación del contenido específico del paquete de bienes y servicios a ofrecer (y aquellos que deben ser excluidos). Los problemas de asignación, racionamiento y establecimiento de prioridades, como se verá más adelante en este capítulo, deben abordarse a través de la participación pública. Cuando se cuestionan estándares fundamentales, en relación con un nivel decente o suficiente de atención sanitaria, los *procedimientos* justos para llegar a un acuerdo e implementar una política social pueden ser nuestra única alternativa.

Ronald Dworkin ha presentado una prueba hipotética, basada en lo que elegirían los que él llama "aseguradores prudentes ideales".[69] Crítica el uso indebido del "principio de rescate", el cual señala que es inaceptable que una sociedad permita la muerte de personas que podrían haber sido salvadas mediante un mayor gasto en atención sanitaria. Argumenta que el "principio de rescate" surge de un "modelo de aislamiento" que trata a la atención sanitaria como si fuera diferente y superior a todos los demás bienes. En su lugar, Dworkin propone un ideal de "seguro prudente" que implica un "mercado libre y no subsidiado". Este mercado ideal presupone una distribución justa de la riqueza y el ingreso, así como información completa sobre los beneficios, costos y riesgos de muchos procedimientos médicos. Además, se presume ignorancia respecto de la probabilidad de que cualquier persona en particular experimente morbilidad, ya sea potencialmente mortal o no, debido a enfermedades y accidentes. En estas circunstancias, cualquier cantidad agregada que una comunidad bien informada decida gastar en atención sanitaria se consideraría justa, así como el patrón de distribución que elija.

Si bien la estrategia propuesta por Dworkin puede resultar difícil de implementar, ofrece un modelo sólido para poner a prueba algunas hipótesis sobre cuánta justicia se necesita en términos de un mínimo decente.

Perder el derecho a la atención sanitaria

Si consideramos que todos los ciudadanos tienen derecho a un mínimo decente de atención sanitaria, ¿pueden algunos individuos perder ese derecho, aunque deseen mantenerlo? La pregunta radica en si una persona puede perder el derecho a ciertas formas de atención sanitaria, respaldadas socialmente, a través de acciones arriesgadas evitables y voluntarias que resulten en problemas de salud personal y generen necesidades de atención médica. Algunos ejemplos incluyen a pacientes que contraen el VIH como resultado de actividades sexuales inseguras o uso de drogas intravenosas, fumadores que desarrollan cáncer de pulmón, trabajadores que no utilizan equipo de protección en el lugar de trabajo, motociclistas que se niegan a usar cascos, y personas que desarrollan enfermedades hepáticas después de años de consumo excesivo de alcohol. Algunos consideran injusto pedir a todos los individuos que participan en programas de seguro médico que paguen primas o impuestos más altos para apoyar a aquellos que voluntariamente llevan a cabo acciones arriesgadas.[70] Argumentan que esta conclusión no entra en conflicto con la regla de la oportunidad justa, ya que las acciones voluntarias de quienes asumen riesgos disminuyen su oportunidad.

Sin embargo, ¿puede la sociedad excluir justificadamente de la cobertura a quienes asumen riesgos, incluso en casos paradigmáticos como el hábito de fumar? Al responder a esta pregunta, una sociedad primero tendría que identificar y diferenciar los diversos factores causales de morbilidad, como variables naturales, entorno social y acciones personales. Una vez que estos factores hayan sido identificados, se debe establecer evidencia sólida que demuestre que una enfermedad o dolencia particular resultó de actividades voluntarias en lugar de alguna otra condición causal. En segundo lugar, las acciones personales en cuestión deben haber sido autónomas. Si los riesgos son desconocidos en el momento de la acción, o si el acto es involuntario, no sería justo imputar a los individuos como responsables de sus decisiones.

Un problema fundamental radica en que resulta prácticamente imposible aislar los factores que provocan muchos casos de enfermedad, debido a complejas relaciones causales y limitado conocimiento de dichos elementos. Las necesidades médicas frecuentemente surgen de la interacción entre predisposiciones genéticas, acciones voluntarias, efectos de enfermedades previas, y condiciones ambientales y sociales. A menudo, los roles específicos de estos diferentes factores no están claramente definidos, como ocurre, por ejemplo, en los intentos por determinar si el cáncer de pulmón de un individuo en particular es resultado de su hábito personal de fumar, la exposición pasiva al humo del tabaco, la contaminación ambiental, las condiciones laborales o la herencia (o alguna combinación de todo lo anterior).

A pesar de estas dificultades, en algunas circunstancias podría considerarse justo exigir a los individuos que paguen primas o impuestos más altos si aceptan riesgos bien documentados que puedan implicar una atención médica costosa. A aquellos que asumen riesgos se les podría exigir contribuir más a ciertos fondos, como los planes de seguro, o imponer un gravamen sobre su conducta arriesgada, como un impuesto adicional sobre los cigarrillos.[71]

Una cuestión aún más compleja es si es justificable negar a aquellos que asumen riesgos individuales un acceso igualitario a tratamientos médicos escasos que necesitan, en parte, como resultado de sus propias acciones. Un tema ampliamente debatido se refiere a los pacientes con insuficiencia hepática terminal (IHT) relacionada con el consumo de alcohol que necesitan trasplantes de hígado. Los hígados donados son escasos y muchos pacientes con IHT fallecen antes de poder recibir un trasplante. En el año 2016, en los Estados Unidos, aproximadamente 14.000 pacientes se encontraban en lista de espera para un trasplante de hígado; sin embargo, solo 7.841 de ellos pudieron someterse a dicho procedimiento durante ese año.[72] Una causa importante de la IHT es el consumo excesivo de alcohol, que conduce a cirrosis y otras enfermedades hepáticas. Esto plantea la interrogante de si los pacientes con IHT relacionada con el alcohol deberían ser excluidos de las listas de espera para trasplantes de hígado, o bien, si se les deberían asignar prioridades más bajas en dichas listas, en comparación con otros pacientes. Los argumentos que sustentan su exclusión total o una prioridad más baja, generalmente se centran en el riesgo de que estos pacientes reincidan en el abuso de alcohol, lo que podría desencadenar nuevamente una IHT, y, por ende, comprometer la eficacia del trasplante hepático. Sin embargo, algunos estudios han demostrado que los pacientes con IHT relacionada con el alcohol, que se someten a un trasplante de hígado y logran mantenerse abstinentes, tienen resultados comparables a los de aquellos cuya IHT tiene otras causas (aunque esta generalización puede complicarse por otras condiciones, tales como un historial prolongado de tabaquismo).[73] En consecuencia, desde una perspectiva de utilidad clínica y equidad, se podría sostener que la exclusión total de los pacientes con IHT relacionada con el alcohol no está justificada. En cambio, sería más apropiado exigir una demostración de abstinencia prolongada del alcohol antes de ser admitidos en la lista de espera o de recibir un trasplante de hígado.[74]

Es correcto excluir a cualquier paciente que continúe consumiendo alcohol mientras espera por un trasplante de hígado. Aunque no es una normativa nacional, la mayoría de los centros de trasplante en los Estados Unidos establecen un requisito de seis meses de abstinencia y orientación terapéutica antes de considerar a un paciente con IHT relacionada con el alcohol como candidato para ingresar a la lista de espera para el trasplante de hígado. Este criterio que rige la admisión a la lista de espera, generalmente implica una evaluación realizada por un equipo multidisciplinario, el cual considera factores médicos, psicológicos y sociales, incluidos aquellos que podrían influir en la observancia del tratamiento, la abstinencia y el éxito posterior al trasplante. Una vez incluidos en la lista de espera, todos los pacientes son tratados de manera equitativa en comparación con otros candidatos, basándose en las puntuaciones del Modelo para la Enfermedad Hepática en Etapa Terminal (MELD, por sus siglas en inglés), que indican la probabilidad de fallecimiento del paciente dentro de tres meses si no recibe un trasplante.

Sin perjuicio de lo anterior, existen relatos conmovedores que describen las dificultades que enfrentan los pacientes con enfermedad hepática relacionada con el alcohol al tratar de ser incluidos en el primer lugar de la lista de espera.[75] Para aquellos con una causa específica de IHT relacionada con el alcohol —como la hepatitis aguda desarrollada por consumo excesivo de alcohol— la supervivencia durante un período de seis meses de abstinencia y asesoramiento resulta a menudo imposible. Por ello, algunos centros especializados están llevando a cabo trasplantes exitosos de manera temprana, es decir, antes de cumplirse los seis meses requeridos.[76]

En una propuesta controvertida, Alvin Moss y Mark Siegler argumentan que los pacientes con IHT relacionada con el alcohol deberían recibir automáticamente una clasificación de prioridad más baja en la asignación de hígados donados en comparación con aquellos que desarrollan IHT sin responsabilidad propia.[77] Los autores apelan a la equidad, la oportunidad justa y la utilidad para apoyar su propuesta. Destacando que es justo responsabilizar a las personas por sus decisiones, sostienen que es "más equitativo brindarle a un niño que padece de atresia biliar la oportunidad de recibir un *primer* hígado saludable, que otorgar un *segundo* hígado a un paciente con [IHT relacionada con el alcohol] que nació con un hígado en buen estado".[78]

Incluso si se considerara el alcoholismo como una enfermedad crónica, por la cual las personas no son responsables, Moss y Siegler mantienen que aquellos que sufren esta enfermedad tienen la responsabilidad de buscar y utilizar tratamientos disponibles y efectivos para controlar su alcoholismo y prevenir complicaciones en etapas avanzadas, como la insuficiencia hepática. Según esta perspectiva, es equitativo —es decir, justo— responsabilizarlos por su condición al otorgarles una prioridad más baja para un trasplante de hígado.

En nuestro análisis, en contraposición a la conclusión de Moss y Siegler, creemos que todos los pacientes deben ser evaluados de manera individual, considerando su necesidad médica y la probabilidad de éxito del trasplante, en lugar de excluirlos por completo o asignarles automáticamente una prioridad más baja. Posteriormente, se puede otorgar a un individuo una calificación de prioridad más baja, si corresponde.[79] Existen situaciones claras en las cuales la responsabilidad personal debería influir en las prioridades. Por ejemplo, un receptor de trasplante que, debido a negligencia personal en lugar de falta de recursos económicos, no cumple regularmente con el tratamiento de medicación inmunosupresora, lo que provoca el fracaso del trasplante, no debería ser considerado para un segundo trasplante o debería recibir una prioridad más baja para el mismo.[80] Al desaprovechar el órgano donado que recibió, el paciente renuncia a la posibilidad de tener otra oportunidad para recibir un órgano sano.

Moss y Siegler también tienen una preocupación utilitarista sobre la provisión de trasplantes de hígado a pacientes con enfermedades hepáticas relacionadas con el alcohol: creen que el público estará menos dispuesto a donar hígados si muchos de ellos se asignan a pacientes con IHT relacionada con el alcohol. Esta preocupación no es trivial, dada la constante escasez de hígados donados y la evidencia de que algunas personas creen que estos pacientes son menos merecedores de trasplantes, debido a su responsabilidad por su enfermedad hepática.[81] No obstante, esta preocupación por las posibles consecuencias no debería reemplazar ni prevalecer sobre un proceso justo de asignación. Este dilema subraya la necesidad de educar al público sobre la asignación equitativa de órganos, lo que implica una evaluación exhaustiva de la probabilidad de que el paciente reincida en el consumo nocivo de alcohol y, por ende, desperdicie un hígado trasplantado.

POLÍTICA SANITARIA GLOBAL Y DERECHO A LA SALUD

Algunas de las teorías de la justicia analizadas al principio de este capítulo pueden presentarse como *teorías globales* (en las cuales los principios de justicia operan a nivel global en vez de local), o como *teorías estatistas* (donde los principios operan a nivel local y no global). En una teoría estatista, los requisitos normativos de justicia se aplican únicamente dentro del estado político, mientras que, en una teoría global, se considera que las normas morales son aplicables independientemente de las fronteras políticas.[82] Las teorías de las capacidades y las teorías del bienestar, previamente analizadas, se presentan como teorías globales de la justicia. Por otro lado, el comunitarismo y el libertarianismo tienden a ser principalmente teorías estatistas en sus formas convencionales. En cuanto a las teorías utilitaristas y muchas teorías igualitaristas, pueden ser desarrolladas tanto en un contexto global como estatista. Los problemas planteados aquí giran en torno a dos aspectos: en primer lugar, si las teorías, principios y reglas de justicia deben limitarse al territorio de unidades políticas independientes, como los estados-nación, o si deberían ser consideradas como aplicables a nivel global; y en segundo lugar, si las teorías tradicionales de la justicia han sido insuficientes para proporcionar los conceptos y principios fundamentales que podrían utilizarse para desarrollar teorías globales de la justicia e instituciones globales. La respuesta al igualitarismo de Rawls (y algunos argumentan, al estatismo) ha influido de manera importante en la literatura especializada, aunque las teorías globales no están mayoritariamente fundadas en el modelo de este filósofo.

Teorías estatistas y teorías globales

La teoría de Rawls y, hasta hace poco, muchos otros enfoques sobre la justicia en la atención y política sanitaria, se han concebido en términos de reglas y normativas de los estados-nación, donde históricamente los gobiernos han formulado e implementado leyes y políticas que afectan la distribución de oportunidades y el uso de recursos económicos. Si bien la recaudación de impuestos y el uso del dinero obtenido de ellos representan principalmente asuntos locales de justicia distributiva, algunas políticas estatales, como el gasto de fondos, tienen alcance global. Por ejemplo, una política de gasto de fondos estatales para ayudar a erradicar la malaria en todo el mundo constituye una política de alcance global.

En una teoría de la justicia del siglo XVIII, que influyó profundamente en las ideas de Rawls sobre las *circunstancias* de la justicia,[83] David Hume argumentó que las reglas de justicia son intrínsecamente locales, pero que las *razones por las cuales* se necesitan (es decir, son requeridas) en todos los estados-nación se aplican a nivel global. Además, sugirió que los principios de imparcialidad en la formulación y aplicación de las reglas de justicia tienen un alcance universal.[84] Rawls argumentó que existen *principios universales* de justicia, aunque muchas *reglas específicas* de justicia, como las que se encuentran en las políticas nacionales de salud, no son universales. Aunque la concepción predominante tanto en Hume como en Rawls es estatista, ambos reconocen la necesidad, para todos los estados-nación, de un conjunto de normas de justicia formuladas de manera imparcial y que sean adecuadas para esos estados.

La idea de un derecho a bienes y servicios como un mínimo decente de *salud* (en contraste con un mínimo decente de *atención sanitaria*) mediante iniciativas de salud pública, saneamiento, suministro de agua potable limpia, y otras medidas similares, puede y, muchos argumentan, debería ser configurada en el orden global, que trasciende los sistemas de salud nacionales. La globalización ha impulsado el reconocimiento de que los esfuerzos destinados a proteger la salud y promover condiciones de bienestar suelen tener un alcance internacional, por lo que, para ser verdaderamente eficaces, se requiere una reorganización del orden mundial, fundamentada en principios de justicia. Un ejemplo de modelo de justicia global se encuentra plasmado en una declaración de las Naciones Unidas.

> El derecho de todos a disfrutar del más alto nivel posible de salud física y mental es un derecho humano. ... [P]ara millones de personas en todo el mundo, la plena realización de es[te] derecho sigue siendo una meta distante y ... especialmente para aquellos que viven en la pobreza, esta meta se está volviendo cada vez más inalcanzable. ... [L]a salud física y mental constituye un objetivo social de gran importancia a nivel mundial, cuya realización requiere la acción de muchos otros sectores sociales y económicos. además del sector de la salud.[85]

Las teorías éticas y políticas que abordan de manera explícita los temas de justicia global, a menudo se conocen como "teorías cosmopolitas", aunque en la actualidad el término preferido parece ser "teorías globales". En el campo de la bioética, este enfoque, que ha ejercido una profunda influencia en los autores de este volumen, toma como punto de partida circunstancias sociales de gran alcance y, en muchas ocasiones, catastróficas, como las devastadoras repercusiones en la salud causadas por la hambruna, la pobreza y las epidemias. A partir de esta premisa, la teoría busca establecer qué obligaciones trascienden las fronteras nacionales para abordar estos problemas. Las obligaciones planteadas guardan similitud con aquellas tradicionalmente encontradas en la teoría ética y política, aunque ahora se amplían en alcance y aplicación a nivel global.

459

Una influencia temprana en las teorías globales se originó en la teoría utilitarista de Peter Singer, como se expone en el Capítulo 6 (se recomienda también consultar el análisis de la teoría utilitarista en el Capítulo 9). Una de las razones por las que Singer logró captar la atención de los filósofos hacia una perspectiva global fue su enfoque incisivo, al destacar la brecha existente entre las exigencias de los *principios* fundamentales de la moral, tal como se abordan en este libro, y su *práctica* e implementación a nivel internacional. Singer logró persuadir a numerosos filósofos y profesionales de la salud de que, a pesar de la naturaleza sumamente rigurosa de sus conclusiones morales, la ética requiere un compromiso mayor al que muchos habían considerado previamente, especialmente cuando se enfrentan problemas como la pobreza global y sus consecuentes efectos negativos en la salud.[86]

La teoría de Singer, fundamentada en la beneficencia utilitarista, se centra en las obligaciones de los agentes individuales y los funcionarios gubernamentales. Por otro lado, la perspectiva de la justicia social igualitarista propone que dirijamos nuestra atención hacia la evaluación moral de las instituciones sociales, así como hacia sus responsabilidades, legitimidad y debilidades. Este enfoque no apunta a la moral de las elecciones individuales, sino a la moral de la estructura básica de la sociedad en la que se toman esas decisiones morales. Las teorías globales más influyentes intentan utilizar una teoría de la justicia como modelo para la reforma institucional global. Por ejemplo, se busca reformar la estructura y compromisos de la Organización Mundial de la Salud, la Organización Mundial del Comercio, y establecer regulaciones para la fijación de precios y la comercialización de productos farmacéuticos.

Algunos defensores de una teoría global, incluido Singer, argumentan que Rawls restringe indebidamente el alcance de la teoría de la justicia. En una teoría ética coherente que abarque principios universales, se esperaría que esta se aplique en todas partes, no solo dentro de los confines de estados-nación particulares. Si los más desfavorecidos en la sociedad son el punto focal de preocupación, como lo son en la teoría de Rawls, se presume que la situación de los verdaderamente más desfavorecidos —los pobres a nivel global— debería ser abordada. La estructura básica de la sociedad se fundamenta en normas dispersas e instituciones del comercio, la educación y las políticas públicas que impactan a casi todos, y no existe una justificación clara ni una razón válida para separar a los ciudadanos de los extranjeros. Desde la perspectiva de las teorías globales de la justicia, el criterio de ciudadanía nacional es moralmente arbitrario, al igual que la raza, la clase y el género. Aplicar normas de justicia, exclusivamente dentro de los estados-nación, también podría aumentar las disparidades en la riqueza y el bienestar, en lugar de aliviar sus problemas fundamentales.[87]

460

La teoría global en bioética encuentra su motivación en los problemas de salud y desigualdades que resultan de la interacción de diversos factores en la sociedad. Sería insólito que una teoría de la justicia se limitara a considerar únicamente la distribución de la atención sanitaria, ignorando las múltiples causas de un sistema de salud deficiente, la insuficiente prestación de cuidados médicos y las acciones necesarias y factibles para enfrentarlas. Las carencias en educación pueden derivar en problemas de salud, al igual que una salud deficiente puede obstaculizar el acceso a una educación de calidad. Un déficit en el bienestar puede tener repercusiones en otras de sus dimensiones, todas las cuales pueden contribuir a precarizar la salud. En muchas sociedades, estas privaciones se acumulan de manera constante.

Las desigualdades que surgen de esta acumulación se cuentan entre las más apremiantes que una teoría de la justicia debe abordar, sin importar el país donde ocurran.[88] Estas disparidades no se deben únicamente a la mala suerte o a fallos individuales. A menudo, son el resultado de instituciones sociales injustas que pueden ser modificadas de manera explícita para reducir las desigualdades. Por ejemplo, si las escuelas públicas de baja calidad generan desigualdades educativas lamentables, las cuales a su vez contribuyen a una alimentación deficiente y a problemas de salud, tenemos el poder de cambiar esta situación. Rawls acierta al señalar los efectos ubicuos de estas instituciones y su importancia en la teoría de la justicia. En algunas teorías discutidas anteriormente, especialmente aquellas de Powers y Faden, así como las de Sen y Nussbaum, los autores argumentan de manera coherente que las desigualdades en salud y bienestar, originadas por la pobreza extrema, constituyen una urgencia moral a nivel global.

Más allá de las marcadas disparidades en la atención sanitaria, aproximadamente veinte millones de personas de países en desarrollo fallecen cada año, incluyendo alrededor de ocho millones de niños, debido a la desnutrición y enfermedades que podrían prevenirse o tratarse de forma económica y con los recursos ya disponibles. Si el alcance de la justicia social fuera global, tales desigualdades, derivadas de condiciones desfavorables, estarían en lo más alto de la lista de condiciones a remediar.[89] Aunque las estrategias óptimas para abordar estos desafíos aún no están completamente definidas, podemos seguir abogando por un estándar mínimo decente como objetivo. Como mencionamos previamente, el propósito de la justicia global probablemente sea establecer un nivel mínimo decente de *salud*, no limitado únicamente a la *atención sanitaria*. Sería un avance significativo en materia de justicia global si todas las personas tuvieran una oportunidad equitativa de alcanzar un nivel razonablemente digno de salud y bienestar general.

Asignación[xiv], establecimiento de prioridades y racionamiento

Las políticas relacionadas con los derechos a la salud y la atención sanitaria se enfrentan a numerosas dificultades, tanto teóricas como prácticas, en lo que respecta a la asignación, el racionamiento y el establecimiento de prioridades. En esta sección, analizamos estos desafíos de justicia, abordando cuestiones conceptuales y estructurales fundamentales, poniendo especial atención en las decisiones intraestatales e institucionales, aunque posteriormente también exploramos algunos asuntos relacionados con la justicia global.

Asignación

Las decisiones sobre cómo asignar bienes y servicios específicos pueden tener repercusiones significativas en otras áreas de asignación. Por ejemplo, los fondos destinados a la investigación clínica y biológica pueden afectar la disponibilidad de programas de formación para médicos. Estas decisiones de asignación suelen implicar la elección entre distintos programas deseables. Podemos identificar cuatro tipos de asignación diferentes pero interconectados. De entre ellos, el tercero y el cuarto revisten una importancia particular para el análisis del racionamiento de la atención sanitaria, tema que abordaremos más adelante en este capítulo.

1. *Reparto del presupuesto social integral.* Todo gobierno de cierta envergadura opera con un presupuesto integral que abarca asignaciones para la salud y otros servicios sociales, como vivienda, educación, cultura, defensa y recreación. La salud no constituye nuestro único valor u objetivo, y los gastos para otros bienes inevitablemente compiten por recursos limitados con los gastos dirigidos a la salud. Sin embargo, si una sociedad próspera no destina suficientes recursos para apoyar la implementación de medidas adecuadas de salud pública y garantizar el acceso a un nivel mínimo decente de atención sanitaria, es probable que su sistema de asignación sea injusto.

2. *Asignación dentro del presupuesto de salud.* Las decisiones de asignación en el ámbito de la salud deben realizarse dentro del presupuesto destinado específicamente a esta área. La protección y promoción de la salud abarca diversas medidas, además de la provisión de atención

---

[xiv] N.T. Si bien el término *allocation* también pude traducirse como "distribución", aquí es más preciso utilizar "asignación", ya que esta sección del libro no trata solo de cómo distribuir bienes y servicios, sino de cómo y bajo qué criterios estos se deben asignar (en el sentido de "conceder" fondos o recursos para algo) en los diferentes entornos de la atención sanitaria.

médica directa. Políticas y programas de salud pública, ayuda en caso de desastres, asistencia a personas en situación de pobreza, seguridad laboral, protección del medio ambiente, prevención de lesiones, garantías para el consumidor, y control de alimentos y medicamentos, son todas partes integrantes del esfuerzo social para salvaguardar y mejorar la salud de los ciudadanos y, muchas veces, de personas de otras naciones.

3. *Asignación dentro de presupuestos específicos.* Una vez que la sociedad ha establecido su presupuesto para áreas como la salud pública y la atención sanitaria, todavía debe distribuir sus recursos dentro de cada sector mediante la selección de proyectos y procedimientos para financiar. Por ejemplo, determinar qué categorías de lesiones, enfermedades o afecciones deben recibir una clasificación de prioridad constituye una parte fundamental de la asignación de recursos en el ámbito de la atención sanitaria. Los responsables de la formulación de políticas examinarán diversas enfermedades, considerando aspectos como su capacidad de transmisión, frecuencia, costos, dolor y sufrimiento asociados, así como su impacto en la duración y calidad de vida, entre otros factores. En ciertas circunstancias, podría ser justificado, como cuestión de priorización, enfocarse menos en enfermedades mortales, como ciertos tipos de cáncer, y más en enfermedades incapacitantes de amplia prevalencia, como la artritis.

4. *Asignación de tratamientos escasos para pacientes.* Dado que las necesidades y deseos de atención sanitaria son prácticamente ilimitados, cada sistema de salud se enfrenta a algún tipo de escasez, y no todas las personas que necesitan un tipo particular de atención médica pueden acceder adecuadamente a ella. En diferentes momentos y lugares, se han asignado recursos y suministros médicos, como la penicilina, la insulina, la diálisis renal, los trasplantes cardíacos y el espacio en unidades de cuidados intensivos, a pacientes específicos o a ciertos grupos de pacientes. Estas decisiones se vuelven aún más difíciles cuando una enfermedad es potencialmente mortal, y un recurso escaso podría salvar vidas. La pregunta crucial puede llegar a ser: "¿Quién vivirá cuando no todos puedan vivir?"[90]

Las decisiones de asignación de los tipos 3 y 4 interactúan entre sí. Las decisiones del tipo 3 influyen parcialmente en la necesidad y alcance de la selección de pacientes al determinar la disponibilidad y suministro de un recurso particular. La angustia que conlleva tomar decisiones difíciles, mediante decisiones explícitas del tipo 4, a veces lleva a una sociedad a ajustar sus políticas de asignación al nivel del tipo 3, para aumentar la provisión de un recurso específico. Por ejemplo, en parte debido a controversias sobre los criterios de acceso a un suministro limitado de máquinas de diálisis, el Congreso de los Estados Unidos aprobó una ley en 1972 que proporciona fondos para garantizar el acceso casi universal a la diálisis renal y al trasplante de riñón para sus ciudadanos, independientemente de su capacidad de pago.[91]

Establecimiento de prioridades

Establecer prioridades, tanto en la atención sanitaria como en la salud pública, representa un tópico acuciante en el ámbito de las políticas de salud equitativas.[92] La definición de prioridades claras en las decisiones de asignación del tipo 3 ha resultado desafiante en muchos países, y los costos continúan aumentando de manera significativa, debido a varios factores, especialmente el costo de los seguros, la introducción de nuevas tecnologías y el aumento de la esperanza de vida. La dificultad para establecer prioridades radica en determinar qué acciones tomar cuando los recursos son limitados para proporcionar todos los beneficios de salud que técnicamente sería posible brindar. Un ejemplo clásico de este desafío en la política de salud proviene del estado de Oregon.

Lecciones del Proyecto Oregon. Los legisladores y ciudadanos de Oregon emprendieron un esfuerzo pionero para establecer prioridades en la asignación de atención sanitaria, con el propósito de ampliar la cobertura de seguro de salud a los residentes estatales sin seguro y por debajo del umbral de la pobreza. La Ley de Servicios Básicos de Salud de Oregon (Oregon's Basic Health Services Act) se convirtió en un punto de referencia para los debates sobre justicia y límites en la política de salud en los Estados Unidos, abordando cuestiones como el acceso a la atención, la relación costo-efectividad, el racionamiento y el establecimiento de un nivel mínimo decente. Este proyecto de ley intentó llevar a la práctica lo que antes se había discutido principalmente en el ámbito teórico. Aunque muchos creían que este proyecto del estado de Oregon marcaría el inicio de una nueva era para abordar los problemas de racionamiento en los Estados Unidos, los desafíos morales relacionados con la forma de repartir recursos continúan siendo un obstáculo significativo en la política de salud.[93]

La Comisión de Servicios de Salud de Oregon (OHSC, por sus siglas en inglés) fue responsable de elaborar una lista clasificada de servicios prioritarios que definirían un nivel mínimo decente de cobertura por parte de Medicaid, el programa estatal y federal que brinda fondos para cubrir las necesidades médicas de los ciudadanos con recursos financieros limitados. El objetivo era ampliar la cobertura a aquellos que se encontraban por debajo del umbral de la pobreza, y financiar la mayor cantidad posible de servicios de alta prioridad. En 1990, la OHSC enumeró 1.600 procedimientos clínicos, clasificados "desde los más relevantes hasta los menos importantes", basándose parcialmente en datos sobre la calidad del bienestar después del tratamiento y en diversos análisis de costo-efectividad.

Esta clasificación recibió críticas generalizadas por considerarse injusta y arbitraria. Los detractores destacaron, por ejemplo, que el estado priorizó los empastes dentales por encima de las apendicectomías, lo que constituía un ejemplo especialmente flagrante. Posteriormente, Oregon redujo la lista a 709 servicios clasificados, al tiempo que dejaba de lado el análisis de costo-efectividad y ampliaba la participación ciudadana. El objetivo pasó a ser clasificar los elementos de la lista priorizada según su eficacia clínica y su valor social. Estas categorías de recambio requerían de precisión, y Oregon aplicó mucha creatividad en sus esfuerzos.

Inicialmente, dentro del estado, existía un sólido respaldo a la lista de servicios cubiertos, dado que el plan logró expandir el acceso. No obstante, numerosos procedimientos, como las hernias incapacitantes, la amigdalectomía y la adenoidectomía, quedaron fuera del alcance de la lista prioritaria.[94] Con el paso de los años, Oregon fue modificado el plan, lo que resultó en altas tasas de pérdida de cobertura y desafiliación del mismo, dificultades para satisfacer las necesidades de los enfermos crónicos, aumento en las necesidades de salud no cubiertas, reducción en el acceso a los servicios de atención médica y presiones financieras.[95] La lista de prioridades de Oregon también ha enfrentado dificultades para manejar los recurrentes déficits presupuestarios.

Estrategias justas para establecer prioridades. Incluso antes del experimento de Oregon, especialmente desde el área de la economía de la salud, surgió considerable e influyente literatura sobre el establecimiento de prioridades, tal como discutimos en el Capítulo 6.[96] Esta literatura abogó por el uso del análisis de costo-efectividad (ACE), siendo su variante más importante el análisis de costo-utilidad (ACU). En esta estrategia, los beneficios para la salud se miden en términos de mejoras anticipadas en la salud, mientras que los costos se evalúan en términos de recursos utilizados. El objetivo es fundamentalmente utilitarista: obtener los mayores beneficios para la salud con el dinero gastado. Dichos beneficios se cuantifican, y luego se busca incorporar el resultado directamente en la política pública, midiendo el impacto de las intervenciones, tanto en la duración como en la calidad de vida.

Representantes de casi todas las corrientes de teorías de la justicia, con excepción de aquellas orientadas al utilitarismo, han sido convocados para plantear objeciones a esta estrategia de establecimiento de límites. Se han presentado acusaciones de discriminación contra bebés, ancianos y personas con discapacidades (especialmente aquellas con incapacidades permanentes y enfermos terminales), y existe incertidumbre sobre cómo valorar los avances en la calidad de vida. Estas preocupaciones han llevado a muchos a concluir que las formas de análisis de costos utilizadas en Oregon permiten equilibrios injustos e inaceptables a la hora de establecer prioridades. Un problema significativo surge en torno a la cuestión de si intervenciones que pueden salvar vidas, como los trasplantes de corazón, deberían ser completamente excluidas de la competencia por la prioridad, en caso de que otras intervenciones, como la medicación para la artritis, ofrezcan una mejora más sustantiva en la calidad de vida.

Para abordar estas interrogantes de manera correcta, se requiere tomar numerosas decisiones, como, por ejemplo, si se debe priorizar la prevención o el tratamiento, y si los procedimientos que salvan vidas deben tener precedencia sobre otras intervenciones. Comúnmente, los responsables de formular políticas se enfrentan a la tarea de establecer prioridades, sin contar con instrumentos de toma de decisiones precisos o poderosos, y sin sistemas de rendición de cuenta significativos.[97] En los sistemas actuales de atención sanitaria de la mayoría de las naciones industrializadas, los gastos en tratamiento superan ampliamente los destinados a la prevención. De este modo, los funcionarios gubernamentales podrían, por ejemplo, optar justificadamente por enfocarse en la prevención de enfermedades cardíacas en lugar de proporcionar trasplantes de corazón o corazones artificiales a los individuos. La atención preventiva a menudo es más efectiva y eficiente para salvar vidas, reducir el sufrimiento, elevar los niveles de salud y reducir los costos. Sin embargo, disminuye la morbilidad y la mortalidad prematura para "vidas estadísticas" desconocidas, mientras que las intervenciones críticas a menudo se centran en "vidas identificables" conocidas. Las vidas estadísticas son más difíciles de entender y valorar para los legisladores y el público en general, lo que puede llevar al descuido de las mismas.

Numerosas sociedades han priorizado los cuidados intensivos para individuos identificados. No obstante, existe una sólida evidencia que demuestra que las inversiones en salud pública, dirigidas a comunidades más desfavorecidas, como la atención prenatal, generan ahorros significativos en los gastos futuros de atención sanitaria, superando varias veces la cantidad invertida en cuidados intensivos. Por consiguiente, las intuiciones morales, los conceptos complejos y los compromisos institucionales pueden distorsionar nuestra percepción del dilema moral sobre si debemos destinar más recursos para el rescate de individuos con necesidades médicas o asignar más recursos para prevenir que las personas caigan en tal necesidad.

Aunque aún no se ha llegado a un consenso sobre cómo abordar estos problemas en la política de salud y la ética biomédica, muchos intervinientes en este debate están ahora dispuestos a considerar el uso de diversas estrategias, basadas en la utilidad, para recopilar datos que tanto el público como los responsables de formular políticas públicas puedan evaluar en conjunto con otras consideraciones. Las preferencias de la gente, los argumentos sólidos a favor de diversas opciones de políticas públicas, y el conocimiento de la literatura sobre ética y política de salud, podrían contribuir a sustituir o restringir los equilibrios y compensaciones moralmente objetables que los análisis económicos puedan sugerir.[98]

El principal desafío, como discutimos en el Capítulo 6, radica en establecer limitaciones que emanen de los principios de justicia. Por ejemplo, resulta injusto e inaceptable permitir formas de racionamiento, basadas en el análisis de costo-efectividad, que perjudiquen o ignoren los niveles de salud de las poblaciones más desfavorecidas, exacerbando así su situación. Aunque esta premisa parece evidente, su aplicación a nivel nacional y, sobre todo, global, ha demostrado ser extremadamente difícil, y todo indica que continuará siéndolo.

Racionamiento

Ahora abordaremos las decisiones de asignación que, en la sección anterior, clasificamos como tipos 3 y 4. Ambos son comúnmente analizados, utilizando el concepto de *racionamiento* y otros términos relacionados, como el *triaje*.[99][xv] La elección de los términos marca una diferencia, ya que cada uno tiene una historia distinta, en la que se han producido cambios de significado, lo que implica matices algo divergentes.[100] Originalmente, el término *racionamiento* no implicaba necesariamente tomar decisiones estrictas ni aludía a una situación de emergencia. Más bien, denotaba una forma de distribución, o una parte o porción de algo, como cuando la comida se divide en raciones en el ámbito militar. Solo recientemente se ha vinculado el término *racionamiento* con la idea de recursos limitados y la necesidad de establecer prioridades en los presupuestos de atención sanitaria.

El concepto *racionamiento* posee al menos tres significados relevantes. El primero se relaciona con "la denegación de X a individuos debido a la falta de recursos". Cuando se utiliza en este contexto, "racionamiento" a menudo adquiere una connotación negativa, especialmente en debates públicos donde se emplea para criticar acciones que limitan la atención

---

[xv] N.T. El triaje (*triage*), también llamado triage, trillaje, cribado o protocolo de intervención, es un método de selección y clasificación de pacientes en la atención sanitaria en situaciones de emergencias y desastres. Con este método se evalúan, contrapesan, equilibran y ponderan las prioridades de atención, asignación y distribución de recursos, y dispositivos y terapias, privilegiando la posibilidad de supervivencia y la optimización de los medios humanos y tecnológicos disponibles.

sanitaria de manera aparentemente injustificada. En una economía de mercado, todos los tipos de bienes —incluida la atención sanitaria— están en cierta medida sujetos a racionamiento en este primer sentido, ya sea por la capacidad de pago directa o indirecta a través del seguro.

Un segundo significado de *racionamiento* no proviene de las limitaciones del mercado, sino de las políticas sociales: el gobierno establece una asignación o cuota, y se niega el acceso a los individuos más allá de la cantidad asignada. El racionamiento de combustible y ciertos alimentos durante tiempos de guerra es un ejemplo conocido, aunque los sistemas de salud nacionales que limitan las compras de bienes o seguros a una cantidad específica también son ejemplos relevantes.

Finalmente, en un tercer sentido de *racionamiento*, se distribuye un monto o porción de manera equitativa, pero aquellos que tienen la capacidad de pagar por bienes adicionales no ven restringido su acceso más allá de los términos de dicha distribución. En este tercer sentido, el racionamiento abarca elementos de ambas formas anteriores: la política pública establece la cuantía o monto de lo que se distribuye, y aquellos que no pueden costear o acceder a unidades adicionales quedan efectivamente excluidos de optar a bienes más allá de la distribución inicial.

Ocasionalmente emplearemos "racionamiento" en cada uno de los tres sentidos, aunque nos enfocaremos principalmente en el tercero. Comenzaremos presentando dos estudios de caso sobre racionamiento. El primero se centra en el racionamiento por edad, mientras que el segundo aborda el racionamiento de tratamientos de alto costo, utilizando como ejemplo el trasplante de corazón.

Racionamiento por edad. En ocasiones, las políticas excluyen o dan una prioridad inferior a ciertos grupos etarios, mientras que también otorgan ventajas a otros, como es el caso de las personas de la tercera edad y sus derechos al Medicare en los Estados Unidos. En el Reino Unido, las políticas implícitas de racionamiento han llevado a excluir de la diálisis y del trasplante de riñón a pacientes ancianos con enfermedad renal terminal, debido a su edad o calidad de vida esperada.[101] Podemos encontrar otro ejemplo en las políticas para asignar riñones trasplantables en Estados Unidos, donde se da prioridad a los pacientes jóvenes, otorgándoles puntos adicionales en la fórmula de asignación.

Se han propuesto varios argumentos para justificar la inclusión de la edad en las políticas de asignación. Algunos de estos argumentos se fundamentan en evaluaciones sobre la probabilidad de un tratamiento exitoso, los cuales suelen abordar aspectos de utilidad clínica. Por ejemplo, la edad puede considerarse un indicador clave de la probabilidad de sobrevivir a una intervención importante, así como un factor determinante en el éxito probable del procedimiento en sí mismo. Estas evaluaciones sobre la probabilidad de éxito pueden tomar en cuenta diversos aspectos, como el tiempo esperado de sobrevivencia del receptor del órgano, siendo este período generalmente más breve para pacientes de mayor edad en comparación con aquellos más jóvenes. Si consideramos un criterio, como los años de vida ajustados por calidad (AVAC, tal como analizamos en el Capítulo 6), es probable que los pacientes más jóvenes experimenten resultados más favorables en el proceso de asignación que los pacientes de mayor edad. Un ejemplo ilustrativo se encuentra en una política implementada por la Red de Obtención y Trasplante de Órganos de Estados Unidos (US Organ Procurement and Transplantation Network), gestionada por la Red Unida para Compartir Órganos (United Network for Organ Sharing). Esta política se enfoca en los años de vida esperados después del trasplante como criterio para la asignación de riñones a los pacientes. Sin embargo, críticos de esta política argumentan que dicha evaluación perjudica injustamente a los pacientes de mayor edad, al disminuir sus posibilidades de recibir un trasplante de riñón.[102]

Norman Daniels ha presentado un influyente argumento que distingue la edad de las características como la raza y el género, al considerar la justa asignación de recursos en el ámbito de la atención sanitaria.[103] En su enfoque, se aboga por decisiones individuales prudentes en relación con la atención sanitaria, tomando en cuenta la perspectiva de toda una vida. Según esta perspectiva, cada fase del ciclo vital puede ser vista como representativa de un grupo de edad específico. El objetivo principal radica en distribuir los recursos de manera sensata a lo largo de todas estas etapas de la vida, dentro de un marco social que garantice una provisión equitativa de atención sanitaria para todos los ciudadanos durante toda su existencia. Según Daniels, una persona imparcial rechazaría un modelo que disminuya las probabilidades de alcanzar una esperanza de vida normal, pero que incremente las posibilidades de vivir más allá de esa expectativa en la vejez. En cambio, aboga por redistribuir recursos, que de otra manera se destinarían a prolongar la vida de los ancianos, para el tratamiento de individuos más jóvenes. Esta política busca incrementar la probabilidad de que cada persona experimente al menos una esperanza de vida normal.

Otra teoría, relacionada con la anterior, emplea el argumento de una "vida suficiente", que considera la experiencia vital completa de un individuo en el contexto de los esfuerzos por alcanzar la equidad en la distribución de la atención sanitaria. Este modelo postula que todos deben tener igual oportunidad de disfrutar de una vida suficiente, es decir, un período o cantidad justa de tiempo, hasta cierto límite. Sin embargo, una vez que se alcanza ese límite (por ejemplo, los setenta años), se sostiene que uno ya no tiene derecho a recibir atención sanitaria respaldada socialmente. Alan Williams, defensor del criterio de la vida suficiente, destaca que esta noción de equidad intergeneracional *requeriría* no solo *permitir*, sino incluso justificar, "una discriminación mayor contra los ancianos de la que simplemente se derivaría de objetivos de eficiencia".[104] Este argumento de la vida suficiente busca proporcionar una justificación para negar recursos escasos de atención sanitaria a pacientes ancianos cuando compiten con pacientes más jóvenes.

Todas las políticas de racionamiento que se basan en la edad enfrentan desafíos significativos.[105] Este tipo de racionamiento corre el riesgo de perpetuar la injusticia, al estigmatizar a los ancianos, tratándolos como chivos expiatorios, debido a los aumentos en los costos de la atención sanitaria, y generando conflictos innecesarios entre distintas generaciones. Las personas mayores de cada generación podrían argumentar que, cuando eran más jóvenes, no tuvieron acceso a tecnologías innovadoras que se desarrollaron más tarde, mientras contribuían con su dinero a financiarlas. Por lo tanto, considerarían injusto negarles ahora el acceso a esas tecnologías beneficiosas. Sin embargo, para salvaguardar la salud de los niños y de muchas otras personas vulnerables, es probable que las sociedades se vean obligadas a fijar un límite de edad después del cual el financiamiento público para ciertas condiciones específicas no esté disponible. Esta decisión puede parecer trágica. No obstante, puede constituir una política pública totalmente justa y justificada. De hecho, podría ser injusto optar por cualquier otra política.

Sin embargo, aunque las asignaciones de atención sanitaria basadas en la edad no necesariamente contravienen la regla de la oportunidad justa, con frecuencia han sido implementadas de manera injusta en numerosos países. Estas asignaciones representan un indicador clave de la necesidad de que las sociedades adopten enfoques sistemáticos, públicamente comprometidos y minuciosamente escrutados, para tomar decisiones sobre el racionamiento por edad y, en general, sobre políticas de acceso equitativo.

Racionamiento de trasplantes de corazón. Las controversias en torno al racionamiento de trasplantes de corazón comenzaron poco después de que se volvieran efectivos en la década de 1980. Aunque el número de trasplantes de corazón realizados es reducido (3.244 en Estados Unidos en 2017), el costo de cada uno es considerable. En la actualidad, el costo promedio facturado en Estados Unidos por un trasplante de corazón asciende a aproximadamente $1.382.400, mientras que para los trasplantes de corazón-pulmón se eleva a $2.564.000.[106] Los cambios en las condiciones sanitarias y políticas a lo largo del tiempo han resultado en modificaciones de directivas que, si bien pueden cerrar una brecha de equidad, también pueden dar lugar a otros problemas de justicia. El proceso que condujo a la implementación de la Ley de Salud de Oregon comenzó, en parte, debido a inquietudes derivadas del costo cada vez mayor de los trasplantes de órganos.

A pesar del elevado costo asociado con la cobertura de trasplantes de corazón, se han presentado argumentos a favor de su financiamiento con fondos públicos. El Grupo de Trabajo Federal de Estados Unidos sobre Trasplante de Órganos (US Federal Task Force on Organ Transplantation), designado por el Departamento de Salud y Servicios Humanos (US Department of Health and Human Services), recomendó "establecer un programa público para cubrir los costos de personas médicamente elegibles para trasplantes de órganos, pero que carecen de cobertura a través de seguros privados, Medicare o Medicaid, y que no pueden acceder a un trasplante debido a limitaciones financieras".[107] Esta recomendación se fundamentó en dos argumentos de justicia.

El primer argumento destaca la coherencia entre los trasplantes de corazón e hígado y otras formas de atención médica, que incluyen los trasplantes de riñón, que ya son ampliamente reconocidas como parte integral del mínimo decente de atención sanitaria que debería ofrecerse en un país tan próspero como Estados Unidos. Tanto los trasplantes de corazón como los de hígado son comparables a otros procedimientos financiados o financiables, en términos de su capacidad para salvar vidas y mejorar la calidad de vida. En respuesta a la objeción sobre el alto costo de los trasplantes de corazón e hígado, el grupo de trabajo sostuvo que cualquier carga generada al economizar fondos públicos para la salud debe distribuirse equitativamente, en lugar de recaer únicamente sobre grupos específicos de pacientes, como aquellos que padecen de insuficiencia cardíaca o hepática terminal. Excluir un procedimiento de carácter vital mientras se financian otros con un potencial de salvar vidas y costos comparables, representaría una política arbitraria e incoherente.

El segundo argumento a favor del acceso equitativo se centra en las prácticas de donación y obtención de órganos. Los funcionarios públicos a menudo impulsan esfuerzos para aumentar la provisión de órganos donados, instando a todos los ciudadanos y residentes a considerar la donación. Sería injusto y posiblemente explotador solicitar a personas, independientemente de su situación económica, que donen órganos si luego su distribución se basa en la capacidad de pago.[108] Sin embargo, en la práctica en Estados Unidos, las personas sin seguro médico tienen aproximadamente veinte veces más probabilidades de ser donantes de órganos *post mortem* que de recibir un trasplante de órgano.[109] Se podría argumentar que es moralmente inconsistente prohibir la venta de órganos mientras se distribuyen según la capacidad de pago, y es moralmente problemático distinguir entre la compra de un órgano para trasplante y la compra de un procedimiento de trasplante de órgano, cuando este ha sido donado. Sin embargo, las políticas y acciones que implican la compra de un órgano para trasplante son, con frecuencia, moralmente condenadas, sin cuestionar, al mismo tiempo, los sistemas que permiten comprar un procedimiento de trasplante de órgano.

Estos argumentos plantean atractivas interpelaciones a la coherencia, pero no llegan a la conclusión de que la justicia exija una atención sanitaria onerosa sin importar su costo, ni que sea arbitrario utilizar un sistema razonablemente estructurado de racionamiento que implique tomar decisiones difíciles para establecer prioridades. Una vez que una sociedad ha logrado determinar un umbral equitativo de financiamiento para alcanzar un nivel mínimo decente, puede legítimamente seleccionar algunos procedimientos mientras excluye otros, incluso cuando tienen igual potencial para salvar vidas e impliquen costos similares, siempre y cuando identifique diferencias relevantes a través de un procedimiento justo. Una participación pública sustancial en el proceso ayudará a legitimar tales determinaciones. Al final, debemos situar las recomendaciones sobre el financiamiento de trasplantes de corazón y todos los demás tratamientos costosos en el contexto más amplio de una política social justa de asignación, que requerirá el establecimiento sistemático y equitativo de prioridades y límites.

Racionamiento de tratamientos escasos a los pacientes

Con frecuencia, tanto los profesionales de la salud como los responsables de políticas públicas se enfrentan a la difícil tarea de determinar quién recibirá un recurso médico disponible pero escaso, el cual no puede ser proporcionado a todas las personas que lo necesitan.

Nos concentramos aquí en los métodos prioritarios para seleccionar receptores en situaciones urgentes. Dos enfoques amplios disputan la primacía: (1) una estrategia utilitarista, que prioriza el máximo beneficio general tanto para los pacientes como para la sociedad, y (2) una estrategia igualitarista, que enfatiza el igual valor de las personas y la oportunidad justa. Sostenemos que estos dos enfoques amplios pueden combinarse de manera justificada y coherente en muchas políticas y prácticas de distribución y asignación, a menudo utilizando un proceso de especificación.

Abogamos por un sistema que emplea dos conjuntos de estándares sustantivos y reglas procedimentales para el racionamiento de recursos médicos escasos: (1) criterios y procedimientos para establecer un grupo inicial de posibles receptores calificados, como pacientes aptos para trasplante de corazón; y (2) criterios y procedimientos para la selección final de los receptores de tratamientos específicos, como un corazón donado para trasplante.[110] Para simplificar, y dado que previamente hemos abordado la relevancia e irrelevancia de la capacidad de pago para la atención médica, ya sea de forma directa o indirecta a través del seguro, aquí no incluimos la llamada "pantalla verde",[xvi] es decir, un filtro financiero utilizado para determinar el grupo de candidatos elegibles.

Selección de candidatos para el tratamiento. Los criterios para seleccionar posibles receptores de atención médica se pueden dividir en tres categorías fundamentales: representación,[xvii] progreso de la ciencia y perspectiva de éxito.[111]

El factor de la representación. El primer criterio se basa en factores sociales en lugar de médicos. Se determina a través de criterios clientelistas, como en el caso de los veteranos que reciben atención en centros médicos destinados exclusivamente a ellos; límites geográficos o jurisdiccionales, como ser residentes de una jurisdicción legal atendida por un hospital financiado públicamente; y capacidad de pago, que incluye a individuos de alto poder adquisitivo y con seguros de gran cobertura. Estos criterios son totalmente ajenos al ámbito médico y conllevan juicios morales que frecuentemente resultan parciales en lugar de imparciales, como se evidencia en políticas que excluyen a los no ciudadanos o que restringen la atención solo a veteranos. Si bien, en ocasiones, cada uno de estos límites clientelistas se puede considerar aceptable, su aplicación ha sido objeto de cuestionamiento en el pasado.

Por ejemplo, en Estados Unidos, el Grupo de Trabajo Federal sobre Trasplantes de Órganos (Task Force on Organ Transplantation) propuso que los órganos donados se consideraran recursos nacionales y públicos, distribuyéndose principalmente según las necesidades médicas de los pacientes y la probabilidad de éxito del trasplante.[112] El grupo de trabajo argumentó que los ciudadanos y residentes de Estados Unidos tienen un reclamo moral prioritario sobre los órganos donados en el país, en comparación con los extranjeros. Implícitamente, sostienen que la ciudadanía y la residencia son criterios moralmente relevantes para determinar la distribución equitativa de los órganos. No obstante, el grupo de trabajo también reconoció que la compasión y la equidad respaldan la admisión de *algunos* extranjeros no residentes. En una votación dividida, recomendó que los extranjeros no

---

[xvi] N.T. En el lenguaje financiero, vinculado a la inversión responsable con el medio ambiente, la sociedad y la gobernanza (*ESG investing*), *green screen* ("pantalla verde") señala la práctica de hacer que un fondo parezca más puro de lo que realmente es. Suele también denominarse "lavado verde". Al igual que la propia inversión ESG, el lavado verde es matizado, y muchas veces depende de la mirada del observador.

[xvii] N.T. La expresión en inglés es *constituency factor*. Si bien, *constituency* significa mayormente "circunscripción", "electorado" o "distrito electoral", en esta subsección la traduzco como "representación", ya que, en el contexto de la selección de posibles candidatos para un tratamiento, este criterio alude a determinar quiénes y por qué estarían "representados" en dicha selección.

residentes no constituyan más del 10% de la lista de espera para riñones de donantes fallecidos, y que todos los pacientes, incluidos los extranjeros no residentes, tengan acceso a los órganos según los mismos criterios de necesidad, probabilidad de éxito y tiempo en la lista de espera.[113]

Progreso de la ciencia. Un segundo criterio para la selección de posibles receptores de atención médica es el del progreso científico, el cual se enfoca en la investigación, y resulta relevante durante las fases experimentales del desarrollo de un tratamiento. Por ejemplo, en casos donde los pacientes también sufren de otras enfermedades que podrían afectar los resultados de la investigación, los médicos e investigadores pueden justificadamente excluirlos. El propósito es determinar la eficacia de un tratamiento experimental y buscar formas de mejorarlo. Este criterio se fundamenta en juicios morales y prudenciales acerca del uso eficiente y adecuado de los recursos disponibles. Los criterios utilizados para la inclusión o exclusión de pacientes en este tipo de investigación pueden resultar controvertidos, especialmente cuando se excluyen individuos que podrían potencialmente beneficiarse en aras de la eficiencia científica. De igual manera, persisten dilemas éticos cuando se continúa con un ensayo clínico que tiene escasas probabilidades de beneficiar a los participantes, solo para garantizar la aceptabilidad de los resultados en la comunidad científica. No obstante, es crucial priorizar la validez científica en la investigación, y el avance del conocimiento científico constituye un criterio de selección relevante.

Perspectiva de éxito. Tanto si se trata de un tratamiento experimental como de uno rutinario, la probabilidad de éxito en el tratamiento del paciente emerge como un criterio fundamental. Esto se debe a que los recursos médicos escasos deben asignarse únicamente a pacientes que presenten una posibilidad razonable de beneficiarse. Ignorar este factor resulta injusto, dado que implica una potencial pérdida de recursos, como en el caso de órganos que solo pueden ser trasplantados una vez. Por ejemplo, los cirujanos especializados en trasplante cardíaco podrían sentir la tentación de considerar a sus pacientes como candidatos prioritarios para un corazón disponible, ya que ellos corren el riesgo inminente de fallecer si no reciben el trasplante. Sin embargo, algunas de estas personas podrían tener una probabilidad extremadamente baja de sobrevivir incluso si reciben el corazón. En este proceso, es posible que se pasen por alto candidatos idóneos. Un sistema de clasificación y lista de espera[xviii] que otorgue prioridad,

---

[xviii] En esta subsección, los autores utilizan la palabra *queuing*, que se usa profusamente en los entornos de donación de órganos en países angloparlantes. El término alude a la "cola" o "fila" que, en sentido figurado, se forma por las personas que esperan por un trasplante. También existe la terminología específica *waiting list* ("lista de espera") que, para los efectos

basándose únicamente en la urgencia de la situación, resulta tanto injusto como ineficiente. Por consiguiente, es crucial establecer mecanismos de supervisión, responsables de evaluar los criterios de inclusión en la lista antes de su implementación, o de revisar los resultados una vez aplicados, o incluso llevar a cabo ambas acciones.

Selección de receptores. Ahora abordamos los estándares para la *selección definitiva* de receptores de tratamientos médicos escasos, donde la controversia surge en torno al uso de criterios basados en la utilidad clínica y social, así como en mecanismos impersonales, como las loterías y las listas de espera.

Utilidad clínica. Aquí asumimos la regla, generalmente aceptada, de que los juicios sobre la utilidad clínica deben ser tenidos en cuenta en las decisiones para racionar recursos médicos escasos. Las diferencias en las perspectivas de éxito del tratamiento de los pacientes representan consideraciones relevantes, así como la maximización del número de vidas salvadas.

El racionamiento basado en la utilidad clínica no necesariamente contraviene los requisitos de la justicia igualitarista. Por ejemplo, los juicios sobre la utilidad clínica y la justicia igualitarista, como se ejemplifica en el argumento de vida suficiente, discutido previamente en este capítulo, coinciden en otorgar prioridad a los pacientes más jóvenes sobre los mayores. En igualdad de condiciones, la utilidad clínica favorece a los pacientes más jóvenes ya que se anticipa que tienen más años de vida ajustados por calidad, en comparación con los pacientes mayores. Del mismo modo, bajo condiciones similares, la justicia igualitarista les otorga prioridad porque aún no han alcanzado su "vida suficiente", o no han tenido todavía la oportunidad de avanzar a través de todas las etapas del ciclo vital.[114]

Sin embargo, tanto la necesidad médica como la probabilidad de éxito, entendidos como componentes de la utilidad clínica, están impregnados de valores y, a menudo, existe incertidumbre en cuanto a los resultados probables y los factores que contribuyen al éxito. Por ejemplo, muchos cirujanos especializados en trasplantes de riñón debaten sobre la importancia de la compatibilidad de tejidos, ya que pequeñas incompatibilidades pueden ser controladas con medicamentos inmunosupresores que reducen la tendencia del cuerpo a rechazar los órganos trasplantados. Insistir en el criterio, aparentemente objetivo, de la compatibilidad de tejidos en la distribución de los riñones, también puede tener repercusiones negativas para miem-

---

de lo que esta subsección aborda, y para beneficiar la intelección del lector hispanohablante, podemos considerarla un sinónimo de *queuing*. En este orden de ideas, cada vez que aparezca la palabra *queuing*, la traduciré por "lista de espera", entendida como una expresión que implica y contiene las ideas de "cola" y "fila" de personas que esperan por un órgano trasplantable.

bros de minorías raciales y personas con tipos de tejidos poco comunes, como se discutió anteriormente en este capítulo.

Los criterios de necesidad médica y probabilidad de éxito, a menudo entran en conflicto. En las unidades de cuidados intensivos, los esfuerzos por salvar a un paciente cuya situación es médicamente urgente pueden, en ocasiones, y de manera inapropiada, consumir recursos que podrían haber sido utilizados para salvar a otras personas que, de no acceder a ellos, enfrentarían un riesgo inminente de fallecimiento.[115] Establecer una regla que otorgue prioridad a los pacientes más gravemente enfermos o aquellos con necesidades médicas más urgentes puede generar injusticias, especialmente cuando conduce a un uso ineficiente de los recursos disponibles. Los esquemas de racionamiento que minimizan o excluyen por completo las consideraciones de utilidad clínica son indefendibles, aunque los criterios basados en la utilidad clínica no siempre son suficientes por sí solos. Esta cuestión plantea interrogantes sobre si el azar y las listas de espera pueden ser utilizados de manera legítima y limitada al seleccionar receptores.

Mecanismos impersonales de azar y lista de espera. Iniciamos este capítulo destacando lo inusual e inaceptable que sería emplear una lotería para asignar todas las posiciones y roles sociales. No obstante, una lotería u otro sistema de azar no siempre resulta extraño o inadmisible.[116] Cuando los recursos médicos son escasos y no se pueden dividir, y cuando no hay diferencias significativas en la utilidad clínica para los pacientes (especialmente cuando la selección implica la vida o la muerte), entonces consideraciones basadas en la equidad y el respeto igualitario pueden justificar el uso de una lotería, la randomización[xix] o la lista de espera, según lo que sea más adecuado y factible, dado el contexto.

Juicios similares han respaldado el uso de loterías para determinar quiénes tendrían acceso a nuevos medicamentos disponibles solo en cantidades limitadas, ya sea porque los medicamentos se habían aprobado recientemente o porque aún se encontraban en fase experimental. Por ejemplo, el Laboratorio Berlex llevó a cabo una lotería para distribuir el betaseron, un nuevo fármaco de ingeniería genética que se mostraba promisorio en la ralentización del deterioro causado por la esclerosis múltiple. Del mismo modo, varias compañías farmacéuticas llevaron a cabo loterías para distribuir nuevas clases de compuestos a pacientes con SIDA. Desde un punto

---

[xix] N.T. El término inglés es *randomization*, y puede ser traducido como "aleatorización". Sin embargo, el término "randomización" (no aceptado por el *Diccionario de la RAE*) y su infinitivo "randomizar", son muy utilizados en los ámbitos sanitarios de Hispanoamérica. El procedimiento consiste en asignar aleatoriamente a los participantes en un ensayo clínico a dos o más grupos de tratamiento o de control, y constituye una manera de evitar los sesgos de selección.

de vista moral, el valor simbólico de dichas loterías es de suma importancia, ya que transmiten el mensaje de que todas las personas merecen y recibirán una oportunidad equitativa en lo que respecta a los bienes sociales.[117] Además, estos métodos de selección implican una inversión mínima de tiempo y recursos financieros, y pueden reducir el estrés para todas las partes involucradas, incluidos los pacientes.[118] De este modo, hasta los candidatos no seleccionados pueden experimentar menos angustia, al ser rechazados por azar y no por mecanismos basados en méritos comparativos.

Sin embargo, algunos procedimientos de selección impersonales enfrentan desafíos tanto teóricos como prácticos. Por ejemplo, la regla "primero en llegar, primero en ser atendido" implica una potencial injusticia. En determinadas circunstancias, un paciente que ya está recibiendo un tratamiento específico tiene una probabilidad severamente limitada de sobrevivir, prácticamente llegando al punto de la futilidad, mientras que otros pacientes que necesitan el mismo tratamiento tienen una probabilidad mucho mayor de seguir viviendo. También surge la interrogante de si una regla de "primero en llegar, primero en ser atendido" implica que aquellos que ya están recibiendo tratamiento tienen una prioridad absoluta sobre aquellos que llegan más tarde, pero tienen necesidades más urgentes o mejores perspectivas de éxito. Un sistema de este tipo puede resultar en injusticias y debería evitarse a menos que se demuestre que está justificado en el contexto en el que se utiliza.

Las unidades de cuidados intensivos (UCI) proporcionan un buen ejemplo de lo anterior. Aunque la admisión a la UCI establece una presunción a favor del tratamiento continuo, no otorga una prerrogativa absoluta a una persona. En el caso de las decisiones en el cuidado intensivo neonatal sobre el uso de oxigenación con membrana extracorpórea (ECMO, por sus siglas en inglés), una forma de *bypass* cardiopulmonar utilizada para apoyar a recién nacidos con insuficiencia respiratoria potencialmente mortal, se está gestionando un recurso verdaderamente escaso, dado que no está ampliamente disponible y requiere la presencia a tiempo completo de personal altamente capacitado. Robert Truog argumenta, y estamos de acuerdo, que la ECMO debería retirarse de un recién nacido con un mal pronóstico, para beneficiar a otro con un pronóstico más favorable, si este último tiene muchas más probabilidades de sobrevivir, requiere la terapia y no puede ser derivado de manera segura a otra instalación.[119] Retirar a un niño de la UCI debe estar justificado, pero no necesariamente implica abandono o injusticia si se ofrecen otras formas de atención.

La preferencia entre la lista de espera y el azar dependerá en gran medida de consideraciones prácticas, aunque la primera parece ser factible y aceptable en muchos entornos de atención sanitaria, incluyendo la medicina de urgencia, las unidades de cuidados intensivos y las listas de trasplante de órganos. Un factor que complica el asunto es que algunas personas no ingresan a tiempo a la lista de espera o a la lotería, debido a factores como la demora en buscar ayuda, atención médica inadecuada o incompetente, retraso en la derivación o discriminación manifiesta. Un sistema es probablemente injusto si algunas personas pueden obtener una ventaja sobre otras en el acceso al mismo, debido a que poseen una educación superior, tienen conexiones privilegiadas o una mejor situación económica que les permite costear consultas médicas con mayor frecuencia.

Utilidad social. Aunque los criterios de utilidad social son motivo de sospecha y controversia, el valor social comparativo de los posibles receptores a veces es una consideración relevante e incluso decisiva. Se puede ilustrar este punto con una analogía de la Segunda Guerra Mundial, cuando, según algunos informes, el limitado recurso de la penicilina se distribuyó a soldados estadounidenses que padecían enfermedades venéreas en lugar de a aquellos que sufrían heridas de guerra. La justificación detrás de esta decisión fue la necesidad militar: los soldados con enfermedades venéreas podían regresar al combate más rápidamente.[120]

Un argumento a favor de la selección socio-utilitarista es que las instituciones médicas y su personal actúan como fiduciarios de la sociedad, y deben tener en cuenta las probables contribuciones futuras de los pacientes. Sostenemos a continuación que, en casos poco frecuentes y excepcionales que involucran a personas de gran importancia social, los criterios de valor social —más acotados y específicos en contraposición a la utilidad social, amplia y general— son justificadamente prioritarios. Sin embargo, en términos generales, es crucial proteger la relación de cuidado personal y confianza que se vería amenazada si los médicos y otros profesionales de la salud se dedicaran regularmente a considerar, más allá de las necesidades individuales de sus pacientes, también las necesidades de la sociedad.

Triaje: utilidad clínica y utilidad social acotada. Algunos han recurrido al modelo de *triaje*, un término francés que significa "clasificación", "selección" o "elección". Este concepto se ha aplicado históricamente para clasificar artículos como lana y granos de café según su calidad. En el ámbito de la prestación de atención sanitaria, el triaje es un proceso fundamental que implica el desarrollo y uso de criterios para la priorización de pacientes. Este método ha sido empleado en contextos de guerra, desastres comunitarios y salas de urgencia, donde las personas lesionadas son clasificadas para recibir tratamiento médico en función de sus necesidades y perspectivas. En muchas ocasiones, las decisiones sobre la admisión y el alta de pacientes en las UCI implican el uso de triaje. El objetivo es emplear los recursos médicos disponibles de manera tan efectiva y eficiente como sea posible, lo que implica un razonamiento utilitarista.[121]

Las decisiones de triaje generalmente se fundamentan en la utilidad *clínica* en lugar de la utilidad *social*. Por ejemplo, en situaciones de desastre, las víctimas suelen ser clasificadas según su necesidad médica. Aquellos con lesiones graves que necesitan ayuda inmediata para sobrevivir son ubicados en primer lugar; aquellos cuyo tratamiento puede retrasarse sin riesgo inmediato se sitúan en segundo lugar; los afectados por lesiones menores ocupan el tercer lugar; y aquellos para quienes ningún tratamiento sería eficaz se ubican en el cuarto lugar. Este esquema de priorización es justo y no implica juicios sobre el valor social comparativo de los individuos.

Sin embargo, los juicios acotados o específicos sobre el valor social comparativo son inevitables y aceptables en algunas situaciones.[122] Consideremos, por ejemplo, un desastre causado por un terremoto en el que algunos sobrevivientes heridos son personal médico que han sufrido solo lesiones leves. En este caso, es justificable priorizar el tratamiento de este personal médico si se requiere que esté sano para que pueda brindar asistencia a otros damnificados. Asimismo, durante un brote de influenza pandémica, resulta justificado administrar la vacuna primero a médicos y enfermeras, permitiéndoles así cuidar de otros. En tales circunstancias, se puede otorgar prioridad de tratamiento a una persona, basándose en su utilidad social específica, únicamente si su contribución es indispensable para lograr un objetivo de importancia comunitaria.

Por lo general, resulta justificado invocar la utilidad clínica como criterio principal, seguido por el uso de métodos como el azar o la lista de espera, cuando la utilidad clínica es similar entre los pacientes elegibles. Además, en ciertas ocasiones, es legítimo considerar aspectos limitados de utilidad social para priorizar a individuos que desempeñan roles públicos esenciales, para alcanzar un mejor resultado social general. Este conjunto de estándares debería ser coherente y estable, a pesar de combinar apelaciones a la justicia igualitarista y utilitarista.

En determinados contextos, como la asignación de bienes, prestaciones y servicios durante una emergencia de salud pública causada por una pandemia de influenza o un ataque bioterrorista, así como en la distribución de órganos donados, resulta valioso, incluso indispensable, involucrar al público en el establecimiento de los criterios de asignación.[123] No existe un único conjunto de criterios aceptable, y la confianza y el respaldo del público son fundamentales, especialmente cuando se requiere su colaboración en crisis de salud muy extendidas y en el proceso de donación de órganos. En la mayoría de las situaciones, el conjunto de criterios de asignación debe ser generalmente aceptado como un elenco de normas moralmente justificadas de justicia, para asegurar así la cooperación del espacio público.

CONCLUSIÓN

Hemos explorado una variedad de enfoques sobre la justicia, incluyendo seis teorías distintas entre sí. Aunque, a menudo, hemos examinado de cerca los enfoques igualitaristas y utilitaristas, hemos también mantenido contacto con las características principales de las seis teorías de la justicia analizadas al inicio de este capítulo. Hemos afirmado que ninguna teoría de la justicia o metodología de distribución de la atención sanitaria es suficiente por sí sola para garantizar una reflexión constructiva sobre la política de salud. Sin embargo, hemos destacado que dos teorías recientes son especialmente relevantes, debido a sus conexiones con el valor que atribuimos a la salud, la salud pública y la atención sanitaria.

La riqueza de nuestras prácticas y creencias morales contribuye a explicar por qué diversas teorías de la justicia han sido defendidas con habilidad. Sin un claro consenso social sobre ellas, es esperable que las políticas públicas a veces enfaticen elementos de una teoría y otras veces elementos de otra. Lo hemos hecho nosotros mismos en este capítulo. Sin embargo, la existencia de varias teorías no justifica el enfoque trágicamente fragmentado que muchos países han adoptado hacia sus sistemas de atención sanitaria.

Los países que carecen de un sistema integral y coherente de financiación y prestación de atención sanitaria están condenados a seguir enfrentando costos más elevados y a tener un mayor número de ciudadanos desprotegidos. Necesitan mejorar tanto la utilidad (eficiencia) como la justicia (equidad). Aunque la justicia y la utilidad pueden parecer valores opuestos, y a menudo se han presentado así en la teoría ética, ambos son indispensables para configurar un sistema de atención sanitaria eficaz. La búsqueda de un sistema más eficiente, que implique la reducción de costos y la implementación de incentivos adecuados, puede entrar en conflicto con el objetivo de garantizar el acceso universal a la atención sanitaria. Del mismo modo, los objetivos basados en la justicia, como la cobertura universal, pueden afectar la eficiencia del sistema. Inevitablemente, se producirán compensaciones entre la igualdad y la eficiencia en casi todos los sistemas sociales.

Las políticas para garantizar un acceso equitativo a la atención sanitaria, la implementación de estrategias eficientes en las instituciones de atención médica y la urgente necesidad global de abordar las condiciones de salud de la población, superan la importancia social de cualquier otro tema tratado en este libro. La búsqueda de la justicia global, y la instauración de sistemas de salud equitativos a nivel nacional, siguen representando objetivos muy distantes para millones de personas que enfrentan obstáculos arraigados en su acceso a la atención sanitaria y a una mejor calidad del sistema de salud. Si bien es cierto que cada sociedad debe administrar sus recursos de forma racional, es imperativo que muchas de estas sociedades se esfuercen por cerrar las brechas en la distribución equitativa de dichos recursos, con mayor consciencia y determinación que en el pasado.

Hemos apoyado una perspectiva moral amplia desde la cual abordar estos desafíos. Específicamente, hemos abogado por el reconocimiento de los derechos universales a la salud y los derechos exigibles a una atención sanitaria mínimamente decente en los estados-nación. Sin embargo, somos conscientes de que asegurar de manera efectiva estos derechos, a nivel nacional e internacional, es un objetivo extremadamente ambicioso y de difícil consecución, incluso cuando los principios y teorías de la justicia respaldan firmemente los objetivos de la política pública en esta materia.

Nuestros análisis en este capítulo, frecuentemente reconocen la legitimidad de los compromisos entre eficiencia y justicia. Esta postura refleja nuestra insistencia, a lo largo de este libro, en la posibilidad de que se presenten conflictos contingentes entre principios como la beneficencia y la justicia, y la necesidad de alcanzar un equilibrio entre ellos cuando se producen dichas controversias.

NOTAS

[1] Jorge Luis Borges, *Labyrinths* (New York: New Directions, 1962), pp. 30-35. Una lotería podría ser un mecanismo justificable en algunos sistemas de distribución, tal como lo señalaremos más adelante en este capítulo.

[2] Comparar el análisis en Samuel Fleishacker, *A Short History of Distributive Justice* (Cambridge, MA: Harvard University Press, 2005).

[3] Para conocer más sobre los esfuerzos de los activistas del SIDA, ver nuestro Capítulo 6, al comienzo de la subsección "Acceso ampliado a productos en fase experimental", incluyendo las referencias en las notas respectivas. Ver, también, Carol Levine, "Changing Views of Justice after Belmont: AIDS and the Inclusion of 'Vulnerable' Subjects", en *The Ethics of Research Involving Human Subjects: Facing the 21st Century*, ed. Harold Y. Vanderpool (Frederick, MD: University Publishing Group, 1996); y Leslie Meltzer y James F. Childress, "What Is Fair Subject Selection?" en *The Oxford Textbook of Clinical Research Ethics*, ed. Ezekiel J. Emanuel et al. (New York: Oxford University Press, 2008), pp. 377-85.

[4] Ver, además, Guido Calabresi y Philip Bobbitt, *Tragic Choices* (New York: Norton, 1978).

[5] *International Union ... UAW v. Johnson Controls*, 499 U.S. 187 (1991) 111 S.Ct. 1196.

[6] John Stuart Mill, *Utilitarianism*, en el vol. 10 de *Collected Works of John Stuart Mill* (Toronto: University of Toronto Press, 1969), cap. 5.

[7] Locke, *Two Treatises of Government*, ed. Peter Laslett (Cambridge: Cambridge University Press, 1960), prefacio, bk. 1.6.67 y bk. 2.7.87. Para el libertarianismo clásico, ver Eric Mack y Gerald F. Gaus, "Classical Liberalism and Libertarianism: The Liberty Tradition", en *Handbook of Political Theory*, ed. Gaus y Chandran Kukathas (London: Sage, 2004), pp. 115-30.

[8] Robert Nozick, *Anarchy, State, and Utopia* (New York: Basic Books, 1974), esp. pp. 149-82.

[9] Rawls, "Kantian Constructivism in Moral Theory" (The Dewey Lectures), *Journal of Philosophy* 77 (1980): 519.

[10] Rawls, *A Theory of Justice* (Cambridge, MA: Harvard University Press, 1971; ed. rev., 1999), pp. 60-67, 302-3 (1999: 52-58). Más tarde, Rawls reformuló y reordenó parcialmente estos principios, fundamentando su revisión, en *Justice as Fairness: A Restatement*, ed. Erin Kelly (Cambridge, MA: Harvard University Press, 2001), pp. 42-43. Este trabajo ha influido en nuestros análisis. Para un interesante abordaje al igualitarismo y al principio de la diferencia, casi cuarenta años después de que Rawls publicara su libro, véase G. A. Cohen, *Rescuing Justice and Equality* (Cambridge MA: Harvard University Press, 2008), especialmente pp. 68-86 y 151-65.

[11] Daniels, *Just Health: Meeting Health Needs Fairly* (New York: Cambridge University Press, 2008), especialmente pp. 29-63; y ver, también, Daniels, *Just Health Care* (New York: Cambridge University Press, 1985), pp. 34-58. Para investigaciones posteriores sobre problemas relevantes del igualitarismo, ver Shlomi Segall, *Why Inequality Matters: Luck Egalitarianism, Its Meaning and Value* (Cambridge: Cambridge University Press, 2016).

[12] Los principales teóricos denominados "comunitaristas" evitan el uso de esta etiqueta, entre ellos Alasdair MacIntyre, Charles Taylor, Michael Walzer y Michael Sandel.

[13] Ver, por ejemplo, Michael Sandel, *Democracy's Discontent: America in Search of a Public Philosophy* (Cambridge, MA: Harvard University Press, 1996); Sandel, *Public Philosophy: Essays on Morality in Politics* (Cambridge, MA: Harvard University Press, 2005); Alasdair MacIntyre, *After Virtue*, 3a ed. (Notre Dame, IN: University of Notre Dame Press, 2007); Michael Walzer, "The Communitarian Critique of Liberalism", *Political Theory* 18 (1990): 6-23; y Shlomo Avineri y Avner de-Shalit, eds., *Communitarianism and Individualism* (Oxford: Oxford University Press, 1992).

[14] Charles Taylor, "Atomism", en *Powers, Possessions, and Freedom*, ed. Alkis Kontos (Toronto: University of Toronto Press, 1979): 39-62; y, para sus puntos de vistas posteriores, Taylor, *A Secular Age* (Cambridge: Belknap Press of Harvard University Press, 2007, y en edición rústica, 2018).

[15] Dos teorías instructivas son Alasdair MacIntyre, *Whose Justice? Which Rationality?* (Notre Dame, IN: University of Notre Dame Press, 1988), esp. pp. 1, 390-403; y Michael Walzer, *Spheres of Justice: A Defense of Pluralism and Equality* (New York: Basic Books, 1983), esp. pp. 86-94. Para otras ilustrativas teorías comunitaristas en bioética, ver Daniel Callahan, "Individual Good and Common Good: A Communitarian Approach to Bioethics", *Perspectives in Biology and Medicine* 46 (2003): 496-507, esp. 500ss; Callahan, "Principlism and Communitarianism", *Journal of Medical Ethics* 29 (2003): 287-91; Mark G. Kuczewski, *Fragmentation and Consensus: Communitarian and Casuist Bioethics* (Washington: Georgetown University Press, 1997); y el amplio "comunitarismo liberal" en Ezekiel Emanuel, *The Ends of Human Life: Medical Ethics in a Liberal Polity* (Cambridge, MA: Harvard University Press, 1991).

[16] Ver James L. Nelson, "The Rights and Responsibilities of Potential Organ Donors: A Communitarian Approach", *Communitarian Position Paper* (Washington, DC: Communitarian Network, 1992); James Muyskens, "Procurement and Allocation Policies", *Mount Sinai Journal of Medicine* 56 (1989): 202-6; y Pradeep Kumar Prabhu, "Is Presumed Consent An Ethically Acceptable Way of Obtaining Organs for Transplant?", *Journal of the Intensive Care Society* (como se publicó el 21 de mayo de 2018), disponible en http://journals.sagepub.com/doi/full/10.1177/1751143718777171 (consultado el 4 de agosto de 2018).

[17] Daniel Callahan, *What Kind of Life* (New York: Simon & Schuster, 1990), cap. 4, esp. pp. 105-13; y Callahan, *Setting Limits* (New York: Simon & Schuster, 1987), esp. pp. 106-14.

Restando importancia a la autonomía en el contexto de la salud pública, Callahan defiende la presión social, incluida la estigmatización y la vergüenza, como esfuerzos legítimos para modificar los patrones de obesidad, combinadas con acciones gubernamentales. Ver su "Obesity: Chasing an Elusive Epidemic", *Hastings Center Report* 43, no. 1 (enero-febrero de 2013): 34-40.

[18] Ver en el Capítulo 2, nuestro análisis de las teorías aristotélicas de la virtud y la excelencia moral, y en el Capítulo 9, la pequeña ampliación que hacemos de dicho examen.

[19] Para una orientación sobre las teorías de la capacidad y su conexión con las teorías de la justicia, ver Ingrid Robeyns, "The Capability Approach", en *The Stanford Encyclopedia of Philosophy* (edición de invierno de 2016), ed. Edward N. Zalta, disponible en https://plato.stanford.edu/archives/win2016/entries/capability-approach/ (consultado el 22 de julio de 2018); Martha Nussbaum, *Women and Human Development: The Capabilities Approach* (Cambridge: Cambridge University Press, 2000); Harry Brighouse e Ingrid Robeyns, eds., *Measuring Justice: Primary Goods and Capabilities* (Cambridge: Cambridge University Press, 2010), especialmente el ensayo final de Amartya Sen, "The Place of Capability in a Theory of Justice"; Henry S. Richardson, "The Social Background of Capabilities for Freedoms", *Journal of Human Development* 8 (2007): 389-414; y Jennifer Prah Ruger, *Health and Social Justice* (New York: Oxford University Press, 2009).

[20] Rawls, *Justice as Fairness: A Restatement* (Cambridge, MA: Harvard University Press, 2001), pp. 58-61.

[21] Amartya Sen, *The Idea of Justice* (Cambridge, MA: Belknap Press of Harvard University Press, 2009), pp. 231-33. Ver, también, Sen, "Capability and Well-Being", en *The Quality of Life*, ed. Martha C. Nussbaum y Amartya K. Sen (Oxford: Clarendon Press, 1993), pp. 30-53; Sen, "Elements of a Theory of Human Rights", *Philosophy & Public Affairs* 32 (2004): 315-56; Sen, "Human Rights and Capabilities", *Journal of Human Development*, 6 (2005): 151-66; y Sen, *Commodities and Capabilities* (Oxford: Oxford University Press, 1999). Ver, además, Wiebke Kuklys, *Amartya Sen's Capability Theory: Theoretical Insights and Empirical Applications*, con un prólogo de Amartya Sen (Berlin: Springer, 2005).

[22] Nussbaum, *Frontiers of Justice: Disability, Nationality, Species Membership* (Cambridge, MA: Harvard University Press, 2006), esp. pp. 81-95, 155-223, 281-90, 346-52, 366-79; y, sobre su conexión con Sen, Nussbaum, "Capabilities as Fundamental Entitlements: Sen and Social Justice", *Feminist Economics* 9 (2003): 33-59.

[23] Nussbaum, *Frontiers of Justice*, pp. 76-81, 392-401; y Nussbaum, "Human Dignity and Political Entitlements", en President's Council on Bioethics, *Human Dignity and Bioethics: Essays Commissioned by the President's Council on Bioethics* (Washington, DC: President's Council, marzo de 2008), pp. 351, 377-78. Ver, además, Nussbaum, *Creating Capabilities* (Cambridge, MA: Harvard University Press, 2011).

[24] Nussbaum, *Frontiers of Justice*, p. 175.

[25] Nussbaum, "Human Dignity and Political Entitlements", pp. 357-59, 363.

[26] Nussbaum, "The Capabilities Approach and Animal Entitlements", en *Oxford Handbook of Animal Ethics*, ed. Tom L. Beauchamp y R. G. Frey (New York: Oxford University Press, 2011), pp. 237-38. Véase, también, su anterior posición en *Frontiers of Justice*, cap. 6.

[27] Nussbaum, *Frontiers of Justice*, pp. 2, 155, 166. Sridhar Venkatapuram presenta otra exigente teoría de las capacidades que aborda importantes problemas bioéticos. Según él, todos los humanos tienen derecho a "la capacidad de estar sanos". *Health Justice* (Cambridge: Polity

Press, 2011); para la teoría general presente en este libro, ver la "Introducción" (pp. 1-38) y la "Conclusión" (pp. 233-38).

²⁸ Madison Powers y Ruth R. Faden, *Social Justice: The Moral Foundations of Public Health and Health Policy* (New York: Oxford University Press, 2006), pp. 16-29. En su segundo libro sobre la justicia, *Structural Injustice: Power, Advantage, and Human Rights* (New York: Oxford University Press, 2019), estos autores profundizan en su teoría de la injusticia y en lo que moralmente debe hacerse al respecto. Este segundo libro es muy filosófico, pero sigue respondiendo a las injusticias estructurales cotidianas, así como a los movimientos sociales, e inspirándose en ellos. El capítulo 2 es una ampliación detallada de su teoría de los elementos básicos del bienestar, incluida una revisión de los nombres de dichos elementos. Aquí nos basamos en su segundo libro.

²⁹ Powers y Faden, *Social Justice*, pp. 37-41.

³⁰ El título del primer capítulo del primer libro de Powers-Faden, y un tema muy importante en su análisis de la justicia.

³¹ Powers y Faden, *Social Justice*, esp. pp. 62-79, 90-95, 194-95.

³² Rawls, *A Theory of Justice*, pp. 73-74 (1999: 63-65) (las cursivas son nuestras).

³³ Ver Bernard Williams, "The Idea of Equality", en *Justice and Equality*, ed. Hugo Bedau (Englewood Cliffs, NJ: Prentice Hall, 1971), p. 135; Jeff McMahan, "Cognitive Disability, Misfortune, and Justice", *Philosophy & Public Affairs* 25 (1996): 3-35; y Janet Radcliffe Richards, "Equality of Opportunity", *Ratio* 10 (1997): 253-79.

³⁴ En relación con Estados Unidos, ver Brian D. Smedley, Adrienne Y. Stith, y Alan R. Nelson, eds., para el Comité para la Comprensión y Eliminación de las Disparidades Raciales y Étnicas en la Atención Sanitaria (Committee on Understanding and Eliminating Racial and Ethnic Disparities in Health Care), Institute of Medicine (ahora National Academy of Medicine), *Unequal Treatment: Confronting Racial and Ethnic Disparities in Health Care* (Washington, DC: National Academies Press, 2003); y Donald A. Barr, *Health Disparities in the United States: Social Class, Race, Ethnicity, and Health*, 2a ed. (Baltimore, MD: Johns Hopkins University Press, 2014).

³⁵ Ivor L. Livingston, ed., *Praeger Handbook of Black American Health: Policies and Issues behind Disparities in Health*, 2a ed. (Westport, CT: Praeger, 2004), 2 vols.; Kathryn S. Ratcliff, *Women and Health: Power, Technology, Inequality, and Conflict in a Gendered World* (Boston: Allyn & Bacon, 2002); y Nicole Lurie, "Health Disparities—Less Talk, More Action", *New England Journal of Medicine* 353 (18 de agosto de 2005): 727-28.

³⁶ Ver Edward L. Hannan et al., "Access to Coronary Artery Bypass Surgery by Race/Ethnicity and Gender among Patients Who Are Appropriate for Surgery", *Medical Care* 37 (1999): 68-77; Ashish K. Jha et al., "Racial Trends in the Use of Major Procedures among the Elderly", *New England Journal of Medicine* 353 (18 de agosto de 2005): 683-91; y T. M. Connolly, R. S. White, D. L. Sastow, et al., "The Disparities of Coronary Artery Bypass Grafting Surgery Outcomes by Insurance Status: A Retrospective Cohort Study, 2007-2014", *World Journal of Surgery* 42, no. 10 (1 de octubre de 2018): 3240-49.

³⁷ R. H. Mehta et al., "Association of Hospital and Physician Characteristics and Care Processes with Racial Disparities in Procedural Outcomes among Contemporary Patients Undergoing Coronary Artery Bypass Grafting Surgery", *Circulation* 133, no. 2 (12 de enero de 2016): 124-30.

[38] Viola Vaccarino et al., "Sex and Racial Differences in the Management of Acute Myocardial Infarction, 1994 through 2002", *New England Journal of Medicine* 353 (18 de agosto de 2005): 671-82; y Karen M. Freund et al., "Disparities by Race, Ethnicity, and Sex in Treating Acute Coronary Syndromes", *Journal of Women's Health* 21 (2012): 126-32. Una revisión de los datos de Medicare de 1992 a 2010 determinó que las disparidades en el tratamiento del infarto agudo de miocardio "han disminuido moderadamente, pero siguen siendo un problema, en particular con respecto al sexo del paciente". Ver Jasvinder A. Singh, Xin Lu, Said Ibrahim, y Peter Cram, "Trends in and Disparities for Acute Myocardial Infarction: An Analysis of Medicare Claims Data from 1992 to 2010", *BMC Medicine* 12 (2014): 190.

[39] "Cancer Screening—United States, 2010", *Morbidity and Mortality Weekly Report* 61 (27 de enero de 2012): 41-45; Ingrid J. Hall, Florence K. L. Tangka, Susan A. Sabatino, et al., "Patterns and Trends in Cancer Screening in the United States", *Preventing Chronic Disease* 15 (26 de julio de 2018): 170465; y Tamryn F. Gray, Joycelyn Cudjoe, Jeanne Murphy, et al., "Disparities in Cancer Screening Practices among Minority and Underrepresented Populations", *Seminars in Oncology Nursing* 33, no. 2 (mayo de 2017): 184-98. Para información sobre disparidades en el tratamiento del cáncer, ver National Cancer Institute, "Cancer Disparities", actualizado el 29 de marzo de 2018, disponible en https://www.cancer.gov/about-cancer/understanding/disparities (consultado el 17 de noviembre de 2018).

[40] Ver A. O. Laiyemo et al., "Race and Colorectal Cancer Disparities", *Journal of the National Cancer Institute* 102 (21 de abril de 2010): 538-46; John Z. Ayanian, "Racial Disparities in Outcomes of Colorectal Cancer Screening: Biology or Barriers to Optimal Care?", *Journal of the National Cancer Institute* 102 (21 de abril de 2010): 511-13; y Venkata S. Tammana y Adeyinka O. Laiyemo, "Colorectal Cancer Disparities: Issues, Controversies and Solutions", *World Journal of Gastroenterology* 20, no. 4 (28 de enero de 2014): 869-76. Para algunos sig-nos positivos de disminución de las disparidades en relación con el cáncer colorrectal, véase Folasade P. May, Beth A. Glenn, Catherine M. Crespi, et al., "Decreasing Black-White Disparities in Colorectal Cancer Incidence and Stage at Presentation in the United States", *Cancer Epidemiology, Biomarkers & Prevention* 26, no. 5 (mayo de 2017): 762-68.

[41] Salimah H. Meghani et al., "Advancing a National Agenda to Eliminate Disparities in Pain Care: Directions for Health Policy, Education, Practice, and Research", *Pain Medicine* 13 (enero de 2012): 5-28.

[42] Smedley, Stith, y Nelson, eds., *Unequal Treatment: Confronting Racial and Ethnic Disparities in Health Care*. Para análisis críticos sobre este informe, ver el número especial de *Perspectives in Biology and Medicine* 48, no. 1 supl. (enero de 2005).

[43] Nakela Cook et al., "Racial and Gender Disparities in Implantable Cardioverter-Defibrillator Placement: Are They Due to Overuse or Underuse?", *Medical Care Research and Review* 68 (abril de 2011): 226-46. Para centrarse en la infrautilización, ver Paul L. Hess, Adrian F. Hernandez, Deepak L. Bhatt, et al., "Sex and Race/Ethnicity Differences in Implantable Cardioverter-Defibrillator Counseling and Use among Patients Hospitalized with Heart Failure: Findings from the Get With The Guidelines-Heart Failure Program", *Circulation* 134 (2016): 517-26; y Quinn Capers IV y Zarina Sharalaya, "Racial Disparities in Cardiovascular Care: A Review of Culprits and Potential Solutions", *Journal of Racial and Ethnic Health Disparities* 1, no. 3 (2014): 171-80.

[44] Keith Wailoo, *Pain: A Political History* (Baltimore, MD: Johns Hopkins University Press, 2014).

[45] Kelly M. Hoffman, Sophie Trawalter, Jordan R. Axt, y M. Norman Oliver, "Racial Bias in Pain Assessment and Treatment Recommendations, and False Beliefs about Biological Differences between Blacks and Whites", *PNAS* 113, no. 16 (2016): 4296-301.

[46] Alexander R. Green, Dana R. Carney, Daniel J. Pallin, et al., "Implicit Bias among Physicians and Its Prediction of Thrombolysis Decisions for Black and White Patients", *Journal of General Internal Medicine* 22, no. 9 (septiembre de 2007): 1231-38. Sobre sesgos implícitos entre los profesionales de la salud y en el sistema de atención sanitaria, y sus posibles impactos en las disparidades, ver Dayna Bowen Matthew, *Just Medicine: A Cure for Racial Inequality in American Health Care* (New York: New York University Press, 2015), esp. caps. 2-7; William J. Hall, Mimi V. Chapman, Kent M. Lee, et al., "Implicit Racial/Ethnic Bias among Health Care Professionals and Its Influence on Health Care Outcomes: A Systematic Review", *American Journal of Public Health* 105, no. 12 (diciembre de 2015): e60-e76; Irene V. Blair, John F. Steiner, y Edward P. Havranek, "Unconscious (Implicit) Bias and Health Disparities: Where Do We Go from Here?", *Permanente Journal* 15, no. 2 (primavera de 2011): 71-78; Erin Dehon, Nicole Weiss, Jonathan Jones et al., "A Systematic Review of the Impact of Implicit Racial Bias on Clinical Decision Making", *Academic Emergency Medicine* 24, no. 8 (2017): 895-904.

[47] Katrina Armstrong, Chanita Hughes-Halbert, y David A. Asch, "Patient Preferences Can Be Misleading as Explanations for Racial Disparities in Health Care", *Archives of Internal Medicine* 166 (8 de mayo de 2006): 950-54; Norman G. Levinsky, "Quality and Equity in Dialysis and Renal Transplantation", *New England Journal of Medicine* 341 (25 de noviembre de 1999): 1691-93.

[48] John P. Roberts et al., "Effect of Changing the Priority for HLA Matching on the Rates and Outcomes of Kidney Transplantation in Minority Groups", *New England Journal of Medicine* 350 (5 de febrero de 2004): 545-51, en 551. Ver, también, Jon J. van Rood, "Weighing Optimal Graft Survival through HLA Matching against the Equitable Distribution of Kidney Allografts", *New England Journal of Medicine* 350 (5 de febrero de 2004): 535-36.

[49] Erin Hall et al., "Effect of Eliminating Priority Points for HLA-B Matching on Racial Disparities in Kidney Transplant Rates", *American Journal of Kidney Diseases* 58 (2011): 813-16. Ver, también, John S. Gill, "Achieving Fairness in Access to Kidney Transplant: A Work in Progress", *American Journal of Kidney Diseases* 58 (2011): 697-99.

[50] Ver David J. Taber, Mulugeta Gebregziabher, Kelly J. Hunt, et al., "Twenty Years of Evolving Trends in Racial Disparities for Adult Kidney Transplant Recipients", *Kidney International* 90, no. 4 (octubre de 2016): 878-87; y Tanjala S. Purnell, Xun Luo, Lauren M. Kucirka, et al., "Reduced Racial Disparity in Kidney Transplant Outcomes in the United States from 1990 to 2012", *Journal of the American Society of Nephrology* 27 (2016): 2511-18.

[51] Winfred W. Williams and Francis L. Delmonico, "The End of Racial Disparities in Kidney Transplantation? Not So Fast!", *Journal of the American Society of Nephrology* 27, no. 8 (2016): 2224-26.

[52] Robert Bornholz y James J. Heckman, "Measuring Disparate Impacts and Extending Disparate Impact Doctrine to Organ Transplantation", *Perspectives in Biology and Medicine* 48, no. 1 supl. (invierno de 2005): S95-122.

[53] Carl Tishler y Suzanne Bartholomae, "The Recruitment of Normal Healthy Volunteers", *Journal of Clinical Pharmacology* 42 (2002): 365-75.

[54] Tom L. Beauchamp, Bruce Jennings, Eleanor Kinney, y Robert Levine, "Pharmaceutical Research Involving the Homeless", *Journal of Medicine and Philosophy* 27 (2002): 547-64;

Toby L. Schonfeld, Joseph S. Brown, Meaghann Weniger, y Bruce Gordon, "Research Involving the Homeless", *IRB* 25 (septiembre-octubre de 2003): 17-20; y, de modo más general, sobre el uso de personas en riesgo como voluntarios en la investigación, Ezekiel J. Emanuel et al., "Quantifying the Risks of Non-Oncology Phase 1 Research in Healthy Volunteers: Meta-Analysis of Phase 1 Studies", *BMJ* 350 (2015), disponible en https://www.researchgate.net/publication/280151725_Quantifying_the_Risks_of_Non-Oncology_Phase_I_Research_in_Healthy_Volunteers_Meta-Analysis_of_Phase_I_Studies (consultado el 4 de agosto de 2018).

[55] Véanse los diecisiete volúmenes publicados por la National Commission for the Protection of Human Subjects of Biomedical and Behavioral Research entre 1975 y 1978 (publicados por la US Government Printing Office). La Comisión estudió diversas poblaciones vulnerables y formuló recomendaciones para añadir o reformar las políticas federales en Estados Unidos. Muchos de estos informes crearon políticas públicas o influyeron en ellas. El trabajo de la Comisión fue fundamental para llamar la atención sobre los problemas morales que plantea el uso de poblaciones vulnerables en la investigación. Las publicaciones y transcripciones de la Comisión están disponibles en la Biblioteca del Instituto Kennedy de Ética, Georgetown University, Washington, DC. Ver, https://repository.library.georgetown.edu/bitstream/handle/10822/559326/A%20Guide%20to%20the%20   National%20Commission%20of%20the%20Protection%20of%20Human%20Subjects%20of%20Biomedical%20and%20Behavioral%20Research.pdf;sequence=5.

[56] Para algunos análisis del concepto de explotación, ver Alan Wertheimer, *Exploitation* (Princeton, NJ: Princeton University Press, 1996); Matt Zwolinski y Alan Wertheimer, "Exploitation", *The Stanford Encyclopedia of Philosophy* (edición de verano de 2017), ed. Edward N. Zalta, disponible en https://plato.stanford.edu/archives/sum2017/entries/exploitation/ (consultado el 24 de julio de 2018); y Jennifer S. Hawkins y Ezekiel J. Emanuel, eds., *Exploitation and Developing Countries: The Ethics of Clinical Research* (Princeton, NJ: Princeton University Press, 2008).

[57] Ver Carol Levine, Ruth R. Faden, Christine Grady, et al. (para el Consorcio para Examinar la Ética de la Investigación Clínica (Consortium to Examine Clinical Research Ethics)), "The Limitations of 'Vulnerability' as a Protection for Human Research Participants", *American Journal of Bioethics* 4 (2004): 44-49; Samia A. Hurst, "Vulnerability in Research and Health Care: Describing the Elephant in the Room?", *Bioethics* 22 (2008): 191-202; y Ruth Macklin, "Bioethics, Vulnerability, and Protection", *Bioethics* 17 (2003): 472-86.

[58] Ver Debra A. DeBruin, "Looking beyond the Limitations of 'Vulnerability': Reforming Safeguards in Research", *American Journal of Bioethics* 4 (2004): 76-78; y National Bioethics Advisory Commission, *Ethical and Policy Issues in Research Involving Human Participants*, vol. 1 (Bethesda, MD: Government Printing Office, 2001).

[59] Ver Sarah E. Hewlett, "Is Consent to Participate in Research Voluntary?", *Arthritis Care and Research* 9 (1996): 400-404; Robert M. Nelson, Tom L. Beauchamp, Victoria A. Miller, et al., "The Concept of Voluntary Consent", *American Journal of Bioethics* 11 (2011): 6-16; y Robert M. Nelson y Jon F. Merz, "Voluntariness of Consent for Research: An Empirical and Conceptual Review", *Medical Care* 40 (2002), Supl. V69-80.

[60] Ver Beauchamp, Jennings, Kinney, y Levine, "Pharmaceutical Research Involving the Homeless", 547-64; y Jennifer S. Hawkins y Ezekiel J. Emanuel, "Clarifying Confusions about Coercion", *Hastings Center Report* 35 (septiembre-octubre de 2005): 16-19.

[61] Common Rule for the Protection of Human Subjects, US Code of Federal Regulations, 45 CFR 46.116(a)(2) (implementación, 21 de enero de 2019) https://www.ecfr.gov/cgi-bin/retrieveECFR?   gp=&SID=83cd09e1c0f5c6937cd9d7513160fc3f&pitd=20180719&n=pt45.1.46&

r=PART&ty=HTML (consultado el 21 de mayo de 2019); y ver, también, Ezekiel Emanuel, "Ending Concerns about Undue Inducement", *Journal of Law, Medicine, & Ethics* 32 (2004): 100-105, esp. 101.

[62] La justificación del incentivo monetario, en términos de un beneficio mutuo, es defendido por Martin Wilkinson y Andrew Moore, "Inducement in Research", *Bioethics* 11 (1997), 373-89; y Wilkinson y Moore, "Inducements Revisited", *Bioethics* 13 (1999): 114-30.

[63] Ver Neal Dickert y Christine Grady, "What's the Price of a Research Subject? Approaches to Payment for Research Participation", *New England Journal of Medicine* 341 (1999): 198-203; Margaret L. Russell, Donna G. Moralejo, y Ellen D. Burgess, "Paying Research Subjects: Participants' Perspectives", *Journal of Medical Ethics* 26 (2000): 126-30; y David Resnick, "Research Participation and Financial Inducements", *American Journal of Bioethics* 1 (2001): 54-56.

[64] Ver Abel Valenzuela, Jr., Nik Theodore, Edwin Meléndez, y Ana Luz Gonzalez, "On the Corner: Day Labor in the United States" (UCLA Center for the Study of Urban Poverty, enero de 2006), disponible en http://portlandvoz.org/wp-content/uploads/images/2009/04/national-study.pdf (consultado el 25 de julio de 2018).

[65] United States Census Bureau, "Health Insurance Coverage in the United States: 2016", disponible en https://www.census.gov/library/publications/2017/demo/p60-260.html (consultado el 25 de julio de 2018).

[66] Ver Daniels, *Just Health Care*, caps. 3 y 4; y *Just Health: Meeting Health Needs Fairly*, pp. 46-60. Ver, además, sobre el derecho a la atención sanitaria, Allen Buchanan y Kristen Hessler, "Specifying the Content of the Human Right to Health Care", y Buchanan y Matthew DeCamp, "Responsibility for Global Health", ambos publicados en Allen Buchanan, *Justice and Health Care: Selected Essays* (New York: Oxford University Press, 2009), como caps. 9-10.

[67] Cfr. Allen Buchanan, "The Right to a Decent Minimum of Health Care", *Philosophy & Public Affairs* 13 (invierno de 1984): 55-78; y Buchanan, "Health-Care Delivery and Resource Allocation", en *Medical Ethics*, 2a ed., ed. Robert M. Veatch (Boston: Jones & Bartlett, 1997), esp. pp. 337-59. Ambos trabajos se encuentran reimpresos en Buchanan, *Justice and Health Care*, como caps. 1-2. Ver, también, Julian Savulescu, "Justice and Healthcare: The Right to a Decent Minimum, Not Equality of Opportunity", *American Journal of Bioethics* 1 (2001), publicado en línea en diciembre de 2010, disponible en https://www.tandfonline.com/doi/abs/10.1162/152651601300168988?journalCode=uajb20 (consultado el 5 de agosto de 2018).

[68] Comparar Peter A. Ubel et al., "Cost-Effectiveness Analysis in a Setting of Budget Constraints—Is It Equitable?", *New England Journal of Medicine* 334 (2 de mayo de 1996): 1174-77; y Paul T. Menzel, "Justice, Liberty, and the Choice of Health System Structure", en *Medicine and Social Justice*, 2a ed., ed. Rosamond Rhodes, Margaret P. Battin, y Anita Silvers (New York: Oxford University Press, 2012), pp. 35-46.

[69] Esta discusión sobre la posición de Dworkin está basada en su *Sovereign Virtue: The Theory and Practice of Equality* (Cambridge, MA: Harvard University Press, 2000), cap. 8.

[70] Robert M. Veatch, "Voluntary Risks to Health: The Ethical Issues", *JAMA: Journal of the American Medical Association* 243 (4 de enero de 1980): 50-55; y Justin Giovannelli, Kevin Lucia, y Sabrina Corlette, "Insurance Premium Surcharges for Smokers May Jeopardize Access to Coverage", *To the Point* (A Commonwealth Fund Publication), enero de 2015, disponible en https://www.commonwealthfund.org/blog/2015/insurance-premium-surcharges-smokers-may jeopardizeaccess-coverage.

[71] Para un instructivo debate sobre gravar impuestos a las elecciones poco saludables, véase Alexander W. Cappelen y Ole Frithjof Norheim, "Responsibility, Fairness and Rationing

in Health Care", *Health Policy* 76 (2006): 312-19; y, en respuesta, Andreas Albertsen, "Taxing Unhealthy Choices: The Complex Idea of Liberal Egalitarianism in Health", *Health Policy* 120, no. 5 (2016): 561-66. Para otro debate ilustrativo sobre la responsabilidad personal en la política sanitaria, véase Phoebe Friesen, "Personal Responsibility within Health Policy: Unethical and Ineffective", *Journal of Medical Ethics* 44, no. 1 (2018): 53-58; y, en respuesta, Julian Savulescu, "Golden Opportunity, Reasonable Risk and Personal Responsibility for Health", *Journal of Medical Ethics* 44, no. 1 (2018): 59-61.

[72] Para información sobre trasplantes de hígado, ver el Organ Procurement and Transplantation Network, National Data, disponible en https://optn.transplant.hrsa.gov/ data/view-data-reports/national-data/# (consultado el 12 de noviembre de 2018). Muchos pacientes mueren de IHT sin solicitar un trasplante, ser remitidos para su evaluación o ser admitidos en la lista de espera de trasplantes.

[73] Ver, por ejemplo, R. Adam, V. Karam, y V. Delvart, "Evolution of Indications and Results of Liver Transplantation in Europe: A Report from the European Liver Transplant Registry (ELTR)", *Journal of Hepatology* 57 (2012): 675-88; y Claudio Augusto Marroni, Alfeu de Medeiros Fleck, Jr., Sabrina Alves Fernandes, et al., "Liver Transplantation and Alcoholic Liver Disease: History, Controversies, and Considerations", *World Journal of Gastroenterology* 24, no. 26 (2018): 2785-805.

[74] Argumentos que se oponen a la exclusión total de los pacientes con hepatopatía relacionada con el alcohol del trasplante hepático, basados en argumentos de justicia, aparecen en Carl Cohen, Martin Benjamin, y the Ethics and Social Impact Committee of the [Michigan] Transplant and Health Policy Center, "Alcoholics and Liver Transplantation", *JAMA: Journal of the American Medical Association* 265 (13 de marzo de 1991): 1299-301; y Alexander Zambrano, "Why Alcoholics Ought to Compete Equally for Liver Transplants", *Bioethics* 30, no. 9 (2016): 689-97.

[75] Alexandra Rockey Fleming, "When Drinkers Suffer Liver Disease, Should Getting a Transplant Be So Hard?", *Washington Post*, 29 de enero de 2017, disponible en https://www. washingtonpost.com/national/healthscience/when-drinking-ruins-someones-liver-should-they-qualify-for-a-transplant/2017/01/27/7ededff0-d1c7-11e6-9cb0-54ab630851e8_story. html?utm_term=.3b5207cef8a2 (consultado el 8 de noviembre de 2018).

[76] See B. P. Lee, N. Mehta, L. Platt, et al., "Outcomes of Early Liver Transplantation for Patients with Severe Alcoholic Hepatitis", *Gastroenterology* 155, no. 2 (2018): 422-30; A. Marot, M. Dubois, E. Trépo, et al., "Liver Transplantation for Alcoholic Hepatitis: A Systematic Review with Meta-analysis", *PLOS One* 13, no. 1 (2018): e0190823; Jessica L. Mellinger y Michael L. Volk, "Transplantation for Alcoholrelated Liver Disease: Is It Fair?", *Alcohol and Alcoholism* 53, no. 2 (2018): 173-77; y Eric F. Martin, "Liver Transplantation for Alcoholic Liver Disease", *Gastroenterology & Hepatology* 14, no. 9 (septiembre de 2018): 532-35.

[77] Alvin H. Moss y Mark Siegler, "Should Alcoholics Compete Equally for Liver Transplantation?", *JAMA: Journal of the American Medical Association* 265 (13 de marzo de 1991): 1295-98. Ver, también, Robert M. Veatch y Lainie F. Ross, *Transplantation Ethics*, 2nd ed. (Washington, DC: Georgetown University Press, 2015), cap. 18, "Voluntary Risks and Allocation: Does the Alcoholic Deserve a New Liver?"; Walter Glannon, "Responsibility, Alcoholism, and Liver Transplantation", *Journal of Medicine and Philosophy* 23 (1998): 31-49; y James Neuberger, Karl-Heinz Schulz, Christopher Day, et al., "Transplantation for Alcoholic Liver Disease", *Journal of Hepatology* 36 (2002): 130-37. Andreas Albertsen demuestra que el igualitarismo de la suerte permite tener en cuenta la responsabilidad personal a la hora de asignar los escasos trasplantes de hígado; ver su "Drinking in the Last Chance Saloon:

Luck Egalitarianism, Alcohol Consumption, and the Organ Transplant Waiting List", *Medicine, Health Care and Philosophy* 19 (2016): 325-38.

En 2016, el 24% de los trasplantes de hígado en Estados Unidos se destinaron a pacientes con hepatopatía alcohólica, que sustituyó a la infección por el virus de la hepatitis C como principal afección de las personas que reciben un trasplante de hígado. Ver G. Cholankeril y A. Ahmed, "Alcoholic Liver Disease Replaces Hepatitis C Virus Infection as the Leading Indication for Liver Transplantation in the United States", *Clinical Gastroenterology and Hepatology* 16, no. 8 (2018): 1356-58. Sobre las tendencias a lo largo del tiempo, ver, también, Catherine E. Kling, James D. Perkins, Robert L. Carithers, et al., "Recent Trends in Liver Transplantation for Alcoholic Liver Disease in the United States", *World Journal of Hepatology* 9, no. 36 (28 de diciembre de 2017): 1315-21.

[78] Las cursivas aparecen en el original. Sobre esta distinción y la justicia igualitaria, ver John E. Roemer, *Equality of Opportunity* (Cambridge, MA: Harvard University Press, 1998).

[79] Algunos recomiendan utilizar la responsabilidad personal de manera prudente. Por ejemplo, V. Thornton propone usarla como criterio de desempate en "Who Gets the Liver Transplant? The Use of Responsibility as the Tie Breaker", *Journal of Medical Ethics* 35, no. 12 (2009): 739-42. Robert Veatch está de acuerdo y propone que consideremos la responsabilidad personal como un "pequeño factor" que justifica deducir "uno o dos puntos" del puntaje total del paciente para un determinado trasplante. Ver Veatch y Ross, *Transplantation Ethics*, 2a ed., pp. 306-20. La coautora de Veatch, Lainie Ross, rechaza este punto de vista y aboga, en cambio, por un acceso justo sin tener en cuenta cómo surgieron las necesidades de los pacientes; véanse pp. 306-20. Desde nuestro punto de vista, es justo tratar por igual a todos los pacientes en lista de espera para un trasplante de hígado, equilibrando las necesidades médicas y la probabilidad de éxito con el tiempo en la lista de espera como criterio de desempate. Para un panorama general, véase James F. Childress, "Putting Patients First in Organ Allocation: An Ethical Analysis of the U.S. Debate", *Cambridge Quarterly of Healthcare Ethics* 10, no 4 (octubre de 2001): 365-76.

[80] Para más información sobre el trato justo a pacientes negligentes, ver Nir Eyal, "Why Treat Noncompliant Patients? Beyond the Decent Minimum Account", *Journal of Medicine and Philosophy* 36 (2011): 572-88.

[81] Ver Peter A. Ubel, Jonathan Baron, y David A. Asch, "Social Acceptability, Personal Responsibility, and Prognosis in Public Judgments about Transplant Allocation", *Bioethics* 13, no. 1 (1999): 57-68, en el que se observó que la reticencia de las personas a proporcionar los escasos órganos trasplantables a pacientes que habían tenido comportamientos indeseables se explicaba por su opinión de que esos pacientes eran "simplemente menos merecedores de dichos órganos", y no totalmente responsables por el fracaso del órgano o los probables resultados negativos del trasplante. Ver, también, Ubel, "Transplantation in Alcoholics: Separating Prognosis and Responsibility from Social Biases", *Liver Transplantation and Surgery* 3, no. 3 (1997): 1-5; y Ubel, Christopher Jepson, Jonathan Baron, et al., "Allocation of Transplantable Organs: Do People Want to Punish Patients for Causing Their Illness?, *Liver Transplantation* 7, no. 7 (2001): 600-607. Otro estudio descubrió que existían actitudes menos negativas del público hacia el trasplante hepático precoz en pacientes con hepatitis alcohólica aguda y escasa repercusión potencial en la probable donación. G. Stroh, T. Roseli, F. Dong, y J. Forster, "Early Liver Transplantation for Patients with Acute Alcoholic Hepatitis: Public Views and the Effects on Organ Donation", *American Journal of Transplantation* 15 (2015): 1598-604.

[82] Sobre esta distinción y su importancia, ver la bien planteada controversia en los dos siguientes artículos: Thomas Nagel, "The Problem of Global Justice", *Philosophy & Public Affairs* 33 (2005): 113-47; y Joshua Cohen y Charles Sabel, "Extra Rempublicam Nulla Justitia?",

Philosophy & Public Affairs 34 (2006): 147-75, esp. 148, 150ss sobre la naturaleza de las teorías estatistas. Ver, además, Onora O'Neill, *Justice across Boundaries: Whose Obligations?* (Cambridge: Cambridge University Press, 2016); Nicole Hassoun, *Globalization and Global Justice: Shrinking Distance, Expanding Obligations* (Cambridge: Cambridge University Press, 2012); y Gillian Brock, *Global Justice: A Cosmopolitan Account* (Oxford: Oxford University Press, 2009).

[83] Como Rawls señala en *A Theory of Justice*, cap. 3, § 22. Ver n. 3.

[84] Hume, *A Treatise of Human Nature*, ed. David Fate Norton y Mary Norton (Oxford: Clarendon Press, 2007), 3.2.2; y Hume, *An Enquiry concerning the Principles of Morals*, ed. Tom L. Beauchamp (Oxford: Clarendon Press, 2000), sección. 3. La utilidad pública es una consideración moral relevante en el enfoque de Hume, pero, en general, su teoría de la justicia no es un ejemplo de teoría ética utilitarista.

[85] United Nations, Office of the High Commissioner for Human Rights, Human Rights Council, "Special Rapporteur on the Right of Everyone to the Enjoyment of the Highest Attainable Standard of Physical and Mental Health", sin fecha de publicación, pero disponible en https://www.ohchr.org/en/issues/health/pages/srrighthealthindex.aspx (consultado el 25 de julio de 2018).

[86] Ver, de Singer, *One World: The Ethics of Globalization*: (New Haven, CT: Yale University Press, 2002), especialmente el cap. 5. Este libro trata de mostrar la estrechez de los puntos de vista estrictamente nacionalistas de la justicia, la política y el liderazgo mundial. Para un enfoque similar, ver Peter Unger, *Living High and Letting Die: Our Illusion of Innocence* (New York: Oxford University Press, 1996).

[87] Para una introducción a las teorías de justicia global y sus principios generales, ver Gillian Brock, "Global Justice", *The Stanford Encyclopedia of Philosophy* (edición de primavera de 2017), ed. Edward N. Zalta, disponible en https://plato.stanford.edu/archives/spr2017/entries/justice-global/ (consultado el 2 de agosto de 2108). Para otros análisis con pretensiones globales, directamente relacionados con la bioética, véase Powers y Faden, *Social Justice*, esp. caps. 1y 4-7; y los autores de *Global Health and Global Health Ethics*, ed. Solomon Benatar y Gillian Brock (Cambridge: Cambridge University Press, 2011); Joseph Millum y Ezekiel J. Emanuel, eds., *Global Justice and Bioethics* (New York: Oxford University Press, 2012); Thomas Pogge, "Human Rights and Global Health: A Research Program", *Metaphilosophy* 36 (2005): 182-209.

[88] Ver, además, Powers y Faden, *Social Justice*, especialmente pp. 69-71, y la profundización de este enfoque en su segundo libro, *Structural Injustice: Power, Advantage, and Human Rights*.

[89] UNICEF (United Nations International Children's Emergency Fund), UNICEF for Every Child, The State of the World's Children Reports, *The State of the World's Children* 2016, disponible en https://www.unicef.org/sowc/ (consultado el 4 de agosto de 2018); Susan Lang, "Millions of Third World Children Die Needlessly Each Year Due to Mild to Moderate Malnutrition", *Cornell Chronicle* (2003), disponible en http://news.cornell.edu/stories/2003/06/moderate-malnutrition-kills-millions-children-needlessly; y Claire Conway, UCSF News Center, *Poor Health: When Poverty Becomes Disease*, University of California San Francisco, 6 de enero de 2016, disponible en https://www.ucsf.edu/news/2016/01/401251/poorhealth (consultado el 2 de agosto de 2018).

[90] Ver James F. Childress, "Who Shall Live When Not All Can Live?", *Soundings: An Interdisciplinary Journal* 53, no. 4 (invierno de 1970): 339-55, reimpreso en *Soundings* 96, no. 3 (2013): 237-53, y publicado con varias réplicas.

[91] Para conocer los antecedentes y la evolución posterior en Estados Unidos, incluidas las cuestiones éticas, véase C. R. Blagg, "The Early History of Dialysis for Chronic Renal Failure in the United States: A View from Seattle", *American Journal of Kidney Disease* 49 (2007): 482-96; y US Institute of Medicine (actualmente National Academy of Medicine), Committee for the Study of the Medicare End-Stage Renal Disease Program, *Kidney Failure and the Federal Government*, ed. Richard A. Rettig and Norman G. Levinsky (Washington, DC: National Academy Press, 1991).

[92] Ver Powers y Faden, *Social Justice*, cap. 6, "Setting Limits"; Norman Daniels, "Resource Allocation and Priority Setting", en *Public Health Ethics: Cases Spanning the Globe*, ed. Drue H. Barrett, Leonard W. Ortmann, Angus Dawson, et al. (New York: Singer, 2016), cap. 3; Daniels, *Just Health: Meeting Health Needs Fairly*, pp. 313-32; y Norman Daniels y James Sabin, *Setting Limits Fairly: Can We Learn to Share Medical Resources?* (New York: Oxford University Press, 2002).

[93] Oregon Legislature, Senate Bill 27, Or. Rev. Stat. §§ 414.025-414.750 (March 31, 1989); y Oregon Health Services Commission, *Prioritization of Health Services: A Report to the Governor and the 73rd Oregon Legislative Assembly* (marzo de 2005), disponible en https://www.oregon.gov/oha/HPA/CSIHERC/Documents/2005-Biennial-Report-to-Governor-and-Legislature.pdf (consultado el 25 de julio de 2018). Ver, también, Lawrence Jacobs, Theodore Marmor, y Jonathan Oberlander, "The Oregon Health Plan and the Political Paradox of Rationing: What Advocates and Critics Have Claimed and What Oregon Did", *Journal of Health Politics, Policy and Law* 24 (1999): 161-80; y Daniel M. Fox y Howard M. Leichter, "Rationing Care in Oregon: The New Accountability", *Health Affairs* (verano de 1991), disponible en https://www.healthaffairs.org/doi/pdf/10.1377/hlthaff.10.2.7 (consultado el 25 de julio de 2018).

[94] Health Economics Research, Inc., for the Health Care Financing Administration, *Evolution of the Oregon Plan* (Washington, DC: NTIS No. PB98-135916 INZ, 12 de diciembre de 1997, actualizado el 9 de enero de 1999); Oregon Department of Administrative Services, *Assessment of the Oregon Health Plan Medicaid Demonstration* (Salem: Office for Oregon Health Plan Policy and Research, 1999); y ver, además, Oregon Health Authority, "Background on Oregon's 1115 Medicaid Demonstration Waiver", disponible en https://www.oregon.gov/oha/HPA/HP-Medicaid-1115-Waiver/Pages/Background.aspx (consultado el 4 de agosto de 2018).

[95] Jonathan Oberlander, "Health Reform Interrupted: The Unraveling of the Oregon Health Plan", *Health Affairs* 26 (enero-febrero de 2007): w96-105; Rachel Solotaroff et al., "Medicaid Programme Changes and the Chronically Ill: Early Results from a Prospective Cohort Study of the Oregon Health Plan", *Chronic Illness* 1 (2005): 191-205; Matthew J. Carlson, Jennifer DeVoe, y Bill J. Wright, "Short-Term Impacts of Coverage Loss in a Medicaid Population: Early Results from a Prospective Cohort Study of the Oregon Health Plan", *Annals of Family Medicine* 4 (2006): 391-98; y Oregon Health & Science University, Center for Health Systems Effectiveness, *Evaluation of Oregon's 2012-2017 Medicaid Waiver* (29 de diciembre de 2017), disponible en https://www.oregon.gov/oha/HPA/ANALYTICS/Evaluation%20docs/Summative%20Medicaid%20Waive r%20Evaluation%20-%20Final%20Report.pdf (consultado el 26 de julio de 2018). Ver, también, Ronald Stock y Bruce W. Goldberg, eds., *Health Reform Policy to Practice: Oregon's Path to a Sustainable Health System: A Study in Innovation* (London: Academic Press, 2017), esp. el cap. 1, Mike Bonetto, "The Oregon Narrative: History of Health Reform", y el cap. 19, Thomas Daschle y Piper Nieter Su, "Leading by Example: Why Oregon Matters in the National Health Reform Discussion".

[96] Esta subsección está en deuda con Powers y Faden, *Social Justice*, cap. 6.

[97] Ver Paul T. Menzel, *Medical Costs, Moral Choices* (New Haven, CT: Yale University Press, 1983), cap. 7; Peter J. Pronovost y Ruth R. Faden, "Setting Priorities for Patient Safety",

JAMA: Journal of the American Medical Association 302 (26 de agosto de 2009): 890-91; Akc Bergmark, Marti G. Parker, y Mats Thorslund, "Priorities in Care and Services for Elderly People: A Path without Guidelines?", *Journal of Medical Ethics* 26 (2000): 312-18; y Jennifer L. Gibson, Douglas K. Martin, y Peter A. Singer, "Setting Priorities in Health Care Organizations: Criteria, Processes, and Parameters of Success", *BMC Health Services Research* 4 (2004), disponible en https://www.ncbi.nlm.nih.gov/pmc/articles/PMC518972/ (consultado el 26 de julio de 2018).

[98] L. B. Russell et al., "The Role of Cost-Effectiveness Analysis in Health and Medicine", *JAMA: Journal of the American Medical Association* 276 (1996): 1172-77; Dan Brock, "Ethical Issues in the Use of Cost-Effectiveness Analysis", en *Public Health, Ethics, and Equity*, ed. Sudhir Anand, Fabienne Peter, y Amartya Sen (Oxford: Oxford University Press, 2004), pp. 201-23.

[99] Para una introducción general a los problemas morales asociados con el racionamiento de la atención sanitaria, ver Greg Bognar e Iwao Hirose, *The Ethics of Health Care Rationing: An Introduction* (New York: Routledge/Taylor & Francis, 2014). Para una defensa de un uso amplio del racionamiento, ver Peter A. Ubel, *Pricing Life: Why It's Time for Health Care Rationing* (Cambridge, MA: MIT Press, 2000).

[100] Ver Peter A. Ubel y Susan D. Goold, "'Rationing' Health Care: Not all Definitions Are Created Equal", *Archives of Internal Medicine* 158 (1998): 209-14; y Beatrix Hoffman, *Health Care for Some: Rights and Rationing in the United States since 1930* (Chicago: University of Chicago Press, 2012).

[101] Rowena Mason, "Charities Call for NHS to Stop Rationing Critical Care", *Guardian*, 18 de febrero de 2017, disponible en https://www.theguardian.com/society/2017/feb/18/charities-stop-nhs-rationing-criticalcare (consultado el 26 de julio de 2018); John McKenzie et al., "Dialysis Decision Making in Canada, the United Kingdom, and the United States", *American Journal of Kidney Diseases* 31 (1998): 12-18; Adrian Furnham y Abigail Ofstein, "Ethical Ideology and the Allocation of Scarce Medical Resources", *British Journal of Medical Psychology* 70 (1997): 51-63; y Denis Campbell y Pamela Duncan, "Patients Suffering as Direct Result of NHS Wait-Time Failures", *Guardian* (edición estadounidense), 8 de febrero de 2018, disponible en https://www.theguardian.com/society/2018/feb/08/patients-suffering-direct-result-nhs-waittime-failures (consultado el 25 de julio de 2018).

[102] Ver Peter P. Reese, Arthur L. Caplan, Roy D. Bloom, et al., "How Should We Use Age to Ration Health Care? Lessons from the Case of Kidney Transplantation", *Journal of the American Geriatric Society* 58 (2010): 1980-86; B. E. Hippen, J. R. Thistlethwaite, Jr., y L. F. Ross, "Risk, Prognosis, and Unintended Consequences in Kidney Allocation", *New England Journal of Medicine* 364 (2011): 1285-87; Leslie P. Scheunemann y Douglas B. White, "The Ethics and Reality of Rationing in Medicine", *Chest* 140 (2011): 1625-32; y M. R. Moosa y M. Kidd, "The Dangers of Rationing Dialysis Treatment: The Dilemma Facing a Developing Country", *Kidney International* 70 (septiembre de 2006): 1107-14.

[103] Daniels, *Just Health: Meeting Health Needs Fairly*, pp. 171-85, esp. 177-81; y Daniels, *Am I My Parents' Keeper?* (New York: Oxford University Press, 1988). Para un enfoque comunitarista sobre el establecimiento de límites a la asistencia sanitaria para las personas mayores, ver Daniel Callahan, *What Kind of Life, and Setting Limits*.

[104] Alan Williams, "Intergenerational Equity: An Exploration of the 'Fair Innings' Argument", *Health Economics* 6 (1997): 117-32. Ver, también, John Harris, *The Value of Life* (London: Routledge, 1985), cap. 5; y Anthony Farrant, "The Fair Innings Argument and Increasing Life Spans", *Journal of Medical Ethics* 35 (2009): 53-56.

[105] Para algunas críticas, ver Dan W. Brock, "Justice, Health Care, and the Elderly", *Philosophy & Public Affairs* 18 (1989): 297-312; y Michael M. Rivlin, "Why the Fair Innings Argument Is Not

Persuasive", *BMC Medical Ethics* 1 (2000), disponible en https://bmcmedethics.biomedcentral.com/articles/10.1186/1472-6939-1-1 (consultado el 24 de julio de 2018).

[106] National Kidney Foundation, "Financing a Transplant", *Transplant Living*, http://www.transplantliving.org/beforethetransplant/finance/costs.aspx (consultado el 26 de enero de 2012); y ver, también, Nicholas G. Smedira, "Allocating Hearts", *Journal of Thoracic and Cardiovascular Surgery* 131 (2006): 775-76.

[107] US Department of Health and Human Services, *Report of Task Force on Organ Transplantation, Organ Transplantation: Issues and Recommendations* (Washington, DC: DHHS, 1986), pp. 105, 111.

[108] En contraposición a estos enfoques, ver Norman Daniels, "Comment: Ability to Pay and Access to Transplantation," *Transplantation Proceedings* 21 (junio de 1989): 3434; y, también, Frances M. Kamm, "The Report of the U.S. Task Force on Organ Transplantation: Criticisms and Alternatives", *Mount Sinai Journal of Medicine* 56 (mayo de 1989): 207-20.

[109] Andrew A. Herring, Steffie Woolhandler, y David U. Himmelstein, "Insurance Status of U.S. Organ Donors and Transplant Recipients: The Uninsured Give, but Rarely Receive", *International Journal of Health Services* 38, no. 4 (2008): 641-52.

[110] Aunque la distinción entre estas dos etapas es analíticamente útil y práctica en algunas situaciones, como el trasplante de órganos, ambas fases encierran el potencial de colapsar y transformarse en una sola, como puede ocurrir en una crisis de salud pública o en la medicina en casos de catástrofes.

[111] Originalmente propuesto por Nicholas Rescher, "The Allocation of Exotic Medical Lifesaving Therapy," *Ethics* 79 (1969): 173-86.

[112] United States Task Force on Organ Transplantation, *Organ Transplantation: Issues and Recommendations: Report of the Task Force on Organ Transplantation*, Public Health Service, Health Resources and Services Administration, Office of Organ Transplantation (Washington, DC: Department of Health and Human Services, 1987). Sobre la evolución de las políticas de trasplantes de órganos en Estados Unidos, ver Jeffrey Prottas, *The Most Useful Gift: Altruism and the Public Policy of Organ Transplants* (San Francisco: Jossey-Bass, 1994); y David L. Weimer, *Medical Governance: Values, Expertise, and Interests in Organ Transplantation* (Washington, DC: Georgetown University Press, 2010).

[113] United States Task Force on Organ Transplantation, *Organ Transplantation*, p. 95. Una política establecida hace tiempo en la Red de Obtención y Trasplante de Órganos (OPTN, por sus siglas en inglés) de Estados Unidos autorizaba al Comité Especial de Relaciones Internacionales de la OPTN a fiscalizar cualquier centro de trasplantes en el que más del 5% de sus trasplantes de donante fallecido fueran a receptores extranjeros no residentes. Este porcentaje no era un límite absoluto, sino un factor desencadenante de la fiscalización. En 2012, una nueva política suprimió esta disposición y exigió la revisión de todos los datos de residencia y ciudadanía, y la elaboración de un informe anual para garantizar la rendición de cuentas. Para una evaluación positiva de la transparencia y la rendición de cuentas de la política, ver A. K. Glazier, G. M. Danovitch, y F. L. Delmonico, "Organ Transplantation for Nonresidents of the United States: A Policy for Transparency", *American Journal of Transplantation* 14 (2014): 1740-43. Muchos países han expresado preocupación por el "turismo de trasplantes".

[114] Ver, por ejemplo, Govind Persad, Alan Wertheimer, y Ezekiel J. Emanuel, "Principles for Allocation of Scarce Medical Interventions", *Lancet* 373 (31 de enero de 2009): 423-31. Estos autores abogan por un sistema de asignación de "vidas completas", que dé prioridad a "los más jóvenes que aún no han vivido una vida completa". Ver, también, Douglas B. White

et al., "Who Should Receive Life Support during a Public Health Emergency? Using Ethical Principles to Improve Allocation Decisions", *Annals of Internal Medicine* 150 (20 de enero de 2009): 132-38, que propone una estrategia de asignación que incorpora y equilibra varias consideraciones moralmente relevantes, como "salvar el mayor número de vidas, maximizar el número de "años de vida" salvados y dar prioridad a los pacientes que han tenido menos oportunidades de superar las etapas de la vida".

[115] Comparar y contrastar Robert M. Veatch, "The Ethics of Resource Allocation in Critical Care", *Critical Care Clinics* 2 (enero de 1986): 73-89; Richard Wenstone, "Resource Allocation in Critical Care", en *Ethics in Anaesthesia and Intensive Care*, ed. Heather Draper y Wendy E. Scott (Oxford: Butterworth-Heinemann, 2003), pp. 145-62; Gerald R. Winslow, *Triage and Justice: The Ethics of Rationing Life-Saving Medical Resources* (Berkeley: University of California Press, 1982); y John Kilner, *Who Lives? Who Dies? Ethical Criteria in Patient Selection* (New Haven, CT: Yale University Press, 1990).

[116] Ver Duff R. Waring, *Medical Benefit and the Human Lottery* (Dordrecht, Netherlands: Springer, 2004). Para análisis más amplios sobre la lotería en la toma de decisiones, con especial énfasis en la justicia, ver Barbara Goodwin, *Justice by Lottery* (Chicago: University of Chicago Press, 1992); y Peter Stone, *The Luck of the Draw: The Role of Lotteries in Decision Making* (New York: Oxford University Press, 2011).

[117] Ver el comentario de Evan DeRenzo en Diane Naughton, "Drug Lotteries Raise Questions: Some Experts Say System of Distribution May Be Unfair", *Washington Post*, Health Section, 26 de septiembre de 1995, pp. 14-15; y Childress, "Who Shall Live When Not All Can Live?"

[118] En Seattle, los miembros de un comité estrechamente vigilado que seleccionaba a los pacientes para recibir diálisis cuando su suministro era limitado, sentían una intensa presión y estrés, a menudo acompañados de sentimientos de culpa. Ver John Broome, "Selecting People Randomly", *Ethics* 95 (1984): 38-55, en la 41; y Shana Alexander, "They Decide Who Lives, Who Dies?", *Life Magazine*, 9 de noviembre de1962, pp. 102-25.

[119] Robert D. Truog, "Triage in the ICU", *Hastings Center Report* 22 (mayo-junio de 1992): 13-17. Ver, también, John D. Lantos y Joel Frader, "Extracorporeal Membrane Oxygenation and the Ethics of Clinical Research in Pediatrics", *New England Journal of Medicine* 323 (9 de agosto de 1990): 409-13; y Jonathan W. Byrnes, "A New Benchmark for Pediatric Extracorporeal Membrane Oxygenation Research", *Pediatric Critical Care Medicine* 18 (noviembre de 2017): 1072-73. Para más información sobre el desarrollo, uso temprano y, finalmente, uso decreciente de la ECMO en neonatos, ver John D. Lantos, *Neonatal Bioethics: The Moral Challenges of Medical Innovation* (Baltimore, MD: Johns Hopkins University Press, 2006), pp. 52-62.

[120] Ver Ramsey, *The Patient as Person* (New Haven, CT: Yale University Press, 1970), pp. 257-58. Para revisar la controversia sobre este ejemplo, ver Robert Baker y Martin Strosberg, "Triage and Equality: An Historical Reassessment of Utilitarian Analyses of Triage", *Kennedy Institute of Ethics Journal* 2 (1992): 101-23.

[121] Winslow, *Triage and Justice*. Contrasta con Baker y Strosberg, "Triage and Equality: An Historical Reassessment". Sobre el triaje, ver, además, Robert A. Gatter y John C. Moskop, "From Futility to Triage", *Journal of Medicine and Philosophy* 20 (1995): 191-205; Michael D. Christian, Charles L. Sprung, Mary A. King, et al., en nombre de Task Force for Mass Critical Care, "Triage: Care of the Critically Ill and Injured during Pandemics and Disasters: CHEST Consensus Statement", *Chest* 146, no. 4, Suplemento (octubre de 2014): e61S-e74S: y el informe del grupo de trabajo para la Society of Critical Care Medicine: Joseph L. Nates (presidente),

Mark Nunnally, Ruth Kleinpell, et al., "ICU Admission, Discharge, and Triage Guidelines: A Framework to Enhance Clinical Operations, Development of Institutional Policies, and Further Research", *Critical Care Medicine* 44, no. 8 (agosto de 2016): 1553-1602.

[122] Ver James F. Childress, "Triage in Response to a Bioterrorist Attack", en *In the Wake of Terror: Medicine and Morality in a Time of Crisis*, ed. Jonathan D. Moreno (Cambridge, MA: MIT Press, 2003), pp. 77-93.

[123] Ver T. M. Bailey, C. Haines, R. J. Rosychuk et al., "Public Engagement on Ethical Principles in Allocating Scarce Resources during an Influenza Pandemic", *Vaccine* 29 (2011): 3111-17. Para conocer un proyecto piloto en el que se utiliza un método de democracia deliberativa para considerar los valores de la comunidad para la asignación en casos de catástrofes, ver Elizabeth L. Daugherty Biddison, Howard Gwon, Monica Schoch-Spana, et al., "The Community Speaks: Understanding Ethical Values in Allocation of Scarce Lifesaving Resources during Disasters", *Annals of the American Thoracic Society* 11, no. 5 (2014): 777-83; y Biddison, Gwon, Schoch-Spana, et al., "Scarce Resource Allocation during Disasters: A Mixed-Method Community Engagement Study", *Chest* 153, no. 1 (enero de 2018): 187-95.

8

Relaciones entre profesionales de la salud y pacientes

Los cuatro capítulos precedentes identifican principios morales que subyacen a muchos juicios, opiniones y valoraciones[i] propias de la ética biomédica. Este capítulo utiliza estos principios, así como las virtudes analizadas en el Capítulo 2, para interpretar y especificar reglas y virtudes de veracidad, privacidad, confidencialidad y fidelidad, con especial énfasis en las relaciones que se dan en los entornos de la práctica clínica, la investigación con sujetos humanos y la salud pública.[1] Las reglas y virtudes discutidas en este capítulo proporcionan un contenido adicional a los principios y virtudes examinados en otros momentos de este libro.

VERACIDAD

Los códigos de ética médica han tradicionalmente ignorado las obligaciones y virtudes de veracidad. El juramento hipocrático no recomienda la veracidad, ni tampoco lo hace la Declaración de Ginebra de la Asociación Médica Mundial. La introducción a la versión original del Código de Ética Médica, de 1847, de la Asociación Médica Estadounidense (AMA, por sus siglas en inglés), dedica floridos elogios a la veracidad, calificándola como "una joya de valor incalculable en la descripción y narrativa médica", aunque no menciona explícitamente ninguna obligación o virtud de veracidad, y otorga a

---

[i] Nota del traductor (N.T.). La palabra inglesa es *judgment*, y en este capítulo la traduciré de estas tres maneras, según sea más adecuado, dependiendo del contexto. De hecho, según el *Oxford Dictionary*, el término *judgment* significa, al menos, "juicio", "opinión" y "valoración".

los médicos una discreción prácticamente ilimitada sobre qué divulgar y revelar[ii] a los pacientes. Los Principios de Ética Médica de la AMA, de 1980, recomiendan, sin mayor elaboración ni detalle, que los médicos "traten honestamente a los pacientes y colegas". Por su parte, la versión actual del código exhorta a los médicos a "ser honestos en todas sus interacciones profesionales".[2]

A pesar de la, más bien, breve mención de las obligaciones de veracidad en los documentos históricos de la ética médica, las virtudes de honestidad, sinceridad y franqueza están entre los, a menudo, merecidamente elogiados rasgos del carácter de los profesionales de la salud e investigadores. Sin embargo, como señala Annette Baier, la honestidad "no es solo una virtud difícil de exhibir, sino también difícil de cimentar".[3] Existen numerosas disputas conceptuales al respecto, y el fundamento e importancia de las normas y virtudes de veracidad también han sido objeto de un prolongado debate. La observación del filósofo utilitarista del siglo XIX, Henry Sidgwick, sigue siendo válida: "No parece haber un claro consenso sobre si la Veracidad (sic) es una obligación absoluta e independiente, o una aplicación especial de algún principio superior".[4] Siguiendo la línea de Sidgwick, G. J. Warnock sostuvo que la veracidad es un principio y virtud independiente, que ocupa un lugar importante en la ética, junto con otras normas generales, como las de nuestro marco de respeto por la autonomía, beneficencia, no maleficencia y justicia.[5] Nuestro punto de vista es que las reglas que expresan obligaciones de veracidad son especificaciones de uno o más de estos principios generales fundamentales, y que las distintas virtudes de veracidad son menos esenciales que el respeto por la autonomía de los individuos.

Obligaciones de veracidad

La veracidad en la atención sanitaria abarca tanto la entrega oportuna, precisa, objetiva y exhaustiva de la información como la forma en que el profesional promueve la comprensión del paciente o sujeto de investigación. Por consiguiente, la veracidad está intrínsecamente ligada al respeto por la autonomía. No obstante, tres argumentos que trascienden el ámbito del respeto por la autonomía respaldan las obligaciones de veracidad. El primero se fundamenta en el amplio respeto que se debe a las personas en diversos contextos, los que incluyen casos de consentimiento informado, negociación de acuerdos políticos, entrevistas con periodistas, ventas de productos, y otras circunstancias similares. El segundo argumento se relaciona con las

---

[ii] N.T. Ver la N.T. xv del Capítulo 1, y la N.T. xii del Capítulo 4.

obligaciones de fidelidad, cumplimiento de promesas y contratos.[6] Cuando nos comunicamos con otros, implícitamente prometemos hablar con sinceridad y no engañar a quienes interactúan con nosotros. Al establecer una relación en el ámbito de la atención sanitaria o la investigación, el paciente o sujeto celebra efectivamente un contrato que incluye el derecho a recibir información veraz sobre diagnósticos, pronósticos, y procedimientos, entre otros aspectos, al igual que el profesional adquiere el derecho a que los pacientes y sujetos le proporcionen una descripción veraz de su condición y circunstancias. El tercer argumento se fundamenta en el papel crucial que desempeña la confianza en las relaciones entre profesionales de la salud y pacientes, así como sujetos de investigación. El cumplimiento de las normas de veracidad resulta esencial para cultivar y preservar la confianza en tales interacciones.[7]

Al igual que todas las demás obligaciones analizadas en este volumen, la veracidad es vinculante *prima facie*, por lo que no constituye una obligación absoluta. La gestión cuidadosa de la información médica —que incluye la revelación limitada, la revelación gradual,[iii] la no revelación[iv] de información, el engaño e incluso la mentira— ocasionalmente está justificada cuando la veracidad entra en conflicto con otras obligaciones, como aquellas subyacentes a la beneficencia médica. Conforme cambian los contextos, la relevancia moral de la veracidad y la beneficencia puede variar, y no existe una regla para determinar qué obligación prevalece sobre la otra al decidir si revelar o retener información. Por lo tanto, resulta complicado determinar la importancia de las obligaciones de veracidad fuera de contextos específicos.

Sin embargo, es posible realizar dos generalizaciones: (1) Algunos tipos de engaño, que no incluyen la mentira, suelen ser menos difíciles de justificar, en parte, porque en muchos entornos de la atención sanitaria no socavan tan profundamente las relaciones de confianza; y (2) la revelación limitada y la no revelación de información también son menos difíciles de justificar que la mentira en varias situaciones que se analizarán a continuación.[8]

Revelación de malas noticias a los pacientes

Un ejemplo de estas dificultades es la no revelación deliberada de información a los pacientes sobre un diagnóstico de cáncer u otra enfermedad

---

[iii] N.T. El término *staged disclosure* alude a revelar información por fases o dosificadamente a un paciente o sujeto de investigación, lo que no siempre está moralmente justificado en los entornos de la atención sanitaria o de la investigación con sujetos humanos.

[iv] N.T. Ver la N.T. xviii del Capítulo 4.

grave similar, así como sobre un pronóstico de muerte inminente. Diversas tradiciones culturales y enfoques filosóficos ofrecen perspectivas variadas sobre las circunstancias en las que la no revelación o la revelación parcial de información se considera justificada.[9] Desde nuestra perspectiva, la principal responsabilidad de los profesionales de la salud durante el proceso de revelación de información es ofrecer tranquilidad al paciente, al mismo tiempo que se comprometen de manera compasiva con sus emociones, acompañándolos como profesionales empáticos y competentes. En ciertos contextos, es viable posponer la comunicación de ciertos detalles y proporcionarlos de manera progresiva con el tiempo; incluso, hay situaciones en las que es justificable que cierta información nunca se mencione. Sin embargo, el profesional de la salud sigue teniendo la importante responsabilidad de considerar cuidadosamente las formas más apropiadas de revelación. En situaciones donde la revelación de información adicional pueda ocasionar un impacto emocional abrumador en los pacientes, la principal preocupación de los profesionales sanitarios no necesariamente debe ser revelar toda la información relevante disponible.

No obstante, una evaluación deficiente sobre qué información revelar y a quién, puede conducir a una gestión inadecuada de situaciones complejas. Un caso impactante ilustra esta problemática. El Sr. X, un paciente de cincuenta y cuatro años, accedió a someterse a una cirugía debido a una probable afección maligna en su glándula tiroides. Después de la intervención, el médico le comunicó que el diagnóstico había sido confirmado y que el tumor se había extirpado con éxito, pero omitió mencionar la posibilidad de metástasis pulmonar y el riesgo de fallecer en un lapso de pocos meses. En cambio, transmitió la verdadera situación a la esposa, hijo y nuera del Sr. X, incluido el pronóstico real. Todas las partes acordaron ocultar este diagnóstico y pronóstico al Sr. X, quien solo fue informado de que necesitaba un tratamiento "preventivo". Como resultado, el Sr. X accedió a recibir radioterapia y quimioterapia. Sin embargo, el médico omitió proporcionar detalles sobre las posibles causas de su posterior falta de aliento y dolor de espalda. Ignorando la inminencia de su fallecimiento, el Sr. X murió tres meses después.[10] Tanto el médico como la familia tomaron una mala decisión al retener información de tal importancia. Sin embargo, como se demostrará a continuación, la revelación limitada o gradual puede ser apropiada y virtuosa en algunos casos.

Cambios en las políticas de revelación. En las últimas décadas, se ha evidenciado un cambio significativo en las políticas médicas de varias naciones en relación con la comunicación del diagnóstico de cáncer a los pacientes. En Estados Unidos, en 1961, el 88% de los médicos encuestados expresaron su intención de ocultar dicho diagnóstico, mientras que para

1979, el 98% de ellos informaron estar alineados con la política de revelar el cáncer a sus pacientes.[11] Un patrón notablemente similar, aunque más tardío (1993-98), se observó en Japón.[12] Según una encuesta realizada en 1979 en Estados Unidos, los médicos mencionaron con mayor frecuencia los siguientes cuatro factores al decidir qué información revelar: la edad (56% de los encuestados), los deseos de un familiar en relación con la revelación al paciente (51%), la estabilidad emocional (47%) y la inteligencia (44%).

Aunque la tendencia hacia la veracidad en la revelación de malas noticias —y en la revelación de información en toda la práctica clínica— ha aumentado progresivamente, algunos oncólogos todavía se muestran reticentes a comunicar noticias negativas, y optan por retener ciertos tipos de información.[13] Resulta lamentable que, como se evidencia en casos como el del Sr. X (y tal como se informó en la encuesta de 1979), en ocasiones las preferencias familiares ejerzan una influencia indebida en las decisiones de los médicos respecto a la revelación del diagnóstico y pronóstico a los pacientes. Algunos médicos sostienen que la familia puede ayudarlos a determinar si el paciente es autónomo y capaz de recibir información sobre riesgos significativos. Aunque bien intencionado y, en algunos casos, aceptable, este enfoque plantea una cuestión fundamental: ¿Con qué derecho un médico revela inicialmente información a la familia sin el consentimiento del paciente? Si bien las familias desempeñan un papel crucial en el cuidado y apoyo de los pacientes, aquellos con capacidad para tomar decisiones autónomas tienen el derecho a vetar la participación familiar. Sin una justificación convincente, es moralmente incorrecto que un médico revele primero información a la familia de un paciente sin el consentimiento del mismo. La política óptima consiste en consultar al paciente, tanto al principio como a medida que avanza la enfermedad, hasta qué punto desea involucrar a otras personas, en caso de que quiera hacerlo. Esta generalización es válida independientemente del bagaje cultural del paciente, el cual puede servir de conveniente pero inadecuada excusa para ignorarlo y optar por revelar la información a terceros.

Argumentos a favor de no comunicar y comunicar, limitada o gradualmente, las malas noticias. En algunas esferas médicas, parece que el enfoque ha oscilado exageradamente desde la no revelación hasta la revelación total, con una disminución en la percepción de la responsabilidad médica, que se centraría únicamente en los derechos de los pacientes a la información, y en lo incorrecto de retener o demorar su comunicación cuando es relevante. En esta sección, argumentamos que los pacientes no tienen un derecho absoluto a conocer toda la verdad y que, en circunstancias específicas, los médicos no deberían proporcionar, especialmente de una sola vez, toda la información recopilada sobre la condición médica de su paciente. La revelación de información pertinente es esencial como parte del proceso de obtener el consentimiento informado, pero la gestión legítima y apropiada de la información en la atención médica va mucho más allá de este procedimiento. Sostenemos que los profesionales de la salud tienen la obligación de manejar la información de manera responsable, a veces dosificando y escalonando las revelaciones a lo largo del tiempo. En este contexto, las virtudes parecen proporcionar una guía más adecuada para la conducta profesional que simplemente basarse en obligaciones o derechos.

El modelo de proporcionar toda la información relevante de una sola vez resulta particularmente arriesgado en comparación con un enfoque por etapas. Un planteamiento más cauteloso y justificable implica sopesar todos los intereses pertinentes para el bienestar del paciente, así como su derecho a recibir información. Este proceso de ponderación a veces lleva a afirmar que el médico está éticamente justificado en retener o postergar (o ambos) ciertos tipos de información. Tres argumentos respaldan algún grado de no revelación, revelación limitada, revelación gradual y similares, en la atención sanitaria, especialmente cuando se trata de entregar "malas noticias", aunque también en otras circunstancias.

El primer argumento se apoya en lo que Henry Sidgwick y otros han denominado "engaño benevolente", un concepto arraigado desde hace tiempo en la tradición y práctica médica. Sus defensores argumentan que la revelación, especialmente de un pronóstico de muerte, podría transgredir las obligaciones de beneficencia o no maleficencia, al provocar ansiedad en el paciente, aniquilar su esperanza, obstaculizar o impedir un resultado terapéutico, e inducirlo a considerar el suicidio, entre otras posibilidades. Esta línea de argumentación, que se resume en "lo que no sabes no puede hacerte daño y puede ser útil", se fundamenta en las consecuencias. Sin embargo, una objeción importante a este argumento surge principalmente debido a la incertidumbre y falta de fiabilidad en la predicción de dichas consecuencias. Una segunda objeción se fundamenta en la incorrección moral de apelar a tales consecuencias en estas circunstancias. Ambas objeciones encuentran eco en la afirmación algo exagerada de Samuel Johnson, quien dijo: "Niego la legitimidad de contar una mentira a un enfermo por miedo a alarmarlo. No tienes que preocuparte por las consecuencias; debes decir la verdad. Además, no estás seguro de qué efectos puede tener decirle que está en peligro".[14]

La revelación gradual de información y el empleo de un lenguaje cauteloso respecto al pronóstico pueden justificarse en ciertas circunstancias, a pesar del riesgo que aquello representa para la confianza entre médicos y pacientes. Si bien las normas profesionales generalmente favorecen compartir la información sobre *diagnóstico* y opciones terapéuticas de manera franca y directa, también pueden actuar para desincentivar estas mismas cualidades al revelar el *pronóstico*.[15] En este sentido, las normas profesionales de revelación deberían integrar el valor terapéutico que la esperanza tiene para los pacientes, junto con las virtudes de compasión, gentileza y sensibilidad, que a menudo son moralmente superiores a la revelación exhaustiva de información.

La estrategia de revelación gradual de información y la utilización de un lenguaje cauteloso se ejemplifican en el siguiente caso de medicina de rehabilitación.[16] Durante casi un mes, un médico en una unidad de rehabilitación para accidentes cerebrovasculares manejó cuidadosamente la información en sus interacciones con un paciente que había sufrido un derrame cerebral y que preguntó, en su primera sesión, cuánto tiempo tardaría su brazo en recuperar su movilidad. Desde el principio, el médico sabía que era poco probable que el paciente recobrara la funcionalidad total de su brazo, y mostró cierta reserva e incertidumbre en su respuesta, aunque esta no reflejaba completamente lo que creía o sabía. El profesional destacó las limitaciones del pronóstico, la imprevisibilidad de la recuperación y la importancia de permitir que el cerebro se recupere. En ese momento, el paciente recibió estas respuestas de manera positiva, aparentemente prefiriendo las "declaraciones ambiguas del médico sobre su futuro en lugar de enfrentarse a la temida posibilidad de una parálisis permanente". Este intercambio, aunque impreciso, fue comprensivo y solidario, y continuó con el médico elogiando el progreso del paciente al caminar y llevar a cabo actividades cotidianas, a pesar de la debilidad residual que presentaba. Después de dos semanas, el paciente mostraba entusiasmo por su progreso y preguntó: "¿Y qué pasa con mi brazo?" El médico respondió: "Es posible que el brazo no se recupere tanto como la pierna". Aunque esta afirmación confirmó sus temores, el paciente aún se enfocaba en su progreso general. Mantenía la esperanza de que el médico pudiera estar equivocado, dado que había enfatizado en repetidas ocasiones su incapacidad para hacer un pronóstico detallado y más certero.

Tiempo después, al comentar este caso, el médico reflexionó sobre cómo, habiendo sido formado en la era de la "autonomía del paciente", solía sentir que "debía compartir toda la información disponible que [él] pudiera proporcionar sobre el pronóstico, tan pronto como fuera posible", tratando de suavizar noticias desfavorables, como las relacionadas con la recuperación del brazo, con predicciones positivas sobre volver a caminar y vivir de manera independiente. Sin embargo, descubrió que todos sus pacientes deseaban volver a las vidas que tenían antes de ocurrido su accidente o enfermedad, y que las malas noticias, incluso en etapas tempranas del tratamiento, tendían a eclipsar las buenas, así como opacar cualquier signo de esperanza de una completa recuperación. Por lo tanto, llegó a la conclusión de que la mayoría de sus pacientes "no estaban preparados para enfrentar la cruda realidad cuando llegaban al hospital para iniciar su proceso de rehabilitación. Necesitaban tiempo para asimilar su verdadero grado de discapacidad mientras simultáneamente recuperaban la función perdida". Por consiguiente, consideró que las revelaciones graduales eran apropiadas para mantener la esperanza de los pacientes, lo que representaba una estrategia comprensible dadas las circunstancias. Por lo tanto, pensamos que la decisión de este médico de emplear revelaciones escalonadas de información fue pertinente y justificada.

El segundo argumento sugiere que, incluso si los profesionales médicos están al tanto de toda la información relevante, muchos pacientes no pueden comprender, de una manera sustancial, el alcance e implicaciones de la información proporcionada. El proceso de comunicación puede ser complejo, especialmente si el paciente tiene dificultades para entender. En algunos casos, como en el que sigue a continuación, el uso intencional de inexactitudes verbales puede justificarse. Un paciente de noventa años, que en su juventud había sido condecorado por actos valerosos en batalla, había desarrollado durante su vida un profundo temor a contraer cáncer, una enfermedad que percibía como vergonzosa, dolorosa y fatal, y que se propagaría inexorablemente por su organismo. Fue tratado por una úlcera en el labio. La biopsia confirmó el diagnóstico de carcinoma de células escamosas, el cual podía curarse con un breve ciclo de radioterapia, sin necesidad de cirugía ni hospitalización. Con lágrimas en los ojos, el anciano preguntó: "No es cáncer, ¿verdad?" El médico negó enfáticamente que lo fuera.[17]

El profesional justificó su acción, basándose en varias razones. En primer lugar, señaló la profunda necesidad del paciente de una "reafirmación efectiva". En segundo lugar, argumentó que era "más veraz" decirle al paciente que no tenía cáncer que confirmarle que sí lo tenía, ya que sería difícil comunicarle la existencia de un cáncer curable "sin provocarle una impresión falsa e inexacta", dadas sus arraigadas y firmes creencias. En tercer lugar, abordar al paciente y sus preocupaciones en su propio lenguaje era una muestra de respeto en lugar de adoptar una arrogante postura paternalista. Implícita en estas justificaciones estaba la convicción de que, debido a sus creencias aparentemente inamovibles, este paciente carecía de la capacidad para procesar adecuadamente el diagnóstico de cáncer, el cual, para él, representaba un pronóstico de muerte. La decisión del médico pudo haber sido justificada, dadas las circunstancias de este paciente y la profundidad de sus creencias erróneas, así como la existencia de un tratamiento efectivo disponible.

Un tercer argumento señala que algunos pacientes, especialmente aquellos gravemente enfermos o terminales, prefieren no conocer la verdad sobre su condición. Aunque las encuestas en Estados Unidos indican casi universalmente que la mayoría de los pacientes desean estar informados, algunos médicos argumentan que los pacientes a menudo dan señales, cuando no verbalizan directamente, de que no quieren saber la verdad. Este punto de vista puede tener validez en ciertos casos específicos, aunque las afirmaciones sobre los deseos reales de los pacientes son intrínsecamente cuestionables cuando van en contra de las preferencias expresadas por ellos mismos. Por lo tanto, este tercer argumento sienta precedentes peligrosos para acciones claramente paternalistas que se ocultan bajo la apariencia del respeto por la autonomía.

Depender en gran medida del juicio de la familia para determinar si el paciente desea recibir "malas noticias" también establece precedentes peligrosos. Una oncóloga italiana menciona que intenta compartir "toda la verdad" con sus pacientes, pero en ocasiones la familia del paciente le solicita evitar el uso de la palabra "cáncer".[18] En estas situaciones, confía en la comunicación no verbal para establecer relaciones terapéuticas auténticas con los pacientes, en consonancia con lo que ella considera una forma de beneficencia médica italiana tradicionalmente aceptada. Procura escuchar y evaluar tanto las interacciones verbales como las no verbales, al mismo tiempo que respeta las necesidades específicas de información de los pacientes.

Estas prácticas no están exentas de riesgos, pero no implican necesariamente una falta de respeto hacia la autonomía individual, especialmente si el paciente autoriza la revelación independiente de información por parte del médico a la familia. Las formas en que los pacientes ejercen su autonomía reflejan su autoconocimiento, incluidas las expectativas socioculturales y las creencias religiosas u otras. Una decisión de no querer saber puede ser tan autónoma y digna de respeto como una elección de querer saber. Por lo tanto, un médico necesita poseer una aguda sensibilidad para comprender las preferencias específicas de un paciente, y respetarlo al momento de brindarle información de acuerdo con esas preferencias.

Sin embargo, satisfacer el deseo explícito de un paciente de recibir información sobre su pronóstico es tan difícil como delicado, y durante el proceso de toma de decisiones, puede no estar claro si se está cometiendo un error de alcance moral. En un caso específico, una madre de veintiséis años, con dos hijos pequeños, fue diagnosticada con un adenocarcinoma agresivo. Después de someterse a radioterapia y dos regímenes quimioterapéuticos diferentes, su estado era frágil, aunque estable.[19] Recibía oxígeno continuamente y tomaba morfina de acción prolongada (60 mg) tres veces al día. A pesar de todo, tenía energía y ganas de vivir. Le comentó al nuevo residente de hematología/oncología que tenía "un presentimiento", basado en un aumento del dolor en la cadera y nódulos agrandados, que le hacía pensar que "las cosas no están yendo tan bien como me dicen", y esperaba que él tuviera algún "as" bajo la manga. Rápidamente dio su consentimiento para probar un nuevo medicamento después de que el residente le explicara cómo se administraba, sus posibles efectos adversos y las medidas que tomarían para prevenirlos, expresando su "esperanza de que encontremos la tan buscada respuesta que podría comenzar a curarla".

En camino a la sala de quimioterapia, mencionó que había escuchado sobre una mujer que estaba luchando contra la leucemia y que había escrito varias historias para sus hijos, para que siempre la recordaran. Luego añadió: "Mi novia me sugirió que debería hacer lo mismo por mis hijos, pero no creo que esté en una situación *tan* grave, ¿verdad, Doctor Dan?" Su médico luego describió haber quedado en un estado de "silencio atónito". No estaba preparado para esa pregunta y se sintió incómodo respondiendo en el pasillo de una clínica concurrida, un entorno no del todo propicio para comunicar malas noticias. Ante su radiante sonrisa, le respondió: "No, Lisa, no creo que estés en ese punto. Tengo la esperanza de que este nuevo tratamiento funcione y que puedas pasar mucho más tiempo con tus hijos". "Eso es lo que pensaba, Doctor Dan", respondió ella. "Gracias. Ahora, vamos al tercer ciclo". Catorce días después, falleció sin haber tenido la oportunidad de escribir sus historias para sus hijos. Años más tarde, el médico aún reflexionaba sobre las últimas palabras que le había dirigido, preguntándose si al comunicarle las malas noticias de manera diferente, podría haberle permitido escribir algunas palabras o poemas, o bien grabar algunos pensamientos o mensajes que proporcionaran a sus hijos un recuerdo vívido de su dinámica y alegre madre.

Revelación de errores médicos. Según un informe, del año 2000, del Instituto de Medicina (ahora Academia Nacional de Medicina), "los eventos adversos prevenibles son una de las principales causas de muerte" en los hospitales de Estados Unidos. El mismo documento señalaba que "al menos 44.000, y posiblemente hasta 98.000, estadounidenses mueren en hospitales cada año como resultado de errores médicos".[20] Sin embargo, existen algunas controversias sobre la clasificación de estos eventos, sus cifras, sus causas y sus posibles soluciones. Por ejemplo, no todos los eventos adversos prevenibles, sean letales o no, que ocurren en un hospital u otros entornos, son el resultado de errores o malas prácticas médicas.[21] Desarrollar sistemas eficientes, incluidos programas de capacitación, para reducir errores médicos y mitigar otras causas de eventos adversos prevenibles, representa una responsabilidad moral. Un lema del movimiento que aboga por la seguridad del paciente sostiene que "los errores son causados por malos sistemas, no por malas personas".[22] Sin embargo, es importante prescindir de los profesionales que muestran deficiencias en su carácter personal, conocimientos o habilidades, y que cometen o podrían cometer errores médicos.

Otra responsabilidad ética crucial radica en la pronta y detallada revelación de errores médicos perjudiciales a los pacientes y sus familias. A menudo esta práctica es eludida y rara vez se documenta adecuadamente.[23] Con frecuencia, las revelaciones que se documentan están caracterizadas por formulaciones evasivas, como el uso de la voz pasiva, lenguaje ambiguo y eufemismos.[24] Una encuesta nacional, realizada a médicos de diversas especialidades, reveló que más de un tercio de los encuestados no estaba totalmente de acuerdo con comunicar a los pacientes todos los errores médicos graves. Además, casi una quinta parte admitió que, debido al temor a demandas judiciales, a veces no revelaban esos errores a los pacientes.[25] La revelación de errores médicos representa un subconjunto dentro del espectro de comunicación de noticias desfavorables. A diferencia de otras situaciones, en estos casos los médicos o instituciones son responsables de los daños, lo que los hace temer posibles demandas por negligencia médica. Aunque dichos temores son comprensibles, no revelar información es moralmente insostenible la mayoría de las veces. La evidencia disponible sugiere que estos temores suelen ser exagerados, e incluso hay pruebas que respaldan que la revelación puede ser la estrategia más efectiva para disminuir la probabilidad de demandas por mala praxis médica.[26]

Otras razones para no revelar o limitar la revelación de errores médicos incluyen preocupaciones sobre dañar a los pacientes y perjudicar su confianza y la del público, así como enfrentar la oposición del personal. En un caso particular, los padres llevaron a su hijo a un centro médico para tratar un problema respiratorio. Tras su ingreso en la unidad de cuidados intensivos para adultos, el niño recibió diez veces la dosis normal de relajante muscular, lo que provocó que el tubo del respirador se deslizara y bombeara oxígeno a su estómago durante varios minutos. Sufrió un paro cardíaco y daño cerebral permanente. Sus padres escucharon accidentalmente una conversación que mencionaba la sobredosis. El médico involucrado decidió no informarles sobre el error, argumentando que "ya tenían suficientes preocupaciones". Sin embargo, es altamente probable que los padres, con toda razón, sintieran que su tragedia se vio agravada por la autoprotectora no revelación del médico, así como por su hipocresía, dado que hasta ese momento habían depositado toda su confianza en él.[27]

Surgen interrogantes éticas no solo respecto a *si* revelar la información, sino también sobre cómo, cuánto y cuándo comunicarla. El término "revelación" puede sugerir erróneamente una entrega única de información, pasando por alto la importancia de una conversación interactiva entre pacientes y profesionales de la salud. En el libro *Talking with Patients and Families about Medical Error* (*Hablando con pacientes y familias sobre el error médico*), de Robert Truog y otros autores, se destaca acertadamente la importancia de los valores y actitudes que deben guiar estas conversa-

507

ciones, en lugar de enfocarse únicamente en las habilidades específicas de comunicación.[28] Se resaltan cinco valores relacionales fundamentales en las interacciones entre pacientes y médicos, respecto a los errores cometidos por estos últimos: transparencia, respeto, responsabilidad, continuidad y amabilidad. Estos valores pueden ser considerados virtudes que los médicos deberían manifestar durante las conversaciones con sus pacientes.

Tanto para Truog y sus colegas como para nosotros, es crucial considerar cuidadosamente las obligaciones en juego. En el contexto de un error médico, donde el objetivo primordial es satisfacer las necesidades de los pacientes y sus familias, mientras se restaura la confianza, los médicos deben "reconocer, sopesar y equilibrar" consideraciones éticas competitivas, como la transparencia y la amabilidad, para determinar qué información transmitir sobre el error cometido. A menudo, una disculpa sincera será indispensable, y en algunas instituciones se requiere de una oferta temprana de compensación, no solo como un acto de compasión o generosidad, sino también como una cuestión de justicia.

Una interrogante central es si *todos* los errores médicos deben ser revelados a los pacientes. La mayor parte del debate, tanto en la literatura especializada como en esta sección, se enfoca en los errores médicos *perjudiciales*. Existe un consenso generalizado acerca de que todos los errores médicos, incluso aquellos que se consideran "accidentales", deben ser reportados a través de los mecanismos institucionales pertinentes, con el fin de garantizar la asunción de responsabilidad y mejorar la atención médica. Sin embargo, existe menos acuerdo sobre si los errores médicos no perjudiciales deberían ser comunicados a los pacientes. Los límites del "daño", que examinamos en el Capítulo 5 como un "efecto adverso para los intereses",[29] no siempre son claros. Algunos defensores de la revelación de errores médicos, aparentemente no perjudiciales, sostienen que "incluso los errores que no causan daño fisiológico aún pueden provocar dolor, daño psicológico y ansiedad en el paciente".[30] Las consecuencias de tales errores pueden no ser evidentes durante algún tiempo, lo que justifica la recomendación de estos autores de "revelar inmediatamente todos los errores médicos" al paciente. Argumentan que esta revelación debe ser oportuna, clara y concisa, e incluir una explicación de las posibles repercusiones, una declaración sobre la adecuada notificación del error a las autoridades, una disculpa y una invitación para que el paciente realice todas las preguntas que desee. Además, sugieren que esta política puede fortalecer la relación médico-paciente, reduciendo los riesgos de demandas. Desde nuestro punto de vista, la obligación ética de revelar errores médicos *perjudiciales* está más claramente definida que la de revelarlos *todos*. Los médicos deberían internalizar la premisa de divulgar todos sus errores, para luego descartar aquellos que, tras una evaluación cuidadosa, no se consideren relevantes como para afectar el bienestar del paciente o su capacidad para tomar decisiones.[31]

En resumen, el persistente muro de silencio, a menudo colusorio, que ha caracterizado el debate sobre los errores médicos, constituye una faceta injustificada y problemática de las culturas médicas. Asimismo, su vinculación con lo que posteriormente describiremos como fidelidad a los colegas profesionales es preocupante.[32] Es imperativo construir lo que muchos ahora denominan una cultura de justicia en medicina.

Engaño a un tercero pagador[v]

Los enérgicos esfuerzos por reducir los costos de la atención sanitaria han llevado a ciertos profesionales a utilizar y justificar el engaño para obtener cobertura de terceros. Un caso interesante fue compartido por un médico especializado en obstetricia y ginecología. Una paciente de cuarenta años se sometió a una laparoscopia diagnóstica debido a infertilidad primaria. Dado que la póliza de seguro privado de la paciente no incluía la cobertura para el procedimiento, debido a su infertilidad, el cirujano instruyó al residente a su cargo omitir cualquier referencia a este diagnóstico en las notas operatorias. En su lugar, le sugirió resaltar las dos o tres finas adherencias encontradas en el área pélvica, argumentando que, si estas fueran la indicación principal para el procedimiento, el seguro de la paciente debería cubrirlo. Ante la negativa del residente de seguir estas instrucciones, el médico a cargo optó por redactar personalmente las notas operatorias.[33]

Diversos estudios han intentado dilucidar en qué medida los médicos recurren, o estarían dispuestos a recurrir, al engaño en beneficio de sus pacientes. Según uno de estos estudios, aproximadamente el 50% de los profesionales encuestados admitió haber exagerado la gravedad de la condición de salud de sus pacientes para asegurarles la cobertura que consideraban necesaria.[34] En otra encuesta, el 54% de los médicos consultados reconoció haber engañado a los terceros pagadores para acceder a beneficios de cobertura para sus pacientes, mientras que el 39% indicó haber amplificado la severidad de las condiciones de los pacientes, modificado diagnósticos o informado sobre signos o síntomas que estos no presentaban, con el propósito de obtener fondos para cubrir la atención requerida.[35] Varios de

---

[v] N.T. Un *Third-Party Payer* o "tercero pagador" (también se puede traducir, aunque es menos común, como "tercer pagador") es una entidad (distinta del paciente o del proveedor de asistencia sanitaria) que reembolsa y gestiona los gastos médicos y clínicos. Los terceros pagadores incluyen, entre otros, a compañías de seguros y entidades gubernamentales, como Medicare y Medicaid en Estados Unidos.

estos estudios sugieren que un porcentaje significativo de médicos recurren a la mentira, o comprometen su honestidad de una u otra manera. Para estos profesionales, la fidelidad hacia los pacientes prima sobre la veracidad, aunque ocasionalmente sus acciones también se ven impulsadas por el interés personal de obtener el reembolso correspondiente por parte de las aseguradoras.[36]

Otros estudios han recurrido a viñetas hipotéticas para investigar en qué medida los médicos están dispuestos a tolerar el engaño o permitir que se engañe a un tercero pagador para garantizar la aprobación de procedimientos para sus pacientes. Un estudio reveló que más de la mitad de los internistas encuestados respaldaron el uso del engaño en situaciones donde los pacientes estaban en riesgo inmediato y requerían cirugía de *bypass* coronario o revascularización arterial.[37] Una encuesta realizada a médicos y al público en general reveló que "este era más del doble de propenso que los médicos a respaldar el engaño (26% frente a 11%) y la mitad de proclive a creer que los médicos disponen del tiempo adecuado para apelar a decisiones de cobertura (22% frente a 59%)".[38]

Los médicos a menudo se enfrentan a una tensión entre sus responsabilidades como defensores de los pacientes y su papel dentro de las estructuras institucionales relacionadas con los terceros pagadores. Si bien reconocemos que en ocasiones el engaño puede parecer una opción tentadora en estos conflictos, es fundamental que los médicos otorguen prioridad a buscar alternativas no engañosas, como apelar formalmente a una decisión de la aseguradora, y desafíen los sistemas que imponen restricciones excesivas.[39] La comprensible tentación al engaño dentro de estos sistemas plantea amenazas a la integridad del médico, al clima moral en las organizaciones y a la distribución equitativa de beneficios y cargas en tales entornos. Si bien la fidelidad a los pacientes, incluida una defensa sólida en su nombre, es una virtud en sí misma, no debe traspasar la línea de la revelación veraz de información clínica, a la cual tiene derecho un revisor imparcial.

En esta sección hemos argumentado que las normas de veracidad y revelación son de suma importancia en la atención sanitaria. Nuestra conclusión va más allá de simplemente adoptar, como lo sugiere un filósofo, "una firme presunción moral en contra de mentir y engañar cuando causan daño".[40] Un enfoque como este reduciría la importancia moral de mentir y engañar a meras prohibiciones derivadas del principio de no maleficencia, sin abordar otras razones que justifiquen la revelación de información en la atención sanitaria, como el respeto por la autonomía del paciente. Sin embargo, en muchos contextos clínicos, se requiere un juicio acertado que pondere todas las consideraciones éticas pertinentes, en lugar de seguir reglas inflexibles que dicten la necesidad de una revelación total. No existe una regla de decisión *a priori* que determine la priorización entre una revelación instantánea y directa, y una revelación progresiva, limitada o, incluso, la no revelación en ciertos contextos. Esta perspectiva está en consonancia con nuestro marco de múltiples principios *prima facie* y con nuestro análisis sobre el paternalismo justificado en el Capítulo 6.

Hoy en día, los médicos tienen plena conciencia de la complejidad y dificultad que entrañan las decisiones y procesos de comunicación en la práctica médica. Reconocen las demandas del derecho y la moral en cuanto a la honestidad en las revelaciones y la comprensión por parte de los pacientes, así como los riesgos de revelar menos de lo éticamente aconsejable. Además, son conscientes de que existen diversas formas de respetar la autonomía de los pacientes. Lo que deberíamos exigir de los médicos es que posean una sensibilidad entrenada y comprensiva hacia las necesidades y preferencias informativas y terapéuticas de cada paciente, al mismo tiempo que gestionen cuidadosamente, tanto la cantidad como la calidad de la información revelada, así como el ritmo de dicha revelación. Atender las necesidades y deseos de información de un paciente en particular es un proceso complejo que seguirá siendo relevante en el ámbito de la atención sanitaria.

PRIVACIDAD

La preocupación por la privacidad y la confidencialidad permea una amplia gama de ámbitos, incluyendo la práctica médica, la gestión de la atención sanitaria, la salud pública y la investigación. Aunque la confidencialidad ha sido un principio arraigado en la ética médica desde hace tiempo, el interés por la privacidad ha cobrado una relevancia más notable solo en épocas recientes. Antes de explorar la confidencialidad, es pertinente abordar primero el concepto de privacidad, ya que aquella posiblemente representa un medio para preservar esta última en ciertas relaciones.

La privacidad en el derecho y en la doctrina jurídica

En la década de 1920, la Corte Suprema de los Estados Unidos otorgó un mayor interés a la "libertad" para proteger la toma de decisiones familiares relacionadas con la crianza de los hijos, la educación y otros asuntos similares. Posteriormente, adoptó el término *privacidad* y amplió los intereses individuales y familiares hacia ámbitos como la vida familiar, la crianza de los hijos y otras áreas de elección personal. El caso *Griswold v. Connecticut* (1965), relativo a la anticoncepción, estableció un precedente al reconocer que el derecho a la privacidad no solo resguarda la información de terceros, sino que también protege una esfera de toma de decisiones y acción individual y familiar de la intervención gubernamental. En esta decisión, la Corte Suprema revocó la legislación estatal que prohibía el uso o la difusión de anticonceptivos, al determinar que el derecho a la privacidad ampara la libertad, al excluir una zona de la vida privada de la intromisión pública.[41]

Puede parecer extraño y posiblemente inapropiado interpretar un derecho que protege los intereses individuales o familiares como un derecho a la privacidad en lugar de como un derecho a la libertad o a la autonomía. Sin embargo, en las leyes, el derecho a la privacidad a menudo engloba tanto derechos de acceso físico e informativo limitados como derechos de libre toma de decisiones. Reducir este derecho a un derecho a ser libre de hacer algo o a actuar autónomamente puede generar confusión, por las razones que enseguida explicaremos.

Concepto de privacidad

Algunas definiciones de "privacidad" se enfocan en el control que un individuo tiene sobre el acceso a sí mismo. Sin embargo, estas definiciones a menudo confunden la privacidad, que es un estado o condición de acceso limitado, con el control que el individuo ejerce sobre su privacidad o con el derecho a la privacidad, que autoriza o faculta al agente a restringir o conceder acceso. En resumen, estas definiciones enfatizan los derechos o facultades en lugar de resaltar la privacidad en sí misma.[42] Una persona puede tener privacidad sin necesariamente ejercer un derecho o cualquier otra forma de control sobre el acceso de los demás. La privacidad puede manifestarse, por ejemplo, en instalaciones de cuidado prolongado que limitan el acceso a los pacientes, o en entornos donde los demás son indiferentes o simplemente no están interesados en otras personas. El control, ya sea a través de derechos u otros mecanismos, no es ni necesario ni suficiente para la existencia de la privacidad como estado o condición.[43]

Anita Allen ha identificado de manera perspicaz cuatro formas de privacidad que implican un acceso limitado a la persona: *privacidad informativa*, enfatizada con frecuencia en la ética biomédica; *privacidad física*, centrada en las personas y sus espacios personales (esta última a veces llamada *privacidad locacional o territorial*); *privacidad decisional*, que concierne a las elecciones personales; y *privacidad patrimonial*, que resalta los intereses de propiedad en la persona humana, por ejemplo, en la imagen de una persona o en materiales biológicos.[44] Proponemos, además, una quinta forma de privacidad: *privacidad relacional* o *asociativa*. Esta dimensión abarca tanto las relaciones familiares como aquellas íntimas similares, en las cuales las decisiones son tomadas de manera conjunta por los individuos involucrados. Al considerar estas distintas formas de privacidad, resulta evidente que las definiciones convencionales se tornan demasiado restrictivas, al limitarse únicamente al acceso restringido a la *información* personal. La noción de privacidad, entendida como un acceso limitado, se expande para incluir los aspectos corporales de la persona, así como los objetos o materiales íntimamente ligados a ella, además de las relaciones cercanas que mantiene con amigos, parejas, cónyuges, médicos y otras personas.

En ciertos escenarios, resulta necesario ofrecer una definición más precisa y detallada del término "privacidad", especialmente al elaborar políticas que determinen qué formas de acceso a qué aspectos de la vida de las personas constituyen una pérdida o violación de la misma. Sin embargo, expresamos nuestra reticencia a alterar el concepto de modo que se adapte exclusivamente a ciertos tipos de políticas, ya que eso podría desvirtuar su significado y aplicabilidad general. En lugar de ello, sugerimos que aquellos encargados de formular políticas de privacidad detallen cuidadosamente las condiciones que determinarán qué tipo de acceso se considerará una pérdida de privacidad o una violación del derecho a la misma. Las políticas públicas deberían establecer claramente las áreas que se consideran privadas y que no deben ser vulneradas, e identificar los intereses que pueden ser legítimamente ponderados frente al derecho a la privacidad. Aunque el enfoque suele recaer en la privacidad de la información, la estrategia que proponemos es aplicable a una amplia gama de intereses relacionados con la privacidad.

El valor que asignamos a una situación de acceso restringido o sin acceso alguno contribuye a comprender por qué se clasifica como privada.[45] Las inquietudes acerca de la pérdida de privacidad pueden depender no solo del tipo y alcance del acceso, sino también de quién lo realiza, los medios empleados para ello y qué aspecto de la persona se ve afectado. Como señala Charles Fried, "es probable que no nos importe que alguien conozca un hecho general sobre nosotros, pero podríamos sentir que nuestra privacidad está siendo invadida si conoce detalles específicos. Por ejemplo, un conocido ocasional puede enterarse fácilmente de que estamos enfermos, pero cruzaría los límites de nuestra privacidad si llegara a saber la naturaleza exacta de la enfermedad".[46]

Justificaciones del derecho a la privacidad

En un influyente artículo de 1890, titulado "The Right to Privacy" ("El derecho a la privacidad"), Samuel Warren y Louis Brandeis argumentaron que un derecho legal a la privacidad se deriva de los derechos fundamentales a la vida, la libertad y la propiedad.[47] Su argumentación se basa, principalmente, en el "derecho a disfrutar de la vida y a que se nos deje en paz". Sin embargo, esta prerrogativa, casi vacua, necesita más contenido para constituir un derecho a la privacidad. En debates recientes, se han propuesto varias justificaciones para este derecho, tres de las cuales merecen especial atención.

Un primer enfoque argumenta que el derecho a la privacidad se deriva de un conjunto de otros derechos. Judith Thomson sostiene que este conjunto de derechos personales y de propiedad abarca el derecho a no ser observado, el derecho a que no nos causen angustia (v.g., mediante la revelación de cierta información), el derecho a no ser dañado, herido o torturado (como, por ejemplo, en un intento por obtener cierta información), entre otros.[48] No obstante, su argumento se basa en varios derechos que se consideran fundamentales pero cuyo estatus es incierto, como el derecho a no ser observado. No estamos completamente convencidos de que todos estos presuntos derechos sean realmente tales. Además, algunos de ellos podrían encontrar su fundamento en el derecho a la privacidad en lugar de ser independientes de este.

Una segunda justificación resalta el valor instrumental de la privacidad y del derecho a la misma. Los enfoques consecuencialistas justifican las normas de privacidad, basándose en su utilidad para propósitos como el desarrollo personal, el establecimiento y mantenimiento de relaciones sociales cercanas, y la expresión de la libertad individual.[49] Por ejemplo, la privacidad puede considerarse una condición necesaria para el florecimiento de relaciones íntimas basadas en el amor, la amistad y la confianza.[50]

Aunque forjamos y conservamos una variedad de relaciones al otorgar determinados niveles de acceso a ciertas personas mientras lo negamos a otras, surgen interrogantes sobre si el valor instrumental de la privacidad constituye el principal fundamento de los derechos asociados a ella. La justificación primordial parece estar más arraigada en el principio de respeto por la autonomía, que subyace en una tercera demostración.[51] Debemos respetar —en el sentido de ser deferentes con— los deseos autónomos de las personas de no ser observadas, tocadas, invadidas, u otras acciones similares. El derecho a otorgar o denegar acceso es básico. A partir de esta premisa, la fundamentación del derecho a la privacidad guarda similitud con la justificación del derecho a otorgar un consentimiento informado, tema que abordamos en el Capítulo 4.

Joel Feinberg ha observado que, históricamente, el término autonomía ha funcionado como una metáfora política que representa un dominio o territorio donde un estado es soberano. La autonomía personal implica la idea de una región de soberanía individual y el derecho a protegerla mediante la restricción del acceso al yo.[52] Otras metáforas comunes que expresan la privacidad en el ámbito personal incluyen *zonas* y *esferas* de la privacidad que protegen la autonomía.

Especificación y ponderación de las reglas de privacidad para el monitoreo de la salud pública[vi]

Ahora examinaremos cómo especificar las reglas y derechos de privacidad al permitir intromisiones justificadas en ella, que ponderen los intereses de privacidad con otros diferentes, como el bien público y el progreso de la ciencia médica. Utilizaremos el monitoreo de la salud pública como ejemplo principal.[53]

Nuestra meta es determinar las circunstancias en las que el acceso a una persona y a su información resulta justificado. El monitoreo genera datos que pueden emplearse con fines epidemiológicos, como mapear la incidencia y prevalencia de enfermedades, y tomar medidas efectivas para salvaguardar y promover la salud pública. Por ejemplo, estas medidas podrían incluir la imposición de cuarentenas tras la exposición a enfermedades contagiosas o la notificación a los contactos sobre la presencia de una enfermedad de transmisión sexual. Aunque los datos epidemiológicos pueden ser anónimos, para implementar acciones efectivas a menudo se necesitan identificadores personales, como nombres. Nos enfocaremos en la información de identificación personal.

Las metáforas comunes ilustran el riesgo que el monitoreo representa para la privacidad: se describe como "los ojos de la salud pública", incluso como "ojos inquisitivos o curiosos de la salud pública", o como una forma de mantener "el dedo en la llaga de la salud de una comunidad". Cada metáfora implica acceso a individuos e información sobre ellos, y todas sugieren que el monitoreo conlleva una cierta pérdida de privacidad. El monitoreo de la salud pública a menudo entra en conflicto con el derecho a la privacidad. Rara vez los individuos dan su consentimiento para la recopilación, análisis, uso, almacenamiento y transferencia de información personal con fines de salud pública. Por lo tanto, en su mayor parte, el monitoreo que se realiza en el ámbito de la salud pública, sin el consentimiento individual, y basado en identificadores, difiere notablemente de la recopilación de información en la atención clínica y en la investigación.[54]

En muchos casos, la justificación de la salud pública —fundamentada en los principios de beneficencia y justicia para prevenir el daño a terceros— es adecuada para respaldar el monitoreo sin consentimiento. No obstante, la salud pública no es un objetivo único o monolítico, por lo que se hace

---

[vi] N.T. El monitoreo de la salud pública o en la salud pública (*Public Health Surveillance*) consiste en el proceso sistemático y constante de recolección, análisis, interpretación y difusión de datos específicos, relacionados con un problema de salud determinado, para su utilización en la planificación, ejecución, toma de decisiones y evaluación de la práctica de la salud pública.

necesario establecer criterios específicos para determinar si un objetivo particular de salud pública justificará, en términos generales, la violación de los derechos de privacidad. Esto es especialmente relevante en el caso de enfermedades contagiosas, como la tuberculosis y las enfermedades de transmisión sexual.[55] La justificación del monitoreo de la salud pública depende del uso previsto de los datos —ellos, por sí solos, no tendrán un impacto en la salud pública— y cuán efectivo se espera que sea ese uso. Según la enfermedad en cuestión, las aplicaciones de esta información pueden abarcar desde la notificación a contactos cercanos, hasta medidas más drásticas, como la cuarentena o el aislamiento, así como la gestión activa de casos, como la terapia de observación directa para pacientes con tuberculosis.

El programa de la ciudad de Nueva York para abordar la diabetes descontrolada o mal controlada suscita interrogantes relevantes sobre el monitoreo, especialmente debido a que se centra en una enfermedad crónica en lugar de una enfermedad transmisible. La diabetes representa un desafío significativo para la salud pública, siendo la cuarta causa principal de mortalidad en la ciudad de Nueva York. Cerca del 9% de la población se ve afectada por esta enfermedad, lo que equivale a aproximadamente medio millón de personas con diabetes en la ciudad. Los expertos en salud pública han catalogado a la diabetes como una "epidemia", un término preciso desde el punto de vista técnico que, además, posee una connotación retórica que puede respaldar la ampliación del alcance de la autoridad y las medidas de salud pública. La diabetes mal controlada conlleva graves problemas de salud, como enfermedad renal, enfermedades cardíacas y accidentes cerebrovasculares. Aparte de las significativas cargas de salud para los pacientes, la diabetes tiene impactos socioeconómicos, incluidos costos elevados para la población en general.

En 2006, el Departamento de Salud e Higiene Mental de la Ciudad de Nueva York (Department of Health and Mental Hygiene in New York City) lanzó un programa que obliga a los laboratorios con capacidad para generar informes electrónicos a reportar al departamento los niveles de glucosa en la sangre de las personas con diabetes. El propósito es evaluar la eficacia en el control de la enfermedad. Más tarde, se añadieron intervenciones al programa, como la notificación regular a instalaciones y proveedores de tratamiento sobre los niveles de glucosa en la sangre de sus pacientes, así como el envío de cartas en caso de que haya exámenes pendientes o si los resultados indican niveles de glucosa demasiado elevados.[56]

Los expertos en salud pública de la Ciudad de Nueva York tenían la intención de desarrollar un programa paralelo para abordar la infección por VIH, pero se encontraron con obstáculos legales que protegen la privacidad y la confidencialidad. La justificación para este programa posiblemente se fortaleció a medida que se acumuló evidencia que respalda los beneficios de la terapia antirretroviral, tanto en aumentar la supervivencia y mejorar la calidad de vida de las personas infectadas como en disminuir significativamente el riesgo de transmisión del VIH al reducir la carga viral. En este contexto, la terapia también desempeña un papel crucial en la prevención. El monitoreo de datos relacionados con los recuentos celulares y las cargas virales podría ofrecer valiosa información, tanto para los profesionales médicos como para los pacientes, con potenciales repercusiones significativas en el ámbito de la salud pública.[57]

Tanto el programa de monitoreo de la diabetes como el programa propuesto de monitoreo del VIH enfrentan importantes obstáculos éticos y políticos debido a las posibles vulneraciones no consentidas del derecho a la privacidad. Sin embargo, incluso en ausencia de consentimiento explícito, es importante tener en cuenta que el derecho a la privacidad no es absoluto y debe ponderarse con otros principios éticos y normativas. Como exploramos en el Capítulo 1, donde presentamos un modelo de ponderación restringida, los factores relevantes incluyen la importancia del objetivo perseguido (como la promoción de la salud pública, o la anulación o reducción de las cargas sociales y económicas); si es probable que el programa de monitoreo logre su propósito; si la vulneración de los derechos de privacidad se considera necesaria, proporcional y representa el medio menos intrusivo para alcanzar el objetivo deseado; y si se implementan medidas de seguridad adecuadas para proteger la información personal (lo que minimizaría los efectos negativos de esta vulneración), entre otros aspectos a considerar. Sin embargo, es importante tomar ciertas precauciones con respecto al programa de diabetes. Por ejemplo, este programa no identifica a personas con diabetes no diagnosticada o prediabetes, y se limita a brindar información, ya que solo contempla informes y notificaciones, sin proporcionar recursos adicionales para servicios de prevención y tratamiento.

Los defensores de los derechos a la privacidad resaltan que las normativas destinadas a protegerla, siempre y cuando estén dentro de ciertos límites, pueden promover la colaboración necesaria para los programas de salud pública. En este sentido, existe un sólido argumento a favor de un compromiso público robusto, con la participación de todos los actores relevantes —tanto profesionales como miembros de la comunidad— en la elaboración de políticas de monitoreo. No obstante, persiste una legítima preocupación de que los programas de salud pública, como el programa de diabetes, que son objeto de un escrutinio más intenso, tanto por parte de los pacientes como de los proveedores de atención médica, puedan terminar alejando a las comunidades y a los profesionales implicados, disminuyendo así su motivación para buscar o brindar servicios de atención sanitaria.[58] Otra inquietud radica en que el programa de diabetes de la ciudad de Nueva York ejemplifica lo que se conoce como una "expansión de la misión" en salud pública, y, de manera más contundente, podría allanar el camino para registros adicionales y más amplios de datos sensibles, sin una justificación adecuada, lo que comprometería los derechos a la privacidad.

CONFIDENCIALIDAD

Cuando otorgamos acceso a nuestra información personal o a nuestros cuerpos a terceros, estamos cediendo parte de nuestra privacidad. Sin embargo, por lo general, conservamos un nivel significativo de control sobre la información generada en contextos diagnósticos, terapéuticos e incluso en investigaciones. Por ejemplo, los médicos tienen la obligación de no divulgar información sobre sus pacientes a una compañía de seguros o a un empleador potencial, sin la autorización previa de ellos. Cuando otros acceden a información protegida sin autorización, están infringiendo el derecho a la confidencialidad, el derecho a la privacidad, o ambos.

La confidencialidad puede entenderse como una vertiente o subcategoría de la privacidad informativa. Su función principal es evitar la retransmisión de información, ya sea revelada inicialmente o generada dentro de una relación confidencial. Esta relación se define por la expectativa razonable y legítima del que confía en que el destinatario no divulgará la información a terceros sin su autorización.[59] La diferencia clave entre el derecho a la privacidad y el derecho a la confidencialidad radica en que la infracción del derecho a la confidencialidad ocurre solo cuando la persona o institución que recibe la información, de carácter confidencial, no la protege adecuadamente o la divulga deliberadamente a terceros, sin el consentimiento del titular de la información. En cambio, una persona que accede sin autorización a un registro hospitalario o a una base de datos informática está infringiendo los derechos de privacidad, pero no necesariamente los derechos de confidencialidad. Únicamente la persona o institución que recibe información en una relación confidencial puede ser acusada de violar los derechos de confidencialidad.

Reglas tradicionales y prácticas en evolución

Las reglas de confidencialidad se remontan a los tiempos del juramento hipocrático, y continúan vigentes en códigos nacionales e internacionales hasta el día de hoy. Son, sin duda, los principios éticos más arraigados en la práctica médica a lo largo de diferentes períodos históricos y culturales. Sin embargo, estas sólidas normativas de secreto médico han sido objeto de cuestionamientos, especialmente en vista de preocupaciones relacionadas con la salud pública.[60] Algunos críticos describen las reglas tradicionales de confidencialidad como poco más que una ficción conveniente, reconocida públicamente por los profesionales de la salud y sus organizaciones profesionales, pero ampliamente ignorada y vulnerada en la práctica. Estamos de acuerdo en que, en la actualidad, estas reglas son en gran medida ceremoniales, a menos que exista una cultura médica subyacente que valore profundamente la protección de la información personal de salud.

En un influyente artículo, Mark Siegler argumenta que la confidencialidad en la medicina es un concepto decrépito, ya que lo que tanto médicos como pacientes han entendido tradicionalmente como confidencialidad médica ya no existe. Según Siegler, esta confidencialidad se ve "sistemáticamente comprometida durante la atención médica de rutina". Para ejemplificar su punto, el autor presenta el caso de un paciente que, preocupado por la cantidad de personas en el hospital que aparentemente tenían acceso a su historial clínico, amenazó con retirarse prematuramente a menos que el hospital garantizara la confidencialidad. Al investigar, Siegler descubrió que muchas más personas de las que sospechaba tenían autorización para acceder al expediente del paciente. Cuando informó al paciente sobre el número —aproximadamente setenta y cinco— le aseguró que "todas estas personas estaban involucradas en brindar o apoyar sus servicios de atención médica". En respuesta, el paciente expresó: "Siempre creí que la confidencialidad médica era parte del código de ética de los médicos. Tal vez deberían decirme qué entienden ustedes por 'confidencialidad'".[61]

Esta reacción es comprensible y suscita interrogantes sobre la efectividad de muchas de las supuestas medidas institucionales y profesionales para proteger cierto tipo de información del escrutinio general. Por ejemplo, cuando William Behringer dio positivo por VIH en un centro médico en Princeton, Nueva Jersey, donde ejercía como otorrinolaringólogo y cirujano plástico, recibió, en cuestión de horas, numerosas llamadas telefónicas de apoyo del personal médico. Más tarde, recibió llamadas similares de sus pacientes. Sin embargo, poco tiempo después, sus privilegios quirúrgicos en el centro médico fueron suspendidos, y su carrera profesional quedó definitivamente arruinada. A pesar de haber esperado y solicitado confidencialidad, la institución no tomó las debidas precauciones para resguardar su historia clínica del conocimiento público.[62]

Según los resultados de una encuesta, dirigida a pacientes, estudiantes de medicina y personal sanitario, sobre las expectativas y prácticas de confidencialidad, "los pacientes esperan un estándar de confidencialidad más estricto del que realmente existe". Casi todos los pacientes encuestados (96%) reconocieron la práctica común de discutir informalmente los casos para obtener segundas opiniones. Además, la mayoría de ellos (69%) esperaba que los casos se discutieran abiertamente en entornos profesionales para recibir dichas opiniones. Más de la mitad (51%) esperaba que los casos se discutieran en un contexto profesional, simplemente porque eran de interés médico, y la mitad de ellos también esperaba que se discutieran con el personal de enfermería. Sin embargo, no tenían la expectativa de que se discutieran en otros contextos, como en revistas médicas, en reuniones sociales o con los(as) cónyuges o amigos de los profesionales sanitarios. Por el contrario, el personal de salud y los estudiantes de medicina reportaron que, con frecuencia, los casos se discuten con los(as) cónyuges de los médicos (57%) y en reuniones sociales (70%).[63]

Las amenazas a la confidencialidad emergen en numerosas instituciones que tienen la capacidad de almacenar y divulgar información médica confidencial, tales como historiales clínicos, prescripciones de medicamentos, resultados de pruebas médicas y registros de reembolsos. En el ámbito de la medicina ocupacional, los registros informáticos en empresas están experimentando un crecimiento vertiginoso, y los datos contenidos en estos registros pueden ser objeto de búsqueda y acceso indebidos. Si la empresa ofrece regularmente exámenes médicos, realizados por un médico corporativo, es probable que los registros sean digitalizados y combinados con solicitudes de reembolso, presentadas por el médico personal de un empleado, bajo las condiciones establecidas por alguna póliza de seguro corporativa. Esta suerte de historiales clínicos bidireccionales genera preocupación entre muchos trabajadores, quienes temen que dicho registro detallado pueda ser utilizado en su contra si se plantea la cuestión de su continuidad en el empleo.

Es posible que se puedan modificar las prácticas actuales de atención sanitaria para acercarse más al ideal tradicional de confidencialidad, pero es probable que una brecha persista y posiblemente aumente en muchas instituciones, debido a la necesidad de un acceso eficiente a la información médica. En este sentido, la confidencialidad se ha convertido en una práctica obsoleta en muchos entornos, y mejorar la seguridad de la información a través de medidas tecnológicas puede no proteger adecuadamente todos los intereses que tradicionalmente están resguardados por las normativas de confidencialidad. A la luz de las escasamente informadas, pero, a la vez, amplias expectativas de algunos pacientes, es crucial que los profesionales de la salud se comuniquen de manera clara y precisa con ellos, acerca de qué se puede considerar una expectativa razonable de confidencialidad y privacidad en los diversos contextos de la atención sanitaria.[64]

La naturaleza de la confidencialidad médica

La confidencialidad está presente cuando alguien comparte información con otra persona, ya sea verbalmente o mediante otros medios, y esta última se compromete, de manera implícita o explícita, a no revelar esa información a terceros sin el consentimiento del que confía. La información confidencial se comparte en un contexto de privacidad y confianza. Si un paciente o sujeto de investigación autoriza la divulgación de la información a otros, no se produce una violación de la confidencialidad, aunque sí se experimenta una pérdida de la misma y, también, de la privacidad. En un entorno donde múltiples profesionales participan activamente en el cuidado de un paciente, compartir su información podría estar justificado no solo por la beneficencia médica, sino también por el consentimiento implícito que el paciente otorga al recibir atención en esa institución.[65]

Tanto en la política pública como en la práctica profesional existen excepciones o límites reconocidos y justificables respecto al tipo de información que puede considerarse confidencial. Por ejemplo, las leyes pueden establecer restricciones a la confidencialidad, como cuando se exige a los profesionales informar sobre heridas de bala y enfermedades de transmisión sexual a las autoridades de salud pública y otros organismos pertinentes. En ciertos casos, la divulgación no consentida de información aparentemente confidencial a terceros puede no ser considerada una violación de la confidencialidad, dependiendo del contexto en el que se haya recopilado inicialmente dicha información. Por ejemplo, la médica de IBM, Martha Nugent, informó a su empleador que creía que un empleado, Robert Bratt, estaba experimentando problemas de paranoia que afectaban su desempeño laboral.[66] Bratt estaba al tanto de que Nugent había sido contratada por IBM para examinarlo, pero contaba con que se respetara la confidencialidad médica convencional. La empresa argumentó que los detalles revelados por Nugent eran necesarios para evaluar la solicitud de traslado de Bratt y, según la ley, constituían una comunicación laboral legítima. En nuestra opinión, es razonable concluir que esta información no es confidencial según los estándares habituales de confidencialidad médica aplicables en este tipo de casos, y que Nugent no estaba sujeta a las mismas obligaciones de confidencialidad que tendría un médico privado. No obstante, desde un punto de vista ético —en contraste con uno legal— Nugent debería haber informado a Bratt que los estándares convencionales de confidencialidad médica no aplicaban a su relación, debido a sus compromisos contractuales con IBM.

Los contratos que implican revelaciones limitadas son válidos, siempre y cuando los empleados estén —o debieran estar— plenamente informados de las cláusulas contenidas en el documento. Este mismo estándar se extiende a los médicos militares, quienes enfrentan una doble obligación hacia el soldado como paciente y hacia el ejército. No obstante, tanto las empresas como las fuerzas armadas, así como los médicos en cada contexto, tienen la responsabilidad ética de asegurar que los empleados y soldados comprendan, desde el principio, las condiciones bajo las cuales se aplican y no se aplican las normativas de confidencialidad y otras medidas de protección de la privacidad. Esta responsabilidad moral también se extiende a las personas encarceladas que se enfrentan a normativas institucionales complejas y posibles vulneraciones de la confidencialidad en entornos penitenciarios.[67] En términos más generales, los pacientes y sujetos de investigación, en cualquier contexto, deben ser debidamente informados acerca de las políticas de confidencialidad en vigor, así como de las excepciones a dichas reglas. Esta norma es particularmente importante, dado el extendido, aunque a menudo, incorrecto entendimiento público sobre las relaciones confidenciales con profesionales de la salud.

Justificación de las obligaciones de confidencialidad

Muchos de los avances en medicina e investigación podrían alcanzarse sin necesidad de reglas estrictas de confidencialidad. Entonces, ¿qué fundamentos avalan la justificación de un sistema que a menudo resulta costoso e ineficiente para proteger la confidencialidad? Se pueden identificar dos tipos de argumentos que respaldan estas normativas: (1) aquellos basados en las consecuencias y (2) aquellos basados en la autonomía y los derechos a la privacidad. Estos argumentos no solo fundamentan la necesidad de reglas de confidencialidad, sino que también nos ayudan a discernir excepciones legítimas a las mismas.

Argumentos basados en las consecuencias. Si los pacientes no confiaran en que los médicos mantendrán la confidencialidad de su información, estarían menos dispuestos a proporcionar detalles completos y precisos sobre su salud, así como a autorizar exámenes exhaustivos o amplias baterías de pruebas diganósticas. La falta de esta confianza minaría la capacidad de los médicos para realizar diagnósticos y pronósticos precisos, así como para recomendar la mejor opción de tratamiento.

En el caso *Tarasoff*, previamente discutido en los Capítulos 1 y 6, un paciente reveló a su terapeuta su intención de matar a una joven que lo había rechazado. Aunque el terapeuta informó a la policía universitaria, no advirtió a la potencial víctima. Desafortunadamente, el paciente llevó a cabo su amenaza y la joven fue asesinada. La familia de la víctima presentó una demanda, argumentando que el terapeuta tenía la obligación de advertir a la mujer sobre el peligro. Este caso llevó a la Corte Suprema de California a examinar los fundamentos y límites de la confidencialidad en el ámbito terapéutico.[68] Tanto la opinión mayoritaria, que sostenía que los terapeutas tienen la responsabilidad de advertir a terceros sobre la potencial violencia de sus pacientes, como la opinión disidente, que negaba esta obligación, se fundamentaron en argumentos consecuencialistas. El debate se centró en las diferentes predicciones y evaluaciones de las posibles consecuencias de una norma que *exige* que los terapeutas quebranten la confidencialidad al alertar a posibles víctimas de amenazas de violencia por parte de un cliente, en contraposición a una regla que *permite* a los terapeutas violar la confidencialidad cuando un miembro del espacio público está en peligro.

La opinión mayoritaria destacó la importancia de salvar a las posibles víctimas, como la joven asesinada en este caso, y argumentó que la *obligación* de un profesional de compartir información con terceros podría justificarse por la necesidad de proteger a dichas personas en riesgo. Por su parte, la opinión minoritaria sostuvo que, si en estos casos se volviera común anular las obligaciones de confidencialidad, la relación fiduciaria entre el paciente y el médico se vería amenazada y eventualmente colapsaría. La falta de confidencialidad podría minar la confianza de los pacientes en sus psicoterapeutas, llevándolos a retener información crucial para una terapia efectiva. Este escenario podría resultar en un aumento de los ataques violentos, ya que aquellos individuos peligrosos podrían optar por no buscar ayuda psicoterapéutica o psiquiátrica, o podrían abstenerse de revelar información relevante, como, por ejemplo, el estar siendo acosados por iracundas fantasías. Estas afirmaciones respecto a las normativas de confidencialidad se fundamentan principalmente en argumentos empíricos que evalúan qué norma protegería de manera más efectiva tanto los intereses de terceros como los de los propios pacientes.

En los casos de otras excepciones legalmente aceptadas y exigidas a la confidencialidad —como las obligaciones de reportar enfermedades contagiosas, abuso infantil y heridas de bala— no existe evidencia sólida que indique que tales requisitos hayan disminuido la disposición de los posibles pacientes a buscar tratamiento y colaborar con los médicos, o que hayan tenido un impacto significativo en la relación médico-paciente.[69] Sin embargo, un estudio reportó que las leyes estatales que imponen un deber legal exigible de advertir a las posibles víctimas de amenazas de violencia por parte de un paciente, aumentan la tasa de homicidios en un 5%.[70]

Dentro de un enfoque basado en las consecuencias, las reglas de confidencialidad *no absolutas* resultan atractivas y aceptables, siempre y cuando se reconozca que, al violar la confidencialidad, los médicos y otros profesionales de la salud están transgrediendo los derechos de sus pacientes. Esta infracción casi siempre acarreará efectos negativos para quienes confían en ellos. Un médico que quebranta la confidencialidad no puede pasar por alto el potencial de erosionar el sistema de confidencialidad médica, así como la confianza y la fidelidad asociadas a ella. En resumen, una justificación consecuencialista aceptable para infringir la confidencialidad debe considerar todas las posibles consecuencias, y los responsables de formular políticas deben ponderar los beneficios y riesgos probables de distintas reglas de confidencialidad, con base en la evidencia más sólida disponible.

Argumentos basados en la autonomía y en los derechos de privacidad. Un segundo conjunto de argumentos que respalda las normas y derechos de confidencialidad surge tanto del principio de respeto por la autonomía como de las reglas de privacidad. Esta afirmación sostiene que los derechos de elección autónoma y de privacidad, respaldan en conjunto los derechos de confidencialidad. Al igual que el primer argumento, este segundo razonamiento no aboga por reglas o derechos absolutos de confidencialidad. Cuando las normas y derechos de confidencialidad se interpretan de manera absoluta, pueden ocasionar daños escandalosos y evitables[71] (como hemos señalado anteriormente en varios capítulos, no hay principios, reglas o derechos absolutos).

Vulneraciones justificadas de las reglas de confidencialidad

Las vulneraciones de reglas y derechos *prima facie* de confidencialidad pueden ser justificadas en circunstancias donde terceros enfrentan graves perjuicios. Nos enfocaremos en estas situaciones, aunque es importante señalar que las infracciones paternalistas a la confidencialidad, para prevenir o mitigar daños al paciente, también pueden ser éticamente justificables (al respecto, consultar nuestro análisis del paternalismo en el Capítulo 6).

Los debates sobre cuándo, si es que alguna vez, las violaciones de la confidencialidad médico-paciente pueden estar justificadas para proteger el interés público, se intensificaron en bioética y en otros ámbitos después del 25 de marzo de 2015, cuando un copiloto de Germanwings, Andreas Lubitz, estrelló un Airbus 320 en los Alpes franceses, matando a la totalidad de los 150 pasajeros y tripulantes. Una investigación determinó que el accidente fue causado deliberadamente —de hecho, fue premeditado— por el copiloto, quien sufría de graves y prolongados problemas de salud mental, incluyendo depresión severa e ideación suicida. Además de recibir tratamiento ambulatorio, el copiloto había sido brevemente hospitalizado debido a sus problemas de salud mental, y sus médicos determinaron que no estaba en condiciones mentales adecuadas para volar.[72] No obstante, estos profesionales se encontraban sujetos al artículo 9 del código profesional de la Asociación Médica Alemana, el cual regula la confidencialidad médico-paciente. Este artículo establece que "los médicos están obligados a mantener la confidencialidad con respecto a todo lo confiado a ellos, o que llega a su conocimiento, en su calidad de profesionales de la salud, incluso después de la muerte del paciente".[73] Este código reconoce excepciones válidas a esta regla solo cuando los pacientes liberan a los médicos de la obligación de mantener la confidencialidad o "en la medida en que la divulgación sea necesaria para salvaguardar un interés legalmente protegido de mayor rango". En el caso del Airbus 320, los médicos no divulgaron la información a terceros que estuvieran en posición de impedir que su paciente pilotara una aeronave comercial.

Evaluar y reducir los riesgos para terceros. Al sopesar qué riesgos para terceros podrían justificar la transgresión de las reglas o derechos de confidencialidad, es crucial considerar y ponderar tanto la probabilidad de que ocurra un daño como la gravedad de dicho daño, en conjunto con la importancia moral de las normativas de confidencialidad y los posibles perjuicios que podrían surgir al infringirlas. El esquema de evaluación de riesgos, expuesto en el Capítulo 6, establece las categorías fundamentales:

		Magnitud del daño	
		Mayor	*Menor*
	Alta	1	2
Probabilidad de daño			
	Baja	3	4

A medida que un profesional de la salud evalúa reflexivamente que una situación particular se inclina hacia una alta probabilidad de causar un daño significativo (categoría 1) a un tercero, aumenta la carga de la obligación de vulnerar la confidencialidad. En contraposición, cuando la situación se acerca a la categoría 4, es poco probable que justifique una violación de la confidencialidad. Las especificidades del caso determinarán si el profesional está justificado en infringir la confidencialidad en las categorías 2 y 3. Considerando estas particularidades, se incluye la previsibilidad del daño, la capacidad de intervención del profesional de la salud para prevenirlo, las repercusiones para él, y el posible impacto en las leyes y políticas de confidencialidad al revelarlo. Sin embargo, la aplicación práctica de estas condiciones abstractas es desafiante, y las estimaciones de la probabilidad y magnitud del daño a menudo carecen de precisión.

Debido a estas complicaciones, se han hecho esfuerzos para restringir el alcance de las obligaciones que exigen la vulneración de la confidencialidad. Frecuentemente, este enfoque se reemplaza por una postura permisiva que *autoriza* al médico a violar la confidencialidad bajo ciertas circunstancias, pero no lo *obliga* a hacerlo. Sin embargo, incluso un enfoque permisivo todavía enfrenta ciertos desafíos en cuanto a la previsibilidad y la predicción de los daños. La implementación de estatutos que obligan a médicos, psicoterapeutas y otros profesionales a salvaguardar a terceros de posibles actos violentos de un paciente o cliente ha restringido frecuentemente un deber protector, similar al establecido en el caso Tarasoff, que incluye la obligación de alertar a terceros identificados o razonablemente identificables por el paciente. Sin embargo, la Corte Suprema del estado de Washington ha ampliado el deber protector más allá de amenazas específicas, abarcando incluso amenazas más vagas, mal definidas e indefinidas.[74]

Notificación a parejas de personas VIH positivas. Ahora examinaremos cómo especificar y ponderar la protección de la confidencialidad con la protección de terceros al deliberar sobre la revelación del VIH o información genética de un paciente a aquellos que podrían emplearla para prevenir o atenuar daños.

En la mayoría de las jurisdicciones de los Estados Unidos, los médicos e instituciones médicas están obligados a notificar los casos de infección por VIH a los departamentos de salud pública. Desde los primeros días de la epidemia de VIH/SIDA, en la década de 1980, se generó un intenso debate acerca de si los profesionales de la salud deberían informar a las personas en riesgo cuando un paciente ha dado positivo en la prueba de VIH y, por ende, posee el potencial de transmitir la enfermedad. En un caso emblemático, un hombre bisexual consultó a su médico después de experimentar varias semanas de tos seca persistente y sudores nocturnos. Tras realizarle una prueba para detectar anticuerpos contra el VIH, el médico comunicó al paciente el resultado positivo de la prueba, así como el riesgo de contagio para su esposa y la posibilidad de que sus hijos perdieran a ambos padres. El paciente se negó a informar a su esposa e insistió en que el médico mantuviera una estricta confidencialidad, a lo que este accedió con reticencia. Solo en sus últimas semanas de vida, el paciente permitió que el médico informara a su esposa sobre la naturaleza de su enfermedad. Posteriormente, una prueba reveló que ella también era portadora del VIH. Un año más tarde, cuando la esposa presentó síntomas, expresó su enfado con el médico, ya que consideraba que este había contravenido las responsabilidades morales que tenía hacia ella y sus hijos.[75] En este caso, se presentaba una alta probabilidad de ocurrencia de un daño significativo para un individuo específico, particularmente en circunstancias de tener relaciones sexuales sin protección. Este escenario representa un ejemplo paradigmático de las condiciones que justificarían una transgresión de la confidencialidad.

Existen numerosas razones fundamentadas que respaldan la notificación a cónyuges y parejas sexuales —en algunos casos— cuando una persona ha dado positivo en la prueba del VIH. Por ejemplo, si estas personas están en riesgo de sufrir daños graves y la revelación de esa información es necesaria para prevenir y probablemente evitar perjuicios a sus esposas, esposos o parejas, entonces esta acción está justificada, aunque implique vulnerar la confidencialidad. Variantes de estas condiciones se encuentran en diversas declaraciones de ética profesional de asociaciones médicas. Sin embargo, las ambigüedades y lagunas en sus enunciados señalan algunas dificultades para definir con precisión la naturaleza, el alcance y la fuerza de las obligaciones morales de un médico para proteger a terceros. Con frecuencia, las pautas no requieren que el médico determine si el paciente efectivamente ha cumplido una promesa de abandonar conductas riesgosas o de advertir a aquellos en peligro, y no está claro hasta qué punto el médico u otros proveedores de atención sanitaria deben supervisar dicho cumplimiento, especialmente sin el consentimiento del paciente.

Un estudio ha concluido que delegar a los pacientes la tarea de notificar a la pareja, a veces denominada "notificación pasiva" o "derivación pasiva", resulta ineficaz.[76] Sin embargo, otras investigaciones han reportado que este método puede ser beneficioso, ya que favorece que las parejas se sometan a la prueba y permite identificar si son VIH positivas, aunque su eficacia para vincularlas a un tratamiento es menor.[77] El enfoque generalmente preferido y recomendado, según varias investigaciones, es la "notificación asistida de la pareja", en la cual el proveedor de atención sanitaria acompaña al paciente o cliente en la revelación a su(s) pareja(s), ya sea de manera directa o mediante una notificación anónima. Alternativamente, con el consentimiento del paciente, el proveedor puede contactar directamente a la(s) pareja(s). En una variante de la "notificación asistida de la pareja" conocida como "derivación contractual", la persona VIH positiva establece un acuerdo con un proveedor de atención médica para informar directa o anónimamente a sus parejas sexuales o a aquellos con quienes comparten el uso de drogas sobre su posible exposición al VIH. Si estas parejas no contactan al proveedor de atención médica dentro de un período específico acordado, este tiene el derecho y la responsabilidad de tomar la iniciativa en el contacto.[78]

Las normativas y directrices sobre la notificación a la pareja, ya sea llevada a cabo por funcionarios de la salud pública u otros profesionales sanitarios, han experimentado cambios respecto a versiones anteriores. Esto se debe, en parte, a tres razones principales: en primer lugar, el VIH/SIDA ahora se considera una enfermedad crónica en lugar de una sentencia de muerte; segundo, la disponibilidad de terapias antirretrovirales potentes y efectivas ha reducido significativamente la mortalidad, morbilidad y riesgo para otros pacientes, además que existen otros tratamientos para problemas asociados; y finalmente, el estigma relacionado con la infección por VIH y el SIDA ha disminuido. La notificación a la pareja del VIH frecuentemente se integra o funciona de manera similar a la revelación de otras infecciones de transmisión sexual. Dado que hasta un 40% de las personas con infección por VIH en todo el mundo no han sido diagnosticadas, el objetivo de la notificación a la pareja del VIH es informar a las personas en riesgo, alentarlas a someterse a pruebas, iniciar tratamiento médico para aquellos que resulten positivos en la prueba del virus, y proporcionar educación, tanto a quienes den positivo como a quienes den negativo, sobre prácticas para reducir el riesgo de infección por VIH. La terapia antirretroviral efectiva representa una medida preventiva crucial en la lucha contra la propagación del VIH. Identificar a quienes tienen una infección por VIH no diagnosticada, no solo permite su acceso al tratamiento y cuidado necesarios, sino que también contribuye a reducir significativamente el riesgo de transmisión a otras personas.

El Consejo de Asuntos Éticos y Judiciales de la AMA (AMA's Council on Ethical and Judicial Affairs) ha propuesto una estrategia para abordar a pacientes con VIH que ponen en riesgo a sus parejas. Los médicos deben "esforzarse por persuadir a los pacientes diagnosticados como VIH positivos para que dejen de poner en peligro a otros" y deben "estar informados y cumplir con las directrices estatales y locales sobre informes de salud pública y divulgación del estado de VIH cuando un paciente VIH positivo identificado represente un riesgo significativo de infectar a un tercero identificable. El médico puede, si lo permite la ley estatal, notificar al tercero en peligro sin revelar la identidad de la persona fuente".[79] Esta estrategia limita la obligación hacia un tercero identificable y permite, aunque no lo exige, la notificación a dicho tercero, sin vulnerar técnicamente la confidencialidad al no revelar "la identidad de la persona fuente". Sin embargo, lamentablemente en muchos casos, informar a un individuo en riesgo es suficiente para que identifique a la "persona fuente".

Por el contrario, las pautas de la Organización Mundial de la Salud (OMS) subrayan que "los servicios de notificación a la pareja deben ser siempre voluntarios".[80] Uno de los motivos para resaltar la importancia de la voluntariedad es la necesidad de la cooperación del paciente cero[vii] para identificar a las parejas que deben ser notificadas. Las principales barreras para la efectividad de estos servicios incluyen la negativa del paciente cero a proporcionar información o compartir los nombres de sus parejas, así como cuando se trata de parejas anónimas.[81]

Como hemos observado, algunas recomendaciones y directrices enfatizan la *admisibilidad* ética de que el médico revele información, mientras

---

[vii] N.T. *Index patient* ("caso índice" o, también, "paciente cero") es la primera persona de la que se sabe que padece una determinada enfermedad u otra afección médica en una población. Especialmente, en el contexto de una epidemia, refiere al primer paciente del que se sabe que ha contraído la infección.

que otras se centran en su *obligatoriedad*. No es necesario optar por uno u otro enfoque, ya que pueden ser compatibles entre sí. De acuerdo con la categoría 1 de nuestro esquema previo, hay circunstancias en las que actuar de esa manera es obligatorio, mientras que, en otras situaciones, puede estar permitido o no. Estos son casos probables que caen dentro de las categorías 2 y 3, y que también se superponen con la categoría 1. Las evaluaciones de la probabilidad y magnitud del daño, a menudo no indican explícitamente si la notificación a la pareja sin consentimiento es obligatoria, incluso cuando está permitida. La justificación para la revelación es la misma en ambos tipos de casos, a saber, la reducción de un riesgo de lesiones graves o muerte. Sin embargo, los niveles de riesgo y la posibilidad de una acción efectiva por parte del médico variarán de un caso a otro (estas condiciones justificativas se abordan en nuestros requisitos de ponderación restringida, introducidos en el Capítulo 1).

En resumen, la revelación a un tercero en riesgo es una acción moralmente delicada que pone a prueba una obligación profesional de confidencialidad que es fundamental y de larga data,[82] aunque históricamente esta obligación no siempre ha sido considerada como absoluta dentro de la profesión médica.[83] En el ámbito de la política pública, los expertos deben considerar tanto la necesidad urgente de proteger a terceros en riesgo como el impacto de políticas de confidencialidad flexibles o estrictas. Esto incluye la evaluación de cuáles normativas de confidencialidad resultarán en salvar más vidas a largo plazo, ya que una protección efectiva depende del suministro de información sobre contactos por parte de las personas involucradas.

***Revelación**[viii] **de información genética a terceros.** Otro dilema ético relacionado con la notificación a terceros en riesgo surge cuando profesionales como médicos o consejeros genéticos poseen información genética sobre un individuo, que podría revelar aspectos importantes sobre otros miembros de la familia. Aquellas personas que descubren que portan una condición genética grave podrían sentirse moralmente obligadas a compartir esa información con familiares en riesgo. Estos, a su vez, podrían entonces tomar medidas para reducir los riesgos para ellos mismos o para sus descendientes, o bien buscar tratamiento. Es crucial que los proveedores de atención sanitaria destaquen esta responsabilidad ante sus pacientes o clientes. Los consejeros genéticos, en particular, podrían enfrentarse al desafío de superar su inclinación natural hacia la asesoría no directiva con la necesidad de persuadir a los asesorados para que compartan información relevante. Sin embargo, en ciertos casos, podría ser más apropiado que los propios consejeros realicen

---

[viii] N.T. En esta subsección, traduciré *disclosure* como "revelación" o "divulgación" según el contexto lo amerite. Al respecto, ver la N.T. xv del Capítulo 1 y la N.T. xii del Capítulo 4.

la divulgación, garantizando así la transmisión adecuada de información sobre riesgos y opciones preventivas o terapéuticas.

Sin embargo, la consejería directiva difiere de la revelación de la información a familiares en contra de la voluntad explícita del asesorado. Estamos de acuerdo con la recomendación del Comité del Instituto de Medicina de los Estados Unidos para la Evaluación de Riesgos Genéticos (US Institute of Medicine Committee on Assesing Genetic Risks), que establece que "la confidencialidad solo debe ser vulnerada y los familiares deben ser informados sobre riesgos genéticos en situaciones específicas. Estas se presentan cuando: (1) los intentos de obtener una revelación voluntaria han fracasado, (2) existe una alta probabilidad de daño irreversible o fatal para el familiar, (3) la divulgación de información [probablemente] evitará el daño, (4) la revelación se limita a la información necesaria para el diagnóstico o tratamiento del familiar, y (5) no hay otra manera razonable de evitar el daño".[84]

Esta recomendación se alinea estrechamente con nuestro enfoque general de la ponderación restringida. Los profesionales de la salud tienen una obligación *prima facie* de respetar la confidencialidad de la información genética de un individuo. Sin embargo, en ciertas circunstancias, tienen el derecho y, a veces, la obligación de divulgar esa información para proteger a otros del daño, incluso si el individuo en cuestión se opone. Como norma general, en ausencia de un consentimiento apropiado, se sigue la regla de no informar a los miembros de la familia que están en riesgo.

Algunos críticos de este enfoque sugieren que deberíamos considerar más seriamente la naturaleza familiar de la información genética.[85] Establecen una analogía con una cuenta bancaria, proponiendo un modelo de información genética similar a una cuenta conjunta, mientras que nosotros lo concebimos como una cuenta personal. El modelo de cuenta personal sintoniza con el respeto por la autonomía, la confidencialidad, el mantenimiento de la confianza en las relaciones de atención médica, y las buenas prácticas en la mayoría de los entornos.[86] En el modelo de cuenta conjunta o relacional, el valor predeterminado es la disponibilidad de la información genética para todos los titulares de la cuenta. Este valor predeterminado se sigue a menos que existan razones sólidas para no hacerlo, como la probabilidad de un daño grave para el individuo del cual se generó la información genética. En este enfoque, la divulgación de información genética a familiares no necesariamente constituiría una vulneración de la confidencialidad en un sentido estricto, incluso si la persona fuente se opusiera, ya que la información genética también concierne a los familiares. En ciertos casos, sería posible y preferible alertar a un familiar en riesgo, por ejemplo, sobre la necesidad de someterse a pruebas para la enfermedad de Huntington debido a antecedentes familiares, sin hacer referencia específica al caso índice.[87]

Una justificación para el modelo de cuenta conjunta puede basarse en consideraciones de justicia y beneficencia, fundamentadas en la reciprocidad. La premisa subyacente es que un miembro de la familia no debería poder favorecerse de información de valor conjunto mientras excluye a otros miembros de esa información y sus beneficios. Investigaciones relevantes sugieren que muchos pacientes perciben la información genética —v.g. una mutación genética— como algo de naturaleza familiar, mientras que consideran otros aspectos de las condiciones genéticas —su impacto en la salud cotidiana, por ejemplo— como más personales.[88] Los pacientes generalmente están dispuestos a compartir o permitir la revelación de información genética de manera restringida, especialmente con familiares cercanos.

No obstante, en caso de adoptar un modelo de cuenta conjunta con una predisposición hacia la divulgación, es moralmente imperativo informar a los usuarios de servicios genéticos, al momento de su ingreso, sobre la naturaleza y alcance de la confidencialidad, permitiéndoles así tomar decisiones informadas. El principio de respeto por la autonomía continúa siendo fundamental para cualquier aplicación éticamente justificada del modelo de cuenta conjunta. En lugar de alterar el valor predeterminado, relacionado con el intercambio de información con los miembros de la familia, sería más prudente profundizar en la educación de las personas sobre sus responsabilidades con aquellos familiares que podrían obtener beneficios o prevenir daños al acceder a información genética relevante, y luego ayudar a facilitar la comunicación de dicha información.[89]

Para ir más allá de este ejemplo de información genética, sostenemos que informar y educar a los pacientes potenciales y actuales sobre los límites de la confidencialidad de los datos obtenidos en el ámbito de la atención sanitaria, y sobre las circunstancias en las que esa información podría o será revelada a terceros, representa un servicio crucial, incluso si algunos pacientes ocasionalmente se oponen. Dado que sabemos que muchos pacientes tienen expectativas sólidas en cuanto a la confidencialidad, estos deberían recibir información por parte de profesionales de la salud mental y otros sobre lo que se conoce como confidencialidad condicional.[90]

FIDELIDAD[ix]

Según Paul Ramsey, la pregunta ética fundamental en la atención sanitaria e investigación es: "¿Cuál es el significado de la fidelidad de un ser humano hacia otro?"[91] Hoy en día, pocos estarían de acuerdo en que la fidelidad es la norma moral fundamental en dichos ámbitos, pero sigue siendo una norma moral central, aunque, a menudo, subestimada.

[ix] N.T. Ver la N.T. iii del Capítulo 1.

531

Naturaleza y lugar de la fidelidad

Las obligaciones de fidelidad surgen siempre que un médico u otro profesional de la salud establece una relación fiduciaria significativa con un paciente. Para nuestros propósitos, la *obligación fiduciaria* implica que el profesional está moralmente obligado a actuar fielmente en beneficio de otro. Establecer una relación fiduciaria supone prometer, explícita o implícitamente, llevar a cabo o abstenerse de ejecutar una determinada actividad. El abandono de un paciente ejemplifica una violación de la fidelidad que se equipara con la deslealtad. Las obligaciones y virtudes relacionadas con la fidelidad son relevantes en la intersección de la ética de la investigación y la ética clínica, donde pueden surgir conflictos que involucran lealtades divididas. Comenzaremos analizando esta problemática.

Conflictos de fidelidad y lealtades divididas. La fidelidad profesional, también conocida como lealtad profesional, tradicionalmente se ha entendido como la priorización de los intereses del paciente en dos aspectos fundamentales: (1) el profesional sacrifica sus propios intereses en cualquier conflicto en aras de los del paciente, y (2) el profesional favorece los intereses del paciente por encima de los de terceros. Sin embargo, en la práctica, la fidelidad rara vez se ha manifestado de manera tan prístina (si es que alguna vez ha ocurrido tal cosa). Por ejemplo, el cuidado de los pacientes durante una epidemia ha sido comúnmente considerado loable y virtuoso, en lugar de entender aquello como una acción simplemente obligatoria de fidelidad. Del mismo modo, nunca se ha pretendido que los médicos atiendan a una gran cantidad de pacientes sin recibir compensación por ello. Los profesionales de la salud no solo aplican sus habilidades clínicas para atender las necesidades individuales de los pacientes, sino que también las utilizan con regularidad para cumplir propósitos sociales de mayor alcance, incluyendo la protección de la salud pública. Por ejemplo, en situaciones donde son necesarias altas tasas de inmunización para la prevención de enfermedades, pueden recomendar la vacunación, incluso cuando los riesgos superen los beneficios para ciertos pacientes. Además, estas habilidades clínicas a veces se emplean en contextos no relacionados con la salud, como en la justicia penal y la guerra, así como en prácticas religiosas y culturales, como la circuncisión masculina infantil. Por último, los médicos a menudo representan el papel de guardianes de la sociedad, y en este rol las lealtades divididas son problemáticas aunque sean inevitables. Ejemplos de estas situaciones incluyen la realización de exámenes psiquiátricos en el contexto de un juicio penal, la evaluación de la salud de un trabajador, requerida por su empleador (como se discutió antes en el caso Bratt), y el análisis médico de la solicitud de seguro de invalidez de una persona.[92]

Las lealtades divididas son comunes cuando el compromiso con pacientes, sujetos de investigación o clientes se enfrenta a la lealtad hacia colegas, instituciones, agencias de financiamiento, corporaciones o el estado. Estos conflictos, asociados a un doble papel, se manifiestan con mayor intensidad en campos como la medicina forense y la medicina militar. En estas situaciones, los diferentes roles, y las lealtades y deberes asociados a ellos, pueden ser incompatibles e irreconciliables, lo que obliga a tomar decisiones morales complejas.[93]

Intereses de terceros. En ocasiones, los médicos, enfermeras y autoridades hospitalarias se encuentran en situaciones donde ciertos aspectos de sus responsabilidades laborales entran en conflicto con sus obligaciones hacia los pacientes. En algunos casos, se establece un contrato terapéutico con un tercero que no es el paciente directo. Por ejemplo, cuando los padres llevan a su hijo a un médico para recibir tratamiento, la responsabilidad principal del médico es atender los intereses del niño, incluso si son los padres quienes han establecido el contrato, y el médico tiene obligaciones de fidelidad hacia ellos. Estas obligaciones pueden ser válidamente anuladas en ciertos casos, como cuando los médicos acuden a los tribunales para oponerse a decisiones de los padres que representan una seria amenaza para sus hijos. Por ejemplo, los tribunales han permitido a los Testigos de Jehová adultos rechazar transfusiones de sangre para sí mismos, al considerarlos adultos competentes, pero prohíben que los padres rechacen transfusiones de sangre, médicamente necesarias, para sus hijos. En ocasiones, los padres pueden ser legalmente acusados de negligencia cuando no buscan o no permiten un tratamiento, médicamente recomendado, y que es potencialmente beneficioso para sus hijos.[94]

Intereses institucionales. En ciertos conflictos, no está claro qué responsabilidades tiene exactamente el profesional de la salud hacia el "paciente". Las entidades involucradas pueden no ser instituciones de atención sanitaria *per se*, pero al ejercer sus funciones, pueden requerir información médica sobre individuos e, incluso, brindarles cierto grado de atención. Por ejemplo, un médico puede ser contratado para realizar exámenes médicos a quienes postulan a un trabajo, o para determinar si los solicitantes de seguros están exentos de riesgos significativos. En ciertas situaciones, el profesional de la salud puede determinar correctamente que la persona examinada no es su paciente en el sentido tradicional, pero, aun así, tiene responsabilidades morales de diligencia debida.[x] Esto incluye la obligación de divulgar cualquier riesgo grave identificado durante el examen médico.

---

[x] N.T. Ver la N.T. v del Capítulo 5.

En ciertas jurisdicciones, los profesionales de la salud pueden no tener la obligación legal de revelar el descubrimiento de un riesgo o enfermedad a la persona examinada. Sin embargo, retener u omitir esa información puede plantear dudas moralmente significativas. Como mínimo, los profesionales sanitarios tienen la responsabilidad moral de oponerse, evitar y revocar contratos que requieran que oculten información vital de salud a los pacientes. Frecuentemente, los médicos adquieren obligaciones de "diligencia debida" hacia individuos que se convierten en sus pacientes, a través de un contrato establecido por un tercero mediante un acuerdo institucional. Esto se observa, por ejemplo, en sectores como la industria, el sistema penitenciario, las fuerzas armadas y los equipos deportivos profesionales.

Cuando el cuidado de un individuo se ve enfrentado a los objetivos y políticas institucionales con las cuales un profesional de la salud también está comprometido, las necesidades individuales no siempre tienen prioridad. Por ejemplo, un médico militar se encuentra obligado a priorizar los intereses militares por encima de los intereses del paciente, así como los propios. Esto implica aceptar un conjunto diferente de responsabilidades en comparación con un médico no militar. Un dilema moral puede surgir para el médico militar al decidir si certificar como apto para regresar al frente de batalla a un soldado que ha sufrido un traumatismo craneoencefálico cerrado debido a un artefacto explosivo improvisado. A pesar de que el soldado está médicamente estable y funcional, aún experimenta fatiga, dificultades para dormir y dolores de cabeza diarios, lo que aumenta su riesgo de sufrir discapacidades más graves y el síndrome de estrés postraumático, en caso de enfrentarse nuevamente a un incidente similar. Por otro lado, los oficiales al mando han expresado una necesidad crítica de contar con la experiencia y conocimientos específicos del soldado.[95] Además de estos dilemas, existen acciones que violan de manera tan grave los cánones de la medicina que justifican desobediencia (a las órdenes) y resistencia (a los superiores) en vez de lealtad y acatamiento. Un ejemplo claro es cuando un comandante ordena a un médico que participe en la tortura de un prisionero de guerra.[96]

La prestación de atención médica en entornos carcelarios también plantea desafíos morales, en parte debido al mandato institucional de castigar al delincuente, lo que limita las obligaciones de fidelidad hacia este como paciente. Los valores médicos a veces se ven subordinados a las funciones de la institución correccional, aunque se espera que el médico sea leal tanto a la institución como al bienestar del paciente. La institución correccional puede exigir que los médicos y otros profesionales de la salud participen en la administración de la justicia y el castigo. Algunos ejemplos incluyen la extracción quirúrgica de una bala para obtener evidencia, incluso cuando la bala no representa un peligro para el recluso y podría dejarse en su lugar de forma segura. Además, se presentan otros escenarios, como los exámenes forzados de cavidades corporales en busca de evidencia de drogas de contrabando y la participación en castigos corporales o capitales, como la administración de una inyección letal.[97] También surgen interrogantes morales en relación con las evaluaciones médicas de las condiciones físicas de los prisioneros, para determinar si pueden soportar un castigo, así como en el monitoreo médico de los prisioneros durante el mismo. Aunque estas evaluaciones y supervisión médicas pueden reducir la probabilidad de lesiones extremas o no intencionales, la participación en la administración real del castigo, ya sea corporal o capital, representa un compromiso de fidelidad.[98]

Enfermería. La enfermería puede ser el campo de la atención sanitaria donde los conflictos son más comunes y diversos. A partir del último cuarto del siglo XX, los códigos de ética de la enfermería comenzaron a delinear la responsabilidad moral de las enfermeras[xi] de manera distinta a los códigos anteriores, que tendían a desalentarlas de ejercer su propio juicio moral. En 1950, el primer código de ética de la Asociación Americana de Enfermeras enfatizaba la obligación de esta profesional de seguir las órdenes del médico, mientras que la revisión de 1976 resaltaba las responsabilidades de la enfermera hacia el paciente. La versión actual del código de ética enfatiza que el "compromiso primordial de la (del) enfermera(o) es con el paciente, ya sea un individuo, familia, grupo, comunidad o población", y que esta(e) profesional "promueve, defiende y protege los derechos, la salud y la seguridad del paciente"[99] (para más detalles sobre las virtudes asociadas con diversas concepciones de la enfermería, se puede consultar nuestro análisis en el Capítulo 2).

Se pueden esperar conflictos morales cuando un grupo de profesionales toma decisiones y ordena su implementación por parte de otros profesionales que no participaron en dicho proceso de toma de decisiones. En un estudio sobre las dinámicas de la atención sanitaria, los investigadores examinaron diferentes percepciones de problemas éticos entre enfermeras(os) y médicos en unidades de cuidados intensivos. A través de entrevistas estructuradas, tanto enfermeras(os) como médicos expresaron que se enfrentaban a problemas éticos con regularidad. La mayoría de los médicos (veintiuno de veinticuatro) y la mayoría de las(os) enfermeras(os) (veinticinco de veintiséis) reconocieron la presencia de conflictos éticos dentro del equipo de atención sanitaria. En veintiún de los veinticinco casos reportados por las(os) enfermeras(os), el conflicto se presentaba entre

---

[xi] N.T. En esa época, aunque reciente, el paradigma era que la enfermería era una profesión ejercida por mujeres.

un(a) enfermero(a) y un médico, mientras que solo un médico reportó un conflicto con un(a) enfermero(a) en lugar de con otro médico. Los autores del estudio concluyeron que es probable que haya habido conflictos con enfermeras(os), pero que los médicos "no estaban al tanto de ellos, o no consideraban ese tipo de conflictos como un problema *ético*".[100] Varios aspectos de la dinámica laboral entre médicos y enfermeras(os) ayudan a explicar estos resultados. Los médicos suelen redactar las órdenes mientras que las(os) enfermeras(os) las ejecutan. Debido a su estrecha relación con los pacientes, las(os) enfermeras(os) a menudo experimentan de manera más inmediata que los médicos los problemas que surgen de las decisiones que toman dichos profesionales.

Según otro estudio sobre médicos y enfermeras(os) encargadas(os) del cuidado de pacientes terminales en unidades de cuidados intensivos (UCI), se encontró que las(os) enfermeras(os) experimentaban una angustia moral más pronunciada, percibían el clima moral en su UCI de manera más negativa, expresaban menor satisfacción con la calidad de la atención, y percibían menos colaboración que la reportada por los médicos. Como solución, los investigadores propusieron acertadamente no solo mejorar la colaboración, sino también prestar atención explícita a las situaciones que generan angustia moral y a las diferencias en las perspectivas de roles.[101] Otros estudios resaltan la importancia de reconocer y abordar el desacuerdo moral legítimo entre diversos profesionales de la atención sanitaria, tales como médicos, enfermeras(os) y administradores, dentro de una comunidad moral respetuosa. Este enfoque busca prevenir la aparición de conflictos morales que podrían comprometer la atención al paciente.[102]

Problemas de conflictos de interés[xii]

En años recientes, las normas tradicionales de fidelidad han sido amenazadas o debilitadas por conflictos de interés, una preocupación relativamente reciente en el campo de la medicina (y en la ética biomédica), en contraste con otras profesiones como el derecho. Un conflicto de intereses surge cuando un observador imparcial determina que los juicios, decisiones o acciones de un profesional están en riesgo de ser influenciados indebidamente por sus intereses personales, tales como intereses financieros o amistad.[103] Existe el riesgo de que los intereses personales del profesional generen tentaciones, sesgos y otras influencias que puedan llevarlo a traicionar las res-

---

[xii] N.T. Solo por un imperativo estilístico, traduciré indistintamente *conflict of interest* como "conflicto(s) de interés" y "conflicto(s) de intereses".

ponsabilidades asociadas con su función. Esto podría manifestarse a través de juicios, decisiones y acciones que difieran de lo que razonablemente se esperaría de alguien que ejerce ese rol. La expectativa razonable es que los médicos busquen el bienestar del paciente y respeten sus derechos, que los investigadores persigan resultados objetivos y válidos, y así sucesivamente. Sin embargo, un conflicto de intereses crea el riesgo de que el profesional comprometa esas expectativas y, por lo tanto, perjudique los intereses y derechos de los pacientes, distorsione la investigación o enseñe de manera sesgada a los estudiantes en práctica y a los profesionales recién egresados.

El análisis y evaluación de los riesgos asociados con diferentes tipos de conflictos de interés siguen el esquema de riesgos presentado anteriormente. El grado o nivel de riesgo depende de dos factores principales: (1) la probabilidad de que los intereses personales del profesional influyan indebidamente en sus juicios, decisiones o acciones, y (2) la magnitud del daño que pueda resultar. Incluso, si las circunstancias del conflicto no sesgan efectivamente el juicio del individuo, y no se comete ningún error, sigue siendo una situación de conflicto de intereses que hace razonable suponer la presencia de juicios contaminados. Por tanto, es necesario que dichos conflictos se revelen, mitiguen, manejen o, incluso, se eviten por completo.

Los conflictos de interés son comunes en la medicina, la atención sanitaria, la investigación biomédica, el desarrollo de estándares de práctica clínica, la revisión de propuestas de financiación y la evaluación de artículos presentados para su publicación en todos estos ámbitos. Aunque la profesión médica no ha prestado la debida atención a los conflictos no financieros, como el desarrollo profesional o la amistad, que no son menos importantes, numerosos esfuerzos están en marcha para abordar diversos conflictos financieros. Estos incluyen división de honorarios, autoderivación de pacientes, aceptación de regalos, incentivos económicos por reclutar pacientes para un protocolo de investigación, consultoría externa con la empresa privada por parte de médicos empleados por el gobierno, designación de médicos asociados con la industria en agencias reguladoras gubernamentales, y conferencias pagadas por compañías sobre productos elaborados por ellas.

Uno de los problemas más notorios es la práctica de derivar pacientes a instalaciones médicas o servicios en los cuales los médicos tienen participación o inversión financiera. Esta autoderivación amenaza la fidelidad a los intereses de los pacientes, ya que aumenta la tentación, inherente al sistema de medicina prepagada, de proporcionar atención opcional, inconducente o excesivamente costosa. Los médicos generan estos conflictos de interés financiero al ser propietarios o invertir en instalaciones o servicios médicos, como centros de diagnóstico por imágenes, laboratorio o servicios de fisioterapia, y luego derivar a los pacientes a estos lugares. La propiedad de servicios como la radioterapia y la fisioterapia por parte de médicos puede resultar en un aumento del uso y los costos, sin ofrecer beneficios compensatorios para los pacientes, como un mayor acceso a la atención.[104] La autoderivación, en este sentido, suele ser más problemática que el sistema de prepago, ya que el paciente comúnmente no puede identificar la posible ganancia económica del médico al ordenar procedimientos adicionales, a menos que se revele explícitamente esta información. Como resultado, el paciente puede no actuar con la previsión suficiente y, de este modo, no buscar una segunda opinión.

Desde nuestro punto de vista, los médicos tienen la obligación ética de revelar tanto los conflictos de interés financieros como los no financieros, aunque estas revelaciones no son tan frecuentes como deberían serlo. Según una encuesta nacional realizada en 2009, casi dos quintas partes de los médicos encuestados, pertenecientes a diversas especialidades médicas, no estaban completamente de acuerdo con que deberían revelar a los pacientes sus relaciones financieras con compañías farmacéuticas o fabricantes de dispositivos médicos utilizados en medicina.[105] La fidelidad y la honestidad demandan esta revelación de información como un estándar ético mínimo, aunque rara vez es suficiente por sí sola. Por ejemplo, es incierto cómo un paciente vulnerable podría utilizar efectivamente la información divulgada en el contexto de una autoderivación realizada por el médico. Más aún, la prohibición legal o profesional de la autoderivación está justificada en muchos casos.[106]

Los terceros pagadores y los proveedores institucionales han impuesto numerosas restricciones a las decisiones médicas sobre procedimientos diagnósticos y terapéuticos, utilizando mecanismos diseñados para controlar los costos. Estos mecanismos a menudo limitan la capacidad del médico para mantener la fidelidad al paciente, ya que los incentivos y desincentivos pueden entrar en conflicto con el mejor interés médico de este último. Por ejemplo, las organizaciones para el mantenimiento de la salud (HMO, por sus siglas en inglés) pueden retener una parte significativa del ingreso del médico principal, devolviendo parte o la totalidad al final del año, según la condición financiera general de la HMO y, en algunos casos, la productividad y austeridad del profesional. Este acuerdo crea un incentivo para que los médicos restrinjan en gran medida los procedimientos costosos, lo que revela un preocupante conflicto de intereses. La posición del paciente es notablemente diferente cuando el médico se enfrenta a un conflicto debido a incentivos para *limitar el tratamiento necesario* en comparación con un dilema donde hay incentivos para *proporcionar tratamiento innecesario*. En este último caso, los pacientes comúnmente tienen la opción de buscar una segunda opinión. Sin embargo, en el primer caso, los pacientes pueden no darse cuenta de que se ha omitido un tratamiento necesario.[107] Las dos circunstancias son éticamente inaceptables, al menos cuando los incentivos pueden influir en las decisiones de tratamiento, por lo que ambas requieren medidas correctivas.

Las estructuras de incentivos financieros, como las que se utilizan en muchos laboratorios de diagnóstico, también representan un motivo para que los médicos limiten tanto su tiempo como los procedimientos costosos. Los médicos son compensados por su rendimiento medible, y los pagos anuales están vinculados a tasas de productividad, como el número de pruebas realizadas. Sin embargo, una lectura apresurada de los datos aumenta las probabilidades de error, lo que a su vez incrementa los riesgos de obtener resultados falsos-negativos y diagnósticos incorrectos. Los patólogos que examinan cientos de placas al día, en busca de carcinoma, verán aumentar su salario bajo estos acuerdos, pero también se acrecentará la posibilidad de no detectar un carcinoma. Es natural, pero excusable, que cada médico ocasionalmente cometa un error o siga una estrategia incorrecta. Sin embargo, no es moralmente aceptable cometer errores cuando existe un conflicto de interés inherente que fomenta comportamientos que no cumplen con un estándar apropiado de diligencia debida.

Otro foco de conflictos de interés surge a raíz de los obsequios ofrecidos por farmacéuticos y fabricantes de dispositivos médicos. A pesar de la creencia generalizada de que solo los obsequios caros generan conflictos de interés, existe evidencia que sugiere que incluso los regalos más modestos, como bolígrafos, blocs de notas y almuerzos, que tienen el objetivo de construir y mantener relaciones, influyen en el comportamiento de prescripción de los médicos.[108] Además, las relaciones basadas en obsequios, por más pequeños que sean, conllevan una variedad de tentaciones, dependencias, amistades y formas de endeudamiento, todas las cuales pueden generar conflictos de interés con la obligación principal del médico de actuar buscando el mayor beneficio para los pacientes.[109] Aunque la revelación de información a los pacientes puede ayudar a reducir el impacto negativo de varias formas de conflicto de interés, parece ser relativamente inútil en el caso de los obsequios que la industria ofrece a los médicos. Se necesitan regulaciones más estrictas por parte de las instituciones, incluyendo los hospitales clínicos, para eliminar, reducir o modificar estas prácticas que son comunes en las interacciones entre, por ejemplo, las compañías y los médicos. Las normas institucionales podrían abarcar desde la prohibición de obsequios hasta la restricción de aceptar fondos para almuerzos en programas de capacitación, así como la disminución de la práctica de aceptar muestras médicas gratuitas.[110]

Los conflictos de interés no solo se limitan al ejercicio de la medicina, sino que también se extienden a la investigación. Las interacciones y asociaciones entre la industria, el gobierno y la academia son fundamentales para el desarrollo, apoyo y conducción de la investigación biomédica en beneficio de la salud humana. Sin embargo, con frecuencia estas colaboraciones están marcadas por conflictos de intereses.[111] Por ejemplo, los ensayos clínicos de productos farmacéuticos suelen ser financiados por empresas que están dispuestas a asumir el riesgo económico, ya que los rendimientos de los ensayos exitosos son vitales para la viabilidad económica de la compañía. La colaboración financiera entre médicos-investigadores y corporaciones ofrece beneficios mutuos que promueven una relación estable, garantizando un flujo constante y confiable de financiamiento. Sin embargo, esta asociación también conlleva el riesgo de generar incentivos para que los médicos e investigadores obtengan resultados positivos o minimicen los resultados negativos, lo que podría comprometer la objetividad científica. Por lo tanto, es fundamental supervisar el proceso de interpretación y evaluación mediante procedimientos objetivos, verificaciones de respaldo y controles independientes, como las juntas de seguridad y monitoreo de datos.[112]

Las revistas académicas también deberían requerir que los investigadores proporcionen información detallada sobre las fuentes de financiamiento de sus investigaciones. Además, siguiendo la recomendación de un informe del Instituto de Medicina (ahora Academia Nacional de Medicina), los investigadores no deberían llevar a cabo estudios con sujetos humanos si tienen un interés financiero significativo en el resultado de esa investigación. Por ejemplo, un investigador podría poseer una patente sobre un producto que se está probando en un ensayo clínico. No obstante, existen justificaciones para hacer excepciones en circunstancias extraordinarias, como cuando un comité institucional de conflicto de intereses determina que la participación de un individuo es crucial para la seguridad o validez de la investigación (esto podría deberse a la complejidad del procedimiento o dispositivo desarrollado por el investigador), y que es posible gestionar el conflicto y garantizar la integridad de la investigación.[113]

Es imprescindible realizar evaluaciones deliberativas sobre cómo abordar estos diversos tipos de conflictos de interés. Por ejemplo, podríamos optar por eliminarlos, gestionarlos o mitigarlos, o requerir la divulgación de conflictos a las partes en riesgo. Cada estrategia tiene su justificación en ciertos contextos, y cada una es preferible a la práctica tradicional de confiar en el juicio profesional o el carácter personal para determinar si un conflicto es *real, potencial* o *simplemente aparente*. Estas distinciones son cuestionables, ya que el conflicto potencial o supuestamente aparente con frecuencia constituye un conflicto de interés real. En ocasiones, los profesionales interpretan los intentos de abordar los conflictos de interés como críticas negativas hacia su carácter y al de sus colegas, como si se sugiriera que podrían ser corruptos y actuar en detrimento de las expectativas razonables de sus roles profesionales, y en beneficio de intereses personales.

Sin embargo, esta evaluación pasa por alto el propósito de las reglas de conflictos de interés. Las distorsiones inconscientes e involuntarias en los juicios, decisiones y acciones profesionales también son de gran importancia. Es difícil realizar evaluaciones individualizadas sobre la probabilidad de que los conflictos de intereses de un profesional en particular conduzcan a un incumplimiento de las expectativas profesionales. Por lo tanto, las reglas y normativas generales, así como la supervisión imparcial, son esenciales.

DISTINCIÓN ENTRE ÉTICA CLÍNICA Y ÉTICA DE LA INVESTIGACIÓN

Ahora que hemos concluido nuestro examen de las reglas y virtudes relacionadas con la veracidad, la privacidad, la confidencialidad y la fidelidad, avanzaremos hacia otras dimensiones de las relaciones entre los profesionales y sus pacientes o sujetos de investigación. Comenzaremos explorando una distinción fundamental entre la investigación clínica y la medicina clínica, y cómo esta diferenciación influye en nuestra concepción de la ética biomédica profesional.

Durante mucho tiempo, la ética biomédica ha trazado una línea entre la ética clínica (médica y de enfermería) y la ética de la investigación. Esta distinción se fundamenta en la diferencia entre la práctica clínica y la investigación clínica, y sigue teniendo un impacto significativo en nuestra conceptualización de áreas de la medicina y la ciencia biomédica, así como en nuestra comprensión de las normas éticas adecuadas para cada una. Además, esta separación entre investigación y práctica clínica[xiii] también moldea nuestra percepción de las actividades sujetas a regulación gubernamental. La investigación ha sido objeto de una estricta regulación en muchos países, debido a la percepción de que expone a algunos sujetos a riesgos en beneficio de otros, y de que explora hipótesis no confirmadas sobre diagnósticos y tratamientos. En cambio, la práctica médica está sujeta a una regulación mucho menor, ya que se centra en el interés superior del paciente y se basa en intervenciones con beneficios probados y riesgos aceptables.

Esta distinción también determina qué actividades *deben* ser revisadas por un comité de ética. Durante mucho tiempo, la concepción general ha sido que si un componente de la investigación introduce riesgo en una ac-

---

[xiii] N.T. En los entornos sanitarios, el término *practice* puede traducir como "terapia". Sin embargo, con *practice* (término que los autores utilizan como sinónimo de *clinical practice*) se alude no solo al tratamiento, sino que a todo el elenco de procedimientos clínicos y relaciones (profesionales y humanas) que se dan entre un profesional sanitario y un paciente. Por ello, en esta sección me parece mejor traducir el término *practice* simplemente como "práctica", y no como "terapia", término que, en este contexto, estaría implicado en el concepto de "práctica clínica o médica".

tividad que involucra a un ser humano, ese componente debe ser sometido a revisión para proteger a los sujetos. Sin embargo, a nivel nacional, en la mayoría de los países, no existe nada comparable para la práctica médica. Por lo tanto, si una distinción tan marcada entre investigación y práctica, junto con las diferencias paralelas en los marcos éticos y regulatorios, está verdaderamente justificada, la pregunta es: ¿Por qué, desde una perspectiva moral, deberíamos entender la práctica clínica de manera tan diferente a la investigación cuando se trata de la supervisión y protección de pacientes y sujetos de investigación?

Lugar y significado del "conocimiento generalizable"

Los análisis convencionales han sostenido que la investigación carece de un enfoque en la atención personalizada. Su objetivo distintivo es la prueba científicamente diseñada de una hipótesis, dirigida al desarrollo o contribución a lo que las regulaciones estadounidenses —y la literatura bioética en general— se refieren como "conocimiento generalizable".[114] Por el contrario, las intervenciones de la práctica médica se centran en el diagnóstico, tratamiento preventivo o terapia que tiene el potencial de proporcionar un beneficio terapéutico óptimo a cada paciente. En la medicina clínica, los riesgos se justifican por el potencial beneficio de la intervención para el paciente individual, mientras que, en la investigación clínica, los riesgos suelen justificarse por el beneficio social potencial del estudio (a veces combinado con un posible beneficio para el paciente). Bajo esta perspectiva, la distribución de riesgos difiere notablemente entre la práctica clínica y la investigación. Esta idea ha respaldado la opinión de que tanto la investigación clínica como la práctica clínica requieren reglas éticas distintas, acorde con los diferentes objetivos, roles y relaciones que caracterizan a cada una. En consecuencia, surgen dos morales particulares: la ética clínica y la ética de la investigación, cada una con su propio conjunto de normas morales y sistema de revisión.[115]

Esta arraigada distinción entre investigación y práctica resulta desconcertante y, desde un punto de vista moral, cuestionable. En primer lugar, los límites entre ambas esferas suelen ser permeables, especialmente cuando coexisten en las mismas instituciones de atención médica, contribuyendo una con la otra. Un buen ejemplo es la oncología pediátrica y sus notables éxitos prácticos en el tratamiento durante las últimas décadas. En este campo, la investigación se entrelaza estrechamente con la práctica clínica, y esta última frecuentemente se beneficia de nuevas aportaciones derivadas de la investigación. En segundo lugar, algunas áreas de la medicina emplean técnicas o prácticas innovadoras que nunca han sido validadas científicamente a través de la investigación y carecen de aprobación regulatoria para su uso. Estas prácticas suelen ser consideradas, con justicia, como experimentales, lo que implica que los pacientes tratados de esta manera *son* efectivamente sujetos de "investigación", incluso si no se busca específicamente generar conocimiento generalizable, sino más bien beneficiar al paciente.[116]

Los tratamientos innovadores, como los usos no indicados de medicamentos (por ejemplo, emplear fármacos recetados para tratar afecciones para las cuales no han sido oficialmente aprobados), no cumplen con los rigurosos estándares de validación establecidos por los ensayos clínicos aleatorizados. Aunque existe controversia sobre el abanico de métodos aceptables para obtener conocimiento en medicina, resulta moralmente insatisfactorio permitir que los médicos utilicen tratamientos no aprobados o novedosos, argumentando que la relación médico-paciente es una transacción privada, exenta de interferencia regulatoria y no sujeta a supervisión externa como la de un comité de revisión. Si bien muchos aspectos de la práctica médica se ajustan a este modelo, en general, no hay motivos para considerar que la investigación clínica bien diseñada sea más riesgosa que las formas convencionales de práctica clínica basadas en terapias innovadoras.

¿Es coherente nuestra supervisión ética de la investigación y la práctica clínica?

En consonancia con lo anterior, es necesario analizar si tenemos una concepción moral coherente sobre la supervisión ética de la investigación y la práctica clínica. El dilema ético central radica en determinar si los proyectos de investigación requieren el mismo nivel de escrutinio que actualmente reciben, y si las relaciones médico-paciente[xiv] deberían estar sujetas a un grado de control inferior. Si los riesgos son comparables y la necesidad de consentimiento para las intervenciones es similar, podría argumentarse que el sistema de supervisión debería ser igualmente riguroso, independientemente de las distinciones tradicionales entre investigación y práctica clínica. Es hora de realizar un análisis más detenido y exhaustivo de estas categorías y distinciones en el ámbito de la ética biomédica y la política pública.[117]

[xiv] N.T. Los autores, siguiendo a Edmund Pellegrino, utilizan la expresión *clinical encounters*. Como en español, el término "encuentros clínicos" no es de uso muy común, prefiero traducir como "relaciones médico-paciente" que es a lo que Pellegrino y, también Beauchamp y Childress, aluden con el vocablo inglés, a saber, el conjunto de transacciones intersubjetivas que ocurren entre un profesional de la salud y un paciente en los entornos sanitarios.

Independientemente del nivel apropiado de escrutinio y supervisión para cada una de estas actividades, el doble papel de médico e investigador plantea posibles conflictos de obligación e interés que necesitan ser abordados a continuación.

El doble papel de médico e investigador

La "Promesa del Médico" en la Declaración de Ginebra, revisada en 2017 por la Asociación Médica Mundial, establece que "la salud y el bienestar de mi paciente serán mi principal preocupación".[118] Sin embargo, ¿puede la investigación que involucra a pacientes y otros sujetos o participantes, cumplir consistentemente con esta obligación? Los roles de científico investigador y profesional clínico apuntan en direcciones opuestas, generando conflictos potencialmente significativos de obligación e interés. Como investigador, el médico se dedica a generar conocimiento científico para beneficiar a pacientes individuales y a la población en general, normalmente en el futuro. Sin embargo, como clínico, tiene la responsabilidad de actuar en el mejor interés de los pacientes presentes. Este contraste de roles puede generar conflictos entre las responsabilidades hacia las generaciones futuras y el cuidado debido de los pacientes actuales que pueden convertirse en sujetos de investigación.

La investigación que implica la participación de sujetos humanos es una empresa social crucial para el avance científico, pero para estar éticamente justificada debe cumplir con varias condiciones. Entre estas se incluyen: (1) tener el propósito de obtener conocimiento valioso, (2) ofrecer una perspectiva razonable de que la investigación logrará el conocimiento buscado, (3) necesitar el uso de sujetos humanos, (4) presentar un equilibrio favorable entre los beneficios potenciales y los riesgos para los participantes, (5) llevar a cabo una selección justa de los participantes, e (6) implementar medidas para proteger la privacidad y la confidencialidad. Solo si se han cumplido las condiciones previamente establecidas, es apropiado invitar a los posibles sujetos (o sus representantes) a otorgar su consentimiento o expresar su negativa informada para participar. Por lo tanto, el consentimiento puede entenderse como una séptima condición adicional que también debe ser respetada.[119]

Estas condiciones son aplicables tanto a la investigación que no proporciona una perspectiva directa de beneficio médico al sujeto como a la investigación que ofrece alguna posibilidad de beneficio médico directo al paciente-sujeto, y que puede llevarse a cabo durante el proceso de atención al paciente. El término *investigación terapéutica* puede resultar potencialmente confuso, ya que su interpretación errónea puede desviar la atención del hecho de que se trata de una investigación en curso. Es importante distinguir la investigación clínica tanto de la terapia de rutina como de la terapia experimental o innovadora, que se dirigen a pacientes específicos. Al conectar el término *terapéutico* con la investigación, existe el riesgo de generar un "malentendido terapéutico", donde los participantes malinterpretan el diseño del protocolo como una terapia dirigida al individuo, en lugar de reconocerlo como una investigación destinada a generar conocimiento generalizable (para profundizar en este concepto, remitimos a nuestra exposición sobre el malentendido terapéutico en el Capítulo 4). Dado el amplio respaldo y fomento que la sociedad brinda a la investigación, y considerando la disparidad en conocimientos y vulnerabilidad entre los investigadores y los sujetos, es responsabilidad de la política pública y de los comités de revisión garantizar que la investigación cumpla con todas las condiciones mencionadas anteriormente. En ciertos casos, se justifica la adopción de decisiones paternalistas directas. Por ejemplo, si individuos sanos y sin enfermedades cardíacas se ofrecen como voluntarios para participar en un protocolo de investigación destinado a probar un corazón artificial, como ha ocurrido en el pasado,[120] una junta de revisión institucional (IRB, por sus siglas en inglés) debería determinar que el riesgo en relación con el beneficio para un sujeto sano es demasiado significativo como para permitir que la investigación reclute a tales participantes. Sin embargo, el riesgo en relación con el beneficio para un paciente con una enfermedad cardíaca grave puede ser considerado aceptable.

Conflictos en ensayos clínicos

Los ensayos clínicos controlados son a menudo fundamentales para determinar o reafirmar que un efecto observado, como la disminución de la mortalidad por una enfermedad, se deriva de una intervención específica en lugar de factores desconocidos dentro de la población de pacientes. La evidencia que sustenta muchos tratamientos disponibles es limitada, y algunos pueden no haber sido sometidos a pruebas adecuadas en términos de seguridad o eficacia. Incluso, si en algún momento se realizó una prueba adecuada, los tratamientos pueden no ser tan seguros o eficaces como las nuevas alternativas, lo que plantea interrogantes sobre su efectividad comparativa. Si surge alguna duda respecto de la eficacia o seguridad de un tratamiento, o de sus méritos relativos en comparación con otro tratamiento, se justifica la investigación científica para disipar dichas incertidumbres.[121]

Los ensayos controlados son herramientas científicas diseñadas para salvaguardar a los pacientes presentes y futuros contra el excesivo entusiasmo médico, las corazonadas y los tratamientos y productos obsoletos. En estos ensayos, un grupo recibe la terapia experimental (o en fase de investigación), mientras que otro, el "grupo de control", recibe ya sea un tratamiento estándar o un placebo (una sustancia inerte que, en apariencia, se asemeja a un medicamento). Esto permite a los investigadores determinar si la terapia experimental es más efectiva y segura que el tratamiento estándar, el placebo o la ausencia de tratamiento. Regularmente, los participantes son asignados al azar a los grupos de control o experimentales con el fin de prevenir sesgos tanto intencionados como no intencionados. La randomización está concebida para impedir que variables distintas a los tratamientos bajo investigación distorsionen los resultados del estudio.

Limitar el acceso a cierta información sobre el ensayo controlado aleatorizado (ECA) a determinadas personas ofrece una capa adicional de protección contra el sesgo. Un ECA puede adoptar distintas modalidades: simple ciego (donde el sujeto desconoce si pertenece al grupo de control o al experimental), doble ciego (ni el sujeto ni el investigador tienen conocimiento de ello) o no ciego o abierto (en el cual todas las partes están informadas). Los estudios doble ciego están diseñados con el propósito de minimizar el sesgo en las observaciones e interpretaciones, tanto de los sujetos como de los médicos e investigadores. Ocultar información al médico-investigador también desempeña una función ética, ya que ayuda a mitigar los conflictos de obligación e interés que pueden surgir para los médicos que participan simultáneamente en la práctica clínica y la investigación con los mismos pacientes.

Problemas de consentimiento. Debido a su diseño, los participantes en un ECA generalmente no están al tanto de qué tratamiento o placebo recibirán. Sin embargo, no hay justificación para no revelar a los posibles sujetos el conjunto completo de métodos, tratamientos y placebos (si los hay) que se utilizarán, así como sus riesgos conocidos y beneficios probables, junto con cualquier otra incertidumbre conocida. De igual forma, no hay justificación para ocultar la razón del estudio, el procedimiento de randomización, las diferencias entre el ensayo y la práctica clínica, y las alternativas disponibles a la participación. Un médico-investigador con doble responsabilidad también está obligado a informar a los pacientes-sujetos sobre cualquier conflicto de interés relevante.[122] Con esta información, los potenciales sujetos casi siempre contarán con una base adecuada para tomar una decisión informada sobre su participación.

En los ECA convencionales, los investigadores evalúan a los pacientes para determinar su elegibilidad y luego les proporcionan la información mencionada anteriormente. Si un paciente acepta participar, entonces es asignado aleatoriamente a uno de los grupos de estudio. Sin embargo, incluso cuando la evidencia científica indica que dos intervenciones propuestas son aproximadamente equivalentes en seguridad y eficacia, los pacientes pueden tener una marcada preferencia por un grupo sobre otro. Consideremos una situación en la que dos procedimientos quirúrgicos para tratar la misma enfermedad parecen tener la misma tasa de supervivencia a largo plazo (digamos, un promedio de quince años), y deseamos evaluar su efectividad mediante un ECA. Un paciente podría tener una preferencia si el tratamiento A tiene un bajo riesgo de mortalidad durante la operación, pero una alta tasa de mortalidad después de diez años, mientras que el tratamiento B implica un riesgo más elevado de mortalidad durante la operación o la recuperación postoperatoria, pero una tasa más baja de mortalidad a largo plazo, por ejemplo, treinta años. Factores como la edad del paciente, sus responsabilidades familiares y otras circunstancias pueden influir en la preferencia por uno u otro tratamiento. Por lo tanto, algunos pacientes podrían decidir no participar en un ECA específico, incluso si desde el punto de vista de la seguridad y la eficacia, los diferentes grupos están en un *equipoise* clínico,[xv] lo cual será nuestro próximo tema de discusión.

El problema del equipoise clínico. La noción de servir a los mejores intereses del paciente resulta intuitivamente contradictoria con asignar un tratamiento al azar, con el propósito de fomentar objetivos sociales, como la acumulación de conocimientos y el beneficio de futuros pacientes. Puede parecer inconcebible que la atención médica óptima se logre mediante la asignación aleatoria a una intervención específica o a ninguna intervención en absoluto. Cada paciente es único y, a menudo, se espera que un médico pueda elegir y ajustar el curso de la terapia según sea necesario para promover los mejores intereses del paciente. La cuestión radica en si este principio tradicional de la ética médica es compatible con los ECA.

Los defensores de los ECA sostienen que estos no transgreden las obligaciones morales hacia los pacientes, ya que se emplean únicamente en situaciones en las que existe una incertidumbre razonable sobre los méritos relativos de las terapias estándar y nuevas existentes. Antes de llevar a cabo la investigación, nadie sabe si es más beneficioso estar en el grupo de control o en el experimental, lo que lleva a la comunidad médica a un estado de "*equipoise* clínico".[123] Según la evidencia de que se dispone, los miembros de la comunidad médica experta muestran incertidumbre o dis-

---

[xv] N.T. El término inglés es *clinical equipoise* (del francés *equipoise*, contrapeso, equilibrio), y se refiere a situaciones clínicas donde las alternativas terapéuticas disponibles señalan beneficios y riesgos equivalentes, sin que exista conocimiento científico que permita determinar cuál de todas es la más adecuada, generando, por lo tanto, "indeterminación" clínica o "incertidumbre" terapéutica. Actualmente, en la literatura en español se conserva el término *equipoise*, sin traducirlo, o bien se utilizan, con mucha menos frecuencia, los términos "incertidumbre" o "indeterminación".

crepancia sobre cuál intervención es superior, lo que los sitúa en igualdad de condiciones ante las estrategias de tratamiento examinadas en el ECA. Es decir, están igualmente indecisos o en desacuerdo acerca de las ventajas y desventajas conocidas del tratamiento experimental que se probará, del tratamiento actual, del placebo o de la ausencia de tratamiento que se asignará al grupo de control. En este modelo, ningún paciente recibe algo que se sepa que es menos efectivo o implique un mayor riesgo que una alternativa disponible.

Cuando a los pacientes no se les solicita renunciar a un tratamiento superior a otro, el uso de los ECA es justificable, especialmente considerando la perspectiva de beneficio para futuros pacientes. Sin fundamentos científicos previos al ensayo que permitan preferir estar en un grupo en lugar de otro, un paciente podría inclinarse por una opción, basándose en corazonadas o intuiciones sobre la efectividad y seguridad del estudio, o en factores que no están siendo explorados en el ensayo. Si dos tratamientos para el cáncer de mama, por ejemplo, están equilibrados en términos de supervivencia, una mujer aún podría preferir el tratamiento menos invasivo y deformante.

Algunos críticos del *equipoise* clínico, entendido como un medio para establecer la legitimidad moral de los ensayos clínicos, expresan preocupación por un enfoque demasiado estrecho en la ética del papel del médico clínico, especialmente en lo referido a la consistencia de los ECA con los deberes del médico en la relación médico-paciente. Este enfoque, argumentan algunos críticos, descuida el considerable interés de la sociedad en las políticas de salud, fundamentadas en evidencia, y en los avances de la comprensión científica, necesarios para la aprobación de medicamentos y decisiones de cobertura.[124] Esta preocupación sobre la justificación general de los ECA ofrece una advertencia válida sobre la necesidad de evitar un enfoque demasiado restrictivo, pero no invalida la importancia de investigar los conflictos éticos en los ensayos clínicos, que es nuestro enfoque en esta sección. El *equipoise* clínico representa una condición umbral importante que debe ser alcanzada en la realización de los ECA. Sin embargo, no constituye una condición suficiente para legitimarlos moralmente y, por sí solo, no proporciona una guía adecuada para la formulación de políticas sociales. La cuestión de si determinados ECA realmente cumplen con este requisito umbral es comprensiblemente debatible, al igual que la cuestión de cómo se gobierna adecuadamente la investigación a través de políticas sociales.[125]

Finalmente, si un médico tiene una fuerte convicción, basada en la evidencia disponible antes de un ensayo, de que una terapia es más beneficiosa o segura, debe decidir si renunciar o no a esta creencia, en aras de la objetividad científica y como un gesto de respeto a las opiniones de la comunidad de expertos que se encuentran en *equipoise* clínico. En tal circunstancia, como parte del proceso de consentimiento informado, el médico está moralmente obligado a revelar tanto su convicción personal como la de la comunidad de expertos a los pacientes que son posibles candidatos para el ensayo.[126]

El problema de los controles con placebo. La realización de ensayos controlados con placebo y sin tratamiento es controvertida, especialmente cuando ya existe un tratamiento establecido y efectivo para la condición que se está investigando. Los críticos argumentan que el uso de controles con placebo es poco ético, ya que estos ensayos pueden no ser metodológicamente superiores y pueden negar terapia a los pacientes cuando se podrían utilizar controles de tratamiento[127] (un grupo que recibe una intervención efectiva ya establecida, llamado *controles activos* en la literatura especializada). En cambio, los partidarios de los ensayos controlados con placebo sostienen que estos son metodológicamente superiores a los ensayos controlados activos y, con frecuencia, son esenciales en el proceso de validación científica.[128] Afortunadamente, todas las partes están de acuerdo en que el uso de un placebo es éticamente aceptable solo si existe una perspectiva razonable de obtener información científicamente válida mediante este método. Según lo que podemos determinar, los ensayos controlados con placebo suelen ser metodológicamente superiores, más eficientes y menos costosos que los ensayos controlados activos. Incluso pueden ser necesarios para distinguir los efectos del tratamiento. Sin embargo, su uso plantea algunos dilemas morales.

La mejor estrategia para abordar esta controversia es identificar las condiciones bajo las cuales el uso de placebos es éticamente aceptable y las condiciones bajo las cuales no lo es. Como punto de partida, si ya está disponible una intervención efectiva para ser aplicada en los sujetos de investigación, el uso de un control con placebo se considera inmoral si el no aplicar dicha intervención implica una probabilidad significativa de causar la muerte, daño permanente, progresión irreversible de la enfermedad o un nivel inaceptable de dolor o sufrimiento. Bajo estas condiciones, el uso de placebos es inadmisible, ya que los riesgos de la investigación para los sujetos son demasiado elevados, sobrepasando un umbral crítico, o los beneficios totales no superan los riesgos.

Por el contrario, si no existe una intervención consolidada, segura y efectiva para tratar el problema médico en estudio, el uso de un placebo es admisible en la investigación sobre una nueva terapia experimental. En algunos casos, la comunidad de expertos puede tener dudas significativas sobre los beneficios proporcionados por los tratamientos disponibles y aprobados, o muchos pacientes pueden no ser aptos para utilizar el(los) tratamiento(s) disponible(s), debido a su condición médica. La aceptabilidad ética también puede depender de otras condiciones. Por ejemplo, si los pacientes han rechazado un tratamiento efectivo ya consolidado en situaciones donde la omisión de ese tratamiento no resultará en daño grave o irreversible, entonces el uso de un placebo podría justificarse.

En un caso clásico, cuestionable por lo demás, se planteó un dilema ético en torno al uso de placebos durante los ensayos clínicos con AZT (azidotimidina) para el tratamiento del SIDA. A pesar de los prometedores resultados conseguidos en pruebas de laboratorio, la controversia surgió durante un ensayo de fase I para evaluar la seguridad de la AZT en pacientes con SIDA, donde algunos de ellos exhibieron ciertas mejorías. Dado que en aquel momento el SIDA se consideraba una enfermedad inevitablemente fatal, se suscitó un debate sobre si la compasión exigía que el tratamiento estuviera disponible de inmediato para todos los pacientes con SIDA, incluidos aquellos que dieron positivo en la prueba de anticuerpos del virus en cuestión. Sin embargo, la compañía farmacéutica (anteriormente Burroughs Wellcome Company, ahora GlaxoSmithKline Pharmaceuticals) enfrentó una escasez del medicamento que impedía satisfacer este plan. Siguiendo las regulaciones federales, se llevó a cabo un ensayo controlado con placebo de AZT para evaluar su eficacia en ciertos grupos de pacientes con SIDA. Mediante una asignación aleatoria, realizada por un computador, algunos pacientes recibieron AZT mientras que otros recibieron un placebo. Durante varios meses, no se observaron diferencias significativas entre los grupos. Sin embargo, con el tiempo, los pacientes que recibieron el placebo comenzaron a fallecer a una tasa considerablemente mayor. De los 137 pacientes asignados al grupo del placebo, fallecieron 16. En cambio, de los 145 pacientes que recibieron AZT, solo falleció 1.[129] Comenzar un ensayo controlado con placebo, en situaciones donde una enfermedad parece ser universalmente fatal, y no existen alternativas prometedoras al nuevo tratamiento, plantea numerosos dilemas éticos. Surgieron preguntas cruciales sobre cuándo interrumpir el ensayo y cómo distribuir de manera equitativa el nuevo tratamiento entre los pacientes.

Un segundo ejemplo, que ilustra este problema, se encuentra en los ECA en cirugía, los cuales son poco comunes, especialmente cuando implican el uso de placebos. Existe una preocupación válida de que los procedimientos quirúrgicos sean adoptados sin un respaldo suficientemente sólido de evidencia sobre su eficacia y seguridad. En un caso conocido, investigadores del ámbito quirúrgico llevaron a cabo un ensayo clínico para evaluar si el trasplante de tejido neural fetal en los cerebros de pacientes con enfermedad de Parkinson (un trastorno que afecta la función motora y se caracteriza por temblores y rigidez, así como por una marcha y postura inestables), representaba una opción segura y eficaz. El tratamiento médico convencional se basaba en la administración de levodopa, la cual podría no restablecer plenamente la función motora perdida, además de ocasionar efectos adversos a largo plazo, y no lograr controlar de manera adecuada las nuevas manifestaciones de la enfermedad. Los investigadores argumentaron que la terapia quirúrgica con células se asemejaba más a la administración de agentes farmacéuticos que a los procedimientos quirúrgicos tradicionales. Al proponer un ensayo aleatorizado, doble ciego y controlado con placebo, afirmaron que utilizar un placebo era científicamente más riguroso que emplear el tratamiento médico estándar como control, debido a que la cirugía en sí misma podía inducir ciertos efectos, como generar respuestas subjetivas favorables por parte de los pacientes. El placebo consistió en una cirugía ficticia,[xvi] es decir, la administración de anestesia general, seguida de una cirugía bilateral que incluía una incisión cutánea y una perforación parcial en el cráneo que no penetraba su corteza interna. Esta cirugía ficticia fue comparada con otros dos procedimientos, diferenciados únicamente por la cantidad de tejido fetal trasplantado. Durante un período de seis meses, todos los participantes recibieron antibióticos y medicación inmunosupresora. Antes de ingresar al estudio, los treinta y seis sujetos fueron informados de que doce de ellos serían seleccionados para la cirugía ficticia. Además, los investigadores les garantizaron acceso gratuito a la cirugía real en caso de que el ensayo demostrara la efectividad del procedimiento.[130]

El argumento principal contra la utilización de una cirugía ficticia como control con placebo en esta investigación se enfoca principalmente en ciertos riesgos significativos, asociados con el procedimiento y la anestesia. El diseño óptimo del estudio, tanto desde la perspectiva de los investigadores implicados como de los futuros pacientes, entró en conflicto con las obligaciones éticas de beneficencia y no maleficencia hacia los pacientes actuales, quienes fueron invitados a participar como sujetos de estudio. Dentro del amplio espectro de interrogantes éticas que surgieron, una cuestión relevante fue si el consentimiento informado de los pacientes-sujetos[131] resultaba adecuado para respaldar la continuidad de la investigación.[132] Es dudoso que el consentimiento informado sea suficiente por sí solo en tales circunstancias. Este debe evaluarse en conjunto con el nivel de riesgo asociado, la importancia de reducir el sesgo implicado en cegar a los participantes, y las alternativas que podrían obviar la necesidad de recurrir a cirugía ficticia, entre otros aspectos relevantes.

No obstante, si consideramos que se satisfacen otros criterios para una investigación éticamente justificada, los consentimientos verdaderamente

---

[xvi] N.T. Traduzco así la expresión *sham surgery*. No ocupo el vocablo "cirugía simulada" porque puede confundirse con el conjunto de conocimientos y procedimientos mediante los cuales los médicos y estudiantes de medicina aprenden nuevos tipos de intervenciones quirúrgicas, utilizando tecnologías de simulación que pueden ser manuales o computacionales.

informados constituyen un paso crucial hacia la justificación de los ensayos controlados con placebo. Esto ocurre cuando los posibles sujetos son debidamente informados acerca de diversos aspectos, como el uso de un placebo, la posibilidad de ser asignados aleatoriamente a un grupo de placebo, las razones detrás de la inclusión del placebo en el diseño del estudio, así como los beneficios y riesgos de los tratamientos disponibles, los riesgos asociados con la negativa a recibir dichos tratamientos, la opción de acceder al tratamiento en caso de empeoramiento de los síntomas, y el derecho a retirarse del estudio en cualquier momento y por cualquier motivo. Entender dichos aspectos de la investigación es fundamental para obtener un consentimiento adecuadamente informado en este contexto. Sin embargo, es importante destacar que incluso un consentimiento informado exhaustivo no constituye por sí solo una justificación suficiente para la implementación de ensayos controlados con placebo.

Finalización anticipada y retirada de los ensayos clínicos

Con frecuencia, los médicos-investigadores se encuentran ante dilemas éticos relacionados con la posible finalización anticipada de un ensayo clínico, especialmente cuando implica retirar a los pacientes-participantes antes de disponer de suficiente evidencia científica para llegar a conclusiones definitivas. Durante el transcurso de estos ensayos, el acceso a los datos se limita para preservar la integridad de la investigación, lo que puede dejar a los médicos sin la información necesaria sobre las tendencias observadas. En caso de detectar estas tendencias antes de que alcancen un nivel estadísticamente significativo, podrían decidir retirar a sus pacientes del estudio, lo que a su vez podría invalidar la investigación si el grupo de pacientes-sujetos que dejan la investigación es muy numeroso.

No obstante, si un médico determina que la condición de un paciente en particular está empeorando y que retirarse de la investigación es lo mejor para los intereses de dicho paciente, desde un punto de vista moral, debe tener la libertad de actuar en su nombre y recomendar que abandone el estudio. En un ECA puede resultar extremadamente difícil decidir si se debe detener la investigación en su totalidad, incluso si algunos médicos-investigadores están satisfechos con los resultados observados. Una solución procedimental consiste en diferenciar roles, separando las responsabilidades de los médicos, quienes deben tomar decisiones en relación con sus propios pacientes, de las de una junta de monitoreo y seguridad de datos (DSMB, por sus siglas en inglés), encargada de determinar si se debe continuar o detener un ensayo clínico. A diferencia de los médicos, a la DSMB se le encomienda considerar el impacto de su decisión tanto en los futuros pacientes como en los sujetos actuales del estudio. Entre sus responsabilidades se encuentra la de detener o recomendar detener un ensayo si los datos científicos acumulados indican que la incertidumbre se ha reducido y ya no prevalece el *equipoise*,[133] tal como ocurrió en el ensayo original de AZT para el SIDA. Para asegurar la integridad del ensayo clínico, la DSMB debe mantener independencia de los investigadores y patrocinadores, y tener la capacidad de realizar análisis, juicios y recomendaciones objetivas e imparciales.[134]

Esta distinción de roles, mediante el uso de una DSMB, es sólida desde el punto de vista procedimental, pero reubica o traslada, en lugar de resolver, algunas cuestiones éticas. La DSMB debe determinar si es legítimo imponer o continuar imponiendo riesgos en los pacientes-sujetos actuales para establecer un mayor grado de probabilidad de la superioridad de un tratamiento sobre otro. También debe precisar si el *equipoise* clínico ha sido perturbado (es decir, si ha sido erradicado), desde la perspectiva de observadores imparciales pertenecientes a la comunidad médica experta.[135] Sin embargo, tanto el médico como su paciente estarán principalmente preocupados de si la incertidumbre clínica (y el *equipoise*), ha sido eliminada o sustancialmente reducida *para ellos*.

La decisión de un paciente-sujeto de retirarse de un ECA con base en esta información plantea numerosas preguntas relevantes, incluyendo cuestiones sobre datos intermedios y tendencias tempranas. A menudo, las tendencias pueden ser engañosas y, en ocasiones, resultan ser equivocadas. Sin embargo, podrían ser relevantes en un momento dado para la decisión del paciente-sujeto sobre si continuar participando, incluso si la evidencia no es concluyente para los estadísticos o la comunidad médica experta. Si los datos sobre las tendencias no serán divulgados hasta la finalización anticipada del ECA, es imperativo informar a los posibles sujetos sobre esta norma y asegurarse de que la acepten, durante el proceso de consentimiento informado, como una condición para participar.

Justificación de las condiciones para los ensayos clínicos aleatorizados

A pesar de los problemas ya identificados, los ECA están justificados, incluso aquellos que incluyen controles de placebo, siempre y cuando cumplan con las siguientes siete condiciones esenciales y procedimentales (además de las previamente identificadas condiciones generales que justifican una investigación):[136]

1. El *equipoise* clínico realmente existe en la comunidad de expertos médicos relevantes e imparciales.

2. El ensayo está concebido como un experimento crucial para determinar si una alternativa terapéutica en investigación es superior a las opciones disponibles, y si tiene el potencial científico para alcanzar este resultado.

3. Una IRB o su equivalente funcional ha aprobado el protocolo y certificado que ningún médico-investigador tiene un conflicto de intereses o recibe un incentivo que pueda amenazar la relación médico-paciente o la imparcialidad en la realización de la investigación.

4. Los pacientes-sujetos han otorgado un consentimiento informado exhaustivo (según entendemos este concepto en el Capítulo 4).

5. Los placebos y las opciones de no tratamiento no pueden ser utilizados si existe un tratamiento efectivo disponible para la condición estudiada, y esta última amenaza la vida, o tiene el potencial de causar lesiones graves o una morbilidad significativa en ausencia de tratamiento.

6. Una junta de seguridad y monitoreo de datos finalizará el ensayo si los datos estadísticamente significativos interrumpen el *equipoise* clínico, o bien proporcionará información significativa sobre seguridad y terapia a médicos y pacientes, que sea relevante para que una persona razonable pueda decidir si permanecer o retirarse del ensayo.

7. Los médicos tienen el derecho a recomendar la retirada de los pacientes, así como estos tienen el derecho a abandonar el ensayo en cualquier momento.

CONCLUSIÓN

En este capítulo hemos interpretado y especificado los principios y virtudes de respeto por la autonomía, no maleficencia, beneficencia y justicia, tal como se analizaron en los cuatro capítulos anteriores. Nos hemos enfocado en las obligaciones y virtudes de veracidad, privacidad, confidencialidad y fidelidad. Además, hemos explorado el fundamento, significado, límites y rigurosidad de las obligaciones que rigen los contextos de las relaciones profesional-paciente y profesional-sujeto, e incluso, en algunos casos, las relaciones profesional-profesional, como las que existen entre médicos y enfermeras(os). Asimismo, hemos evidenciado que, con frecuencia, las virtudes éticas son tan importantes como las obligaciones morales para los profesionales de la salud que se enfrentan a estos dilemas. Entre esas virtudes se encuentran el cuidado, la compasión y el discernimiento, y otras virtudes más específicas que también hemos examinado en este capítulo, como la honestidad, el respeto por la privacidad, la confidencialidad y la fidelidad. Hemos relacionado cada una de estas virtudes con obligaciones morales, una correlación que analizaremos más detalladamente en el Capítulo 9.

De este modo, concluimos la Parte II de este volumen, donde analizamos los cuatro grupos de principios de ética biomédica, sus correspondientes virtudes, las reglas derivadas de estos principios y sus implicaciones para la ética profesional. En la Parte III, que contiene los dos últimos capítulos de este libro, examinaremos el lugar que tanto la teoría ética como el método ocupan en la ética biomédica.

Notas

[1] En el título de este capítulo utilizamos el término *paciente*, aunque para muchas de las relaciones que analizamos, este término puede no ser el más preciso. A lo largo del capítulo, proporcionamos algunas aclaraciones y precisiones al respecto. Para referirnos a los seres humanos que son sujetos de investigación, seguimos la tradición y las regulaciones federales, utilizando la etiqueta de *sujetos humanos*. Sin embargo, en el discurso bioético contemporáneo, el término *participante* ha ganado popularidad para resaltar la asociación y cooperación voluntaria en la investigación. Es importante señalar que ningún término es perfecto. Para algunos, el término "sujeto" puede sugerir estar sometido o bajo el control de otros, mientras que "participante" no refleja el hecho de que muchos individuos son inscritos en la investigación por terceros, como los padres, en lugar de participar de forma voluntaria. Para varios puntos de vista sobre este problema, ver National Bioethics Advisory Commission (NBAC), *Ethical and Policy Issues in Research Involving Human Participants*, vol. 1: *Report and Recommendations* (Bethesda, MD: NBAC, agosto de 2001), cap. 1, nota al pie 1.

[2] *Code of Medical Ethics of the American Medical Association*, 2016-2017 Edition (Chicago: AMA,2017), p. 1—siendo los principios de ética médica "los components fundamentales del Código; y *CurrentOpinions of the Judicial Council of the American Medical Association* (Chicago: AMA, 1981), p. ix. Para el Código original de 1847, ver American Medical Association, *Code of Medical Ethics* (Chicago: AMA,1847), p. 88, disponible en https://www.bioethicscourse.info/codesite/1847code.pdf (consultado el 11 de agosto de 2018).

[3] Annette C. Baier, "Why Honesty Is a Hard Virtue", *Reflections on How We Live* (Oxford: OxfordUniversity Press, 2010), p. 109.

[4] Henry Sidgwick, *The Methods of Ethics*, 7a ed. (Indianapolis, IN: Hackett, 1907), pp. 315-16. Baier examina la honestidad constructivamente, desde el pensamiento de Hume, y Alasdair MacIntyre explora la mentira en respuesta a los puntos de vista de Kant y Mill. Ver Baier, "Why Honesty Is a Hard Virtue"; y MacIntyre, *Ethics and Politics, Selected Essays*, vol. 2 (Cambridge: Cambridge University Press, 2006), cap. 6 (sobre Mill) y cap. 7 (sobre Kant).

[5] G. J. Warnock, *The Object of Morality* (London: Methuen, 1971), p. 85.

[6] Ver, por ejemplo, W. D. Ross, *The Right and the Good* (Oxford: Clarendon, 1930), cap. 2.

[7] Para un enfoque de la medicina y la enfermería (y de otras funciones profesionales) basado en la confianza, ver Terrence M. Kelly, *Professional Ethics: A Trust-Based Approach* (Lanham, MD: Lexington Books, 2018). Para un estudio del "esencial rol que juega la confianza en las relaciones medico-paciente efectivas", a pesar de su frecuente olvido, ver Nicola Brennan, Rebecca Barnes, Mike Calnan, et al., "Trust in the Health-Care Provider-

Patient Relationship: A Systematic Mapping Review of The Evidence Base", *International Journal for Quality in Health Care* 25 (2013): 682-88.

[8] Cf. Raanan Gillon, "Is There an Important Moral Distinction for Medical Ethics Between Lying and Other Forms of Deception?", *Journal of Medical Ethics* 19 (1993): 131-32; y Jennifer Jackson, *Truth, Trust, and Medicine* (London: Routledge, 2001). Una encuesta sobre la percepción pública del engaño en medicina también concluyó que "si bien la mayoría de los encuestados se oponían a mentir descaradamente en contextos médicos, estaban dispuestos a aceptar la revelación parcial y el uso de placebos cuando es en interés del paciente o cuando es lo que la persona desearía". Ver Jonathan Pugh, Guy Kahane, Hannah Maslen, y Julian Savulescu, "Lay Attitudes toward Deception in Medicine: Theoretical Considerations and Empirical Evidence", *AJOB Empirical Bioethics* 7, no 1 (2016): 31-38.

[9] Sobre diferentes contextos culturales de no revelación y la necesidad de lo que, a menudo, se llama "competencia cultural", ver Antonella Surbone, "Telling the Truth to Patients with Cancer: What Is the Truth?", *Lancet Oncology* 7 (2006): 944-50. Ver, además, Loretta M. Kopelman, "Multiculturalism and Truthfulness: Negotiating Difference by Finding Similarities", *South African Journal of Philosophy* 19 (2000): 51-55.

[10] Bettina Schöne-Seifert y James F. Childress, "How Much Should the Cancer Patient Know and Decide?", *CA—A Cancer Journal for Physicians* 36 (1986): 85-94.

[11] Ver Donald Oken, "What to Tell Cancer Patients: A Study of Medical Attitudes", *JAMA: Journal of the American Medical Association* 175 (1961): 1120-28; y Dennis H. Novack et al., "Changes in Physicians' Attitudes toward Telling the Cancer Patient", *JAMA: Journal of the American Medical Association* 241 (2 de marzo de 1979): 897-900.

[12] N. Horikawa, T. Yamazaki, M. Sagawa, y T. Nagata, "Changes in Disclosure of Information to Cancer Patients in a General Hospital in Japan", *General Hospital Psychiatry* 22 (2000): 37-42. Ver resultados similares en T. S. Elwyn, M. D. Fetters, W. Gorenflo, y T. Tsuda, "Cancer Disclosure in Japan: Historical Comparisons, Current Practices", *Social Science and Medicine* 46 (mayo de 1998): 1151-63; y un estudio de seguimiento de N. Horikawa, T. Yamazaki, M. Sagawa, y T. Nagata, "The Disclosure of Information to Cancer Patients and Its Relationship to Their Mental State in a Consultation-Liaison Psychiatry Setting in Japan", *General Hospital Psychiatry* 21 (septiembre-octubre de 1999): 368-73.

[13] Elisa J. Gordon y Christopher K. Daugherty, "'Hitting You over the Head': Oncologists' Disclosure of Prognosis to Advanced Cancer Patients", *Bioethics* 17 (2003): 142-68; Andrea C. Enzinger, Baohui Zhang, Deborah Schrag, y Holly G. Prigerson, "Outcomes of Prognostic Disclosure: Associations with Prognostic Understanding, Distress, and Relationship with Physician among Patients with Advanced Cancer", *Journal of Clinical Oncology* 33 (2015): 3809-16; Rebecca G. Hagerty, Phyllis N. Butow, Peter M. Ellis, et al., "Communicating with Realism and Hope: Incurable Cancer Patients' Views on the Disclosure of Prognosis", *Journal of Clinical Oncology* 23 (2005): 1278-88.

[14] James Boswell, *Life of Johnson*, como aparece citado en Alan Donagan, *The Theory of Morality* (Chicago: University of Chicago Press, 1997), p. 89.

[15] Nicholas A. Christakis, *Death Foretold: Prophecy and Prognosis in Medical Care* (Chicago: University of Chicago Press, 1999), esp. cap. 5. Ver, también, G. G. Palmboom, D. L. Willems, N. B. A. T. Janssen, y J. C. J. M. de Haes, "Doctor's Views on Disclosing or Withholding Information on Low Risks of Complication", *Journal of Medical Ethics* 33 (2007): 67-70.

[16] Joel Stein, "A Fragile Commodity", *JAMA: Journal of the American Medical Association* 283 (19 de enero de 2000): 305-6.

[17] Thurstan B. Brewin, "Telling the Truth" (Carta), *Lancet* 343 (11 de junio de 1994): 1512.

[18] Antonella Surbone, "Truth Telling to the Patient", *JAMA: Journal of the American Medical Association* 268 (7 de octubre de 1992): 1661-62; y Surbone, Claudia Ritossa, y Antonio G. Spagnolo, "Evolution of Truth-Telling Attitudes and Practices in Italy", *Critical Reviews in Oncology-Hematology* 52 (diciembre de 2004): 165-72. Ver, también, Baback B. Gabbay et al., "Negotiating End-of-Life Decision Making: A Comparison of Japanese and U. S. Residents' Approaches", *Academic Medicine* 80 (2005): 617-21.

[19] Daniel Rayson, "Lisa's Stories", *JAMA: Journal of the American Medical Association* 282 (3 de noviembre de 1999): 1605-6.

[20] Linda T. Kohn, Janet M. Corrigan, y Molla S. Donaldson, para el Comité del Instituto de Medicina sobre la Calidad de la Atención Sanitaria en Estados Unidos (Institute of Medicine Committee on Quality of Health Care in America), *To Err Is Human: Building a Safer Health System* (Washington, DC: National Academies Press, 2000). Este influyente informe define error medico como "el hecho de que una acción planificada no se complete según lo previsto (es decir, error de ejecución) o el uso de un plan erróneo para lograr un objetivo (a saber, error de planificación)", p. 45.

[21] Para un análisis crítico de "daño medico" y "enfermedad iatrogénica" (literalmente, una enfermedad inducida por un médico), ver Virginia A. Sharpe y Alan I. Faden, *Medical Harm: Historical, Conceptual, and Ethical Dimensions of Iatrogenic Illness* (Cambridge: Cambridge University Press, 1998).

[22] Ver Robert D. Truog, David M. Browning, Judith A. Johnson, y Thomas H. Gallagher, *Talking with Patients and Families about Medical Error* (Baltimore: Johns Hopkins University Press, 2011), p. vii. La cita es del prólogo de Lucian L. Leape.

[23] Ver Rae M. Lamb et al., "Hospital Disclosure Practices: Results of a National Survey", *Health Affairs* 22 (2003): 73-83; Lamb, "Open Disclosure: The Only Approach to Medical Error", *Quality and Safety in Health Care* 13 (2004): 3-5; Lisa Lehmann et al., "Iatrogenic Events Resulting in Intensive Care Admission: Frequency, Cause, and Disclosure to Patients and Institutions", *American Journal of Medicine* 118 (2005): 409-13; y Allen Kachalia, "Improving Patient Safety through Transparency", *New England Journal of Medicine* 369 (2013): 1677-79.

[24] Ver Thomas H. Gallagher et al., "Patients' and Physicians' Attitudes Regarding the Disclosure of Medical Errors", *JAMA: Journal of the American Medical Association* 289, no. 8 (26 de febrero de 2003): 1001-7; y Gallagher et al., "Choosing Your Words Carefully: How Physicians Would Disclose Harmful Medical Errors to Patients", *Archives of Internal Medicine* 166 (2006): 1585-93. Ver, también, David K. Chan et al., "How Surgeons Disclose Medical Errors to Patients: A Study Using Standardized Patients", *Surgery* 138 (noviembre de 2005): 851-58.

[25] Lisa Iezzoni et al., "Survey Shows That at Least Some Physicians Are Not Always Open or Honest with Patients", *Health Affairs* 31, no. 2 (2012): 383-91.

[26] Ver Steve S. Kraman y Ginny Hamm, "Risk Management: Extreme Honesty May Be the Best Policy", *Annals of Internal Medicine* 131 (21 de diciembre de 1999): 963-67; Allen Kachalia et al., "Liability and Costs before and after the Implementation of a Medical Error Disclosure Program", *Annals of Internal Medicine* 153 (2010): 213-21; y Susan D. Moffatt-Bruce, Francis D. Ferdinand, y James I. Fann, "Patient Safety: Disclosure of Medical Errors and Risk Mitigation", *Annals of Thoracic Surgery* 102 (2016): 358-62. Ver, también, Nancy Berlinger, *After Harm: Medical Error and the Ethics of Forgiveness* (Baltimore: Johns Hopkins University Press, 2005).

[27] Joan Vogel y Richard Delgado, "To Tell the Truth: Physicians' Duty to Disclose Medical Mistakes", *UCLA Law Review* 28 (1980): 55.

[28] Truog et al., *Talking with Patients and Families about Medical Error.*

[29] La expresión entre comillas es de Joel Feinberg's.

[30] Catherine J. Chamberlain et al., "Disclosure of 'Nonharmful' Medical Errors and Other Events: Duty to Disclose", *Archives of Surgery* 147, no. 3 (marzo de 2012): 282-86. La mayoría de los debates se centran específicamente en los "errores médicos perjudiciales", o los presuponen, aunque se limiten a titularlos "errores medicos". Ver, por ejemplo, el importante estudio de Thomas H. Gallagher et al., "Patients' and Physicians' Attitudes Regarding the Disclosure of Medical Errors".

[31] El Manual de Ética del Colegio Médico de Estados Unidos insta a los médicos a "revelar a los pacientes la información sobre los errores de procedimiento o de juicio cometidos en el transcurso de la atención, si dicha información es importante para el bienestar de los mismos". *American College of Physicians, American College of Physicians Ethics Manual*, 6a ed., publicado en *Annals of Internal Medicine* 156 (2012): 73-104, y disponible en https://www.acponline.org/clinical-information/ethics-and-professionalism/acp-ethics-manual-sixthedition/ acp-ethics-manual-sixth-edition (consultado el 15 de agosto de 2018).

[32] En algunas circunstancias, los médicos pueden tener la obligación ética no sólo de informar de los errores médicos de sus colegas, a través de los mecanismos institucionales adecuados, sino también de revelar estos errores a los pacientes. Ver Thomas H. Gallagher, Michelle M. Mello, Wendy Levinson, et al., "Talking with Patients about Other Clinicians' Errors", Sounding Board, *New England Journal of Medicine* 369 (2013): 1752-57.

[33] Joanna M. Cain, "Is Deception for Reimbursement in Obstetrics and Gynecology Justified?", *Obstetrics & Gynecology* 82 (septiembre de 1993): 475-78.

[34] Kaiser Family Foundation, "Survey of Physicians and Nurses", disponible en http://www.kff.org/1999/1503 (consultado el 20 de agosto de 2007).

[35] Matthew K. Wynia et al., "Physician Manipulation of Reimbursement Rules for Patients: Between a Rock and a Hard Place", *JAMA: Journal of the American Medical Association* 283 (12 de abril de 2000): 1858-65; y el comentario editorial de M. Gregg Bloche, "Fidelity and Deceit at the Bedside", en el mismo número, pp. 1881-84.

[36] Bloche argumenta a favor de esta evaluación, "Fidelity and Deceit at the Bedside", p. 1883.

[37] Victor G. Freeman et al., "Lying for Patients: Physician Deception of Third-Party Payers", *Archives of Internal Medicine* 159 (October 25, 1999): 2263-70.

[38] Rachel M. Werner et al., "Lying to Insurance Companies: The Desire to Deceive among Physicians and the Public", *American Journal of Bioethics* 4 (otoño de 2004): 53-59, con once comentarios en pp. 60-80. Ver, también, Dennis H. Novack et al., "Physicians' Attitudes toward Using Deception to Resolve Difficult Ethical Problems", *JAMA: Journal of the American Medical Association* 261 (26 de mayo de 1989): 2980-85. Analizamos este estudio en el Capítulo 1, donde consideramos algunos debates sobre el significado, rango y alcance del engaño y la mentira.

[39] Otro ejemplo proviene de los criterios restrictivos (inmutables durante décadas) para el reembolso de terceros por apoyo nutricional a domicilio. Ver Karen Martin y Carol McGinnis, "Home Nutrition Support: Ethics and Reimbursement", *Nutrition in Clinical Practice* 31, no. 3 (junio de 2016): 325-33. Más allá del posible engaño a terceros pagadores, las solicitudes de

los pacientes de diagnósticos o certificados médicos falsos o engañosos surgen en muchos contextos, como las excusas médicas para faltar al trabajo o al colegio. Un análisis ético se centra en los retos que plantean los "diagnósticos falsos" o los "certificados falsos o engañosos" para beneficiar a pacientes/clientes en cuatro escenarios de la atención sanitaria sueca: esterilización, asilo, virginidad (requisito cultural para contraer matrimonio en determinadas comunidades) y adopción (de otro país). Si se toman con mucha cautela, algunas de estas medidas pueden estar justificadas en determinadas circunstancias. Ver G. Helgesson and N. Lynöe, "Should Physicians Fake Diagnoses to Help Their Patients?", *Journal of Medical Ethics* 34 (2008): 133-36. En Estados Unidos, los equipos médicos han otorgado a menudo una "excusa médica" a los posibles donantes vivos de riñón que son reticentes a donar, a veces proporcionando una justificación falsa, y otras, mediante una declaración más general sobre la falta de compatibilidad o ideoneidad para ser donante vivo. Lainie F. Ross defiende lo ultimo en "What the Medical Excuse Teaches Us about the Potential Living Donor as Patient", *American Journal of Transplantation* 10, no. 4 (2010): 731-36. En el Capítulo 9 discutimos dicho caso a la luz de diferentes teorías éticas.

[40] Thomas L. Carson, *Lying and Deception: Theory and Practice* (New York: Oxford University Press, 2010), p. 2.

[41] *Griswold v. Connecticut*, 381 U.S. 479 (1965), en 486. Sobre la profunda influencia de Griswold en el desarrollo del derecho a la privacidad, ver Joanna L. Grossman, "Griswold v. Connecticut: The Start of the Revolution", *Verdict*, 8 de junio de 2015, disponible en https://verdict.justia.com/2015/06/08/griswold-vconnecticut-the-start-of-the-revolution (consultado el 30 de agosto de 2018).

[42] Ver, por ejemplo, Adam D. Moore, *Privacy Rights: Moral and Legal Foundations* (University Park: Pennsylvania State University Press, 2010), p. 5; Michael Katell and Adam D. Moore, "Introduction: The Value of Privacy, Security and Accountability", en *Privacy, Security and Accountability: Ethics, Law and Policy*, ed. Adam D. Moore (London: Rowman & Littlefield International, 2016), p. 3.

[43] Ver Jeffrey M. Skopek, "Reasonable Expectations of Anonymity", *Virginia Law Review* 101 (2015): 691-762.

[44] Anita L. Allen, "Genetic Privacy: Emerging Concepts and Values", en *Genetic Secrets: Protecting Privacy and Confidentiality in the Genetic Era*, ed. Mark A. Rothstein (New Haven, CT: Yale University Press, 1997), pp. 31-59. Para un análisis de largo alcance sobre los significados y tipos de "privacidades" y su valor moral y político, ver Allen, *Unpopular Privacy: What Must We Hide* (New York: Oxford University Press, 2011), que incluye una defensa de políticas de "privacidad paternalista". Para otros análisis sobre la privacidad, ver Daniel J. Solove, *Understanding Privacy* (Cambridge, MA: Harvard University Press, 2008), que argumenta que existen multiples formas de privacidad, relacionadas en virtud de parecidos de familia; Helen Nissenbaum, *Privacy in Context: Technology, Policy, and the Integrity of Social Life* (Stanford, CA: Stanford University Press, 2010), que desarrolla un principio ómnibus de "integridad contextual", del cual deriva derechos relativos al contexto, sector por sector (ver esp. p. 238).

[45] En un esclarecedor estudio histórico, Sarah E. Igo examina "la importancia de la privacidad como sensibilidad cultural y valor público" y demuestra que ha servido de "cajón de sastre" para una serie de preocupaciones sobre la vida moderna, la organización social y la tecnología. Igo, *The Known Citizen: A History of Privacy in Modern America* (Cambridge, MA: Harvard University Press, 2018).

[46] Charles Fried, "Privacy: A Rational Context", *Yale Law Journal* 77 (1968): 475-93.

[47] Warren y Brandeis, "The Right to Privacy", *Harvard Law Review* 4 (1890): 193-220.

[48] Thomson, "The Right to Privacy", *Philosophy & Public Affairs* 4, no. 4 (verano de 1975): 295-314, reimpreso en *Philosophical Dimensions of Privacy: An Anthology*, ed. Ferdinand David Schoeman (New York: Cambridge University Press, 1984), pp. 272-89, esp. 280-87. En cambio, Judith Wagner DeCew entiende la privacidad como "un concepto grupal multifacético", sin derivarlo completamente de otros intereses. Ver DeCew, *In Pursuit of Privacy: Law, Ethics, and the Rise of Technology* (Ithaca, NY: Cornell University Press, 1997). Para una crítica a la teoría de Thomson, ver Thomas Scanlon, "Thomson on Privacy", *Philosophy & Public Affairs* 4, no. 4 (verano de 1975): 315-22.

[49] James Rachels, "Why Privacy Is Important", p. 292; y Edward Bloustein, "Privacy as an Aspect of Human Dignity", ambos en *Philosophical Dimensions of Privacy*, ed. Schoeman.

[50] Ver Fried, "Privacy: A Rational Context".

[51] Aunque consideramos que este argumento es primordial, el argumento consecuencialista también tiene un mérito considerable. Estos puntos de vista no son mutuamente excluyentes.

[52] Joel Feinberg, *Harm to Self*, vol. 3 en *The Moral Limits of the Criminal Law* (New York: Oxford University Press, 1986), cap. 19.

[53] Para trabajos sobre ética de la salud pública, ver James F. Childress, Ruth R. Faden, Ruth D. Gaare, et al., "Public Health Ethics: Mapping the Terrain", *Journal of Law, Medicine & Ethics* 30 (2002): 170-78; Madison Powers y Ruth Faden, *Social Justice: The Moral Foundations of Public Health and Health Policy* (New York: Oxford University Press, 2006), especialmente pp. 80-99; Ronald Bayer, Lawrence O. Gostin, Bruce Jennings, y Bonnie Steinbock, *Public Health Ethics: Theory, Policy, and Practice* (New York: Oxford University Press, 2006); y Ruth Gaare Bernheim, James F. Childress, Richard J. Bonnie, y Alan L. Melnick, *Essentials of Public Health Ethics* (Burlington, MA: Jones and Bartlett Learning, 2015).

[54] Ver James F. Childress, "Surveillance and Public Health Data: The Foundation and Eyes of Public Health", en Bernheim, Childress, Bonnie, y Melnick, *Essentials of Public Health Ethics*, cap. 5; y Lisa M. Lee, Charles M. Heilig, y Angela White, "Ethical Justification for Conducting Public Health Surveillance without Patient Consent", *American Journal of Public Health* 102 (enero de 2012): 38-44. Para un análisis exhaustivo e históricamente fundamentado de la vigilancia de la salud pública, y un firme apoyo a la misma, véase Amy L. Fairchild, Ronald Bayer, y James Colgrove, *Searching Eyes: Privacy, the State, and Disease Surveillance* (Berkeley: University of California Press, 2007); y Fairchild, Bayer, y Colgrove, "Privacy, Democracy and the Politics of Disease Surveillance", *Public Health Ethics* 1, no. 1 (2008): 30-38.

[55] Ver Wendy K. Mariner, "Mission Creep: Public Health Surveillance and Medical Privacy", *Boston University Law Review* 87 (2007): 347-95.

[56] El programa de diabetes reconoce la autonomía de los pacientes, al permitirles optar por no participar en todos los aspectos del programa, excepto en el registro. Ver Shadi Chamany et al., "Tracking Diabetes: New York City's A1C Registry", *Milbank Quarterly* 87, no. 3 (2009): 547-70, con réplicas; y Clarissa G. Barnes, Frederick L. Brancati, y Tiffany L. Gary, "Mandatory Reporting of Noncommunicable Diseases: The Example of the New York City A1C Registry (NYCAR)", *Virtual Mentor, American Medical Association Journal of Ethics* 9 (diciembre de 2007): 827-31. Para análisis y críticas, ver Janlori Goldman et al., "New York City's Initiatives on Diabetes and HIV/AIDS: Implications for Patient Care, Public Health, and Medical Professionalism", *American Journal of Public Health* 98 (mayo de 2008): 16-22.

[57] Ver Lucian V. Torian et al., "Striving toward Comprehensive HIV/AIDS Surveillance: The View from New York City", *Public Health Reports* 122 (Suplemento 1 de 2007): 4-6; y Amy L. Fairchild y Ronald Bayer, "HIV Surveillance, Public Health, and Clinical Medicine: Will the Walls Come Tumbling Down?", *New England Journal of Medicine* 365 (25 de agosto de 2011): 685-87.

[58] Sobre el ultimo punto, ver Goldman et al., "New York City's Initiatives on Diabetes and HIV/AIDS", p. 17.

[59] Ver Mark A. Rothstein, "Genetic Secrets: A Policy Framework", en *Genetic Secrets*, ed. Rothstein, cap. 23.

[60] Ver Andreas-Holger Maehle, *Contesting Medical Confidentiality: Origins of the Debate in the United States, Britain, and Germany* (Chicago: University of Chicago Press, 2016), que examina las controvertidas trayectorias del secreto médico en estos tres países, a finales del siglo XIX y principios del XX. Ver, también, Philip Rieder, Micheline Louis-Courvoisier, y Philippe Huber, "The End of Medical Confidentiality? Patients, Physicians and the State in History", *Medical Humanities* 42 (2016): 149-54, que sostiene "que las prácticas médicas de secreto fueron atacadas con regularidad en el pasado, y que la naturaleza de la confidencialidad médica evolucionó a lo largo del tiempo, en función de los valores y juicios de los medicos", y de las presiones sociales.

[61] Mark Siegler, "Confidentiality in Medicine—A Decrepit Concept", *New England Journal of Medicine* 307 (1982): 1518-21. Ver, también, Bernard Friedland, "Physician-Patient Confidentiality: Time to Re examine a Venerable Concept in Light of Contemporary Society and Advances in Medicine", *Journal of Legal Medicine* 15 (1994): 249-77; y, sobre la continua erosion del concepto, Beverly Woodward, "Confidentiality, Consent and Autonomy in the Physician-Patient Relationship", *Health Care Analysis* 9 (2001): 337-51.

[62] *Estate of William Behringer v. Medical Center at Princeton*, 249 N.J. Super. 597, 592 A.2d 1251 (1991).

[63] Barry D. Weiss, "Confidentiality Expectations of Patients, Physicians, and Medical Students", *JAMA: Journal of the American Medical Association* 247 (1982): 2695-97. Según un estudio posterior realizado en el Reino Unido, los encuestados "creen que pocos profesionales tienen acceso a sus historiales, pero indicaron que otras personas deberían tenerlo si fuera necesario". Bolton Research Group, "Patients' Knowledge and Expectations of Confidentiality in Primary Health Care: A Quantitative Study", *British Journal of General Practice* 50 (2000): 901-2.

[64] George L. Anesi, "The 'Decrepit Concept' of Confidentiality, 30 Years Later", *Virtual Mentor* 14, no. 9 (2012): 708-11.

[65] Ver UK General Medical Council, *Confidentiality: Good Practice in Handling Patient Information* (enero de 2017), 9a y 13-15, disponible en https://www.gmc-uk.org/-/media/documents/confidentialitygood-practice-in-handling-patient-information—english-0417_pdf-70080105.pdf (consultado el 12 de agosto de 2018). Basado en extensas consultas con el público y los profesionales, el proceso de desarrollo de esta guía, que entró en vigor el 25 de abril de 2017, ofrece un excelente modelo para el compromiso médico-público sobre las normas de confidencialidad. Ver Ipsos MORI Social Research Institute, *Exploring Patient and Public Attitudes towards Medical Confidentiality: Findings from Discussion Groups and In-depth Interviews*, preparado para el General Medical Council (GMC), abril de 2016, disponible en https://www.gmcuk. org/-/media/documents/Exploring_patient_and_public_attitudes_towards_medical_confidentiality_FIN AL_270416.pdf_65939141.pdf (consultado el 12 de agosto de 2018).

[66] *Bratt v. IBM*, 467 N.E.2d 126 (1984); *Bratt, et al. v. IBM*, 785 F.2d 352 (1986).

[67] American Psychiatric Association, *Psychiatric Services in Correctional Facilities*, 3rd ed. (Washington, DC: American Psychiatric Association, 2016); Emil R. Pinta, "Decisions to Breach Confidentiality When Prisoners Report Violations of Institutional Rules", *Journal of the American Academy of Psychiatry and the Law* 37 (2009): 150-54.

[68] *Tarasoff v. Regents of the University of California*, 17 Cal. 3d 425 (1976); 131 California Reporter 14 (1976). La opinión mayoritaria fue redactada por el Juez Tobriner; la opinión disidente fue redactada por el Juez Clark.

[69] Ver Kenneth Appelbaum y Paul S. Appelbaum, "The HIV Antibody-Positive Patient," en *Confidentiality versus the Duty to Protect: Foreseeable Harm in the Practice of Psychiatry*, ed. James C. Beck (Washington, DC: American Psychiatry Press, 1990), pp. 127-28.

[70] Griffin Sims Edwards, "Doing Their Duty: An Empirical Analysis of the Unintended Effect of *Tarasoff v. Regents* on Homicidal Activity", *Journal of Law and Economics* 57, no. 2 (mayo de 2014): 321-48. El autor argumenta: "La intención original de la ley [del deber de advertir, al estilo de Tarasoff] era disuadir a los pacientes peligrosos de cometer crímenes atroces, pero lo que puede haber ocurrido en realidad es que la ley cambiara los incentivos para el paciente y el médico, de forma que el paciente tuviera un incentivo para ocultar tendencias homicidas y el médico tuviera un incentivo para no explorarlas. ... Las implicaciones políticas son simples y bastante fáciles de utilizar. Un cambio en la ley hacia la ausencia de obligación o hacia una obligación discrecional debería disminuir los homicidios" (p. 344). Edwards también proporciona un esquema de las leyes sobre el deber de advertir en los distintos estados de Estados Unidos (p. 325).

[71] Para perspectivas opuestas, ver Michael H. Kottow, "Medical Confidentiality: An Intransigent and Absolute Obligation", *Journal of Medical Ethics* 12 (1986): 117-22; y Kenneth Kipnis, "A Defense of Unqualified Medical Confidentiality", *American Journal of Bioethics* 6 (2006): 7-18 (seguido de comentarios críticos, pp. 19-41).

[72] Jean-Pierre Soubrier, "Self-Crash Murder-Suicide: Psychological Autopsy Essay and Questions about the Germanwings Crash", *Crisis: The Journal of Crisis Intervention and Suicide Prevention* 37, no. 6 (2016): 399-401; Romeo Vitelli, "After the Germanwings Crash: Why Did Andreas Lubitz Crash Flight 9525?", *Psychology Today*, 16 de febrero de 2017, disponible en https://www.psychologytoday.com/us/blog/media-spotlight/201702/after-the-germanwings-crash (consultado el 11 de agosto de 2018).

[73] *(Model) Professional Code for Physicians in Germany—MBO-Ä 1997*, artículo 9, como se public en Resolutions of the 121st German Medical Assembly 2018 in Erfurt, disponible en https://www.bundesaerztekammer.de/fileadmin/user_upload/downloads/pdf-Ordner/MBO/MBOAE_ EN_2018.pdf (consultado el 12 de agosto de 2018). La versión oficial y autorizada de este documento es el original alemán.

[74] *Volk v. DeMeerleer*, 386 P.3d 254 (Wa. 2016). Sobre los posibles conflictos entre esta decisión y las orientaciones del Código de Deontología Médica de la AMA, y las anotaciones de la Asociación Estadounidense de Psiquiatría, véase Jennifer L. Piel y Rejoice Opara, "Does Volk v DeMeerleer Conflict with the AMA Code of Medical Ethics on Breaching Patient Confidentiality to Protect Third Parties?", *AMA Journal of Ethics* 20, no. 1 (2018): 10-18, disponible en https://journalofethics.ama-assn.org/article/does-volk-vdemeerleer-conflict-ama-code-medical-ethics-breaching-patient-confidentiality (consultado el 13 de agosto de 2018).

[75] Grant Gillett, "AIDS and Confidentiality", *Journal of Applied Philosophy* 4 (1987): 15-20, desde donde este caso de estudio ha sido adaptado.

[76] Ver Suzanne E. Landis, Victor J. Schoenbach, David J. Weber, et al., "Results of a Randomized Trial of Partner Notification in Cases of HIV Infection in North Carolina", *New England Journal of Medicine* 326 (9 de enero de 1992): 101-6. Ver, también, Michael D. Stein et al., "Sexual Ethics: Disclosure of HIV-Positive Status to Partners", *Archives of Internal Medicine* 158 (febrero de 1998): 253-57.

[77] Shona Dalai, Cheryl Johnson, Virginia Fonner, et al., "Improving HIV Test Uptake and Case Finding with Assisted Partner Notification Services", *AIDS* 31, no. 13 (24 de agosto de 2017): 1867-76.

[78] Estas disposiciones se han tomado, con algunas modificaciones, de World Health Organization, *Guidelines on HIV Self-Testing and Partner Notification: Supplement to Consolidated Guidelines on HIV Testing Services* (Geneva: WHO, diciembre de 2016), disponible en http://apps.who.int/iris/bitstream/handle/10665/251655/9789241549868-eng.pdf? sequence= 1&TSPD_101_R0=5b1daef969957fc81e5694e365c2019bv63000000000000000026877ab49ffff0 0000000000000000000000000005b72ff58002d7d6933 (consultado el 14 de agosto de 2018).

[79] *AMA Code of Medical Ethics 2016-2017 Edition*, 8:1, p. 125. Esta disposición se adoptó en junio de 2008, se actualizó en 2010 y de nuevo en 2016 (los derechos de propiedad intelectual son de 2018). Aunque su redacción ha cambiado un poco, su contenido se ha mantenido razonablemente constante en los últimos años.

[80] World Health Organization, *Guidelines on HIV Self-Testing and Partner Notification*.

[81] Sarah Magaziner, Madeline C. Montgomery, Thomas Bertrand, et al., "Public Health Opportunities and Challenges in the Provision of Partner Notification Services: The New England Experience", *BMC Health Services Research* 18, no. 1 (31 de enero de 2018): 75, disponible en https://bmchealthservres.biomedcentral.com/track/pdf/10.1186/s12913-018-2890-7 (consultado el 14 de agosto de 2018).

[82] Véase la discusión de este problema, utilizando una solución absolutista y orientada a las normas, notablemente diferente de nuestra estrategia de equilibrio, en Kipnis, "A Defense of Unqualified Medical Confidentiality" (y las replicas correspondientes, en el mismo número de la revista).

[83] Robert Baker, "Confidentiality in Professional Medical Ethics", *American Journal of Bioethics* 6 (2006): 39-41.

[84] Lori B. Andrews et al., eds. (para el Committee on Assessing Genetic Risks, Institute of Medicine), *Assessing Genetic Risks: Implications for Health and Social Policy* (Washington, DC: National Academies Press, 1994), p. 278, y ver 264-73. Para un argumento de que los medicos forenses y los patólogos forenses tienen el deber ético (pero no legal) de advertir a los familiares de una persona fallecida sobre los riesgos relacionados con factores genéticos, como la muerte súbita cardíaca, o sobre los riesgos derivados de la exposición ambiental que también podrían afectarles, ver Bernice Elger, Katarzyna Michaud, y Patrice Mangin, "When Information Can Save Lives: The Duty to Warn Relatives about Sudden Cardiac Death and Environmental Risks", *Hastings Center Report* 40 (mayo-junio 2010): 39-45.

[85] Michael Parker y Anneke Lucassen, "Genetic Information: A Joint Account?", *British Medical Journal* 329 (17 de julio de 2004): 165-67.

[86] Este modelo de cuenta personal es el más importante en el contexto internacional. Ver Sandi Dheensa et al., "Healthcare Professionals' Responsibility to Patients' Relatives in Genetic Medicine: A Systematic Review and Synthesis of Empirical Research", *Genetics in Medicine* 18 (2016): 290-301.

[87] Anneke Lucassen y Roy Gilbar, "Alerting Relatives about Heritable Risks: The Limits of Confidentiality", *BMJ* 361 (5 de abril de 2018). Disponible en https://www.bmj.com/content/361/bmj.k1409.full, y también en https://www.ncbi.nlm.nih.gov/pmc/articles/PMC5885756/ (consultado el 12 y 31 de agosto de 2018).

[88] Sandi Dheensa, Angela Fenwick, y Anneke Lucassen, "'Is This Knowledge Mine and Nobody Else's? I Don't Feel That.' Patient Views about Consent, Confidentiality and Information-Sharing in Genetic Medicine", *Journal of Medical Ethics* 42 (2016): 174-79. Una visión filosófica del yo relacional o conectado que podría apoyar esta postura aparece en Heather Widdows, *The Connected Self: The Ethics and Governance of the Genetic Individual*, Cambridge Bioethics and Law (Cambridge: Cambridge University Press, 2013), esp. pp. 81-84. En lugar de hacer hincapié en la naturaleza familiar de la información genética o en las obligaciones familiares especiales, Madison K. Kilbride basa el deber de compartir información genética potencialmente útil con miembros de la familia en el principio general de rescate, es decir, ayudar a otros que lo necesiten (como analizamos en el Capítulo 6). Por el contrario, S. Matthew Liao y Joran MacKenzie enfatizan las obligaciones especiales en las relaciones familiares. ver Kilbride, "Genetic Privacy, Disease Prevention, and the Principle of Rescue"; y Liao y MacKenzie, "Genetic Information, the Principle of Rescue, and Special Obligations", ambos en *Hastings Center Report* 48, no. 3 (2018): 10-17, y 18-19, respectivamente.

[89] Agatha M. Gallo, Denise B. Angst, y Kathleen A. Knafl, "Disclosure of Genetic Information within Families: How Nurses Can Facilitate Family Communication", *American Journal of Nursing* 109, no. 4 (2009): 65-69.

[90] Ver Mary Alice Fisher, *The Ethics of Conditional Confidentiality: A Practice Model for Mental Health Professionals* (New York: Oxford University Press, 2013).

[91] Paul Ramsey, *The Patient as Person* (New Haven, CT: Yale University Press, 1970), p. xii.

[92] Ver M. Gregg Bloche, "Clinical Loyalties and the Social Purposes of Medicine", *JAMA: Journal of the American Medical Association* 281 (20 de enero de 1999): 268-74; y Bloche, *The Hippocratic Myth: Why Doctors Are under Pressure to Ration Care, Practice Politics, and Compromise Their Promise to Heal* (New York: Palgrave Macmillan, 2011).

[93] Ver Stephen Toulmin, "Divided Loyalties and Ambiguous Relationships", *Social Science and Medicine* 23 (1986): 784; y Michael D. Robertson y Garry Walter, "Many Faces of the Dual-Role Dilemma in Psychiatric Ethics", *Australian and New Zealand Journal of Psychiatry* 42 (2008): 228-35.

[94] ver *In re Sampson*, 317 N.Y.S.2d (1970); e *In re McCauley*, 409 Mass. 134, 565 N.E.2d 411 (1991).

[95] Para explorar cuestiones más amplias sobre la doble lealtad en contextos militares, en contraste con la medicina deportiva, la salud laboral y la atención sanitaria en entornos carcelarios, ver Institute of Medicine (ahora National Academy of Medicine), *Military Medical Ethics: Issues Regarding Dual Loyalties: Workshop Summary* (Washington, DC: National Academies Press, 2009). Ver, también, Solomon R. Benatar y Ross E. G. Upshur, "Dual Loyalty of Physicians in the Military and in Civilian Life", *American Journal of Public Health* 98 (diciembre de 2008): 2161-67; y Laura Sessums et al., "Ethical Practice under Fire: Deployed Physicians in the Global War on Terrorism", *Military Medicine* 174 (2009): 441-47.

[96] En *Oath Betrayed: Torture, Medical Complicity, and the War on Terror* (New York: Random House, 2006), Steven H. Miles pregunta, "¿Dónde estaban los doctores y las enfermeras en las torturas de Abu Ghraib?" y desafía a los profesionales médicos y sanitarios a reconocer sus responsabilidades con los cautivos y detenidos desarmados. Ver, también,

M. Gregg Bloche y Jonathan H. Marks, "When Doctors Go to War", *New England Journal of Medicine* 352, no. 1 (2005): 3-6; Bloche, *The Hippocratic Myth*, caps. 7 y 8; Michael L. Gross, *Bioethics and Armed Conflict: Moral Dilemmas of Medicine and War* (Cambridge, MA: MIT Press, 2006); y Chiara Lepora y Joseph Millum, "The Tortured Patient: A Medical Dilemma", *Hastings Center Report* 41 (mayo-junio de 2011): 38-47.

[97] Ver Curtis Prout y Robert N. Ross, *Care and Punishment: The Dilemmas of Prison Medicine* (Pittsburgh, PA: University of Pittsburgh Press, 1988); Michael Puisis, ed., *Clinical Practice in Correctional Medicine*, 2a ed. (New York: Mosby, 2006); y Kenneth Kipnis, "Ethical Conflict in Correctional Health Services", en *Conflict of Interest in the Professions*, ed. Michael Davis y Andrew Stark (Oxford: Oxford University Press, 2001), pp. 302-15.

[98] A diferencia de prácticamente todo el mundo desarrollado, Estados Unidos mantiene la pena capital y la ha medicalizado cada vez más, mediante la adopción de la inyección letal. El código de la AMA prohíbe la participación de los médicos en las ejecuciones, pero no considera como participación algunas acciones específicas, como, por ejemplo, testificar sobre el historial médico, diagnósticos o estado mental del recluso, así como sobre su competencia para ser juzgado o sobre su diagnóstico médico en relación con la evaluación legal de la competencia para la ejecución. También pueden participar para aliviar el sufrimiento agudo del condenado mientras espera la ejecución, o certificar la muerte después de que otra persona la haya declarado. Ver *Code of Medical Ethics of the American Medical Association*, Edición de 2016-2017, 9.7.3, pp. 166-76. Los principios de ética médica y las opiniones del Consejo de Asuntos Éticos y Judiciales de la AMA conforman el Código de Ética Médica de la AMA. Ver, también, Lee Black y Robert M. Sade, "Lethal Injection and Physicians: State Law vs Medical Ethics", *JAMA: Journal of the American Medical Association* 298 (19 de diciembre de 2007). Para algunas impugnaciones a la prohibición de la AMA, ver Lawrence Nelson y Brandon Ashby, "Rethinking the Ethics of Physician Participation in Lethal Injection Execution", *Hastings Center Report* 41 (mayo-junio de 2011): 28-37.

[99] *Code of Ethics for Nurses with Interpretive Statements* (Silver Spring, MD: American Nurses Association, 2015), p. v.

[100] Gregory F. Gramelspacher, Joel D. Howell, y Mark J. Young, "Perceptions of Ethical Problems by Nurses and Doctors", *Archives of Internal Medicine* 146 (marzo de 1986): 577-78. Ver, también, R. Walker, S. Miles, C. Stocking, y M. Siegler, "Physicians' and Nurses' Perceptions of Ethics Problems on General Medical Services", *Journal of General Internal Medicine* 6 (1991): 424-29. Temas similares surgieron en un estudio canadiense, conducido por Alice Gaudine, Sandra M. LeFort, Marianne Lamb, y Linda Thorne, "Clinical Ethical Conflicts of Nurses and Physicians", *Nursing Ethics* 18 (2011): 9-19.

[101] Ann B. Hamric y Leslie J. Blackhall, "Nurse-Physician Perspectives on the Care of Dying Patients in Intensive Care Units: Collaboration, Moral Distress, and Ethical Climate", *Critical Care Medicine* 35 (2007): 422-29. Un estudio canadiense subraya las similitudes entre médicos y enfermeros(as) en cuanto a compromisos morales y razonamientos relacionados con los cuidados al final de la vida, y constata que las diferencias suelen darse en función de las estructuras jerárquicas y los papeles asignados. Concluye que la angustia moral experimentada por cada grupo podría reducirse mediante "un debate interdisciplinar y el reconocimiento mutuo de la carga que soporta el otro". Ver Kathleen Oberle y Dorothy Hughes, "Doctors' and Nurses' Perceptions of Ethical Problems in End-of-Life Decisions", *Journal of Advanced Nursing* 33, no. 6 (2001): 707-15.

[102] Ver Carol Pavlish, Katherine Brown-Saltzman, Patricia Jakel, y Alyssa Fine, "The Nature of Ethical Conflicts and the Meaning of Moral Community in Oncology Practice", *Oncology Nursing Forum* 41, no. 2 (marzo de 2014): 130-40.

[103] Compárese nuestra definición con la de un informe reciente del Instituto de Medicina: Un conflicto de intereses es "un conjunto de circunstancias que crean el riesgo de que los juicios o acciones profesionales, relativos a un interés primario [como el bienestar del paciente o los resultados objetivos de la investigación], se vean indebidamente influidos por un interés secundario [como el beneficio económico o una relación personal]". Institute of Medicine (ahora National Academy of Medicine), *Conflict of Interest in Medical Research, Education, and Practice*, ed. Bernard Lo y Marilyn J. Field (Washington, DC: National Academies Press, 2009), pp. 45-46, *passim*. Marc A. Rodwin argumenta, de forma poco convincente en nuestra opinión, que, a diferencia de los conceptos jurídicos tradicionales de conflicto de intereses, estas definiciones crean confusión conceptual y conducen a políticas que no pueden aplicarse eficazmente; Rodwin, "Attempts to Redefine Conflicts of Interest", *Accountability in Research: Policies in Quality Assurance* (6 de diciembre de 2017), disponible en http://www.tandfonline. com/doi/full/10.1080/08989621.2017.1405728 (consultado el 15 de agosto de 2018).

[104] Jean M. Mitchell y T. R. Sass, "Physician Ownership of Ancillary Services: Indirect Demand Inducement or Quality Assurance?", *Journal of Health Economics* 14 (agosto de 1995): 263-89; y, para un análisis, ver Jean M. Mitchell y Jonathan Sunshine, "Consequences of Physicians' Ownership of Health Care Facilities—Joint Ventures in Radiation Therapy", *New England Journal of Medicine* 327 (19 de noviembre de 1992): 1497-501; AMA Council on Ethical and Judicial Affairs, "AMA Code of Medical Ethics' Opinions on the Physician as Businessperson," version de 2013, disponible en https://journalofethics.amaassn. org/article/ama-code-medical-ethics-opinions-physician-businessperson/2013-02 (consultado el 31 de agosto de 2018). Ver, más en general, the Institute of Medicine, Committee on Conflict of Interest in Medical Research, Education, and Practice, *Conflict of Interest in Medical Research, Education, and Practice*. El Capítulo 6 se centra en los intereses financieros implicados en la autoderivación, y en las empresas médicas cuyos productos prescriben, utilizan o recomiendan los doctores. Este informe abarca muchas formas de conflicto de intereses en la práctica médica, la investigación y la educación, que se analizan en esta sección.

[105] Iezzoni et al., "Survey Shows That at Least Some Physicians Are Not Always Open or Honest with Patients", p. 383.

[106] Para un examen de los esfuerzos realizados en Estados Unidos (y Japón y Francia) para abordar la autoderivación, ver Marc A. Rodwin, *Conflicts of Interest and the Future of Medicine* (New York: Oxford University Press, 2011), esp. pp. 117-21, 145-47. Ver, también, Bruce J. Hillman, "Trying to Regulate Imaging Self-Referral Is Like Playing Whack-A-Mole", *American Journal of Roentgenology* 189 (2007): 267-68.

[107] Ver E. Haavi Morreim, *Balancing Act: The New Medical Ethics of Medicine's New Economics* (Boston: Kluwer Academic, 1991), que ha influenciado nuestro análisis.

[108] Adriane Fugh-Berman y Shahram Ahari, "Following the Script: How Drug Reps Make Friends and Influence Doctors", *PLOS Medicine* 4 (abril de 2007): 621-25; Jason Dana y George Loewenstein, "A Social Science Perspective on Gifts to Physicians from Industry", *JAMA: Journal of the American Medical Association* 290 (9 de julio de 2003): 252-55; y Richard F. Adair y Leah R. Holmgren, "Do Drug Samples Influence Resident Prescribing Behavior? A Randomized Trial", *American Journal of Medicine* 118 (2005): 881-84.

[109] Dana Katz et al., "All Gifts Large and Small: Toward an Understanding of the Ethics of Pharmaceutical Industry Gift-Giving", *American Journal of Bioethics* 3 (verano de 2003): 39-45, acompañado de comentarios. Un resumen y análisis de relevante investigación psicológica aparece en Jason Dana, "How Psychological Research Can Inform Policies for Dealing with Conflicts of Interest in Medicine", en Institute of Medicine, *Conflict of Interest in Medical Research, Education, and Practice*, Apéndice D, pp. 358-74. La cantidad de dinero que,

de estas maneras, algunos sectores de la industria dedican a la promoción, evidencia su convicción de que dichas iniciativas son eficaces.

[110] Para varias propuestas, ver Troyen A. Brennan et al., "Health Industry Practices That Create Conflicts of Interest: A Policy Proposal for Academic Medical Centers", *JAMA: Journal of the American Medical Association* 295 (25 de enero de 2006): 429-33. Ver, también, Institute of Medicine, *Conflict of Interest in Medical Research, Education, and Practice*, esp. caps. 5 y 6.

[111] Ver AAMC Task Force on Financial Conflicts of Interest in Clinical Research, "Protecting Subjects, Preserving Trust, Promoting Progress: Principles and Recommendations for Oversight of an Institution's Financial Interests in Human Subjects Research (I-II)", *Academic Medicine* 78 (2003): 225-45; y Teddy D. Warner y John P. Gluck, "What Do We Really Know about Conflicts of Interest in Biomedical Research?", *Psychopharmacology* 171 (2003): 36-46.

[112] Ver varios capítulos en la Parte 4, "Clinical Research," en *Conflicts of Interest in Clinical Practice and Research*, ed. Roy G. Spece, Jr., David S. Shimm, y Allen E. Buchanan (New York: Oxford University Press, 1996).

[113] Ver, además, Institute of Medicine, *Conflict of Interest in Medical Research, Education, and Practice*, cap. 4.

[114] National Commission for the Protection of Human Subjects of Biomedical and Behavioral Research, *The Belmont Report: Ethical Principles and Guidelines for the Protection of Human Subjects of Research* (Washington, DC: DHEW Publication OS 78-0012), pp. 2-3; Tom L. Beauchamp y Yashar Saghai, "The Historical Foundations of the Research-Practice Distinction in Bioethics", *Theoretical Medicine and Bioethics* 33 (2012): 45-56; y Code of Federal Regulations, Título 45 (Bienestar público), Parte 46 (Protección de sujetos humanos), sec. 102 (2005), http://www.hhs.gov/ohrp/humansubjects/guidance/45cfr46.html (consultado el 15 de julio de 2011).

[115] Cfr. Franklin G. Miller, "Revisiting the Belmont Report: The Ethical Significance of the Distinction between Clinical Research and Medical Care", *APA Newsletter on Philosophy and Medicine* 5 (primavera de 2006): 10-14; y Miller y Howard Brody, "The Clinician-Investigator: Unavoidable but Manageable Tension", *Kennedy Institute of Ethics Journal* 13 (2003): 329-46.

[116] Nancy E. Kass, Ruth R. Faden, Steven N. Goodman, Peter Pronovost, Sean Tunis, y Tom L. Beauchamp, "The Research-Treatment Distinction: A Problematic Approach for Determining Which Activities Should Have Ethical Oversight", *Hastings Center Report* (Informe especial) 43 (2013): S4-S15.

[117] Ruth R. Faden, Nancy E. Kass, Steven N. Goodman, Peter Pronovost, Sean Tunis, y Tom L. Beauchamp, "An Ethics Framework for Learning Healthcare Systems: A Departure from Traditional Research Ethics and Clinical Ethics", *Hastings Center Report* (Informe especial) 43 (2013): S16-S27.

[118] Este compromiso se conocía anteriormente como la "Declaración de Ginebra, Juramento del Médico", adoptada por la Asamblea General de la Asociación Médica Mundial, Ginebra, Suiza, 1948 (cuando la redacción de este pasaje en particular era ligeramente diferente), y modificada más recientemente en octubre de 2017, disponible en https://www.wma.net/policies-post/wma-declaration-of-geneva/ (consultado el 14 de agosto de 2018).

[119] Como se expone en el Capítulo 7, la investigación no debe explotar a las poblaciones ni a los participantes. Versiones de varias de estas condiciones aparecen en el Código de Núremberg y en las regulaciones del HHS, Departamento de Salud y Servicios Humanos de EE. UU., Protección de Sujetos Humanos, 45 CFR 46, que incluyen cuatro subpartes: subparte A, también conocida como la Política Federal o la "Regla Común"; subparte B, protecciones

adicionales para mujeres embarazadas, fetos humanos y neonatos; subparte C, protecciones adicionales para prisioneros; y subparte D, protecciones adicionales para niños, revisada en 2017, con aplicación general el 21 de enero de 2019. Ver, también, Ezekiel J. Emanuel, David Wendler, y Christine Grady, "What Makes Clinical Research Ethical?", *JAMA: Journal of the American Medical Association* 283 (24/31 de mayo de 2000): 2701-11; y James F. Childress, *Priorities in Biomedical Ethics* (Philadelphia: Westminster Press, 1981), cap. 3.

[120] Revelado por el cirujano William DeVries, de la Universidad de Utah; ver Denise Grady, "Summary of Discussion on Ethical Perspectives", en *After Barney Clark: Reflections on the Utah Artificial Heart Program*, ed. Margery W. Shaw (Austin: University of Texas Press, 1984), p. 49.

[121] Sobre algunas cuestiones éticas básicas de la investigación sobre efectividad comparativa, ver Ruth R. Faden, Tom L. Beauchamp, y Nancy Kass, "Informed Consent, Comparative Effectiveness Research, and Learning Healthcare", *New England Journal of Medicine* 370 (20 de febrero de 2014): 766-68. Aunque utilizamos principalmente los términos tratamiento y terapia, nuestro análisis en esta sección también se aplica a los procedimientos diagnósticos y preventivos, entre otros.

[122] Ver Gunnel Elander y Göran Hermerén, "Placebo Effect and Randomized Clinical Trials", *Theoretical Medicine* 16 (1995): 171-82; y Gerald Logue y Stephen Wear, "A Desperate Solution: Individual Autonomy and the Double-Blind Controlled Experiment", *Journal of Medicine and Philosophy* 20 (1995): 57-64.

[123] Ver Benjamin Freedman, "Equipoise and the Ethics of Clinical Research", *New England Journal of Medicine* 317 (16 de julio de 1987): 141-45; y Eugene Passamani, "Clinical Trials— Are They Ethical?", *New England Journal of Medicine* 324 (30 de mayo de 1991): 1590-91. Treinta años después de la aparición del influyente artículo de Freedman, el debate sobre el "*equipoise* clínico" continúa. Véanse, por ejemplo, los argumentos contrapuestos sobre el tema "Head to Head: Is the Concept of Clinical Equipoise Still Relevant to Research?", en *BMJ* 359 (28 de diciembre de 2017). Spencer Phillips Hey, Alex John London y Charles Weijer afirman que no disponemos de un marco más adecuado para justificar la investigación que implica la participación de pacientes. Annette Rid y Franklin Miller sostienen que es un error utilizar el "*equipoise* clínico" para tratar de alinear la ética de la investigación clínica con la ética de la práctica clínica. En su lugar, proponen que los protocolos de investigación clínica se evalúen en función de si los riesgos para los participantes son aceptables, a la luz de los beneficios previstos para ellos y/o para la sociedad.

[124] Franklin G. Miller y Steven Joffe, "Equipoise and the Dilemma of Randomized Clinical Trials", *New England Journal of Medicine* 364 (3 de febrero de 2011): 476-80. Estos autores sostienen que "el *equipoise* es fundamentalmente deficiente como criterio para determinar si un ensayo clínico aleatorizado está justificado". Sin embargo, su argumento solo apoya la afirmación de que el *equipoise* es defectuoso si se interpreta como una *condición suficiente* de la justificación de los ECAs. La afirmación correcta es que el *equipoise* es solo una *condición necesaria*. Esta última afirmación está justificada y no es, en rigor, errónea.

[125] Fred Gifford, "So-Called 'Clinical Equipoise' and the Argument from Design", *Journal of Medicine and Philosophy* 32 (2007): 135-50; y Ezekiel Emanuel, W. Bradford Patterson, y Samuel Hellman, "Ethics of Randomized Clinical Trials", *Journal of Clinical Oncology* 16 (1998): 365-71. Algunos sugieren que el hecho de que los pacientes con cáncer avanzado se hayan beneficiado de agentes novedosos que tienen una toxicidad mínima, plantea un reto para los ensayos clínicos aleatorizados. Sin embargo, en lugar de abandonar la norma del *equipoise* clínico para los ensayos clínicos, otros argumentan que "sería útil desarrollar nuevos diseños de estudio que demuestren rápidamente su eficacia, así como criterios de

consenso que determinen los valores umbral de los efectos saludables, más allá de los cuales no es necesario un ensayo aleatorizado". Al respecto, ver Razelle Kurzrock y David J. Stewart, "Equipoise Abandoned? Randomization and Clinical Trials", *Annals of Oncology* 24, no. 10 (òctubre de 2013): 2471-74.

[126] Don Marquis, "How to Resolve an Ethical Dilemma Concerning Randomized Clinical Trials", *New England Journal of Medicine* 341 (26 de agosto de 1999): 691-93.

[127] Jeremy Howick, "Questioning the Methodologic Superiority of 'Placebo' over 'Active' Controlled Trials", *American Journal of Bioethics* 9 (2009): 34-48. Ver, también en este número, los artículos de sus críticos, así como sus respuestas en "Reviewing the Unsubstantiated Claims for the Methodological Superiority of 'Placebo' over 'Active' Controlled Trials: Reply to Open Peer Commentaries", *American Journal of Bioethics* 9 (2009): 5-7. Ver, también, Benjamin Freedman, Kathleen Glass, y Charles Weijer, "Placebo Orthodoxy in Clinical Research II: Ethical, Legal, and Regulatory Myths", *Journal of Law, Medicine & Ethics* 24 (1996): 252-59.

[128] Franklin G. Miller, "The Ethics of Placebo-Controlled Trials", en *The Oxford Textbook of Clinical Research Ethics*, ed. Ezekiel Emanuel et al. (New York: Oxford University Press, 2008), pp. 261-72. Ver, también, Robert Temple y Susan S. Ellenberg, "Placebo-Controlled Trials and Active-Control Trials in the Evaluation of New Treatments. Part 1: Ethical and Scientific Issues", *Annals of Internal Medicine* 133 (2000): 455-63; y Ellenberg y Temple, "Placebo-Controlled Trials and Active-Control Trials in the Evaluation of New Treatments. Part 2: Practical Issues and Specific Cases", *Annals of Internal Medicine* 133 (2000): 464-70.

[129] Ver M. A. Fischl et al., "The Efficacy of Azidothymidine (AZT) in the Treatment of Patients with AIDS-Related Complex: A Double-Blind, Placebo-Controlled Trial", *New England Journal of Medicine* 317 (1987): 185-91; y D. D. Richman et al., "The Toxicity of Azidothymidine (AZT) in the Treatment of Patients with AIDS and AIDS-Related Complex: A Double-Blind, Placebo-Controlled Trial", *New England Journal of Medicine* 317 (1987): 192-97.

[130] Este resumen se ha extraído de Thomas B. Freeman et al., "Use of Placebo Surgery in Controlled Trials of a Cellular-Based Therapy for Parkinson's Disease", *New England Journal of Medicine* 341 (23 de septiembre de 1999): 988-92.

[131] Años más tarde, Scott Y. H. Kim y sus colegas realizaron entrevistas semiestructuradas a varios participantes de tres ensayos para la enfermedad de Parkinson, que utilizaban la cirugía ficticia como un brazo de control. Descubrieron que los participantes cumplían las normas del consentimiento informado en cuanto a su comprensión de las características especiales del ensayo, la justificación de este diseño, y su decisión de participar, entre otros. Por lo tanto, concluyeron que las aprehensiones relacionadas con el consentimiento informado no deberían considerarse "un obstáculo ético especial para este tipo de estudios". Ver Kim et al., "Sham Surgery Controls in Parkinson Disease Clinical Trials: Views of Participants", *Movement Disorders* 27, no. 11 (15 de septiembre de 2012): 1461-65.

[132] Para una variedad de perspectivas éticas al respecto, ver Freeman et al., "Use of Placebo Surgery in Controlled Trials of a Cellular-Based Therapy for Parkinson's Disease"; Ruth Macklin, "The Ethical Problems with Sham Surgery in Clinical Research", *New England Journal of Medicine* 341 (23 de septiembre de 1999): 992-96; y Franklin G. Miller, "Sham Surgery: An Ethical Analysis", *American Journal of Bioethics* 3 (2003): 41-48, con un buen número de comentarios (pp. 50-71). Dos décadas después, se siguen realizando ensayos clínicos similares, y algunos autores creen que el debate ético está zanjado a favor de los ensayos de cirugía ficticia para la enfermedad de Parkinson, siempre que se cumplan ciertas condiciones, mientras que otros subrayan las "complejidades éticas" que todavía existen. Para el primer punto de vista, véase Sophie L. Niemansburg et al., "Reconsidering the Ethics of Sham Interventions

in an Era of Emerging Technologies", *Surgery* 157 (2015): 801-10; para la segunda perspectiva, ver Teresa Swift y Richard Huxtable, "The Ethics of Sham Surgery in Parkinson's Disease: Back to the Future?", *Bioethics* 27, no. 4 (2013): 175-85. Una encuesta indicó que la comunidad de investigación clínica sobre la enfermedad de Parkinson, probablemente no estará convencida de la eficacia de futuras intervenciones neuroquirúrgicas para esta afección, a menos que los ensayos clínicos utilicen un control ficticio o simulado. Ver Scott Y. H. Kim et al., "Science and Ethics of Sham Surgery: A Survey of Parkinson Disease Clinical Researchers", *Archives of Neurology* 62 (septiembre de 2005): 1357-60.

[133] Ver Greg Ball, Linda B. Piller, y Michael H. Silverman, "Continuous Safety Monitoring for Randomized Controlled Clinical Trials with Blinded Treatment Information: Part 1: Ethical Considerations", *Contemporary Clinical Trials* 32, Suplemento 1 (septiembre de 2011): S2-4.

[134] Para un enérgico llamado a la independencia e integridad del DSMB, a la luz de las acusaciones de violación del "muro" entre los DSMB y los patrocinadores, véase Jeffrey M. Drazen y Alastair J. J. Wood, "Don't Mess with the DSMB", *New England Journal of Medicine* 363 (29 de julio de 2010): 477-78; y Catherine D. DeAngelis y Phil B. Fontanarosa, "Ensuring Integrity in Industry-Sponsored Research: Primum Non Nocere, Revisited", *JAMA: Journal of the American Medical Association* 303 (2010): 1196-98.

[135] Esta es la propuesta de Freedman en "Equipoise and the Ethics of Clinical Research".

[136] Estas condiciones, así como nuestros argumentos a lo largo de esta sección, pueden ser provechosamente cotejadas con varias fuentes prestigiosas: Council for International Organizations of Medical Sciences, *International Ethical Guidelines for Health-Related Research Involving Humans* (Geneva: CIOMS, 2016), disponible en http://www.cioms.ch (consultado el 3 de septiembre de 2018); National Bioethics Advisory Commission (NBAC), *Ethical and Policy Issues in International Research: Clinical Trials in Developing Countries*, vol. 1 (Bethesda, MD: National Bioethics Advisory Commission, 2001), disponible en https://bioethicsarchive.georgetown.edu/nbac/clinical/Vol1.pdf (consultado el 3 de septiembre de 2018); Nuffield Council on Bioethics, *The Ethics of Research Related to Healthcare in Developing Countries* (London: Nuffield Council, 2008), disponible en http://nuffieldbioethics.org/wp-content/uploads/2014/07/Ethics-ofresearch-related-to-healthcare-in-developing-countries-I.pdf (consultado el 2 de septiembre de 2018); US Department of Health and Human Services, Food and Drug Administration, Title 21, Code of Federal Regulations, Part 314 (en la version del 1 de abril de 2017), disponible en http://www.accessdata.fda.gov/scripts/cdrh/cfdocs/cfcfr/cfrsearch.cfm (consultado el 2 de septiembre de 2018); International Conference on Harmonisation; *Choice of Control Group and Related Issues in Clinical Trials, Federal Register* 66, no. 93, 14 de mayo de 2001, 24390-91.

PARTE III

Teoría y método

9
Teorías éticas

En los capítulos anteriores, hemos mencionado varios tipos de teorías éticas, aunque sin discutir su naturaleza y valor para la ética biomédica. En este capítulo, analizaremos cuatro influyentes teorías: utilitarismo, kantismo, teoría de los derechos, y ética de la virtud. Conocerlas es indispensable para emprender cualquier estudio reflexivo en ética biomédica, ya que la literatura especializada presupone que el lector está familiarizado con ellas. Cada una de estas teorías arroja luz sobre aspectos significativos de la deliberación moral en los campos de las ciencias biológicas, medicina, enfermería y salud pública.

Muchos textos exploran la teoría ética, ofreciendo explicaciones de diversas corrientes que compiten entre sí, solo para luego proceder a criticarlas. En ocasiones esas críticas son tan severas que cada teoría parece presentar defectos irreparables, lo que lleva a los lectores a cuestionar el valor de la teoría ética en su conjunto. Sin embargo, es importante reconocer que podemos encontrar excesos y defectos en todas las grandes teorías, aunque las que analizaremos aquí, también contienen ideas y argumentos que merecen un cuidadoso y constructivo análisis. Nuestro propósito es realizar un examen crítico de las limitaciones o aspectos cuestionables de cada una de las corrientes que examinaremos, e identificar los elementos que podrían representar una valiosa contribución a la ética práctica. Cada una de estas cuatro teorías abarca conceptos significativos y, sin duda, merece un estudio minucioso. No obstante, ninguna de ellas puede arrogarse la calidad de ser la única teoría justificable.

Si bien, en ocasiones, llamamos teoría a nuestro propio enfoque ético, es importante ser cautelosos al utilizar este término. "Teoría ética" y "teoría moral" comúnmente se utilizan para referir a: (1) un argumento o reflexión moral abstracta, (2) una presentación sistemática de los componentes esenciales de la ética, (3) un cuerpo integrado de normas morales, y (4) una justificación sistemática de normas morales fundamentales. Nosotros intentamos edificar un cuerpo coherente de virtudes, derechos, principios y reglas para la ética biomédica, por lo que no afirmamos haber desarrollado una teoría ética exhaustiva, de maneras que sugieran una suerte de combinación entre (3) y (4). Más bien, presentamos un sistema organizado de principios, y nos comprometemos con argumentos y reflexiones sistemáticas. Por ello, nos limitamos a exponer algunos elementos de lo que podríamos considerar una teoría ética general.

Cada sección del presente capítulo (con excepción de la primera y última) está dividida en subsecciones estructuradas por: (1) un panorama general de cada teoría analizada, (2) una presentación de cómo los defensores de esa teoría podrían analizar un caso complejo de ética biomédica, (3) un examen de las críticas a las limitaciones y problemas de la teoría, y (4) una evaluación constructiva de la contribución de esa teoría a la reflexión moral. Reconocemos el valor de diversas facetas de las cuatro teorías analizadas en este capítulo. Sin embargo, no afirmamos que el propósito de la ética filosófica sea identificar la mejor teoría y otorgarle prioridad moral sobre las demás. No existe una razón suficiente para clasificar o jerarquizar estas cuatro teorías, ya que de todas ellas podemos aprender muchas cosas.[1]

CRITERIOS PARA EVALUAR TEORÍAS ÉTICAS

Comenzaremos señalando ocho condiciones de suficiencia para una teoría ética. Estos criterios para la construcción de teorías establecen condiciones ideales, aunque no tan rigurosas que ninguna teoría pueda cumplirlas. No entraremos en detalle sobre hasta qué punto las teorías existentes satisfacen solo parcialmente estas condiciones. De hecho, algunas teorías pueden ser apropiadas para ciertas áreas de la vida moral pero no para todas. Por ejemplo, el utilitarismo a menudo se presenta como un excelente modelo para la formulación de políticas públicas, y la teoría de los derechos suele ser el mejor enfoque para proteger los intereses de individuos y grupos contra demandas injustas que favorecen las preferencias dominantes de la comunidad.

Ocho condiciones, entonces, proporcionan los criterios fundamentales para evaluar las teorías éticas:[2]

1. *Claridad*: Una teoría, ya sea considerada en su totalidad o en sus componentes individuales, debería aspirar a la máxima claridad. No obstante, como Aristóteles sugirió, solo podemos esperar la claridad y precisión del lenguaje que la naturaleza del tema permita. En la actualidad, existe más opacidad y vaguedad de lo deseable en varias áreas de la teoría ética que son relevantes para la ética biomédica

2. *Coherencia*: Una teoría ética debería ser internamente coherente, a saber, no presentar inconsistencias conceptuales (v.g. "el paternalismo médico fuerte está justificado solo bajo el consentimiento del paciente") ni enunciados aparentemente contradictorios (v.g. "ser virtuoso es una obligación moral, pero los actos virtuosos no son obligatorios"). Si un análisis contiene implicaciones que son incoherentes con otras partes de dicho examen, algunos aspectos de la teoría deben ser modificados, de modo que no se produzcan nuevas incoherencias. En el Capítulo 10 argumentaremos que un objetivo central de cualquier teoría debería ser lograr la coherencia de todos sus elementos normativos (principios, virtudes, derechos, juicios considerados,[i] y otras categorías similares).

3. *Exhaustividad*: Una teoría debería ser lo más exhaustiva posible. Lo sería completamente si pudiera dar cuenta de todas las normas morales y juicios justificables. Aunque los principios presentados en este libro bajo los nombres de respeto por la autonomía, no maleficencia, beneficencia y justicia están lejos de constituir un sistema completo para la ética normativa general, ofrecen un marco integral para el ámbito de la ética biomédica. No necesitamos principios generales adicionales para este propósito, pero especificamos estos cuatro principios para generar reglas, como cumplir las promesas, veracidad, privacidad y confidencialidad (ver el Capítulo 8). Las reglas especificadas contribuyen a aumentar la exhaustividad de una teoría.

4. *Simplicidad*: Una teoría que destile las demandas de la moral en unos pocos principios básicos es preferible a una teoría con más normas, pero sin contenido adicional y necesario. Una teoría no debería tener más normas de las necesarias (simplicidad en el sentido de parsimonia teórica), ni tampoco más normas de las que las personas puedan utilizar sin llegar a confundirse (simplicidad práctica). Sin embargo, la moral es complicada tanto en su aspecto teórico como práctico, y una teoría exhaustiva seguramente será compleja. Si la complejidad inherente a la moral exige una teoría ética demasiado dificultosa como para tener un uso práctico, dicha corriente no puede ser criticada únicamente por esta razón.

5. *Poder explicativo*: Una teoría tiene poder explicativo cuando ofrece información suficiente para ayudarnos a entender la moral: su propósito, su naturaleza objetiva o subjetiva, cómo se relacionan los derechos con las obligaciones, y otros aspectos similares. Para mantener la claridad, es importante distinguir entre teorías normativas y teorías

---

[i] Nota del traductor (N.T.). Para la expresión "juicios considerados", ver la N.T. viii del Capítulo 1.

metaéticas. No se espera que una teoría normativa general resuelva preguntas metaéticas, pero la teoría ideal es aquella que construye de manera fluida un sistema normativo mientras aborda cuestiones metaéticas relevantes.

6. *Poder justificativo*: Una teoría debería proporcionar fundamentos para justificar creencias, no simplemente ofrecer una reformulación de aquellas que ya poseemos. Por ejemplo, la distinción entre actos y omisiones subyace en varias creencias tradicionales presentes en los entornos de la ética biomédica, como la noción de que matar es inadmisible y permitir morir es aceptable. Sin embargo, una teoría ética se vería empobrecida si se limitara a incorporar esta distinción, sin determinar si ella es justificable, y de ser así, especificar cuándo lo es. Asimismo, una buena teoría debería tener la capacidad de criticar creencias erróneas, independientemente de que estas sean ampliamente aceptadas por la mayoría.

7. *Productividad*.[ii] El rendimiento de una teoría se manifiesta cuando genera juicios que no estaban incluidos en la base de datos original de los juicios morales considerados en su construcción. Si una teoría normativa simplemente repite los juicios que ya se consideraban válidos antes de su desarrollo, no habrá logrado nada. Por ejemplo, si ciertas partes de una teoría que abordan las obligaciones de beneficencia no producen nuevos juicios sobre los deberes de cuidado en medicina más allá de los supuestos iniciales, la teoría se limitaría a ser un simple esquema de clasificación. Por ende, una teoría debe ofrecer más que una mera enumeración de axiomas presentes en creencias preteóricas.

8. *Viabilidad*: Una teoría ética resulta inaceptable si sus exigencias prácticas son tan demandantes que no pueden ser cumplidas, o pueden ser satisfechas únicamente por un número limitado de personas o comunidades excepcionales. Una teoría que presenta ideales utópicos o recomendaciones irrealizables no cumple con el criterio de viabilidad. Por ejemplo, si una teoría estableciera requisitos tan elevados para la autonomía personal (ver el Capítulo 4) o estándares tan exigentes de justicia social (ver el Capítulo 7) que ninguna persona pudiera alcanzar la autonomía o ninguna sociedad pudiera considerarse justa, dicha teoría sería problemática.

[ii] N.T. La expresión que utilizan los autores es *output power* que, literalmente significa "potencia de salida". Sin embargo, en el contexto de esta sección, la expresión refiere a la capacidad de una teoría para producir resultados, a saber, su "productividad" o "poder de rendimiento". Esto quiere decir que una teoría no solo debe tener poder analítico o explicativo, sino que también, sintético o extensivo.

Podríamos mencionar otros criterios para la construcción de teorías, pero los ocho que hemos identificado son los más relevantes para nuestros objetivos. Una teoría puede recibir una alta calificación, con base en uno o más de estos criterios, y una baja calificación en función de otros. Por ejemplo, el utilitarismo es sin duda una teoría internamente coherente, simple y exhaustiva, con un poder explicativo excepcional, pero puede no ser congruente con algunos juicios considerados fundamentales, especialmente aquellos relacionados con la justicia, los derechos humanos y la importancia de los proyectos personales. Por otro lado, las teorías kantianas son consistentes con muchos de nuestros juicios considerados, pero su simplicidad y poder explicativo pueden ser limitados.

Teoría utilitarista

El *consecuencialismo* es una suerte de etiqueta adherida a teorías que sostienen que las acciones son correctas o incorrectas según lo que indique la ponderación de sus consecuencias positivas y negativas. Este término denota teorías que utilizan la promoción del valor para determinar si las acciones son correctas o incorrectas.

La teoría consecuencialista más prominente, el utilitarismo, se centra en el valor del bienestar, el cual ha sido analizado en términos de placer, felicidad, prosperidad, y satisfacción de preferencias, entre otros. Esta corriente acepta un único principio básico de la ética: el principio de utilidad, el cual establece que siempre debemos producir el máximo equilibrio de valor positivo sobre valor negativo, o el mínimo valor negativo posible en caso de que solo se puedan conseguir resultados indeseables. Este principio suele formularse como la exigencia de hacer el mayor bien para el mayor número, según una perspectiva imparcial que otorga igual peso a los intereses legítimos de cada parte afectada. Los orígenes clásicos de esta teoría se remontan a los trabajos de Jeremy Bentham (1748-1832) y John Stuart Mill (1806-1873).

El modelo legado a la filosofía por estos autores, principalmente por Mill, convierte la teoría utilitarista en consecuencialista, bienestarista, agregativa, maximizadora e imparcial. Es consecuencialista porque la corrección moral y la obligatoriedad de las acciones se determinan por sus resultados, y es bienestarista porque la corrección de las acciones se establece en virtud de los resultados asociados al bienestar conseguido. Es impersonal y agregativa porque un juicio sobre la acción correcta u obligatoria depende de una evaluación imparcial que suma los efectos de las diferentes acciones posibles sobre el bienestar de todas las partes afectadas.

El concepto de utilidad

Los utilitaristas comparten la convicción de que debemos evaluar moralmente las acciones humanas en términos de su producción de máximo valor, pero a menudo discrepan sobre qué valores deben maximizarse. Muchos utilitaristas sostienen que debemos producir bienes *neutrales* o *intrínsecos*, es decir, bienes como la felicidad, la libertad y la salud, que toda persona racional valora.[3] Estos bienes son valiosos en sí mismos, independientemente de sus consecuencias adicionales o de las preferencias particulares de los individuos.

Bentham y Mill son utilitaristas *hedonistas* porque conciben la utilidad en términos de felicidad o placer, dos conceptos amplios que tratan como sinónimos.[4] Sin embargo, reconocen que muchas acciones humanas no parecen tener como objetivo la búsqueda de la felicidad. Por ejemplo, cuando profesionales altamente motivados, como los investigadores científicos, se esfuerzan hasta la extenuación en busca de nuevos conocimientos, no parecen estar buscando la felicidad personal. Mill argumenta que tales personas están inicialmente motivadas por el éxito, el reconocimiento o el dinero, factores que prometen felicidad. A lo largo del proceso, o bien la búsqueda de conocimiento les proporciona felicidad o dichas personas nunca dejan de asociar su arduo trabajo con la promesa de éxito, reconocimiento o dinero que esperan obtener.

A diferencia de Mill, varios utilitaristas contemporáneos sostienen que el bienestar se nutre de una amplia gama de valores, más allá de la felicidad. Entre estos se incluyen la belleza, el conocimiento, la salud, el éxito, el entendimiento, la diversión y las relaciones personales profundas.[5] Incluso cuando sus listas difieren, estos utilitaristas coinciden en que debemos evaluar el mayor bien de una acción en términos del valor intrínseco total que genera. Otros utilitaristas sostienen que el concepto de utilidad no se relaciona con bienes intrínsecos, sino con las preferencias de los individuos, es decir, con la maximización de la satisfacción general de las preferencias de todos los afectados.

Un caso de riesgo y veracidad

En nuestro análisis de cada tipo de teoría ética examinaremos cómo sus defensores podrían abordar el mismo caso. Se trata de una niña de cinco años con insuficiencia renal progresiva, y que no responde adecuadamente a la diálisis renal crónica. El personal médico está considerando un trasplante renal, si bien su eficacia se plantea como cuestionable. No obstante, existe una "posibilidad clara" de que un riñón trasplantado no se vea afectado por el proceso patológico. Los padres están de acuerdo con la propuesta de intentar un trasplante, pero surge un obstáculo adicional: la tipificación de tejidos indica que sería difícil encontrar un donante compatible para la niña. El equipo médico descarta a sus dos hermanos, de dos y cuatro años, por ser demasiado jóvenes para donar un riñón. Aunque la madre no es histocompatible, el padre sí lo es y, además, presenta una "circulación anatómicamente favorable para el trasplante".

Durante una reunión privada con el padre, el nefrólogo le presenta los resultados y señala que el pronóstico para su hija es "bastante incierto". Después de reflexionar, el padre decide que no donará uno de sus riñones a su hija. Entre las razones que menciona se cuentan su miedo a la cirugía y su falta de "coraje", el pronóstico incierto para su hija, incluso con un trasplante, la baja probabilidad de obtener un riñón de un donante fallecido, y el sufrimiento que su hija ya ha soportado. Luego, el padre solicita al médico que informe a todos los miembros de la familia que él no es histocompatible. Tiene temor de que, si conocen la verdad, lo culpen por no haber salvado a su hija cuando podría haberlo hecho. Argumenta que revelar la verdad tendría el potencial de destrozar a su familia. El médico se siente "muy incómodo" con esta solicitud, pero accede a decirle a la esposa del hombre que este no debería donar un riñón "por razones médicas".[6]

Los utilitaristas analizarían principalmente este caso considerando las posibles consecuencias de los distintos cursos de acción disponibles para el padre y el médico. Su objetivo sería alcanzar el mayor bien posible al equilibrar los intereses de todas las personas afectadas. Esta evaluación se basaría en juicios sobre los resultados probables de cada acción específica. La decisión de si el padre debería donar su riñón depende de la probabilidad de un trasplante exitoso, así como de los riesgos y otros costos asociados para él y, de manera indirecta, para otros miembros dependientes de la familia. La efectividad potencial del trasplante es cuestionable, y el pronóstico para la hija es incierto, aunque existe la posibilidad de que un riñón trasplantado no experimente el mismo proceso patológico. Además, es muy improbable que se pueda obtener un riñón de un donante fallecido.

Es muy posible que la niña fallezca si no recibe un trasplante, ya sea de un donante vivo o fallecido, aunque el procedimiento en sí ofrece solo una pequeña probabilidad de supervivencia. El riesgo de muerte para el padre debido a la anestesia durante la extracción del riñón es de 1 en 10.000 a 15.000 (las cifras corresponden al momento en que se publicó este caso), y la perspectiva de éxito con un trasplante puede ser mayor que la probabilidad de que el padre sufra un daño significativo. En estas circunstancias, un utilitarista podría sostener que el padre, o cualquier otra persona en una situación similar, está moralmente obligado a llevar a cabo lo que otros podrían considerar un acto heroico que va más allá de la obligación. Efectuada una ponderación entre los posibles beneficios y riesgos, un utilitarista intransigente podría sugerir la tipificación de los tejidos de los dos hermanos del paciente y, posteriormente, la extracción de un riñón de uno si existiera una buena coincidencia y aprobación parental. Sin embargo, los utilitaristas a menudo discrepan sobre qué estimaciones hacer en casos específicos, debido a sus diferentes teorías de valores, y sus distintas predicciones y evaluaciones de los resultados probables.

Los juicios probabilísticos también serían fundamentales en el cálculo utilitarista que el médico realizaría para determinar la acción más adecuada en respuesta a la solicitud del padre. El médico tendría en cuenta una serie de consideraciones, como si revelar toda la verdad tendría un impacto devastador en la familia, si mentirles acarrearía consecuencias negativas graves, y si el padre experimentaría un sentimiento de culpa significativo como resultado de su negativa a donar. Los utilitaristas argumentarían que el médico está obligado a considerar todo el conjunto de hechos y posibles consecuencias, a la luz de la mejor información disponible.

Utilitarismo de actos y de reglas

El principio de utilidad representa el criterio definitivo de lo correcto e incorrecto para todos los utilitaristas. Su influencia en la bioética ha sido notable y permanente.[7] Sin embargo, existe controversia acerca de si este principio justifica acciones particulares en circunstancias específicas o si, por el contrario, justifica reglas generales que determinan qué actos son correctos e incorrectos. El *utilitarista de reglas* argumenta que los actos y juicios particulares están moralmente justificados por reglas imparcialmente formuladas que buscan maximizar el valor en la sociedad que las adopta. Por otro lado, el *utilitarista de actos* prescinde del nivel de reglas, y justifica las acciones apelando directamente al principio de utilidad, como se ilustra en el siguiente esquema:

Utilitarismo de reglas	*Utilitarismo de actos*
Principio de utilidad	Principio de utilidad
↑	
Reglas morales	↑
↑	
Juicios particulares	Juicios particulares

El utilitarista de actos se pregunta: "¿Qué consecuencias buenas y malas probablemente resultarán de esta acción en esta circunstancia?" Aunque las reglas morales son útiles para orientar las acciones humanas, también pueden ser prescindibles si no promueven de manera óptima la utilidad en un contexto particular. Para un utilitarista de reglas, en cambio, la conformidad de una acción a una regla justificada por la utilidad hace que la acción sea correcta, y la regla no es prescindible en un contexto particular, incluso si seguirla no maximiza la utilidad en ese contexto. Cada teoría del utilitarismo de reglas puede justificar no solo reglas morales básicas, sino también derechos morales, deberes profesionales, y otras categorías similares.[8]

El médico Worthington Hooker, una destacada figura del siglo XIX en la enseñanza de la medicina y la ética médica, era un incipiente utilitarista de reglas que se refería a las normas de veracidad en medicina de la siguiente manera:

> El bien que podría alcanzarse mediante el engaño en *algunos* casos es prácticamente insignificante en comparación con el daño que causa en *muchos* otros, especialmente cuando las perspectivas de lograr un bien son igual de prometedoras que en los casos exitosos. Además, al considerar el daño que surgiría de la adopción *generalizada* de un sistema basado en el engaño, la importancia de mantener una estricta fidelidad a la verdad en nuestra interacción con los enfermos, incluso por razones de conveniencia, se vuelve de una magnitud incalculable.[9]

Hooker argumentó que el engaño generalizado y otras concesiones en cuanto a decir la verdad en medicina tendrían un efecto crecientemente perjudicial con el paso del tiempo, llegando eventualmente a ocasionar más daño que beneficio.

En cambio, los utilitaristas de actos argumentan que observar una regla como decir la verdad no siempre maximiza el bien general, y que dichas reglas solo representan pautas generales. Consideran a los utilitaristas de reglas como desleales a la demanda fundamental del principio de utilidad, que es "maximizar el valor".[10] Desde esta perspectiva, los médicos no están obligados a decir siempre la verdad a sus pacientes o sus familias. Por ejemplo, a veces los médicos deberían mentir para infundir esperanza, y apreciar que la adhesión selectiva a las reglas rara vez socava las normas morales o el respeto general por la moral médica.[iii]

Debido a los beneficios que implica para la sociedad el respeto generalizado a reglas moralmente justificadas, el utilitarista de reglas no las

---

[iii] N.T. Ver la N.T. xi del Capítulo 1.

abandona, incluso en situaciones difíciles.[iv] Hacerlo amenazaría la integridad y existencia tanto de reglas particulares como del sistema completo de reglas.[11] La respuesta del utilitarista de actos es que, aunque reglas como cumplir las promesas, en general deberían observarse escrupulosamente para mantener la confianza, pueden obviarse cuando hacerlo maximice el bien general.[12]

Un principio absoluto y sus reglas no absolutas

Desde la perspectiva utilitarista, el principio de utilidad se erige como el único y absoluto principio de la ética, si bien ninguna regla que se derive de él ostenta el rango de absoluta o indiscutible. Por ejemplo, las normas que en medicina prohíben poner fin activamente a la vida de un paciente pueden ser revocadas o revisadas sustancialmente, según las consecuencias que se deriven de su adopción o rechazo. En el Capítulo 5, examinamos diversos debates actuales acerca de si los pacientes que padecen enfermedades graves deberían, a solicitud propia, recibir asistencia activa para morir en lugar de simplemente permitir que el proceso natural de muerte siga su curso. Desde la óptica del utilitarismo de reglas, debemos respaldar las normas que permitan a los médicos acelerar la muerte solo si estas son capaces de producir la mayor utilidad. Del mismo modo, deberían existir normas en contra de la muerte médicamente asistida solo si maximizaran la utilidad. Los utilitaristas a menudo señalan que muchas personas no apoyan el permitir a los médicos causar activamente la muerte de un paciente debido a las consecuencias sociales adversas que creen que se provocarían para aquellos directa e indirectamente afectados. Sin embargo, si, bajo un conjunto diferente de condiciones sociales, la legalización de la muerte médicamente asistida maximizara el bienestar social general, el utilitarista no prohibiría la práctica y encontraría buenas

---

[iv] N.T. Sin embargo, algunos problemas no menores, y que los autores no mencionan, merodean este tipo de utilitarismo. Menciono solo uno de ellos. En esta corriente, la justificación de un conjunto de reglas morales se basa en que estas maximizan la utilidad. Si las reglas se han establecido para maximizar la utilidad, entonces parece obvio que ellas exijan que un acto produzca más utilidad que cualquier otro en una situación particular, ya que, en caso contrario, la consecuencia de la aplicación de las reglas no sería la máxima utilidad posible. Sin embargo, si las reglas satisfacen dicha exigencia (cosa que parece ser lo ideal en el utilitarismo de reglas), significa que, en ciertos casos, podrían justificar exactamente lo mismo que el utilitarismo de actos, a saber, no cumplir las promesas, mentir, y cometer fraude, entre otros. Por lo tanto, cuando el utilitarismo de reglas busca la producción de la máxima utilidad posible, puede devenir inconsistente, ya que el conjunto de reglas que ha sido establecido para maximizar la utilidad, requiere acciones bien específicas que, *a priori*, esas mismas reglas podrían rechazar.

razones para apoyarla. Los utilitaristas consideran que su teoría responde siempre de manera constructiva a la necesidad de cambios en las prácticas sociales.

Una evaluación crítica del utilitarismo

El utilitarismo es una teoría ética atractiva para la formulación de políticas públicas e institucionales. Sin embargo, por las razones que exponemos en esta sección, no representa una teoría ética completamente adecuada ni siquiera para esas áreas, y mucho menos para todos los ámbitos de la vida moral.

Problemas acerca de preferencias y acciones inmorales. Los utilitaristas especialmente comprometidos con la maximización de las preferencias individuales enfrentan problemas cuando algunas personas tienen lo que nuestros juicios morales consideran preferencias moralmente inaceptables (ver el Capítulo 10). Por ejemplo, si un investigador obtiene gran placer al infligir dolor a animales o a sujetos humanos durante la experimentación, condenaríamos esta preferencia y buscaríamos evitar que se satisfaga. Una teoría basada en preferencias subjetivas es plausible solo si podemos formular un rango de preferencias *aceptables* y determinar esa aceptabilidad independientemente de las preferencias particulares que los agentes puedan tener. Esta tarea es inconsistente con un enfoque puramente preferencial de la utilidad, ya que no existe una forma puramente utilitarista de clasificar un conjunto de preferencias sobre otro.[13]

Un problema relacionado con lo anterior surge de la consideración de la utilidad de acciones inmorales. Imaginemos que la única vía para lograr el máximo resultado utilitarista es perpetrar un acto inmoral, como el homicidio de enfermos terminales para redistribuir sus órganos entre otras personas que, de lo contrario, perecerían sin ellos. El utilitarismo de actos no solo sostiene que tal asesinato es permisible, sino que es moralmente obligatorio si conduce a una maximización general de la utilidad.

Demanda excesiva: ¿El utilitarismo exige demasiado? Ciertas variantes del utilitarismo imponen cargas excesivas en la vida moral, dado que el principio de utilidad demanda la maximización del valor. En consecuencia, los utilitaristas enfrentan serias dificultades al tratar de discernir entre acciones que son moralmente obligatorias y aquellas que son supererogatorias. Alan Donagan ilustra esta problemática con una gama de situaciones en las que la teoría utilitarista prescribe una acción como obligatoria, aun cuando esta sea más bien ideal y meritoria, y no estrictamente imperativa.[14] Por ejemplo, Donagan consideraría el suicidio "voluntario" de ancianos enfermos y débiles, aquejados por discapacidades graves y que ya no son útiles para la sociedad, como un ejemplo de actos que no pueden considerarse obligatorios, independientemente de sus consecuencias. Lo mismo ocurre con donar partes del cuerpo, como riñones y corazones, para salvar la vida de otra persona. Si el utilitarismo impone la obligatoriedad de tales acciones, entonces es una teoría defectuosa.

Bernard Williams y John Mackie amplían la argumentación de la tesis que afirma que el utilitarismo exige demasiado. Williams sostiene que el utilitarismo socava la integridad personal al hacer que las personas sean moralmente responsables, no solo de las consecuencias que *provocan directamente*, sino también de aquellas que *no pueden evitar*, incluso cuando estas últimas no son producto de sus acciones. Mackie sostiene que el criterio utilizado por el utilitarismo para determinar qué acciones son correctas está tan alejado de nuestra experiencia moral que representa "una ética de la fantasía", ya que exige que las personas se despojen de metas y relaciones que valoran profundamente para maximizar los resultados en beneficio de los demás.[15]

Problemas de distribuciones injustas. Algunas teorías utilitaristas permiten en principio que los intereses de la mayoría en la sociedad prevalezcan sobre los derechos de las minorías, pero carecen de los recursos necesarios para proteger adecuadamente a las personas contra distribuciones sociales injustas. El problema radica en que los utilitaristas no otorgan ningún peso independiente a los derechos y a la justicia, y sus argumentos parecen ignorar las distribuciones injustas al asignar el valor, basándose únicamente en la satisfacción agregada neta.[16] En consecuencia, si en una determinada sociedad, un grupo de personas ya prósperas pudiera obtener más valor agregado para sus vidas que el que se podría añadir a las vidas de los indigentes, el utilitarista debe recomendar que dicho valor adicional se destine al grupo acomodado.

Un ejemplo de distribución problemática, aunque posiblemente justificada en líneas generales, se presenta en el siguiente caso. Dos investigadores se propusieron determinar la manera más rentable de controlar la hipertensión en la población estadounidense. Descubrieron que es más rentable focalizarse en los pacientes que ya están siendo tratados por hipertensión que identificar nuevos casos entre personas sin acceso regular a la atención médica. Concluyeron que "probablemente una comunidad con recursos limitados obtendría mejores resultados al centrar sus esfuerzos en mejorar la adhesión de los hipertensos conocidos (es decir, aquellos ya identificados como tales), incluso a costa de reducir el número de personas examinadas". Ninguna otra política sería tan eficiente para maximizar la utilidad social como concentrarse en los hipertensos conocidos que ya están en contacto con sus médicos. Sin embargo, esta recomendación excluiría al sector más pobre de la población, que tiene una necesidad más urgente de atención médica y de participar en programas de educación y control de la hipertensión que están financiados con fondos públicos[17] (para más detalles, consultar nuestra discusión sobre el análisis de costo-efectividad en el Capítulo 6).

Una evaluación constructiva del utilitarismo

A pesar de las críticas recibidas, el utilitarismo cuenta con diversas fortalezas, dos de las cuales hemos mencionado en capítulos anteriores. En primer lugar, destaca el papel significativo que el principio de utilidad puede desempeñar en la elaboración de políticas públicas e institucionales. Los requisitos del utilitarismo para una evaluación objetiva de los intereses de todos y una elección imparcial para maximizar los buenos resultados para todas las partes afectadas son normas aceptables e incluso valiosas en la política pública, a excepción de cuando puedan dar lugar a distribuciones injustas, entre otros posibles problemas. En segundo lugar, en nuestra formulación de los principios de beneficencia en el Capítulo 6, la utilidad desempeña un papel importante. Aunque en este capítulo hemos caracterizado el utilitarismo, principalmente como una teoría basada en las consecuencias, también está arraigada en la beneficencia. Es decir, la teoría comprende la moral, esencialmente en términos de promoción legítima del bienestar, y asume este rol con la debida seriedad. Como ya argumentamos, no maleficencia y beneficencia se encuentran entre los principios morales más fundamentales de la ética biomédica, y los cimientos del utilitarismo se erigen, precisamente, sobre estos principios.[18]

TEORÍA KANTIANA

Una segunda corriente rechaza la mayoría de los postulados utilitaristas. Esta teoría, a menudo llamada *deontológica*[19] y *no consecuencialista*[20] (es decir, una teoría del deber que sostiene que otras características de las acciones, además o en lugar de las consecuencias, determinan si aquellas son correctas o incorrectas), suele ser llamada *kantiana* en la actualidad, ya que la filosofía de Immanuel Kant (1724-1804) ha influido de manera muy profunda en muchas de sus formulaciones contemporáneas.

Consideremos cómo un kantiano podría abordar el caso previamente mencionado de la niña de cinco años que necesita un riñón. Presumiblemente, un kantiano sostendría que debemos fundamentar nuestros juicios

585

morales en razones que se apliquen a todas las personas que se encuentren en una situación similar. Si el padre no tiene una obligación moral universalizable[v] hacia su hija, entonces no hay base disponible para criticarlo moralmente por no donar un riñón. Un kantiano estricto afirmaría que, si el padre decide donar por afecto, compasión o preocupación por su hija moribunda, su acto carecería de valor moral, ya que no estaría basado en una obligación universalizable. En cambio, la donación tendría valor moral si se realiza en virtud del *deber* (u *obligación*) de beneficencia. Por otra parte, utilizar a uno de los hermanos menores de la niña como donante de riñón estaría moralmente prohibido porque recurrir a niños que son demasiado jóvenes para consentir la donación implica utilizar a las personas como simples medios para los fines de otros. Este principio también prohíbe coaccionar al padre para que done en contra de su voluntad.

En cuanto a la petición del padre de que el médico engañe a la familia, un kantiano estricto argumentaría que mentir es un acto que no puede ser universalizado de manera coherente como una norma moral. Por lo tanto, el médico no debería mentir ni a la esposa del hombre ni a otros miembros de la familia, incluso si aquello contribuyera a mantener unida a la familia (un argumento de índole consecuencialista). Si bien la declaración del médico de que el padre no debería donar un riñón "por razones médicas" puede no ser, en un sentido amplio, una mentira, el médico sigue ocultando deliberadamente hechos relevantes a la esposa, una acción que normalmente un kantiano consideraría inaceptable desde el punto de vista moral.

Un kantiano también deberá considerar si la regla de confidencialidad tiene un peso moral independiente, si las pruebas a las que se sometió el padre con el nefrólogo establecieron una relación de confidencialidad, y si esta regla protege la información sobre la histocompatibilidad del padre y sus razones para no donar. Si la confidencialidad impide que el nefrólogo informe a la familia sobre la histocompatibilidad del padre, entonces el

---

[v] N.T. El término que utilizan los autores es *generalizable*, que traduce, literalmente, como "generalizable". Sin embargo, y como el lector podrá apreciar más adelante (escribo esta nota para complementar dicha intelección), lo que Kant plantea es que la acción moral solo puede serlo en función de que la máxima de dicha acción (a saber, el principio, fundamento o regla general de conducta que la genera) pueda convertirse en una ley universal. La primera formulación del imperativo categórico kantiano señala: "Actúa de tal manera que siempre puedas querer que la máxima de tu acción se convierta en ley universal". Por ello, si el padre dona por amor (el amor sería el motivo o la máxima de su acción), su acto no estaría fundamentado en una máxima universalizable, ya que en un mundo racional no podríamos querer que, actuar motivados solo por intereses personales, sea un mandato para todas las personas del mundo. Por lo tanto, no es deseable, desde un punto de vista racional que dicha máxima se universalice, a saber, se convierta en una ley universal para todos los seres humanos. En este sentido, y para ser más fiel con la filosofía de Kant, traduzco *generalizable* como "universalizable", en lugar de "generalizable".

kantiano se enfrenta a un aparente conflicto de obligaciones: la divulgación veraz frente a la confidencialidad.

Para abordar este conflicto, es necesario comprender los fundamentos básicos de la teoría kantiana.

La obligación generada por reglas categóricas

En la teoría de Kant, la moral se fundamenta en la razón, en contraposición a meras tradiciones, intuiciones o actitudes como la simpatía. Los seres humanos son criaturas dotadas de poderes racionales que los motivan moralmente, les ayudan a resistir deseos tentadores y les permiten establecer reglas morales para sí mismos. Kant argumenta que el valor moral de la acción de un individuo depende exclusivamente de la aceptabilidad moral de la "máxima" (es decir, la regla general de conducta) en virtud de la cual la persona está actuando. La verdadera obligación moral se basa en una regla universalmente válida que determina la voluntad del individuo y justifica la acción.[21]

Según Kant, no basta simplemente con actuar de acuerdo con una regla moral, sino que también es necesario hacerlo en pro de cumplir la obligación que esta regla establece. Es decir, para que una acción posea valor moral, el motivo detrás de la misma debe derivar del reconocimiento de que lo que se pretende hacer es lo que moralmente se requiere. Por ejemplo, si un empleador revela un riesgo para la salud a un empleado únicamente porque teme una demanda, y no por la importancia de decir la verdad, el empleador puede haber realizado la acción correcta, pero no merece ningún crédito moral por ello. Si los agentes hacen lo que es moralmente correcto simplemente porque tienen miedo, porque obtienen placer de realizar ese tipo de acto, o porque buscan reconocimiento, carecen del tipo adecuado de motivación, que es actuar en aras de esa obligación.[vi]

Kant nos presenta el caso de un hombre que, desesperado por dinero, comprende que solo podrá pedir prestado si promete devolverlo en un plazo específico, aunque también sabe que no podrá cumplir con el compromiso

---

[vi] N.T. Para entender mejor este punto, valga una aclaración. En la primera sección de su *Fundamentación de la metafísica de las costumbres*, Kant distingue entre actuar *conforme* (aquí, *de acuerdo con*) al deber y *por* (aquí, *en pro de*) deber. En este caso, se trata de lo segundo. Actuar *conforme* al deber, implica cumplir una obligación porque al no hacerlo, por ejemplo, seríamos castigados, y queremos evitar dicho perjuicio. En este caso, mi acción solo coincide con la ley moral. En cambio, actuar *por* deber, significa que llevamos a cabo una acción por lo que, con el permiso de Kant, podríamos llamar convicción moral, esto es, porque es nuestro deber hacerlo, independientemente de nuestros intereses y preferencias, o de las consecuencias que resulten de dicho acto. De este modo, nuestra acción no solo coincide con la ley moral, sino que ha sido ejecutada exclusivamente por respeto a ella.

dentro del tiempo establecido. A pesar de ello, decide hacer la promesa, consciente de que la incumplirá. Kant nos insta a examinar la razón detrás de la acción del hombre, es decir, su máxima: "Cuando me encuentre en necesidad de dinero, pediré prestado y prometeré pagarlo, aunque sé que no podré hacerlo". Kant argumenta que esta máxima no puede superar una prueba de suficiencia que él denomina *imperativo categórico*. Este imperativo nos indica lo que debemos hacer, independientemente de nuestros deseos o metas personales. En su formulación principal, Kant establece el imperativo categórico como: "Debo actuar siempre de tal manera que también pueda querer que mi máxima se convierta en una ley universal". Según Kant, este principio general justifica todos los imperativos particulares de obligación, es decir, todas las afirmaciones de "debo" que nos imponen una obligación moral.[22]

El imperativo categórico se erige como un canon para evaluar la validez de las normas morales, es decir, como un criterio para discernir la aceptabilidad de las máximas que guían nuestras acciones. No agrega contenido alguno a estas máximas, sino que simplemente determina cuáles son objetivas y válidas. Su función radica en someter a prueba lo que Kant denomina "coherencia de las máximas": una máxima debe ser concebible y deseable sin contradicción. Según Kant, cuando analizamos la máxima de aquel que realiza una promesa engañosa, descubrimos que esta máxima no puede ser concebida y deseada universalmente sin generar una contradicción. Resulta inconsistente con lo que presupone, como si afirmara: "Puedo hacer una promesa engañosa, aunque el acto de prometer no puede ser engañoso". La idea de que una promesa engañosa es permisible, cuando se universaliza, entra en conflicto con la esencia misma de la institución de la promesa, lo que socavaría su validez si todos la adoptaran como norma de comportamiento. Mentir, además, solo es efectivo si la persona a la que se le miente espera o presupone que las personas son sinceras. Sin embargo, si se universalizara una máxima que aprueba mentir, aquello haría imposible el propósito de decir la verdad, y nadie creería en aquel que contara una mentira.[23]

Kant ofrece más de una versión o formulación del imperativo categórico. Su segunda formulación es ampliamente citada en ética biomédica y es mucho más influyente en este campo que la primera: "Uno debe actuar para tratar a cada persona como un fin en sí mismo y nunca solo como un medio".[24][vii] A menudo se afirma que este principio exige categóricamente que nunca tratemos a otro como un medio para nuestros fines, pero esta inter-

---

vii N.T. Una formulación más completa y ajustada al original alemán, podría ser: "Trata a la humanidad, tanto en tu persona como en la de otro, siempre como un fin en sí mismo y no solo como un medio". De este modo, Kant enfatiza la inaceptabilidad moral de instrumentalizar o cosificar a otros y a uno mismo, entendiendo que podemos relacionarnos con otros y con nosotros mismos como medios, pero sin que esa sea la única y exclusiva manera de hacerlo.

pretación tergiversa las opiniones de Kant. Él argumenta solamente que no debemos tratar a otro únicamente o *exclusivamente* como un medio para nuestros fines. Cuando los sujetos humanos de investigación se ofrecen como voluntarios para probar nuevos medicamentos, son tratados como medios para los fines de otros, pero tienen la opción de elegir y conservan el control sobre sus vidas. Kant no prohíbe tales usos de personas que consienten ser tratadas como medios. Insiste únicamente en que sean tratados con el respeto y la dignidad moral a los que toda persona tiene derecho.

Autonomía y heteronomía

Vimos en el Capítulo 4 que la palabra *autonomía* normalmente se refiere a lo que hace que los juicios y acciones sean propios de uno mismo. La teoría de la autonomía de Kant es significativamente diferente: las personas tienen "autonomía de la voluntad" solo si actúan conscientemente, de acuerdo con los principios morales universalmente válidos, que satisfacen los requisitos del imperativo categórico. Kant contrasta esta autonomía moral con la "heteronomía", que se refiere a cualquier influencia determinante sobre la voluntad que no esté motivada por principios morales válidos.[25] Por ejemplo, cuando las personas actúan impulsadas por la pasión, el deseo, la ambición personal o el interés propio, lo hacen de manera heterónoma. Solo una voluntad racional que actúa moralmente es capaz de elegir de forma autónoma. Kant considera como heterónomas las acciones motivadas por miedo, compasión, impulso, proyectos personales y hábito, al igual que las acciones manipuladoras o coercitivas de terceros.

Decir que un individuo debe *aceptar* un principio moral para ser considerado autónomo no significa que dicho principio sea subjetivo o que los individuos deban crear (ser autores o artífices de) sus principios morales. Kant solo requiere que cada individuo desee aceptar principios morales válidos. Si una persona acepta libremente principios morales objetivos, se convierte en un legislador moral en y para sí misma. En una audaz afirmación, Kant se extiende más allá de la naturaleza de la autonomía para hablar de su valor: "El principio de autonomía" es "el único principio de la moral", y la autonomía confiere a las personas el respeto, valor y motivación adecuados. La dignidad de una persona, de hecho, su "sublimidad", proviene de ser moralmente autónoma.[26]

La teoría de la autonomía de Kant no trata sobre el respeto a la autodeterminación de los agentes que emiten juicios y establecen metas personales, sino que se enfoca exclusivamente en la autodeterminación *moral*.[viii] Sin embargo, la segunda formulación del imperativo categórico kantiano se asemeja, en aspectos importantes, a los compromisos normativos presentes en el principio de respeto por la autonomía que desarrollamos en el Capítulo 4.

Éticas kantianas contemporáneas

Varios autores han desarrollado influyentes teorías éticas kantianas en un sentido amplio.

Un ejemplo es *The Theory of Morality* (*La teoría de la moral*) de Alan Donagan. Este autor busca el "núcleo filosófico" de la moral expresada en la tradición hebreo-cristiana, que interpreta en términos seculares en vez de religiosos. La exposición de Donagan se basa en gran medida en la teoría de Kant, de que las personas son fines en sí mismas, especialmente en el imperativo que establece que se debe tratar a la humanidad como un fin en sí mismo y nunca solo como un medio. Donagan expresa el principio fundamental de la tradición hebreo-cristiana como un principio kantiano fundamentado en la racionalidad: "Es inadmisible no respetar a cada ser humano, a uno mismo o a cualquier otro, como criatura racional".[27]

Una segunda teoría kantiana se deriva del trabajo de John Rawls, quien desafió las teorías utilitaristas, desarrollando tópicos kantianos como razón, autonomía, valor individual, autorrespeto e igualdad.[28] Su libro *A Theory of Justice* (*Teoría de la justicia*) utiliza la teoría ética de Kant para construir los cimientos de una teoría de la justicia (que tratamos en el Capítulo 7). Para Rawls, el derecho a la autonomía individual de un agente (como se discute en el Capítulo 4) no supera lo que demandan los principios morales racionales. Incluso los actos conscientes de autonomía individual no merecen respeto, a menos que estén en consonancia con principios morales.[29]

Varios filósofos, entre ellos Bernard Williams y Thomas Nagel, exponen sus perspectivas sobre las "restricciones deontológicas" asociadas al principio kantiano de no tratar nunca a otra persona meramente como un medio.[30] Estos pensadores comprenden de manera precisa la postura de Kant, argumentando que hay acciones moralmente inaceptables, independientemente de sus consecuencias. Por ejemplo, en la investigación que involucra

---

[viii] N.T. Para una mejor distinción entre la noción de autonomía kantiana y cómo los autores conciben la autonomía en bioética, tendríamos que decir que, en Kant, la autonomía significa, más bien, "autolegislación", a saber, la capacidad racional de ajustar nuestras máximas a la ley moral o, dicho de otro modo, la habilidad que tendría nuestra voluntad para generar obligaciones y, al mismo tiempo, cumplirlas incondicionalmente. Por eso, que la tercera formulación del imperativo categórico kantiano, señala: "Actúa siempre, a través de tus máximas, como un miembro legislador en el reino universal de los fines".

a sujetos humanos, aunque el logro de avances significativos pudiera potencialmente beneficiar a millones de personas, los investigadores actuarían de manera éticamente cuestionable si violaran principios éticos fundamentales, como la obtención del consentimiento voluntario e informado de dichos individuos (o de sus representantes). Otra figura kantiana influyente, Christine Korsgaard, advierte sobre el riesgo de tergiversar la teoría ética de Kant si la interpretamos únicamente a través de esas restricciones. Argumenta que, al contrastar las teorías utilitaristas y kantianas, los filósofos suelen pasar por alto el hecho de que estos dos tipos de teoría tienen perspectivas notablemente diferentes sobre el objeto de la ética. Mientras que los utilitaristas enfocan el objeto de la ética en los resultados de las acciones, los kantianos lo sitúan en la calidad de las relaciones, en lo que debemos a los demás y en otros aspectos similares. Para los utilitaristas, la justicia y la benevolencia en las relaciones con los demás son importantes porque maximizan el bienestar, mientras que, en la teoría kantiana, la norma de producir resultados positivos emana de estándares de relaciones correctas. Korsgaard argumenta que es un error presentar la teoría kantiana como si defendiera restricciones deontológicas que limitan el objetivo de promover el bien. En su interpretación, Kant no respalda la afirmación de que exista un deber general de promover el bien que tenga que ser restringido.[31]

Otra destacada filósofa kantiana, Onora O'Neill, ha aplicado los principios kantianos a diversas áreas de la ética biomédica, la salud pública y la justicia global. Sus investigaciones se centran especialmente en la "autonomía fundamentada en principios", la razón pública, una comprensión sólida de la universalidad[ix] y la importancia de establecer condiciones de confianza.[32] Los puntos de vista kantianos de O'Neill se exponen en el Capítulo 4.

Una evaluación crítica de la teoría kantiana

Al igual que el utilitarismo, la teoría de Kant y sus reformulaciones contemporáneas no proporcionan una teoría totalmente convincente o exhaustiva de la vida moral.

El problema de las obligaciones en conflicto. Kant concibe los requisitos morales como imperativos categóricos. Sin embargo, esta teoría resulta insuficiente para resolver el dilema de las obligaciones que entran en conflicto entre sí. Por ejemplo, imaginemos que hemos prometido llevar a nuestros hijos a un viaje muy esperado, pero luego descubrimos que, si lo hacemos, no podremos ayudar a nuestra madre enferma en el hospital. En este caso, una regla que dicta cumplir las promesas entra en conflicto directo

---

[ix] N.T. Ver la N.T. v de este capítulo.

con una obligación de cuidado. El problema puede surgir no solo entre dos reglas morales distintas, sino también dentro de una misma regla, como por ejemplo cuando dos promesas se contraponen, incluso si el que promete no pudo prever esta complicación al realizar las promesas. Dado que, según la teoría de Kant, las reglas morales son imperativos *categóricos*, él sostiene que estamos obligados a cumplir con ambas acciones. Sin embargo, cualquier teoría ética que derive en esta conclusión resulta insatisfactoria.[33]

Sobrestimando la ley y subestimando las relaciones personales. Los argumentos de Kant giran en torno a las obligaciones de la ley moral, y algunas teorías kantianas contemporáneas proponen una base contractual para estas obligaciones. Sin embargo, la cuestión de si el contrato, la ley moral y otros elementos fundamentales del kantismo deberían ocupar o no esta posición central en una teoría ética es motivo de debate. Estas perspectivas sobre la vida moral no capturan gran parte de lo que es moralmente relevante en las relaciones personales. Por ejemplo, rara vez pensamos o actuamos en términos de ley, contrato o reglas absolutas en nuestras relaciones con amigos y familiares.[34] Esta dinámica de la vida moral sugiere que la teoría de Kant, al igual que el utilitarismo, resulta más adecuada para relaciones entre desconocidos que para aquellas entre amigos u otros seres cercanos, como pacientes y sujetos de investigación.

Virtud, emoción y valor moral. Kant argumenta que las acciones motivadas por empatía, emoción y otros impulsos similares carecen de valor moral; solo aquellas realizadas por deber (es decir, motivadas por el deber) poseen dicho valor. Si bien Kant no prohíbe ni desalienta la empatía y las emociones, estos motivos no son considerados como relevantes desde el punto de vista moral. No obstante, como discutimos en el Capítulo 2, las acciones motivadas por empatía, emoción y otros factores similares a menudo tienen valor moral, al menos en ciertas circunstancias. Las personas que muestran auténticos sentimientos y preocupación por sus amigos son consideradas moralmente más valiosas que aquellas que cumplen sus obligaciones de amistad únicamente por un sentido del deber. Por supuesto, es importante que las personas sean diligentes y cumplan con sus responsabilidades, y no hay nada intrínsecamente negativo en actuar motivados por el deber. Sin embargo, también se reconoce el mérito de la motivación basada en un cuidado y una preocupación genuinos.[35]

Una evaluación constructiva de la teoría kantiana

Kant sostiene que cuando existen sólidas razones éticas que respaldan un juicio moral, aquellas son válidas para todas las circunstancias relevantemente similares. Aunque la mayoría de las teorías éticas contemporáneas aceptan parcialmente esta afirmación, Kant merece reconocimiento por proporcionar un análisis teórico convincente y de gran alcance sobre este tema. Por ejemplo, si se nos exige obtener un consentimiento válido de todos los sujetos humanos que participan en una investigación biomédica, no podemos hacer excepciones con ciertas personas, simplemente porque al hacerlo, podríamos lograr grandes avances científicos. No podemos utilizar poblaciones institucionalizadas sin su consentimiento, del mismo modo que no podemos hacer uso de personas que no están en tales instituciones sin su aprobación. Kant y muchos de sus seguidores han señalado de manera perspicaz que las personas no pueden otorgarse privilegios o eximirse a sí mismas, a sus colegas o a su grupo favorecido, y al mismo tiempo actuar de manera moral.

Kant y los kantianos contemporáneos han dedicado un esfuerzo considerable a estudiar uno de los problemas más importantes de la filosofía moral reciente: ¿Existen acciones que son incorrectas no debido a sus consecuencias, sino por la maldad intrínseca de las acciones o de las reglas que las guían? Además, la segunda formulación del imperativo categórico de Kant —que sostiene que las personas deben ser tratadas como fines en sí mismas y no solo como medios— ha sido interpretada, en numerosas ocasiones, como la base sustancial del principio de respeto por la autonomía. Entre las implicaciones más defendibles de su filosofía está que tenemos una obligación fundamental, no utilitarista, de respetar las decisiones razonadas de los demás, así como sus capacidades inherentes de razón y elección. La formulación kantiana de esta afirmación ha ejercido una influencia profunda y justificada en la ética biomédica contemporánea.

Teoría de los derechos

Si bien las teorías utilitaristas y kantianas se adhieren a la terminología de las obligaciones morales, no se puede subestimar la importancia del lenguaje de los derechos morales. Desde el siglo XVII,[36] las declaraciones y teorías de los derechos han sido fundamentales para la protección de la vida, la libertad, la expresión y la propiedad. Estos derechos actúan como garantías contra la opresión, la discriminación, la intolerancia, la inseguridad, la invasión de la privacidad y otros aspectos similares. Actualmente, muchos filósofos, activistas políticos, abogados y redactores de declaraciones políticas consideran que la teoría de los derechos es el tipo más importante de teoría ética.

Desde la perspectiva de la teoría de los derechos, un análisis ético del caso de la niña de cinco años que requiere un trasplante de riñón se enfocaría en los derechos de todas las partes involucradas, con el objetivo de comprender su significado, alcance, peso y fortaleza. El padre podría ser considerado como poseedor de derechos de autonomía, privacidad y confidencialidad, los cuales protegen su integridad corporal y su capacidad para tomar decisiones libres de interferencias externas. Además, tiene derecho a una información completa sobre los riesgos, beneficios y alternativas relacionadas con la donación de riñón en vida, información que aparentemente ha recibido. Su decisión de no donar forma parte de sus derechos, siempre y cuando no infrinja los derechos de otra persona. No hay fundamentos evidentes que respalden un derecho general a la asistencia de terceros, que permita a alguien, incluida su hija, exigir un riñón basándose en un derecho moral. Sin embargo, existen diferentes opiniones sobre los derechos al auxilio por parte de terceros, y se podría argumentar que la hija tiene derecho a recibir un riñón de su familia con base en las obligaciones parentales o en la necesidad médica. Si tal derecho existiera, lo cual es cuestionable, estaría sujeto a limitaciones. Por ejemplo, resulta poco plausible asumir que tal derecho pudiera prevalecer sobre los intereses de los dos hermanos menores de la niña. Ellos están protegidos contra la donación forzada de un riñón en virtud de su derecho a no ser intervenidos cuando el procedimiento no les beneficia directamente y conlleva riesgos importantes.

El padre ha ejercido sus derechos de autonomía y privacidad al permitir que el médico realice algunas pruebas. Posteriormente, busca protección en virtud de su derecho a la confidencialidad, el cual considera que le otorga el control sobre el acceso de terceros a la información generada en su relación con el médico. Sin embargo, es necesario abordar con cautela tanto el alcance como los límites precisos de sus derechos, así como los derechos competitivos de otros, como es común en las discusiones sobre derechos abstractos, especialmente en documentos de amplio alcance, como la *Declaración Universal de los Derechos Humanos* de las Naciones Unidas.[37] Por ejemplo, en el caso presente, surge la pregunta de si la madre tiene derecho a acceder a la información generada en la relación entre el padre y el nefrólogo, especialmente aquella relacionada con el destino de su hija. Otro dilema es si el médico tiene derecho a la objeción de conciencia. Incluso si el médico puede tener derecho a proteger su integridad personal y negarse a convertirse en un instrumento para ocultar la decisión del padre de no donar, ¿prevalece este derecho sobre el derecho a la confidencialidad que tiene el padre?

Los derechos como demandas justificadas

Un derecho confiere a su poseedor una demanda justificada *sobre* algo (un beneficio o facultad) y *contra* otra parte. Esta demanda se basa en normas morales que permiten a las personas exigir, afirmar o insistir en lo que les corresponde. Los "derechos", por lo tanto, son demandas justificadas sobre algo que individuos o grupos pueden legítimamente reclamar o afirmar contra otros individuos, grupos o instituciones. Un derecho otorga a un individuo o grupo la capacidad de determinar, a través de sus elecciones, lo que moralmente otros deben o no deben hacer.[38]

El lenguaje de los derechos ha desempeñado un papel fundamental en numerosas ocasiones, sirviendo como un medio para desafiar el *statu quo*, exigir reconocimiento y respeto, y promover reformas sociales destinadas a garantizar protecciones legales para los individuos. El papel legítimo que los derechos civiles, políticos y legales desempeñan en la protección del individuo contra las intervenciones sociales es innegable. Sin embargo, la idea de que los derechos individuales son la fuente primaria de la teoría ética y política ha sido objeto de resistencia, especialmente por parte de muchos utilitaristas y comunitaristas. Estos sostienen que los intereses individuales, supuestamente protegidos por los derechos, a menudo entran en conflicto con los intereses comunitarios e institucionales, generando situaciones singulares donde dos o más demandas de derechos colisionan directamente. En los debates sobre la prestación de atención sanitaria, por ejemplo, los defensores de una amplia disponibilidad y distribución de servicios médicos a menudo apelan al "derecho a la atención sanitaria", mientras que los opositores a veces invocan los "derechos de la profesión médica".

Muchos participantes en discusiones morales, políticas y legales asumen que los argumentos no pueden ser persuasivos, a menos que se expresen en el lenguaje de los derechos, una posición que encontramos poco convincente. Otros consideran que el lenguaje de los derechos es excesivamente beligerante, contencioso e inadecuado para abordar los problemas morales que necesitan mayor atención. Aunque también rechazamos esta postura, reconocemos que el lenguaje de los derechos no es el más apropiado para manejar todos los conflictos, y que no todas las reivindicaciones de un derecho tienen una base filosófica o legal suficiente.

¿Son los derechos como los comodines en un juego de cartas?[x] Derechos absolutos y *prima facie*

Los derechos no son tan sólidos ni confrontacionales como muchos críticos afirman. Aunque ciertos derechos pueden considerarse absolutos o casi

---

[x] N.T. El término inglés es *trump* y alude a un juego de cartas donde una de ellas, llamada "comodín" se eleva por encima de su rango habitual, superando a todas las otras.

absolutos,[39] como el derecho moral al consentimiento para la cirugía o a la elección de una religión, normalmente no lo son en su totalidad. Al igual que los principios de obligación, los derechos suelen representar reclamaciones *prima facie* (en el sentido que a este término y, alternativamente, a *pro tanto*, le damos en el Capítulo 1).[40]

Muchos autores en el ámbito de la teoría de los derechos parecen disputar esta afirmación. A menudo recurren al sugerente lenguaje de Ronald Dworkin, que afirma que los intereses fundamentales de los individuos (principalmente cuando entran en conflicto con los intereses de los estados políticos) están sólidamente protegidos por derechos, que poseen una fuerza equiparable a los comodines en un juego de cartas.[41] Esta metáfora del comodín no es adecuada para situaciones en las que un derecho moral entra en conflicto con otro. Además, en situaciones donde los derechos individuales entran en conflicto con el interés público, estos no siempre triunfan sobre el estado. Si el estado necesita proteger los derechos de los ciudadanos —por ejemplo, si necesita prevenir la propagación de una enfermedad catastrófica— puede legítimamente limitar algunos derechos individuales, como el derecho a rechazar la vacunación o a circular libremente.

Dworkin ofrece una descripción notablemente limitada de los derechos al describirlos como comodines: "Los derechos se comprenden mejor como *comodines que triunfan sobre alguna justificación de fondo de decisiones políticas* que establecen un objetivo para la comunidad en su conjunto".[42] En este contexto relativamente acotado, un derecho se presenta como una demanda que las personas pueden hacer con respecto a ciertas acciones o inacciones políticas. Un derecho, entendido como comodín, nos coloca en la posición de afirmar que los gobiernos no pueden anular derechos por razones utilitaristas o comunitaristas, incluso si la acción maximiza la promoción del interés público. De hecho, Dworkin sostiene que los derechos poseen una fuerza considerablemente mayor que las demandas morales generadas por objetivos y preferencias comunitarias que puedan poner en peligro estos derechos, especialmente en la forma en que dichas reivindicaciones se han desarrollado en las teorías utilitaristas. Desde esta perspectiva, los derechos actúan como instrumentos que garantizan que los individuos no pueden ser sacrificados en favor de los intereses gubernamentales o de la mayoría, aunque no representan comodines absolutos en ningún otro aspecto más amplio.

Interpretar los derechos como comodines resulta atractivo en contextos en los que los individuos enfrentan la posibilidad de sufrir daños graves, y donde las minorías podrían ser oprimidas por las preferencias mayoritarias. La metáfora del comodín nos recuerda que los derechos protegen poderosamente a los individuos para que sus intereses no sean subordinados o sacrificados, y que cualquier propuesta para anularlos en aras del interés público debe ser sometida a una cuidadosa inspección y justificación. Sin embargo, los modelos de derechos que se fundamentan en comodines, escudos absolutos y protecciones deontológicas infranqueables pueden ser más engañosos que instructivos, además de moralmente peligrosos.

Todos los derechos, al igual que todos los principios y reglas de obligación, son *prima facie*, es decir, demandas presumiblemente válidas que en ocasiones deben ceder ante otras. A la luz de esta necesidad de equilibrar demandas, es importante distinguir entre una *violación* y una *infracción* de un derecho.[43] "Violación" se refiere a una acción injustificada e incorrecta contra un interés protegido por un derecho, mientras que "infracción" se refiere a una acción que puede o no anular legítimamente un derecho.

Derechos de miembros incompetentes, desfavorecidos y no identificados de la población

La posesión de un derecho es independiente de la capacidad para afirmarlo o ejercerlo. Un titular de un derecho no necesita reclamarlo en un caso particular para justificar poseerlo. El hecho de que las personas no sepan que tienen un derecho no es motivo suficiente para afirmar que no lo tienen. Los niños, las personas con discapacidad mental severa y las minorías étnicas y raciales oprimidas pueden no estar conscientes de, o ser incapaces de afirmar y ejercer sus derechos, pero aun así los poseen, y su reivindicación puede ser llevada a cabo en su nombre por un representante. De igual manera, muchos seres humanos dependientes y animales de laboratorio pueden tener derechos, ya sea que exista o no un representante autorizado que pueda ejercerlos.

Cuando surgen problemas relacionados con los derechos de las poblaciones minoritarias, a menudo resulta difícil determinar si los derechos en cuestión pertenecen a los miembros individuales de la población minoritaria o al grupo en su conjunto. Esta distinción entre derechos individuales y grupales fue abordada anteriormente en el caso de la investigación sobre la diabetes en los indios Havasupai, específicamente en el Capítulo 5.[44] En ciertas circunstancias, existen obligaciones de proteger los derechos, incluso cuando no se pueden identificar individuos o grupos específicos como vulnerables y expuestos a violaciones de sus derechos. Por ejemplo, los profesionales de la salud pública veterinaria tienen la obligación de proteger tanto a los animales como a las personas contra enfermedades transmisibles, aun cuando en muchas ocasiones no sea factible identificar a un animal o humano específico.[45] Estos titulares de derechos representan miembros no identificados de una población.

Igualmente, en ocasiones resulta difícil o incluso imposible determinar qué individuos tienen la responsabilidad de proteger los derechos de bienestar (derechos a un mínimo decente de bienestar) de las personas en situaciones de privación. De la misma manera, es complicado determinar qué individuos tienen derecho al alivio de su particular situación de carestía. En este contexto, las personas no poseen derechos de reclamación que puedan tener algún efecto práctico. Estos problemas son de enorme alcance y profundamente reales, especialmente en las situaciones de injusticia global discutidas en el Capítulo 7. Hemos observado que cuando una parte tiene un derecho, otra tiene una obligación correlativa. Sin embargo, si la persona que tiene la obligación no puede ser identificada por una teoría, ley o principio aplicable, es cuestionable bajo esa misma teoría, ley o principio que alguien realmente posea un derecho.

Estos problemas subrayan la importancia de especificar los derechos cada vez que sea posible, usualmente a través de las estructuras de una institución con autoridad y recursos disponibles.

Derechos positivos y derechos negativos

La distinción entre derechos positivos y derechos negativos ha sido por largo tiempo fundamental en la teoría de los derechos, pero adquirió verdadera prominencia y relevancia en la filosofía moral y en muchos estados-nación solo en el último cuarto del siglo XX. El libro de 1980 de Henry Shue, *Basic Rights: Subsistence, Affluence, and U.S. Foreign Policy* (*Derechos fundamentales: subsistencia, opulencia y política exterior de Estados Unidos*) ha ejercido una influencia importante, tanto en la política como en la teoría filosófica. Shue distingue entre derechos que protegen la seguridad de los individuos y "derechos de subsistencia", tales como el derecho a una alimentación adecuada y a un refugio apropiado. Argumenta que los derechos de subsistencia (que son derechos positivos) son igualmente esenciales que los derechos de seguridad (que son derechos negativos). Además, sostiene que no existe una diferencia moral significativa entre ellos, dado que ambos constituyen derechos fundamentales.[46]

Aunque el libro de Shue no se centra en la ética biomédica, ofrece una interesante perspectiva sobre el debate acerca de si los derechos positivos son igualmente importantes y fundamentales que los derechos negativos en diversas áreas de la ética práctica. Además, constituye una fuente valiosa para reflexionar sobre la distinción entre obligaciones positivas (de proveer bienes o servicios) y obligaciones negativas (de abstenerse de causar daño). El valor de estas distinciones, tanto para la teoría aplicada como para la política pública, es de suma importancia y no puede ser subestimado. Posiblemente, el trabajo de Shue también ha representado una significativa contribución a la reflexión sobre el lugar de los derechos fundamentales en cualquier teoría idónea de justicia global (para más detalles, ver el Capítulo 7).

Para abordar ahora el ámbito de la ética biomédica, es importante comprender la distinción entre derechos positivos y negativos. Un derecho *positivo* implica el derecho a recibir un bien o servicio específico de otros, como el derecho a la atención sanitaria o a los servicios de protección de la salud pública. Por otro lado, un derecho *negativo* consiste en el derecho a estar libre de alguna intervención por parte de otros, como el derecho a la privacidad o el derecho a no ser sometido a institucionalización involuntaria para tratamiento psiquiátrico. El derecho positivo de una persona implica la obligación de otra de realizar una acción en su favor. Por su parte, un derecho negativo implica la obligación que tienen los demás de abstenerse de realizar una acción que afecte a esa persona.[47]

Algunos derechos negativos, como el derecho a rechazar un procedimiento médico recomendado o participar en una investigación, se fundamentan supuestamente en el principio de respeto por la autonomía individual. Mientras tanto, los derechos positivos, como el derecho a la atención sanitaria, posiblemente se basan en principios de beneficencia y justicia. Aunque a los teóricos de los derechos históricamente les resultaba más sencillo justificar los derechos negativos, el reconocimiento moderno de los derechos de bienestar o derechos adquiridos ha ampliado el alcance de los derechos positivos en muchos estados-nación. Como resultado, estos derechos son ahora ampliamente examinados en muchos análisis sobre la justicia en ética biomédica. No obstante, aún persisten debates acerca de cuáles demandas específicas de derechos positivos y negativos están moralmente justificadas, así como también sobre si alguno de ellos constituye un derecho humano fundamental.

La correlación entre derechos y obligaciones

¿De qué manera se entrelazan los derechos con las obligaciones morales, tal como se presentaron en las dos teorías éticas discutidas anteriormente en este capítulo?

Para responder esta interrogante, exploremos el significado del enunciado abstracto "X tiene derecho a hacer o tener Y". A partir del análisis previo sobre la naturaleza de un derecho como una demanda válida, el derecho de X implica que alguna entidad está obligada a no interferir si X realiza Y, o bien, a proveer a X con Y. En todos los ámbitos de los derechos, un sistema normativo establece una obligación, ya sea de acción o de abstención, para permitir que X pueda llevar a cabo o adquirir Y. De esta manera, el lenguaje de los derechos es traducible al lenguaje de las obligaciones: un derecho implica una obligación, y viceversa. Si, por ejemplo, un médico acepta tratar a John Doe como paciente, y comienza una terapia, el médico contrae una obligación con Doe, a la vez que este adquiere un derecho correlativo al tratamiento. De manera similar, si un estado tiene la obligación de proveer bienes como alimentos o atención médica a ciudadanos necesitados, cualquier ciudadano que cumpla con los criterios relevantes de necesidad tiene derecho a alimentos o atención médica. Esta correlación entre la formulación de demandas y el uso de los derechos para fundamentarlas es evidente. Como lo expresa Shue, un "derecho proporciona la base racional para una demanda justificada".[48]

La conexión entre obligaciones y derechos es ampliamente reconocida, tanto en la ética filosófica como en la teoría del derecho, aunque identificar con precisión los derechos y obligaciones involucrados puede ser desafiante. A continuación, se presenta un esquema conciso que utiliza algunos derechos y obligaciones fundamentales para ilustrar esta correlación:

Obligacione	Derechos
1. No matar.	1. Derecho a no ser asesinado.
2. No causar dolor o sufrimiento a otros.	2. Derecho a no ser objeto de dolor o sufrimiento por parte de otros.
3. Prevenir que ocurra un daño.	3. Derecho a que se prevengan los daños.
4. Socorrer a personas en peligro.	4. Derecho a ser socorrido cuando se está en peligro.
5. Decir la verdad.	5. Derecho a que se diga la verdad.
6. Cuidar de los jóvenes y dependientes.	6. Derecho a ser cuidado cuando se es joven y dependiente.
7. Cumplir las promesas.	7. Derecho a que se cumplan las promesas.
8. No robar.	8. Derecho a que no nos roben nuestros bienes.
9. No castigar a los inocentes.	9. Derecho a no ser castigado cuando se es inocente.
10. Obedecer la ley.	10. Derecho a que los demás obedezcan la ley.

¿Es defectuosa la tesis de la correlación? Esta tesis ha sido cuestionada argumentando que la correlación entre obligaciones y derechos carece de sistematicidad,[49] ya que (1) solo *algunas* obligaciones implican derechos y (2) solo *algunos* derechos conllevan obligaciones.[50] Consideramos que ninguna de estas dos afirmaciones es lo suficientemente persuasiva. Sin embargo, nos centraremos únicamente en la primera, dado que muchos críticos de esta tesis reconocen actualmente que todos los derechos genuinos (a diferencia de aquellos meramente proclamados y aspiracionales) implican obligaciones correlativas. Además, solo la primera afirmación es crucial para la teoría de que los derechos se derivan directamente de las obligaciones.

La objeción radica en que varios usos correctos del término *obligación*, así como de los términos relacionados *exigencia* y *deber*, demuestran que algunas obligaciones no implican derechos correlativos. Los supuestos ejemplos incluyen las obligaciones de caridad. Sin embargo, ninguna persona puede reclamar la caridad de otra como un derecho. Las obligaciones de amor y de consciencia también se presentan como ejemplos de obligaciones sin derechos correlativos.

El problema con estas objeciones y contraejemplos radica en que, si bien es correcto afirmar que las supuestas normas de "obligación", como la caridad, expresan lo que, en cierto sentido, "debemos hacer" o se nos "exige hacer", estas no constituyen obligaciones morales genuinas. Más bien, obligan a individuos comprometidos con ideales morales admirables que exceden la mera obligación moral. Son reglas autoimpuestas de "obligación" que, en última instancia, reflejan ideales morales ampliamente admirados y avalados, en lugar de obligaciones impuestas por la moral (al respecto, consultar el análisis sobre ideales morales en el Capítulo 2). El punto crucial es que todas las obligaciones morales *genuinas* (en contraste con las *putativas*) tienen derechos correlativos, y que todos los derechos morales genuinos tienen obligaciones correlativas.[51]

No obstante, la distinción entre una acción que es obligatoria en lugar de ideal no siempre es evidente. Imaginemos una situación en la que se produce un incendio en un hospital. Un niño requiere ayuda para escapar de una habitación llena de humo. Un médico se da cuenta de la situación y saca al niño de la habitación. El médico no corre peligro al hacerlo y puede llevar al niño a un lugar seguro sin dificultad. Es claro que, en este caso, el médico tiene la obligación moral de rescatar al niño, al igual que cualquier persona que vaya caminando por el pasillo. Sin embargo, si modificamos los hechos, esta obligación moral se vuelve cuestionable. Supongamos que las paredes y el piso de la habitación del hospital están en llamas alrededor del niño y que el colapso de la habitación es casi con certeza inminente. La obligación original de beneficencia ahora se convierte en una misión de rescate arriesgada que solo puede describirse como una "exigencia" moral, en el sentido engañoso mencionado anteriormente. En esta circunstancia, el médico no tiene la obligación de rescate y el niño no tiene el derecho a ser rescatado. A medida que aumentan los riesgos en situaciones de incendios, epidemias, ríos turbulentos y otras circunstancias extremadamente peligrosas, la existencia de una obligación genuina se vuelve cada vez menos probable, y en algún punto del índice de riesgo, un rescatista se convierte en héroe en vez de alguien que simplemente cumple con una obligación.

¿Los derechos son primordiales? La tesis de la correlación no resuelve si los derechos o las obligaciones, si acaso alguna de ellas, son la categoría más fundamental o primordial en la teoría ética. Las propuestas de una teoría ética "basada en los derechos" se derivan de una concepción específica sobre la función y justificación de la moral.[52] Si el propósito de la moral es salvaguardar los intereses individuales (en contraposición a los intereses comunitarios), y si los derechos (en lugar de las obligaciones) son nuestros principales instrumentos para este fin, entonces cualquier orientación para la acción moral está fundamentalmente cimentada en los derechos. Desde esta perspectiva filosófica, los derechos preceden y fundamentan a las obligaciones.

Una teoría que ejemplifica esta postura se presenta en el Capítulo 7. Robert Nozick sostiene que "los individuos tienen derechos, y hay cosas que ninguna persona o grupo puede hacerles" sin violar sus derechos.[53] Considera que la siguiente regla es fundamental en la vida moral: Todas las personas tienen el derecho a gozar de la libertad suficiente como para hacer lo que elijan. La obligación de no interferir con este derecho se deriva del derecho en sí mismo, en lugar de que este se derive de la obligación. Este planteamiento indica la prioridad de un derecho moral sobre una regla de obligación moral; la obligación está implicada por el derecho.

Alan Gewirth ha propuesto un argumento basado en los derechos, que reconoce derechos *positivos* o de *beneficio*, que Nozick no acepta:

> Los derechos son a las obligaciones lo que los beneficios son a las cargas. Los derechos representan reivindicaciones justificadas de ciertos beneficios, la base de los intereses del sujeto o titular del derecho. Por otro lado, las obligaciones constituyen cargas justificadas para el que está obligado a cumplir un deber, limitando su libertad, al requerir que actúe de maneras que beneficien directamente no a sí mismo, sino al titular del derecho. Sin embargo, las cargas derivan de los beneficios, y no al revés. De ahí que las obligaciones, que representan cargas, derivan de los derechos, cuyo objeto es obtener beneficios. Por lo tanto, los derechos preceden a las obligaciones en cuanto a justificar un propósito... y los que cumplen con un deber adquieren obligaciones correlativas, *debido a* que todos tienen ciertos derechos.[54]

Estas teorías basadas en los derechos aceptan la correlación entre derechos y obligaciones, pero solo cuando se asocian con una tesis de prioridad, que establece que las obligaciones se derivan de los derechos, en lugar de lo contrario. Los derechos conforman la base justificativa de las obligaciones porque capturan de manera más precisa el objetivo de la moral, que es asegurar libertades o beneficios para el bienestar de quienes poseen los derechos.

Aunque aceptamos con entusiasmo la tesis de la correlación, no reconocemos una tesis de prioridad que posicione a los derechos, las obligaciones o las virtudes como primordiales, ya que no encontramos ninguna base sólida sobre la cual sostener esta conclusión filosófica.

La especificación de los derechos. James Griffin señala acertadamente que a veces estamos satisfechos de que exista un derecho fundamental y obligaciones correlativas, pero no sabemos con exactitud *qué* significa exactamente el término "derechos humanos" y qué prerrogativa nos otorga exactamente un derecho fundamental.[55] Los derechos fundamentales son nociones morales abstractas que no determinan cómo formular políticas específicas o resolver problemas morales prácticos. Estamos de acuerdo y también compartimos la evaluación de Dworkin de que "los derechos abstractos... ofrecen argumentos para derechos concretos, pero la afirmación de un derecho concreto es más definitiva [en contextos políticos] que cualquier afirmación de un derecho abstracto que lo respalde".[56]

Estos problemas deben abordarse mediante lo que hemos descrito en varios capítulos como especificación: el proceso de reducir el carácter indeterminado de las normas abstractas y dotarlas de un contenido específico que oriente la acción. Especificar los derechos para convertirlos en directrices prácticas es tan importante como especificar las obligaciones.

Una evaluación crítica de la teoría de los derechos

Abordaremos ahora algunos problemas en diversas teorías de los derechos.

Problemas sobre el alcance de la moral. Los análisis basados exclusivamente en los derechos y que aspiran a ser teorías éticas exhaustivas, corren el riesgo de limitar nuestra comprensión de la riqueza de la moral, ya que los derechos por sí solos no pueden dar cuenta del significado moral de las motivaciones, las acciones supererogatorias, las virtudes y otras categorías similares. Una teoría ética que se base exclusivamente en los derechos tendría un rendimiento deficiente según los criterios de exhaustividad y poder explicativo y justificativo propuestos al principio de este capítulo. Por lo tanto, resulta poco deseable restringir los fundamentos de la moral o de la teoría ética a un modelo basado únicamente en los derechos.

Problemas sobre si ejercer o no los derechos. A menudo, un problema moral no gira en torno a si alguien tiene un derecho, sino a si los titulares de los derechos deberían o no *ejercerlos*. Cuando una persona dice: "Sé que tienes el derecho de hacer X, pero no deberías hacerlo", su afirmación moral va más allá de la mera declaración de un derecho. En este caso, lo que está en cuestión es la obligación o el carácter, y no el derecho en sí mismo. Este problema recalca por qué la teoría de los derechos necesita ser complementada con teorías de la obligación y la virtud.

El abandono de los bienes comunitarios. En ocasiones, los teóricos de los derechos escriben como si la principal preocupación de la moral social fuera proteger los derechos individuales contra la intrusión gubernamental u otras formas de intervención comunitaria. Sin embargo, esta perspectiva resulta demasiado limitada como para constituir una teoría ética, aunque pueda funcionar como una teoría política. No solo excluye los intereses grupales, sino también los valores comunitarios, como la salud pública, la investigación biomédica y la protección de los animales utilizados en la investigación. La perspectiva más adecuada es reconocer que los ideales sociales, los principios de obligación y los intereses comunitarios son tan centrales para la moral como lo son los derechos, por lo que ninguno de ellos debería ser considerado prescindible.

Una evaluación constructiva de la teoría de los derechos

Hemos ofrecido una interpretación que empatiza con el uso del lenguaje de los derechos para expresar normas morales decisivamente importantes y universalmente válidas. También hemos defendido tanto la correlación de los derechos y las obligaciones como los propósitos morales y sociales que una teoría de derechos fundamentales debe cumplir. En ningún otro aspecto de nuestro vocabulario moral se observa una mayor eficacia en la protección de los legítimos intereses de los ciudadanos dentro de los estados políticos que en el uso del lenguaje de los derechos. Es previsible que la injusticia y el trato inhumano sean más comunes en los estados políticos que no reconocen los derechos humanos en su retórica, documentos y acciones. El lenguaje de los derechos humanos, más que cualquier otro aspecto del discurso moral, trasciende las fronteras nacionales y se extiende al ámbito del derecho internacional, así como a las declaraciones de organismos y asociaciones internacionales.

Ser titular de derechos en una sociedad que asegura su cumplimiento es una garantía tanto de protección personal como de dignidad y autorespeto. En cambio, afirmar que alguien tiene la obligación de velar por el interés de otro puede dejar al beneficiario en una posición pasiva, dependiendo de la buena voluntad del otro para cumplir con dicha obligación. Cuando las personas tienen derechos exigibles que conllevan obligaciones correlativas, tienen la capacidad de actuar como agentes independientes, perseguir sus objetivos y reclamar legítimamente sus prerrogativas.

Valoramos los derechos porque, al ser aplicados, brindan protección contra comportamientos deshonestos, fomentan cambios ordenados y la cohesión en las comunidades, así como posibilitan la convivencia pacífica de comunidades diversas dentro de un mismo estado político.[57] Una razón de peso para destacar la importancia de los derechos en la teoría ética y política radica en que, en contextos de práctica moral, como en las instituciones de atención sanitaria, los derechos exigen un nivel sólido de respeto, y ofrecen una protección más efectiva a los individuos contra intervenciones, controles o negligencias injustas o injustificadas por parte de la comunidad, que cualquier otra categoría moral o legal.

TEORÍA DE LA VIRTUD

En el Capítulo 2, defendimos una teoría del carácter moral, delineada en términos de virtudes éticas. Ahora regresamos a este ámbito para examinar la teoría de la virtud como un tipo principal de teoría ética.

La teoría de la virtud se distingue de las teorías utilitaristas, kantianas y de los derechos. Aunque presentan diferencias, tanto los utilitaristas como los deontologistas conciben de manera similar la filosofía moral y sus exigencias: la ética comienza con la pregunta "¿Qué debemos hacer moralmente?" y luego proporciona reglas generales de obligación como guías para la acción. En la filosofía griega clásica de las virtudes, representada por el poderoso relato de Aristóteles, el cultivo de los rasgos virtuosos del carácter se considera una de las funciones principales de la moral. Por su parte, en la influyente teoría de la virtud del siglo XVIII, de David Hume, incluso los juicios morales sobre las acciones humanas se reducen, en última instancia, a juicios sobre si ciertos motivos y rasgos del carácter son virtuosos o viciosos.

Algunos partidarios de la ética de la virtud rechazan la noción de que sea una teoría en sí misma, prefiriendo términos como *relato* o *perspectiva*, que puedan resaltar sus características amplias y comprehensivas. Otros sostienen que al situar la ética de la virtud junto con las tres teorías examinadas hasta ahora en este capítulo, se pierde de vista su crítica radical hacia esas otras tres corrientes (y hacia la cultura contemporánea).[58] Sin embargo, concebimos la ética de la virtud como un tipo de teoría alternativa, aunque no necesariamente aborde las mismas preguntas que las teorías utilitarista, kantiana o de los derechos.[59]

Comenzamos analizando cómo un defensor de la ética de la virtud podría abordar el caso del padre que se muestra renuente a donar un riñón a su hija moribunda y solicita que el médico engañe a su familia sobre sus verdaderas motivaciones. La confesada falta de valor del padre para donar uno de sus riñones es un factor relevante para evaluar su actitud y su negativa a donar, aunque también podrían existir otras razones, algunas posiblemente vinculadas al autoengaño. Hace referencia al "grado de sufrimiento" de su hija, lo que sugiere que cree que ella podría estar mejor sin un trasplante. Por lo tanto, sus motivaciones pueden dirigirse parcialmente hacia otros, no exclusivamente hacia sí mismo, y podrían implicar compasión por su hija enferma. También podríamos indagar si el padre mostró compasión hacia ella y se preocupó por su bienestar, y si su aparente falta de valentía pudo haber eclipsado su compasión, lealtad y otras virtudes, en caso de que estuvieran presentes.

Varios otros aspectos del carácter son pertinentes para evaluar este caso. Aunque carecemos de una descripción completa de la esposa, parece que el padre estaba preocupado de que no lo comprendiera y lo acusara de "permitir la muerte de su hija". Esta preocupación subyace en su solicitud al médico de que mienta. Al considerar esta petición, el médico se enfocó en cómo el acto de engaño podría comprometer su integridad y se sintió "muy incómodo" con la solicitud. Este sentimiento sugiere una preocupación constante por no comprometer su veracidad e integridad moral. Es presumible que el médico haya considerado que podía evitar un compromiso serio tanto con la verdad, al no mentir directamente, como con su integridad, al afirmar que el padre no debería donar un riñón "por razones médicas". Sin embargo, surgen interrogantes sobre si el profesional actuó basándose en una distinción inconsistente entre una mentira directa (por ejemplo, "no puede donar porque no es histocompatible") y una afirmación deliberadamente engañosa (esto es, indicar que no debería donar "por razones médicas").

En el resto de esta sección, abordaremos la distinción crucial entre la acción correcta y la virtuosa, para luego enfocarnos en el estatus particular de las virtudes. Posteriormente, analizaremos cómo las virtudes éticas se relacionan con los tipos de guías de acción presentadas en las tres teorías previamente discutidas en este capítulo.

Acción correcta y motivación correcta

Aristóteles estableció una importante distinción entre la acción correcta y la motivación correcta, que analizó en términos de la diferencia entre la actuación externa y el estado interno. Argumentó que una acción puede ser correcta sin ser virtuosa, pero solo puede ser virtuosa si se realiza bajo el estado de ánimo adecuado. Tanto la acción correcta como la motivación correcta están presentes en una acción verdaderamente virtuosa: "El agente debe... estar en el estado adecuado cuando realiza [las acciones]. En primer lugar, debe saber [que está llevando a cabo actos virtuosos]; segundo, debe decidir en función de ellos, y por lo que representan en sí mismos; y tercero, también debe ejecutarlos desde un estado firme e inmutable", lo que incluye un estado adecuado de emoción y deseo. "La persona justa y templada no es [simplemente] aquella que realiza estas acciones, sino la que también las lleva a cabo de la misma manera en que lo harían las personas justas o templadas".[60]

Aristóteles tiene razón. Además de estar adecuadamente motivada, una persona virtuosa experimenta sentimientos correctos, como la empatía y el pesar, incluso cuando estos sentimientos no motivan ninguna acción. Las personas virtuosas tampoco actúan por meras inclinaciones o por ventaja personal; actúan conforme a una concepción de lo que es moralmente correcto y valioso. Sin embargo, no todas las virtudes despliegan un vínculo transparente con las motivaciones, los sentimientos o una concepción acertada de razones buenas y valiosas. El discernimiento moral y la integridad moral, dos virtudes abordadas en el Capítulo 2, ejemplifican lo mencionado anteriormente. En estas virtudes, las propiedades psicológicas, además de los sentimientos, son fundamentales, implicando estados mentales moralmente buenos, así como una concepción precisa de lo que es correcto y valioso.[61]

Los términos *virtud* y *vicio* son hoy menos frecuentes en nuestro lenguaje moral cotidiano en comparación con obligación, derechos humanos y otros conceptos similares. No obstante, las virtudes han ocupado un lugar prominente en la historia tanto de la teoría ética como de la ética médica. Las apelaciones a la virtud son intuitivas y sensatas: elogiamos y respetamos profundamente a las personas que son honestas, ecuánimes, respetuosas, justas o compasivas, o que poseen otras cualidades admirables. Del mismo modo, condenamos y despreciamos a las personas que son deshonestas, malintencionadas, indiferentes, injustas o poco honorables, o que tienen otros vicios. Elaborar un catálogo exhaustivo de las virtudes y los vicios, como lo proponen algunas teorías éticas clásicas y tradiciones religiosas, es un proyecto ambicioso, dado que existen numerosos vicios y virtudes.[62] Algunas de estas virtudes son meramente proclamadas y, por lo tanto, resultan controvertidas, aunque muchas han sido aceptadas tanto por la moral común como por los principales teóricos morales, que han realizado importantes análisis sobre la virtud y el vicio.

La definición de "virtud"

La definición de "virtud" fue brevemente abordada en el Capítulo 2, donde afirmamos que "Una *virtud* es un rasgo disposicional[xi] del carácter de una persona, que es socialmente valorado y está presente en ella de manera confiable, y una *virtud ética* es un rasgo disposicional del carácter de una persona, que es moralmente valioso y está presente confiablemente en ella". Esta definición se basa en, pero trasciende, una destacada definición de virtud propuesta por Hume, quien escribió: "Es la naturaleza, y de hecho, la definición de la virtud, ser *una cualidad de la mente agradable a, o aprobada por, todos aquellos que la consideran o la contemplan*".[63] Bajo esta concepción, una virtud consiste en una combinación de dos elementos: (1) una cualidad mental objetiva presente en una persona (un sentimiento, motivación o rasgo del carácter), y (2) la aprobación general de esta cualidad mental por parte de todas las personas imparciales que la observan. La "aprobación general" se refiere al reconocimiento social de ciertos rasgos mentales, tales como la benevolencia, la amabilidad, la gratitud, la honestidad, la compasión y el sentido de lo público o civismo. En la teoría de Hume, los jueces morales imparciales (de ahí el "todos" en su definición) son las fuentes de aprobación. Una cualidad mental es considerada una virtud ética, si y solo si suscita la aprobación moral universal de las personas imparciales; y es considerada un vicio, si y solo si produce la condena universal de esas personas imparciales. Según Hume, todos los individuos moralmente decentes tienen la capacidad de valorar ciertos rasgos mentales como estimables, agradables y amables.

La definición de Hume proporciona los fundamentos esenciales para un análisis adecuado de la "virtud". Ahora bien, para expandir nuestro horizonte más allá de las influyentes teorías de Hume y Aristóteles, podemos conceptualizar la virtud como un rasgo profundamente arraigado en el carácter, moralmente loable y socialmente valorado, que conduce a las personas a ser moralmente confiables, mientras que el vicio representa su contraparte. No siempre consideramos la teoría de la virtud en términos de rasgos del carácter, ya que algunas expresiones en nuestro vocabulario incluyen "acción virtuosa" y "persona virtuosa". Sin embargo, una virtud ética es en sí misma un rasgo del carácter.[xii] Estos rasgos predisponen a las personas a

---

[xi] N.T. Ver la N.T. iii del Capítulo 2.

[xii] N.T. Aristóteles (Ética Nicomaquea II, 5, 1106a) define las virtudes como rasgos del carácter o disposiciones psicológicas. Las virtudes son aquellas disposiciones particulares que están adecuadamente relacionadas con la situación y, para vincularse de nuevo con nuestra función, fomentan acciones que están de acuerdo con la razón. Para él, la virtud no es un sentimiento en sí, sino una disposición psicológica adecuada en respuesta a ese sentimiento,

realizar acciones correctas. No obstante, la teoría de la virtud sugiere que no debemos comenzar analizando las acciones correctas como si las virtudes surgieran de juicios de acción. La premisa fundamental es construir una teoría ética, centrada en los rasgos del carácter, que faculten y predispongan a una persona a identificar y llevar a cabo acciones correctas.[64]

El estatus especial de las virtudes

Algunos autores que han explorado la virtud y el carácter consideran que el lenguaje de la obligación *se deriva* del lenguaje de la virtud. Consideran que alguien, cuyo carácter lo predispone a tener buenas motivaciones y deseos, representa el paradigma de la persona moralmente buena. Este arquetipo determina nuestras expectativas hacia los demás, las cuales luego se expresan en términos de sus obligaciones.[65] Estos autores argumentan que el modelo de virtud es moralmente más fundamental y significativo que un enfoque basado únicamente en la acción que se lleva a cabo por obligación. Según su perspectiva, las motivaciones y el carácter correctos ofrecen una comprensión más profunda del valor moral de una persona que las acciones correctas, impulsadas meramente por el deber.

Con frecuencia, prestamos mayor atención al carácter y motivaciones de las personas que a la mera conformidad de sus acciones con las reglas. Cuando nuestros amigos realizan gestos de "amistad", esperamos que estos no estén impulsados únicamente por un sentido de obligación hacia nosotros, sino que por un genuino deseo de ser amigables, acompañado de un aprecio por nuestra amistad. El amigo que actúa únicamente por obligación carece de la virtud de la amistad y, en su ausencia, la relación pierde la calidad moral propia de dicha virtud.[66] Este mismo criterio se aplica a los padres que juegan con sus hijos pequeños solo porque se sienten obligados a hacerlo.

Los estudiosos de la virtud sostienen que el intento de las teorías basadas en la obligación de sustituir los juicios virtuosos de los profesionales de la salud por reglas, códigos y procedimientos —como ha sucedido recientemente en muchos códigos profesionales— no conducirá a decisiones y acciones mejor fundamentadas.[67] Por ejemplo, en vez de confiar exclusivamente en reglas institucionales y regulaciones gubernamentales para proteger a los sujetos humanos de investigación, la presencia de un "investigador informado, consciente, compasivo y responsable" ofrece una protección

---

a saber, la respuesta correcta. Esta respuesta correcta a un sentimiento se describe como una acción basada en el término medio o, en otras palabras, una respuesta que no es ni excesiva ni insuficiente, que se sitúa en el justo medio entre dos extremos.

más fiable.[68] En tal caso, el carácter adquiere una relevancia y profundidad que superan la mera conformidad con las reglas, por lo que se debería priorizar la promoción y desarrollo de las virtudes mediante interacciones educativas y la adopción de modelos a seguir. Aquellas personas que son respetuosas, benevolentes y justas son quienes consistentemente llevan a cabo acciones correctas.

En su crónica sobre la vida bajo el régimen de la SS Nazi en el gueto judío de Cracovia, Polonia, Thomas Keneally narra la historia de un médico enfrentado a un dilema moral: inyectar cianuro a cuatro pacientes inmovilizados o dejarlos a merced de la SS, que en ese momento estaba llevando a cabo la evacuación del gueto y ya había demostrado su disposición a torturar y matar a los cautivos y pacientes. Keneally observa que este médico "sufrió angustiosamente debido a un conjunto de escrúpulos morales tan íntimos para él como los órganos de su propio cuerpo".[69] Aquí tenemos a una persona de la más alta integridad moral y virtud, impulsada a actuar correcta, e incluso, heroicamente, a pesar de no tener claridad sobre cuál sería la acción moralmente justa en esta situación dilemática (dada la falta de orientación específica en las normas tradicionales de la ética médica). Finalmente, con incertidumbre y reluctancia, el médico optó por la eutanasia, administrando cuarenta gotas de ácido cianhídrico, sin el consentimiento ni conocimiento de los cuatro pacientes, un acto que es casi universalmente condenado por los estándares de la ética médica profesional. Sin embargo, incluso si alguien considera que la *acción* de matar del médico fue incorrecta y censurable —un juicio que nosotros no respaldaríamos— ninguna persona razonable atribuiría culpa o demérito a las *motivaciones* o al *carácter* del médico. Al arriesgar su vida, optando por quedarse junto a sus pacientes en el hospital en lugar de tomar una ruta de escape disponible, este médico emerge como un héroe moral que exhibió un carácter extraordinariamente virtuoso.

Orientación para la acción basada en virtudes éticas

¿Qué hacen los agentes morales virtuosos? Algunos teóricos de la virtud argumentan que las virtudes capacitan a las personas para discernir lo que deben hacer y sentirse motivadas para hacerlo en circunstancias particulares, *sin necesidad de reglas preexistentes*. Según Rosalind Hursthouse:

> La ética de la virtud proporciona una especificación de las "acciones correctas" —como "lo que un agente virtuoso, comúnmente, haría en ciertas circunstancias"— y dicha especificación puede considerarse como la generación de una serie de reglas o principios morales (contrariamente a la afirmación habitual de que la ética de la virtud no propone reglas o principios).

Cada virtud genera una instrucción: "Haz lo que es honesto", "Haz lo que es caritativo", y cada vicio una prohibición: "No... hagas lo que es deshonesto, no hagas lo que es poco caritativo".[70]

En esta teoría, lo correcto es lo que un agente virtuoso haría, ya que este siempre actúa de manera consistente con una "regla de virtud". Los conflictos y dilemas morales, como los que exploramos en el Capítulo 1, pueden manejarse mediante especificaciones adicionales. Por ende, la ética de la virtud se asemeja a otras teorías éticas normativas, al intentar identificar los aspectos moralmente relevantes de una situación que justifiquen llevar a cabo la acción X en lugar de la acción Y.

Muchos defensores de la ética de la virtud no lamentan que su enfoque carezca de un procedimiento claro y preciso para resolver conflictos y dilemas morales. Sostienen que las teorías basadas en principios, reglas y derechos no ofrecen ninguna ventaja sobre la ética de la virtud en la resolución de tales dilemas. Además, argumentan que en conflictos irresolubles y trágicos, las virtudes guían a los agentes hacia respuestas adecuadas, que pueden incluir actitudes y emociones apropiadas en determinados casos, como la angustia moral.[71]

La especificación de la "instrucción" o "regla de virtud" real no siempre será tan directa como podrían sugerir los ejemplos de Hursthouse (v.g., consideremos la virtud de la integridad moral), y no hay razón para suponer que todas las especificaciones se basarán exclusivamente en nociones subyacentes de virtud. Por ejemplo, las reglas de consentimiento informado pueden fundamentarse en valores de autonomía que van más allá de la virtud de respetar la autonomía. La especificación en la ética de la virtud probablemente se asemejará en sus compromisos a la teoría de las normas morales y especificación que propusimos en el Capítulo 1. Desde esta perspectiva, la teoría de la virtud no demuestra que las virtudes tengan ventajas sobre los principios y reglas de obligación como guías para la acción.

La vida moral implica un continuo proceso de adquisición de habilidades y toma de decisiones morales. Con el tiempo, una persona desarrolla un mayor entendimiento y habilidad para especificar ciertas pautas generales, convirtiéndose en virtuosa y comprometiéndose con sus ideales morales.[xiii] En lo que respecta a las virtudes éticas e ideales morales, se aprende mejor cómo ser veraz, honesto, discreto, amigable, caritativo y cortés al aplicar esas virtu-

---

[xiii] N.T. Al respecto, es pertinente recordar que la afirmación "Una golondrina no hace verano ni un buen día; de la misma manera un día o breve tiempo de felicidad no hace a una persona completamente feliz" (ἔτι δ' ἔν βίω τελείω μία γάρ χελιδών ἔαρ οὔ ποιεί, οὐδὲ μία ἡμέρά οὐδ' ολίγος χρόνος), pertenece a Aristóteles (Ética Nicomaquea I, 7, 1098a), y refiere a que para ser virtuoso se requiere tiempo y constancia en el ejercicio de la virtud.

des en una variedad de situaciones.[xiv] Este método de aprendizaje implica adquirir habilidades de forma comparable al proceso de aprender un idioma.[72]

La correspondencia entre virtudes éticas y obligaciones morales. Existe una reciprocidad aproximada, aunque imperfecta, entre algunas virtudes y principios, reglas e ideales morales. Esta relación es menos uniforme y más complicada que la correlación entre derechos y obligaciones, discutida en la sección anterior de este capítulo. La siguiente lista (no exhaustiva) ilustra la correspondencia entre algunas virtudes selectas y normas que son prominentes en nuestra descripción de la moral común.

Principios	Virtudes
Respeto por la autonomía	Respetar[xv] la autonomía
No maleficencia	No malevolencia
Beneficencia	Benevolencia
Justicia	Justicia

Reglas	Virtudes
Veracidad	Sinceridad[xvi]
Confidencialidad	Respetar la confidencialidad
Privacidad	Respetar la privacidad
Fidelidad	Lealtad[xvii]

[xiv] N.T. Ver la N.T. i del Capítulo 2.

[xv] N.T. El término inglés es *respectfulness*, que traduce, literalmente, como "respetuosidad". La diferencia con *respect* ("respeto") es que este término generalmente se refiere a un sentimiento de admiración o estima hacia alguien o algo, a menudo acompañado por un reconocimiento de su valor, valía o derechos. También puede implicar tratar a alguien con cortesía, educación y consideración. *Respectfulness* ("respetuosidad"), por otro lado, se refiere a la cualidad o característica de ser respetuoso. Es el comportamiento o actitud que demuestra respeto hacia los demás. La respetuosidad implica actuar de manera que muestre consideración, cortesía y respeto hacia los sentimientos, derechos y dignidad de los demás. En esencia, "respeto" es el sentimiento o actitud, mientras que "respetuosidad" es la expresión o manifestación externa de ese sentimiento o actitud, a través de acciones y comportamientos. Como "respetuosidad por la autonomía", o más abajo, por la confidencialidad y privacidad, suena un tanto forzado y no tiene mucho sentido en nuestro idioma, prefiero simplemente el infinitivo "respetar", ya que señala la manifestación concreta de respeto hacia algo o alguien (la acción de).

[xvi] N.T. Los autores distinguen aquí entre la regla de "veracidad" (*veracity*) y la virtud de "sinceridad" (*truthfulness*). La distinción es, ciertamente, muy sutil y, por lo demás, inocua para la traducción. Hago también dicha distinción solo para seguir la lógica del texto original que distingue entre ambos términos.

[xvii] N.T. Los autores distinguen aquí entre la regla de "fidelidad" (*fidelity*) y la virtud de "lealtad" (*faithfulness*). Para la traducción sigo la misma lógica explicada en la N.T anterior.

Ideales de acción	Ideales de virtud
Perdón excepcional	Misericordia[xviii] excepcional
Generosidad excepcional	Dadivosidad[xix] excepcional
Compasión excepcional	Clemencia[xx] excepcional
Amabilidad excepcional	Bondad[xxi] excepcional

Esta lista podría ampliarse para incluir una extensa gama de normas y virtudes adicionales. Sin embargo, no es posible construir una tabla que presente un esquema perfecto y exhaustivo de correspondencia y no correspondencia. Además, muchas virtudes no tienen una correspondencia directa —una relación de uno-a-uno, podríamos decir— con un principio. Por ejemplo, la preocupación, la compasión, la simpatía, el coraje, la modestia y la paciencia son virtudes que no se corresponden bien con los principios y reglas de obligación. Otros ejemplos son la cautela, la integridad, el buen humor, la sencillez, la sinceridad, el aprecio, la cooperación y el compromiso.[73] Algunas virtudes que carecen de normas de obligación correspondientes tienen, sin embargo, ideales morales correspondientes, como indica la lista anterior. Todos son importantes para la moral en su conjunto.

Una evaluación crítica de la teoría de la virtud

Varios problemas merecen consideración al evaluar la teoría de la virtud.

¿Qué tan independiente y exhaustiva es la teoría de la virtud? Diversas virtudes parecen constituir rasgos del carácter que son compatibles con la realización de acciones moralmente incorrectas. Por ejemplo, el coraje, la sabiduría y la lealtad pueden propiciar actividades éticamente cuestionables. Como se explicó en el Capítulo 8, las virtudes de lealtad, amistad y solidaridad pueden fomentar que los médicos no reporten adecuadamente

---

[xviii] N.T. Los autores utilizan los términos *forgiveness* y *forgivingness*, respectivamente. Ya que ambos términos, en esencia, son sinónimos, la distinción es sumamente delgada y hasta un tanto inconducente. Sin embargo, intenta declarar que para una acción ideal siempre existe una virtud ideal, siendo la segunda el paroxismo de la primera. Siguiendo dicha lógica, traduzco los términos como "perdón" y "misericordia".

[xix] N.T. Lo mismo que en la N.T. anterior. Los términos son *generosity* y *generousness*, respectivamente.

[xx] N.T. Lo mismo que en la N.T. xviii anterior. Los términos son *compassion* y *compassionateness*, respectivamente.

[xxi] N.T. Lo mismo que en la N.T. xviii anterior. Los términos son *kindness* y *kindliness*, respectivamente.

el comportamiento no ético o incompetente de sus colegas. Al considerar que los rasgos del carácter, generalmente admirables, son virtudes éticas, la teoría de la virtud no puede limitarse a enumerar simplemente rasgos mentales buenos, loables y útiles.

En la tradición inaugurada por Aristóteles, una virtud ética representa exclusivamente la excelencia moral de una persona. No obstante, ¿podemos determinar la excelencia o la valía moral únicamente a través de los estándares de la virtud? La noción de una búsqueda moralmente valiosa no puede ser completamente analizada en términos de una teoría de la virtud, ya que frecuentemente se apoya en premisas no virtuosas acerca de lo que constituye una vida y una conducta moralmente adecuadas. Esto, a su vez, puede requerir hacer referencia a ciertas guías de acción y a los objetivos fundamentales de la moral.

Cuando los desconocidos se encuentran. La virtud y el carácter probablemente sean valorados y destacados en muchas relaciones humanas donde la confianza es fundamental. En estos contextos íntimos, los principios o reglas que expresan las responsabilidades de los profesionales de la salud en códigos de conducta y declaraciones de derechos de los pacientes pueden ser percibidos como intrusivos en lugar de elementos esenciales de la relación médico-paciente. No obstante, la teoría de la virtud no resulta tan efectiva en ciertas situaciones de encuentro moral, especialmente cuando la confianza, la intimidad, la familiaridad y aspectos similares aún no se han establecido. En tales encuentros entre desconocidos, el papel del carácter suele ser menos relevante que el de los principios, las reglas y las políticas institucionales. Por ejemplo, cuando un médico y un paciente se encuentran por primera vez, el apego del médico a las reglas puede resultar crucial en situaciones que implican obtener consentimiento, revelar conflictos de interés, proponer órdenes de "no reanimación" para pacientes incompetentes, explicar acuerdos de maternidad subrogada, y así sucesivamente. Asimismo, los médicos pueden recibir con agrado reglas explícitas y acordadas mutuamente sobre consentimiento informado, voluntades anticipadas, códigos de ética y otras estructuras y disposiciones similares. Aquí los derechos, reglas y pautas son bienvenidos, y representan elementos completamente aceptables dentro del panorama moral.

Una evaluación constructiva de la teoría de la virtud

Las virtudes destacan en contextos donde existe confianza, intimidad y dependencia. La teoría de la virtud es particularmente adecuada para ayudarnos a navegar por circunstancias de cuidado y comunicación de información en el ámbito de la salud. Por ejemplo, "aplicar el consentimiento informado a un paciente"[xxii] (una expresión común pero problemática),[74] en conformidad con las reglas institucionales del citado procedimiento, suele ser considerablemente menos significativo que contar con un médico, enfermera u otro profesional de la salud comprensivo y prudente, que valore la importancia del diálogo, la empatía y la honestidad en el proceso de obtener un consentimiento informado.

La teoría de la virtud es uno de los enfoques más antiguos y respetados dentro de la ética, con una tradición que se extiende desde la antigüedad hasta el mundo moderno. A lo largo de la historia de la ética, los principales autores que han estudiado las virtudes han coincidido en la mayoría de los aspectos relacionados con ellas, así como en la relevancia fundamental de esta teoría. El énfasis de Aristóteles en la excelencia del carácter, y la importancia que David Hume otorga a las virtudes como fundamento del mérito moral personal, son verdaderas joyas de la historia de la teoría de la virtud y de la filosofía moral. A pesar de los 2.000 años que las separan, sus filosofías muestran una significativa coincidencia en cuanto a las virtudes fundamentales y a la importancia de la teoría de la virtud en el ámbito de la filosofía moral. Estas teorías merecen un reconocimiento y un estatus igualmente prominente al otorgado a las perspectivas utilitaristas de Mill sobre la beneficencia social, a los puntos de vista deontológicos de Kant sobre las demandas categóricas del respeto por todas las personas, y a las posturas de célebres autores en la historia de la teoría de los derechos.

CONVERGENCIAS DE LAS TEORÍAS SOBRE LOS PRINCIPIOS

Cuando existen teorías, sistemas o descripciones generales que son competitivas entre sí al evaluar algún fenómeno, normalmente buscamos la mejor explicación. Sin embargo, la afiliación a un solo tipo de teoría ética no es recomendable, especialmente en el ámbito de la ética biomédica. Si a los dos autores de este libro se nos obligara a clasificar los tipos de teoría examinados en este capítulo, ciertamente diferiríamos. Sin embargo, para ambos, la teoría más satisfactoria —si pudiéramos encontrar *una* que lo fuera— sería solo ligeramente preferible a las demás, y ninguna de ellas cumpliría a plenitud con todos los criterios necesarios para evaluar las diversas corrientes éticas examinadas en la primera sección de este capítulo.

Las diferencias entre los distintos tipos de teoría no deberían exagerarse, ya que estas no son equiparables a ejércitos enemigos enfrentados en com-

---

[xxii] N.T. La expresión en inglés es *consenting a patient*, que no tiene una traducción completamente satisfactoria en español. En general, el uso de esta terminología, común en la bioética anglosajona, refiere al acto de simplemente "aplicar el consentimiento informado" al paciente.

PRINCIPIOS DE ÉTICA BIOMÉDICA

bate. Muchas, y posiblemente la mayoría, de las teorías éticas conducen a la aceptación de las mismas pautas de acción generales que hemos presentado en varios capítulos como elementos de la moral común. Esta afirmación puede ser menos aplicable a las teorías basadas en acciones (especialmente al utilitarismo de actos), pero en general se extiende a las teorías comprometidas con principios, reglas, derechos y virtudes. Estas diversas teorías, a menudo respaldan principios, obligaciones, derechos, responsabilidades y virtudes similares. Por ejemplo, aunque el utilitarismo de reglas puede aparentar ser radicalmente diferente y hasta hostil hacia las teorías no consecuencialistas, Richard Brandt, un utilitarista de reglas, señala acertadamente que su teoría es similar, en el nivel de principios y obligaciones, a la teoría no utilitarista de W. D. Ross (presentada en el Capítulo 1):

> [El mejor código] contendría reglas que proporcionen instrucciones para situaciones recurrentes que involucren conflictos de intereses humanos. Presumiblemente, entonces, contendría reglas bastante similares a la lista de obligaciones *prima facie* de W. D. Ross: reglas sobre el cumplimiento de promesas y contratos, sobre deudas de gratitud como las que podemos tener con nuestros padres, y, por supuesto, reglas sobre no causar daño a otras personas, y sobre promover el bienestar de otros cuando esto no implique una carga comparable para nosotros.[75]

Que Brandt apele a la utilidad, y Ross a consideraciones deontológicas para justificar conjuntos de reglas similares, representa una diferencia significativa en el nivel de la teoría ética y su justificación. Brandt y Ross también podrían interpretar, especificar y ponderar sus reglas de manera diferente, como resultado de sus compromisos teóricos, pero sus catálogos de obligaciones primordiales no mostrarían diferencias significativas. Su convergencia sobre principios generales no es inusual en la teoría ética. Tal acuerdo se deriva de una base de datos inicial compartida, a saber, las normas de la moral común. Los defensores de los diferentes tipos de teoría examinados en este capítulo aceptan todos los principios de la moral común *antes* de elaborar su propia teoría, como creemos que también ocurre en el caso de Aristóteles, Locke, Hume, Kant, Mill y otros gigantes de la historia de la filosofía moral que hemos mencionado. Sin embargo, esta afirmación no ignora las importantes diferencias que podrían constatarse al revisar su interpretación y ponderación de dichos principios.[xxiii]

[xxiii] N.T. Esto podría llevar a afirmar que la moral común no es realmente universal ya que, en general, las personas comparten principios de modo formal, a saber, no logran acuerdo sobre los contenidos. Así, casi todos aquellos comprometidos con la moral podrán concordar en que los principios de autonomía o justicia son moralmente plausibles y aceptables, pero no compartirán necesariamente el significado y contenido de dichos preceptos.

La convergencia sobre un conjunto básico de normas también es común al evaluar casos y establecer políticas, incluso si las diferencias teóricas dividen a los interlocutores. Como han apreciado desde hace tiempo las comisiones y comités de bioética, al tomar decisiones prácticas y crear políticas públicas, solo necesitamos consenso sobre un conjunto básico de guías de acción, y no un acuerdo sobre sus fundamentos teóricos ni sobre dónde deberían o no aplicarse. No obstante, la convergencia hacia un acuerdo sobre normas generales no debe confundirse con la cuestión de si una teoría justifica adecuadamente sus principios. La investigación teórica merece la pena, aunque a menudo se pueda alcanzar un acuerdo práctico y un progreso moral significativo en ética biomédica sin resolver profundas diferencias epistemológicas.

CONCLUSIÓN

En este capítulo, hemos explorado cuatro tipos de teorías normativas que compiten entre sí, generando concepciones en conflicto sobre sus implicaciones para la práctica biomédica. Sin embargo, cada una de estas teorías es instructiva y enriquece nuestra reflexión sobre la vida moral. Sostenemos que no hay razón para considerar que un tipo de teoría sea inferior o derivada de otra. Además, existen sólidas razones para creer que todos estos enfoques despliegan un considerable entendimiento de nuestro patrimonio moral común y de cómo este puede ser aprovechado para desarrollar una ética biomédica contemporánea.

Cada teoría general corre el riesgo de colisionar en algún momento con convicciones morales particulares. Sin embargo, cada una de las cuatro corrientes examinadas en este capítulo articula un punto de vista que quizás no deberíamos descartar. Esta aproximación a las teorías nos permite centrarnos en sus notables postulados, sin tener que elegir una en detrimento de las demás, ni juzgar alguna de ellas como primordial para elaborar los fundamentos de la ética.

NOTAS

[1] Nuestras perspectivas sobre el pluralismo están influenciadas por Thomas Nagel, "The Fragmentation of Value", en *Mortal Questions* (Cambridge: Cambridge University Press, 1979), pp. 128-37; y el análisis de Baruch Brody, en *Life and Death Decision Making* (New York: Oxford University Press, 1988), especialmente p. 9.

[2] Nuestro análisis se ha beneficiado de Shelly Kagan, *The Limits of Morality* (Oxford: Clarendon Press, 1989), esp. pp. 11-15, y de las críticas a nuestros puntos de vista, presentadas en privado por David DeGrazia y Avi Craimer.

[3] Para un análisis de esta tesis utilitarista, ver Samuel Scheffler, *Consequentialism and Its Critics* (Oxford: Clarendon Press, 1988).

[4] Jeremy Bentham, *An Introduction to the Principles of Morals and Legislation*, ed. J. H. Burns y H. L. A. Hart (Oxford: Clarendon Press, 1970), pp. 11-14, 31, 34; y John Stuart Mill, *Utilitarianism*, en vol. 10 de *Collected Works of John Stuart Mill* (Toronto: University of Toronto Press, 1969), cap. 1, p. 207; cap. 2, pp. 210, 214; cap. 4, pp. 234-35.

[5] Ver una teoría representativa en James Griffin, *Well-Being: Its Meaning, Measurement and Moral Importance* (Oxford: Clarendon, 1986), especialmente p. 67. La teoría más influyente de comienzos del siglo XX fue G. E. Moore, *Principia Ethica*; ver la edición revisada, ed. Thomas Baldwin (Cambridge: Cambridge University Press, 1993).

[6] Este caso está basado en Melvin D. Levine, Lee Scott, y William J. Curran, "Ethics Rounds in a Children's Medical Center: Evaluation of a Hospital-Based Program for Continuing Education in Medical Ethics", *Pediatrics* 60 (agosto de 1977): 205.

[7] Textos utilitaristas influyentes en bioética incluyen: Peter Singer, *Practical Ethics*, 2a ed. (Cambridge: Cambridge University Press, 1993); R. M. Hare, *Moral Thinking: Its Levels, Method, and Point* (Oxford: Oxford University Press, 1981); Hare, *Essays on Bioethics* (Oxford: Oxford University Press, 1993); Hare, "A Utilitarian Approach to Ethics", en *A Companion to Bioethics*, ed. Helga Kuhse y Peter Singer, 2a ed. (Oxford: Wiley-Blackwell, 2009), pp. 85-90; y Brad Hooker, *Ideal Code, Real World: A Rule-Consequentialist Theory of Morality* (Oxford: Oxford University Press, 2002). El influyente trabajo de John Harris tiende hacia una dirección consecuencialista y utilitarista; ver Harris, *The Value of Life: An Introduction to Medical Ethics* (New York: Routledge, 1985), entre otras publicaciones. Jonathan Baron, bajo la influencia de Hare (entre otros) y de la teoría de la decisión, argumenta a favor de un enfoque utilitarista y en contra del principialismo en bioética. Ver Baron, *Against Bioethics* (Cambridge, MA: MIT Press, 2006).

[8] Cfr. L. W. Sumner, *The Moral Foundation of Rights* (Oxford: Clarendon Press, 1987); y Hooker, *Ideal Code, Real World*.

[9] Worthington Hooker, *Physician and Patient* (New York: Baker & Scribner, 1849), pp. 357ss, 375-81.

[10] J. J. C. Smart, *An Outline of a System of Utilitarian Ethics* (Melbourne: Melbourne University Press, 1961); y Smart, "Extreme and Restricted Utilitarianism", en *Contemporary Utilitarianism*, ed. Michael D. Bayles (Garden City, NY: Doubleday, 1968), esp. pp. 104-7, 113-15.

[11] Richard B. Brandt, "Toward a Credible Form of Utilitarianism", en *Contemporary Utilitarianism*, ed. Bayles, pp. 143-86; y Brandt, *Morality, Utilitarianism, and Rights* (Cambridge: Cambridge University Press, 1992). Para una posición alternativa a la de Brandt sobre el utilitarismo de reglas, ver Hooker, *Ideal World, Real World*.

[12] Para algunos análisis amplios sobre el utilitarismo, incluyendo varias evaluaciones críticas, ver Tim Mulgan, *Understanding Utilitarianism* (Abingdon, UK: Routledge, 2014); y Walter Sinnott-Armstrong, "Consequentialism", *The Stanford Encyclopedia of Philosophy* (edición de invierno de 2015), ed. Edward N. Zalta, disponible en https://plato.stanford.edu/archives/win2015/entries/consequentialism/ (consultado el 8 de abril de 2018).

[13] Esta cuestión se discute en Madison Powers, "Repugnant Desires and the Two-Tier Conception of Utility", *Utilitas* 6 (1994): 171-76.

[14] Alan Donagan, "Is There a Credible Form of Utilitarianism?", en *Contemporary Utilitarianism*, ed. Bayles, pp. 187-202. Ver también el intento por desarrollar una teoría

consecuencialista que reduce o elimina el problema de la "exigibilidad", en Tim Mulgan, *The Demands of Consequentialism* (Oxford: Clarendon Press, 2005), que ofrece una teoría "moderadamente exigente" de consecuencialismo mixto.

[15] Williams, "A Critique of Utilitarianism", en *Utilitarianism: For and Against*, ed. J. J. C. Smart y Bernard Williams (Cambridge: Cambridge University Press, 1973), pp. 116-17; y J. L. Mackie, *Ethics: Inventing Right and Wrong* (New York: Penguin, 1977), pp. 129, 133. Para una extensión de lo anterior, ver Edward Harcourt, "Integrity, Practical Deliberation and Utilitarianism", *Philosophical Quarterly* 48 (1998): 189-98.

[16] Para una defensa del utilitarismo (en contra del igualitarismo) como teoría capaz de generar políticas públicas justas para las personas discapacitadas, ver Mark S. Stein, *Distributive Justice and Disability: Utilitarianism against Egalitarianism* (New Haven, CT: Yale University Press, 2006).

[17] Milton C. Weinstein y William B. Stason, *Hypertension* (Cambridge, MA: Harvard University Press, 1977); "Public Health Rounds at the Harvard School of Public Health: Allocation of Resources to Manage Hypertension", *New England Journal of Medicine* 296 (1977): 732-39; y "Allocating Resources: The Case of Hypertension", *Hastings Center Report* 7 (octubre de 1977): 24-29.

[18] Estamos de acuerdo con Amartya Sen en que "el razonamiento consecuencialista puede ser utilizado fructíferamente, incluso cuando el consecuencialismo como tal no es aceptado. Ignorar las consecuencias es dejar una historia ética a medio contar". *On Ethics and Economics* (Oxford: Basil Blackwell, 1987), p. 75.

[19] Ver Stephen Darwall, ed., *Deontology* (Oxford: Blackwell, 2003), para una colección representativa de trabajos; y Larry Alexander y Michael Moore, "Deontological Ethics", *The Stanford Encyclopedia of Philosophy* (edición de invierno de 2016), ed. Edward N. Zalta, disponible en https://plato.stanford.edu/archives/win2016/entries/ethics-deontological/ (consultado el 8 de abril de 2018).

[20] Ver, por ejemplo, los trabajos de F. M. Kamm, especialmente *Intricate Ethics: Rights, Responsibilities, and Permissible Harm* (New York: Oxford University Press, 2007). En lugar de adoptar un enfoque específicamente kantiano, indica que el no consecuencialismo contemporáneo tiene "sus raíces espirituales en la obra de Immanuel Kant y W. D. Ross" (p. 10). Sus rigurosos escritos a menudo se centran en asuntos muy importantes para la bioética, como en su *Bioethical Prescriptions: To Create, End, Choose, and Improve Lives* (New York: Oxford University Press, 2013). Algunos no consecuencialistas o deontólogos operan desde perspectivas judías, cristianas, islámicas u otros enfoques religiosos, que no examinamos en este libro.

[21] Kant buscó demostrar que lo que deberíamos hacer moralmente es lo que haríamos "si la razón determinara completamente la voluntad". *The Critique of Practical Reason*, trad. Lewis White Beck (New York: Macmillan, 1985), pp. 18-19; Ak. 20. "Ak". Señala el sistema de referencia de páginas de la edición en 22 volúmenes de la Preussische Akademie, convencionalmente citada en los trabajos eruditos sobre Kant.

[22] Kant, *Foundations of the Metaphysics of Morals*, trad. Lewis White Beck (Indianapolis, IN: Bobbs-Merrill, 1959), pp. 37-42; Ak. 421-24.

[23] Para diversas interpretaciones de la idea kantiana de contradicción en las máximas, ver Christine Korsgaard, "Kant's Formula of Universal Law", *Pacific Philosophical Quarterly* 66 (1985): 24-47, y "Kant's Formula of Humanity", *Kant-Studien* 77 (1986): 183-202, ambos reimpresos, junto a otros ensayos, en su *Creating the Kingdom of Ends* (Cambridge: Cambridge

University Press, 1996); y Barbara Herman, *The Practice of Moral Judgment* (Cambridge, MA: Harvard University Press, 1993), pp. 132-58.

[24] Kant, *Foundations*, p. 47; Ak. 429.

[25] Kant, *Foundations*, pp. 51, 58-63; Ak. 432, 439-44.

[26] Kant, *Foundations*, p. 58; Ak. 439-40.

[27] Alan Donagan, *The Theory of Morality* (Chicago: University of Chicago Press, 1977), pp. 63-66.

[28] Ver *A Theory of Justice* (Cambridge, MA: Harvard University Press, 1971; ed. rev., 1999), pp. 3-4, 27-31 (1999: pp. 3-4, 24-28). Para un enfoque sobre Kant, influenciado por Rawls, Thomas Hill, Jr., *Human Welfare and Moral Worth: Kantian Perspectives* (Oxford: Clarendon, 2002).

[29] Rawls, *A Theory of Justice*, pp. 252, 256, 515-20 (1999 ed.: pp. 221-22, 226-27, 452-56). Ver, también, su "A Kantian Conception of Equality", Cambridge Review (February 1975): 97ss.

[30] Ver, por ejemplo, Thomas Nagel, "Personal Rights and Public Space", *Philosophy & Public Affairs* 24 (1995): 83-107, y su *The View from Nowhere* (New York: Oxford University Press, 1986); Bernard Williams, *Ethics and the Limits of Philosophy* (Cambridge, MA: Harvard University Press, 1985), y su *Moral Luck: Philosophical Papers, 1973-1980* (Cambridge: Cambridge University Press, 1981).

[31] Christine M. Korsgaard, "Interacting with Animals: A Kantian Account", en *Oxford Handbook of Animal Ethics*, ed. Tom L. Beauchamp y R. G. Frey (New York: Oxford University Press, 2011), p. 97.

[32] Onora O'Neill, *Towards Justice and Virtue: A Constructive Account of Practical Reasoning* (Cambridge: Cambridge University Press, 1996), pp. 5-6; y *Constructions of Reason: Explorations of Kant's Practical Philosophy* (Cambridge: Cambridge University Press, 1989). Su trabajo kantiano en bioética incluye *Autonomy and Trust in Bioethics* (Cambridge: Cambridge University Press, 2002), y, con Neil C. Manson, *Rethinking Informed Consent in Bioethics* (Cambridge: Cambridge University Press, 2007).

[33] Para interpretaciones innovadoras que responden a esta objeción, dando más flexibilidad a Kant, ver Herman, *The Practice of Moral Judgment*, pp. 132-58; Nancy Sherman, *Making a Necessity of Virtue* (Cambridge: Cambridge University Press, 1997); y Tamar Schapiro, "Kantian Rigorism and Mitigating Circumstances", Ethics 117 (2006): 32-57. Estos escritos responden a formas de la tercera objeción que mencionamos en esta sección, especialmente en relación con el lugar de la virtud en la teoría de Kant.

[34] Cfr. Annette Baier, "The Need for More than Justice", en su *Moral Prejudices* (Cambridge, MA: Harvard University Press, 1994).

[35] Estamos en deuda con el análisis de Karen Stohr, "Virtue Ethics and Kant's Cold-Hearted Benefactor", *Journal of Value Inquiry* 36 (2002): 187-204.

[36] Las teorías pioneras de los derechos internacionales y los derechos naturales —ahora a menudo rebautizados como derechos humanos— prosperaron primero en la filosofía a través de las teorías sociales y políticas de Hugo Grotius, Thomas Hobbes, John Locke y sus cercanos sucesores, que a menudo articularon teorías contractualistas. Sobre la historia de los derechos humanos, véase Anthony Pagden, "Human Rights, Natural Rights, and Europe's Imperial Legacy", *Political Theory* 31 (2003): 171-99; una teoría histórica, antropológica y filosófica amplia, en Ian Shapiro, *The Evolution of Rights in Liberal Theory* (Cambridge: Cambridge University Press, como se reeditó en 2008); y James Nickel, "Human Rights", *The*

Stanford Encyclopedia of Philosophy (edición de primavera de 2017), ed. Edward N. Zalta, disponible en https://plato.stanford.edu/archives/spr2017/entries/rightshuman (consultado el 10 de abril de 2018). Para una exploración de los derechos humanos en relación con asuntos bioéticos globales, ver Wanda Teays, John-Stewart Gordon, y Alison Dundes Renteln, eds., *Global Bioethics and Human Rights: Contemporary Issues* (Lanham, MD: Rowman & Littlefield, 2014). Para un análisis de los derechos humanos, estrechamente relacionado con teorías de la justicia y, a veces, con la bioética, ver Madison Powers y Ruth R. Faden, *Structural Injustice: Power, Advantage, and Human Rights* (New York: Oxford University Press, 2019). Para una crítica a las apelaciones a los derechos humanos en bioética, ver dos artículos de John D. Arras y Elizabeth M. Fenton: "Bioethics and Human Rights: Access to Health-Related Goods", *Hastings Center Report* 39 (2009): 27-38; y "Bioethics and Human Rights: Curb Your Enthusiasm", *Cambridge Quarterly of Healthcare Ethics* 19 (2010): 127-33.

[37] United Nations, *Universal Declaration of Human Rights*, 2015 edición en línea, disponible en http://www.un.org/en/udhrbook/pdf/udhr_booklet_en_web.pd (consultado el 29 de julio de 2018).

[38] Nuestras observaciones sobre este punto están en deuda con la teoría de los derechos de Joel Feinberg, *Rights, Justice, and the Bounds of Liberty* (Princeton, NJ: Princeton University Press, 1980), esp. pp. 139-41, 143-55, 159-60, 187; y Feinberg, *Social Philosophy* (Englewood Cliffs, NJ: Prentice-Hall, 1973), caps. 4-6. Ver, además, Alan Gewirth, *The Community of Rights* (Chicago: University of Chicago Press, 1996), pp. 8-9; H. L. A. Hart, "Bentham on Legal Rights", en *Oxford Essays in Jurisprudence*, 2a serie, ed. A. W. B. Simpson (Oxford: Oxford University Press, 1973), pp. 171-98; y Christian Reus-Smit, "On Rights and Institutions", en *Global Basic Rights*, ed. Charles Beitz y Robert E. Goodin (New York: Oxford University Press, 2009), esp. pp. 27-29.

[39] Un inteligente y atípico intento por defender un derecho absoluto, se encuentra en Alan Gewirth, "Are There Any Absolute Rights?", *Philosophical Quarterly* 31 (1981): 1-16; reimpreso en Gewirth, *Human Rights* (Chicago: University of Chicago Press, 1982), Capítulo 9.

[40] Sobre la distinción entre derechos absolutos y *prima facie*, ver Danny Frederick, "Pro-Tanto versus Absolute Rights", *Philosophical Forum* 45 (2014): 375-94.

[41] Ronald Dworkin, *Taking Rights Seriously* (Cambridge, MA: Harvard University Press, 1977), pp. xi, xv, 92 (y "Appendix: A Reply to Critics", reimpreso en 2002, pp. 364-66); y *Law's Empire* (Cambridge, MA: Harvard University Press, 1986), p. 160.

[42] Ronald Dworkin, "Rights as Trumps", en *Theories of Rights*, ed. Jeremy Waldron (Oxford: Oxford University Press, 1984), pp. 153-67; la cita está en la p. 153 (las cursivas son nuestras).

[43] Ver Judith Jarvis Thomson, *The Realm of Rights* (Cambridge, MA: Harvard University Press, 1990), pp. 122-24, y también 106-17, 149-53, 164-75; y Feinberg, *Rights, Justice, and the Bounds of Liberty*, pp. 229-32.

[44] Sobre problemas relacionados con los derechos de las minorías, ver James Nickel, *Making Sense of Human Rights*, 2a ed. (Malden, MA: Blackwell, 2007), cap. 10. Para la defensa de derechos grupales, ver James Griffin, *On Human Rights* (Oxford: Oxford University Press, 2008), cap. 15.

[45] World Health Organization, "Zoonoses: Managing Public Health Risks at the Human-Animal-Environment Interface", disponible en http://www.who.int/zoonoses/en/ (consultado el 10 de abril de 2018).

[46] La primera edición de Shue fue publicada en 1980, y la segunda, en 1996 (Princeton, NJ: Princeton University Press). Aquí se utiliza la segunda. La primera edición fue muy influyente

en varias disciplinas. Varios autores analizan detenidamente la naturaleza y la importancia de la obra de Shue, en *Global Basic Rights*, ed. Beitz y Goodin.

[47] Ver Feinberg, *Social Philosophy*, p. 59; Eric Mack, ed., *Positive and Negative Duties* (New Orleans, LA: Tulane University Press, 1985); y Judith Lichtenberg, "Are There Any Basic Rights", en *Global Basic Rights*, ed. Beitz and Goodin, esp. pp. 81-91.

[48] Shue, *Basic Rights*, p. 13.

[49] Ver David Braybrooke, "The Firm but Untidy Correlativity of Rights and Obligations", *Canadian Journal of Philosophy* 1 (1972): 351-63; Feinberg, *Rights, Justice, and the Bounds of Liberty*, pp. 135-39, 143-44; Feinberg, *Harm to Others*, vol. 1, *The Moral Limits of the Criminal Law* (New York: Oxford University Press, 1984), pp. 148-49; Griffin, *On Human Rights*, pp. 51, 96, 107-9; y Joseph Raz, *The Morality of Freedom* (New York: Oxford University Press, 1986), pp. 170-72. Los análisis más profundos sobre la correlación se encuentran en Gewirth, *The Community of Rights*. Ver la perspicaz explicación de Feinberg sobre las confusiones presentes en el discurso moral debido a la ambigüedad de las palabras deber, obligación y exigencia, en su *Doing and Deserving: Essays in the Theory of Responsibility* (Princeton, NJ: Princeton University Press, 1970), pp. 3-8.

[50] Ver algunas objeciones presentadas por David Lyons, "The Correlativity of Rights and Duties", *Nous* 4 (1970): 45-55; Theodore M. Benditt, *Rights* (Totowa, NJ: Rowman & Littlefield, 1982), pp. 6-7, 23-25, 77; Alan R. White, *Rights* (Oxford: Clarendon Press, 1984), pp. 60-66; y Richard Brandt, *Ethical Theory* (Englewood Cliffs, NJ: Prentice Hall, 1959), pp. 439-40.

[51] Esta diferencia a veces se enfatiza diciendo que las obligaciones perfectas tienen derechos correlativos, mientras que las imperfectas no. Nosotros preferimos el enfoque más consistente de que solo las obligaciones perfectas son obligaciones genuinamente morales. Las llamadas obligaciones imperfectas son ideales morales que permiten la discrecionalidad. Cfr. *Feinberg, Rights, Justice, and the Bounds of Liberty*, pp. 138-39, 143-44, 148-49. Para un interesante argumento sobre el derecho a ser amado, ver S. Matthew Liao, *The Right to Be Loved* (New York: Oxford University Press, 2015).

[52] Ronald Dworkin argumenta que la moral política está basada en los derechos. Ver *Taking Rights Seriously*, pp. 169-77, esp. p. 171. La teoría de J. L. Mackie desarrolla una tesis similar, aplicada a la moral en general, en "Can There Be a Right-Based Moral Theory?", *Midwest Studies in Philosophy* 3 (1978), esp. p. 350.

[53] Robert Nozick, *Anarchy, State, and Utopia* (New York: Basic Books, 1974), pp. ix, 149-82.

[54] Alan Gewirth, "Why Rights Are Indispensable", *Mind* 95 (1986): 329-44, cita de la p. 333. Ver el libro posterior de Gewirth, *The Community of Rights* (Chicago: University of Chicago Press, 1996).

[55] James Griffin, *On Human Rights* (Oxford: Oxford University Press, 2008), pp. 14-19, 97, 110. Griffin sostiene que "el término 'derecho humano' casi 'carece de criterio'" (p. 14). Para un punto de vista diferente, ver Joseph Raz, *The Morality of Freedom* (Oxford: Clarendon Press, 1986), cap. 7.1.

[56] Ronald Dworkin, *Taking Rights Seriously*, pp. 93-94.

[57] Ver William R. Lund, "Politics, Virtue, and the Right to Do Wrong: Assessing the Communitarian Critique of Rights", *Journal of Social Philosophy* 28 (1997): 101-22; Allen Buchanan, "Assessing the Communitarian Critique of Liberalism", *Ethics* 99 (julio de 1989): 852-82, esp. 862-65; y William A. Galston, *Liberal Purposes* (Cambridge: Cambridge University Press, 1991).

[58] Ver Talbot Brewer, *The Retrieval of Ethics* (Oxford: Oxford University Press, 2009), pp. 1-11, *passim*.

[59] Para una introducción, ver Heather Battaly, *Virtue* (Cambridge: Polity Press, 2015). Varios volúmenes ofrecen una serie de puntos de vista esclarecedores. Ver, por ejemplo, Lorraine Besser-Jones y Michael Slote, eds., *The Routledge Companion to Virtue Ethics* (London: Routledge, 2015); y Daniel C. Russell, ed., *The Cambridge Companion to Virtue Ethics* (Cambridge: Cambridge University Press, 2013).

[60] Aristotle, *Nicomachean Ethics*, trad. Terence Irwin (Indianapolis, IN: Hackett, 1985), 1105a17-33, 1106b21-23; cfr. también, 1144a14-20.

[61] Robert Adams distingue las "virtudes motivacionales" (como la benevolencia) de las "virtudes estructurales" (como el valor y el autocontrol). Estas últimas son características estructurales de la organización y gestión de las motivaciones del agente. *A Theory of Virtue: Excellence in Being for the Good* (Oxford: Clarendon Press, 2006), pp. 33-34, *passim*.

[62] La categorización cuenta con siglos de tradición en la teoría ética. Aunque hay variaciones en las listas de virtudes (y vicios) propuestas, también existe mucho en común entre estas tradiciones, lo suficiente como para hablar de una moral común de las virtudes. Ver los comentarios de David Hume sobre el catálogo de virtudes, en su *An Enquiry concerning the Principles of Morals*, ed. Tom L. Beauchamp (Oxford: Clarendon Press, 1998), comenzando en 1.10 (sec. 1, par. 10); ver también, 6.21, 9.3, 9.12. Aunque Hume fue influenciado por Aristóteles, afirmó que el catálogo de virtudes del *De officiis* de Cicerón fue más predominante en su trabajo. Para una descripción de los rasgos positivos del carácter, interpretados como virtudes, véase Christopher Peterson y Martin E. P. Seligman, eds., *Character Strengths and Virtues: A Handbook and Classification* (Washington, DC: American Psychological Association; y New York: Oxford University Press, 2004). Sus capítulos identifican veinticuatro fortalezas específicas del carácter bajo seis virtudes generales.

[63] Hume, *An Enquiry concerning the Principles of Morals*, sec. 8, nota al pie del título de la sección; y el apéndice 1, par. 10.

[64] Para mayor análisis sobre la naturaleza y definición de la virtud, ver Julia Annas, *Intelligent Virtue* (New York: Oxford University Press, 2011), esp. caps. 2-5.

[65] Ver Philippa Foot, *Virtues and Vices* (Oxford: Basil Blackwell, 1978); Gregory Trianosky, "Supererogation, Wrongdoing, and Vice", *Journal of Philosophy* 83 (1986): 26-40; Jorge L. Garcia, "The Primacy of the Virtuous", *Philosophia* 20 (1990): 69-91; y algunas críticas sobre esta perspectiva, en Lynn A. Jansen, "The Virtues in Their Place: Virtue Ethics in Medicine", *Theoretical Medicine* 21 (2000): 261-76.

[66] Ver Diane Jeske, "Friendship, Virtue, and Impartiality", *Philosophy and Phenomenological Research* 57 (1997): 51-72; y Michael Stocker, "The Schizophrenia of Modern Ethical Theories", *Journal of Philosophy* 73 (1976): 453-66. Sobre la historia y rol central de la amistad en la teoría de la virtud, desde los trabajos de Aristóteles en adelante, ver Bennett Helm, "Friendship", *The Stanford Encyclopedia of Philosophy* (edición de otoño de 2017), ed. Edward N. Zalta, disponible en https://plato.stanford.edu/archives/fall2017/entries/friendship/ (consultado el 4 de abril de 2018); y Sandra Lynch, *Philosophy and Friendship* (Edinburgh: Edinburgh University Press, 2005).

[67] Cfr. Gregory Pence, *Ethical Options in Medicine* (Oradell, NJ: Medical Economics, 1980), p. 177.

[68] La cita se extrae de Henry K. Beecher, "Ethics and Clinical Research", *New England Journal of Medicine* 274 (1966): 1354-60. Sobre la interpretación de Beecher como defensor

de las virtudes en la literatura sobre ética médica, véase una breve exposición en Mark Israel, *Research Ethics and Integrity for Social Scientists: Beyond Regulatory Compliance*, 2a ed. (Los Angeles: Sage, 2015), p. 15.

[69] Thomas Keneally, *Schindler's List* (New York: Penguin Books, 1983), pp. 176-80.

[70] Rosalind Hursthouse, *On Virtue Ethics* (Oxford: Oxford University Press, 2001), p. 17. Otros defensores de la ética de la virtud también destacan cómo las virtudes pueden guiar la acción. Ver, por ejemplo, Julia Annas, "Why Virtue Ethics Does Not Have a Problem with Right Action", *Oxford Studies in Normative Ethics* 4 (2014): 13-33, y Annas, "Learning Virtue Rules: The Issue of Thick Concepts", en *Developing the Virtues: Integrating Perspectives*, ed. Annas, Darcia Narvaez, y Nancy E. Snow (New York: Oxford University Press, 2016), pp. 224-34. Para un análisis de importantes perspectivas sobre esta materia en la ética de la virtud, ver Liezl van Zyl, "Virtue Ethics and Right Action", en *The Cambridge Companion to Virtue Ethics*, ed. Russell, pp. 171-96.

[71] Ver Rosalind Hursthouse, "Virtue Ethics and the Treatment of Animals", en *Oxford Handbook of Animal Ethics*, ed. Beauchamp y Frey (2011), pp. 126-27; y Hursthouse, "Virtue Ethics", en *The Stanford Encyclopedia of Philosophy* (edición de invierno de 2016), ed. Edward N. Zalta, disponible en https://plato.stanford.edu/entries/ethics-virtue/ (consultado el 11 de abril de 2018). Ver también, Christine Swanton, *Virtue Ethics: A Pluralistic View* (New York: Oxford University Press, 2003), parte 4; y Rebecca L. Walker y Philip J. Ivanhoe, eds., *Working Virtue: Virtue Ethics and Contemporary Moral Problems* (New York: Oxford University Press, 2009).

[72] Véanse algunas reflexiones relacionadas sobre las virtudes, con las cuales estamos en deuda, en Annas, *Intelligent Virtue*, cap. 3, esp. pp. 32-40.

[73] Para un análisis notablemente diferente del "vínculo entre virtudes, principios y deberes" en la ética biomédica, ver Edmund Pellegrino y David Thomasma, *The Virtues in Medical Practice* (New York: Oxford University Press, 1993), cap. 2. Ver, también, Pellegrino, "Professing Medicine, Virtue Based Ethics, and the Retrieval of Professionalism", en *Working Virtue*, ed. Walker y Ivanhoe, pp. 61-85. Otros análisis de la ética de la virtud, específicamente en el contexto de la atención sanitaria, incluyen Rebecca L. Walker's "Virtue Ethics and Medicine", en *The Routledge Companion to Virtue Ethics*, ed. Besser-Jones y Slote, pp. 515-28; Justin Oakley, "Virtue Ethics and Bioethics", en *The Cambridge Companion to Virtue Ethics*, ed. Russell, pp. 197-220; Alan E. Armstrong, *Nursing Ethics: A Virtue-based Approach* (Houndmills, UK: Palgrave Macmillan, 2007); y la bibliografía discutida y citada en el Capítulo 2 de este volumen.

[74] Aunque está muy extendido, el lenguaje de "aplicar el consentimiento informado a un paciente" o "aplicar el consentimiento informado a un sujeto de investigación" es objetable porque solo el paciente o el sujeto pueden dar su consentimiento. Los profesionales sanitarios y los investigadores no "aplican el consentimiento" a los pacientes o sujetos; proporcionan la oportunidad y posibilitan que los pacientes y sujetos den su consentimiento, por ejemplo, facilitando la información pertinente. Al respecto, ver el debate sobre el consentimiento informado en el Capítulo 4.

[75] Brandt, "Toward a Credible Form of Utilitarianism", p. 166.

10

Método y justificación moral

¿Podemos justificar conclusiones morales en la ética biomédica? De ser posible, ¿qué métodos podemos utilizar de manera legítima y efectiva? La literatura especializada ofrece numerosas respuestas a estas preguntas. En el presente capítulo nos apartamos de los problemas de primer orden de la ética normativa y biomédica que nos han ocupado en gran medida hasta este punto, y reflexionamos sobre los problemas de segundo orden, relacionados con el método y la justificación. Evaluamos los métodos y formas de justificación más destacados, y defendemos un enfoque basado en la célebre teoría del equilibrio reflexivo de John Rawls.

En las tres primeras secciones de este capítulo explicamos y evaluamos tres modelos de método y justificación. Luego, analizamos las críticas a nuestros métodos y al marco de principios. Finalmente, conectamos nuestro enfoque de método y justificación con la teoría de la moral común introducida en el Capítulo 1, la concepción del carácter moral desarrollada en el Capítulo 2, y el análisis del estatus moral realizado en el Capítulo 3.

LA JUSTIFICACIÓN EN LA ÉTICA

El término *justificación* tiene varios significados, algunos específicos a ciertas disciplinas. En el ámbito jurídico, la justificación representa una demostración en un tribunal de que uno tiene razones y evidencia legalmente suficientes para hacer su requerimiento o para responder lo que se le solicita. En el discurso ético, el objetivo es defender una posición, presentando razones moralmente suficientes para ello. Una simple enumeración de razones no basta, ya que estas pueden no apoyar adecuadamente la conclusión que necesita ser justificada. No todas las razones son buenas razones, y no todas las buenas razones son suficientes para la justificación. Necesitamos distinguir la *relevancia* que una razón tiene para un juicio moral de su *suficiencia* para apoyar ese juicio, así como también distinguir entre un *intento* de justificación y una justificación *exitosa*. Por ejemplo, hace algún tiempo en Estados Unidos, las compañías químicas argumentaron que la presencia de productos químicos tóxicos en el entorno laboral justificaba, legal y moralmente, excluir a las mujeres en edad fértil de dichos lugares de trabajo peligrosos. Sin embargo, la Corte Suprema revocó estas políticas, argumentando que discriminaban a las mujeres.[1] Los peligros para la salud y la vida que implicaba el uso de ciertos productos químicos constituían una *buena* razón para proteger a los empleados de un entorno laboral riesgoso, pero esta razón no era *suficiente* para establecer una prohibición que solo afectaba a las mujeres.

Varios modelos de método y justificación operan en la teoría ética normativa y la ética biomédica contemporánea. Analizaremos tres de estos modelos. El primero aborda la justificación y el método desde una perspectiva deductiva[i], que enfatiza las normas morales, como se discute en el Capítulo 1, y la teoría ética, como se analiza en el Capítulo 9. El segundo modelo aborda la justificación y el método desde una perspectiva inductiva[ii], que destaca los casos precedentes, las tradiciones morales, la experiencia y las circunstancias particulares. El tercero no asigna prioridad a ninguna estrategia deductiva o inductiva. Más bien, enfatiza los juicios morales considerados y la coherencia general de los hechos, las normas morales y las creencias morales dentro de un marco moral general. Defenderemos una versión de este tercer modelo.

MODELOS DEDUCTIVOS: TEORÍA Y APLICACIÓN

Un modelo deductivo sostiene que podemos alcanzar juicios morales justificados mediante una estructura de preceptos normativos generales que respaldan dichos juicios. Este modelo está inspirado en disciplinas como las matemáticas, donde una afirmación se sigue lógicamente (deductivamente) de un conjunto creíble de premisas. La justificación tiene lugar, si y solo si

---

[i] Nota del traductor (N.T.). La expresión original es *top-down perspective*. Proviene de las ciencias de la información y, específicamente, se refiere a estrategias de procesamiento de datos e información. Usualmente, no se traduce al español, conservando el término inglés, aunque es posible encontrar en alguna literatura, la expresión "de arriba hacia abajo". He decidido traducir el término como "perspectiva o modelo deductivo" para hacer más fluida la lectura e intelección de esta sección.

[ii] N.T. El término inglés es *bottom-up perspective* y, a veces, cuando no se conserva el término inglés, puede encontrase traducida como "de abajo hacia arriba". Al traducir la expresión como "perspectiva o modelo inductivo" sigo la misma lógica explicada en la N.T anterior.

los principios o reglas generales, junto con los hechos relevantes de una situación, permiten inferir un juicio justificado. Este modelo se ajusta a la forma en que muchas personas han sido educadas para pensar en términos morales. Consiste en aplicar una norma general (principio, regla, ideal, derecho, etc.) a un caso que claramente se encuentra dentro de los límites de dicha norma. A veces, la forma deductiva se considera una aplicación de preceptos generales a casos particulares, una concepción que ha fomentado el uso del término ética aplicada, el cual cuestionamos, pero también utilizamos en el Capítulo 1.

La siguiente es la forma deductiva que implica la "aplicación" de una norma (aquí utilizando lo que es obligatorio, en lugar de lo que está permitido o prohibido, aunque el modelo deductivo se puede elaborar para los tres):

1. Todo acto de descripción A es obligatorio.
2. El acto b es de descripción A.

Por lo tanto,

3. El acto b es obligatorio.

Aquí un ejemplo simple de lo anterior:

1x. Todo acto que vaya en beneficio del interés superior general del paciente es obligatorio para su médico.
2x. El acto de reanimación b es en beneficio del interés superior general del paciente.

Por lo tanto,

3x. El acto de reanimación b es obligatorio para el médico del paciente.

Preceptos comprehensivos[iii], como el 1 y el 1x, se presentan bajo diversos niveles de generalidad, aunque siempre son universales en su forma lógica.[iv] El nivel de generalidad varía según la especificidad de la descripción

---

[iii] N.T. La expresión original es *covering precepts* que, en esta sección, también se presenta como *covering principles* y *covering rules*. Refiere a preceptos, principios o reglas que abarcan, cubren o comprehenden otros enunciados o mandatos más específicos, ya implicados o contenidos en el enunciado, precepto, principio, regla o mandato general (en este caso, el "precepto comprehensivo").

[iv] N.T. En lógica, a este tipo de enunciados (sean o no morales) se les denomina premisa mayor, siendo la segunda proposición la premisa menor. En este tipo de inferencias mediatas, llamadas también, silogismos deductivos, la verdad y validez de la conclusión está mediada por la verdad y validez de las premisas, de modo tal que el razonamiento lógico, necesariamente lleve a concluir lo que ya está implicado en y por ellas. De esta manera, el razonamiento es válido (y también verdadero si las premisas son verdaderas) cuando la conclusión se sigue necesariamente de las premisas.

A, mientras que la forma universal del enunciado se garantiza mediante la afirmación de que cada acto que se ajuste a tal descripción es obligatorio. Los juicios o creencias particulares se justifican al incluirlos en el ámbito de una o más reglas morales. Por su parte, las reglas pueden justificarse al supeditarlas a principios generales, los que a su vez podrían ser refrendados mediante la apelación a una teoría ética normativa. Consideremos el caso de una enfermera que se niega a participar en un procedimiento de aborto. La profesional podría intentar fundamentar su acto mediante la regla de que es incorrecto matar intencionalmente a un ser humano. Si se la presiona, la enfermera podría justificar esta regla moral haciendo referencia al principio de santidad de la vida humana. Finalmente, el juicio particular, la regla y el principio podrían encontrar apoyo en una teoría ética del tipo discutido en el Capítulo 9, y en una teoría del estatus moral del tipo analizado en el Capítulo 3.

Este modelo funciona sin inconvenientes en el caso simple de un juicio que se ajusta directa y claramente a una regla o principio, por ejemplo: "Debes informar al Sr. Sanford que tiene cáncer y probablemente morirá pronto, porque un médico debe observar reglas de veracidad para respetar adecuadamente la autonomía de los pacientes". El modelo deductivo propone que el contenido moral del juicio "No debes mentir al Sr. Sanford" se deriva directamente del principio comprehensivo "Debes respetar la autonomía de los pacientes", del cual obtenemos la regla comprehensiva "No debes mentir a los pacientes".

Problemas del modelo

Este modelo sugiere un orden en el cual las teorías generales, principios, reglas y derechos tienen prioridad moral sobre prácticas tradicionales, reglas institucionales y juicios sobre casos específicos. Si bien gran parte de la vida moral se ajusta aproximadamente a esta concepción de norma comprehensiva, no lo hace en su totalidad. En casos difíciles, los juicios morales particulares casi siempre requieren que especifiquemos y ponderemos normas (como se analiza en el Capítulo 1), en lugar de simplemente incluir una instancia particular bajo una regla o principio preexistente. En las teorías éticas, las reglas y principios abstractos suelen ser muy indeterminados. Esto significa que, en muchas situaciones, el contenido de estas reglas y principios es demasiado abstracto para determinar con precisión los actos específicos que debemos realizar o evitar. En el proceso de especificar y ponderar normas, así como al emitir juicios concretos, a menudo debemos considerar hechos, expectativas culturales, resultados anticipados, y precedentes para ayudarnos a asignar pesos relativos a reglas, principios y teorías.

La vida moral a menudo requiere mucho más que normas generales y especificadas. En una situación determinada, puede que ninguna norma (principio o regla) general o especificada sea claramente aplicable. Los hechos en distintos escenarios suelen ser complejos, y las diversas normas morales que podrían aplicarse a esos hechos pueden arrojar resultados no concluyentes, o incluso contradictorios. Por ejemplo, en el debate sobre la permisibilidad de destruir un embrión humano en una placa de Petri con fines de investigación científica, la acción de destruir el embrión no infringe claramente las normas contra el homicidio o el asesinato, ni se puede aplicar fácilmente la regla que protege el derecho de una persona a salvaguardar su integridad corporal y propiedad al acto de destruir embriones humanos extracorpóreos. Incluso cuando contamos con todos los hechos relevantes disponibles, nuestra elección de hechos y reglas pertinentes puede conducir a un juicio incompatible con los hechos y reglas seleccionadas por otra persona. La selección del conjunto correcto de hechos y la aplicación del conjunto adecuado de reglas a estos hechos no se reduce a un proceso de deducción directa.

El modelo deductivo también crea una potencial regresión infinita de justificación, esto es, una demanda interminable de justificación última, ya que cada nivel de apelación a un precepto comprehensivo requiere un nivel superior para justificarlo. En teoría, este problema podría ser abordado presentando un principio que se justifique a sí mismo o que sería irracional no aceptar. Sin embargo, demostrar que algunos principios tienen este estatus y que justifican todos los demás principios o reglas, representa una exigencia rigurosa que la teoría ética actual no está en condiciones de cumplir. Si todas las normas son injustificadas hasta que se supediten a un precepto comprehensivo justificado, parecería, según los supuestos de este enfoque, que no existen principios o juicios justificados.

Una teoría de "la moral como un sistema público"

Una versión importante del enfoque deductivo, y la más examinada en ética biomédica (aunque no es un puramente deductiva), es la teoría de Bernard Gert, desarrollada en bioética con los coautores Danner Clouser y Charles Culver. Gert denomina su teoría ética básica como "la moral como un sistema público". Este sistema moral público representa la institución de la moral que opera en nuestra vida diaria —es decir, la moral vivida, preteórica—, mientras que una teoría que describe y defiende las normas de la moral constituye un relato filosófico. Esta teoría puede considerarse deductiva en el sentido de que sus elementos principales incluyen reglas morales generales, ideales morales, características moralmente relevantes de las situaciones o casos, y procedimientos para lidiar con los conflictos y evaluar si ciertas violaciones de las reglas morales están justificadas o no. En esta teoría, la moral se concibe como un sistema público de normas aplicables a todas las personas en todos los lugares y momentos.[2]

Cuando nuestro marco de principios comenzó a ser cuestionado en la década de 1980, los críticos fundamentados en la teoría ética de Gert surgieron como nuestros adversarios más implacables, escribiendo varios artículos y capítulos de libros que expresaban serias objeciones a nuestros principios *prima facie*. Acuñaron el término "principialismo" para referirse a cualquier enfoque ético que comprendiera una pluralidad de principios *prima facie* potencialmente conflictivos entre sí. Desde nuestro punto de vista, Gert y sus colegas no están tan alejados de las perspectivas que defendemos en este libro como ellos creen. Al igual que nosotros, entienden la moral común como una moral universal que no es relativa a culturas, individuos, religiones o asociaciones profesionales. Sin embargo, Gert y sus colegas rechazan tanto el lenguaje como el contenido de nuestro enfoque de principios, presentando en su lugar su propia versión de reglas imparciales, ideales morales, y la definición de la moral como un marco superior y alternativo para la ética biomédica. En esta sección, nos concentraremos más en sus críticas a nuestros principios y métodos que en la naturaleza y límites de las teorías deductivas en general.[3]

En primer lugar, Gert y sus colegas sostienen que los principios funcionan como meros nombres, listas de cosas por recordar o rúbricas para valores dignos de ser considerados moralmente, pero carecen de sustancia moral profunda y capacidad para guiar la acción. Es decir, los principios solo sirven para identificar temas morales que merecen atención, agrupándolos bajo amplias categorías de nociones morales importantes. Una segunda crítica es que, dado que los principios abstractos no proporcionan ninguna guía directiva específica a los agentes morales que enfrentan problemas bioéticos, estos tienen libertad para abordar los problemas a su manera, prácticamente como deseen. Pueden interpretar un principio y darle el peso que consideren adecuado, o incluso no otorgarle ningún peso en absoluto. Desde esta perspectiva, nuestro enfoque es insustancial y permisivo, principalmente porque carece de una teoría dominante, comprehensiva y rigurosa. Una tercera crítica es que los principios *prima facie* y otras guías de acción de nuestro marco, a menudo colisionan entre sí, y nuestro enfoque es demasiado indeterminado para proporcionar un procedimiento de decisión que arbitre esos conflictos.

Clouser y Gert afirman que estas deficiencias son especialmente evidentes en la idea de los principios de justicia que examinamos en el Capítulo 7. Sostienen que ninguna guía específica para la acción se deriva de dichas normas generales, y que todos los principios de justicia que mencionamos simplemente instan a las personas a considerar cuestiones de justicia y reflexionar sobre ellas, pero no ofrecen orientación normativa específica sobre cómo cumplir con las exigencias de la justicia. Dado que la vaguedad y la generalidad no proporcionan soluciones concretas a los problemas de justicia, los agentes tienen libertad para decidir lo que es justo e injusto según su criterio.

Gert y Clouser también cuestionan nuestra teoría por darle a la beneficencia un estatus de principio de obligación. En una parte llamativa de su teoría, sostienen que no existen *obligaciones* morales de beneficencia, aunque reconocen que los *ideales* morales de beneficencia son elementos fundamentales de la moral y deberían ser promovidos. Según su sistema, las únicas obligaciones en la vida moral, aparte de los deberes relacionados con los roles profesionales y ciertos ámbitos específicos del deber, están definidas por reglas morales que prohíben causar daño o mal, es decir, reglas de no maleficencia. Para Gert y sus colegas, el objetivo general de la moral es minimizar el mal o el daño en lugar de promover el bien. Las personas racionales pueden actuar imparcialmente en todo momento con respecto a los demás, con el objetivo de no causar daño, pero no pueden promover imparcialmente el bien para todas las personas a cada instante.[4] Este enfoque considera que la no maleficencia tiene mucha más importancia que la beneficencia en las dimensiones fundamentales de la moral, una tesis que hemos refutado en capítulos anteriores, argumentando que la moral común reconoce ambas como principios de obligación y no otorga prioridad a ninguna sobre la otra.

Limitaciones de "la moral como un sistema público"

Estamos de acuerdo en que los problemas planteados por Gert, Clouser y Culver merecen una reflexión cuidadosa, pero rechazamos las principales críticas que dirigen a nuestro enfoque, algunas de las cuales pueden, en rigor, ser aplicadas a su teoría. En particular, su crítica de que nuestros principios carecen de sustancia moral directiva (como principios no especificados) se aplica a sus reglas de manera casi idéntica, ya que, estas se ubican solo un nivel por debajo de nuestros principios en el orden de abstracción. Cualquier norma, principio o regla presentará este problema si está insuficientemente especificada para la tarea en cuestión. Todas las normas generales, incluidas las reglas morales de Gert, están diseñadas para cubrir un amplio rango de circunstancias. Si las reglas generales no están especificadas en la ética biomédica, casi siempre serán demasiado vagas y no proporcionarán una orientación normativa adecuada. Al igual que nuestros principios, las reglas de Clouser y Gert (por ejemplo, "No hacer trampa", "No engañar" y "Cumplir con el deber") carecen de especificidad en su forma general original. Al situarse a una distancia de solo un grado de abstracción de nuestros principios, sus reglas se encuentran, en efecto, en el nivel de principios *parcialmente especificados*, lo que explica por qué tienen, y estamos de acuerdo, un contenido más directivo y específico que nuestros principios más generales. Sin embargo, nuestro enfoque de principios y reglas incluye un conjunto de reglas morales similares a las adoptadas por Gert y sus colegas.[5] Como veremos a continuación, algunas de sus reglas presuponen o requieren nuestros principios de respeto por la autonomía y beneficencia, los cuales ellos rechazan como normas morales básicas de obligación.

Con respecto a su crítica de que nuestros principios son listas de cosas por recordar o meras rúbricas que carecen de sustancia moral profunda, concordamos en que los principios ordenan, clasifican y agrupan normas morales que necesitan contenido y especificidad adicional. Sin embargo, hasta que los principios sean analizados e interpretados (como hacemos en cada primera sección de los Capítulos 4 al 7), y luego especificados y conectados con otras normas (lo que llevamos a cabo en las últimas secciones de cada uno de esos capítulos), no es razonable esperar algo más que un esquema de clasificación que organice el contenido normativo y proporcione una orientación general en lugar de una guía moral específica.[6] Además, la ponderación que frecuentemente es requerida solo se puede realizar en situaciones específicas que así lo ameriten.

En lo relativo a la crítica de Gert y Clouser de que los principios colisionan entre sí de una manera que nuestro enfoque no es capaz de manejar, reconocemos que los marcos morales de nuestros principios no resuelven por sí mismos sus conflictos ni el de sus reglas derivadas. No sería razonable pensar que algún marco de directrices generales pudiera anticipar el rango completo de conflictos posibles. De hecho, el sistema de Gert y Clouser no es más eficiente que nuestro enfoque en resolver este problema. En el Capítulo 1, sostenemos que nuestra teoría se hace cargo de esta dificultad mediante la ponderación y especificación, mientras que su modelo asume que las reglas "más concretas" no necesitan ser especificadas. Solo una teoría que fuera capaz de otorgar un contenido suficiente a sus normas para evitar conflictos y dilemas en cualquier contexto podría estar a la altura de las exigencias de Gert y Clouser. En nuestra perspectiva, ninguna teoría ética general ha logrado jamás construir un sistema de normas completamente especificadas para la ética de la atención sanitaria.[7]

La experiencia y el buen juicio son aliados indispensables para resolver estos problemas. Thomas Nagel ha argumentado de manera contundente que un cúmulo desconectado de obligaciones y valores es una característica de la moral, imposible de erradicar, y W. D. Ross afirmó acertadamente que muchos filósofos han impuesto una estructura arquitectónica de simplicidad injustificada en la ética.[8] Algunos críticos del enfoque de Ross y del nuestro sostienen que no logramos alcanzar una unidad sistemática en la teoría ética. Frente a ello, consideramos que un cierto grado de división, conflicto y ambigüedad son características omnipresentes de la vida moral, que probablemente ninguna teoría puede eliminar por completo. La teoría ética ofrece métodos adecuados y efectivos, como la especificación, la ponderación y otras formas de ajustar las normas para lograr consistencia, pero no se debe esperar que las teorías eliminen toda la desorganización, complejidad y conflictos inherentes a la vida moral.

Aceptamos la crítica de que nuestro análisis basado en principios no proporciona una teoría ética general, aunque no la consideramos una objeción significativa. No afirmamos haber construido ni una teoría ética general ni una teoría comprehensiva de la moral común, y tampoco afirmamos que nuestros principios y métodos sean análogos o sustituyan a los principios y métodos de justificación de las principales teorías clásicas, como el utilitarismo, con su principio de utilidad, y el kantismo, con su imperativo categórico. Expresamos cierto escepticismo sobre estas teorías generales en el Capítulo 9, basándonos en que el objetivo de una base unificada para la ética probablemente tergiversa algunos aspectos fundamentales de la vida moral.[9]

En respuesta a la crítica de Gert y Clouser de que el principio de beneficencia expresa un ideal y no una obligación moral, afirmamos que su tesis distorsiona la moral común. Su enfoque sostiene que uno nunca está moralmente obligado (excepto por deberes asociados a funciones profesionales o comunitarias) a prevenir o eliminar el mal o el daño, sino solo a evitar causarlos. No reconocen ninguna obligación de *hacer* algo que confiera un beneficio o prevenga un daño, limitándose únicamente a *evitar* causar daños o eventos y condiciones perjudiciales.[10] Su tesis convierte la beneficencia en un mero ideal moral y, por lo tanto, interpreta incorrectamente los compromisos de la moral común que, por un lado, exige acciones beneficentes y, por otro, recomienda ideales morales igualmente beneficentes.

La afirmación de que la beneficencia nunca es moralmente obligatoria no se sostiene ni siquiera en el núcleo de la teoría de las obligaciones morales de Gert, a pesar de sus afirmaciones en sentido contrario. En varias partes de su libro *Morality: Its Nature and Justification* (*La moral: su naturaleza y justificación*), Gert se apoya en la premisa de que uno está moralmente obligado a actuar de manera beneficente. Por ejemplo, utiliza una de sus diez reglas morales básicas, "Cumple con tu deber", para incorporar obligaciones de beneficencia. Este autor explica su sistema y sus obligaciones asociadas, de la siguiente manera:

Aunque los deberes, en general, están asociados con oficios, trabajos, roles, etc., existen algunos que parecen ser más universales. ... En cualquier sociedad civilizada, si un niño se desploma en tus brazos, tienes el deber de buscar ayuda. No puedes simplemente dejarlo en el suelo y marcharte. En la mayoría de las sociedades civilizadas, uno tiene el deber de auxiliar cuando (1) se encuentra físicamente próximo a alguien que necesita ayuda para evitar un daño grave, generalmente la muerte o una lesión significativa, (2) se encuentra en una posición inmejorable o cercana a inmejorable para proporcionar esa ayuda, y (3) es poco oneroso para uno proporcionar esa ayuda.[11]

Gert sostiene que todos estos requisitos están respaldados "en cualquier sociedad civilizada" por la regla moral fundamental "Cumple con tu deber". Estos requisitos son idénticos a las obligaciones que se derivan de la beneficencia, un término utilizado ampliamente en la teoría ética desde, al menos, el siglo XVIII. El deber de ayudar de Gert se comprende mejor como una especificación del(os) principio(s) general(es) de beneficencia. Tanto en su teoría ética como en la nuestra, este deber no es meramente relativo a las condiciones de una "sociedad civilizada". Por lo tanto, no es cierto que el sistema de Gert carezca de obligaciones de beneficencia, en el sentido que le damos nosotros al término.[12] Para generalizar, muchos de los elementos del principialismo que Clouser y Gert parecen rechazar están incorporados en o presupuestos por su última regla no especificada, "Cumple con tu deber". En consecuencia, su teoría del sistema moral no proporciona un enfoque alternativo a nuestras afirmaciones de fondo sobre la naturaleza y el alcance de las obligaciones.

Muchos requisitos fundamentales de la moral común se expresan mejor en el lenguaje de los principios que en el de las reglas. Consideremos el principio de respeto por la autonomía, que Gert y sus colegas encuentran tan problemático como los principios de justicia y beneficencia. Su desconsideración hacia este principio provoca que sus valoraciones de algunos casos sean confusas y desconcertantes. He aquí uno de ellos. Tras un grave accidente, un paciente, aún consciente, rechaza una transfusión de sangre por motivos religiosos, y luego, pierde el conocimiento. Sus médicos creen que morirá, a menos que reciba una transfusión. Gert y Culver sostienen que llevar a cabo una transfusión de sangre en estas circunstancias es paternalista e incorrecto porque, una vez que el paciente recuperara la conciencia tras la transfusión, los médicos deberían infringir o bien la regla moral contra el engaño o aquella contra causar dolor: si no le informaran al paciente sobre la transfusión, vulnerarían la regla contra el engaño; si le informaran, le causarían dolor.[13]

El rechazo de Gert y Culver al principio de respeto por la autonomía los lleva inevitablemente, mediante este intrincado proceso de razonamiento, a una conclusión problemática. En un primer momento, su teoría carecía de los recursos normativos para argumentar que la transfusión en este caso es paternalista y *prima facie* incorrecta porque vulnera los deseos y elecciones expresados del paciente competente.[14] En efecto, inicialmente, la regla moral de Gert "No privar de libertad" se interpretó de forma restrictiva, limitándose a prohibir el bloqueo de las oportunidades de una persona para actuar. Sin embargo, para abordar los problemas surgidos del caso de la transfusión de sangre y otros escenarios similares, Gert y sus colegas ampliaron posteriormente esta regla moral para incluir también la "libertad de no ser objeto de agresión".[15] Esta interpretación ampliada es razonable. Sin embargo, bajo dicha perspectiva, su regla se aproxima a nuestro principio de respeto por la autonomía que, al mismo tiempo, afirman rechazar.

Concluimos que la teoría deductiva de las reglas morales, desarrollada por Gert y sus colegas, enfrenta varios problemas y carece de la fuerza suficiente para demostrar que es preferible a nuestro enfoque principialista. No obstante, ofrece ideas importantes sobre la vida moral, las cuales exploraremos más adelante en este capítulo.

MODELOS INDUCTIVOS: CASOS Y RAZONAMIENTO ANALÓGICO

Algunos autores en el ámbito de la ética biomédica se centran en la toma de decisiones prácticas sin tener en cuenta los principios y teorías generales. Creen que la justificación moral se lleva a cabo de manera ascendente o *bottom-up* (inductivamente), en contraste con el enfoque descendente o *top-down* (que es deductivo). Los inductivistas, como los llamaremos, afirman que razonamos a partir de instancias particulares para avanzar hacia enunciados o perspectivas generales. Por ejemplo, utilizamos prácticas sociales existentes, escenarios novedosos que generan conocimiento, y análisis comparativos de casos como puntos de partida para tomar decisiones en casos particulares y, luego, generalizar a través de normas morales relevantes. Los inductivistas destacan la noción de una vida moral en constante evolución, que refleja la experiencia con casos difíciles, así como el establecimiento de analogías con prácticas anteriores y con vidas y narrativas ejemplares, como las que analizamos en el Capítulo 2. "Inductivismo" y "modelos ascendentes" son categorías amplias que abarcan diversas metodologías que desconfían de las teorías deductivas. El pragmatismo,[16] el particularismo[17] y los enfoques narrativos,[18] así como algunas corrientes del feminismo y la teoría de la virtud (como se examinó en el Capítulo 2), podrían considerarse, en cierta medida, enfoques inductivos.

Los inductivistas sostienen que los juicios particulares sobre casos específicos proporcionan una base suficiente para aceptar conclusiones morales sin depender de normas generales. Consideran que las reglas y los principios son derivados, y no primarios, en el ámbito del conocimiento y la justificación. Por lo tanto, el significado, la función y la importancia de un principio surgen de reflexiones y debates morales previos. Por ejemplo, los médicos solían considerar la interrupción de los tratamientos de soporte vital como un acto inadmisible de asesinato. Sin embargo, tras enfrentarse a situaciones extremadamente dolorosas, tanto los médicos como la sociedad comenzaron a apreciar muchas de estas situaciones como casos justificados de permitir morir a un paciente y, en ocasiones, como actos moralmente obligatorios de reconocer la negativa de un paciente a continuar el tratamiento. Este cambio se originó a partir de una vasta experiencia con casos tanto de interrupción como de rechazo a suspender un tratamiento. Desde esta perspectiva, todas las normas morales específicas surgen y se refinan con el tiempo, pero nunca serán más que elementos provisionalmente seguros dentro de una matriz cultural de pautas para la acción.

Tomemos como ejemplo la eclosión del interés en la toma de decisiones subrogadas que ocurrió en el último cuarto del siglo XX. Una serie de casos, comenzando con el de Karen Ann Quinlan (1976),[19] obligaron a la ética médica y a los tribunales a desarrollar un nuevo marco de reglas sustantivas para la toma responsable de decisiones subrogadas sobre tratamientos de soporte vital, así como reglas de autoridad para determinar quién debería tomar esas decisiones. Este enfoque implicó analizar exhaustivamente casos análogos y someter a prueba nuevas hipótesis frente a normas preexistentes. Los casos posteriores se abordaron apelando a similitudes y diferencias con *Quinlan* y otros escenarios relacionados. El resultado fue que una serie de casos que tenían algunas características similares establecieron las condiciones para la ética de la toma de decisiones subrogadas por un período de varios años.

Casuística: razonamiento basado en casos

Los defensores de la casuística, una influyente versión del pensamiento inductivo en la ética biomédica, han revivido un modelo que tuvo una notable influencia en la filosofía medieval y moderna temprana, y lo han reformulado para la ética biomédica contemporánea.[20] El término *casuística* (del latín *casus*, que significa "caso") se refiere al uso de la comparación de casos y a la analogía para alcanzar conclusiones morales.[21]

Albert Jonsen y Stephen Toulmin, los dos principales defensores de este enfoque, han expresado reservas sobre nuestro marco de principios.[22] En general, los casuistas son escépticos respecto a las reglas, derechos y teorías generales que están divorciados o desarrollados independientemente de los casos, la historia, los precedentes y las circunstancias. Argumentan que los juicios morales correctos surgen a través de un conocimiento íntimo de situaciones particulares y del registro histórico de otros juicios morales sobre casos similares. Los casuistas rechazan el objetivo de una teoría unificada y ordenada que contenga principios universales *inflexibles*.[23]

Sin embargo, los casuistas no excluyen por completo las reglas y los principios del pensamiento moral, y los acogen cuando son consistentes con su forma de análisis de casos. Dado que en este libro no aceptamos principios inflexibles ni rígidos, Jonsen y Toulmin están abiertos a nuestra interpretación y uso de principios, aunque creen que nuestro enfoque no penetra hasta el núcleo del pensamiento moral. Como casuistas, insisten en que los juicios morales a menudo se emiten cuando no existe la posibilidad de apelar a principios. Por ejemplo, formulamos juicios morales cuando los principios, reglas o derechos entran en conflicto y no hay más recurso a un principio, regla o derecho superior disponible. Además, cuando los principios se interpretan de manera inflexible, independientemente de los matices del caso, los casuistas observan una "tiranía de principios",[24] en la que los intentos por resolver problemas morales señalan un verdadero atolladero de principios que colisionan entre sí, y el debate moral se vuelve tan desmedido como interminable.

Jonsen y Toulmin argumentan que este estancamiento puede evitarse al centrarse en puntos de acuerdo compartido sobre casos en lugar de en principios compartidos. El siguiente es su ejemplo principal, extraído de sus experiencias como miembros de la Comisión Nacional para la Protección de Sujetos Humanos en la Investigación Biomédica y Conductual (National Commission for the Protection of Human Subjects of Biomedical and Behavioral Research):

> Lo único en lo que [los miembros de la comisión] no podían ponerse de acuerdo era en *por qué* estaban de acuerdo... En lugar de principios universales establecidos de manera segura, que les proporcionaran fundamentos intelectuales para juicios particulares sobre tipos específicos de casos, era al revés.
> El *locus de certeza*[v] en las discusiones de los miembros... residía en una percepción compartida de lo que estaba específicamente en juego en tipos particulares de situaciones humanas... Eso nunca podría haber sido derivado de la supuesta certeza teórica de los principios a los que los miembros de la comisión apelaban en sus análisis personales.[25]

---

[v] N.T. *Locus* viene del latín, y significa "habitación", por analogía "lugar", que es como se utiliza en el lenguaje coloquial. En este caso, la expresión *locus of certitude* alude al lugar o punto donde encontramos o tenemos certeza de algo.

De acuerdo con este relato, fue el razonamiento casuístico, y no los principios o reglas universales lo que forjó el acuerdo, incluso cuando los miembros de la comisión aceptaron y declararon explícitamente que razonaban a partir de "principios universales establecidos". Según Jonsen y Toulmin, las comisiones grupales se desempeñaron correctamente al apelar a paradigmas y conjuntos de casos, a pesar de los diversos principios y perspectivas teóricas sostenidas por muchos miembros de la comisión. Aunque los comisionados citaron principios morales para justificar sus conclusiones colectivas —y respaldaron por unanimidad varios principios generales en su *Informe Belmont*[26]— Jonsen y Toulmin sostienen que estos principios fueron en última instancia menos importantes en la deliberación moral de la comisión que los juicios sobre casos.[27] Específicamente, señalan que el enfoque principialista, respaldado en el *Informe Belmont*, surgió tardíamente en el trabajo de la comisión, después de haber deliberado sobre varios tipos de casos, como la investigación con prisioneros y niños.

Un ejemplo simple ilustra la afirmación de Jonsen y Toulmin de que la certidumbre moral reside en los juicios de casos en lugar de en principios o teorías. Sabemos que, en general, es moralmente incorrecto introducir riesgos significativos para los niños en investigaciones biomédicas que no les ofrecen la perspectiva de un beneficio médico directo. Estamos seguros del estatuto moral de la afirmación: "No deberíamos provocarle gripe a este bebé sano para probar un nuevo descongestionante", aunque no tengamos certeza de cuál principio subyace a este juicio o si alguna teoría viable lo sanciona. La evaluación del casuista es que casi siempre logramos más certeza en tales conclusiones morales particulares que en la teoría o los principios que pretenden mostrar *por qué* estas conclusiones son correctas. De este modo, el conocimiento práctico sobre casos tiene prioridad sobre el conocimiento teórico. Por ejemplo, si un principio o una teoría nos aconsejara provocarle gripe a los niños para probar medicamentos, como parecen proponer algunas versiones del utilitarismo, esta indicación nos proporcionaría una buena razón para rechazar dicho principio o teoría. La certidumbre moral, entonces, se encuentra en la base de la deliberación, es decir, en los juicios sobre casos particulares, casos precedentes y en el razonamiento práctico, no en la cima, esto es, en teorías, principios o en el razonamiento teórico.

Al enfrentarse a nuevos casos, los casuistas los comparan con acciones paradigmáticamente correctas e incorrectas, así como con casos similares aceptables e inaceptables. Los casos precedentes y el razonamiento analógico son fundamentales en este método de deliberación moral. Si surge un nuevo caso que implica un problema de confidencialidad médica, los casuistas consideran casos análogos en los que las violaciones de la confidencialidad fueron justificadas o no, para determinar si tal violación es aceptable en el nuevo caso. Los casos paradigmáticos se convierten en fuentes duraderas y autorizadas de referencia. Por ejemplo, la literatura sobre ética biomédica frecuentemente invoca casos, como el de Karen Ann Quinlan y los experimentos de la sífilis en Tuskegee, como fuentes de autoridad para emitir nuevos juicios sobre casos similares. Las decisiones alcanzadas sobre aciertos y errores morales en casos clave se vuelven autoritativas para nuevos casos, y afectan profundamente los estándares prevalecientes de equidad, negligencia, intervenciones paternalistas y otros aspectos similares.[28]

Un método análogo surge en la jurisprudencia, a través de la doctrina del precedente. Cuando una corte decide sobre un caso en particular, su fallo se convierte en referencial y paradigmático para otros tribunales que abordan casos que implican hechos relevantes similares. Los casuistas argumentan que la autoridad moral se despliega de manera equivalente, a partir de un consenso social sobre la conducta adecuada que procede en casos específicos. Este consenso se extiende analógicamente a nuevos casos, tomando como referencia los casos anteriores en torno a los cuales se formó dicho acuerdo. A medida que emergen casos y soluciones similares, una sociedad confía cada vez más en sus conclusiones morales, y reconoce generalizaciones estables en forma de principios, reglas y derechos en su tradición evolutiva de reflexión ética. Estas generalizaciones se interpretan como declaraciones resumidas de los juicios morales previamente desarrollados por una sociedad sobre casos concretos.

Los límites de la casuística

Los casuistas a veces han exagerado el poder de su teoría sobre la naturaleza de los juicios y la justificación moral, y han subestimado el valor de enfoques rivales. Sin embargo, una evaluación equilibrada del papel de los casos en el razonamiento moral puede remediar estos problemas. Algunos de los principales casuistas ya han matizado sus posiciones, convirtiéndose en aliados, más que en contradictores, de perspectivas que enfatizan principios generales.[29]

Los casuistas a veces parecen sugerir que los casos paradigmáticos hablan por sí mismos o informan el juicio moral solo por sus hechos, lo cual constituye una tesis inverosímil. Para que el casuista avance constructivamente de un caso a otro, una norma reconocida y moralmente relevante debe conectarlos. La norma no es parte de los hechos o de la narrativa de los casos involucrados; es una manera de interpretarlos, evaluarlos y vincularlos. Todo razonamiento analógico en la casuística requiere una norma conectora para indicar que una secuencia de eventos es moralmente similar o diferente de otra secuencia en sus aspectos relevantes. La creación o el descubrimiento de estas normas no se logra por mera analogía. Además de establecer que un caso es similar a otro, los casuistas deben demostrar (1) que los dos casos son similares en aspectos moralmente relevantes, y (2) que los casos supuestamente paradigmáticos, ya sean positivos o negativos, ostentan autoridad moral.

Jonsen aborda este problema distinguiendo los elementos descriptivos de un caso, a partir de las máximas morales ya integradas en él: "Estas máximas proporcionan la 'moral' de la historia. Para la mayoría de los casos de interés, existen diversas morales, ya que varias máximas parecen contradecirse. El trabajo de la casuística es determinar *cuál máxima* debe *regir el caso* y en qué medida".[30] Esta tesis sintoniza bien con nuestros puntos de vista sobre principios y reglas *prima facie*. La casuística presupone principios, reglas o máximas como elementos morales esenciales de los casos paradigmáticos, así como de la evaluación de nuevos casos. Como Jonsen lo expresa concisamente: "Los principios están, en la visión del casuista, *incorporados* en el [caso paradigmático]"[31] aunque los principios no se reduzcan a los hechos de los casos. En consecuencia, el *caso paradigmático* debe entenderse como algo muy diferente de los *hechos* de ese caso. Es, en resumidas cuentas, una amalgama de hechos y normas moralmente relevantes.

Básicamente, los casos paradigmáticos de los casuistas combinan tanto los *hechos* que pueden generalizarse a otros casos (v.g., "El paciente rechazó el tratamiento recomendado") como los *valores establecidos* que se generalizan (v.g., "Los pacientes competentes tienen derecho a rechazar el tratamiento"). Estos valores establecidos son analíticamente distintos de los hechos de casos particulares. En los argumentos casuísticos, los valores y los hechos están unidos en los casos paradigmáticos, y los valores fundamentales se preservan de un caso a otro. Cuanto más generales sean los valores fundamentales —las normas conectoras— más se acercan al estatus de principios *prima facie*.

Los casuistas sostienen que los casos apuntan más allá de sí mismos y evolucionan naturalmente hacia generalizaciones. Sin embargo, un problema clave para los casuistas es que los casos pueden evolucionar de manera incorrecta si se manejan de manera inapropiada desde el comienzo. Este problema de justificación es preocupante porque los casuistas no cuentan con un recurso metodológico que prevenga el desarrollo sesgado de los juicios basados en casos, o evite un descuido de los aspectos moralmente relevantes de los casos. Lo anterior puede resultar en una tiranía del caso paradigmático, al igual que puede existir una tiranía de principios o dogmas intransigentes.

El enfoque de los casuistas para identificar y etiquetar casos, a menudo parece más intuitivo que racional, prestando insuficiente atención al proceso de narrar los diferentes escenarios sobre los que se deliberará.[vi] Un punto obvio pero fundamental, enfatizado por la literatura crítica, es que un caso es en sí mismo una mini-narrativa. Presentar un caso es contar una historia, con contexto, circunstancias, personajes, conflictos, conductas, y consecuencias, entre otros aspectos a considerar. La narración inevitablemente implica enmarcar la historia, seleccionar los detalles y construir la narrativa. En consecuencia, es importante investigar críticamente el tipo de supuestos valorativos y otras premisas que, a menudo, quizás inadvertidamente, estructuran los casos de forma singular, y pueden conducir tanto a clasificaciones como a conclusiones que no se examinan adecuadamente o que finalmente no se justifican.[32]

Analicemos las descripciones valorativas de dos casos diferentes. En un caso reportado en el *Journal of the American Medical Association* bajo el título "It's Over, Debbie"[33] ("Se acabó, Debbie"), un médico residente inyecta a una mujer enferma terminal la suficiente morfina como para poner fin a su vida en respuesta a su solicitud, expresada en su primer encuentro: "Vamos a terminar con esto". Jonsen cataloga este caso como un caso de homicidio —incluyéndolo en una taxonomía de casos de homicidio, regidos por diversas máximas— y luego razona analógicamente a partir de casos paradigmáticos dentro de esta clasificación.[34]

Si bien la descripción, clasificación y análisis de Jonsen son claros en esta circunstancia específica, a menudo surgen conflictos sobre los juicios valorativos que se emiten sobre diversos casos, debido al tipo y taxonomía elegidos. Este problema es evidente en otro ejemplo, que presentamos en el Capítulo 5: la desconexión de un respirador artificial que mantenía vivo

---

[vi] N.T. La deliberación casuística consiste en "colocar" los hechos, valores y obligaciones involucradas en cada caso en lo que Jonsen y Toulmin llaman "cuatro cajas": (1) Diagnósticos e indicaciones médicas, (2) Voluntad del enfermo y la familia, (3) Calidad de vida/Metas a lograr, y (4) Contexto. En la primera caja se encuentran los problemas médicos que se presentan, el pronóstico, la probabilidad de éxito de la terapia o tratamiento, y un análisis de beneficios vs. daños. En la segunda caja se ponderan los deseos del enfermo, la información y entendimiento de la misma, la capacidad del paciente, si hay o no voluntades anticipadas, posibilidad de una decisión subrogada, y la voluntad actual del paciente. En la tercera caja se evalúan la probabilidad de recuperar la calidad de vida anterior al evento, el déficit futuro en la salud del paciente, cualquier condición actual o futura indeseable, la posibilidad de limitar el tratamiento, y eventuales cuidados paliativos. Y en la cuarta caja, se consideran diversos asuntos familiares influyentes en decisiones, los intereses médicos/profesionales, los factores económicos, religiosos y culturales, y las implicancias legales que puede generar el caso. Lo anterior, lleva a pensar que la naturaleza y conformación normativa de la casuística carece de referentes objetivos para el razonamiento moral, ya que se delibera desde las inclinaciones, preferencias y, frecuentemente, desde el sentido común.

a un paciente con esclerosis lateral amiotrófica (enfermedad de Lou Gehrig). En un congreso, los médicos presentaron y describieron esto como un caso de final de la vida, en el que el "paciente" decidió desconectar el respirador.[35] Sin embargo, varios asistentes —muchos de los cuales tenían experiencia en el uso prolongado de respiradores— cuestionaron esta descripción y clasificación. Para ellos, este era un caso de "incapacidad profesional e institucional" en el que el paciente necesitó una mejor atención, información más completa y un abanico más amplio de opciones, especialmente para ayudarlo a lidiar con la desolación que sentía después del reciente fallecimiento de su esposa.

Estas controversias sobre la narración y la clasificación demuestran la importancia de examinar los supuestos, perspectivas y valoraciones que forman parte de la descripción de los diferentes escenarios analizados. Los médicos que presentaron este caso pensaron que era un "caso de manual" de toma de decisiones al final de la vida, pero la audiencia lo consideró "una historia en la que una vida llegó a su fin como resultado de deficiencias en la información y en la asistencia médica proporcionada por los mismos expositores".[36]

Este ejemplo subraya la importancia de prestar atención a lo que John Arras categoriza como "diagnóstico moral", es decir, el proceso de determinar de qué se trata fundamentalmente un caso. Este análisis es necesario porque "la vida real no anuncia la naturaleza de los problemas de antemano".[37] En ausencia de categorías y etiquetas pre-asignadas confiables, es esencial desplegar, con imaginación y discernimiento, el proceso diagnóstico tanto en casos de ética médica como de atención sanitaria. Este proceso diagnóstico requiere reconocer y reducir el sesgo en "la descripción, delimitación, selección y comparación de casos y paradigmas".[38] Las estrategias para reducir el sesgo deben incluir la descripción detallada de los casos, así como narrarlos desde diferentes perspectivas, todo ello seguido de un minucioso análisis.

Dado que el método casuístico trabaja solo de modo ascendente (inductivamente), puede carecer de la distancia crítica necesaria respecto de la ceguera cultural, la analogía precipitada y la opinión popular tiránica.[39] ¿Cómo puede el casuista identificar prácticas injustas, sesgos predisponentes y el uso prejuicioso de la analogía para evitar análisis y conclusiones arbitrarias? La identificación de los aspectos moralmente relevantes de un caso particular depende de las personas que emiten los juicios sobre esos casos, quienes pueden operar desde perspectivas indebidamente parciales. En este sentido, la ética de la casuística contrasta notablemente con un sistema estable de principios, derechos humanos y agentes virtuosos. Aunque confiemos en que las culturas moralmente maduras son capaces de recurrir al distanciamiento crítico y a la autoevaluación, dichas habilidades no surgen de los métodos de la casuística.

La raíz del problema es que la casuística es un método que carece de, y no proporciona contenido. Como instrumento esencial del pensamiento, muestra la importancia fundamental de la comparación de casos y la analogía en la deliberación moral, pero no posee premisas morales iniciales, herramientas críticas o formas adecuadas de justificación. Por lo demás, también carece de una base sustantiva de "certeza", para ocupar la misma terminología de Jonsen y Toulmin.[40]

La casuística muestra su mejor versión al mostrar que razonamos por analogía y, a menudo, confiamos en las conclusiones a las que llegamos. Por ejemplo, si nos sentimos mejor después de usar cierto medicamento, con agrado lo recomendamos a otras personas, con la expectativa de que ellas también se sentirán mejor. Hay una forma lógica presente en todos los usos de la analogía: si una persona o cosa tiene una propiedad asociada con una segunda propiedad, y otra persona o cosa también tiene la primera propiedad, es justificado inferir que la segunda persona o cosa también tiene la segunda propiedad. Sin embargo, tales analogías fracasan más seguido de lo que pensamos, ya que, por ejemplo, nuestros amigos pueden no sentirse mejor después de tomar nuestro medicamento favorito. Las analogías nunca garantizan llegar a la verdad y, a menudo, lo que creemos saber por analogía en realidad no lo sabemos. Por lo tanto, el método de la casuística engendra este problema: no importa cuántas propiedades compartan un caso con otro caso similar, nuestra inferencia de otra propiedad en el segundo caso puede inducir a error o producir afirmaciones falsas.

Estas preocupaciones no constituyen razones suficientes para rechazar ni el método casuístico ni el uso de la analogía en el razonamiento moral. Ambos son útiles, siempre y cuando tengamos una base de conocimiento sólida que permita su uso adecuado. Sin embargo, para obtener esa base de conocimiento, el método casuístico debe complementarse con normas de relevancia moral que incorporen juicios previos sobre conductas correctas e incorrectas.[41] Más adelante volveremos a este problema, cuando abordemos el tema de los "juicios considerados".

Los casuistas a veces confunden el hecho de que no es necesario contar con una *teoría ética general* para razonar moralmente en la práctica, con la idea de que no se requieren de *principios prácticos* ni su adecuada especificación. También, a veces, confunden la certeza sobre los principios con la certeza sobre la teoría. Una de las ideas más importantes que defendemos más adelante en este capítulo es que el público en general y las corrientes dominantes de la filosofía moral han encontrado un "*locus* de certeza"[vii] en los juicios considerados sobre normas morales universales, sin alcanzar la misma certidumbre en una teoría ética sobre la fundamentación de estos

---

vii   N.T. Ver la N.T. v de este capítulo.

principios. Coincidimos con los casuistas en que, en la deliberación práctica, a menudo tenemos un mayor nivel de confianza en nuestros juicios sobre casos específicos que en las apelaciones a teorías éticas. Sin embargo, los principios y reglas que son fundamentales en la moral común disfrutan del nivel más alto de certeza.

En una importante declaración metodológica, Jonsen describe las conexiones entre los principios y la casuística:

> Los principios, tales como el respeto, la beneficencia, y la veracidad, entre muchos otros, son invocados, necesaria y espontáneamente, en cualquier discurso moral serio. ... Los términos y argumentos morales están incrustados en cada caso, generalmente en forma de máximas o entimemas.[viii] Los principios más generales nunca están lejos de estas máximas y entimemas y, a menudo, son invocados explícitamente. Por lo tanto, la casuística no es una alternativa a los principios, en el sentido de que uno podría realizar buena casuística sin principios. En otro sentido, la casuística es una alternativa a los principios: son actividades académicas alternativas.[42]

Aunque es dudoso que existan actividades académicas *alternativas* en este contexto, los dos métodos son diferentes y complementarios. Los principios *prima facie* que proponemos no son vulnerables a la crítica de los casuistas de que serían rígidos e inflexibles y, por ende, no son excluidos por su metodología. El paso de los principios a las reglas especificadas es similar al relato de Jonsen sobre el método casuístico, que implica ajustar las máximas para que estas se adapten a un caso, mediante interacciones progresivas con otros casos relevantes que están regidos por máximas. Los casuistas y los principialistas deberían poder estar de acuerdo en que, al reflexionar sobre casos y políticas, rara vez tienen a mano principios que hayan sido formulados sin referencia a la experiencia casuística, o casos paradigmáticos que carezcan de principios generales implícitos.

UN MODELO INTEGRADO: EL EQUILIBRIO REFLEXIVO

Los enfoques desde "arriba" o deductivos (teorías, principios, reglas) y desde "abajo" o inductivos (casos, analogías, juicios particulares) deben ser complementados o reemplazados para ser útiles en la práctica de la ética biomédica. En muchas situaciones, ni los principios generales ni los casos paradigmáticos orientan correctamente la elaboración de juicios morales justificados. En lugar de estos modelos, apoyamos una versión de un tercer

---

[viii] N.T. Un entimema es un tipo de silogismo que representa una inferencia inmediata, a saber, dotada solo de dos proposiciones, llamadas antecedente y consiguiente, por ejemplo, "Hay luna llena, luego es de noche".

modelo de método, justificación y construcción teórica que, a veces, se caracteriza como una teoría de la coherencia o coherentismo. Sin embargo, los coherentistas estrictos sostienen que no hay un grupo identificable de normas iniciales que representen creencias justificadas, una tesis que rechazamos. Sostenemos que el marco de principios fundamentales, y sus especificaciones y juicios de ponderación proporcionan un apoyo decisivo para la deliberación, más allá de la mera coherencia.

Nuestro planteamiento está principalmente fundamentado en la teoría del *equilibrio reflexivo* de John Rawls, un término que él acuñó para describir una forma de llevar los juicios considerados, los principios y las teorías generales a un estado de equilibrio o armonía, es decir, de coherencia.[43] Los juicios considerados son menos propensos a verse afectados por conflictos de interés y otras influencias distorsionantes, por lo que parecen, al menos provisionalmente aceptables por sí mismos sin necesidad de apoyo argumentativo. Seguimos el ejemplo de Rawls al convertir los principios de nuestro marco en los principales juicios considerados que están a la raíz de la ética médica.

En este enfoque, el método en la ética comienza con aquellos juicios considerados en los que tenemos mayor confianza y creemos que presentan el menor sesgo. Son "juicios en los que nuestras capacidades morales se desplegarán, con mayor probabilidad, sin distorsión". Ejemplos de esto son los juicios sobre la injusticia de la discriminación racial, la intolerancia religiosa y la represión política.[44] Si asumimos que "sin distorsión" no se refiere a juicios intuitivamente ciertos, ¿en qué base podemos confiar para asegurar que nuestros juicios considerados están suficientemente libres de sesgo y constituyen puntos de partida aceptables?

Este problema puede abordarse mejor delineando las cualidades epistémicas y morales de las personas o instituciones que participan en la selección de juicios considerados. Los jueces morales tienen derecho a afirmar que han alcanzado juicios considerados solo si estos se han formulado desde una perspectiva que controla los conflictos de interés y otras tentaciones relacionadas con el interés propio. Además, quienes valoran deben mostrar, de manera constante y sostenida, ausencia de prejuicios, conocimiento relevante y honestidad, así como actitudes de empatía y compasión por el bienestar de los demás. El objetivo de apelar a estas virtudes epistémicas y morales es identificar las condiciones que justifican afirmar que un juicio califica como "considerado". La mera prevalencia de un conjunto de creencias morales no es suficiente. La condición esencial es la convergencia alcanzada por individuos *calificados para emitir juicios considerados*.

Cuando alguna característica normativa en la estructura predominante de puntos de vista morales de una persona o grupo entra en conflicto con uno o más de sus juicios considerados (un conflicto contingente), es necesario que modifiquen en algo su perspectiva y se esfuercen por alcanzar el equilibrio y la coherencia general. Incluso, los juicios considerados que aceptamos como esenciales en nuestra red de creencias morales están sujetos a revisión cuando surge un conflicto. El propósito del equilibrio reflexivo es alinear, delimitar y ajustar los juicios considerados, sus especificaciones y otras creencias pertinentes para garantizar su coherencia. Después, debemos poner a prueba las directrices resultantes para comprobar si generan resultados incoherentes. Si alcanzar la coherencia resulta imposible, entonces debemos readaptar algunos aspectos en el sistema de creencias en una búsqueda renovada de coherencia.

Los códigos de ética, actualmente en vigor en instituciones médicas, suelen ser coherentes, aunque es probable que surjan problemas de incoherencia o insuficiencia cuando dichos documentos sufren especificaciones o modificaciones. Nuestra teoría simplemente requiere que los agentes especifiquen y ponderen fielmente los principios, y luego supervisen meticulosamente la estructura de las normas, prestando especial atención a la coherencia general. Quienes se encargan de asegurar la coherencia de las normas no deben esperar que al final de este proceso de revisión se alcance una cuenta normativa completa y definitiva. Establecer políticas y especificar normas en nuevas direcciones, mediante el equilibrio reflexivo, es un trabajo en progreso continuo, es decir, un incansable proceso de optimizar las normas morales y aumentar la coherencia.

Consideremos, como ejemplo, el lugar que el axioma moral tradicional, "Poner los intereses del paciente en primer lugar", ocupa en la ética médica. Para mantener un sistema de creencias en el que esta regla desempeñe un papel relevante, debemos esforzarnos por hacerla lo más coherente posible con otros juicios considerados sobre las responsabilidades en la enseñanza clínica y en la investigación, con las familias de los pacientes, con los patrocinadores de ensayos clínicos, con las compañías de seguros de salud, con las instituciones de atención sanitaria, como los hospitales en la salud pública, y así sucesivamente. El requisito de dotar de coherencia estas diversas responsabilidades morales y luego someter a prueba los resultados, contrastándolos con otros compromisos morales es, en ocasiones, complejo y desafiante. Resulta difícil, por no decir imposible, afirmar que la regla intuitivamente atractiva "Poner los intereses del paciente en primer lugar" es absoluta cuando nos encontramos con numerosos conflictos potenciales que esta norma puede tener con otros compromisos, incluyendo políticas públicas e institucionales. La regla es una premisa inicial aceptable —un juicio considerado— pero no un principio absoluto. Por consiguiente, contamos con varias opciones sobre cómo especificar esta regla y luego ponderarla con otras normas para lograr una coherencia general en el conjunto de normas.[45]

Un ejemplo relativamente simple de la ética de la distribución de órganos para trasplante ilustra este problema moral de manera clara. Los responsables de formular políticas públicas han considerado principalmente dos opciones: (1) distribuir órganos según el número esperado de años de supervivencia de los candidatos a trasplante, para maximizar el resultado beneficioso del procedimiento, y (2) distribuir órganos, utilizando una lista de espera, para brindar a cada candidato una oportunidad equitativa. Tal como están formuladas, estas dos reglas distributivas son inconsistentes. Sin embargo, es posible conservar elementos de ambas al diseñar una política coherente, acotándolas y especificándolas para garantizar su consistencia. El resultado de este proceso debe ser congruente con todos los demás principios y reglas relevantes, como las normas de no discriminación contra las personas mayores y el papel que la capacidad de pago de los pacientes desempeña en la asignación de procedimientos médicos costosos.

El propósito de hacer coherente el conjunto general de juicios considerados y creencias morales y fácticas relacionadas se entiende mejor como una versión del "equilibrio reflexivo amplio".[46] En nuestro enfoque, el objetivo del equilibrio reflexivo amplio es identificar los juicios particulares, reglas, conceptos, datos y teorías relevantes, como recursos para la reflexión moral y llevarlos a un equilibrio, o en su defecto, modificar o rechazar algunos de ellos como incoherentes con el sistema de creencias. Los puntos de vista morales involucrados abarcan creencias sobre casos específicos, reglas y principios, virtudes y carácter, así como formas de justificación tanto consecuencialistas como no consecuencialistas. También incluyen consideraciones sobre el papel de los sentimientos morales y otros aspectos similares.

Lograr un estado de equilibrio reflexivo en el que todas las creencias se ajusten coherentemente, sin conflictos residuales o incongruencias, es un ideal que solo se alcanzará de forma parcial. La adaptación, reparación y reconfiguración de creencias deberá ocurrir repetidamente en respuesta a nuevas situaciones de normas en conflicto. Sin embargo, este ideal no es una utopía inalcanzable. Las morales particulares son obras en constante desarrollo, no meros productos acabados.[47]

Como ejemplo de la amenaza de incoherencia en la búsqueda del equilibrio reflexivo, consideremos nuestro limitado apoyo en el Capítulo 5 a la muerte médicamente asistida a solicitud del paciente. Allí evaluamos seriamente los argumentos de la pendiente resbaladiza que se oponen a la muerte asistida por un médico, al tiempo que respaldamos varias formas de asistencia médica al morir. David DeGrazia ha cuestionado nuestra idea de que estas dos afirmaciones pueden ser consistentes. Él entiende nuestra posición como un "compromiso [que] aparentemente conduce a la contradicción", y por lo tanto a la incoherencia.[48] Para apreciar cómo las dos visiones son consistentes, y no contradictorias, volvamos a la distinción que introdujimos en el Capítulo 1 entre la justificación de políticas y la justificación de actos. En ocasiones, las leyes prohíben justificadamente conductas que podrían ser moralmente aceptables en casos individuales, por lo que, en concreto, deben distinguirse dos preguntas morales sobre el acelerar la muerte con la asistencia de un médico: (1) ¿Existen situaciones en que los médicos están moralmente justificados al cumplir con la solicitud de un paciente de ayudarlos a ejecutar *actos* que aceleren la muerte? (2) ¿Existe una base moral adecuada para justificar la *legalización* de acelerar la muerte con la ayuda de un médico? En el Capítulo 5 argumentamos que existen *actos* moralmente justificados de muerte médicamente asistida, pero que una vez que los reparos del espacio público y las consecuencias externas a la relación privada entre un médico y un paciente señalan un problema —incluyendo las implicaciones de una práctica legalizada de acelerar la muerte con la ayuda de un médico, que tenga fines de enseñanza o entrenamiento en hospitales y hogares de ancianos— estas consideraciones podrían (o, a veces, no podrían) proporcionar razones morales suficientes para prohibir legalmente a los médicos ejecutar tales acciones. En consecuencia, las políticas que legalizan la muerte médicamente asistida son moralmente inaceptables bajo algunas circunstancias, pero aceptables bajo otras, lo que, a diferencia de lo que piensa DeGrazia, creemos que no representa una inconsistencia o incoherencia de nuestra posición.

En nuestro modelo, la justificación es materia del equilibrio reflexivo, y no un asunto de pura coherencia, ya que el cuerpo de juicios y principios sustantivos que alcanzan coherencia podría ser moralmente insatisfactorio. La coherencia podría ser nada más que un sistema de prejuicios y, por lo tanto, estar restringida por normas fundamentales. Un ejemplo de este problema es el "Credo ético de los piratas o credo de costumbres de los hermanos de la costa".[49] Configurado como un contrato entre los saqueadores alrededor de 1640, este credo era un coherente elenco de normas que regulaba la asistencia mutua en emergencias, los castigos por actos prohibidos, la distribución de los botines, los modos de comunicación, las compensaciones por heridas, y los "tribunales de honor" para resolver disputas. Toda la tripulación tenía que hacer un juramento de lealtad, la mayoría de las veces con una biblia enfrente, por lo que este cuerpo de reglas y principios fundamentales, aunque coherente, representa una suerte de escándalo moral. Su requerimiento de portar armas con el propósito de robar, la aceptación de un esquema distributivo de los botines, y la provisión de esclavos como compensación por heridas sufridas en acción implican prácticas claramente inmorales. Sin embargo, ¿qué justifica afirmar que este código es moralmente inaceptable, aun cuando es completamente coherente?

Esta pregunta señala la importancia de comenzar con juicios considerados que representen nuestras creencias morales que ya han sido minuciosamente examinadas. Una vez que hayamos articulado este conjunto, necesitamos ampliar el horizonte para interpretar, especificar y generalizar estas creencias. Ciertas visiones normativas son inaceptables, no solo por su incoherencia. Son incorrectas porque, comenzando la reflexión desde los juicios morales considerados, no hay forma de que, a través del equilibrio reflexivo, podamos obtener algo semejante a las disposiciones del Código de los piratas.

En este libro, comenzamos el proceso del equilibrio reflexivo con un conjunto de juicios considerados que son inicialmente aceptables sin soporte argumentativo, en particular con nuestro grupo de cuatro principios, entendido como un marco deliberativo para la ética biomédica. Este tipo de enfoque se asocia comúnmente con teorías éticas fundacionales[ix], sin perjuicio de que nosotros le asignamos un rol más relevante a la coherencia que se obtiene mediante el equilibrio reflexivo. La teoría de la coherencia es ampliamente considerada anti-fundacional, mientras que, en contraste, nuestra teoría de la moral común puede parecer inherentemente fundacional. Esta es una de las razones por las que no caracterizamos nuestro enfoque como una teoría de coherencia pura, sino que lo presentamos como una búsqueda de dicha coherencia, fundada en juicios considerados que serían los pilares básicos de ese proceso. Algunos filósofos insistirán en que la expresión "pilares básicos" implica una teoría fundacional. Sin embargo, nuestra propuesta es un intento de preservar lo mejor, tanto de la teoría fundacional como de la coherentista.

No podemos abordar aquí las muchas y complejas implicancias del problema de si el coherentismo es filosóficamente preferible al fundacionalismo. Nuestra manera de sortear estas dificultades es presentar una versión debidamente acotada del equilibrio reflexivo, y unirla con nuestra aproximación de moral común a los juicios considerados. De esta manera, la coherencia opera como una restricción clave en la formulación, especificación y ponderación de las normas que guían las acciones, y no puede ser comprometida o ignorada al momento de buscar la justificación a través de dichos procedimientos.

Para evitar un conjunto de creencias excesivamente conservador o parroquial, se debe recurrir a un amplio cuerpo de experiencias morales que nos ayuden a descubrir ciertos puntos de convergencia. Pensemos analógicamente en un grupo de testigos presenciales en un tribunal. Si un número suficiente de testigos coincide en el relato de los hechos de una historia,

---

[ix] N.T. El fundacionalismo es un enfoque según el cual algunas creencias pueden justificarse por inferencia a partir de otras creencias, las que a su vez se justifican directamente, por ejemplo, sobre la base de la intuición racional o la percepción sensorial. Los fundacionalistas suelen reconocer que las verdades evidentes son fundamentales, en el sentido de que no necesitan el apoyo de otras creencias. De este modo, dichas creencias proporcionan los cimientos sobre los que se puede construir el edificio del conocimiento.

esta goza de más credibilidad que si la narrara un solo individuo en particular. Este proceso ayuda a eliminar los prejuicios o las percepciones erróneas presentes en algunos relatos, y contribuye a erradicar las historias que no convergen entre sí y no logran ser consistentes con las líneas principales del testimonio. Cuanta mayor coherencia haya en una historia que proviene de premisas inicialmente creíbles y testimonios convergentes, más probable es que la creamos y aceptemos como correcta. A medida que aumentamos el número de relatos, establecemos la convergencia, eliminamos las observaciones sesgadas y acrecentamos la coherencia, así como nos sentimos cada vez más seguros de que nuestras creencias están justificadas y deben ser aceptadas. Cuando logramos una confirmación cada vez más amplia de las hipótesis sobre lo que debe ser creído y aceptado moralmente, la mejor explicación es que estas hipótesis son las correctas, aunque a menudo otras consideraciones influirán en determinar si las creencias morales sostenidas por las distintas partes tienen realmente legitimidad epistémica.

En conclusión, hemos identificado algunos problemas no resueltos en el método del equilibrio reflexivo que no podemos abordar aquí.[50] Primero, existe cierta ambigüedad en cuanto al propósito específico de este método. Podría emplearse para reflexionar sobre políticas públicas, construir una filosofía moral o fortalecer el conjunto de creencias morales de un individuo. El foco podría estar en los juicios, en las políticas, en los casos o en la búsqueda de la verdad moral. Segundo, puede ser difícil determinar cuándo un esfuerzo por lograr el equilibrio reflexivo está progresando adecuadamente y cuándo ha sido exitoso. Los usos explícitos del método (en contraste con las meras afirmaciones de estar utilizándolo) son difíciles de encontrar en la literatura sobre ética biomédica.[51] La mayoría de los análisis son teóricos y distantes de los contextos prácticos. Todavía no hemos alcanzado un conocimiento completo sobre qué tan bien o mal ha funcionado el método, ni cómo se puede optimizar para convertirlo en una herramienta útil para la ética práctica. Tercero, los ambiciosos objetivos del equilibrio reflexivo amplio son intimidantes y pueden representar ideales impracticables en términos de exhaustividad y coherencia. De hecho, lograr la coherencia entre conjuntos de creencias muy diversas es una meta que aún no se ha alcanzado mediante este proceso.

TEORÍA DE LA MORAL COMÚN

Ahora volvemos a la sección del Capítulo 1 en la que esbozamos por primera vez nuestra idea de la moral común como una fuente de juicios considerados.[52] Una de nuestros supuestos es que no existe un contenido moral más esencial, como punto de partida para la ética biomédica, que las normas desde las cuales hemos formulado nuestros cuatro grupos de principios. La frase "No existe un contenido moral más esencial" no implica afirmar que los principios son los únicos que proporcionan contenido moral a la ética biomédica. No sostenemos que los principios y sus reglas derivadas, tal como las hemos formulado, establezcan el contenido fundamental de la moral común. Tampoco presentamos los principios —o los principios junto con las virtudes cardinales y los derechos humanos que discutimos— como exclusivos elementos constituyentes de la moral común. El conjunto de principios, analizado desde el Capítulo 4 hasta el Capítulo 7, y nuestro análisis de las virtudes éticas se *extraen* del territorio de la moral común, por pequeño o grande que sea. Nuestra tesis es simplemente que los principios representan una formulación razonable de algunas normas fundamentales de la moral común, y que funcionan bastante bien como marco deliberativo para la ética biomédica. Estamos de acuerdo con algunos autores en que hay mucho más en la moral común de lo que somos capaces de capturar en este libro.[53]

Todas las teorías de la moral común comparten ciertas características: primero, se basan en un contenido inicial compuesto por creencias morales comunes y compartidas. Segundo, sostienen que cualquier teoría ética que no pueda ser consistente con estos valores morales preteóricos es sospechosa. Tercero, todas las teorías de la moral común son pluralistas, a saber, contienen dos o más normas morales no absolutas (*prima facie*).

Nuestra teoría de la moral común no considera las morales *consuetudinarias* como parte de ella, aunque puedan incorporar algunos de sus elementos. Nuestro enfoque está comprometido con una bioética global en el sentido de que los principios son universalmente aplicables, y no meras reglas locales, consuetudinarias o culturales. Las normas generales de moral común proporcionan una base para evaluar y criticar los puntos de vista morales culturales cuando son deficientes. Además, nuestro análisis específico de la moral común también la une con el método del equilibrio reflexivo delineado anteriormente.

Algunos autores en el ámbito de la teoría ética y ética aplicada parecen pensar que solo sería razonable que tuviéramos más confianza en nuestros principios y juicios considerados si fuéramos capaces de justificarlos sobre la base de una teoría ética integral. Sin embargo, esta perspectiva pone la carreta delante de los bueyes: deberíamos tener más confianza en una teoría ética si se pudiera demostrar que es integralmente coherente con los juicios considerados, incluyendo una variedad de normas que comprenden la moral común. Si una teoría ética rechazara los diversos principios, derechos y virtudes fundamentales que hemos analizado, tendríamos una razón sólida para ser escépticos sobre la teoría, en lugar de serlo con estos principios, derechos y virtudes. Nuestra exposición de los principios, virtudes y derechos, junto con nuestros esfuerzos por mostrar su consistencia con otros aspectos de la vida moral, como las emociones morales, constituye *el enfoque normativo* de este libro, lo que, bajo ningún punto de vista, significa que afirmemos que otra teoría de la moral común no pueda ser superior a nuestra propuesta.[54]

Cambio moral

Es un hecho que las morales particulares, las prácticas consuetudinarias y las llamadas morales de consenso pueden cambiar y, en rigor, lo hacen. Incluso pueden modificarse revirtiendo completamente una posición sobre algunos temas. Por ejemplo, un código de ética de la investigación podría, en un momento dado, respaldar los ensayos controlados con placebo y, más tarde, condenarlos. Nuestra defensa del método del equilibrio reflexivo plantea preguntas relacionadas sobre el cambio moral. Los juicios considerados ocupan una posición central como raíz de muchas creencias inferidas, aunque son, en principio, revisables. De esto se deduce que ninguna norma puede, en el método que hemos defendido, reclamar el estatus privilegiado de ser inmune a la revisión, aun cuando los juicios considerados representan el principal punto de partida de dicho proceso.

Sin embargo, tanto el método del equilibrio reflexivo como el cambio en las normas especificadas y en las morales particulares, dejan pendiente el problema de si la *moral común*, que es una moral universal, puede sufrir modificaciones por un proceso de sustracción, adición o corrección sustantivo. El cambio moral implica que lo que anteriormente no era moralmente exigido (o prohibido) en un futuro se convierta en moralmente exigido (o prohibido). Desde un punto de vista moral, ¿podría ocurrir que ya no tengamos que cumplir nuestras promesas, que podamos mentir y engañar, o que un vicio pueda convertirse en una virtud? En principio, es posible, ya que, si tales normas no son estables, podrían evolucionar hacia estándares diferentes, y alterar el contenido normativo en la esfera de la moral.

Por el contrario, en la teoría de Gert, las normas de la moral común no pueden cambiar, ya que las reglas morales fundamentales son esenciales y eternas: "Una regla moral *general* concierne a acciones ejecutables por todas las personas racionales en todas las sociedades y en todo momento... Una regla moral general es inmutable e inalterable; descubierta más que inventada... Dado que las reglas morales generales se aplican a todas las personas racionales en todo momento, obviamente no pueden ser inventadas, modificadas, ni estar sujetas a la voluntad de nadie".[55] La posición de Gert es clara pero exagerada. En la medida en que podamos imaginar circunstancias en las que la sociedad humana pueda progresar, modificando sustancialmente una norma de moral común o, en su defecto, abandonándola, el cambio podría ocurrir y ser justificable. Por ejemplo, es concebible, aunque improbable, que la regla de decir la verdad pueda volverse tan exageradamente peligrosa que, eventualmente, la desechemos por completo. La posibilidad de tal cambio, aunque improbable, debilita la afirmación de que existe una moral común con características esenciales y autoridad normativa para todos los agentes morales en todos los tiempos y lugares.

Sería dogmático afirmar sin mayor base argumentativa, que las normas fundamentales de la moral común no pueden cambiar. Sin embargo, al mismo tiempo, es difícil encontrar un ejemplo histórico de una norma moral primordial que haya sido o pueda ser válida por un período limitado de tiempo antes de ser abandonada, debido a que una sólida razón moral apoyó su eliminación. No hay evidencia conocida, al menos por nosotros, que sugiera que las sociedades han abordado sus problemas morales rechazando o alterando normas fundamentales de la moral común. A medida que las circunstancias cambian, encontramos razones morales para afirmar que una norma tiene nuevas especificaciones o excepciones válidas, o que puede ser superada por otras normas. Estos ajustes no son razón suficiente para descartar la norma. Al contrario, muestran hasta qué punto somos capaces de llegar con el fin de conservar nuestras normas fundamentales.

Existen claras excepciones, incluso para las reglas más irrenunciables, como aquella que prohíbe matar. Las morales particulares han construido cuidadosamente algunas excepciones en casos de guerra, defensa propia, castigo penal, martirio, desventura y situaciones similares. No hay razón para pensar que no podamos seguir gestionando el cambio social permitiendo excepciones a una o más normas estables de la moral común. Estas excepciones pueden explicitarse mediante nuevas especificaciones de principios o reglas.

El cambio moral en la aplicación de las normas de la moral común ha ocurrido y seguirá ocurriendo en al menos un aspecto importante. Incluso si las normas abstractas no cambian, el *alcance de su aplicación* sí lo hace. Es decir, el conjunto de individuos a quienes se considera que aplican muchos o todos estos principios y reglas cambia, por lo que podemos predecir que estos cambios continuarán. Nuestros argumentos en el Capítulo 3 sobre el estatus moral anticipan este problema: "¿Quién califica como miembro de la comunidad moral?" puede ser una pregunta equivalente a "¿Quién califica para tener estatus moral?" Es posible que alteremos radicalmente nuestra comprensión de quién o qué califica para poseer estatus moral, quién merece respeto moral y quién debe estar protegido por el conjunto completo de derechos fundamentales. Es un hecho histórico, frente a prácticas como la esclavitud y la negación de derechos a las mujeres, que el alcance de la aplicación de diversas normas ha evolucionado virtuosamente en muchas sociedades.

También podemos visualizar un escenario en el que se *agregarían* algunas reglas pertinentes a la moral común, en contraste con el abandono o intercambio de otras reglas. Por ejemplo, la moral común podría expandirse para incluir una regla de igual consideración moral de las personas, formulada como una estricta norma de no discriminación. Dependiendo de su enunciación, esta regla podría prohibir, por ejemplo, diversas formas de discriminación que, en la actualidad, muchas morales consuetudinarias consideran tolerables e, incluso, totalmente justificadas. Podemos encontrar varios ejemplos de lo anterior en contextos que prohíben a las mujeres servir como líderes religiosos; que autorizan la discriminación contra personas homosexuales, lesbianas y transgénero; que permiten a pequeñas empresas discriminar al contratar a sus trabajadores, eligiendo solo personas de un sexo (por ejemplo, un restaurante étnico que solo contrata meseros hombres); y así sucesivamente. La inclusión de una regla moral fundamental de igual consideración de las personas que desafiara tales prácticas constituiría un cambio sustancial en la moral común, ya que actualmente en ella no prevalece ninguna regla semejante.

Este tipo de cambio puede parecer actualmente improbable, aunque es posible concebir las condiciones bajo las cuales tales trasformaciones ocurrirían. Algunos podrían argumentar que la moral común ya ha sido refinada de una manera conspicuamente similar, mediante cambios en la forma en que los esclavos, las mujeres, las personas de diferentes etnias, los discapacitados y otros individuos pertenecientes a muchos grupos cuyos derechos humanos fundamentales les eran negados han obtenido reconocimiento como merecedores de igual consideración moral. Estos cambios en el alcance de la aplicación de las normas constituyen transformaciones importantes y reales, más que hipotéticas o meramente concebibles, en las creencias y prácticas morales.

Sin embargo, ¿representan tales cambios históricos, que han optimizado el estatus moral de varios grupos de individuos, verdaderos cambios en la moral común? Las transformaciones en la manera de considerar moralmente a varias clases de individuos, como los grupos raciales, los grupos étnicos y las mujeres, parecen ser cambios en el reconocimiento del estatus moral, cambios en las morales particulares o cambios en teorías éticas y políticas, más que cambios en la moral común. Es plausible sostener que la moral común no incluye actualmente, y nunca ha incluido, un principio o disposición específica de igual consideración moral para todos los individuos, sea lo que sea que tal disposición pudiera implicar. Estamos seguros de que una investigación empírica sobre las reglas que determinan quién debería recibir igual consideración revelaría grandes diferencias entre individuos y sociedades que están sólidamente comprometidas con la moral. Por lo tanto, una teoría de la moral común debería permanecer abierta a la posibilidad de incluir reglas de igual consideración moral para grupos como las mujeres, personas de todas las razas y etnias, personas con discapacidades, grandes simios y otros individuos que se encuentran actualmente excluidos de la comunidad moral. En cuanto a la igual consideración moral, y por las razones que exponemos en la siguiente sección, pensamos que la moral común no ocupa el lugar que debería.[56]

Finalmente, ¿podemos afirmar con certeza que las normas que prohíben prácticas como poseer esclavos están justificadas por la moral común, aunque esas normas no estén incluidas en ella? Podría argumentarse que la moral común no define estándares explícitos que prohíban la esclavitud, si bien tales prescripciones son comunes en muchas sociedades, y representan una especificación de dicha moral. Desde esta perspectiva, la moral común tiene la capacidad de ser aprovechada por morales particulares con el fin de justificar reglas que prohíban la esclavitud. Los compromisos explícitos de la moral común con el respeto por la autonomía, la no maleficencia y otros principios similares, contienen otros compromisos implícitos con normas que, cuando se ensamblan de manera coherente, prohíben prácticas como la posesión de esclavos.

Sin embargo, esta postura es conceptualmente insatisfactoria como explicación de la moral común, ya que abre un espacio para que las morales particulares no la especifiquen de esa manera, lo que implica que dichas morales podrían eventualmente aceptar prácticas como la esclavitud. Así entendida, esta posición sostiene que la esclavitud no está prohibida por la moral común. Esta interpretación de los principios de la moral común no aprecia su profundidad conceptual y moral. La posesión de esclavos claramente viola el respeto por la autonomía y la no maleficencia, y la introducción de una regla que permita esta práctica dejaría la moral común en un estado de incoherencia moral, ya sea que las sociedades esclavistas reconozcan este hecho o no. Dada nuestra teoría de que los juicios considerados proporcionan los puntos de partida para una explicación de la moral común, la aceptación del respeto por la autonomía como principio fundamental descarta la posesión de otra persona y el control total de sus acciones, entre otros. Pensar lo contrario es no entender el concepto y el principio de respeto por la autonomía. Una disposición antiesclavista no es meramente una cuestión de especificación de este principio. Más bien, la prohibición de la esclavitud es parte de lo que significa respetar la autonomía y, posiblemente, aceptar también el principio de no maleficencia. La esclavitud no es coherente con estos principios y tampoco puede especificarse para lograr esa coherencia. Si se permitiera la esclavitud, siempre habría una incoherencia interna en los principios de la moral común. En resumen, la esclavitud de los seres humanos está irrevocablemente prohibida por los compromisos fundamentales de la moral común.

No continuaremos esta línea de argumentación sobre el contenido conceptual normativo de la moral común, pero enfatizamos aquí su importancia. Los cambios en el alcance de los individuos o grupos protegidos por las normas de la moral común son algunas de las transformaciones más trascendentales que han acaecido en la historia de las prácticas morales. Una teoría de la moral común que negara nuestra capacidad para criticar e incluso condenar tradiciones, comunidades, grupos o individuos cuyas perspectivas son moralmente inaceptables, sería una teoría ineficaz e indefendible que no comprendería la profundidad ética de la moral común. Discutiremos el fundamento filosófico de esta afirmación al analizar el segundo de los tres tipos de justificación que se abordarán en la siguiente sección.

Tres tipos de justificación de las afirmaciones sobre la moral común

Existen tres métodos para justificar las afirmaciones sobre la moral común: (1) justificación empírica, (2) justificación teórico-normativa y (3) justificación conceptual.[57] Estos tres métodos y sus objetivos a menudo se han confundido. Cada uno de ellos justifica una conclusión o un conjunto de conclusiones diferentes sobre la moral común. Aquí no exploramos una forma de justificación que utilice simultáneamente dos o más de estas estrategias, lo que, por lo demás, constituiría un proyecto casi inabarcable. Nuestro propósito específico en esta sección es presentar los tres *tipos de justificación* disponibles e identificar lo que justificarían en un contexto explicativo plenamente desarrollado.

Justificación empírica. En el Capítulo 1, afirmamos que la existencia de la moral común podría demostrarse empíricamente, aunque existe cierto escepticismo sobre la verdadera posibilidad de lograr este objetivo. Algunos autores han interpretado que, en ediciones anteriores, sostenemos que la teoría de la moral común es de naturaleza empírica y, por lo tanto, requiere una prueba empírica.[58] Esta interpretación no toma en cuenta la variedad de enfoques que recomendamos para justificar las afirmaciones sobre la moral común. De hecho, algunos de estos enfoques son empíricos y otros normativos. En este orden de ideas, primero exploraremos cuáles serían las implicancias de una investigación empírica acerca de si existe una moral común.

Si una investigación empírica mostrara que las normas universalmente aceptadas son *de hecho* detectables en las creencias morales de individuos, instituciones, prácticas y culturas, la afirmación de que existe una moral común estaría empíricamente justificada en virtud de tal descubrimiento. Sin embargo, anteriormente hemos señalado que existen múltiples morales particulares y que las similitudes y diferencias entre ellas son empíricamente comprobables. Esta afirmación sobre las diferencias en las morales particulares no es controvertida. Sin embargo, también hemos planteado la hipótesis de que algunas normas primordiales de la moral son universalmente compartidas entre las personas moralmente comprometidas. No disponemos de estudios empíricos que pongan en duda el hecho de que algunas morales particulares aceptan, mientras otras rechazan, las normas de la moral común. Los datos empíricos existentes sobre creencias morales generalmente descienden de estudios de morales particulares que nunca fueron diseñados para determinar si existe una moral universalmente aceptada. Estas investigaciones empíricas generalmente han examinado las diferencias culturales a partir de la forma en que las reglas morales se han internalizado y aplicado en culturas y organizaciones, pero no han explorado si existe una moral común. Estos estudios logran mostrar diferencias culturales en la *interpretación*, *especificación* y *ponderación* de las normas morales, pero no estudian ni demuestran que las culturas acepten, ignoren, abandonen o rechacen las normas de la moral común. Por ejemplo, los estudios empíricos no prueban si una moral cultural rechaza las reglas contra el robo, el incumplimiento de promesas o el asesinato. Más bien, los investigadores estudian lo que las sociedades particulares entienden por robo, incumplimiento de promesas y asesinato, cómo manejan los casos excepcionales, y otros asuntos similares.

Algunos críticos de nuestra tesis de la moral común afirman que la evidencia antropológica e histórica ya contradice la hipótesis empírica que encierra la afirmación de que existe una moral universal.[59] Sin embargo, estos críticos parecen no apreciar las sutilezas que rodean el diseño de la investigación empírica que sometería a prueba las hipótesis sobre la moral común. En principio, la investigación científica podría confirmar o refutar la hipótesis de que existen varios principios y reglas universales de moral común. Dicha investigación indicaría cuáles hipótesis deben ser examinadas, cómo formular los criterios de inclusión/exclusión para los sujetos de estudio, y por qué se seleccionaron estas hipótesis y criterios. Hasta la fecha, los críticos que argumentan que los estudios empíricos disponibles refutan las afirmaciones de la moral común no han considerado la posibilidad de que esta pueda ser investigada científicamente, incluso mediante la comprobación de hipótesis.

La hipótesis principal que proponemos para la prueba empírica es la siguiente: todas las personas comprometidas con la moral aceptan en sus valoraciones, al menos, las normas que hemos afirmado ser fundamentales en la moral común. Las personas seleccionadas para ser incluidas en un estudio que investigue esta hipótesis son (1) aquellas que pasen una rigurosa prueba sobre si sus creencias incluyen un juicio moral considerado identificado (que se especificará en el protocolo del estudio) y (2) las que estén decididas a adoptar el punto de vista moral.[60]

Reconocemos que diseñar esta investigación empírica sería difícil, pero el objetivo es alcanzable a pesar de los problemas de no acertar en el blanco (es decir, las creencias morales generales de todas y solo aquellas personas comprometidas con la moral) o de plantear la pregunta insistiendo en estudiar solo a personas que se sabe que aceptan lo que hemos afirmado sobre la moral común. La pregunta podría ser planteada de manera errónea ya sea por (1) diseñar el estudio de tal manera que las únicas personas que participen en él sean aquellas que ya tienen compromisos y creencias que el investigador está evaluando (por ejemplo, presuponer nuestros cuatro conjuntos de principios), o (2) diseñar el estudio de manera que todas las personas sean evaluadas, independientemente de si están comprometidas con las normas morales. El primer diseño corre el riesgo de sesgar el estudio a favor de la hipótesis de que existe una moral común. El segundo diseño corre el riesgo de sesgar el estudio en contra de esta hipótesis.

Estos problemas en el diseño de la investigación son imponentes, pero no insuperables. Hemos definido la *moral común* en términos de "el conjunto de normas compartidas por todas las personas comprometidas con la moral". Algunas personas están comprometidas con la moral, pero no siempre son consecuentes con este compromiso. Otras personas no están comprometidas con la moral en absoluto.[61] Ellas quedan fuera del alcance de nuestras afirmaciones, por lo que no sería apropiado incluirlas como sujetos en un estudio empírico. Algunos podrían concluir que hemos construido una posición circular y auto-justificativa. Podrían decir que estamos definiendo la moral común en términos de un cierto compromiso moral, para luego permitir que solo aquellos que aceptan las normas que hemos identificado califiquen como personas comprometidas con la moral. Reconocemos que nuestra posición corre el riesgo de estipular el contenido de "moral", pero este riesgo debería ser manejable a través de un diseño de investigación cuidadoso. Aquí solo proporcionamos un esquema básico de un diseño que abordaría este riesgo y permitiría que la investigación respalde o refute nuestra hipótesis.

En una metodología adecuada, una investigación incluiría solo a individuos que ya hayan sido sondeados para asegurar que estén comprometidos con *alguna* norma moral que todas las personas moralmente comprometidas razonablemente aceptarían. Sugerimos que un principio razonable de este tipo es el *principio de no maleficencia*, ya que es inimaginable que una persona moralmente comprometida rechace esta norma general. La aceptación de este principio podría servir como criterio de inclusión, y la no aceptación como criterio de exclusión. Esta elección de una sola norma general no sesga la investigación porque no preselecciona a los sujetos de estudio según las creencias que tengan en ninguna de las otras normas que hemos supuesto como fundamentales para la moral común. El grupo de personas a ser evaluado no sería seleccionado presuponiendo alguna norma que no sea la no maleficencia. Por su parte, las personas no comprometidas con el principio de no maleficencia serían excluidas del grupo de sujetos de estudio.

El propósito de esta investigación es determinar si surgen diferencias culturales o individuales en el grupo con respecto a la aceptación de normas morales relacionadas con el respeto por la autonomía, la beneficencia, la justicia y otras normas presupuestas en la moral común, como el cumplimiento de las promesas, la veracidad, el auxilio a personas incompetentes, el respeto a la confidencialidad, y la protección de personas seriamente vulnerables, entre otras. El diseño de la investigación también podría examinar si existen normas universalmente aceptadas que ni siquiera hemos considerado como universales.

Si resultara que las personas del estudio no comparten las normas que presuponemos son parte de la moral común, la investigación demostraría que no existe una moral común tal como la hemos concebido, y nuestra hipótesis sería falseada,[x] o al menos requeriría una revisión significativa.[62] Si se demostrara que normas distintas a las que hemos mencionado son compartidas por los sujetos evaluados, este hallazgo proporcionaría datos valiosos sobre el alcance de la moral común, más allá de nuestra formulación.

Con respecto a la amenaza de circularidad en la estructuración de esta investigación, proponemos la siguiente manera de evitarla. Si limitamos los participantes en la investigación a personas que tienen un compromiso moral con el principio de no maleficencia, entonces no podríamos afirmar que este estudio empírico podría llegar válidamente a la conclusión de que no se encontraron normas morales comunes entre diferentes culturas. El compromiso hipotético con la no maleficencia asegura que esta única norma sea compartida entre los participantes de la investigación. Sin embargo, la metodología no se tornaría irremediablemente defectuosa debido a este hallazgo. Si no se encontraran normas morales en común en esta investigación —aparte del principio de no maleficencia, que fue la presunción inicial en la selección de sujetos— entonces la hipótesis general de que existe una moral común, del tipo que hemos postulado, estaría seriamente en duda.

---

[x] N.T. El falsacionismo o racionalismo crítico es una corriente epistemológica fundada por el filósofo austriaco Karl Popper, que señala que contrastar una teoría implica intentar refutarla (o falsearla) utilizando un contraejemplo. Si esto no es posible, la teoría se corrobora y es aceptada provisionalmente, lo cual no significa que haya sido verificada. Para Popper ninguna teoría es absolutamente verdadera ni puede ser totalmente validada mediante la experiencia.

Para ser audaces en la generalización, lo que este estudio podría demostrar válidamente es que (1) no existe una moral común del tipo que hemos imaginado, o que (2) algún conjunto de normas morales identificables es también compartido, además del principio de no maleficencia. Si se demostrara (2), el conjunto identificado de normas constituiría presumiblemente, al menos, una parte de la moral común (aunque quizás no su conjunto completo de normas).

No sostenemos que la confirmación empírica de la hipótesis de que existe un conjunto de normas de moral común constituya una justificación *normativa* de dichas normas. Los hallazgos exclusivamente empíricos no producen una justificación normativa. Sin embargo, estas observaciones pueden ayudarnos a utilizar el método del equilibrio reflexivo, defendido anteriormente en este capítulo, en particular, el "equilibrio reflexivo amplio". En dicho análisis, nos interesaba determinar cómo controlar el sesgo y la falta de objetividad en la elección de juicios considerados. Una forma de controlar el sesgo es recopilar información sobre lo que es ampliamente consensuado, preferentemente de manera universal, como correcto. Esta información podría emplearse adecuadamente en los intentos de alcanzar un equilibrio reflexivo. Los juicios controvertidos o no compartidos no están bien posicionados para calificar como juicios considerados, mientras que un acuerdo ampliamente compartido representa una consideración relevante. El acuerdo compartido ayuda a respaldar afirmaciones sobre lo que califica como un conjunto de juicios considerados. Los hallazgos de un acuerdo universalmente compartido pueden, en este sentido, integrarse en el proceso de justificación, aunque la información recopilada sea empírica en lugar de normativa.

La información empírica sobre las normas comúnmente aceptadas puede, de esta manera, contribuir al proceso de justificación normativa. Haciendo esta salvedad, ahora nos dirigimos a los métodos no empíricos de justificación teórico-normativa.

Justificación teórico-normativa. Ni los hechos históricos, como los relativos a la historia y tradiciones de la ética médica, ni los hechos de las ciencias sociales, del tipo previsto en la sección anterior, satisfacen directamente la función de justificar las normas morales. En el Capítulo 9 examinamos los criterios de las teorías normativas y el enfoque de justificación adoptado por cuatro tipos diferentes de teorías. Las teorías utilitaristas, kantianas, de los derechos y de la virtud, entre otras, podrían emplearse para proporcionar una justificación teórica de las normas de la moral común. Argumentamos que las normas que se apoyan en estas teorías tienden a converger en la aceptación de las normas de la moral común, pero, al mismo tiempo, sostuvimos que establecer esta convergencia no equivale a una justificación moral. Establecer la convergencia en diversos tipos de teorías filosóficas constituye una demostración empírica, no normativa.

Entonces, ¿qué se puede decir en apoyo de una justificación normativa de la teoría de la moral común? Anteriormente, en el presente capítulo, discutimos los intentos de Bernard Gert por justificar la moral común en sus libros *Morality: Its Nature and Justification* (*La moral: su naturaleza y justificación*), y *Common Morality: Deciding What to Do* (*Moral común: decidiendo qué hacer*). Gert ha demostrado que no hay razón para que las normas de moral común no puedan ser justificadas por una teoría ética general. No sugerimos que él haya demostrado concluyentemente que su teoría ética particular es correcta. Solo afirmamos que ha hecho visible que una teoría ética normativa puede ser utilizada para justificar normas de moral común. Gert señala acertadamente que su análisis de la ética no construye "afirmaciones *empíricas* sobre la moral", sino que proporciona una justificación de las normas fundamentales que constituyen la moral común.[63]

En la teoría de Gert, la moral común se justifica con base en la racionalidad. Él considera que para todas las personas racionales es evidente que no debemos actuar irracionalmente, ya que las acciones irracionales son, por definición, aquellas que no deben realizarse:

> Las personas racionales desean evitar la muerte, el dolor, la discapacidad, la pérdida de libertad y la pérdida de placer, y saben no solo que son falibles y vulnerables, sino también que pueden ser engañadas y dañadas por otras personas. Saben que, si la gente no actúa moralmente con respecto a ellas, estarán en un riesgo significativamente mayor de sufrir algún daño. Si utilizan solo creencias racionalmente fundadas, sería irracional no respaldar la moral común como el sistema a ser adoptado para gobernar el comportamiento de todos los agentes morales.[64]

Actuar de manera irracional tiene una estrecha relación con actuar de formas que aumenten la probabilidad de sufrir o provocar ciertos perjuicios importantes, por lo que Gert argumenta que el objetivo de las reglas morales es prohibir causar estos daños o contribuir a crear las condiciones que los provocan.[65]

Otras teorías éticas, además de la de Gert y de los cuatro tipos discutidos en el Capítulo 9, también podrían emplearse para justificar la moral común. Por ejemplo, el pragmatismo es un tipo de teoría que podría adaptarse a este propósito.[66] El enfoque pragmático sostiene que las normas morales se justifican por su eficacia en lograr el objetivo de la moral. Una vez que identificamos un propósito u objetivo operativo de una institución o sistema de pensamiento (en este caso, la institución de la moral), podemos vindicar un conjunto específico de normas, si consideramos que es mejor que cualquier otro conjunto de normas alternativo para alcanzar los propósitos que hemos identificado. Por ejemplo, un pragmatista podría sostener que el objetivo de la moral es promover el florecimiento humano, contrarrestando las condiciones que empeoran la calidad de vida de las personas, y, en consecuencia, podría argumentar que las normas de la moral común son el mejor instrumento para combatir estas condiciones. Un conjunto de normas se justifica pragmáticamente, si y solo si representa la mejor manera de promover el florecimiento humano cuando se toman en consideración todos los factores involucrados, incluidas las limitaciones, deficiencias y vulnerabilidades humanas.[67]

No intentaremos aquí una justificación de las normas morales pertenecientes a la moral común apelando a un tipo particular de teoría ética general, como la de Gert o, alternativamente, el pragmatismo, aunque alentamos estos esfuerzos teóricos. Nuestro objetivo en esta breve subsección es modesto. Solo hemos mostrado que tales teorías han sido y pueden ser construidas y que, si tienen éxito, justificarían normativamente los preceptos y principios de la moral común.

Justificación conceptual.[68] En el Capítulo 1 discutimos la importancia en la metaética de los análisis conceptuales de nociones normativas como *correcto*, *obligación*, *virtud*, *justificación* y *responsabilidad*. El concepto de *moral* está claramente relacionado con nociones normativas. Aquí defenderemos la idea de que el concepto de moral contiene normatividad, no solo en el sentido de que requiere algunas normas que guíen la acción, sino también porque contiene *ciertas* normas morales *específicas*, es decir, un conjunto de preceptos que forman parte de la moral en sentido normativo. Ningún sistema de creencias que carezca de estas normas específicas representa una moral, y si alguien afirmara que un sistema sin estas normas de moral común cuenta como moral, dicha aseveración debería ser rechazada por ser conceptualmente errónea.

Philippa Foot defiende dicha afirmación en un célebre ensayo:

> Un sistema moral parece ser necesariamente uno dirigido a eliminar peligros particulares y asegurar ciertos beneficios, y de ello se deduce que algunas cosas cuentan y otras no, como objeciones a una determinada línea de conducta desde un punto de vista moral. [...] Hay puntos de partida [...] establecidos por el concepto de moral. Podríamos llamarlos "criterios definicionales" del bien y el mal moral, siempre y cuando quede claro que pertenecen al concepto de moral, a *la* definición y no a alguna definición que una persona pueda elegir por sí misma. Lo que afirmemos sobre tales criterios definicionales será objetivamente verdadero o falso…
> [...] No se sigue que podamos resolver todas las cuestiones morales de esta manera [definicional]. [...] El concepto de moral, aunque soluciona bastantes cosas, también deja abiertas muchas otras.[69]

Concordamos con Foot en que ciertas normas son esenciales para construir el concepto de moral, las cuales representan puntos de partida, establecidos por dicho concepto, y señalan lo que es objetivamente correcto. Los principios, reglas, derechos y virtudes relevantes deben incluirse como "solucionando muchas cosas". Estos elementos son fundamentales para cualquier sistema de normas *morales*. Por el contrario, algunas normas que se denominan "morales", como las que rechazan los derechos humanos, son externas a la moral, y su contenido queda excluido por el concepto normativo del término, aunque "moral" se use comúnmente de esta manera, tanto en la metaética como en las ciencias sociales y del comportamiento. Desde un sentido puramente descriptivo, "moral" se refiere a códigos de conducta de un grupo en particular, o a creencias y posiciones relevantes que tienen los individuos sobre dicha conducta. Existen "morales" plurales descriptivas, y su contenido y estándares pueden diferir sustancialmente. Sin embargo, los análisis precisos de la moral, en el sentido descriptivo, no tienen implicaciones sobre la forma en que todas las personas deben comportarse, mientras que en un sentido normativo de "moral", algunas acciones son universalmente inmorales, y otras, universal y moralmente exigibles.[70]

Las normas internas a la moral, en sentido normativo, son puntos de referencia indispensables sin los cuales no podríamos orientarnos moralmente. Como ya hemos indicado en algunas partes de este libro, los cuatro conjuntos de principios que proporcionan el marco de normas para la deliberación, representan puntos de partida que ocupan un lugar seguro dentro de la moral común. Una forma de comprender esta afirmación (y también de entender nuestra coincidencia tanto con Foot como con Gert) es que estas normas de referencia son elementos cruciales del concepto de moral, mientras que las normas distintivas de las morales particulares no son esenciales, aunque puedan ser completamente coherentes con la moral común. Por el contrario, algunas "morales" descritas en la literatura histórica y de las ciencias sociales pueden contener prácticas que contradicen las normas de la moral en sentido normativo, por ejemplo, una supuesta moral médica que no denuncia o revela errores médicos perjudiciales a los administradores del hospital o a los pacientes. Dicha "moral" no es más que un conjunto de costumbres indefendibles desde el punto de vista ético.

No afirmamos que nuestros cuatro grupos de principios conformen el núcleo conceptual de la moral común, de una manera que otros principios, reglas, derechos y virtudes no puedan hacerlo. Nuestra posición es simplemente que *extraemos de la* moral común los elementos necesarios para formular los principios de *ética biomédica* de nuestro libro. Las dos expresiones en cursiva de esta oración son esenciales: a diferencia de Gert, no afirmamos haber descorrido el velo al conjunto completo de normas que constituyen la moral común. Las normas de moral común indudablemente se extienden más allá de los principios y reglas en los que aquí nos focalizamos. Dicho de otra manera, no sostenemos que nuestros principios y reglas agoten las normas de la moral común. Por ejemplo, lo que señalamos en los Capítulos 1 y 2 sobre las virtudes, reconoce su lugar seguro en la moral común.[71] En segundo lugar, solo aseveramos que nuestros cuatro grupos de principios funcionan muy bien como marco general de puntos de partida (o sea, principios) para la ética biomédica. No afirmamos ni más ni menos que eso.

Si esta línea de argumentación es convincente, podemos deducir que cuando se utiliza el término "moral" en un sentido normativo, es un error conceptual afirmar que la moral permite a las personas comerciar con esclavos, coaccionar a personas para ser sujetos de experimentación biomédica de alto riesgo o encubrir errores médicos perjudiciales. La proposición de que tales prácticas son permisibles podría caracterizar correctamente las creencias de ciertos grupos cuando se usa "moral" en un sentido descriptivo, pero es conceptualmente incorrecta en el sentido normativo de la palabra. Del mismo modo, la proposición de que "mentir es siempre moralmente permisible" es una norma general inaceptable, aunque "mentir no es permisible" sea solo una regla *prima facie* que a veces puede ser justificadamente infringida. El hecho de que a veces mentir esté justificado no implica que la regla "Mentir no es permisible" no sea una regla conceptualmente esencial de la moral en sentido normativo.

Un ejemplo de estos problemas aparece en los vicios morales mencionados brevemente en los Capítulos 1, 2 y 9, como la malevolencia, la deshonestidad, la falta de integridad y la crueldad. En la moral, en sentido normativo, estos rasgos del carácter están excluidos del dominio de lo moralmente aceptable, aunque tampoco son vicios absolutos. Pueden existir circunstancias excepcionales en las que la deshonestidad sea una actitud adecuada, como, a veces, ocurre con la mentira. Del mismo modo, se excluyen las reglas que no permiten causar sufrimiento a los demás. Cada una de estas normas es *prima facie* en vez de incondicionalmente incorrecta.

Una defensa consistente de estas afirmaciones requeriría un análisis más extenso del concepto de moral del que aquí podemos realizar. No sería suficiente argumentar que la moral es la institución social diseñada para mejorar o contrarrestar la tendencia de que las cosas no resulten bien en las relaciones humanas. También se tendría que demostrar que la moral es algo más que abrazar lo que algunos filósofos han llamado "el punto de vista moral", es decir, adoptar una perspectiva con una cierta actitud moral como la compasión. A menudo, estos planteamientos no se han plasmado adecuadamente en el concepto de moral en sentido normativo.[72]

Los pluralistas morales pueden afirmar que existen múltiples conceptos de moral en sentido normativo, aunque el pluralismo moral es una noción relativa a un grupo, que se interpreta mejor como una versión de la "moral" en el sentido descriptivo. Sería incoherente formular el significado normativo del término *moral* como compuesto por las normas de múltiples morales, porque aquello daría lugar a sugerencias y recomendaciones contradictorias. Podríamos negar que el término *moral* sea unívoco, y luego formular dos o más sentidos normativos de *moral* (ns_1, ns_2, etc.), cada uno con un conjunto diferente de normas sustantivas, al igual que podríamos distinguir entre sentidos descriptivos y normativos. Sin embargo, esta maniobra es el equivalente funcional de analizar la "moral" de manera descriptiva y no normativa.

En línea con nuestros argumentos del Capítulo 9 sobre la convergencia en la teoría ética, hacemos una advertencia frente a la idea de que las diferencias en las teorías éticas sea el equivalente a un pluralismo de teorías. Estos desacuerdos teóricos suelen versar sobre los fundamentos de la moral. Los teóricos tienden a asumir la aceptabilidad de, en lugar de discrepar sobre, normas morales fundamentales, como no romper las promesas, no dañar a otros y respetar las decisiones autónomas.[73] Dicho de otra manera, los filósofos con diferentes concepciones sobre la justificación teórica de la moral universal tienden a no discrepar significativamente acerca de las normas sustantivas que componen la moral en sentido normativo, pese a no estar de acuerdo sobre sus fundamentos teóricos.

Problemas de la teoría de la moral común

Nuestro análisis de la moral común deja problemas sin resolver, que tendrían que abordarse con mayor profundidad para proporcionar una explicación más exhaustiva de nuestro enfoque. Tres preguntas merecen más atención de la que podemos dedicarles aquí.

Especificación y juicio. Primero, ¿podemos elaborar juicios prácticos mediante principios especificados, o estos son demasiado indeterminados como para permitirlo? Nuestra teoría requiere que especifiquemos para evitar la indeterminación abstracta y reducir los conflictos, con el fin de proporcionar un contenido más preciso que guíe la acción. Sin embargo, existe el peligro de especificar excesivamente un principio o regla, dejando así muy poco margen para la deliberación, valoración y ponderación de normas en algunas circunstancias. Los juicios de ponderación en circunstancias específicas pueden ser tan importantes para la deliberación moral como lo es la especificación.

Sin embargo, sin controles estrictos sobre una razonablemente admisible ponderación y especificación, los críticos podrán afirmar que se genera demasiado espacio para juicios morales que no están correctamente justificados y que, sin embargo, son sancionados o permitidos por la teoría. Las preguntas que permanecen sin respuesta incluyen: "¿Pueden las condiciones destinadas a estructurar y limitar la ponderación, que presentamos en el Capítulo 1, reducir la intuición a un nivel aceptable?" y "¿Pueden reforzarse las limitaciones de nuestras propuestas sobre la justificación para responder a estas cuestiones?"

¿Es coherente la moral común? Hemos vinculado el equilibrio reflexivo a una teoría de la moral común, y hemos intentado integrarlos como un enfoque para el método y la justificación en el campo de la ética. Sin embargo, ¿es razonable esperar que la moral común sea, en sí misma, coherente? Si alguien argumentara, como lo hacemos nosotros, que un cúmulo de obligaciones y valores no conectados por un único primer principio conforman la moral común, ¿sería posible demostrar que la moral es coherente (o que existe alguna forma de reorganizarla para que sea coherente), sin reconstruir radicalmente las normas, de manera que solo vagamente se asemejen a aquellas que en este libro pretendemos extraer de la moral común?

Construcción de teorías. La expresión "teoría de la moral común" sugiere que se puede construir una *teoría* ética basada únicamente en normas derivadas de la moral común. ¿Existe alguna buena razón para pensar que es posible configurar una teoría, y no simplemente conformarse con una colección vagamente conectada de principios y reglas? Quizás los principios y reglas generales, los estándares de virtudes morales y las declaraciones de derechos humanos son todo a lo que deberíamos aspirar, en lugar de a una *teoría* que cumpla con los criterios de aquellas delineadas al comienzo del Capítulo 9. Tal vez el significado de "teoría ética" se ha diluido tanto en el caso de las "teorías de la moral común", que deberíamos abandonar el objetivo de construir una teoría.

En parte, estos problemas se deben a las diferentes expectativas frente a una "teoría". Gert y Clouser esperan lograr un sólido marcador de unidad y conexión sistemática entre reglas e ideales morales, un patrón claro de justificación y un procedimiento de decisión práctico que se derive de una teoría, mientras que otros filósofos son escépticos respecto de una o más de estas condiciones, e incluso de la expresión "teoría".[74] En este capítulo, hemos promovido la teoría ética, así como lo hicimos en los Capítulos 1, 2 y 9. No obstante, también hemos advertido que no deberíamos esperar demasiado de las teorías éticas en cuanto a pulcritud sistemática y orientación de la acción. Por otra parte, ninguna teoría ética existente eliminará la importancia que tienen la especificación, la ponderación y el equilibrio reflexivo como refuerzos metodológicos en el ámbito de la ética práctica.

666

CONCLUSIÓN

El modelo deductivo o "de arriba hacia abajo", que implica la aplicación de teorías o principios a casos específicos, ha captado la atención de muchos profesionales en el campo de la ética biomédica. Sin embargo, hemos argumentado que este modelo necesita ser reemplazado o, al menos, reforzado por el método del equilibrio reflexivo. También hemos sostenido que tenemos más razones para confiar en las normas de la moral común que en las normas abstractas, con frecuencia presentes en las teorías generales. No se debe esperar que las teorías éticas produzcan reglas o juicios específicos, capaces de resolver todos los conflictos morales contingentes. Ninguna teoría tiene ese poder. Pese a ello, no hemos defendido una posición que pueda ser llamada anti-teórica. Hemos fomentado varios tipos de reflexión moral, incluido el desarrollo de teorías éticas, como formas de descubrir y analizar la moral común, y determinar el lugar que los principios, reglas, derechos y virtudes ocupan en la ética biomédica.

Nuestra teoría de un marco de principios se compromete con una bioética global, al ofrecer normas universalmente vinculantes que constituyen puntos de partida imprescindibles para determinar lo que es éticamente aceptable en todas las sociedades. A su vez, rechaza la hipótesis de que la moral pueda reducirse, en última instancia, a reglas locales, consuetudinarias o culturales. Sin embargo, también reconoce la importancia de desarrollar morales particulares para grupos que cuenten con bases legítimas para establecer reglas específicas en campos como la investigación, la práctica médica, la atención sanitaria y la salud pública.

NOTAS

[1] U.S. Supreme Court, *United Automobile Workers v. Johnson Controls, Inc.*, 499 U.S. 187 (1991); discutido el 10 de octubre de 1990; decidido el 20 de marzo de 1991.

[2] K. Danner Clouser y Bernard Gert, "A Critique of Principlism", *Journal of Medicine and Philosophy* 15 (abril de 1990): 219-36. Este artículo, y otros posteriores, defienden la teoría de Gert, en la forma que se presenta en su libro *Morality: Its Nature and Justification*, 2a ed. rev. (New York: Oxford University Press, 2005). Ver, también de Gert, *Common Morality: Deciding What to Do* (New York: Oxford University Press, 2004); y Gert, Charles M. Culver, y Clouser, *Bioethics: A Return to Fundamentals* (New York: Oxford University Press, 1997), y la segunda edición, retitulada *Bioethics: A Systematic Approach* (New York: Oxford University Press, 2006). Ambos contienen persistentes críticas a nuestros puntos de vista. Sin embargo, Gert, Culver y Clouser aceptan, a nuestro juicio, tanto la terminología de la moral común como una concepción de la misma, menos disímil a la nuestra de lo que podría parecer a primera vista, aunque las diferencias restantes son sustanciales. La primera publicación en la que se menciona específicamente el tema de la "moral común" fue Clouser, "Common Morality as an Alternative to Principlism", *Kennedy Institute of Ethics Journal* 5 (1995): 219-36. Ver,

además, Tom L. Beauchamp, "Principlism and Its Alleged Competitors", *Kennedy Institute of Ethics Journal* 5 (1995): 181-98; y Gert, Culver, y Clouser, "Common Morality versus Specified Principlism: Reply to Richardson", *Journal of Medicine and Philosophy* 25 (2000): 308-22. Para evaluaciones crítitcas de la teoría ética de Gert, ver Robert Audi y Walter Sinnott-Armstrong, eds., *Rationality, Rules, and Ideals: Critical Essays on Bernard Gert's Moral Theory* (Lanham, MD: Rowman & Littlefield, 2002); y Carson Strong, "Gert's Theory of Common Morality", *Metaphilosophy* 38 (2007): 535-45.

[3] Al limitar nuestras evaluaciones no podemos presentar todas las dimensiones de la teoría ética deductiva o descendente desarrollada por Gert, a la que él y sus colegas se refieren como "la moral como sistema público". Los libros de Gert contienen explicaciones claras de esta teoría. Él nos ha manifestado en conversaciones privadas que considera que "todo el sistema público" constituye la moral y que, por tanto, se encuentra dentro del ámbito de su teoría ética. Subraya que no quiere que su teoría se interprete como reducida a enunciados normativos de obligación (reglas morales) o reglas deductivas.

Para varios análisis del principialismo, por parte de Gert y sus colegas, ver Clouser y Gert, "A Critique of Principlism"; Gert y Clouser, "Morality vs. Principlism", en *Principles of Health Care Ethics*, ed. Raanan Gillon y Ann Lloyd (Chichester, England: Wiley, 1994), pp. 251-66; Gert, Culver, y Clouser, *Bioethics: A Systematic Approach*, cap. 5; y Clouser y Gert, "Concerning Principlism and Its Defenders: Reply to Beauchamp and Veatch", en *Building Bioethics: Conversations with Clouser and Friends on Medical Ethics*, ed. Loretta M. Kopelman (Boston: Kluwer, 2002), pp. 183-99.

Para nuestro punto de vista sobre la mejor manera de entender el término "principialismo", ver Tom L. Beauchamp y Oliver Rauprich, "Principlism", in *Encyclopedia of Global Bioethics*, ed. Henk ten Have (Switzerland: Springer Reference Series, 2016).

[4] Gert, Culver, y Clouser, *Bioethics: A Systematic Approach*, pp. 11-14, 32ss, *passim*.

[5] Gert y sus colegas, al igual que nosotros, apelan a un número relativamente pequeño de normas derivadas de la moral común. Ver Gert, Culver, y Clouser, *Bioethics: A Systematic Approach*, pp. 22-23, 34-36. Consideramos que sus reglas 9ª y 10ª son demasiado vagas, generales y difíciles de especificar. O sea, presentan más o menos, los mismos problemas que dicen encontrar en los principios de nuestra teoría.

[6] Gert ha sostenido en conversaciones privadas con nosotros que una vez que nuestros principios se interpretan como rúbricas normativas bajo las que se enmarcan las reglas, se vuelven inobjetables, pero también prescindibles como meros sistemas de clasificación. Su opinión, en la forma en que fue publicada, es que "si el principlismo especificado se desarrolla correctamente, se convertirá en nuestro enfoque". Ver Gert, Culver y Clouser, *Bioethics: A Return to Fundamentals*, p. 90. También es posible encontrar una aclaración y retractación parcial de sus críticas anteriores a nuestra posición, en Clouser y Gert, "Concerning Principlism and Its Defenders: Reply to Beauchamp and Veatch", pp. 190-91.

[7] Para un posible método que aborda este problema, ver Gert, Culver, y Clouser, *Bioethics: A Systematic Approach*, pp. 27-32, 38-42, 83-87; y "Morality vs. Principlism", pp. 261-63. Para una crítica relevante a sus postulados, ver Henry Richardson, "Specifying, Balancing, and Interpreting Bioethical Principles", *Journal of Medicine and Philosophy* 25 (2000): 285-307, esp. 293-97, trabajo que también aparece, con algunas revisiones, en *Belmont Revisited: Ethical Principles for Research with Human Subjects*, ed. James F. Childress, Eric M. Meslin, y Harold T. Shapiro (Washington, DC: Georgetown University Press, 2005), pp. 205-27.

[8] Thomas Nagel, *Mortal Questions* (Cambridge: Cambridge University Press, 1979), pp. 128-37; y W. D. Ross, *The Right and the Good* (Oxford: Clarendon, 1930; reimpreso en Indianapolis, IN: Hackett, 1988). Para un análisis crítico de la posición de Ross, ver David

McNaughton, "An Unconnected Heap of Duties?", *The Philosophical Quarterly* 46, no. 185 (octubre de 1996): 434-47.

[9] Ver, además, Michael Quante y Andreas Vieth, "Defending Principlism Well Understood", *Journal of Medicine and Philosophy* 27 (2002): 621-49.

[10] Gert, Culver, y Clouser, *Bioethics: A Systematic Approach*, pp. 11-13.

[11] Gert, *Morality: A New Justification of the Moral Rules* (New York: Oxford University Press, 1988), pp. 154-55.

[12] Cfr. Gert, Culver, y Clouser, *Bioethics: A Systematic Approach*, pp. 89-93; y la formulación, en Clouser y Gert, "Concerning Principlism and Its Defenders: Reply to Beauchamp and Veatch", pp. 190-91.

[13] Ver Gert y Culver, "The Justification of Paternalism", *Ethics* 89 (1979): 199-210; para otra crítica, ver James F. Childress, *Who Should Decide? Paternalism in Health Care* (New York: Oxford University Press, 1982), pp. 237-41. Ver, además, los últimos argumentos de su visión sobre el paternalismo, en Gert, Culver, y Clouser, *Bioethics: A Return to Fundamentals*, cap. 10, "Paternalism", y *Bioethics, A Systematic Approach*, cap. 10, "Paternalism and its Justification". Estos capítulos difieren en numerosos aspectos.

[14] Hay buenas razones para creer que esta administración paternalista de una transfusión de sangre, en contra de la voluntad anticipada de un paciente, expresada oralmente mientras era competente (si, de hecho, lo era), fue incorrecta. Sin embargo, aquí decidimos no abordar este complicado problema (ver nuestro análisis del paternalismo en el Capítulo 6).

[15] Ver, por ejemplo, Gert, Culver, y Clouser, *Bioethics: A Systematic Approach*, p. 36. Un análisis de este cambio en su manera de interpretar la norma de no privar a otros de libertad, en parte para abordar el caso de los Testigos de Jehová, entre otros, aparece en su *Bioethics: A Return to Fundamentals*, p. 210, donde escriben: "En nuestro análisis anterior sobre el caso de la transfusión de sangre... no reparamos en que el médico vulneró la libertad del paciente, porque reducíamos la privación de libertad al intento de controlar el comportamiento. Ahora nos damos cuenta de que alguien puede privar a otro de libertad quitándole el control de lo que toca o entra en su cuerpo".

[16] Ver los comentarios, formulaciones y marcos, en John D. Arras, "Pragmatism in Bioethics: Been There, Done That", *Social Philosophy and Policy* 19 (2002): 29-58; Arras, "Freestanding Pragmatism in Law and Bioethics", *Theoretical Medicine* 22 (2001): 69-85; estos dos ensayos de Arras han sido incorporados, con algunas revisiones, en Arras, *Methods in Bioethics: The Way We Reason Now*, editado por James Childress y Matthew Adams (New York: Oxford University Press, 2017), caps. 5 y 6; Henry Richardson, "Beyond Good and Right: Toward a Constructive Ethical Pragmatism", *Philosophy & Public Affairs* 24 (1995): 108-41; Joseph J. Fins, Franklin G. Miller, y Matthew D. Bacchetta, "Clinical Pragmatism: A Method of Moral Problem Solving", *Kennedy Institute of Ethics Journal* 7 (1997): 129-45; y Heike Schmidt-Felzmann, "Pragmatic Principles—Methodological Pragmatism in the Principle-Based Approach to Bioethics", *Journal of Medicine and Philosophy* 28 (2003): 581-96.

[17] Ver Alisa L. Carse, "Impartial Principle and Moral Context: Securing a Place for the Particular in Ethical Theory", *Journal of Medicine and Philosophy* 23 (1998): 153-69; Daniel Callahan, "Universalism & Particularism: Fighting to a Draw", *Hastings Center Report* 30 (2000): 37-44; y Earl Winkler, "Moral Philosophy and Bioethics: Contextualism vs. the Paradigm Theory", en *Philosophical Perspectives on Bioethics*, ed. L. W. Sumner y Joseph Boyle (Toronto: University of Toronto Press, 1996), pp. 50-78.

[18] Para diversas interpretaciones, defensas y críticas de los enfoques narrativos utilizados en bioética, ver Rita Charon, "Narrative Medicine: A Model for Empathy, Reflection, Profession, and Trust", *JAMA: Journal of the American Medical Association* 286 (2001): 1897-1902; Charon, *Narrative Medicine: Honoring the Stories of Illness* (New York: Oxford University Press, 2006); Charon et al., *The Principles and Practice of Narrative Medicine* (New York: Oxford University Press, 2017), esp. cap. 5, "Deliver Us from Certainty: Training for Narrative Ethics" de Craig Irving y Rita Charon; Charon y Martha Montello, *Stories Matter: The Role of Narrative in Medical Ethics* (New York: Routledge, 2002); Hilde Lindemann Nelson, ed., *Stories and Their Limits: Narrative Approaches to Bioethics* (New York: Routledge, 1997), que incluye Howard Brody, "Who Gets to Tell the Story? Narrative in Postmodern Bioethics", cap. 2, y John Arras, "Nice Story, but So What? Narrative and Justification in Ethics", cap. 5, que aparece revisado en Arras, *Methods in Bioethics*, ed. Childress y Adams, cap. 4; Joan McCarthy, "Principlism or Narrative Ethics: Must We Choose between Them?", *Medical Humanities* 29 (2004): 65-71; y Anne Hudson Jones, "Narrative in Medical Ethics", *British Medical Journal* 318 (23 de enero de 1999): 253-56.

[19] *In the matter of Quinlan*, 70 N.J. 10, 355 A.2d 647, cert. denegada, 429 U.S. 922 (1976).

[20] Ver Albert R. Jonsen y Stephen Toulmin, *The Abuse of Casuistry: A History of Moral Reasoning* (Berkeley: University of California Press, 1988); Baruch A. Brody, "A Historical Introduction to Jewish Casuistry on Suicide and Euthanasia", en Brody, ed., *Suicide and Euthanasia: Historical and Contemporary Themes* (Netherlands: Spring, 1989); John D. Arras, "Getting Down to Cases: The Revival of Casuistry in Bioethics", *Journal of Medicine and Philosophy* 16 (1991): 29-51, revisado y reimpreso en Arras, *Methods in Bioethics*, ed. Childress y Adams, cap. 3; Carson Strong, "Specified Principlism: What Is It, and Does It Really Resolve Cases Better than Casuistry?", *Journal of Medicine and Philosophy* 25 (2000): 323-41; y Strong, "Critiques of Casuistry and Why They Are Mistaken", *Theoretical Medicine and Bioethics* 20 (1999): 395-411.

[21] Los casuistas han tenido relativamente poco que decir acerca de la naturaleza o definición de "caso", o sobre el preciso significado del término *casuística*. Ver Albert R. Jonsen, "Casuistry and Clinical Ethics", en *Methods in Medical Ethics*, 2a ed., ed. Jeremy Sugarman y Daniel P. Sulmasy (Washington, DC: Georgetown University Press, 2010), pp. 110-11, 119; y Albert R. Jonsen, Mark Siegler, y William J. Winslade, *Clinical Ethics*, 8a ed. (New York: McGraw-Hill, 2015). El último texto no pretende ser un trabajo sobre casuística, pero su uso de casos en ética clínica puede ser instructivo.

[22] Ver, por ejemplo, el relevante análisis de Jonsen en "Casuistry: An Alternative or Complement to Principles?", *Journal of the Kennedy Institute of Ethics* 5 (1995), esp. 246-47; ver, además, Jonsen, "Strong on Specification", *Journal of Medicine and Philosophy* 25 (2000): 348-60, y Jonsen, "Morally Appreciated Circumstances: A Theoretical Problem for Casuistry", en *Philosophical Perspectives on Bioethics*, ed. Sumner y Boyle, pp. 37-49. Ver, también, el análisis y evaluación de la casuística, en James F. Childress, *Practical Reasoning in Bioethics* (Bloomington: Indiana University Press, 1997), cap. 2, "Ethical Theories, Principles, and Casuistry in Bioethics: An Interpretation and Defense of Principlism".

[23] Las siguientes son dos fuentes principales en que la teoría ética muestra su pretensión de tener una teoría unificada del tipo que los casuistas presumiblemente menospreciarían (estos ejemplos son nuestros, no seleccionados por los casuistas): (1) Jeremy Bentham: "De la utilidad entonces podemos denominar un principio, que puede servir para presidir y gobernar ... varias instituciones o combinaciones de instituciones que componen la materia de esta ciencia". *A Fragment on Government*, ed. J. H. Burns y H. L. A. Hart (London: Athlone Press, 1977), p. 416. (2) Henry Sidgwick: "El utilitarismo puede presentarse como [una] forma cien-

tíficamente completa y sistemáticamente reflexiva de [la] regulación de la conducta". *Methods of Ethics* (Indianapolis, IN: Hackett, 1981), libro 4, cap. 3, § 1, p. 425.

[24] Stephen Toulmin, "The Tyranny of Principles", *Hastings Center Report* 11 (diciembre de 1981): 31-39. Ver, además, los artículos deToulmin "How Medicine Saved the Life of Ethics", *Perspectives in Biology and Medicine* 25 (1982): 736-50; y "The Recovery of Practical Philosophy", *American Scholar* 57 (1988): 337-52. Ver, adicionalmente, a un nivel teórico más elevado, F. M. (Frances Myrna) Kamm, *Bioethical Prescriptions: To Create, End, Choose, and Improve Lives* (Oxford: Oxford University Press, 2013).

[25] Jonsen and Toulmin, *Abuse of Casuistry*, pp. 16-19.

[26] Ver National Commission for the Protection of Human Subjects of Biomedical and Behavioral Research, *The Belmont Report: Ethical Principles and Guidelines for the Protection of Human Subjects of Research* (Washington, DC: DHEW Publicación OS 78-0012, 1978); Childress, Meslin, y Shapiro, eds., *Belmont Revisited: Ethical Principles for Research with Human Subjects*; y Tom L. Beauchamp, *Standing on Principles: Collected Essays* (New York: Oxford University Press, 2010), caps. 1-2.

[27] Además de *Abuse of Casuistry*, revisar los puntos de vista de Jonsen sobre los principios, en "Casuistry and Clinical Ethics", pp. 112-18; y Toulmin, "The National Commission on Human Experimentation: Procedures and Outcomes", en *Scientific Controversies: Case Studies in the Resolution and Closure of Disputes in Science and Technology*, ed. H. Tristram Engelhardt, Jr., y Arthur Caplan (New York: Cambridge University Press, 1987), pp. 599-613.

[28] Ver Arras, "Getting Down to Cases: The Revival of Casuistry in Bioethics", pp. 31-33, revisado y reimpreso en Arras, *Methods in Bioethics*, ed. Childress y Adams, pp. 45-51; y Jonsen y Toulmin, *Abuse of Casuistry*, pp. 16-19, 66-67.

[29] Carson Strong representa un llamativo ejemplo, comenzando por su "Specified Principlism" en 2000, esp. p. 337. Sus tesis ahora incorporan tanto los principios como la moral común. Ver, especialmente, su "Theoretical and Practical Problems with Wide Reflective Equilibrium in Bioethics", *Theoretical Medicine and Bioethics* 31 (2010): 123-40. En "Casuistry and Clinical Ethics", Jonsen muestra notable sintonía con los principios, esp. p. 120, donde afirma que la casuística "no niega que ciertos dispositivos metodológicos de la teoría ética, como la especificación y el equilibrio reflexivo, podrían ser bastante relevantes para el pensamiento casuístico". Este enfoque transigente, y a veces integrador, de la casuística y los principios comenzó posiblemente ya con el artículo de Arras de 1991 "Getting Down to Cases: The Revival of Casuistry in Bioethics", y se consolidó con el artículo de Jonsen de 1995, "Casuistry: An Alternative or Complement to Principles?", esp. pp. 248-49.

[30] Jonsen, "Casuistry as Methodology in Clinical Ethics," p. 298.

[31] Jonsen, "Casuistry and Clinical Ethics," p. 119.

[32] Ver, especialmente, Tod Chambers, *The Fiction of Bioethics: Cases as Literary Texts* (New York: Routledge, 1999); y Chambers, "The Fiction of Bioethics: A Precís", *American Journal of Bioethics* 1, no. 1 (2001): 40-43, que se centra en y critica las maneras en que se utilizan muchos casos en bioética. En respuesta a este trabajo, ver James F. Childress, "Case Narratives and Moral Perspectives: An Appreciative Response to Chambers", *American Journal of Bioethics* 1, no. 1 (2001): 57-59, así como otras respuestas de varios autores en el mismo número. Ver, también, Childress, "Narratives versus Norms: A Misplaced Debate in Bioethics?", en *Stories and Their Limits: Narrative Approaches to Bioethics*, ed. Nelson, cap. 17. Para problemas relacionados con los casos paradigmáticos y las formas de lograr que

la casuística sea eficaz en la práctica, ver Annette Braunack-Meyer, "Casuistry as Bioethical Method: An Alternative Perspective", *Social Science and Medicine* 53 (2001): 71-81.

[33] Anonymous, "It's Over, Debbie", *Journal of the American Medical Association* 259, no. 2 (1988): 272.

[34] Jonsen, "Casuistry as Methodology in Clinical Ethics".

[35] J. K. Kaufert y T. Koch, "Disability or End-of-Life: Competing Narratives in Bioethics", *Theoretical Medicine and Bioethics* 24 (2003): 459-69.

[36] Kaufert y Koch, "Disability or End-of-Life", p. 462.

[37] Arras, "Getting Down to Cases".

[38] Loretta Kopelman, "Case Method and Casuistry: The Problem of Bias", *Theoretical Medicine* 15 (1994): 21-37, en la p. 21.

[39] Ver Cass Sunstein, "On Analogical Reasoning", *Harvard Law Review* 106 (1993): 741-91, esp. 767-78; Kopelman, "Case Method and Casuistry"; Arras, "Getting Down to Cases"; Kevin Wildes, *Moral Acquaintances: Methodology in Bioethics* (Notre Dame, IN: University of Notre Dame, 2000), caps. 3-4; y Mark G. Kuczewski, *Fragmentation and Consensus: Communitarian and Casuistic Bioethics* (Washington, DC: Georgetown University Press, 1997).

[40] Para críticas adicionales a la casuística, ver Tom Tomlinson, *Methods in Medical Ethics: Critical Perspectives* (New York, Oxford University Press, 2012), cap. 4 ("Casuistry: Ruled by Cases"); y John Arras, "Theory and Bioethics", *Stanford Encyclopedia of Philosophy* (edición de invierno de 2016; primero publicado en 2010), ed. Edward N. Zalta, disponible en https://plato.stanford.edu/archives/win2016/entries/theorybioethics/ (consultado el 27 de abril de 2018).

[41] Ver John Arras, "A Case Approach", en *A Companion to Bioethics*, ed. Helga Kuhse y Peter Singer (Oxford: Blackwell, 1998), pp. 106-13, esp. 112-13.

[42] Jonsen, "Casuistry: An Alternative or Complement to Principles?", pp. 246-47.

[43] John Rawls, *A Theory of Justice* (Cambridge, MA: Harvard University Press, 1971; ed. rev., 1999), esp. pp. 20ss, 46-50, 579-80 (1999: 17ss, 40-45, 508-9). Ver, también, los comentarios de Rawls sobre el equilibrio reflexivo, en *Political Liberalism* (New York: Columbia University Press, 1996), esp. pp. 8, 381, 384, y 399.

[44] Rawls, "The Independence of Moral Theory", *Proceedings and Addresses of the American Philosophical Association* 48 (1974-75): 8; y, de manera más general, Rawls, "Outline of a Decision Procedure for Ethics", *Philosophical Review* 60 (1951): 177-97.

[45] Comparar las conclusiones en Richardson, "Specifying, Balancing, and Interpreting Bioethical Principles", p. 302.

[46] Norman Daniels, "Wide Reflective Equilibrium in Practice", en *Philosophical Perspectives on Bioethics*, ed. Sumner y Boyle, pp. 96-114; Daniels, *Justice and Justification: Reflective Equilibrium in Theory and Practice* (New York: Cambridge University Press, 1996); Daniels, "Reflective Equilibrium", *Stanford Encyclopedia of Philosophy*, sección 3, revisión de octubre de 2016 (publicado primero el 28 de abril de 2003), disponible en https://plato.stanford.edu/entries/reflective-equilibrium/ (consultado el 21 de marzo de 2018); Jeffrey Brand-Ballard, "Consistency, Common Morality, and Reflective Equilibrium", *Kennedy Institute of Ethics Journal* 13 (2003): 231-58; y Owen J. Flanagan, *The Geography of Morals: Varieties of Moral Possibility* (New York: Oxford University Press, 2017), pp. 123-27 (sobre el "equilibrio reflexivo súper amplio").

[47] Rawls, *A Theory of Justice*, pp. 195-201 (ed. rev., 1999: 171-76).

[48] DeGrazia, "Common Morality, Coherence, and the Principles of Biomedical Ethics", *Kennedy Institute of Ethics Journal* 13 (2003): 219-30, esp. 226.

[49] Alrededor de 1640. Publicado en 1974 por Historical Documents Co., disponible en http://www.jollyrogercayman.com/web%20pages/pirates_creed.htm (consultado el 17 de agosto de 2007).

[50] Para estos y otros problemas relacionados, ver John D. Arras, "The Way We Reason Now: Reflective Equilibrium in Bioethics", en *The Oxford Handbook of Bioethics*, ed. Bonnie Steinbock (Oxford: Oxford University Press, 2007), pp. 46-71, revisado y reimpreso como "One Method to Rule Them All? Reflective Equilibrium in Bioethics", en Arras, *Methods in Bioethics*, ed. Childress y Adams, cap. 8; Daniels, "Reflective Equilibrium" (revisión de 2016), sección 4; Strong, "Theoretical and Practical Problems with Wide Reflective Equilibrium in Bioethics"; Michael R. DePaul, *Balance and Refinement: Beyond Coherence Models of Moral Inquiry* (London: Routledge, 1993); Kai Nielsen, "Relativism and Wide Reflective Equilibrium", *Monist* 76 (1993): 316-32; y David DeGrazia y Tom L. Beauchamp, "Philosophical Methods", en *Methods of Bioethics*, 2a ed., ed. Sugarman y Sulmasy, pp. 37-53.

[51] Para un trabajo sobre ética biomédica, donde los autores afirman razonablemente estar utilizando el método del equilibrio reflexivo en la mayor parte del libro, ver Allen Buchanan, Dan W. Brock, Norman Daniels, y Daniel Wikler, *From Chance to Choice: Genetics and Justice* (Cambridge: Cambridge University Press, 2000).

[52] Las revisiones que hemos hecho de nuestra teoría a lo largo de las ocho ediciones de este libro se han beneficiado de las críticas y sugerencias constructivas de Ruth Faden, Oliver Rauprich, John Arras, Allen Buchanan, Norman Daniels, Bernard Gert, Dan Clouser, Rebecca Kukla, Carson Strong, Albert Jonsen, Earl Winkler, Frank Chessa, Robert Veatch, David DeGrazia, Ronald Lindsay, Avi Craimer, Henry Richardson, Marta Dias Marcelos, Bettina Schöne-Seifert, y Michael Quante.

[53] Ver, especialmente, Rebecca Kukla, "Living with Pirates: Common Morality and Embodied Practice", *Cambridge Quarterly of Healthcare Ethics* 23 (2014): 75-85; y Oliver Rauprich, "Common Morality: Comment on Beauchamp and Childress", *Theoretical Medicine and Bioethics* 29 (2008): 43-71.

[54] Se nos ha criticado por una formulación incauta de este punto. Al respecto, ver Jan Reinert Karlsen y Jan Helge Solbakk, "A Waste of Time: The Problem of Common Morality in Principles of Biomedical Ethics", *Journal of Medical Ethics* 37 (2011): 588-91.

[55] Gert, Morality: Its Nature and Justification, pp. 114-15; y Gert, Culver, y Clouser, *Bioethics: A Systematic Approach*, p. 104. Ver, también, la glosa en Gert, Culver, y Clouser, "Common Morality versus Specified Principlism: Reply to Richardson", pp. 310, 316.

[56] Debemos esta formulación a Ronald A. Lindsay, "Slaves, Embryos, and Nonhuman Animals: Moral Status and the Limitations of Common Morality Theory", *Kennedy Institute of Ethics Journal* 15 (diciembre de 2005): 323-46.

[57] Las ideas de esta sección están basadas en Beauchamp, *Standing on Principles: Collected Essays*, capítulo 11.

[58] Para conocer las fuentes que hacen tales afirmaciones y el carácter improbable de las mismas, ver Peter Herissone-Kelly, "The Principlist Approach to Bioethics, and Its Stormy Journey Overseas", en *Scratching the Surface of Bioethics*, ed. Matti Häyry y Tuija Takala (Amsterdam: Rodopi, 2003), pp. 65-77, esp. 66; Herissone-Kelly, "Determining the Common

Morality's Norms in the sixth edition of Principles of Biomedical Ethics", *Journal of Medical Ethics* 37 (2011): 584-87; Ronald A. Lindsay, "Bioethics Policies and the Compass of Common Morality", *Theoretical Medicine and Bioethics* 30 (2009): 31-43, primera sección; Rebecca Kukla, "Living with Pirates"; y William T. Branch, "Is Rorty's Neopragmatism the 'Real' Foundation of Medical Ethics: A Search for Foundational Principles", *Transactions of the American Clinical and Climatological Association* 117 (2006): 257-71. Nos hemos beneficiado de estas críticas y hemos intentado eliminar algunos aspectos imprecisos de nuestras ediciones anteriores.

[59] Ver Leigh Turner, "Zones of Consensus and Zones of Conflict: Questioning the 'Common Morality' Presumption in Bioethics", *Kennedy Institute of Ethics Journal* 13 (2003), 193-218; Donald C. Ainslie, "Bioethics and the Problem of Pluralism", *Social Philosophy and Policy* 19 (2002): 1-28; Carson Strong, "Exploring Questions about Common Morality", *Theoretical Medicine and Bioethics* 30 (2009): 1-9; y DeGrazia, "Common Morality, Coherence, and the Principles of Biomedical Ethics".

[60] "El punto de vista moral" es una expresión que desciende de una serie de teorías éticas desarrolladas por primera vez en la década de 1950. La teoría presenta un ideal de juicio moral, y el núcleo de la idea es que el punto de vista moral es el que adoptarían jueces imparciales, desapasionados y desinteresados. El trabajo más detallado sobre el tema es el de Kurt Baier, *The Moral Point of View* (Ithaca, NY: Cornell University Press, 1958). Para la historia, alcance e influencia de la teoría, ver Kai Nielsen, "Moral Point of View Theories", *Crítica: Revista Hispanoamericana de Filosofía* 31 (1999): 105-16.

[61] Al afirmar que algunas personas no están comprometidas con la moral, no queremos decir que no estén dedicadas a una forma de vida que consideren moral o que los antropólogos dirían que no están comprometidas con la moral. Los fanáticos políticos y religiosos extremos tienen esta autoconcepción, aunque actúen en contra o desatiendan las exigencias de la moral común.

[62] Si el grupo seleccionado comparte las normas, este hecho apoya la idea de una moral común, pero no es concluyente. Para una confirmación incuestionable habría que investigar a todas las personas comprometidas con un modo de vida moral, lo cual no es factible. Por tanto, queda pendiente la cuestión de qué constituye una prueba de suficiencia de lo anterior.

[63] Bernard Gert (posteriormente revisado por Joshua Gert), "The Definition of Morality", *The Stanford Encyclopedia of Philosophy* (edición de otoño de 2017), ed. Edward N. Zalta, disponible en https://plato.stanford.edu/archives/fall2017/entries/morality-definition/ (consultado el 20 de abril de 2018) (las cursivas son nuestras).

[64] Gert, *Common Morality: Deciding What to Do*, p. 84.

[65] Gert, *Morality: Its Nature and Justification*, pp. 29-33, 39-41, 181.

[66] Para un análisis pragmático, con relevancia directa para la ética biomédica, y nuestra perspectiva sobre la justificación pragmática, ver Henry S. Richardson, *Articulating the Moral Community: Toward a Constructive Ethical Pragmatism* (New York: Oxford University Press, 2018).

[67] Ver, además, Tom L. Beauchamp, "A Defense of the Common Morality", *Kennedy Institute of Ethics Journal* 13 (2003): 259-74; Oliver Rauprich, "Common Morality: Comment on Beauchamp and Childress", pp. 43-71, en la p. 68; Rauprich, "Specification and Other Methods for Determining Morally Relevant Facts", *Journal of Medical Ethics* 37 (2011): 592-96; y K. A. Wallace, "Common Morality and Moral Reform", *Theoretical Medicine and Bioethics* 30 (2009): 55-68.

[68] La revisión de esta sección se ha visto enriquecida gracias a las críticas publicadas y a conversaciones privadas con Peter Herissone-Kelly, Bernard Gert, Oliver Rauprich y Rebecca Kukla. Herissone-Kelly nos criticó de manera plausible y constructiva en su original trabajo sobre el tema, "The Principlist Approach to Bioethics".

[69] Foot, *Moral Dilemmas* (Oxford: Oxford University Press, 2002), pp. 6-7. Peter Herissone-Kelly nos envió este pasaje. Ver el uso que hace de él en "Determining the Common Morality's Norms in the Sixth Edition of Principles of Biomedical Ethics", *Journal of Medical Ethics* 37 (2011): 584-87, en la p. 584.

[70] Para una soberbia explicación y defensa de esta distinción entre lo descriptivo y lo normativo, ver Gert, "The Definition of Morality".

[71] Ver el Capítulo 1, pp. 3-4, sobre las virtudes fundamentales ("diez ejemplos de rasgos del carácter moral, o virtudes" reconocibles en la moral común).

[72] Los filósofos que intentan analizar el concepto de moral, en términos exhaustivos de condiciones descriptivas, pasan por alto lo que es moralmente más relevante en el concepto. Estas teorías a menudo describen la moral como conformada por (1) normas que se consideran de autoridad suprema y de importancia social primordial, o (2) normas que son formalmente prescriptivas (es decir, imperativos orientadores de la acción que no describen estados de cosas), o (3) normas que son universalizables, o (4) normas que armonizan intereses a favor y en contra, o (5) normas que exigen otras distintas con respecto a la conducta, o (6) una combinación de algunas de estas cinco. Por definición, estos enfoques no abordan si existe un contenido normativo específico que sea propio y constitutivo de la moral. Entre los defensores de este tipo de teoría, que frecuentemente se preocupa por distinguir los juicios y las normas morales de las no morales, se encuentran John Hartland-Swann, *An Analysis of Morals* (London: George Allen & Unwin, 1960); William K. Frankena, "What Is Morality?", en su *Thinking about Morality* (Ann Arbor: University of Michigan Press, 1980), cap. 1; y Gerald Wallace y A. D. M. Walker, *The Definition of Morality* (London: Methuen, 1970). Ver, también, un análisis en James F. Childress, "The Identification of Ethical Principles", *Journal of Religious Ethics* 5, no. 1 (1977): 39-68; la versión original de este ensayo aparece en el *Belmont Report: Ethical Principles and Guidelines for the Protection of Human Subjects of Research*, por la National Commission for the Protection of Human Subjects of Biomedical and Behavioral Research, DHEW Publicación No. (OS) 78-0013, 1977, Apéndice, vol. I.

[73] Gert defiende un punto de vista ligeramente similar en "The Definition of Morality".

[74] Un ejemplo importante de escepticismo teórico se encuentra en Annette Baier, *Postures of the Mind* (Minneapolis: University of Minnesota Press, 1985), pp. 139-41, 206-17, 223-26, 232-37.

ÍNDICE TEMÁTICO